JN248724

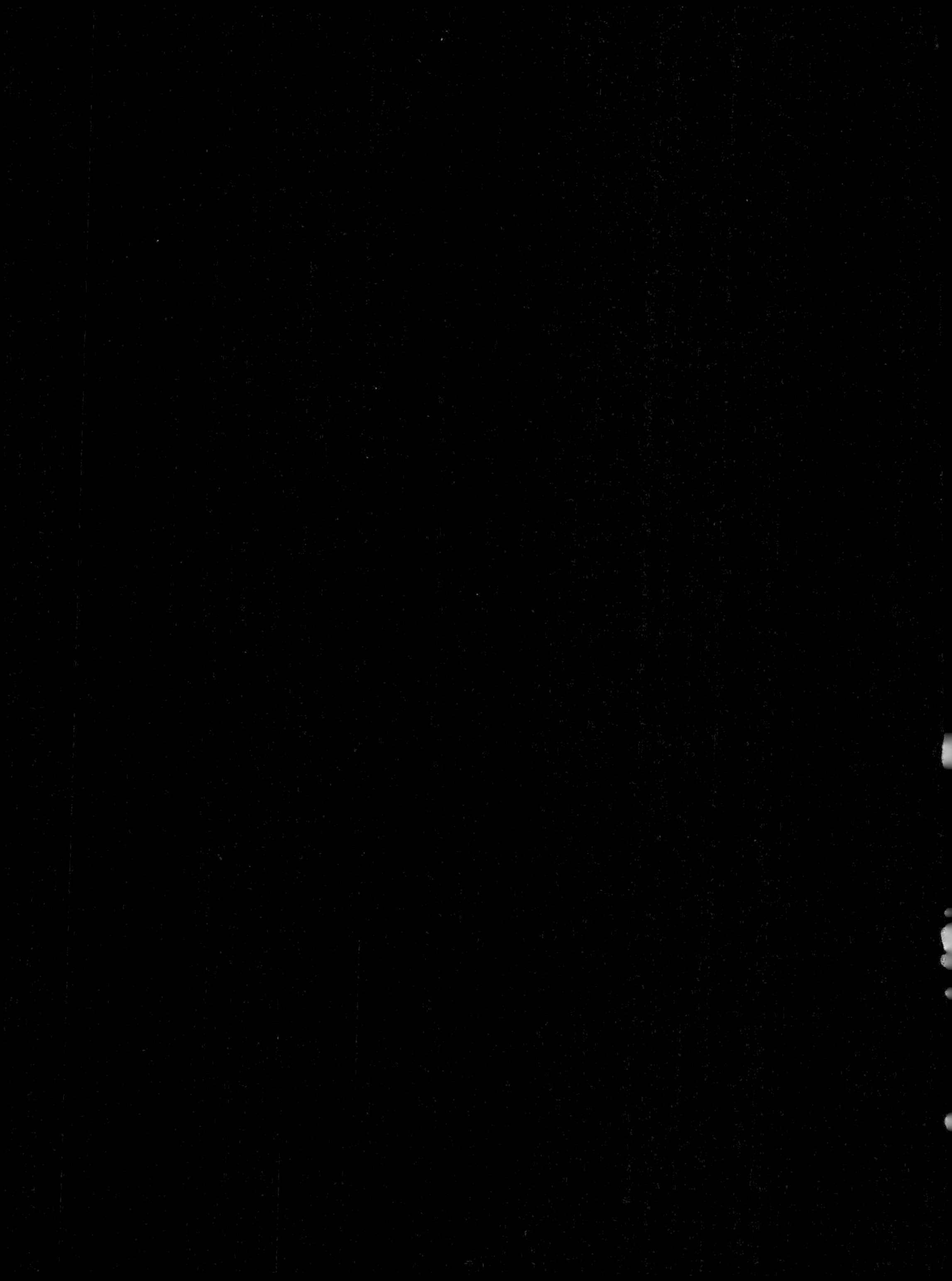

Neuro-Oncology
脳腫瘍治療学

腫瘍自然史と治療成績の分析から

第２版

［著］松谷雅生

埼玉医科大学名誉教授
埼玉医科大学国際医療センター 名誉病院長
医療法人社団巨樹の会 理事長
医療法人社団巨樹の会 原宿リハビリテーション病院 病院長

Kinpodo

第2版の序

2024年のノーベル平和賞が日本被団協（日本原水爆被害者団体協議会）に授けられた．我々日本人すべてにとって，また全世界の平和を願う方々にとって素晴らしい慶事である．この喜びの中で，筆者は選考委員長が述べた受賞メッセージの中の以下のくだりに興味をひかれた．

「いつの日か，被爆者は歴史の証人ではなくなるでしょう．しかし，記憶を留めるという強い文化と継続的な取り組みにより，日本の若い世代は被爆者の経験とメッセージを継承しています」．

脳腫瘍治療に目を向けると，おそらくここ数年で，全国の脳腫瘍治療施設から膠芽腫や髄芽腫を術後放射線治療単独で治療した経験のある指導医が引退される．放射線治療は間違いなく有効であるが，その一方で長期生存者への認知機能低下への悪影響や二次発癌のリスクもまた避けられないことでもあった．化学療法と放射線治療機器の進歩により，放射線照射領域の縮小，線量の減少，あるいは放射線治療そのものの回避へ進んだのは必然であった．しかし germinoma（☞ 411頁）や WNT 髄芽腫（☞ 324頁）への放射線治療回避の臨床試験は時期尚早の結果となっている．

治療方法の進歩は，腫瘍の自然史，すなわち無治療や手術摘出後の腫瘍増大病態，放射線治療±化学療法での敗戦記録の分析なくしては得られない．全ての疾病の治療の進歩はこの過程を経てきている．

余りにも長い glioblastoma 治療史を俯瞰するのは困難ではあるが，1978年の放射線治療±BCNU の第3相比較試験において放射線治療の有効性（MS 8.3月）が確認され，その27年後（2005年）に放射線治療＋テモゾロミド治療（Stupp regimen）が初めて放射線治療を凌駕する成績（MS 14.6月 vs 12.1月）を示し，さらにその10年後（2015年）に TTF 治療が Stupp regimen を上回る成績（条件付きの症例だが MS 23.4月 vs 20.4月）を報告した．2019年には，MGMT プロモーターメチル化症例に限定したとはいえ，Stupp regimen に CCNU を併用した試験治療が対象群（Stupp regimen）より優れた MS（47月 vs 30月）を報告している（69頁）．一方で，この約40年間の間には，広範囲に浸潤している可能性の高い膠芽腫に対し全脳照射から局所照射への大きな決断，すなわち，治癒獲得を断念し少しでも長い生存期間獲得への大きな方針変更を行っている（1980年）．

悪性リンパ腫治療では，全脳照射（MS 1.5 年）から HD-MTX の寛解導入療法（MS 3 年）を経て，その間の精力的な治験により有効性が確認された rituximab，HD-MTX に併用する procarbazine と vincristine，さらには大量 cytarabine を地固め療法とする R-MPV-A 療法が，MS 7 年前後を獲得するに至っている（☞ 513 頁）．

胚細胞腫治療においても，1959 年から 1990 年までの胚細胞腫剖検報告 58 論文（33 編が日本発）を土台とした我が国の臨床試験では，高度悪性群の 5 年生存率 27% が 10 年生存率 61% に改善し，さらに進化しつつある（☞ 407 頁）．

腫瘍発生に関わる病理学の分野でも同様である．1940 年に発表されたドイツの病理学者 Scherer の論文（125 大脳半球 glioma の剖検報告）は，初診時が astrocytoma であっても腫瘍死の段階で glioblastoma（secondary glioblastoma）に悪性転化しうることを示唆した．切り口は異なるが，所（1959），Zülch（1965），Russell（1971）も同趣旨の記述を行っている（☞ 27 頁）．これらの詳細な形態学的な分析が積み重なり，50 年余を経て，Kleihues ら（1997）の *p53* mutation 等の有無による genetic classification of astrocytoma として分子病理学への道が開かれた．

このように悪性脳腫瘍の研究と治療は，長い年月をかけてその折々の標準治療成績を反省しつつ次のステップに続く作業を行ってきている．困難にぶつかったときに頼りになるのは腫瘍の真の生態である．治療医は常に敗戦の記録を記憶の引き出しの一つに保管し，必要なときはいつでも取り出せる状況を作っておかねばならない．腫瘍の自然史を学ぶ最良の教科書は，先人達が残した膨大な剖検記録であった．それらの中で，現在の“分子生物学時代”でも色あせず活き活きとしている 5 書籍と 1 論文を下記に記す．

・Scherer HJ: Cerebral astrocytomas and their derivatives. Am J Cancer 40: 159-198, 1940
・所　安夫：脳腫瘍．医学書院，昭和 34 年
・Zülch KJ: Brain tumors. Their biology and pathology. 2nd ed. Springer Pub. Co., Inc.,1965
・Russell DS & Rubinstein LJ: Pathology of tumours of the nervous system. 3rd ed. Edward Arnold Pub. LTD, 1971
・Zülch KJ: Atlas of Neurosurgical Pathology. Springer-Verlag., 1975
・Okazaki H & Scheithauer B: Atlas of Neuropathology. Gower Medical Publishing, 1988
（なお，ここに掲載しましたこれらの書と文献を本文中で引用の際には，文献欄に提示していない場合があります．お許しを願いたい．）

2016 年衝撃的な報告があった（Wang ら，Nat Genet，2016）．膠芽腫細胞のゲノム解析の結果，我々が臨床的に捕捉し得る大きさの膠芽腫では，すでに何代にもわたる evolution（細胞進化）が生じていることが判明した．数学的に分析すると，最

初の膠芽腫細胞が発生するのは12年前にさかのぼるとの報告である．我々が相手にしてきたのは，“newly diagnosed”と信じたポット出の“ならず者”ではなく，何代もの世代交代をしながら，その都度抵抗勢力との抗争をくぐり抜けてきた“筋金入りのならず者”であった．放射線治療単独や2〜3剤の化学療法薬の併用程度では歯が立たなかったのは当然である．

この視点で目を転じると，膠芽腫細胞ほど分裂速度の速くない低悪性度膠腫，さらには髄膜腫や下垂体前葉腫瘍などは，20年あるいは30年にわたり脳機能にじわじわと障害を与えてきた慢性疾患であるとの考えに至り，二つのことに合点がいく．

筆者の現職のリハビリテーション分野では，大きさがほぼ同じの脳出血（あるいは脳梗塞）と髄膜腫患者を比較すると，前者の方がリハビリテーション効果は高い．脳卒中は発症時の衝撃は大きいが，病巣周囲の脳は本来は健康な状態であるために回復レベルは高い．一方の髄膜腫では少なくとも10年以上にわたる腫瘍による圧迫のため，周囲脳の可塑（かそ）性が低いためであろう．

二つ目は良性脳腫瘍長期生存者のperformance status（PS）あるいはHR-QOLが必ずしも高くないことである．髄膜腫の10年生存率は85%以上であるが，手術後のcognitive functionは術後時間の経過と共に低下する（☞588頁）．またGH産生下垂体腫瘍（☞673頁）やCushing病（☞690頁）の長期寛解者のHR-QOLは，社会生活に順応できるレベルを下回っている．良性脳腫瘍の生存率は診断と治療の進歩により向上の一途にあるが，その同じ割合で社会生活への円滑な復帰も達成しなければならない．

これらの問題を討議するために，昨年（2023年）日本脳腫瘍学会の支援のもとに，脳腫瘍支持療法研究会が発足した．脳腫瘍治療医のみならず他分野（リハビリテーション，緩和医療など）の医師，看護師，リハビリテーションセラピスト，医療福祉士など多職種の参加を得て本年7月には第2回研究会を終えている．今後の発展を祈るとともに，すべての脳腫瘍治療医がこの課題に関心を持って下さることをお願いしたい．

本書は，2021年に出版されたWHO脳腫瘍分類第5版で提示された腫瘍分類に沿って編集した．第5版では，各腫瘍の想定される母細胞への分化を指標とする従来の組織発生分類を継承しつつ，そこに至る細胞分化のメカニズムを解明する網羅的遺伝子発現解析やDNAメチル化プロファイリング（分析）などの研究成果を加えて構成されている．いくつかの腫瘍においては，治療強度を下げられる可能性が生まれている．逆に，現在の治療法では，これ以上の治療成績向上の期待は薄いとの冷酷な現実をつきつけられた腫瘍も少なくない．また，新たに分子病理学的知見に沿って提唱された腫瘍分類と現在進行形の治療分類が合致していない腫瘍が少なくない．主たる腫瘍では，髄芽腫，悪性リンパ腫，下垂体前葉腫瘍，などであり，各章での腫瘍分類解説と治療成績分析において100%の整合性がとれていない．これらの事情を勘案し，本書に記載した情報を理解して頂くようにお願いする．

このたび改訂第2版を上梓できたのは，脳腫瘍治療学の師である 故 佐野圭司東京大学名誉教授，故 高倉公朋東京大学名誉教授（2019年逝去），故 永井政勝獨協医科大学名誉教授（2020年逝去），故 星野孝夫カリフォルニア大学・杏林大学教授，故 瀬戸輝一帝京大学教授（病理学）のご指導の賜物です．謹んで深く感謝いたしております．

この間に，我が国の脳腫瘍治療学の発展に多大の貢献をして下さった米国カリフォルニア大学サンフランシスコ校のCharles Wilson教授が2018年に，スイス・チューリッヒ大学のPaul Kleihues教授が2022年に逝去されました．故Wilson教授は日本脳腫瘍学会の発足時より本会の発展を願って下さり，本会がアジア脳腫瘍学会の中心的存在となることを強く望んでおられました．故Kleihues教授は師のZülch教授の遺志を引き継ぎ，WHOの脳腫瘍分類に大きな貢献を残されております．お若い頃は筆者が一時期在籍したドイツケルン市のマックスプランク脳研究所の研究室長であられ，親日家で多くの日本人研究者を育てて下さいました．お二人のご冥福を祈り，ご指導に深く感謝しております．

そして，常に新しい刺激を与えて下さる全国の脳腫瘍治療の同士・戦友の方々に心より感謝申し上げます．

本書はすでに一般脳神経外科学，神経学，放射線診断・治療学，神経病理学等の知識を一通り習得された方々を対象としていますので，神経症状は要約のみを記し，診断画像および病理組織像の写真は省略し記述のみにとどめました．身勝手な本書の役割を知って頂ければ幸いです．

稿を終えるにあたり，あまりにも膨大な資料を新知見に融合させる作業に途方にくれる筆者を叱咤激励・応援して下さった株式会社金芳堂 黒澤　健様，市井輝和様に深謝いたします．また，長年にわたり資料収集，整理，執筆補助をして頂いた吉永ルリ子様，畑野　舞様，林　和子様，相川久美子様，厚地孝子様に感謝いたします．

2024年11月8日

松谷 雅生

第1版の序

ある作家の言葉です．「職業作家としての地位の確立や手法の成熟は，背中合わせに現実からの遊離という危険性を含んでいる．生活の直接性を失った時，物語は必ずことばへの依存を始める．描写は装飾にとって代えられる．端的に云えば，小説はうんちくとなり，描写はマニュアル化する．小説の現実性が失われる．」

臨床医も同じではないかと思う．治療への責任（主治医であれ科長であれ）を持たなくなった瞬間に，カンファランスの議論や学会発表に対するコメントは現実性を失い，評論となり下がる．それはそれなりの意味があるとしても，目の前にいる一人の患者の治療を考える際，その種のコメントからは何も生まれない．

ほぼ10年前になるが，新病院建設の準備から病院長としての役割を担ったことにより，脳神経外科の責任者の役を信頼できる後進に委ねた．カンファランスと回診には可能な限り出席したが，時を経るにつれ，patient-orientedな意見が出せなくなった．患者を，“今，ここにある危機”からいかにして救ってあげるかに手を貸せなくなった．論文や学会発表から得る知識のみと，それらを土台とした治療から身をもって知る経験との乖離が徐々に大きくなってきた．「ベッドサイド対話」の重要性を痛感した．さびしさよりも悔しさが強かったが，これらの繰り返しが医学の進歩を産み出してきたことにも気づいた．医師は患者の傍らにあってこそ医師である．潮時を感じた．

治療は医師（医学者）と疾病との戦である．現在の標準治療，あるいは最も広く行われている治療は，過去の数多い戦を勝ち抜いてきたものである．逆に，多くの先人達が編み出した治療の多くが敗れ去った歴史を持つ．無敵ともいうべきがんの一つでもある悪性脳腫瘍を相手にするには，現在の治療はまだまだ力不足である．今後，どのような治療理念を持つかは，過去の戦いを検討し，相手の力量と敗れた原因を分析することが欠かせない．「勝ちに理由（わけ）なし，敗けに理由（わけ）あり」は多くのトップアスリートの言葉である．戦では「戦訓に学べ」と云う．司馬遼太郎の『坂の上の雲』に次の一節がある．後年，戦略戦術の天才と称された秋山真之が米国海軍大学校の指導教官から，「海軍戦術を学ぶには，過去の戦史から実例をひきだして徹底的に調べることである．戦いの原理には海も陸も，今も昔もない．」と教わっている．この直後にキューバ独立を巡って領主国スペインと米国との間で戦争が勃発し，米国はスペイン無敵艦隊をサンチアゴ湾に封じ込めることによって勝利した．この海戦を観戦した秋山真之の経験が，後年，日露戦争における旅順湾封鎖作戦に生きた．

筆者は，幸いにして我が国の Neuro-oncology 黎明期から脳腫瘍治療に携わってきた．国の内外を問わず多くの優れた師に接し，その教えを受けてきた．それを振り返り，我々の敵の本質は何か，我々はその敵にどのような戦いを挑みどのように敗れ，また一部ではどのように勝利をつかもうとしたのか，を振り返り，整理し，伝えるのが筆者の役割と考えた．従って本書の執筆には，「過去との対話」を通じて，「彼（か）を知り，己を知れば百戦危うからず（孫子）」の精神で臨んだ．戦いの歴史から敵の正体，特に腫瘍の増殖・増大様式（腫瘍自然史）を可能な限り分析し，それに対して我々がなし得る限りの治療目標（戦略）をたて，その達成のために，現有手段でどのように戦うかの治療方法（戦術）を考える材料となることを願っている．

腫瘍の自然史を学ぶ最良の教科書は，先人達が残した膨大な剖検記録であった．それらの中で，現在の“分子生物学時代”でも色あせず活き活きとしている 5 書籍と 1 論文を下記に記し，このような貴重な記録を残して下さった執筆者の方々に尊敬と共に感謝の念を捧げたい．

・Scherer HJ: Cerebral astrocytomas and their derivatives. Am J Cancer 40: 159-198, 1940
・所　安夫 : 脳腫瘍．医学書院，昭和 34 年
・Zülch KJ: Brain tumors. Their biology and pathology. 2nd ed. Springer Pub. Co., Inc.,1965
・Russell DS & Rubinstein LJ: Pathology of tumours of the nervous system. 3rd ed. Edward Arnold Pub. LTD, 1971
・Zülch KJ: Atlas of Neurosurgical Pathology. Springer-Verlag., 1975
・Okazaki H & Scheithauer B: Atlas of Neuropathology. Gower Medical Publishing, 1988

付け加えてもう一つ貴重な資料を紹介する．日本での脳腫瘍患者背景の把握に際して極めて貴重な資料を満載している日本脳神経外科学会の調査による脳腫瘍全国集計調査報告（最新版は 2001 ～ 2004 年の資料を掲載した第 13 版，Neurologica medicochirurugica vol. 54, Supplement 1, 2014）である．過去の版の資料を合わせると貴重な腫瘍背景が浮かび上がることが多い．是非活用していただきたい．

21 世紀に入ってからの脳腫瘍生物学の発展はめざましく「日進月歩」の感もあ

る．最新の分子生物学的知見が毎月の様に発表されている．脳腫瘍治療医がこの激流の中を正しい方向を見失わずに前進するのは容易なことではない．極めつきは2016年のWHO脳腫瘍分類の改訂である（Louis DN, et al.(Eds.): WHO classification of tumours of the central nervous system, Revised 4th Edition. International Agency for Reserach on Cancer（IARC）, Lyon, 2016）．

長い歴史を持つ脳腫瘍の組織分類は，中枢神経系の組織細胞発生の各段階の細胞の細胞と腫瘍細胞とを対応させることであった．ところが，WHO 2016分類ではいくつかの腫瘍（主としてgliomaと胎児性腫瘍）において，腫瘍の生物学的特徴が形態学よりもより力強く関連する分子遺伝学的情報で形作られ，腫瘍の定義がより厳格なものとなった．好例は成人大脳半球のdiffuse astrocytomaとoligodendrogliomaである．この両腫瘍は，長い歴史の中でその形態・性格が整理され，腫瘍名を口にするだけで特徴的な年齢分布，形態（病理組織像），画像所見，そして治療予後が浮かび上がるまでに確固たる地位を固め，形態学的にも発生機序の面からも氏も素性も異なるまったく別の腫瘍であると考えられてきた．ところが両者は，実は*IDH*遺伝子変異を持つ共通の前駆細胞から発生（氏を同じくし）し，後に*TP53*遺伝子変異または染色体1p19qの共欠失を獲得することによりそれぞれの腫瘍型に分化していったと定義された．我々はこのような状況で，これまで営々と築き上げてきた臨床脳腫瘍学を今後どのように展開すれば，多くの患者の方々が残してくれた遺産を次代の治療に反映させることができるのであろうか．脳腫瘍治療医に大きな課題が課せられた．

本書は，細胞生物学に素人の一脳腫瘍治療医が，新しいWHO分類の中でこれまでの膨大な臨床資料をどのように理解して生かせていくかを必死で模索したものです．見当はずれの解釈もあると危惧していますが，何とかまとめることができましたのは，脳腫瘍治療学の師である 故 佐野圭司東京大学名誉教授，高倉公朋東京大学名誉教授，永井政勝獨協医科大学名誉教授，故 星野孝夫カリフォルニア大学・杏林大学教授，故 瀬戸輝一帝京大学教授（病理学）のご指導のたまものです．謹んで深く感謝いたします．そして常に新しい刺激を与えて下さる全国の脳腫瘍治療の同士・戦友の方々に心より御礼申し上げます．

本書は初版ですが，実際的には1988年篠原出版より刊行した『New Lecture 脳腫瘍』の執筆理念を踏襲したものです．第2版を出版（1996年）してすでに20年になります．前書と同じく，本書もすでに一般脳神経外科学，神経学，放射線診断・治療学，神経病理学等の知識を一通り習得された方々を対象としていますので，神経症状は要約のみを記し，診断画像および病理組織像の写真は省略し記述のみにとどめました．身勝手な本書の役割を知っていただければ幸いです．

稿を終えるにあたり，あまりにも膨大な資料を新知見に融合させる作業に途方にくれる筆者を叱咤激励・応援してくださった株式会社金芳堂 市井輝和様に深謝いたします．また，長年にわたり資料収集，整理，執筆補助をしていただいた吉永ルリ子様，畑野　舞様，林　和子様，相川久美子様に感謝いたします．

2016 年 11 月 7 日

松谷 雅生

目次

目次

第 3 章　Glioneuronal and neuronal tumors グリア神経細胞性腫瘍および神経細胞性腫瘍

目次

第 4 章　Ependymoma 上衣腫

第 5 章　Choroid plexus tumor 脈絡叢乳腫瘍

第 6 章　Embryonal tumor 胎児性脳腫瘍

第7章 Pineal tumors 松果体腫瘍

第8章 Germ cell tumours of the CNS 胚細胞腫

目次

第 9 章 Genetic tumor syndromes of the nervous system 遺伝性（家族性）腫瘍症候群 439

第 10 章 Hematolymphoid tumors involving CNS リンパ造血器組織由来腫瘍 ……… 497

目次

第 11 章　Meningioma 髄膜腫 …… 545

第 12 章 Mesenchymal, non-meningothelial tumors involving the CNS 髄膜腫以外の間葉系腫瘍 603

第13章 Tumors involving the pituitary gland 下垂体前葉腫瘍と後葉腫瘍

第 14 章 Craniopharyngioma 頭蓋咽頭腫 ... 721

第 15 章 Cranial and paraspinal nerve tumors 脳神経および傍脊髄神経腫瘍 ... 745

第18章　脳腫瘍支持療法としてのリハビリテーション 811

付表

索引

MEMO

図表目次

●補足資料について

本文の 27 頁，30 頁，102 頁では，第 1 版の本文・表への参照があります．該当箇所を補足資料として金芳堂のウェブサイトで公開しております．下記 URL へアクセスください．
https://www.kinpodo-pub.co.jp/book/2021-4/

第1章

総論・脳腫瘍 WHO 2021 年分類・全国脳腫瘍集計調査報告

I　脳腫瘍の分類

臨床医学の根幹は五感で感じる疾患の病態，すなわち疾患の肉眼所見と顕微鏡所見（病理所見）および患者の生き様と死に様の記録に基づいている．脳腫瘍に関していえば，ほぼ 100 年に及ぶ病理学の進歩は，腫瘍発生論も含めそのおりおりの新しい補助診断法（電子顕微鏡，免疫染色など）を加え，より精緻に進化し，患者の予後と相関性の高い分類として定着してきた．

Bailey & Cushing（1926）に始まる脳腫瘍の組織分類は，中枢神経系の組織細胞発生の各段階の細胞と腫瘍細胞とを対応させることであり，WHO 2007 分類においてすら，腫瘍型診断の根拠は彼らが提唱した神経組織分化の各過程（lineage，系譜）の細胞形態との類似性であった．その後提出された Bailey（1927），Penfield（1931），Zülch（1956）らの分類も全て Bailey - Cushing 分類と同一基準であった．それらの中で，Kernohan & Sayre（1952）および Zülch & Wechsler（1968）らは，細胞の形態に生物学的悪性度を加味し，腫瘍の悪性度を 4 段階に分け予後との関連性を含め，現代の WHO grading へとつながっている．

1951 年より 1977 年にかけて 4 回の改訂を行った Russell & Rubinstein の“Pathology of Tumours of the Nervous System”，また，それを引き継いだ Rubinstein の“Tumors of the Central Nervous System”（1972）は neurooncologists 必読の書となり，WHO 分類の基礎ともなった．これら代表的成書に至るには，個別的に腫瘍の組織記載が精密となり新知見も織り込まれてきた．

1979 年 Zülch（主編集）は WHO に働きかけ，腫瘍の組織学的所見と悪性度（予後）との相関性を前面に出し，国際的標準病理診断分類の提案として“Histological Typing of Tumours of the Central Nervous System”を刊行した．近代脳腫瘍病理学の始まりである．第 2 版は Kleihues, Burger & Scheithauer が主編集者を務め，Springer-Verlag 社より出版された（1993 年）．3 冊目は Kleihues & Cavenee（編）により，脳腫瘍の分子生物学的研究が盛んになってきた時代を反映して“Pathology and Genetics of Tumours of the Nervous System”と書名が改まり，WHO の機関の一つである International Agency for Research on Cancer（IARC, Lyon, France）より刊行（1997 年）され，2000 年に次版が，その 7 年後の 2007 年に主編集者が David Louis となり，書名も“WHO Classification of Tumours of the Central Nervous System, 4th Edition”となり刊行された（これ以前の 1997 年版と 2000 年版には edition 番号が記載されておらず，5 冊目がなぜ第 4 版なのかは不明である）．

一方，CT はもとより脳血管撮影も行われなかった時代，剖検例での脳腫瘍の肉眼的および顕微鏡観察は脳腫瘍の病態を学ぶのに唯一，また貴重な資料であった．数多くの脳腫瘍病理学の大家が著した論文や著書の記述と写真は，MRI や PET の時代になっても色あせることなく，逆に脳全体の中での脳腫瘍のあり方を眺めているがゆえに，腫瘍の本質に関しては多くの，時には新鮮な情報を提供してくれる．

1940 年代の Sherer の glioma に関する論文 [1] は，この時代に既に astrocytoma が浸潤性腫瘍であることを見出し，glioblastoma が astrocytoma の進化（悪性転化）した姿であることを“secondary glioblastoma”の名で記述している．Zülch [2] の glioblastoma のスケッチは，glioblastoma の大半が白質内発生で脳表に露出しないことを示し，Russel ら [3] の astrocytoma ～ glioblastoma の記述はこの腫瘍群の本質をあますことところなく描いている（☞ 26 ～ 27 頁）．我が国の脳腫瘍病理学のパイオニアであり，いまや“幻の名著”とされる所安夫著『脳腫瘍』[4] の中での数多くの寸評は，脳腫瘍の本質を見事に記している（☞髄芽腫，301 頁）．近年になっても，Okazaki & Scheithauer らの textbook [5] の剖検写真（特に髄膜腫や oligodendroglioma）は MRI 以上の情報を与えてくれる．また，治療との関連においては Schiffer [6]，Burger [7] らの剖検報告は治療感受性について大きな示唆を与えてくれる．

ここ 20 年，腫瘍細胞の遺伝子解析に始まった分子生物学的研究が広く行われるようになり，形態病理学的に分類された 1 つの疾患の中での様々な variation（生存期間の差や治療患者数の差）を埋めるような解析が行われるようになった．加えて，腫瘍発生の道筋をたどることができる結果も得られるようになった．その結果，いくつかの腫瘍において組織学的診断名に分子遺伝的検査結果をつけることにより，より正確な腫瘍像が得られるようになった．そして 2016 年 5 月に，「WHO2007 分類」に分子生物学的情報を大幅に採り入れた“WHO Classification of Tumours of the Central Nervous System，Revised 4th Edition”[8]（以後 WHO 2016 分類と略す）が刊行された．この版が“5th Edition”ではなく“Revised 4th Edition”となった理由は，①全ての腫瘍型の定義が分子 / 遺伝子所見を条件とできなかった．②分子 / 遺伝子情報を中心としつつも，そこに従来の組織発生学的要素を加味せざるを得なかった，などと推察されている．

なお，ここまでの脳腫瘍病理分類の変遷の中で，“glioblastoma”と“glioblastoma multiforme”の 2 つの腫瘍名が用いられ，治療医の頭を悩ましてきたことはよく知られている．現在では，“glioblastoma”が国際的な正式腫瘍名になりつつあることに留意していただきたい（☞ MEMO，4 頁）．

MEMO

Glioblastoma（膠芽腫），Glioblastoma multiforme（多型膠芽腫），そして Glioma（神経膠腫）

1. Glioblastoma と Glioblastoma multiforme はどちらが正式の腫瘍名か？

現在，国内外の学会発表や論文発表において両者の腫瘍名が用いられており，どちらが正式腫瘍名かと迷う方も少なくない．脳腫瘍病理学の教科書を記載した碩学の解釈も二派に分かれ，“Glioblastoma” と記載しているのは，Zülch ら[1]，中里[2]，Kleihues[3] と Louis ら[4] である．一方，“Glioblastoma multiforme” は，Russell & Rubinstein[5]，Rubinstein[6]，Okazaki[7]，平野ら[8]が採用している．治療を担当する脳神経外科医は後者に親和感をもつ傾向がある．その理由は，本腫瘍細胞の多彩な形態が単一治療（放射線治療単独，あるいはニトロソウレア単剤投与）が無効であることの証であり，さらに現代においては，多彩なゲノム異常の反映であろうとの推測がなされているためと考えられる．加えて，“GBM” の略称が極めてインパクトに富み使いやすいことも一因であろう．

“Glioblastoma multiforme” の腫瘍名は，1926 年 Bailey および Cushing により提案されている[9]．脳腫瘍の病理分類に関する論文 / 提案が多々（有名な Virchow 1864[10]，glioblastoma を提唱，など）ある中で，彼等は 2,000 例に及ぶ手術標本および剖検材料を用いて，腫瘍分類を論じる原則的な組織発生学的組織学的方法（histogenetic-histological method），すなわち，「腫瘍細胞の由来を，発生臓器における胎生期のある段階の未分化要素に求める」に従って分類した．彼らは，脳の発生段階における glia 系細胞に分化する最初の未分化細胞を，ependymal spongioblast と bipolar spongioblast（後に，Cushing 自ら glioblast に変更）と規定し，後者からの腫瘍型を “glioblastoma multiforme” と命名した．彼らの分類は多数の症例を用い，かつ病理形態学の原則に基づいた分析結果のため，他の追随を許さない支持を得て，“glioblastoma multiforme” の腫瘍名が定着した．

この “multiforme” の形容詞付記に異議を唱えたのが所 安夫である．彼は自著[11]において，「元来腫瘍が異型的であることは今さら申すまでもなく，異型化はとりもなおさず多形性を結果せしめる．多形性は腫瘍的なる異常発育に当然つきまとう概念でしかありえない．……（中略）……未熟な悪性腫は，組織学的に多型的になりやすい．（原文のまま）」と記載している．所は，後年 Bailey（あるいは Cushing，明記なし）が来日した際にこの疑問を質問し，Bailey はこの矛盾を認め，glioblastoma multiforme は gliosarcoma あるいは neuroectodermal sarcoma と同一のものであると回答したとのことであるが，提唱した分類を訂正したとの記録はない．

以上の，歴史的な経緯を踏まえると以下の結論が導かれる．

現在の臨床試験や腫瘍のゲノム研究が WHO Classification に従っていることを考慮すると，glioblastoma（膠芽腫）が適切な腫瘍名である．WHO Classification においては，初版（1979 年，Zülch 編集）から第 5 版（2021 年）まで一貫して “glioblastoma” で統一されている．また，本文中は全て full spelling で記載されており，略称は用いられていない．なお，日本脳腫瘍学会編集の「脳腫瘍治療ガイドライン成人脳腫瘍編，2019」および日本脳神経外科学会編集の “Report of Brain Tumor Registry of Japan” では，“Glioblastoma（膠芽腫）” が用いられている．前者では略称を用いず「膠芽腫」で統一されている．

2. “Glia”か“Neuroglia”か？　“Glioma”の和訳は神経膠腫？

Gliomaの分類を提唱したVirchow（1864）[10]以降Bailey & Cushing（1926）[9]に至るまで，病理学者は全て“Glia”の名称を使用している．一方，故 中井準之助 東京大学名誉教授（解剖学）が編集された“Morphology of Neuroglia（1963, Igaku Shoin）”[12]では，“Neuroglia”の名称は1890年代より一貫して解剖学者の間で記述されていることが明記されている．この両名称は，用いる分野によって使い分けられてきているようである．したがって，“Glioma”を論じるneuro-oncologistsは，“Glia”を使用するのが適切であろう．この観点からは，“神経膠腫”なる呼称は適切ではなく，居心地は悪いが「膠腫」が適切な用語になる．また，“神経膠腫”が汎用されていた流れから，“神経膠芽腫”なる和訳がしばしば用いられた時期もあるが，最近は目にしない．

文献

1）Zülch KJ: Brain tumors. Their bioloby and pathology. 2nd ed. Springer Pub. Co., Inc. NY p.326, 1965
2）中里洋一：アトラス脳腫瘍病理. 中外医学社, 2017
3）Kleihues P & Cavanee, Ed: Pathology and Genetics. Tumours of the Nervous System. IARC, 1977
4）Louis DN, et al, Ed: Pathology and Genetics. Tumours of the Nervous System. IARC, 2007
5）Russell DS, Rubinstein LJ: Pathology of Tumours of the Nervous System. 3rd ed. Edward Arnold Pub. LTD, London, p429, 1971
6）Rubinstein LJ: Tumors of the Central Nervous System. Atlas of Tumor Pathology.AFIP, 1970
7）Okazaki H, Scheithauer B: Atlas of Neuropathology. Gower Medical Publishing, New York, London, Philadelphia, 1988
8）平野朝雄：神経病理を学ぶ人のために. 医学書院, 1976
9）Bailey P, Cushing H: A Classification of the Tumors of the Glioma Group on a Histogenetic Basis with a Correlated Study of Prognosis. Philadelphia: Lippincot, 1926
10）Virchow R: Krankhafte Geshwüllste. Vorlesungen. 2: 129, 1864.
11）所 安夫：脳腫瘍. 医学書院, 1959
12）中井準之助, 編：Morphology of Neuroglia. Igaku Shoin, 1963

Ⅱ　WHO 2016 分類から今回の WHO 2021 分類へ

WHO 脳腫瘍分類の基本は，各腫瘍の想定される母細胞への分化を指標とする組織発生分類であり，そこに至るまで細胞分化のメカニズムを解明する分子遺伝学的な研究が大きく関与してきた．好例は，これまで細胞形態からは別の系統と考えられていた astrocytoma と oligodendroglioma が，共通の isocitrate dehydrogenase（IDH）変異を有することより出自が同じ腫瘍であることが明らかになった．このように，細胞分化形態を指標とする組織発生分類には限界があることが明らかとなり，形態よりも分子に基づいた分類が予後や効果予測とよりよく相関していることも明確となった．しかし WHO2016 分類では，分子情報を組み込んだ分子分類はグリオーマと胎児性腫瘍にとどまっていた．

2016 年版の発刊後に組織された Consortium to Inform Molecular and Practical Approaches to CNS Tumor Taxonomy（cIMPACT-NOW）は，網羅的遺伝子発現解析や DNA メチル化プロファイリングなどの新しい技術に基づいて得られた知見を取り入れ，脳腫瘍の分子分類をさらに推し進めてきた．このような経過から，2021 年に刊行された WHO 脳腫瘍分類第 5 版[9]は，刊頭に“This volume was produced in collaboration with The Consortium to Inform Molecular and Practical Approaches to CNS Tumor Taxonomy（cIMPACT）”と記されている．

1

III　WHO 分類第 5 版（2021）の概要

新分類においては，各腫瘍の定義に，組織学的所見と共にゲノム異常内容が記載されている．詳細は，Louis らの総説[10]および日本語でわかりやすく解説している小森の総説[11]を参照されたい．

1　脳腫瘍の枠組み

冒頭に，脳実質を構成する固有細胞である neuron と glia の形態を模倣する腫瘍群を“Gliomas, glioneuronal tumors, and neuronal tumors”としてまとめている（表 1-1）．ここには，“Adult-type diffuse glioma”として，astrocytoma, oligodendroglioma, および glioblastoma が含まれる．次いで，“Pediatric type diffuse glioma”として low-grade と

表1-1　WHO 脳腫瘍分類第 5 版（2021）[9]の枠組み（本文記載順）

1	Gliomas, glioneuronal tumors, and neuronal tumors ・Adult-type diffuse gliomas ・Pediatric-type diffuse low-grade gliomas ・Pediatric-type diffuse high-grade gliomas ・Circumscribed astrocytic gliomas ・Glioneuronal and neuronal tumors ・Ependymal tumors
2	Choroid plexus tumors
3	Embryonal tumors（Medulloblastoma, AT/RT, など）
4	Pineal tumors
5	Cranial and paraspinal nerve tumors
6	Meningioma
7	Mesenchymal, non-meningothelial tumors involving the CNS
8	Melanocytic tumors
9	Hematolymphoid tumors involving CNS（PCNSL, など）
10	Germ cell tumors
11	Tumors of the sellar region（craniopharyngioma, pituitary adenoma, など）
12	Metastasis to the CNS
13	Genetic tumor syndrome involving CNS

high-gradeに分けている．重要なことは，成人型と小児型は，各々，成人および小児期に好発するが，基本的には分子遺伝学的な特徴によって規定されている．小児型とは分子遺伝学的に規定された小児に発生しやすい脳腫瘍を指すと解釈する．当然，頻度は低いものの成人にも発生する．

第3の腫瘍群として，pilocytic astrocytomaやpleomorphic xanthoastrocytoma, subependymal giant cell astrocytomaなどを"Circumscribed astrocytic glioma"（限局性星細胞腫）としてまとめている．Choroid plexus tumor（脈絡叢腫瘍）は，発生学的に脳室上衣細胞と極めて近縁関係にある脳室内脈絡叢上皮細胞より発生する腫瘍で，ある時期はgliomaの一型として論じられたことがある．今版では神経管発生過程での蓋板（roof plate）に存在する叢上皮の単繊毛の前駆細胞（monociliated progenitors）に由来すると考えられ，gliomaのグループから独立した腫瘍型として扱われている．

一方，meningiomaはmeningothelialやfibromatousなど多くの亜型をもつ腫瘍として広く知られていたが，今回は"meningioma"の名のもとに統一され，subtypeとしてgrade 2と3が含まれることになった．

特筆すべきことは，今までのWHO分類ではCNS tumorとして扱われていなかったpituitary adenomaが，今回の改訂から"Tumors of the sellar region"の中に採用された．

2　新規採用腫瘍

分子生物学的解析が進んだ結果，22個の新規腫瘍が登録された（表1-2）．この中のhigh-grade astrocytoma with piloid featuresやdiffuse glioneuronal tumor with oligodendroglioma-like features and nuclear clustersなどは，組織型ではなくDNAメチル化プロファイルのみによって定義された腫瘍であるため，メチル化アレイを行わないと診断できない腫瘍である．

3　悪性度（CNS WHO grade）

脳腫瘍の悪性度分類は，第1版（Zülch，1979年）より各腫瘍型に対してその生物学的悪性度（良性～悪性）に応じた4段階のgradeを付与し，異なる腫瘍であっても概ね同じ予後であることを示してきた．しかし治療の進歩により，同じgrade Ⅳのglioblastomaとmedulloblastomaでは予後が全く異なり，現実的ではないとの批判が強くなった．加えて，同一の腫瘍の中でgradeが異なる場合には異なる腫瘍名を与え，

表1-2　WHO 脳腫瘍分類第 5 版(2021)[9]で新たに認定された 22 腫瘍型

Pediatric-type diffuse low-grade gliomas　小児型浸潤性低悪性度膠腫
- Diffuse astrocytoma, *MYB*- or *MYBL1*-alterd
- Polymorphous low-grade neuroepithelial tumour of the young
- Diffuse low-grade glioma, MAPK pathway-altered

Pediatric-type diffuse high-grade gliomas　小児型浸潤性高悪性度膠腫
- Diffuse hemispheric glioma, H3 G34-mutant
- Diffuse pediatric-type high-grade glioma, H3-wildtype and IDH-wildtype
- Infant-type hemispheric glioma

Circumscribed astrocytic glioma　限局性星細胞腫群
- High-grade astrocytoma with piloid features

Glioneuronal and neuronal tumors　神経細胞系一膠細胞系混合腫瘍と神経細胞系腫瘍
- Diffuse glioneuronal tumor with oligodendroglioma-like features and nuclear clusters
- Myxoid glioneuronal tumor
- Multinodular vacuolating neuronal tumor

Ependymoma　上衣腫
- Supratentorial ependymoma, *YAP1* fusion positive
- Posterior fossa group A（PFA）ependymoma
- Posterior fossa group B（PFB）ependymoma
- Spinal ependymoma, *MYCN*-amplified

Embryonal tumor（胎児性腫瘍）
- Cribriform neuroepithelial tumor
- CNS neuroblastoma, *FOXR2*-activated
- CNS tumor with *BCOR* internal tandem duplication

Pineal tumors　松果体腫瘍
- Desmoplastic myxoid tumor of the pineal region

Mesenchymal, non-meningothelial tumors involving the CNS
- Intracranial mesenchymal tumor, FET::CREB fusion-positive
- *CIC*-rearranged sarcoma
- Primary intracranial sarcoma, *DICER1*-mutant Ewing sarcoma

Pituitary Neuroectodermal Tumor
- Pituitary blastoma

独立した腫瘍型として章立てされていた．例えば，diffuse astrocytoma, grade Ⅲの場合は anaplastic astrocytoma の名のもとで診断・治療が論じられていた．

しかし，特定の遺伝子異常の有無によって予後に差があり，かつ治療に対する反応性も異なってくることが判明したため，第 5 版では，他臓器がんの分類にならって，特定の遺伝子異常のあるものは 1 つの腫瘍型にまとめ，その中で悪性度によって分ける設定となった．この悪性度分類の変更を明示するために，表記がローマ数字（Ⅰ，Ⅱ，Ⅲ）からアラビア数字（1，2，3）に変更された．これも他臓器がんのルールに従ったもので，アラビア数字に特別の意味があるわけではない．また，今回の改訂で特筆すべきものとして，遺伝子異常が一部の腫瘍の悪性度分類に組み入れられている．代表的なものとして，IDH変異型の星細胞腫や髄膜腫における*CDKN2A/B*ホモ接合性欠失の有無がある．

4　Integrated diagnosis（統合診断）

Integrated diagnosisとは，最終病理診断に際して，組織所見のみならず腫瘍の発生部位，遺伝子情報，悪性度を統合的に勘案して最終的な診断を決定する考え方である．各項目が階層化されていることからlayered diagnosisとも呼ばれる．診断に必要な各検査法の結果を記述することにより，客観的な診断を下すためのものである．WHO2021分類本に提示された診断例を示す（表1-3，表1-4）．

表1-3　Integrated diagnosisの例1[9]

Integrated diagnosis	Supratentorial ependymoma, NOS
Histopathological classification	Ependymoma
CNS WHO grade	3
Molecular information	ホルマリン固定資料からはシークエンス試験に必要なDNAが得られず，またFISH検査を行うにも組織量が不十分であった．

表1-4　Integrated diagnosisの例2[9]

Integrated diagnosis	Diffuse low grade glioma, MAPK pathway-altered Subtype: Diffuse low grade glioma, FGFR1 TKD-duplicated
Histopathological classification	Oligodendroglioma
CNS WHO grade	規定されていない
Molecular information	Duplications of the FGFR1 tyrosine kinase domain （次世代シーケンスにて検索）

5　核分裂数の評価法

核分裂数の評価法が平方ミリメートルあたりの評価に統一されることとなったが，従来の高倍率10視野あたりの表記も付記されている．実務的にどのような相違があるかは，しばらく運用してからの評価となるであろう．

6　NOS (not otherwise specified) と NEC (not elsewhere classified) の診断

WHO2016分類では，遺伝子解析が施行できなかった場合，または解析は施行できたものの検体の状態などによって十分な結果が得られなかった場合には，組織型＋not otherwise specified（NOS）を付与するNOS診断が採用された．今回の改訂第5版では，gradingに必要な遺伝子検査が完遂できない場合もNOS診断となる．例えば，IDH変異型のastrocytomaであることが確定できても，grade確定に必要な*CDKN2A/B*ホモ接合性欠失の有無が検索できていない場合には，astrocytoma, *IDH*-mutant, NOSと記載する．

さらに，新たにnot elsewhere classified（NEC）という概念が導入された．これは第5版に求められている全ての遺伝子解析を施行しても確定診断に至らなかった場合に適用され，組織分類＋NECの形で表記される．例えば，diffuse midline gliomaに特徴的なヒストンH3 K27M変異が，非正中部の悪性グリオーマに認められた場合は，該当する腫瘍がWHO分類に存在しないことから，pediatric-type diffuse high-grade glioma, H3 K27-mutant, NECなどと記載する．

7　我が国でのWHO脳腫瘍分類第5版(2021)の運用

我が国の現状では，今改訂で大幅に取り入れられた網羅的遺伝子発現解析やDNAメチル化アレイなどの技術を日常的に利用できる施設は極めて限られている．大部分の施設ではグリオーマの病理診断がNOS診断とならざるを得ない．脳腫瘍の遺伝子検査が1日も早く保険収載されることが望まれる．

IV 脳腫瘍全国集計調査報告（通称“全国統計”）による脳腫瘍の発生特徴

1973年，当時の厚生省がん研究助成金脳腫瘍班の佐野圭司班長と高倉公朋事務局長は，班の事業の一つとして脳腫瘍全国集計調査委員会（The Committee of Brain Tumor Registry of Japan）を組織し，4年後の1977年に5年間（1969～1974年）の集積症例の報告を行った．脳神経外科施設からの症例集積であるためpopulation-based studyではなかったが，その頃は欧米先進国においても全国レベルの脳腫瘍症例集積報告は行われておらず，我が国の“全国統計”は大きな注目を集め，著明な研究者からコピーの依頼が多数寄せられた．ちなみに，現在の代表的な資料である米国のCBTRUS（Central Brain Tumor Registry of the United States）事業の開始は1992年である．Glioblastomaに対するBAR療法（☞71頁）も同様であるが，1960年代後半から1970年代前半にかけて当時の日本の脳腫瘍治療学は時代の先端を走っていたといえる．当初は集計調査報告は委員会からの単体報告書として刊行されたが，本事業が日本脳神経外科学会に引き継がれたことを契機に，1992年の第7巻よりは同学会の機関誌Neurologica medco-chirurgicaに掲載されることになった．

現在の最新の報告書は2017年刊行の第14版（2005年～2008年の症例集積）である[12]．全国116脳神経外科施設（77大学病院，4がんセンター病院，など）からの16,686例が集積され，WHO2007分類に従って整理されている．含まれている種々の資料は，日常診療における重要な資料であり，有効に利用していただきたい．以下にいくつかの資料を整理して提示する．

1 脳腫瘍の頻度（表1-5）

日常臨床の場で脳腫瘍の診断を的確に行う際の最も重要な事項は，頻度，好発年齢，および性差である．これらは数字の羅列に終始するためにともすれば無視しがちであるが，脳腫瘍の臨床診断には最も基本的な情報である．Population-based studyではないが，全国の基幹病院の多くが参加しWHO分類2007に沿った集計したデータベースなので，腫瘍発生割合，性別，年齢分布などの基本情報は十分に信頼できる．

表1-5　脳腫瘍の頻度

全国脳腫瘍集計調査報告(2005-2008)[12]より作成(一部改変)

分類		組織診断(WHO 2007 分類)	登録数	率 %
成人型グリオーマ	Astrocytic tumors	Diffuse astrocytoma	416	2.5%
		Anaplastic astrocytoma	545	3.3%
		Glioblastoma	2,049	12.3%
		Gliomatosis cerebri	67	0.4%
	Oligodendroglial tumors	Oligodendroglioma	242	1.5%
		Anaplastic oligodendroglioma	235	1.4%
	Oligoastrocytic tumors	Oligoastrocytoma	149	0.9%
		Anaplastic oligoastrocytoma	181	1.1%
成人型 glioma, 総計 3,884 例(23.3%)				
限局性 astrocytic tumors		Pilocytic astrocytoma	222	1.3%
		Pilomyxoid astrocytoma	13	0.1%
		Subependymal giant cell astrocytoma	17	0.1%
		Pleomorphic xanthoastrocytoma	28	0.2%
分類不能 gliomas		分類不能 gliomas(脳幹 glioma を含む)	157	0.9%
Ependymal tumors (全例 201 例, 12.6%)		Ependymoma (grade Ⅱ / Ⅲ)	177	10.6%
		Myxopapillary ependymoma	3	0.0%
		Subependymoma	21	0.1%
Choroid plexus tumors (全例 52 例, 0.3%)		Choroid plexus papilloma	39	0.2%
		Atypical choroid plexus papilloma	1	0.0%
		Choroid plexus carcinoma	12	0.1%
Other neuroepithelial tumors		Astroblastoma	3	0.0%
		Chordoid glioma of the third ventricle	4	0.0%
		Angiocentric glioma	1	0.0%
Glioneural and Neuronal tumors (全例 195 例, 1.2%)		Dysplastic gangliocytoma of cerebellum (Lhermitte-Duclos)	3	0.0%
		Desmoplastic infantile astrocytoma/ganglioglioma	3	0.0%
		Dysembryoplastic neuroepithelial tumor	23	0.1%
		Gangliocytoma	12	0.1%
		Ganglioglioma	58	0.3%
		Anaplastic ganglioglioma	11	0.1%
		Central neurocytoma	75	0.4%
		Extraventricular neurocytoma	2	0.0%
		Cerebellar liponeurocytoma	0	0%
		Papillary glioneuronal tumor	2	0.0%
		Rosette-forming glioneuronal tumor	2	0.0%
		Paraganglioma	7	0.0%

表1-5　脳腫瘍の頻度（続き）

全国脳腫瘍集計調査報告（2005-2008）[12]より作成（一部改変）

分類	組織診断（WHO 2007 分類）	登録数	率 %
Embryonal tumors （全例 205 例, 1.2%）	Medulloblastoma	141	0.8%
	Atypical teratoid/rhabdoid tumor	17	0.1%
	その他の embryonal tumors	47	0.3%
Lymphomas and hematopoietic neoplasms （全例 818 例, 4.9%）	Malignant lymphoma（B cell type）	749	4.5%
	Malignant lymphoma（T cell type）	15	0.1%
	Other malignant lymphomas	50	0.3%
	Plasmacytoma	4	0.0%
Germ cell tumors （全例 359 例, 2.2%）	Germinoma	249	1.4%
	Embryonal carcinoma	2	0.0%
	Yolk sac tumor	16	0.1%
	Choriocarcinoma	6	0.0%
	Teratoma	52	0.3%
	Mixed germ cell tumor	34	0.2%
Tumors of the pineal region （全例 48 例, 0.3%）	Pineocytoma	25	0.1%
	Pineal parenchymal tumor of intermediate differentiation	15	0.1%
	Pineoblastoma	8	0.0%
	Papillary tumor of the pineal region	0	0%
Primary melanocytic lesions	Diffuse melanocytosis	0	0%
	Melanocytoma	0	0%
	Malignant melanoma	8	0.0%
	Meningeal melanomatosis	1	0.0%
Tumors of cranial and paraspinal nerves （全例 1,448 例, 8.7%）	Schwannoma（neurilemmoma, neurinoma）	1,437	8.6%
	Neurofibroma	9	0.1%
	Perineurioma	0	0%
	Malignant peripheral nerve sheath tumor	2	0.0%
Tumors of meningothelial cells （全例 3,973 例, 23.8%）	Meningioma, WHO grade 1	3,649	21.9%
	Chordoid meningioma, WHO gr. 2	17	0.1%
	Clear cell meningioma, WHO gr. 2	8	0.0%
	Atypical meningioma, WHO gr. 2	237	1.4%
	Papillary meningioma, WHO gr. 3	9	0.1%
	Rhabdoid meningioma, WHO gr. 3	5	0.0%
	Anaplastic meningioma, WHO gr. 3	48	0.3%

表1-5　脳腫瘍の頻度(続き)

全国脳腫瘍集計調査報告(2005-2008)[12]より作成(一部改変)

分類	組織診断(WHO 2007 分類)	登録数	率 %
その他の間葉系腫瘍	Hemangiopericytoma	35	0.2%
	Anaplastic hemangiopericytoma	2	0.0%
	Solitary fibrous tumor	24	0.1%
	Fibrosarcoma	1	0.0%
	Hemangioblastoma	250	1.5%
	Hemangioma, capillary, cavernous	177	1.1%
	Ewing sarcoma – peripheral PNET	3	0.0%
	Lipoma	15	0.1%
	Chordoma	77	0.5%
	Chondroma	3	0.0%
	Chondrosarcoma	18	0.1%
	Osteoma, Osteosarcoma, Osteochondroma	32	0.2%
	Rhabdomyosarcoma	5	0.0%
トルコ鞍部腫瘍	Craniopharyngioma	315	1.9%
下垂体前葉腫瘍 Pituitary adenoma (全例 2,897 例, 17.4%)	GH producing adenoma	570	3.4%
	PRL producing adenoma	392	2.3%
	GH-PRL producing adenoma	42	0.3%
	TSH producing adenoma	40	0.2%
	ACTH producing adenoma	162	1.0%
	Gonadotropin producing adenoma	159	1.0%
	Null cell adenoma	1,526	9.1%
	Plurihormonal adenoma	6	—
下垂体後葉腫瘍(17 例, 0.1%)	Granular cell tumor of the neurohypophysis	7	0.0%
	Pituicytoma	18	0.1%
	Spindle cell oncocytoma of the adenohypophysis	1	0.0%
嚢胞性病変とその他の腫瘍	Rathke's cleft cyst	309	1.9%
	Epidermoid cyst	147	0.9%
	Dermoid cyst	25	0.1%
	Other tumors	450	2.7%
	Unknown diagnosis	111	0.7%
合計		16,686	100%

2　主要腫瘍の頻度

最も多い腫瘍は meningioma であり，全脳腫瘍の 23.8% を占める．次いで，成人の glioma（astrocytoma，oligodendroglioma，glioblastoma の 3 者）が 23.3% を占める．この中で glioblastoma は 53% を占めるが，全脳腫瘍の中では 12.3% に過ぎない．第 3 位は pituitary adenoma（17.4%）である．脳腫瘍全国集計は脳神経外科施設での症例であるため，内分泌医により治療されたプロラクチン産生腺腫などは集計されていない．下垂体腺腫の実数はもう少し多いものと考えられる．

悪性リンパ腫が 818 例（全脳腫瘍の 4.9%）登録されている．この数字は astrocytoma（grade Ⅱ / Ⅲ）の 961 例や oligodendroglioma 系腫瘍 807 例と遜色がない．国際的に本腫瘍の頻度が増加していることから，現在ではさらに増加し，astrocytoma より多いと推定される．

国際脳腫瘍学会では日本（東アジア）の腫瘍としてつとに有名な germ cell tumor は 2.2% で medulloblastoma を含む胎児性腫瘍（1.2%）より明らかに多い．

3　小児期（15 歳未満）発生腫瘍

我が国では小児期（15 歳未満）に 1,065 例（全脳腫瘍中の 6.4%）が発生している．年齢を無視した代表的な小児腫瘍である germ cell tumor は 359 例（全脳腫瘍の 2.2%），medulloblastoma は 141 例（0.8%）にすぎない．これらは 4 年間の集計のため，1 年間の治療症例となると各々 90 例と 35 例になる．前向き臨床試験では KPS70 以上が登録条件となることが多いが，この条件に合致する症例数は，前者の 82%（74 例），後者の 55%（19 例）の計算になる．本統計は全国民からの資料ではないため，実際の年間発生症例はもっと多いとはいえ，本調査への協力施設が国内の脳腫瘍治療の基幹病院であることを考慮すると，臨床試験を開始した場合の年間登録症例は，たかだが前者で 85 例，後者で 25 例くらいと想定できる．今後このような稀少腫瘍の前向き臨床試験では，国際間協力が必須となるであろう．実際の治療現場の問題として，最も生物学研究と治療の進歩が得られている medulloblastoma の年間発生予測が 50 例を下回る状況で，全国の大学病院，小児病院，がんセンター病院，さらに各地域の基幹病院（国公立病院など）の数を考えると，これらの小児悪性脳腫瘍に豊富な経験のある医師，施設を思い浮かべることができるであろうか？

4 治療前後のKPS情報の意義

第13版以降の全国集計の有用なところは，WHO2007分類に沿っての集計以外に様々な臨床データが集められていることである．その一つが治療前後のKarnofsky Performance Scale（KPS）である（表1-6，表1-7，表1-8）．例えばglioblastoma（2,049例）の治療（手術）前のKPS80以上（就労可能）は43%である．多くの臨床試験の登録条件である70以上は59%にすぎず，我々が治療する患者の40%が登録できないことになる．一方，良性腫瘍であるmeningioma，pituitary adenoma，schwannomaではKPS80以上が各々82%，93%，86%である．この大きな差の意味するところは，

表1-6　カルノフスキースコア：がん患者治療後の日常生活活動(動作ではない)の指標

CTC日本語訳JCOG版，第2版/2001年9月17日改訂[14]．英文説明はKarnofskyら原著[13]よりの引用

Able to carry on normal activity and to work. No special care is needed. 正常な活動及び作業を行うことができる．	
100	Normal; no complaints; no evidence of disease. 正常．自覚症状がない．
90	Able to carry on normal activity; minor signs or symptoms of disease. 通常の活動ができる．軽度の自覚症状がある．
80	Normal activity with efforts; some signs or symptoms of disease. 通常の活動に努力が要る．中等度の自覚症状がある．
Unable to work. Able to live at home, care for most personal needs. A varying amount of assistance is needed. 作業できない．自宅で生活し，最も必要な自分自身のことの世話ができる．	
70	Care for self. Unable to carry on normal activity or to do active work. 自分の身の回りの世話ができる．通常の活動や活動的な作業はできない．
60	Requires occasional assistance, but is able to care for most of his needs. 時に介助が必要だが，自分でやりたいことの大部分はできる．
50	Requires considerable assistance and frequent medical care. かなりの介助と頻回の医療ケアが必要．
Unable to care for self. Requires equivalent of institutional or hospital care. Disease may be progressing rapidly. 自身の世話ができない．施設や病院のケアと同等の世話が必要．病勢進行は急速．	
40	Disabled; requires special care and assistance. 活動にかなりの障害があり，特別なケアや介助が必要．
30	Severely disabled; hospitalization is indicated although death not imminent. 高度に活動が傷害され入院が必要．死が迫った状態ではない．
20	Very sick; hospitalization necessary; active supportive treatment necessary. 非常に重篤で入院が必要．死が迫った状態ではない．
10	Moribund; fatal processes progressing rapidly. 死が迫っており，死に至る経過が急速に進行している．
0	Dead. 死亡．

表1-7　脳腫瘍の治療前 Karnofsky Performance Status (KPS)

脳腫瘍全国集計調査報告 2005-2008 [12]

腫瘍名	n	KPS							
		≦40	50	60	70	80	90	100	不明
Pilocytic astrocytoma	222	5%	4%	6%	12%	18%	30%	18%	6%
Diffuse Astrocytoma	416	4%	3%	2%	6%	13%	38%	28%	5%
Anaplastic AS	545	6%	8%	7%	16%	19%	25%	14%	6%
Glioblastoma	2,049	9%	11%	13%	16%	18%	19%	6%	7%
OL 系腫瘍　II & III	807	4%	2%	4%	8%	11%	34%	30%	6%
Ependymoma II & III	175	10%	5%	6%	13%	20%	26%	13%	7%
Medulloblastoma	144	19%	9%	9%	15%	22%	15%	4%	8%
Germinoma	249	6%	3%	4%	11%	31%	36%	4%	5%
Malignant lymphoma	814	13%	12%	14%	18%	19%	15%	3%	7%
Meningioma I～III	3,973	2%	1%	4%	6%	14%	34%	34%	5%
Pituitary adenoma	2,810	<1%	<1%	1%	3%	17%	43%	33%	2%
Craniopharyngioma	374	4%	3%	5%	7%	19%	40%	14%	6%
Schwannoma	1,444	1%	1%	2%	5%	17%	50%	19%	5%

表1-8　脳腫瘍の治療後 Karnofsky Performance Status (KPS)

脳腫瘍全国集計調査報告 2005-2008 [12]

腫瘍名	n	KPS							
		≦40	50	60	70	80	90	100	不明
Pilocytic astrocytoma	222	1%	3%	2%	6%	14%	36%	31%	7%
Diffuse Astrocytoma	416	3%	4%	2%	5%	11%	32%	36%	7%
Anaplastic AS	545	10%	9%	6%	10%	17%	24%	15%	8%
Glioblastoma	2,049	18%	10%	13%	11%	14%	18%	7%	9%
OL 系腫瘍　II & III	807	4%	2%	4%	7%	12%	30%	33%	7%
Ependymoma II & III	175	6%	5%	7%	10%	18%	29%	17%	8%
Medulloblastoma	144	6%	5%	6%	9%	17%	33%	14%	9%
Germinoma	249	1%	1%	1%	4%	16%	41%	31%	5%
Malignant lymphoma	814	14%	9%	10%	14%	17%	20%	9%	7%
Meningioma I～III	3,973	1%	1%	3%	5%	11%	31%	42%	6%
Pituitary adenoma	2,810	<1%	<1%	<1%	1%	6%	36%	52%	3%
Craniopharyngioma	374	3%	3%	5%	6%	18%	41%	20%	6%
Schwannoma	1,444	1%	1%	2%	4%	20%	47%	19%	6%

悪性脳腫瘍のほとんどが脳実質内発生，かつ脳実質破壊性に増大するのに対して，良性腫瘍のほとんどが脳実質外発生で脳実質を外から圧排するように増大するからで

あろう．成人の glioma の中で最も予後の良い oligodendroglioma では，KPS80 以上が 74% と高い．

Glioblastoma に話を戻せば，治療前 KPS 60（生活には何らかの介助が必要）以下の症例割合 33% が初期治療（手術—化学療法併用放射線治療）後は 41% に増加（悪化）している．一方，grade Ⅱ astrocytoma は 21% から 9% に減少している．激しく脳内に浸潤している glioblastoma の治療の困難さがうかがわれている．もう 1 つの悪性腫瘍である悪性リンパ腫は治療前の 39% から 31% へわずかに低下している．手術侵襲（biopsy が多い）が少ないことが悪化しない要因の一つであろうが，一方で腫瘍縮小速度が速いわりには KPS の改善が見られないのは，本腫瘍の病態の特徴であろう．治療による腫瘍縮小度の速い medulloblastoma と germinoma では，各々 37% → 17%，13% → 3% と順調に回復している．

5　初発症状（表 1-9）

脳ドックをはじめとして国民の脳疾患への高い関心度と CT/MRI の普及をもってしても，成人大脳半球の悪性腫瘍の代表である glioblastoma と悪性リンパ腫（PCNSL）における偶発的診断率（無症候性症例率）の低いことは興味深い資料である．Medulloblastoma と germinoma も偶然に発見された症例はゼロとの結果であるが，発症頻度が低いことと，小児～青年期の無症状者が CT/MRI を撮影する機会が少ないことも影響しているであろう．逆に，この 2 腫瘍は髄液還流路の閉塞がありうるため，頭蓋内圧亢進症状で診断される率が高い．

けいれん発症が low grade glioma に多いのは古くから指摘されていることである．本統計では，meningioma での発症率 9% は臨床報告論文より低い．

ここにリストアップした腫瘍型では，腫瘍出血の頻度は極めて低い．

表1-9　主要腫瘍型による初発症状

	無症候	自覚症状 ***	巣症状	けいれん発作	頭蓋内圧亢進	腫瘍出血
Lower grade glioma*	4 ～ 6%	20 ～ 30%	26%	32 ～ 43%	4%	＜1%
Glioblastoma	0.9%	26%	57%	14%	10%	1%
PCNSL**	0.7%	27%	55%	5%	5%	0.4%
Medulloblastoma	0%	37%	53%	＜1%	51%	1.4%
Germinoma	0%	27%	27%	＜1%	27%	0%
Meningioma	14%	25%	21%	9%	3%	＜0.1%

* astrocytoma grade Ⅱ / Ⅲ，および oligodendroglioma grade Ⅱ / Ⅲ　** primary CND lymphoma　*** 頭痛など

6 治療成績の変遷（表 1-10）

1969 年代から最近（2005 ～ 2008）の治療成績の変遷を示す．Astrocytoma や oligodendroglioma の 5 年生存率は，各々 50.9% → 76.9%，54.5% → 91.8% と改善しているが，glioblastoma は 11.9% → 16.0% とほとんど変わらないといって過言ではない．本腫瘍は，いまだ 2 年生存率の向上レベルであることを示している．Medulloblastoma は積極的な化学療法の導入により，22.2% → 72.1% と大きく進歩している．PCNSL も同様に 23.4% → 48.2% と向上している．Germinoma の 63.3% → 98.7% は，おそらく周術期管理（下垂体ホルモン管理）が周知されたものであろう．Meningioma などの良性腫瘍では，この間の大きな進歩は 5 年生存率では表れていない．治療後の QOL がより重要視されている時代に入っている．

表1-10　主要腫瘍の調査年代別 5 年生存率(%)

成田らの集計 [15] に 2005 ～ 2008 年の資料を追加

	1969-1975	1976-1980	1981-1985	1985-1900	1991-1996	1997-2000	2001-2004	2005-2008
Astrocytoma, gr. II	50.9	63.2	61.6	62.8	66.5	68.3	75.0	76.9
Oligodendroglioma gr. II	54.5	75.1	80.4	78.3	82.0	87.8	90.0	91.8
Astrocytoma, gr. III	21.7	25.3	27.1	20.7	23.4	33.9	41.1	43.2
Oligodendroglioma gr. III	31.2	68.5	66.8		68.2	63.0	68.2	62.6
Glioblastoma	11.9	12.0	9.8	7.6	7.0	6.9	10.1	16.0
Ependymoma, gr. II	42.4	55.8	68.9	65.2	72.9	75.1	86.3	78.0
Ependymoma, gr. III	22.9	50.9	22.9	37.6	23.5	60.1	58.1	63.2
Primary CNS Lymphoma	—	—	—	—	—	23.4	42.3	48.2
Medulloblastoma	22.2	32.1	36.3	41.8	60.1	58.0	68.7	72.1
Germinoma	63.3	74.6	89.0	88.8	91.0	94.6	97.1	98.7
Meningioma	99.6	100.0	100.0	91.8	93.7	95.9	97.4	97.7
Neurinoma (schwannoma)	91.9	100.0	100.0	95.1	96.9	98.0	98.8	98.4
Pituitary adenoma	100.0	100.0	100.0	95.5	96.2	97.4	98.7	98.9

文献

1） Scherer HJ: Cerebral astrocytomas and their derivatives. Am J Cancer 40: 159-198, 1940

2） Zülch KJ: Brain tumors. Their bioloby and pathology. 2nd ed. Springer Pub. Co., Inc. NY p.326, 1965

3） Russell DS, Rubinstein LJ: Pathology of tumours of the nervous system. 3rd ed. Edward Arnold Pub. LTD, London, p429, 1971

4） 所 安夫：脳腫瘍. 医学書院, 東京, p934, 1959

5） Okazaki H, Scheithauer B: Atlas of Neuropathology. Gower Medical Publishing, New York, London,

Philadelphia, 1988
6）Schiffer D, Giordana MT, Soffietti R, et al.: Histological observations on the regrowth of malignant gliomas after radiotherapy and chemotherapy. Acta Neuropathol (Berl) 58: 291-299, 1982
7）Burger PC, Mahaley MS, Dudka L, et al.: The morphologic effects of radiation administrated therapeutically for intracranial gliomas. A postmortem study of 25 cases. Cancer 44: 1256-1272, 1979
8）Louis DN, Ohgaki H, Wiestler OD, et al. (Eds.): WHO classification of tumours of the central nervous system, Revised 4th Edition. International Agency for Research on Cancer (IARC), Lyon, pp.408, 2016
9）WHO Classification of Tumours Editorial Board: WHO Classification of Tumours, 5th Edition: Central Nervous Tumours. International Agency for Research on Cancer (IARC), Lyon, p.568, 2021
10）Louis DN, Perry A, Wesseling P, et al.: The 2021 WHO Classification of Tumors of the Central Nervous System: a summary. Neuro Oncol 23: 1231-1251, 2021
11）小森隆司: WHO脳腫瘍分類第5版の概要. 病理と臨床 41: 10-14, 2023
12）The Committee of Brain Tumor Registry of Japan: Report of Brain Tumor Registry of Japan (2005-2008), 14th Edition. Neurol Med Chir (Tokyo), vol. 57, Supplement 1, 2017
13）Karnofsky DA, Abelmann WH, Craver LF, et al.: The use of the nitrogen mustards in the palliative treatment of carcinoma. With particular reference to bronchogenic carcinoma. Cancer 1: 634-656, 1948
14）日本臨床腫瘍研究グループ, 全国運営委員会：National Institute – Common Toxicity Criteria, version 2.0 〜日本語訳JCOG版-第2版〜, 2001
15）成田善孝, 渋井壮一郎：脳腫瘍の治療結果を可視化する大規模データの収集・臨床試験の必要性ー脳腫瘍全国集計調査報告の活用についてー. 脳外誌 24: 699-704, 2015

第2章

Glioma, adult-type and pediatric type
成人型膠腫および小児型膠腫

I　Astrocytoma（星細胞腫），IDH-mutant

今回の WHO 分類では“Adult-type diffuse gliomas”のグループに入り，腫瘍名では形容詞“diffuse”を用いないことになった．従来 anaplastic astrocytoma と診断されていた腫瘍は，subtypes の grade 3 あるいは 4 に含まれる．

■WHO脳腫瘍分類第5版の定義

びまん性に浸潤する glioma で *IDH-1* あるいは *IDH-2* 遺伝子の変異を必須とする．しばしば，*ATRX* 遺伝子や *TP53* 遺伝子の変異も併存する．染色体 Ip/19q の共欠失はない．CNS WHO grade は 2 ～ 4 に分布する．“Cell of Origin”は明らかではない．

注：この定義の中には，腫瘍細胞形態として astrocytic（星細胞に類似する）の形容詞は用いられていない．CNS WHO 5 の方針は，浸潤性 glioma の診断において遺伝子変異の内容の方を組織形態所見より重視している．

- **Subtypes**：Astrocytoma, IDH-mutant grade 2, 3, 4 の 3 種を定めている．
  - grade 2
    - 腫瘍細胞（well differentiated fibrillary glial cell）に退形成所見（anaplasia）はみられない．
    - 核分裂像はみられない，もしくはごく少数．
    - 微小血管増殖，壊死，*CDKN2A/2B* のホモ接合性欠失はみられない．
  - grade 3
    - 部分的あるいは広範な退形成所見と有意な核分裂像を認める．
    - 微小血管増殖，壊死，*CDKN2A/2B* ホモ接合性欠失はみられない．
  - grade 4
    - grade 3 の細胞所見に加えて，微小血管増殖または壊死，または *CDKN2A/2B* のホモ接合性欠失を認める．

注：今回の定義により，下記の腫瘍名は最終診断名として用いられないことになった．
diffuse astrocytoma，diffuse glioma，astrocytoma（単名），anaplastic astrocytoma，low（lower）grade astrocytoma，high grade astrocytoma, infiltrating astrocytoma, astrocytoma, IDH-wildtype.

■Astrocytoma, IDH-mutantの遺伝子異常とその意味

本腫瘍のゲノム異常は *IDH-1* 遺伝子変異が 80 ～ 90% の症例で確認され，残りには *IDH-2* 遺伝子変異がある．加えて *TP53* 遺伝子変異と *ATRX* 遺伝子の機能喪失型

変異（inactivating mutation）が観察されることが多い．*TP53* 遺伝子はがん抑制遺伝子であり，変異により細胞の異常増殖が生じる．*ATRX* 遺伝子はX染色体上に遺伝子座をもち，テロメラーゼに依存しないテロメア伸長機構に関与している．したがって機能喪失型変異により，テロメアが伸長し継続的な細胞分裂が行われている．

IDH（isocitrate dehydrogenese）はイソクエン酸から α- ケトグルタル酸への反応を触媒する代謝酵素で，哺乳動物細胞では3種類存在している．近年，glioma を含む多くのがん（白血病，T細胞リンパ腫，軟骨腫瘍，胆管がん，など）で *IDH-1* 遺伝子（細胞質に局在）と *IDH-2* 遺伝子（ミトコンドリアに局在）に体細胞性のミスセンス変異（本来産生するタンパク質ではない異常タンパク質を産生）が観察されている．両遺伝子の変異（点突然変異）は，*IDH-1* 遺伝子ではコドン132番のアミノ酸がアルギニンからヒスチジンに置換する変異（*IDH-1* R132H），*IDH-2* 遺伝子では172番のアルギニンをリシンに置換する変異（*IDH-2* R172K）にほぼ限定されている．この変異により本来は存在しない2- ヒドロキシグルタル酸（2-HG）が生成され，DNA の脱メチル化に必要な酵素である TET（ten-eleven translocation）を阻害し，glioma CpG island methylator phenotype（G-CIMP）で DNA メチル化を引き起こし，遺伝子発現制御機構に関わる遺伝子発現を抑制（サイレイシング）し，細胞の腫瘍化を引き起こす．これが一介の代謝酵素制御遺伝子 *IDH* が発がんに至る道筋である．この2-HG のように変異型代謝酵素などにより生成され，あたかも発がん物質のように作用し細胞を腫瘍形成へと導く代謝産物を“oncometabolite がん代謝物質”と呼んでいる．*IDH-1* および *IDH-2* 遺伝子変異は対立遺伝子一方のみの変異（ヘテロ変異）であり，両遺伝子座がホモで変異している例は見つからない．また，*IDH-1* および *IDH-2* の両遺伝子変異を示す glioma 症例の報告もない．いずれかのヘテロ変異のみで glioma 発生に必要十分なようである．

染色体9番短腕（9q21）上に座する *CDKN2A/B*（cyclin-dependent kinase inhibitor 2A/B）遺伝子は，細胞周期制御においてがん抑制的な働きを有する2つのタンパク p16INK4a（Rb経路）および p14ARF（p53経路）の双方に関与する重要な遺伝子であり，この遺伝子のホモ接合性欠失のある anaplastic astrocytoma の予後は，WHO2016分類での治療成績分析において glioblastoma，IDH mut と同等であることより，今回の分類では grade 4の条件として採用された．

■ Astrocytoma, grade 2-4を旧分類（2007分類）の diffuse astrocytoma群と比較する

1）今回の Astrocytoma（AS），grade 2の定義は，旧分類の diffuse AS, IDH-mutant（grade II）とほぼ一致する．

2）AS, grade 3は腫瘍細胞の退形成所見と核分裂の存在が条件で，旧分類の anaplastic

astrocytoma, IDH-mutant（grade Ⅲ）とほぼ同様である．後者の病理所見として微小血管増殖と壊死のないことが特徴として記載されているため，今回の AS, grade 4には相当しない．一方で，旧分類の grade Ⅱ / Ⅲ AS の遺伝子分析が進むにつれて，両者の生存率の間には統計的な有意な差がないとの報告[1,2,3]が相次ぎ，両者は1つの腫瘍型でいいのではないかとの主張が主体を占めている．その意味では今回の grade 2と3の分類定義は旧分類の grade Ⅱ AS と grade Ⅲ anaplastic AS と変わらないため，治療予後に関しては同じ議論が蒸し返されるであろう．

3）AS, grade 4の形態学的特徴は微小血管増殖あるいは壊死の存在であり，旧分類の glioblastoma, IDH-mutant の定義とほぼ同様である．そこには，astrocytic tumor cell の退形成所見，核分裂，および微小血管増殖と壊死の存在を特徴としている．

■ Astrocytoma, IDH-mutantとはどのような腫瘍か，その自然史

1. Astrocytomaはそのままの姿で増大し宿主（患者）を死に至らしめるものではない

Astrocytic tumors の自然史（本質）を推測する原点は，Scherer HJ（1940）の論文[4]にある．彼は125例の glioma の complete autopsy（15 mm 厚で全脳検索）を行い，94例の大脳腫瘍のうち5例のみ“pure astrocytoma”と記し，astrocytoma の姿での死亡は稀であることを示した．彼は13例で明らかな astrocytoma 要素と glioblastoma 要素の混在を観察し，これらは astrocytoma より transform した“secondary glioblastoma”と記している．すなわち，初診時が astrocytoma であっても，腫瘍死の段階では組織像は glioblastoma であったとの記述である．この“secondary glioblastoma”の概念が50年余を経て，Kleihues ら[5]の *TP53* mutation 等の有無による genetic classification として再び脚光を浴びた．Scherer は結論として，astrocytoma は“circumscribed tumor”ではなく，diffuse neoplastic proliferation without visible boundaries と記載している．後年，Peiffer & Kleihues[6]は，Sherer こそが現代の glioma genetics のはるか前にその本質を見抜いた glioma 病理学の祖として称え，その業績を紹介している．

2. Astrocytomaは浸潤性腫瘍であり，成長につれて悪性転化（malignant progression）を起こす

Zülch は Brain Tumors- Their Biology and Pathology（1965）にて，“Any astrocytoma can become malignant during further development”と表現し，Russell も“Anaplasia is a late development in the life history of an astrocytoma”，“Most glioblastomas are probably derived by anaplasia from a pre-existing astrocytomas”と記載している（表2-1）．この現象はその高い頻度より治療修飾により突然変異を起こしたものではなく，本来 astrocytoma に含まれている小さな anaplastic foci の細胞，あるいは分裂が重なるにつれ悪性化を生じるようにプログラムされた腫瘍細胞が経過とともに増殖の主体となったものと考

表2-1　astrocytoma に関する Zülch および Russell & Rubinstein の既述

	Zülch KJ（1965）：Brain Tumors: Their Biology and Pathology	Russell DS & Rubinstein LJ（1971）：Pathology of Tumours of the Nervous System
表在性	The *astrocytomas* lie predominantly over the convexity of the brain.	Protoplasmic *astrocytomas* are superficial, producing a soft gray expansion of the affected cortex.
浸潤性	The growth is a combination of infiltration at the margins and expansion from the center with infiltrated convolutions.	Often it is the deeper parts of the growth that show malignant changes.
悪性転化	Any astrocytoma can become malignant during further development.	Anaplasia is a late development in the life history of an astrocytoma.

えるのが妥当である．前述の Scherer は詳細に組織切片を検索することにより，72% の症例に anaplastic area を確認している．その部分は発育先端部（白質深部）に多くみられるため手術摘出できずに残存し，そこから anaplastic cell で構成される再発が生じる．我が国の脳腫瘍病理学のパイオニアである所安夫教授もその著（脳腫瘍，1959）で，「成人大脳半球の astrocytoma をよく眺めると，一部に像の悪化を示すものはいくらもある」と記載している．Burger ら [7] は 18 例の未治療 glioblastoma を剖検し 4 型に分類している．1 型は，全体としては astrocytoma の像を示しつつも随所に glioblastoma 細胞巣が存在するもの，2 型は，astrocytoma と glioblastoma が混在しているもの，3 型はほとんどが glioblastoma 細胞で占められるもの，である（4 型は分類不能）．Astrocytoma の辺縁部が浸潤性かつ増殖能が旺盛であることは，methionine（メチオニン）の uptake が腫瘍中心部より高いことによっても裏付けられている [8]．Sahm らの報告 [9] では，4 剖検例（GBM1 例，anaplastic astrocytoma 3 例）において原発部より 3 cm 離れた部位に IDH-1/2 遺伝子変異陽性細胞（免疫染色）が観察されており，後述の FLAIR 高信号域全摘出でも治癒が得られないと考えるべきであろう．

臨床現場よりの最初の報告は Müller ら（1977）[10] によるもので，テント上 astrocytoma の 86%（62/72）が再発時に悪性化した組織像を示し，それは放射線治療の有無に関わらないことを報告した．その後，1990 年後半までの報告では，再発腫瘍の 80 ～ 90% が組織学上あるいは画像上の悪性転化を示している（☞本書 1 版 109 ～ 112 頁，補足資料 A※）．

2005 年に報告された放射線治療時期に関するランダム化比較試験 EORTC22845（表 2-2，③）[11]（後述）においても，再発腫瘍で病理診断が行われた 80 例中 55 例（69%）で悪性化が確認され，悪性化率に関して放射線治療の有無（72% vs 66%）は関連しないことが強調されている．RTOG 9802 study（表 2-2，⑥）[12] でも，LGG（low grade glioma）の low-risk 群 111 例は中央値 4.4 年の観察で 57 例（51.3%）が増大

※補足資料は金芳堂ウェブサイトにて閲覧いただけます．詳細は本書 xxxiv 頁を参照ください．

表2-2 成人テント上 grade II glioma（WHO 旧分類）主要臨床試験要約

Study		期間	臨床試験タイプ, 対象, 治療方法 *		治療成績			
①	NCCTG/ RTOG/ ECOG [49]	1986 ～ 1994	LGG P III	50.4 Gy（n=101, AS: 32%）	5yOS: 72%	n.s.	全例：mPFS 5.5y 全例：MS 9.25 y	
				64.8 Gy（n=102, AS: 31%）	5yOS; 64%			
②	EORTC 22844 [50]	1985 ～ 1991	LGG P III	45 Gy 全例 n=343（AS: 60%）	5yPFS: 47%	n.s.	5yOS: 58%	n.s.
				59.0 Gy	5yPFS: 50%		5yOS: 59%	
③	EORTC 22845 [11]	1986 ～ 1997	LGG P III	術後 54 Gy（n=154, AS: 52%）	mPFS: 5.3y	p< 0.0001	MS: 7.2y	n.s.
				増悪後照射（n=157, AS: 50%）	mPFS: 3.4y		MS: 7.2y	
④	UK, P II Brada 2003 [53]	1983 ～ 2000	P II：術後残存腫瘍 AS 例対象（n=17） TMZ（200 mg/m², 5 日間, 4 週毎		腫瘍縮小率 CR: 0%, PR: 6% 2yPFS: 72%, 3yPFS: 66%			
⑤	UCSF P II Wahl 2017 [54]	2000 ～ 2013	P II：術後残存腫瘍 AS 例対象（n=37） TMZ（200 mg/m², 5 日間, 4 週毎		腫瘍縮小率 CR: 0%, PR: 4% mPFS: 3.6y			
⑥	RTOG 9802 [12,56]	1998 ～ 2002	P II	LR: 術後観察（n=111, AS 55%）	mPFS: 4.9y, 5y PFS: 48%, 5yOS: 93%			
			AS P III	HR: RT（54 Gy）→ PCV（n=21）	mPFS: 10.4y	p= 0.01	MS: 11.4y	p= 0.003
				HR: RT（54 Gy）のみ（n=22）	mPFS: 3.3y		MS: 4.3y	
⑦	EORTC 22033-26033 [55]	2005 ～ 2010	LGG P III	HR: RT（50.4 Gy）	mPFS: 55m	p=0.0043		
				HR:TMZ（75 mg/m² x 21d, 4 週毎）	mPFS: 36m			
⑧	RTOG 0424 [57,58]	2005 ～ 2009	LGG P II	HR AS（n=26）に Stupp 処方 TMZ+RT（54 Gy）→ TMZ	mPFS: 7.5y, MS: 9.8y			
⑨	NRGO/ RTOG 9813 [51]	2002 ～ 2005	AA P III	RT（59.4 Gy）+BCNU（n=90）	MS: 3.8y	効果見込めず 中止		
				RT（59.4 Gy）+TMZ（n=97）	MS: 3.9y			
⑩	CATNON [52,60]	2007 ～ 2016	AA P III	RT（59.4 Gy）→ adj. TMZ	MS: 116.6m（9.7y）	p<0.0001		
				RT（59.4 Gy）のみ	MS: 81.6m（6.8y）			

* P II：phase 2 study, P III：phase 3 study, LGG：low grade glioma, AS：astrocytoma, LR：low risk, HR：high risk, AA：anaplastic astrocytoma（2021 分類では grade 3 に相当）

し，組織診断の得られた 8 例中 4 例（50%）で悪性化が確認されている．Chaichana ら [13] は Johns Hopkins 大学での 1996 ～ 2006 年の grade II 腫瘍 191 例の分析にて astrocytoma が悪性化しやすいこと（8 年非悪性化症例率 37%），腫瘍直径 3 cm 以上，などが risk factor であり，放射線治療の有無は無関係としている．

この現象は腫瘍が小さなうちは見られないことを示したのは UCSF のグループ（Berger ら 1994）[14] であり，診断時の腫瘍容積が 30 cm³（球形とすると直径 3.8 cm）以上では再発腫瘍は全て悪性化を示したが，30 cm³ 未満では 8% であったことを示した（表 2-3）．切除度を上げれば PFS は延長し，かつ初回再発時の悪性化率は 50%前後であるが，再々発・悪性化を防ぐことはできない．様々な腫瘍サイズを含めた平均的な数字として，Schmidt ら [15] は第 1 回再発時の悪性化率は 50% と報告している．

悪性転化現象の生物学的分析として，Suzuki ら [2] は grade II 腫瘍の腫瘍検体のい

表2-3　腫瘍サイズ，切除度と再発・悪性化の関連（Berger ら , 1994）[14]

53 例：19AS, 18OL, 16 mixG, F/U 4.1y

腫瘍摘出度	再発情報	治療前腫瘍 volume		
		＜10 cm³（n=14）	10 ～ 30 cm³（n=22）	≧ 30 cm³（n=17）
＜50%	再発(悪性化例)	0/1	0/3	3/4(3 例全例)
	再発までの期間	ー	ー	med. 24 月
50 ～ 89%	再発(悪性化例)	0/2	2/11(なし)	3/5（3 例全例）
	再発までの期間	ー	med. 38 月	med. 35 月
90 ～ 99%	再発(悪性化例)	0/2	1/6(なし)	1/6（1 例全例）
	再発までの期間	ー	med. 91 月	med. 34 月
100%	再発(悪性化例)	0/9	0/2	0/0
	再発までの期間	ー	ー	ー
再発率(悪性化率)		0/14(ー)	3/22(0%)	7/17(100%)

くつかの場所からの検体を解析し，全ての場所で確認できる共通の遺伝子異常は同定された全遺伝子異常のわずか 10% 程度しかなく，逆に 1 ヵ所でしか確認できない遺伝子異常は全体の 60% にもなり，grade Ⅱ腫瘍といえども多様性をもつことを報告している．彼らはその好例（原文，Figure 7）として，*IDH-1*，*TERT* promoter の変異と 1p19q codeletion のある 1 例で，全く別々の 3 つの独立した腫瘍細胞がそれぞれ異なった遺伝子異常を獲得して進展し，次々と空間的に連続して拡大していることを示している．

3. 悪性転化に TMZ 誘発 hypermutation は関与しているか？

Johnson ら UCSF と東京大学のグループ [16] は，IDH-1-mutant かつ 1p/19q 共欠失（ー）の astrocytic tumor 23 例で初発時と再発時の組織の遺伝子変異を解析したところ，TMZ 治療歴のある 10 例中 6 例で再発腫瘍の遺伝子変異数が多い（hypermutation）ことを報告した．TMZ による hypermutation は，① TMZ の抗腫瘍効果は DNA ミスマッチ修復機構（MMR）のオン・オフを不毛に繰り返させ（futile repair cycle），ATP を枯渇させ DNA 二重鎖を断裂させる．② MMR の頻回なオン・オフにより染色体の異常は積み重なり genetic instability が増幅し，変異する遺伝子数が増加する．③遺伝子変異が重なるにつれ clonal evolution が進行し，腫瘍は多様性を増幅して悪性転化に至ると考えられている．その後，TMZ induced hypermutation と悪性転化との関連を示唆する報告が相次いでいる．

Mathur ら（2020）[17] は，UCSF 中心の多施設での TMZ 治療症例のうち，初回と再発手術標本を検索し得た IDH-mutant grade Ⅱ glioma 37 例（AS23＋OL14）の悪性化率を報告している．Hypermutation 15 例（41%）中の悪性転化 14 例（93%）は

hypermutation（－）19例（51%）の悪性転化12例（63%）より有意に高いことより，hypermutationが悪性転化の1つの要因と考察している．しかし，後者の悪性転化率63%は，hypermutation以外にも悪性転化の要因が多いことを示している．

これらlow grade glioma（LGG）におけるTMZ→hypermutation→悪性転化→不良予後の図式に関して，LGGの初期治療にTMZを投与するのはそれなりの理由（悪性glioma疑い）があってのことで広く行われている治療ではないこと，再発症例での病理組織採取症例は限定されたものでありその結果は平均病態を必ずしも示していないこと，TMZ以前の時期においても再発astrocytomaが悪性転化を起こすことは常態であったこと，などから，より慎重な分析が必要との意見もある[18]．一方他臓器がんにおいては，hypermutationの背後にあるgenetic instabilityが，DNAに作用する放射線照射や化学療法に高感受性を示すとの少なからぬ報告がある[19-21]．また再発glioblastomaにおいても，Wangら[22]はTMZ治療歴のある100例中17例（17%）でhypermutationを確認する一方で，この17症例のMS 24ヵ月はhypermutationのない腫瘍のMS 18ヵ月より有意に長いことも指摘している．Glioma治療におけるhypermutation現象が及ぼす治療効果についての結論は出ていない．

4. 腫瘍サイズ（☞本書1版108頁 表2-29，補足資料B※）

何らかの臨床症状がありCT/MRIで捕捉される腫瘍の治療前の直径（球形と仮定）は，low grade gliomaとしてまとめられている報告が多いが4～5 cmと推定できる（glioblastomaとほぼ同様）．

5. Astrocytoma（oligodendrogliomaも同様）は直線的に増大する

Low-grade glioma（astrocytoma 51%を含む）のnatural historyを示す最も信頼できる臨床研究の一つであるEORTC22845（表2-2，③）[11]では，手術のみで経過観察した157例は中央値3.4年で明らかな増大を示した．フランスのPalludらのグループは，治療前，中，後の経時的なMRI追跡により腫瘍容積の増大・縮小を精力的に計算し，腫瘍直径の変化速度（velocity of diametric evolution: VDE）を算出している[23]．彼らによると，成人LGGは自然経過として直線的に増大し，VDEの平均増大は4.2 mm/yになり，手術前と手術後ではVDE値に有意差はない．組織型間でもAS 3.35 mm/y，OL 4.2 mm/y，OA 3.52 mm/yと有意差はない．偶然無症候で発見された症例（incidental）と症候性症例のVDEも有意差がなく（3.9 mm/y vs 4.2 mm/y）[24]，両者は同じ直線的勾配で増大する．同じ結論はBerger（UCSF）のグループからも報告されている[25]．分子生物学的分類では，*IDH-1/2*-mutant＋染色体1p19q共欠損群（OL）3.99 mm/y，*IDH-1/2*-mutant＋染色体1p19q非欠損群（AS）4.83 mm/y，*IDH-1/2*-wildtype群（glioblastoma）5.11 mm/yの数値である[26]．

※補足資料は金芳堂ウェブサイトにて閲覧いただけます．詳細は本書xxxiv頁を参照ください．

放射線治療により腫瘍の75%は縮小しVDEも低下（中央値 −6.0 mm/y）するが，−10 mm/yよりゆっくり縮小する腫瘍群の方が，−10 mm/yより速く縮小する群よりOS，PFSが有意に延びている興味ある報告がある[27]．また，妊娠によりVDE値が高くなり，終了とともに元の値に低下する報告もある[28]．

6. 偶然診断される無症候astrocytomaの病態は通常のastrocytomaと同様か？

頭痛や頭部外傷に対するスクリーニング画像診断時に診断されるincidental low grade glioma（iLGG）疑診（→確定）例については，多数例の報告としてカルフォルニア大学サンフランシスコ校（UCSF）の113例[29]，フランスのDuffauグループらの101例[30]が代表である．さらに，上記2施設にカナダとイタリアの2施設を加えた4施設の症例をまとめた267例の報告が参考になる（Iusら，2022）[31]．

共通した特徴は，

1）分子病理学的分類では，oligodendroglioma, IDH-mutant, 1p19q codeletedが40～45%, astrocytoma, IDH-mutantが35%前後に加えて，astrocytoma, IDH-wildtypeが15%前後報告されているのは重要である．無症候，かつ小腫瘍はLGGという既成概念にとらわれず綿密な追跡が必要である．この頻度は腫瘍型別発生率の差ではなく，よりゆっくり発育するoligodendrogliomaが偶然に発見される確率が高いと考えられる．事実，腫瘍増大速度は，astrocytomaは3.35～3.99 mm/年，oligodendrogliomaは4.2～4.83 mm/年である．

2）Astrocytoma, IDH-mutantの手術時腫瘍サイズ中央値は4施設報告のでは15.0 cm^3（球形として直径3.06 cm）であるが，個々の報告では15.0 cm^3から36.8 cm^3（球形として直径4.1 cm）に分布する[29,30,32,33]．Duffauグループ[30]の非増大例は5.2 cm^3（球形として直径2.1 cm）と小さい．

3）iLGG初診時に手術摘出に進む症例と，ある期間追跡し，腫瘍増大を確認してから手術摘出を行う症例がある．UCSF症例では113例全例手術を行っているが，そのうちの43例（38%）は6ヵ月以上の追跡後に増大を確認して手術に至っている[29]．Duffauグループ[30]では中央値47ヵ月で101例中19例（19%）が増大していない（腫瘍でない可能性も否定できない）．

4）4施設の共同研究267例の長期追跡（7.3年）の結果[31]では，108例（40%）が再発（初回手術からの中央値5.5年）している．5年および10年再発率は37%と58%である．この数字は，UCSFのBergerらのグループ報告[34]によるFLAIR高信号域全摘出症例の8年PFS48%とほぼ一致する．再発108例への治療は手術摘出のみ70例，化学療法±放射線治療38例であり，全例に全治療手段を投入したわけでもない．それでも10年生存率が93%であることは，腫瘍そのものの性格が緩徐増大型であったといえる．再手術を行った70例中16例（23%）

で悪性転化が確認されている．この率も，初回手術時の腫瘍サイズが小さいほど再発腫瘍の悪性率が低いとの報告 [14] と同様である．

5）以上をまとめると，incidental astrocytoma, IDH-mutant はたまたま偶然に腫瘍が小さい時期に発見されたもので，腫瘍の本質は symptomatic な通常の astrocytoma と変わらないと考えていいだろう．しかし，当然のことながら小腫瘍の時期にほぼ gross total removal が行えれば，術後抗腫瘍治療を追加しなくても再増大までの中央値は 8 ～ 10 年が期待できる（前記 10 年再発確率 58%）．視点を変えればその時点が従来の symptomatic astrocytoma の診断・治療開始時点とも考えられる．Incidental astrocytoma, IDH-mutant の治療予後予測は，従来の astrocytoma の治療予後数字（mPFS，OS）+（8 ～ 10 年）が期待できることになる．今後の incidental astrocytoma への治療方針は後述（標準治療の項）する．

■ **基本事項：**脳腫瘍全国集計調査報告（2005 ～ 2008）のgrade Ⅱ/Ⅲ astrocytoma 961例

頻度：全脳腫瘍の 5.8% を占める．Glioblastoma の約 48% に相当する（☞ 13 頁，表 1-5）．

年齢：年齢中央値は 40 ～ 44 歳の間だが，旧分類の diffuse astrocytoma（352 例）の中央値は 35 ～ 39 歳の間になる（図 2-1）．

性：男性にわずかに多く 55% を占める．

腫瘍数：孤発（単発）が 93%，多発 6%，播種 1 例と登録されている．

部位：テント上に 88% が発生し，前頭葉（42%），側頭葉（21%），基底核・視床（11%），頭頂葉（8%），島回（5%）と続き，後頭葉（1.5%）は少ない．後頭葉が少な

図2-1　diffuse astrocytoma の年齢分布（実線：男性，破線：女性）

日本脳腫瘍全国集計調査報告 2014

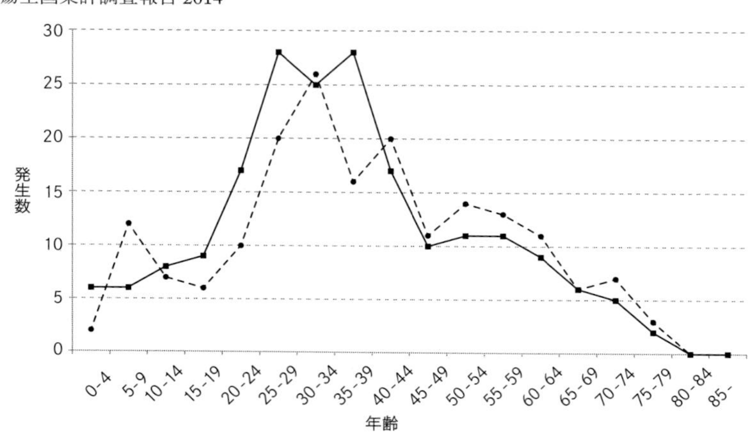

いのは oligodendroglioma 群も同様である.

症候：局所（巣）症状 35%, けいれん 32%, 頭痛 21%, 頭蓋内圧亢進症状 6%の順に多い. 腫瘍内出血は 0.7%と記録されている. 無症候は 4% である.

KPS：社会活動可能な 80 以上が 71%, 自宅生活可能な 60 ～ 70 が 13%, 50 以下が 16% で glioblastoma と比較すると高得点域にある.

臨床研究（RTOG 9802, 表 2-2, ⑥）登録症例とはいえ, 343 例中の 91% が MMSE（Mini-Mental State Examination）で正常範囲（27 点以上）であった報告もある[35].

再発：原発巣内 / 辺縁からの局所再発が 89% を占め, 遠隔部再発（播種も含む）は 11% である

■病理

肉眼的には腫瘍発生点は皮質直下の白質と考えられ, 成長に従い灰白質を占拠し, 白質深部に向かって浸潤性に進展する. この所見は, 腫瘍が皮質表面からくさび形で深部にかけて描出される CT/MRI 像や, 手術所見にて直視できる皮質の腫瘍化より明らかである. 典型的な astrocytoma（grade 2, 3）の手術所見は, ①開頭部の大脳皮質が腫瘍化し浮腫状で, 固さ・色調の変化（oligodendroglioma とは微妙に異なる）がある, ②脳表では腫瘍は脳溝により境されて隣接脳回とは境界明瞭だが, 脳溝が途切れる深部に至ると境界が不鮮明（浸潤性）になる. ③白質内深部の腫瘍進展辺縁部は手術顕微鏡下の観察においても正常白質との境界は全く不明となり, 細胞形態は異形性を帯びる（anaplastic change). Zülch および Russell らの剖検像のまとめはこの腫瘍の浸潤性発育を如実に伝えている（表 2-1).

Grade 2 astrocytoma は細胞内 glia fiber の量の多寡によって fibrillary astrocytoma と protoplasmic astrocytoma に分けて論じられてきたが, 両者ともに IDH-mutant であり, かつ診断－治療予後において両者間には本質的な差はないことから, WHO 2016 分類以降では両者を分けずに “astrocytoma” としてまとめている. また, 腫瘍領域の 20% 以上に肥胖細胞（gemistocyte）類似の腫瘍細胞が増殖する場合に” gemistocytic astrocytoma” と診断していたが, この腫瘍型も “astrocytoma” にまとめられている.

腫瘍は glia fiber が多いと固く弾性に富み, 充実性で時に大小の cyst を含む. 腫瘍細胞は小型で細胞質に乏しく, 類円形あるいは楕円形の核を有し, 細胞突起は正常 astrocyte に比べて不規則で太く短い. Glia fiber の少ないタイプ（従来の protoplasmic astrocytoma）は稀な頻度で大脳（特に, 前頭葉と側頭葉）にしか発生しない. やや柔らかくゼラチン様の外観を呈する. 組織学的には, 細胞突起の短い細胞群がクモの巣状に集族し, しばしば microcyst（間質の微少嚢胞性変化）を形成する. 両者とも, 免疫組織学でほとんどの細胞が GFAP 陽性を示す. Olig2 は 40 ～ 50% の細胞で陽性に染色される.

腫瘍に接する領域では，腫瘍細胞は神経細胞や血管周囲，軟膜下，脳室上衣下などに密に集簇する．さらに離れた周囲脳組織への浸潤は集団として押し出す形ではなく，飛び火（孤細胞性）するように浸潤する．そのため浸潤部の神経細胞やグリア細胞はよく保たれていることが多い．Sahm らの報告[9]では，4剖検例（anaplastic astrocytoma 3例，glioblastoma）において原発部より 3 cm 離れた部位に IDH-1/2 遺伝子変異陽性細胞（免疫染色）が観察されている．

Grade 3 astrocytoma の組織像は，grade 2 astrocytoma と比較して細胞密度は増加し，濃染クロマチンと不整形の核，巨細胞が観察され，核分裂像も複数個観察される．免疫染色で GFAP が陽性に染色される．しかし，壊死巣や微小血管増殖像は見られない．

Grade 4 astrocytoma では，上記 grade 3 astrocytoma の細胞所見に加えて微小血管増殖または壊死（あるいは両者）が観察される．組織学的な退形成所見に乏しくても，*CDKN2A/2B* のホモ接合性欠失を確認すれば grade 4 診断となる．

■症状

大脳実質内発生腫瘍の症状は，局所性神経脱落症状と頭蓋内圧亢進症状にまとめられる．脳表近くで比較的緩徐な発育を示す astrocytoma では，“てんかん”（特に焦点性が多い）が初発となる場合が多く，片麻痺などの局所症状が徐々に進行する．Oligodendroglioma の発育部位も類似しているため，両者を合わせた WHO grade II 腫瘍群（旧分類）としてまとめた報告では，てんかんが 80%前後，頭痛・性格変化・片麻痺は各々 30%前後である[36]．初発症状発現から診断まで数年を要する場合が多い．

■画像診断

MRI での astrocytoma（AS), IDH-mutant の特徴は，腫瘍陰影は皮髄境界に発生点を有し，明確に認識し得る膨張性の円ー楕円形の腫瘍陰影として，T1 強調像で低信号域（時に等信号域），T2 強調像および FLAIR 画像では高信号域に描出され，一方向発育，進展を示す．造影効果は通常はみられない．T1 強調像での低信号域と T2 強調像での高信号域の広さはほぼ同様（浸潤性格は強くない）である．しかし，必ずしも公式通りの像を呈さない症例も少なくない．Pallud ら[37]は，215例の diffuse astrocytoma, grade II（旧分類）で 90% は造影効果はなかったが，まだら状あるいは弱い造影効果を 7% に，結節状の造影効果を 3% に観察し，後者は予後不良群に属したと報告している．CT および MRI で造影効果のない低吸収（低信号）に描出された症例の中で，Kondziolka ら[38]は 20例中 9例（45%），Barker II ら[39]は 31例中 9例（32%）が anaplastic astrocytoma（旧分類）であったと報告している．Oligodendroglioma（OL）系腫瘍も含めた LGG 332例（DA 39%）中造影効果を 31%

に観察した報告もある [40]．OL との鑑別は OL に特徴的な石灰化の状況と脳皮質からの“キノコ状突出像”の有無である（☞ 108 頁）．

Astrocytoma, grade 2 の特徴的な MRI 像として“T2-FLAIR mismatch sign”がある [41,42]．T2WI では腫瘍領域がほぼ均一な等信号域に描出されるが，FLAIR では腫瘍末梢域の高信号リムを除いた腫瘍域が T2WI に信号強度よりは低い強度を示す所見である．成人の glioma 疑い，かつ造影効果がなく石灰化も見られない症例では，この sign はほぼ 100% の特異性を示す．OL との鑑別には必須である．

Grade 3 astrocytoma に特化した画像診断の報告はない．旧分類での anaplastic astrocytoma, IDH-mutant の画像は，大脳白質内に T1W I で不整形のやや不均一な低信号域として，T2W I では高信号を主体とした不規則信号域として描出され，部分的に Gd にて造影されることが多い．造影像は GBM と比べると比較的均一でリング状あるいは花冠状を示すことは少ない．造影効果のない場合も 29 ～ 60% ある [43,44]．腫瘍内壊死巣はほとんどない．画像診断上は grade 2 astrocytoma と glioblastoma, IDH-wildtype の中間型を示す．

The International Response Assessment in Neuro-Oncology（RANO）のワーキンググループは，low grade glioma の腫瘍陰影診断を FLAIR 像および T2WI 像での異常高信号領域とする判定基準案を提唱している（表 2-4）[45]．腫瘍量の計測は Macdonald 基準と同じく直交する径の積である．Gd 増強像の有無は評価対象になっていない．

Grade 4 astrocytoma は旧分類の glioblastoma, IDH-mutant とほぼ同様であるとすれば，その画像の特徴は glioblastoma, IDH-wildtype と同様の所見を示す．画像所見のみで grade 4 astrocytoma の診断は困難である．

表2-4　Low grade glioma に対する RANO 診断基準案 [45]

腫瘍陰影は T2WI / FLAIR での異常高信号域として規定されている．造影効果所見は考慮しない．

	CR（complete response）	PR（partial response）	MR（minor response）	SD（stable disease）	PD（progression）
T2WI / FLAIR 異常陰影	なし（消失）	直交する径の積が 50%以上縮小 4 週以上持続	直交する径の積が 25 ～ 50% 縮小	直交する径の積が 25% 以下の縮小から 25% 未満の増大	直径 25% 以上増大
新病巣出現 T2WI / FLAIR	なし	なし	なし	なし	あり
ステロイド剤*	投与なし	投与量不変～減量	投与量不変～減量	投与量不変～減量	該当なし
臨床症候	不変～改善不変	不変～改善	不変～改善	不変～改善	増悪
判定条件	上記全て必要	上記全て必要	上記全て必要	上記全て必要	上記いずれか 1 つで PD 診断

評価対象 MRI は，治療前，あるいは最も効果を示した時期の画像

* 内分泌機能不全症例でのステロイド剤投与は“ステロイド剤投与”扱いにはしない

■ **今後の治療を考える重要な資料**（主たる臨床試験の成績）

この項で採り上げるのは，通常臨床現場で捕捉し治療を行う症例，直径4 cm前後であり術後明らかな腫瘍残存（MRI上，あるいは術中所見）のある症例に対する資料である．これらのLGGに対する臨床試験の多くは，症例をLow Risk（LR）とHigh Risk（HR）に分けているが国際的に統一されたものではなく，study毎に設定されている．MEMO（☞42頁）にその詳細を記す．

1. 手術摘出の限界

ランダム化比較試験の術後経過観察群（EORTC 22845，表2-2,③）[11]，Johns Hopkins大学の多数例の報告[13]，およびRTOG 9802のlow-risk群（手術のみ，表2-2,⑥）[12]では，手術摘出のみでは3～5年前後で増大を確認している．これらの報告はgrade II腫瘍をまとめたものであり，astrocytomaはほぼ半数である．Astrocytomaに限れば増大までの中央値は3～4年と推察できる．手術療法に関する多くの報告中の白眉ともいえるのは，カリフォルニア大学のBergerらのグループ[34]によるLGG 216例（AS 46%）の長期追跡結果である．彼等はbrain mapping等を駆使して，214例中75例（35%）でFLAIR画像での高信号域を安全に全摘出し，8年生存率98%の驚異的な好成績を報告している（表2-5）．しかし8年PFSは48%であり，ここまでの手術を行っても半数は8年で再発することになる．90%以上切除でも10年生存率91%が得られているが，90%未満切除症例（全体の54%）では5年PFS 40%で，5年以内に半数以上が再発している計算になる．これらの成績を見ると手術摘出治療の限界は明らかである．

2. 放射線治療の効果

本腫瘍に真の全摘出（治癒的切除—curative surgery）が不可能なことは臨床現場では十分に認識され，またほぼ全例が腫瘍死する現実から術後放射線治療が（50～60 Gy）が広く行われたが，1960～1980年代の治療症例では照射による腫瘍陰影完全消失例（CR）は稀であり，かつ5年生存率は50～60%にとどまっている[46-48]．

表2-5　UCSF（カリフォルニア大学）での手術摘出率と生存率[34]

切除率	症例割合	PFS		OS	
		5年	8年	5年	8年
100%	35%	78%	48%	98%	98%
≧90%	12%	75%	43%	97%	91%
＜90%	54%	40%	21%	76%	64%

対象：18歳以上，大脳半球，初発LGG 216例の長期追跡
症例内訳：AS 43%, OL 42%, OA 15%

放射線治療の至適線量と照射時期を検討するランダム化比較試験が欧米でほぼ同時期に開始された（表 2-2, ①②）[49,50]．結論としては 50 Gy 以上の照射で 5 年生存率 60% 前後が得られている．現在は，grade II glioma に対しては 50.4 Gy あるいは 54 Gy が広く行われ，anaplastic astrocytoma（表 2-2，⑨⑩）[51,52] に対しては 59.4 Gy が照射されている．

3．化学療法（temozolomide, TMZ）単剤治療の効果

Low grade glioma 再発例に対する TMZ の効果（200 mg/m^2，4 週毎 5 日間投与）は，astrocytoma 率が 60% 以上の対象群では 1 年 PFS が 30 〜 40% である．この数字から，astrocytoma 再発症例に対する TMZ 治療は多くを期待できない．Brada ら（2003）[53] は術後放射線の代わりに TMZ を投与する phase II study を行い，29 例（DA 17 例，59%）の 2 年および 3 年 PFS は 72%，66% と報告している（表 2-2，④）．この数字は EORTC22845（表 2-2，③）[11] の術直後照射群の med. PFS 5.3 年と大きな差はなく，LGG の術後治療手段の一つとしての期待が生じた．一方，Wahl ら（2017）[54] は UCSF の術後腫瘍残存のある LGG, grade II 120 例に対して 4 週毎に TMZ 200 mg/ m^2 を 5 日間投与する第 2 相試験を行ったが，腫瘍縮小率が CR 0%，PR 6% で低率であり，かつ mPFS 3.8 年（astrocytoma では 3.6 年）と術後無治療観察群と差のないことより効果を否定している（表 2-2，⑤）．両報告に共通していることは，画像上の腫瘍消失（CR）例がゼロで，PR 率も低い（4 〜 6%）．Baumet ら [55] は EORTC 22033-26033（表 2-2，⑦）において，grade II glioma の HR 群に対して放射線治療単独と TMZ 単独を比較する第 3 相試験を行い，HR astrocytoma 群において放射線治療が TMZ より有意に有効（mPFS 55 月 vs 36 月）との結果となり，術後治療としての TMZ 単剤投与の期待は消滅している．

4．維持化学療法（adjuvant chemotherapy）あるいは化学療法併用放射線治療の効果

RTOG 9802 [44] 試験（表 2-2，⑥）は第 2 相試験と第 3 相試験を組み込んだユニークな構成である．Low Risk 群には術後経過観察（第 2 相試験）の妥当性検証で結果は既述した [12]．High Risk 群には，術後放射線治療（54 Gy/30 fr.）終了後 PCV 療法を 6 サイクル投与 vs 放射線治療単独群のランダム化第 3 相試験を行っている [56]．追跡中央値 9.0 年で IDH-mutant かつ染色体 1p19q 共欠失のない群（astrocytoma）において放射線治療＋PCV 療法は MS 11.4 年 vs 4.3 年（放射線治療単独），mPFS 10.4 年 vs 3.3 年と有意に良好な成績を示した．なおこの分析では MGMT メチル化の有無は生存率延長に関与していないことも判明している．この結果から，有害事象の多い PCV 療法を TMZ で代替できるかの議論が生じた．

RTOG 0424 study（表 2-2, ⑧）[57] は，WHO grade II の LGG を対象に Stupp regimen

（維持TMZは12サイクル）の効果検証の第2相試験を行い，放射線治療単独のhistorical control成績より優れたMS 8.2年の成績を上げた．翌年Flemingら[58]は，分子分類別の治療成績を発表し，high riskのIDH-mutant, non-co-deleted（astrocytoma）群のMS 8.8年，mPFS 7.5年を示し，high riskのIDH-mutant astrocytomaの標準治療になり得ると主張している．しかし，McDuffら（2020）[59]は2016年までに報告された臨床試験結果を分析し，TMZがPCVに優るevidenceはないと結論している．

Anaplastic astrocytomaへの放射線治療にBCNUあるいはTMZを併用する第3相試験（表2-2，⑨）[51]は，中間解析にてMS延長効果が望めず（3.8年vs 3.9年）中止となっている．CATNON study[52]は，anaplastic astrocytomaに対して放射線治療単独vs TMZ併用放射線治療，の検証，および，放射線単独治療後のTMZ維持療法vs TMZ併用放射線治療後のTMZ維持療法，の検証という複雑な組み合わせの第3相試験である．最終報告[60]の結論は，放射線治療へのTMZ併用効果はなかったが，放射線治療→TMZ維持療法（12サイクル）群は放射線治療単独群よりは有意に有効（5年生存率81.6% vs 62.9%）であった．

5．放射線治療の晩期障害

使用する時期は別としてastrocytoma治療に放射線治療は不可欠であるが，成人大脳への局所照射50～60 Gyが後年どのような晩期障害を起こすかについての信頼できる報告は少ない．Kleinら[61]は，オランダの多施設症例で認知機能検査を行い，LGG患者（放射線治療の有無にかかわらず）の認知機能は血液がん，あるいは健康人対照群に比して有意に低下していることより，gliomaの存在そのものが認知機能を下げる要因の一つと考察している．事実，Wefelら（2016）[62]は，IDH-1-mutant glioma 66症例に認知機能14項目（注意力，遂行機能，作動記憶，など）のテストを行った結果，全項目異常なしがわずか23%，3項目以上低下が24%（glioblastomaでは56%）と報告している．逆に，Prabhuら[35]はRTOG 9802 study（表2-2，⑥）[12]登録症例343例中311例（91%）がMMSE 27点以上（正常範囲）であり，腫瘍の存在の認知機能への影響に否定的である．彼らは生存者の追跡期間中央値9.7年で，両治療群（放射線治療単独vs放射線治療→PCV療法）ともにMMSEポイント低下はごく少数（有意差なし）で，PCV療法追加の弊害もなかった結論している．しかし，MMSE評価と社会生活遂行能力との相関性が不明瞭であり，この結論には多くの疑問が呈されている．

臨床現場の感覚を反映している報告として，Douwら[63]はKleinらの分析症例を12年後まで追跡し，6年後の状況と比較している．治療後6年後時点では，放射線照射群と非照射群の間には，認知機能の6領域，executive functioning，psychomotor functioning，vebal memory，working memory，information processing speed，およびattention，はほとんど差は見られなかったが，12 年後には executive functioning, と information processing speed の 2 領域で有意な低下が観察され明らかな晩期障害と結論している．これらの報告からは，6 年前後では放射線治療による認知機能低下は軽微であるが，10 年を超すと明らかな低下が見られるようである．Cayuela ら（2019）[64] も対象は oligodendroglioma 患者であるが，放射線治療後 5 年以上の生存者では有意に memory と executive function が低下しており，それらは MRI 上の灰白質容積の低下と相関すると報告している．なお，Swennen ら [65] は，全脳照射症例（LGG には通常は行われない）での脳萎縮と白質脳症の発生頻度は，局所照射症例に比して各々 3.1 倍，3.8 倍と報告している．

これらの報告をまとめると，成人テント上の low grade glioma は直線的に増大し，malignant transformation も直線的に進行する．したがって，治療開始時腫瘍径の大小により OS は異なるが，PFS は同じになる（大小による増大勾配に差がない）．比較的小腫瘍（asymptomatic）で発見され再発時もそれほど大きくない症例では，1 回目再発時での悪性転化率は 50% と推察できるが，大きい腫瘍あるいは 2 ～ 3 回目の再発時での悪性化率は 80% 以上と推定できる．直径 4 cm（33mL）以上の腫瘍は再発時悪性化率 100% である [14]．この現象は oligodendroglioma でも同様（次章参照）である．悪性化には放射線治療は関与していない．腫瘍が大きいほどその変化は速い．

Astroytoma, IDH-mutant の平均的な経過を推定すると，FLAIR 画像の高信号域を全摘出しても中央値 8 年で再発する（図 2-2）．そこで放射線治療を行うと 5 ～ 6 年は制御可能だが，その時点で 2 回目の再発をきたす（大半は悪性転化）．TMZ によりさらに 1 ～ 2 年間は増大を防げるが，結果的には全経過 14 ～ 18 年で腫瘍死する．90% 以下切除の場合，術後に放射線治療を行っても 5 ～ 7 年で再発し，TMZ で 1 ～

図2-2　Astrocytoma, IDH-mutant の治療経過予測図

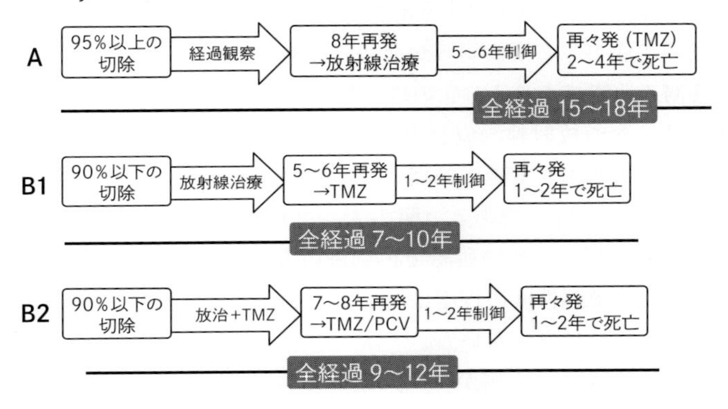

2年間の制御は得られても全経過10～13年で腫瘍死することになる．

治療選択肢の一つとしてほぼ全摘出を行えた症例には術後抗腫瘍治療を行わず，増大を確認した時点で放射線治療と化学療法を行う方法を採用する治療医が少なくない．しかし，この方法の限界は以下の2点で明らかである．①7～8年の社会復帰は可能だが再発は不可避である．②再発後（悪性転化）の治療効果は現状を超えるものではなく，腫瘍死は避けられない．この方法で得られた成果は，治癒へのステップとして何も生み出すものではない．初診時4 cm前後のIDH-mutant astrocytomaの治療として何を目標とすべきであろうか？　最終的には治癒を目標としてその第1ステップは10年PFS 50%以上を目指すのか，あるいは治癒不能の腫瘍と考えて就労期間を可能な限り延長することを目指して治療計画を組み立てるのかを，治療医は考えていかなければならない．前者を採るならば，積極的な放射線治療＋化学療法が不可欠となるが，現時点で放射線治療のメリット（腫瘍制御効果）とデメリット（6年目以降の晩期障害の危険）とのバランスが明確ではない．患者に十分に説明し理解を得ることが必要になる．後者を目指すなら，手術摘出度に応じて放射線治療とtemozolomideの投与タイミングを模索することになるであろう．

■治療方針

偶然（incidental）に無症候（asymptomatic）で発見されるLGG疑診症例は，少なくとも年に3回の追跡により明らかな増大を観察した段階で組織確認が必要である．前述のように10～15%でglioblastomaの可能性がある．Astrocytoma, IDH-mutantの診断の場合，小腫瘍（直径2 cm以下）あるいは腫瘍の肉眼的全摘出が行えれば年に2回程度の追跡を行い，再増大の時点が下記基準の治療開始時点とする．Incidental, かつasymptomaticといえども腫瘍直径が3 cm超の症例もある．このような場合は，下記のsymptomatic tumorと同じ治療方針となる．

Symptomatic astrocytoma, grade 2患者（平均的には直径3.5～4 cm）に対して多くのsurgical neuro-oncologistが選択する治療は，①浸潤部（FLAIR高信号域）も含めた全摘出症例は経過観察，②術後明らかな残存腫瘍があればTMZ併用放射線治療と治療後の維持TMZ治療であろう．①の理由は，術後放射線治療を行っても治癒が得られる保証がなく，かつ放射線治療を追加した場合は約10年後に初回生活を送るのに困難な認知機能低下が生じる確率が高い．それならば，再発までの期間を良好な生活を送っていただくとの方針である（図2-2）．②の場合は，術後7～8年間は腫瘍の制御が可能であろうが，増悪の段階で再制御の方法はない．本腫瘍はglioblastomaと比較すれば発育緩徐で悪性度の程度は低いが，決して良性腫瘍ではないことを常に念頭においておかなければならない．

実際には①と②の中間の症例が多い．迷った場合は，LGGの治療に大きな貢献をしたEORTC 22845 study（表 2-2，③）[11]の報告者のrecommendationが参考になる．このstudyは放射線治療を術直後に行うか増悪時に行うかを検証したものであり，術後放射線治療群（early RT）は5年PFSが有意に優れていた（55.0% vs 34.6%）が，5年OS（68.4% vs 65.7%）では有意な差を得ていない．報告者らはこの結果より成人low grade gliomaの治療方針を次のように考察している．報告者らの真意を伝えるために原文を一部付記する．①若年者でけいれん発作のみの患者には，“wait & see”（biopsyも行わない）も許容できる（can be defended）．②神経症状や頭蓋内圧亢進を示す患者には速やかな治療が必要（should be initiated without delay）であり，可及的多量切除が望ましい．この群の大半には術後早期の放射線治療が必要（can be recommended）であろう．③若年者でけいれん発作のみの患者にgross total removalに近い手術が行えた場合，術後照射は増悪時まで待機する方針（can be withheld）も許容される．

新しい治療法として最も期待されているのはIDH阻害薬である．変異型*IDH*遺伝子による異常な酵素活性が抑えられ腫瘍細胞の増殖が抑えられるとの期待である．開発中の薬剤としてAG-120（ivosidenib），DS-1001b（国産），IDH-1/2双方を阻害するAG-881（vorasidenib）などがある．国内ではIDH-1-mutant glioma, grade 2への第2相臨床試験が行われている．最初に第3相臨床試験で効果が報告されたのはボラシデニブである（Mellinghoffら2023）[66]．手術以外に治療歴のないIDH-mutant grade 2 gliomaの再発あるいは残存腫瘍のある症例に同剤を投与した群とプラセボを投与した群を比較し，mPFS 27.7ヵ月 vs 11.1ヵ月と有意（p＜0.001）な効果を示した．ただし，*IDH*遺伝子変異はgliomaの発生初期に生じる異常と考えられており，腫瘍は増大するにつれて次々と新しいゲノム異常を積み重ねていく．我々が臨床的に捕捉する腫瘍は既にその時期に達しているため，どこまでこの薬剤に腫瘍増殖抑制効果があるかは未定である．

Astrocytoma, grade 3（腫瘍細胞に退形成所見）は従来の分類でのanaplastic astrocytoma（grade Ⅲ）とほぼ同様である．一時期，IDH-mutant gliomaのgrade ⅡとⅢの間に生存期間の有意差はなく，分子分類下においてはlower grade gliomaとして包括できるとの主張が多くなされた．しかし，grade Ⅲ gliomaは“悪性glioma”としてそれなりの治療を受けていたはずなので，最終的な生存期間に有意差がなくても同様の病態生理の腫瘍とは速断できない．

Anaplastic astrocytomaの治療歴史を紐解くと，UCSFグループ主導のRTOG 9404の照射後PCV療法群のMS 4.1年，4年生存率61%が優れている[67]．しかし，1994年開始の研究のため，対象症例にはgemistocytic astrocytomaやmalignant gliomaなどの症例が含まれ，AAの治療成績の参考にはならない．Wick（NOA-04 study）ら[68]はanaplastic glioma全体を対象とし，術後治療として放射線治療単独，TMZ，PCV

療法の3群比較を行った．Primary endpointはmTTF（再発までの期間中央値）である．結果は，①術後に放射線治療を先行しても，TMZあるいはPCVを先行しても，結果としてのmTTF（43月前後），MS（72月vs 82月）には有意差はない，②TMZとPCVの効果に有意差はない，③AA（1,274例中の144例）の成績のみを取り上げると，いずれの治療を先行してもmTTFは30ヵ月（約2.5年）で有意差はなかった．両研究は病理診断時代に行われており，2.5年で再発し4年前後で腫瘍死との結果は，glioblastomaがかなりの程度に混入していたのではないかと思われる．

2007年に開始したCATNON study（**表2-2，⑩**）[52]は，染色体1p19q共欠失のないanaplastic glioma, grade Ⅲ（≒anaplastic astrocytoma）を対象としたが，それでも事後解析（post hoc analysis）において登録751例中202例（27%）がIDH-1/2-wildtypeあるいはH3F3A-wildtypeであることが判明した[69]．これらを除いた444例の最終報告[60]では，放射線治療→TMZ維持療法（12サイクル，226例）群の5年生存率81.6%は放射線治療単独群62.9%より有意に優れており，現時点での標準治療と考えてよい．なお，この試験では，放射線治療へのTMZ併用の有無による生存率の差は得られていない．

Grade 4 astrocytoma，特に*CDKN2A/2B*のホモ接合性欠失を有する症例の治療成績がglioblastomaと変わらないことはShirahataらの報告をはじめとして多い[70,71]．治療方法はglioblastomaと同様である．*CDKN2A/2B*のホモ接合性欠失のない細胞形態異常のみのgrade 4腫瘍の治療成績の報告はない．旧分類のglioblastoma, IDH-mutantと同じとすれば治療方法はglioblastoma, IDH-wildtypeと同様である．

MEMO　Low grade gliomaを対象とする臨床試験におけるリスク分類〔Low Risk（LR）とHigh Risk（HR）〕

かつて（2000年以前）は，astrocytomaとoligodendrogliomaは異なる病理組織像と異なる治療予後を示すことによって，治療成績は各々の腫瘍別に報告されてきた．しかし，IDH-1/2遺伝子変異がastrocytomaとoligodendrogliomaの共通のゲノム異常であることが判明して以来，2000年以降の治療成績報告のほとんどがlow grade glioma, grade Ⅱの括りのもとにdiffuse astrocytoma（DA），oligodendroglioma（OL）およびOligoastrocytoma（OA）を含むようになった．当然，典型的な組織像を示す条件下ではDAとOLの治療成績は明らかに異なっているために，各報告の治療成績はDAが占める比率によって大きく左右され，経験豊かな脳腫瘍治療医は発表されたLGGの対象症例の中のDA比率により，DAの治療成績をLGG全体の成績としての数字より2，3割下回っている（不良）ものと解釈してきた．同時に，この“経験則”をより科学的に表現する試み（Risk分類）も当然のごとく行われてきたが，その要因として組織像を採り上げたのはわずかに1報告（Pignatti）[1)]で，他の報告は患者背景要因（年齢，腫瘍径，など）を中心としている．

表 2-2（☞ 28 頁）に記載した臨床研究でのリスク分類：

1. ⑥ RTOG 9802 [12]：40 歳未満，かつ GTR 症例を“LR”とし，その他は全て“HR”.
2. ⑦ EORTC 22033-26033 [55]：5 項目（① 40 歳以上，②進行性，③腫瘍径＞5cm，④対側進展，⑤神経症状）中 1 項目でもあれば“HR“.
3. ⑧ RTOG 0424：Pignatti らが EORTC22844 と EORTC22845 の 2 臨床試験より提唱したリスク分類を採用している．5 項目〔①年齢 40 歳以上，②腫瘍径 6 cm 以上，③腫瘍が対側進展，④組織型 astrocytoma，⑤神経症状（epilepsy 除く）〕中 3 項目が該当すれば“HR”である．この分類に対して，Etxanitz ら（2017）[2] は分子情報を含めた多変量解析の結果（n=58），予後に相関したのは IDH mutation のみであり，Pignatti-criteria は意味がないと論じている．

文献

1） Pignatti F, van den Bent M, Curran D, et al.: Prognostic factors for survival in adult patients with cerebral low-grade glioma. J Clin Oncol 20: 2076-2084, 2002

2） Etxaniz O, Carrato C, de Aguirre I, et al.: IDH mutation status trumps the Pignatti risk score as a prognostic marker in low-grade glioma. J Neurooncol 135: 273-284, 2017

文献

1） The Cancer Genome Atlas Research Network: Comprehensive, integrative genomic analysis of diffuse lower-grade gliomas. N Engl J Med 372: 2481-2498, 2015

2） Suzuki H, Aoki K, Chiba K, et al.: Mutational landscape and clonal architecture in grade II and III gliomas. Nat Genet 47: 458-468, 2015

3） Reuss DE, Mamatjan Y, Schrimpf D, et al.: IDH mutant diffuse and anaplastic astrocytomas have similar age at presentation and little difference in survival: a grading problem for WHO. Acta Neuropathol 129: 867-873, 2015

4） Scherer HJ: Cerebral astrocytomas and their derivatives. Am J Cancer 40: 159-198, 1940

5） Kleihues P, Ohgaki H: Genetics of glioma progression and the definition of primary and secondary glioblastoma. Brain Pathol 7: 1131-1136, 1997

6） Peiffer J, Kleihues P: Hans-Joachim Scherer（1906-1945）, pioneer in glioma research. Brain Pathol 9: 241-245, 1999

7） Burger PC, Heinz RH, Shibata T, et al.: Topographic anatomy and CT correlations in the untreated glioblastoma multiforme. J Neurosurg 68: 698-704,1988

8） Kracht LW, Miletic H, Busch S, et al.: Delineation of brain tumor extent with［11C］L-methionine positron emission tomography: local comparison with stereotactic histopathology. Clin Cancer Res 10: 7163-7170, 2004

9） Sahm F, Capper D, Jeibmann A, et al.: Addressing diffuse glioma as a systemic brain disease with single-cell analysis. Arch Neurol 69: 523-526, 2012

10） Müller W, Áfra D, Schröder R: Supratentorial recurrences of gliomas. Morphological studies in relation to time intervals with astrocytomas. Acta Neurochir 37: 75-91, 1977

11） van den Bent MJ, Afra D, Witte O, , et al.: Long-term efficacy of early versus delayed radiotherapy for low-grade astrocytoma and oligodendroglioma in adults: the EORTC 22845 randomised trial.

Lancet 366: 985-990, 2005

12）Shaw EG, Berkey B, Coons SW, et al.: Recurrence following neurosurgeon-determined gross-total resection of adult supratentorial low-grade glioma: results of a prospective clinical trial. J Neurosurg 109: 835-841, 2008

13）Chaichana KL, McGirt MJ, Laterra J, et al.: Recurrence and malignant degeneration after resection of adult hemispheric low-grade gliomas. J Neurosurg 112: 10-17, 2010

14）Berger MS, Deliganis AV, Dobbins J, et al.: The effect of extent of resection on recurrence in patients with low grade cerebral hemisphere gliomas. Cancer 74: 1784-1791, 1994

15）Schmidt MH, Berger MS, Lamborn KR, et al.: Repeated operations for infiltrative low-grade gliomas without intervening therapy. J Neurosurg 98: 1165-1169, 2003

16）Johnson BE, Mazor T, Hong C, et al.: Mutational analysis reveals the origin and therapy-driven evolution of recurrent glioma. Science 343: 189-193, 2014

17）Mathur R, Zhang Y, Grimmer MR, et al.: MGMT promoter methylation level in newly diagnosed low-grade glioma is a predictor of hypermutation at recurrence. Neuro Oncol 22: 1580-1590, 2020

18）Choi S, Yu Y, Grimmer MR, et al.: Temozolomide-associated hypermutation in gliomas. Neuro Oncol 20: 1300-1309, 2018

19）Martin LM, Marples B, Coffey M, et al.: DNA mismatch repair and the DNA damage response to ionizing radiation: making sense of apparently conflicting data. Cancer Treat Rev 36: 518-527, 2010

20）Carethers JM, Jung BH: Genetics and genetic biomarkers in sporadic colorectal cancer. Gastroenterology 149: 1177-1190, 2015

21）Santin AD, Bellone S, Centritto F, et al.: Improved survival of patients with hypermutation in uterine serous carcinoma. Gynecol Oncol Rep 12: 3-4, 2015

22）Wang J, Cazzato E, Ladewig E, et al.: Clonal evolution of glioblastoma under therapy. Nat Genet 48: 768-776, 2016

23）Mandonnet E, Pallud J, Fontaine D, et al.: Inter- and intrapatients comparison of WHO grade II glioma kinetics before and after surgical resection. Neurosurg Rev 33: 91-96, 2010

24）Pallud J, Fontaine D, Duffau H, et al.: Natural history of incidental World Health Organization grade II gliomas. Ann Neurol 68: 727-733, 2010

25）Potts MB, Smith JS, Molinaro AM, et al.: Natural history and surgical management of incidentally discovered low-grade gliomas. J Neurosurg 116: 365-372, 2012

26）Gozé C, Bezzina C, Gozé E, et al.: 1p19q loss but not IDH1 mutations influences WHO grade II gliomas spontaneous growth. J Neurooncol 108: 69-75, 2012

27）Pallud J, Llitjos JF, Dhermain F, et al.: Dynamic imaging response following radiation therapy predicts long-term outcomes for diffuse low-grade gliomas. Neuro Oncol 14: 496-505, 2012

28）Pallud J, Mandonnet E, Deroulers C, et al.; Club de Neuro-Oncologie de la Société Française de Neurochirurgie（SFNC）, Association des Neuro-Oncologues d'Expression Française（ANOCEF）: Pregnancy increases the growth rates of World Health Organization grade II gliomas. Ann Neurol 67: 398-404, 2010

29）Gogos AJ, Young JS, Pereira MP, et al.: Surgical management of incidentally discovered low-grade gliomas. J Neurosurg 135: 480-487, 2021

30）Boetto J, Ng S, Duffau H: Predictive evolution factors of incidentally discovered suspected low-grade gliomas: results from a consecutive series of 101 patients. Neurosurgery 88: 797-803, 2021

31）Ius T, Ng S, Young JS: The benefit of early surgery on overall survival in incidental low-grade glioma patients: A multicenter study. Neuro Oncol 24: 624-638, 2022

32）Opoku-Darko M, Lang ST, Artindale J, et al.: Surgical management of incidentally discovered diffusely infiltrating low-grade glioma. J Neurosurg 129: 19-26, 2018

33) Ius T, Cesselli D, Isola M, et al.: Incidental low-grade gliomas: single-institution management based on clinical, surgical, and molecular data. Neurosurgery 86: 391-399, 2020
34) Smith JS, Chang EF, Lamborn KR, et al.: Role of extent of resection in the long-term outcome of low-grade hemispheric gliomas. J Clin Oncol 26: 1338-1345, 2008
35) Prabhu RS, Won M, Shaw EG, et al.: Effect of the addition of chemotherapy to radiotherapy on cognitive function in patients with low-grade glioma: secondary analysis of RTOG 98-02. J Clin Oncol 32: 535-541, 2014
36) Johannesen JO, Langmark F, Lote K: Progress in long-term survival in adult patients with supratentorial low-grade gliomas: a population-based study of 993 patients in whom tumors were diagnosed between 1970 and 1993. J Neurosurg 99: 854-862, 2003
37) Pallud J, Capelle L, Taillandier L, et al.: Prognostic significance of imaging contrast enhancement for WHO grade II gliomas. Neuro-Oncology 11: 176-182, 2009
38) Kondziolka D, Lunsford LD, Martinez AJ: Unreliability of contemporary neurodiagnostic imaging in evaluating suspected adult supratentorial (low-grade) astrocytoma. J Neurosurg 79: 533-536, 1993
39) Barker Ⅱ FG, Chang SM, Huhn SL, et al.: Age and the risk of anaplasia in magnetic resonance-nonenhancing supratentorial cerebral tumors.. Cancer. 80: 936-941, 1997
40) Chang EF, Smith JS, Chang SM, et al.: Preoperative prognostic classification system for hemispheric low-grade gliomas in adults: Clinical article. J Neurosurg 109: 817-824, 2008
41) Patel SH, Poisson LM, Brat DJ, et al.: T2-FLAIR mismatch, an imaging biomarker for IDH and 1p/19q status in lower-grade gliomas: A TCGA/TCIA project. Clin Cancer Res 23: 6078-6085, 2017
42) Jain R, Johnson DR, Patel SH, et al.: "Real world" use of a highly reliable imaging sign: "T2-FLAIR mismatch" for identification of IDH mutant astrocytomas. Neuro Oncol 22: 936-943, 2020
43) Matar E, Cook RJ, Fowler AR, et al.: Post-contrast enhancement as a clinical indicator of prognosis in patients with anaplastic astrocytoma. J Clin Neurosci 17: 993-996, 2010
44) Tortosa A, Viñolas N, Villà S, et al.: Prognostic implication of clinical, radiologic, and pathologic features in patients with anaplastic gliomas. Cancer 97(4):1063-1071, 2003
45) Wen PY, Chang SM, Van den Bent MJ, et al.: Response assessment in Neuro-Oncology clinical trials. J Clin Oncol 35: 2439-2449, 2017
46) McCormack BM, Miller DC, Budzilovich GN, et al.: Treatment and survival of low-grade astrocytoma in adults--1977-1988. Neurosurgery 31: 636-642, 1992
47) Shaw EG, Daumas-Duport C, Scheithauer BW, et al.: Radiation therapy in tne management of low-grade supratentorial astrocytomas. J Neurosurg 70: 853-861, 1989
48) Shibamoto Y, Kitakabu Y, Takahashi M, et al.: Supratentorial low-grade astrocytoma. Correlation of computed tomography findings with effect of radiation therapy and prognostic variables. Cancer 72: 190-195, 1993
49) Shaw E, Arusell R, Scheithauer B, et al.: Prospective randomized trial of low- versus high-dose radiation therapy in adults with supratentorial low-grade glioma: initial report of a North Central Cancer Treatment Group/Radiation Therapy Oncology Group/Eastern Cooperative Oncology Group study. J Clin Oncol 20: 2267-2276, 2002
50) Karim AB, Maat B, Hatlevoll R, et al.: A randomized trial on dose-response in radiation therapy of low-grade cerebral glioma: European Organization for Research and Treatment of Cancer (EORTC) Study 22844. Int J Radiat Oncol Biol Phys 36: 549-556, 1996
51) Chang S, Zhang P, Cairncross JG, et al.: Phase III randomized study of radiation and temozolomide versus radiation and nitrosourea therapy for anaplastic astrocytoma: results of NRG Oncology RTOG 9813. Neuro Oncol 19: 252-258, 2017

52) van den Bent MJ, Baumert B, Erridge SC, et al.: Interim results from the CATNON trial (EORTC study 26053-22054) of treatment with concurrent and adjuvant temozolomide for 1p/19q non-co-deleted anaplastic glioma: a phase 3, randomised, open-label intergroup study. Lancet 390: 1645-1653, 2017
53) Brada M, Viviers L, Abson C, et al.: Phase II study of primary temozolomide chemotherapy in patients with WHO grade II gliomas. Ann Oncol 14: 1715-1721,2003
54) Wahl M, Phillips JJ, Molinaro AM, et al.: Chemotherapy for adult low-grade gliomas: clinical outcomes by molecular subtype in a phase II study of adjuvant temozolomide. Neuro Oncol 19: 242-251, 2017
55) Baumert BG, Hegi ME, van den Bent MJ, et al.: Temozolomide chemotherapy versus radiotherapy in high-risk low-grade glioma (EORTC 22033-26033): a randomised, open-label, phase 3 intergroup study. Lancet Oncol 17: 1521-1532, 2016
56) Bell EH, Zhang P, Shaw EG, et al.: Comprehensive genomic analysis in NRG Oncology/RTOG 9802: A Phase III trial of radiation versus radiation plus procarbazine, lomustine (CCNU), and vincristine in high-risk low-grade glioma. J Clin Oncol 38: 3407-3417, 2020
57) Fisher BJ, Pugh SL, Macdonald DR, et al.: Phase 2 study of a temozolomide-based chemoradiation therapy regimen for high-risk, low-grade gliomas: Long-term results of Radiation Therapy Oncology Group 0424. Int J Radiat Oncol Biol Phys 107: 720-725, 2020
58) Fleming JL, Pugh SL, Fisher BJ, et al.: A long-term report of a comprehensive molecular and genomic analysis in NRG Oncology/RTOG 0424: A phase II study of radiation and temozolomide in high-risk grade II glioma. JCO Precis Oncol 5:PO.21.00112, 2021
59) McDuff SGR, Dietrich J, Atkins KM, et al.: Radiation and chemotherapy for high-risk lower grade gliomas: Choosing between temozolomide and PCV. Cancer Med 9: 3-11, 2020
60) van den Bent MJ, Tesileanu CMS, Wick W, et al.: Adjuvant and concurrent temozolomide for 1p/19q non-co-deleted anaplastic glioma (CATNON; EORTC study 26053-22054): second interim analysis of a randomised, open-label, phase 3 study. Lancet Oncol 22: 813-823, 2021
61) Klein M, Heimans JJ, Aaronson NK, et al.: Effect of radiotherapy and other treatment-related factors on mid-term to long-term cognitive sequelae in low-grade gliomas: a comparative study. Lancet 360: 1361-1368, 2002
62) Wefel JS, Noll KR, Rao G, et al.: Neurocognitive function varies by IDH1 genetic mutation status in patients with malignant glioma prior to surgical resection. Neuro Oncol 18: 1656-1663, 2016
63) Douw L, Klein M, Fagel SS, et al.: Cognitive and radiological effects of radiotherapy in patients with low-grade glioma: long-term follow-up. Lancet Neurol 8: 810-818, 2009
64) Cayuela N, Jaramillo-Jiménez E, Càmara E, et al.: Cognitive and brain structural changes in long-term oligodendroglial tumor survivors. Neuro Oncol 21: 1470-1479, 2019
65) Swennen MHJ, Bromberg JEC, Witkamp ThD, et al.: Delayed radiation toxicity after focal or whole brain radiotherapy for low-grade glioma. J Neuro-Oncol 66: 333-339, 2004
66) Mellinghoff IK, van den Bent MJ, Blumenthal DT, et al.: Vorasidenib in IDH1- or IDH2-mutant low-grade glioma. N Engl J Med 389: 589-601, 2023
67) Prados MD, Seiferheld W, Sandler HM, et al.: Phase III randomized study of radiotherapy plus procarbazine, lomustine, and vincristine with or without BUdR for treatment of anaplastic astrocytoma: final report of RTOG 9404. Int J Radiat Oncol Biol Phys 58: 1147-1152, 2004
68) Wick W, Hartmann C, Engel C, et al.: NOA-04 randomized phase III trial of sequential radiochemotherapy of anaplastic glioma with procarbazine, lomustine, and vincristine or temozolomide. J Clin Oncol 27:5874-5880, 2009
69) Tesileanu CMS, Sanson M, Wick W, et al.: Temozolomide and radiotherapy versus radiotherapy

alone in patients with glioblastoma, IDH-wildtype: post hoc analysis of the EORTC Randomized phase III CATNON trial. Clin Cancer Res 28: 2527-2535, 2021
70） Shirahata M, Ono T, Stichel D, et al.: Novel, improved grading system（s） for IDH-mutant astrocytic gliomas. Acta Neuropathol 36: 153-166, 2018
71） Appay R, Dehais C, Maurage CA, et al.: CDKN2A homozygous deletion is a strong adverse prognosis factor in diffuse malignant IDH-mutant gliomas. Neuro Oncol 21: 1519-1528, 2019

II　Glioblastoma（膠芽腫），IDH-wildtype

成人，というよりは壮年期から老年期にかけて大脳半球に好発し，急速に脳組織を破壊しつつ脳内を浸潤性に，かつ周囲浮腫を伴いつつ発育・進展し，高度の頭蓋内圧亢進症状（脳ヘルニア）により患者を死に至らしめる．連続治療症例の2年生存率はいまだ50%を超さない．治療医の感覚は，術後8～10月（1年以内！）で再発し，1.5年から2年の間に腫瘍死する腫瘍であろう．後述するが，日本での現在の標準治療成績は，再発までの期間中央値（median progression-free survival: mPFS）10ヵ月，死亡までの期間中央値（median survival: MS）20ヵ月である．この数字を念頭に置いて本章をお読みいただきたい．

■ WHO脳腫瘍分類第5版の定義

診断の大前提は，びまん性に発育する星細胞系（astrocytic）gliomaで，*IDH*遺伝子変異がなく（IDH-wildtype），かつヒストンH3の異常もない（H3-wildtype）．その上で，微小血管増殖（microvascular proliferation），壊死巣（necrosis），*TERT* promoter変異，*EGFR*遺伝子増幅，染色体7番の増幅と10番の欠失，の5項目のうち1つ以上の確認を求めている．CNS WHO grade 4腫瘍である．Subtypesとして，① Giant cell glioblastoma，② Gliosarcoma，および③ Epithelioid glioblastomaがあげられている．

注：なお，WHO分類では初版（1997）から“multiforme”の形容詞を付していない．和名は“膠芽腫“であり，GBMなる略語は不適切となる（☞ MEMO，4頁）．

■ 診断定義の確立までの経過

腫瘍型一つ一つにはその腫瘍の性状をあらわす病理形態学的特徴とゲノム異常がある．DNAメチレイションプロファイリングとは，DNAの特定部位のメチル化や脱メチル化を分析することにより各腫瘍に発現しているゲノム異常情報をまとめ，同じ情報を共有する腫瘍群（クラスター）を提示する手法である．1つのクラスターに属する腫瘍の病理診断が同一であれば，その病理診断の腫瘍に共通なゲノム異常が明らかになる．逆に，1つのクラスターの病理診断が多様であっても，そのクラスターが既知の腫瘍クラスターに近似していれば，将来新たなゲノム異常所見の発見により既知の腫瘍クラスターに含まれる，あるいは今まで知られていなかった新たな腫瘍型の確立に進むことにもなる．

1）ドイツのハイデルベルク大学病理学のReussら[1]は，*IDH*-wildtype astrocytoma,

grade II，III 160 症例の DNA メチル化分析を行った結果，124 例（78%）が glioblastoma に相当し，15 例（9%）がヒストン変異腫瘍（H3K27M diffuse midline glioma と H3G34 変異 glioma），13 例（9%）がヒストン変異はないが H3K27 M 腫瘍群に近く位置する腫瘍，8 例（7%）が glioblastoma に特徴的なゲノム異常を有しない腫瘍群であったと報告した．

2）この報告の重要点の第一は，*IDH*-wildtype astrocytoma と診断された腫瘍の 22% が他の腫瘍であったことである．特に 9% がヒストン変異 glioma であったことが，定義の IDH-wildtype に加えて H3-wildtype の確認につながっている．別項で記すように，ヒストン変異 glioma も少数あるいは稀ながらも成人年齢に発生する（☞ 134 頁）．

3）第二は，メチル化分析にて glioblastoma と診断された腫瘍群（クラスター）の特徴的なゲノム異常として，*TERT* promoter 変異，*EGFR* 遺伝子増幅，染色体 7 番の増幅と 10 番の欠失，および染色体 10q，13q，14q の欠失が抽出されたことである．Stichel ら [2] は本報告を発展させ，2,417 例の脳腫瘍（glioma はもとより髄膜腫なども含む）の DNA メチル化分析を行い，glioblastoma 群（クラスター，544 例）に高率に発現している 3 ゲノム異常を採り上げ，同腫瘍診断への specificity（特異度：高いほど当該腫瘍である確率が高い）を算出した．各々の特異度は，*EGFR* 遺伝子増幅 99.8%，染色体 7 番の増幅と 10 番の欠失 98.0%，*TERT* promoter 変異 89.4% であった．これら 3 者のゲノム異常（3 molecular hallmarks と呼ぶ向きもある）のうち 2 者が確認できれば最も低い組み合わせでも特異度は 99.5% となり，著者らは，病理学的に glioblastoma と診断できない *IDH*-wildtype astrocytoma でも，前記 3 ゲノム異常のうち 2 つが確認できれば glioblastoma と診断してよいと主張した．なお，染色体 7 番の増幅と 10 番の欠失は全染色体の異常であるため，前者では染色体 7 番はトリソミー（trisomy 7），10 番はモノソミー（monosomy 10）を示す．

4）以上の情報を総合して Brat ら [3] は，WHO2016 分類では diffuse glioma は IDH 遺伝子の変異の有無のみの 2 大別であったが，*IDH*-wildtype には H3K27M diffuse midline glioma や H3G34 変異 glioma も含まれることを改めて強調した．加えて，*IDH*-wildtype で病理組織学的に astrocytoma と診断されているものの中に典型的 glioblastoma と同じ予後不良な腫瘍群があることを認め，それらの腫瘍に前記 3 molecular hallmarks の一つでもあれば，diffuse astrocytic glioma, *IDH*-wildtype, with molecular features of glioblastoma, WHO grade IV との新しい名称を提案し，冒頭に記した glioblastoma の診断基準に採用された．この新しい glioblastoma の診断基準に合致した症例は議論の中では通称 “molecular glioblastoma” と呼ばれてきたが，2021 分類の定義に組み込まれた段階で glioblastoma と呼ぶことになり，“molecular glioblastoma” の名称は正式の診断名としては記載しない．

5) 診断定義の中での病理形態学所見としては微小血管増殖と壊死巣のみが記載され，従来 glioblastoma の病理学的所見として必須の細胞形態異常，高細胞密度，退形成所見，核異型や核分裂像などが記されていないのに奇異な印象をもつ読者も少なくないであろう．その理由は，glioblastoma は“adult-type diffuse gliomas”に属していることである．したがってその腫瘍細胞病理形態は IDH-mutant astrocytoma grade 2 から 4 にかけて順次異型度が増し，最終段階の grade 4 において微小血管増殖あるいは壊死巣の出現が加わる．この 2 所見の存在は，前提として従来の glioblastoma 診断に必要な細胞形態異常を既に有していることを意味する．

6) 臨床現場からは，いわゆる“molecular glioblastoma”と従来の glioblastoma の治療成績が同一か否かを疑問視する向きも少なくない[4,5]．この疑問は当然のことで，現在治療成績として整理・報告された“molecular glioblastoma”症例の多くは，治療開始時は astrocytoma grade Ⅱ またはⅢとしての扱いであったため，典型的 glioblastoma に対する標準治療が必ずしも行われていないことによる．それでも 20 例を超える報告の生存期間中央値（MS）は 15 ～ 19 ヵ月で，各報告が比較対照とした histological glioblastoma と有意な差はない[6-10]．しかし症例背景には病理組織診断が glioblastoma でないことに関連し，通常の glioblastoma と比較して手術摘出量が少ない[7,8]，MRI 所見[9]での低造影率（79% vs 95%），低壊死巣率（63% vs 85%），片麻痺率が 20% 以下[7,9]などが指摘されている．見方を変えれば，組織像が glioblastoma でなく，病態や画像が異なり，GTR を行いにくい発育状態を示す腫瘍が，なぜ glioblastoma と同じ治療予後を示すのかとの疑問に至る．

Glioblastomaの遺伝子異常とその意味

現在までの研究から抽出された glioblastoma の異常遺伝子の一覧を表 2-6 に示す（WHO 2016 分類書 Table 1.01）．TERT 遺伝子変異以外の遺伝子異常（変異，欠失，増幅）は全て 50% 以下の頻度である．脳腫瘍治療医にはどの遺伝子が異常増殖へのスイッチを入れたものか，防御機構破綻の責任者はどれか，あるいは上記 2 機構の役割は明確でないがこれだけの数の遺伝子異常の理由は何か？などは見えてこない．ところが，がん生物学者はこの表を一見しただけで，がん抑制遺伝子の異常とシグナル伝達系の異常が現れている，すなわち，glioblastoma 細胞の中では異常な増殖シグナルが絶えず発信されており，それによって産み出された異常な細胞を生き残れないようにする防御機構が破綻している，と喝破する．本項では，glioblastoma に観察される遺伝子異常がどのように細胞内生態系に影響を及ぼし，その結果，がんの中でも際立って治療困難な腫瘍へ発展したかの整理を試みる．

Glioblastoma の遺伝子異常として早くから注目されてきたのは *EGFR* 遺伝子増幅，*CDKN2A* 遺伝子欠損，*TP53* 遺伝子変異および *PTEN* 遺伝子変異である[11]．これら

表2-6 Glioblastoma, IDH-wildtype の遺伝子異常

遺伝子	異常内容	異常頻度%
TERT	Mutation	72 ～ 90%
EGFR	Amplification	35 ～ 45%
CDKN2A	Deletion	35 ～ 50%
TP53	Mutation	28 ～ 35%
PTEN	Mutation	25 ～ 35%
NFKB1A	Deletion	25%
NF1	Mutation	15 ～ 18%
PIK3CA	Mutation	5 ～ 15%
PDGFRA	Amplification	13%
PTPRD	Mutation	12%
RB1	Mutation	8 ～ 12%
PIK3R1	Mutation	8%
MDM2	Mutation	5 ～ 15%
MDM4	Amplification	7%
MET	Amplification	4%
IDH-1	Mutation	0%
IDH-2	Mutation	0%

WHO classification of tumours of the central nervous system, Revised 4th Edition. 2016, Table 1.0 を改変

の遺伝子異常の有機的な関連を明らかにしたのは，米国の国家的プロジェクトであるがんゲノムアトラス（The Cancer Genome Atlas）計画（DNA を構成する 4 種類の塩基である T,C,G,A を用いた TCGA project として知られている）が最初に手がけた 206 例の glioblastoma 分析である[12]．彼らはこの 206 例の DNA コピー数，遺伝子発現，DNA メチル化解析を行い，うち 91 症例に対して重要な 601 遺伝子に絞ったシークエンス解析を行い，glioblastoma の種々の遺伝子変果を整理した．その結果，glioblastoma の発生には，① EGFR をはじめとした増殖シグナルの調節に関与する RTK/RAS/PI3K 経路，② DNA 損傷への反応や細胞死に関与する p53 経路，③細胞分裂周期の調節に関連する RB 経路といった主要な 3 つのシグナル伝達経路の全てに破綻が起こっていると考察した．加えて，MGMT プロモーターメチル化を有する glioblastoma では，テモダール® などアルキル化剤が一部の腫瘍細胞を障害する一方で，MGMT が欠如しているために生き残った腫場細胞には DNA 修復に必要なミスマッチ修復遺伝子の変異が高頻度に生じてしまい，それがさらなる DNA 変異の発生を加速して hypermutator phenotype へと変化していることも示した．つまり，放射線照射による DNA 障害も含め，抗がん治療そのものが多数の新たながんゲノム変果を引き起こし，これが治療耐性獲得を含めた glioma のさらなる難治・悪性化に関わっ

図2-3 Glioblastoma 細胞内の変化（Brennan ら 2013[13]，Figure 4A を改変）

EGFR 遺伝子の増幅に始まる異常増殖シグナルの伝播に対して本来は PTEN タンパクが p53 経路を活性化し細胞増殖とアポトーシスの間のバランスをとるはずが，*PTEN* 遺伝子が変異しているためにこの制御機構が機能しない．同じように制御を担当する p53 経路と RB1 経路の司令塔である *TP53* 遺伝子と *RB1* 遺伝子も変異しているため正常な活動を行えない．このようにして glioblastoma は誰も止めようのない異常分裂・増殖へと向かう（本文参照）．

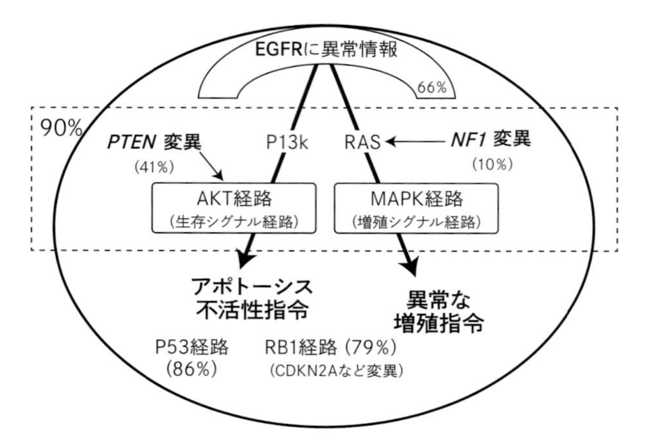

ている可能性を指摘した．

この第一報をさらに発展・整理したのが Brennan ら[13] である．彼らはこれまでの研究から，glioblastoma の細胞内には 3 つのがん化機構が作動していることを明確に示した．MAPK 経路（増殖シグナル経路）と PI3K-Akt 経路（生存シグナル経路）が一体となったもの，RB1 経路，そして P53 経路異常である（図 2-3）．これら 3 機構は独立して動いているわけではなく互いに連携しつつ作動している．がん化への増殖刺激は同時にアポトーシス誘導を抑制する経路にも伝わり，がん化活動を妨げない仕組みを作り上げている．以下に，彼らの報告をもとにがん化（glioblastoma 増殖）への道筋の要約を記す．なお，MAPK とは，分裂促進因子活性化タンパク質キナーゼ（Mitogen-activated Protein Kinase）で全身の細胞に広く発現しており，何らかの刺激（酸化ストレス，サイトカインなど）を受けて活性化され，様々な細胞の増殖機能発現において重要な働きをしている．

1）細胞は細胞外からの情報（指令）により細胞世代交代のための細胞分裂・増殖を行いつつ，分裂・増殖した細胞が無事に生存するような機構を備えている．増殖情報は細胞膜上にある上皮成長因子受容体（Epidermal Growth Factor Receptor: EGFR）を通じて細胞内に伝えられ，細胞は分化，増殖の方向にむかう．RAS/RAF/MAPK 経路によるシグナルは，細胞増殖，細胞分化の遺伝子を発現させる一方で，細胞死を防ぐ動きに連動し，PI3K のリン酸化活性から Akt を活性化させ，アポトーシス抑制作用につながる（図 2-3）．これらの適切なアポトーシス抑制作用が暴走しないための監視役の代表が PTEN タンパクである．PTEN タンパクは PI3K と逆の働きをすることにより PI3K-AKT 経路を負に調節（異常細胞のアポトーシスを促進）している．

2）ここで，EGFR を産生する *EGFR* 遺伝子（7 番染色体短腕，7p12 に座位）が異常（増幅）をきたすと，EGFR に変化（過剰産生や質の変化）が起き異常な増殖情報が細胞内に伝達される．異常な増殖シグナルを実行するために，経路の活動に関連する遺伝子は次から次への異常を獲得していく．特に，異常なタンパク質 EGFR vⅢが産生されると，この EGFR vⅢは成長因子からの刺激がなくても細胞増殖シグナルを恒常的に送り続け，増殖経路はさらに活性化する [14]．

3）神経線維腫症 1 型の責任遺伝子である *NF1* 遺伝子が glioblastoma の 15% 前後で変異している．同遺伝子は *RAS* 遺伝子を不活性化する作用があるため，変異により *RAS* 遺伝子を活性化し，RAS/RAF/MAPK 経路をさらに促進させている．

4）一方で，*EGFR* 遺伝子を異常にさせた刺激が同時に他の遺伝子異常をも惹起し，結果として複数の遺伝子異常ががん化への道を共同して後押しすることになる．

5）EGFR のシグナル伝達経路はいくつかあるが，glioblastoma では RAS/RAF/MAPK（Mitogen-Activated Protein Kinase）経路（増殖シグナル経路）と PI3K（Phosphoinositide-3 Kinase）/Akt 経路（生存シグナル経路）が主役を務める．

6）*EGFR* 遺伝子増幅による異常増殖シグナル伝達と同時に *PTEN* 遺伝子（第 10 番染色体の長腕，10q22-23）に変異が重なると，PTEN タンパク産生が滞り，PI3K-AKT 経路がオンの状態，すなわち異常増殖細胞のアポトーシスを抑制し，異常細胞が次々と産み出される．

7）PI3K-AKT 経路が管理する増殖細胞の生存調整，すなわち遺伝子（DNA）に損傷がないか，DNA 複製が正常に行われているか，有糸分裂中に複製された染色体の分離が正しく行われるか（スピンドルチェック），などを細胞周期の各段階（チェックポイント）で監視するのが細胞周期チェックポイント機構である．そのうち最も重要なのは G1 期から S 期に移行する際のチェックポイントであり，がん抑制遺伝子産物 p53 タンパクと，Rb タンパクが担当する．このチェックポイント機能異常は生物にとって重大な脅威となり得るため，両タンパクの働きをチェックポイント制御因子と呼ばれる複数の分子群が制御している．p53 タンパクに対する MDM2 タンパク，RB タンパクに対するサイクリンタンパクファミリーの CDC2，CDK2，CDK4，CDK6 などである．

8）P53 タンパクは細胞内での半減期が 20 分という不安定なタンパク質で，正常状態の細胞内では p53 の存在量は低く，しかも不活性な状態にある．しかし，DNA

が傷害を受けると大量に発現誘導され，誤ったDNA合成を防ぐため細胞周期をG1期で停止させて傷害が修復されるまでの時間を稼ぐ役割を果たす（DNA傷害チェックポイントの制御因子）．一方，修復不能な傷害がある細胞に対してはアポトーシスを誘導して殺してしまう機能をあわせ持つ．このような2通りの手段でDNAの安定性の保持を担っているため，ひとたびp53に欠損が生じると染色体DNAの不安定性が増大しがん化への速度を増加させる．実際，50%以上のヒトがん細胞で*TP53*遺伝子異常が見出される．多くの場合，父母由来の対立遺伝子の一方が欠失し，残った方に突然変異（9割以上はアミノ酸置換を起こす点変異）が起きている．

9）RB経路はp53の下流でG1期からS期への移行を制御している．ほとんど全てのヒトのがんでRB-経路を構成する4つの遺伝子（*CDKN2A*，*CYCLIN D1*，*CDK4*，*RB*）のうちのいずれかに変異が見つかっている．その結果，S期開始に必要な因子をコードする遺伝子が一斉に転写誘導を受け，チェック機構が働かずにS期が開始する．

10）第9染色体長腕（9p21）の*CDKN2A*（サイクリン依存性キナーゼ阻害2A）遺伝子は，RB経路に関わるp16^{INK4a}タンパクとアミノ酸配列が全く異なり，p53経路に関わるp14^{ARF}タンパクを産生することにより結果的に両経路の作用に関わる．この遺伝子が欠失するとRB-とp53経路の両者の活動が抑制される．

11）以上のように，*EGFR*遺伝子の増幅に始まる異常増殖シグナルの伝播に対して本来はPTENタンパクがp53経路を活性化し細胞増殖とアポトーシスの間のバランスをとるはずが，*PTEN*遺伝子が変異しているためにこの制御機構が機能しない．同じように制御を担当するp53経路とRB1経路の司令塔である*TP53*遺伝子と*RB1*遺伝子も変異しているため正常な活動を行えない．このようにしてglioblastomaは誰も止めようのない異常分裂・増殖へと向かう．

12）なお，Brennanらの報告に先立ち，TCGA project第2報としてVerhaakら[15]は遺伝子発現プロファイルのデータからglioblastomaが4群に分けられることを示した．この4群のglioblastomaにも上記の遺伝子異常が様々な形で発現している．

- Classical型：*EGFR*遺伝子の高度増幅と10番染色体の*PTEN*遺伝子領域の欠損
- Mesenchymal型：*NF1*遺伝子異常が高頻度で壊死や炎症細抱浸潤の強いタイプ
- Proneural型：*PDGFR*遺伝子増幅，*IDH-1*遺伝子変異，*TP53*遺伝子変異といった遺伝子異常が多い．
- Neural型：神経マーカーを特徴的に認める型．

近年は，腫瘍進行に伴い多数の新たながんゲノム変果を引き起こしていることに関して，抗がん治療との関連も含めていくつかの報告が発表されている[16-18]．Wangら[19]

は114例のglioblastomaの最初と再発時の手術材料の分析を行った．本腫瘍の本質的な遺伝子異常である*TP53*，*PTEN*，*EGFR*，*PIK3CA*，*ATRX*，*IDH-1*，*PDGFRA*，などの遺伝子異常は初回手術と再発手術標本でほぼ同頻度で観察されている．しかし初回手術時の腫瘍細胞集団（親クローン）の個々の細胞に遺伝子変異が生じてサブクローンが形成され，そのサブクローンが次のサブクローンを産み出し，がん組織内で多様（heterogeneous）な細胞集団（サブクローン）を構成するクローン進化現象（clonal evolution）が63％の症例で観察されている．この結果は理解の範囲内であるが，この観察から初回手術材料に既にクローン化が生じており，それらは中央値12.6年前に生じていたとの推測がなされた．言い換えれば，我々が臨床的に捕捉するnewly diagnosed glioblastomaは，実は真の発生初期腫瘍から既に何代ものクローン進化を経た“海千山千”の歴戦の強者であったとの衝撃的な報告である．この推論の傍証として，診断時の年齢が高いほど腫瘍細胞内の遺伝子変異数は多くなり，1年齢毎に0.6変異が加わると計算している．また，再発腫瘍分析100例中，MGMTプロモーターメチル化がありテモゾロミドで治療された17例では腫瘍細胞の遺伝子変異数は900を超したが（hypermutation），それ以外は平均50の変異数であることも指摘している．この17例中16例はDNA修復遺伝子（MSH6，MSH2，など）の変異である．しかし，不思議なことにhypermutation症例のMS24ヵ月は同じ条件（IDH-wildtype）の平均変異数腫瘍のMS18ヵ月より長い．

Brastianaosら[20]は初回手術材料と様々な治療後の剖検材料にゲノム異常を分析し，*TERT* promoter mutation，染色体10番欠失，染色体7番増幅，染色体9p21欠失が初回から増悪死亡までの腫瘍進展の中核であると報告している．Ozawaら[21]の数理モデリングにおいても，glioblastoma発生の最初の事象として染色体10番の欠失と7番の増幅をあげている．Brastianaosらはまた，剖検材料では遺伝子変異数は有意に高いが，その内容としてはTMZによるCpC＞T所見はなく，TMZ投与の影響は少なかったとも述べている．

この項の最後に，所安夫（「脳腫瘍1959」）の評を引用する．「glioblastomaの組織像を支配する腫瘍細胞は多種多様をきわめ核もまた著しく複雑である．この組織像を呈する所以は，腫瘍細胞に発揮される異常な増殖能力に大半の責任がきせられる．分化の経路からの凄まじい逸脱の結果である」．

■ Glioblastomaとはどのような腫瘍か，その自然史

前項で記した多彩なゲノム異常を背景に，異常な増殖能力をもち分化の経路からの凄まじい逸脱を示すglioblastomaは，成人大脳半球に好発し急速に脳組織を破壊しつつ局所浸潤性に発育する悪性腫瘍であり，いまだその正体を見せていない．腫瘍の自然死を知る最も適切な教材は剖検所見であるが，数多くの剖検所見からは本腫瘍の発

育・進展状況を推察する情報は限られ，本腫瘍の終末像をうかがい知ることはできない．唯一，Washington大学での死因が特定できたテント上glioblastoma109例の剖検報告[22]では，腫瘍局所増大による脳ヘルニアが71例（死因判明者の65%）に及ぶ．これらの症例では脳幹の偏位や二次性脳幹出血はあっても，脳幹機能を停止させるような脳幹浸潤腫瘍や小脳腫瘍は観察されていない．非脳ヘルニア死38例中，最も多いのは放射線壊死27例，全身合併症14例で，脳幹進展腫瘍が死因となったのはわずか6例（6%）である．テント上glioblastomaは，腫瘍本体が全体として山のように押し出し，脳内を周囲組織を巻き込みながら怒濤のごとく進軍し，テント下に進展・浸潤する前に脳幹機能の低下（脳ヘルニア）を引き起こしている像が浮かび上がる．Matsukadoらの Mayo Clinicでの100例の剖検[23]でも，86例は大脳に限局（両側浸潤，くも膜下腔浸潤も含めて）しており，脳幹浸潤（程度記載なし）は14例（14%）である．その他の剖検報告でも脳幹への細胞浸潤は10%前後である．

これらの所見はほとんどが放射線単独治療後の解剖所見であり，放射線治療の効果（後述）を考慮するとglioblastomaの自然発育病態に近いと考えてよい．宿主にとことん抵抗するような治療法が開発された場合に，glioblastomaはどのようにして脳内を蹂躙し，最終的に宿主を死に至らしめるのかはわかっていない．TMZ併用放射線治療後の剖検所見は「放射線治療＋化学療法」の項（☞60頁）で記すが，glioblastomaはまだ本当の力を見せていない．本項では限られた資料より本腫瘍の実態を可能な限りあぶり出し腫瘍本態に迫る．

1. 腫瘍サイズ

Glioblastomaを臨床的に捕捉できた時（診断時）の腫瘍サイズに関しての報告は少ない．Simpsonら[24]は1990年代のRTOG臨床試験に登録された645例のglioblastomaの56%が直径5～10 cm，Vinjamuri（2009）ら[25]は平均4.0～4.5 cmと報告している．MD Anderson Cancer Center[26]，California大サンフランシスコ校（UCSF）[27]，およびドイツの多施設臨床試験[28]の報告でも，初診時の腫瘍サイズ中央値は直径4～5 cm（球形と仮定）である．UCSFでの2020年の報告[29]では，非造影部分も含む腫瘍容積から換算した直径の中央値は5.7 cmに及ぶ．疾患の理解が進み診断技術も向上した時代でも，なぜ4 cmを超すまで神経脱落症状が出現しないのかは謎である．脳腫瘍全国集計調査報告（2005～2008）では無症候性glioblastoma（診断時）はわずかに0.9%（2,049例中18例）にすぎない．Glioblastomaは神経症状を惹起させずに深く静かに潜航し，宿主（患者）が気がついた時は4～5 cmに達している．まさに，孫子が記した「疾きこと風の如く，徐かなること林の如し，侵掠すること火の如く，動かざること山の如し」のイメージである．

2. 腫瘍浸潤範囲

局所浸潤性に関するCT時代の報告では，診断時に腫瘍辺縁より少なくとも2 cm[30]，再発時は，少なくとも3 cm外側までは腫瘍細胞浸潤があると報告されている[31-33]．たまたまlobectomyを行えたglioblastoma症例の検討では，病理学的にほぼ正常組織と診断できる領域（腫瘍辺縁より4 cm）から腫瘍細胞が培養されたとの報告がある[34]．この所見はWilson（1992）[35]の詳細な剖検報告にて裏付けられる．剖検では，直径4 cmの腫瘍塊は全て腫瘍細胞で占められ，外周0～2 cmの範囲には全腫瘍細胞の6%，2～4 cmの範囲内に0.2%の腫瘍細胞を確認している．1 gの腫瘍は$1x10^9$個の細胞数として計算すると，2～4 cmの範囲内に6.7×10^9個の細胞が浸潤していることになる．実際の腫瘍細胞浸潤域は，CT/MRIとの対比研究報告よりさらに遠隔部まで拡がっているようである．浸潤方向はいわゆるnatural barrierである脳室壁，基底核や脳幹交差線維を避け，①大脳白質神経線維束に沿って大脳半球白質内を前後・対側に，さらには大脳脚・小脳脚を通り小脳へ，②細胞密度の疎なsubependymal zoneを下降して第四脳室壁下層へ，の2経路はよく知られている．腫瘍径が4 cmを超すと腫瘍は脳表に進展し，Virchow Robin腔に入り脳表くも膜下腔を広汎に浸潤することが予想されるが，髄芽腫に見られるような脳表全域を覆うようなくも膜下腔浸潤はほとんどない[24,36]．Glioblastoma細胞，正常脳細胞，正常くも膜・軟膜細胞を培養すると，glioblastoma細胞は容易に脳細胞集団に浸潤するがくも膜・軟膜細胞巣には浸潤しないことが観察されていて，Virchow Robin腔はnatural barrierの一つではないかとの観測もなされている[37]．現在でも再発のほぼ80%は局所再発（辺縁再発含む）である[38,39]．

3. 脳室内浸潤

Glioblastomaの発育母地は大脳白質であり，直径が3 cmを超すと側脳室外壁に接する．固い脳室壁であっても随所で壁を破り脳室上衣細胞層を突き抜けて髄液腔内に腫瘍細胞は流出する．このような症例の剖検例を仔細に検討すると，破れた脳室上衣細胞層は直ちに修復され，その結果髄液内流出腫瘍細胞の数は限定され，髄液内で増殖あるいは着床・増大することは稀である．髄腔播種の頻度は治療前か治療後（再発，死亡時）により異なる．Parsaら[40]はカリフォルニア大学（UCSF）での1,491例（1988～1998年）のglioblastomaのうち，初診時に播種を観察したのは17例（1.1%）だが，再発－死亡直前には92例（6.2%）と報告している．Ondaら[36]の剖検例（腫瘍死像）での報告では27%に播種が認められるが，これは腫瘍終末像の一表現であり，これをもって治療早期から髄腔播種に対処（治療前髄液細胞診施行，全脳脊髄照射や髄空内化学療法）すべきとの主張にはつながらない．また，腫瘍摘出手術時に脳室が開放されても治療予後には関係しないとの報告が多い[41]．

4. 増大速度（あるいは手術摘出の効果）

腫瘍増大速度の臨床的指標としては tumor doubling time（TD：腫瘍倍増時間，次項）があり，glioblastoma の TD は平均 30 日と算出されている[42]．術後残存した直径 2 cm の glioblastoma を放置した場合，頭蓋内圧亢進で死亡し得る直径 6 cm に増大するのには，わずか 120 日（4 ヵ月）しか要さないことになる．この数字は 1970 年代に glioblastoma（177 例）に対して手術摘出のみで経過を観察した貴重な報告の生存期間中央値（MS）4 ヵ月により裏付けられる[43]．たまたま CT/MRI にて low grade glioma あるいは脳梗塞を疑われた低吸収 / 低信号域が，数ヵ月の後に造影され神経症状を呈する glioblastoma として診断される例は少なくない[44,45]．Ideguchi ら[45]は自験 5 例を含む 14 例中 11 例が初回 MRI から 4 月以内に glioblastoma 疑い陰影に転化したと報告している．これも平均 TD が 30 日であるならば理解できる．Pirzkall ら[46]の 32 例の亜全摘以上 glioblastoma の半数が術後 4 週以内に増大した報告も同様である．なお，TD とは若干異なる potential doubling time（Tpot）の概念（次項）があり，放射線治療効果との関連（次項）が報告されている．

一方，Swanson ら[47]は数学モデルを作成し，glioma 細胞の浸潤速度は白質内の方が灰白質内より速いことを見出だし，直径 3 cm の glioblastoma が 6 cm までに増大するのには，前頭葉腫瘍で 158 日（5.2 月），視床 glioblastoma では 256 日（8.4 月）と計算している．

5. 放射線治療感受性

Glioblastoma に放射線治療が延命効果を有することは後述の Walker ら（1978）[48]の第Ⅲ相試験により示された．手術＋放射線治療により glioblastoma 患者はどのくらい長期に生存し得るかについて，正しい病理所見と治療選択バイアスが最小限の手術＋放射線治療の historical data からは，EORTC/NCI trial[49]の放射線治療単独群 278 例の 3 年生存率 7.8%，North Western Medical School[50]での連続 160 例の 2 年生存率 7%，および Alberta Cancer Registry, Canada[51]の 286 例の 3 年生存率 2.2% のように，MS12 ヵ月（1 年生存率 50%前後）が限界であった．Schiffer ら[52]は放射線治療期間中死亡した 25 例の剖検例より照射線量による組織学的変化を検討し，40 Gy 照射時点では細胞形態には変化が見られるが，60 Gy 終了後まもなく腫瘍細胞の再分裂が起こることを示した（**表 2-7**）．松谷ら[53]は，照射中あるいは照射直後に salvage surgery を行った組織学的検索より，照射効果の主体は腫瘍血管閉塞による凝固壊死でその周囲には活発（viable）な腫瘍細胞が残存し，60 Gy 照射では腫瘍細胞に対する直接作用は極めて乏しいことを報告している．藤巻ら[54]も同じく salvage surgery により摘出した腫瘍組織の BUdR LI 検索より，同 LI を 0% にするには少なくとも 70 Gy が必要と結論した．また，腫瘍細胞の potential doubling time（Tpot）が 3 ～ 5 日よ

表2-7　放射線治療中，治療後の病理組織変化（Schiffer ら 1982）[52]

線量	組織学的所見
10 Gy 以下死亡例（3 例）	組織学的変化ほとんどなし
40 Gy 時点で死亡（7 例）	増殖域縮小, 細胞分裂像消失, pseudopalisading 消失, 血管内皮細胞増殖なし, 中等度の血管に fibrinoid necrosis
60 Gy 終了 6 ヵ月以内死亡（7 例）	分裂像出現, pseudopalisading 出現
60 Gy 終了 6 ヵ月以降死亡（8 例）	増殖域の拡大

り短いと 1 日 2 Gy，週 5 回の照射計画では細胞分裂を阻止できないとの報告[55,56]がある中で，glioblastoma の Tpot は 4.2 ± 2.3 日（半数は放射線治療抵抗性？）の報告[57]がある.

6. 化学療法感受性

化学療法のみで治療した症例の剖検所見[58,59]では，放射線治療後に観察されたような変化（凝固壊死巣，gemistocyte 様の大型細胞など）はほとんど観察されず，当時のニトロソウレア剤（BCNU, CCNU など）を中心とした化学療法剤単独では腫瘍細胞へほとんど障害を与えることはできなかったと考えられる．Walker らの第 3 相比較試験[48]にて，化学療法単独は放射線治療単独より有意に劣る結果である．2000 年以降に報告された放射線治療前化学療法試行でも BCNU あるいは TMZ では PG 率が 25 ～ 40%[60-63]で照射前投与の目的は果たせていないが，TMZ＋Bevacizmab では 5%以下と報告[64,65]されている．また，glioblastoma 未治療死の剖検所見では，15 例中 12 例は内頸動脈および脳底動脈双方より栄養動脈が流入しており，化学療法剤動脈内投与の困難性もうかがわれる[30].

7. 放射線治療と化学療法の併用効果

Walker らの報告[48]来，BCNU，MeCCNU，CCNU，PCV 併用療法など多くの化学療法剤と放射線照射の併用が行われそれなりの効果を上げてきたが，全ての RCT において化学療法併用放射線治療が放射線単独より有意に生存期間を延長させたとの結果は得られなかった（Laperriere らの総説参照[66]）.

2002 年 Glioma Metaanalysis Group[67]は，malignant glioma を対象として 1969 年から 1989 年までの 20 年間に行われた信頼できる 12 編の放射線治療＋化学療法（主としてニトロソウレア）の RCT 結果（3,004 例，glioblastoma は 63%）のメタアナリシスを行った．その結果，glioblastoma では化学療法併用により 1 年生存率が放射線治療単独より 35 → 41% に有意に延長を得たにとどまり，万人が納得する結果にはならなかった.

現在のテモゾロミド時代（Stupp regimen）に入り生存期間の有意な延長が得られているが，信頼できる病理学的効果の報告はない．剖検所見に関しては，Drummら[68]がNorthwestern Nervous System Tumor Bankの33剖検例（2015～2019年）を報告している．テント切痕ヘルニア死はわずかに1例で，33例中31例で脳幹浸潤が確認され，そのうちの22例（全体の67%）は広汎浸潤（extensive invasion）を示し腫瘍死につながった可能性が高い．ところがこの22例のMS 17.4ヵ月は脳幹浸潤軽微9例を含むその他の11例のMS 9.0ヵ月より長く（p＝0.002），欧米のStupp regimenの報告（MS 16ヵ月，**表2-10**）と遜色はない．一方で，その他の11例のMS 9.0ヵ月は，放射線単独治療時代の1年生存率35%，ニトロソウレア併用放射線治療の1年生存率41%に近く，TMZの効果が得られなかった症例とも解釈できる[67]．結論としてTMZ併用放射線治療は，放射線治療単独時代のテント切痕ヘルニアを起こすほどの激しい増殖能を若干軽減させる効果があり，その分生存期間の延長につながったが，全脳への浸潤抑制には無力であったともいえる．さらに彼らは1960～1980年に報告された剖検181例を加えて脳幹のextensive invasion群とそれ以外の群のMSを比較し，自験33例と同じMS 16.0ヵ月と9.1ヵ月を算出している．前述のTMZ以前の剖検例の10%程度に観察された脳幹浸潤例が，TMZ時代と同じMS 16ヵ月を示したのをどう解釈するかに困惑する．

以上の状況より，glioblastomaは初期治療（手術＋化学放射線治療）終了後完全寛解（腫瘍が消失）に至らず，直ちに再発（progression）準備状態に入ると推定される．その進行に従って脳機能も徐々に悪化する[69]．

■基本事項：脳腫瘍全国集計調査報告（2005～2008）の2006例より

頻度：全脳腫瘍の11.1%，gliomaの43.4%を占める．

年齢：年齢中央値は60～65歳の間にあり，60歳以上が57.7%，70歳以上が29.7%を占める．40歳未満は14%にすぎない．小児例（15歳未満）は2.5%である．

性：男性に多く，女性の1.4倍になる．

腫瘍数：孤発（単発）が89%，多発10%，播種主体発育1%．多発性腫瘍は文献報告からも10%前後と推定できる[70-72]．

部位：テント上に95%が発生し，前頭葉（38%），側頭葉（30%），頭頂葉（15%），基底核・視床（7%），後頭葉（2%）の順に多い．

症候：局所（巣）症状57%，頭痛26%，けいれん14%，頭蓋内圧亢進症状10%の順に多い．腫瘍内出血は1%と記録されている．無症候はわずか1%である．

KPS（診断時）：社会活動可能な80以上が43%，自宅生活可能な60～70が29%，50以下が21%，不明7%，である（☞18頁，**表1-7**）．

再発：原発巣内 / 辺縁からの局所再発が 85% を占め，遠隔部再発（播種も含む）は 15% である．頭蓋外転移は極めて稀で，文献報告例は 1928 年から 2009 年までの 80 年間で 88 例を数えるのみである [73]．

■ 病理

全腫瘍域を占める腫瘍細胞が一部に astrocyte への分化形態を示しつつ，全体として退形成（anaplasia）や脱分化（dedifferentiation）が極端に強く観察されるのが glioblastoma である．白質深部に発生点があり脳表に露出することは少ない．肉眼的には，一側白質内に限局している時は球形に近いが，周囲白質との境界は不鮮明で，内部に壊死巣，出血巣，閉塞血管，嚢胞などを含み割面像は多彩である．

組織学的には，細胞密度は高く，腫瘍細胞は大小不同の円形，紡錘型，不整型，を示し，多核，巨核細胞も観察される．核分裂像も多い．小型紡錘形細胞は小壊死巣を囲んで柵状に配列し，pseudopalisading necrosis を形成する．細胞質の量も多彩で，一部の細胞は astrocyte への分化の 1 つの徴である短い細胞突起を伸ばす．血管は豊富で，毛細血管の内皮細胞は増殖して多層（microvascular proliferation，微小血管増殖）となり，時に腎糸球体蹄状血管（glomerular formation）を示す．一部に，astrocytoma，o1igodendroglioma や ependymoma に類似する細胞群を含むことがある．

冒頭に記したように，典型的な glioblastoma の組織像（上記）を示さない“いわゆる molecular glioblastoma”では，腫瘍細胞形態は astrocytoma, grade 2 ～ 4 に類似する．

■ 画像診断

1. CT および MRI 像

一言で表現すれば，内部に壊死を含み，不均一な強い造影効果を示し，周囲に広範な浮腫を伴う充実性腫瘍である．

CT 像は，単純 CT で様々な吸収度（mixed density）を示し，造影効果を示す不規則芽出像（多方向浸潤像）および多房性嚢胞形成が特徴であり，自質深部に発生点が求められる．造影される部分はリング状あるいは花冠状（garland shaped）が 80％を占め，結節状は 20％程度である [74]．腫瘍は dimension の異なる各方向に向かって，皮質，脳室壁などの natural barrier を回避しつつ，神経線維走行に沿って遠隔白質内へと連続的に侵襲する浸潤がんを示す．

MRI 像も本質的には CT と同様である．腫瘍域全体像は T1 強調像で低信号，T2 強調像で高信号として描出されるが，腫瘍内部の細胞密度の差，出血や壊死巣の混在により多彩な信号強度が観察される．出血は時期にもよるが T1 強調像で高信号，T2 強調像で低信号を示し，壊死部は T1 強調像で低信号，T2 強調像で著明な高信号を示す．時に腫瘍内部と辺縁において多彩な腫瘍血管血流量（AV shunt など）を反映した無信号域（T2 強調像）を観察することがある．石灰化は稀である．ガドリニウム（Gd）造影部分（腫瘍塊）を囲む高信号域（浮腫域）が広く描出されるのも特徴の一つである．

未治療のまま死亡した症例の剖検脳と CT 像を対比した Burger ら（1983）[75] の報告を MRI 像に置き換えると，腫瘍内の高い高信号域（T2 強調像）は凝固壊死巣であり，腫瘍塊全体の 11 〜 44%を占める．組織学的には閉塞した血管と ghost cell がみられる．造影効果を受ける領域は活発な腫瘍細胞，特に小型の spindle cell の増殖が主体であり，拡張した毛細血管や小静脈，内皮細胞増殖を伴う血管などの血管成分が豊富である．特にリング状に造影される部分に血管成分が目につく．Gd 造影部分（腫瘍塊）を囲む高信号域（T2 強調像，FLAIR 画像）は腫瘍細胞浸潤を含む浮腫脳であり，進行期（advanced stage）の白質内広範遠隔浸潤も，異常血管網を伴わない部分では同所見となる．

2. 術後残存腫瘍量判定の MRI

術後には損傷治癒過程の血管増殖などが混在し，残存腫瘍部を同定するには困難なことがある．術後 3 日目までの Gd 造影像をもって残存腫瘍量を判定する [76]．摘出腔をかたどるような DWI の高信号縁は手術操作による虚血領域と考えられる [77]．

3. 化学放射線治療後の効果判定

治療後の腫瘍再発（増悪）診断は，TMZ 併用放射線治療後の pseudoprogression やベバシズマブ（抗 VEGF 剤）投与後の変化，すなわち腫瘍血管透過性亢進状態の改善による Gd 造影性の減弱や腫瘍周囲浮腫の軽減，などの多彩な画像変化により，Gd 造影部分の増大・縮小所見のみでは評価できなくなっている．この状況に対処するために The International Response Assessment in Neuro-Oncology（RANO）のワーキンググループは FLAIR 像および T2WI 像の増大・縮小を条件の一つとした新たな判定基準を提唱した（表 2-8）[78]．腫瘍陰影同定は Gd 増強像を基本とするが，造影像のない場合は T2WI / FLAIR 高信号域の拡大・縮小で評価できる点が特徴である．腫瘍量の計測は Macdonald 基準と同じく直行する径の積としている．この基準により，造影病変の出現や増大の有無，T2/FLAIR 病変の拡大の有無，ステロイド剤投与状態，患者神経症状などを総合的に評価する．

Pseudoprogression（偽増悪，☞ 792 頁）とは，初発の glioblastoma に対してテモゾロミド併用放射線治療終了後の早期（1 〜 3 ヵ月後）に画像上の増大を認めるが，真の腫瘍増大ではなく数週間で自然退縮を認める現象として報告され，現在では放射線治療後の subacute treatment-related reaction と位置づけられている [79]．RANO 基準では，照射終了後 12 週間以内の腫瘍部増大像は，たとえ臨床症状が悪化していても生

表2-8　glioblastoma に対する RANO 診断基準（Wen ら，2010）[78]

	CR（complete response）	PR（partial response）	SD（stable disease）	PD（progression）
Gd 増強 T1WI	増強陰影なし	50%以上縮小	50% 以下の縮小～25% 未満の増大	25%以上増大
T2WI / FLAIR	不変～縮小	不変～縮小	不変～縮小	拡大
新病巣出現	なし	なし	なし	あり
ステロイド剤 *	投与なし	投与量不変～減量	投与量不変～減量	条件付き評価 **
臨床症候	不変～改善不変	不変～改善	不変～改善	増悪
必要条件	上記全て必要かつ 4 週以上持続	上記全て必要かつ 4 週以上持続	上記全て必要かつ 4 週以上持続	上記いずれか 1 つで PD 診断

1. 評価対象 MRI は，治療前，あるいは最も効果を示した時期の画像
2. 治療前画像で，Gd 増強陰影なく T2WI / FLAIR 高信号域のみの症例は，その状況が持続する場合は SD 診断とする．CR あるいは PR 診断にはしない．
* 内分泌機能不全症例でのステロイド剤投与は“ステロイド剤投与”扱いにはしない
** 臨床症候悪化を伴わないステロイド剤増量は評価項目にはいれない（PD にはしない）

図2-4　Stupp regimen（TMZ 併用放射線治療＋ TMZ 維持療法）[80]

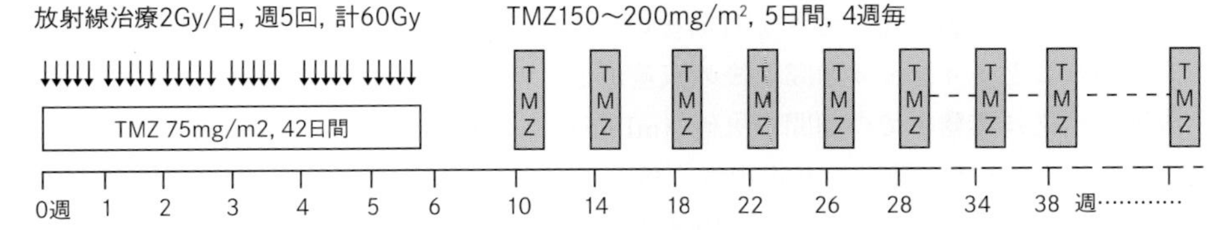

・放射線治療中は42日間連日（放射線治療開始から終了日まで）
・放射線治療終了4週後より，5日間投与を1サイクルとして4週毎に6サイクル以上（原法は6サイクル）
（第1サイクルは150/m²で開始し，第2サイクルから200mg/m²に増量）

検にて病理組織学的に再発腫瘍が確認されない限り，腫瘍増悪（再発）とは判定しない．ただし，照射野（80% isodose line）からはずれた部位の異常陰影出現は腫瘍増悪を第一に疑う．

■標準治療とその治療成績

現在，国内外を問わず初発 glioblastoma に対する標準治療は，手術的に可能な限り多量摘出（safe, maximum resection）を目指し，術後にテモゾロミド（テモダール®，TMZ）を併用する放射線治療（成人には 60 Gy/30 fr），およびその後も TMZ を維持化学療法として 4 週毎に 6 ～ 12 サイクル継続する Stupp regimen（図 2-4）である[80]．この一連の初期治療の間の保険適応のあるオプション治療として，手術時の光線力学療法（PDT 療法）やウイルス局所注入治療の併用，ほぼ全摘出ができた症例に対す

表2-9 EORTC/NCIC study (Stupp regimen) 5年追跡結果

(Stupp 2005 [80], 2009 [49], Hegi 2005 [107]

症 例		治療方法	症例数	PFS	OS(生存率)			
				median	median	2年	3年	5年
全 例		放治単独	286	5.0月	12.1月	10.9%	4.4%	1.9%
		放治+TMZ	287	6.9	14.6	27.2	16.0	9.8
MGMT	プロモーターメチル化症例	放治単独	46	5.9	15.3	23.9	7.8	5.2
		放治+TMZ	46	10.3	23.4	48.9	27.6	13.8
	プロモーター非メチル化症例	放治単独	54	4.4	11.8	1.8	0	0
		放治+TMZ	60	5.3	12.6	14.8	11.1	8.3

るギリアデル(BCNU徐放性wafer)の留置,TMZ併用放射線治療中のTTF(Tumor Treating Field,オプチューン)やbevacizumab(アバスチン®)の併用,TMZ維持化学療法中のアバスチン®の併用などがある.

Stupp regimenの治療成績を表2-9,表2-10に整理する.Stuppの最初の報告[49,80]に加え,その後の治療成績向上を期待した第3相試験のRTOG 0525[81],INTEGRA[82],AVAglio [83]およびRTOG 0825 [84]のcontrol armの成績である.全症例の生存期間は終末期の治療内容によって1ヵ月前後の差が生じ,PFSはMRI撮影間隔が4～8週間であることより2～4週間前後の誤差が生じ得ることを念頭におけば,これらの3成績の結果は再発までの期間中央値(mPFS)7ヵ月前後,生存期間中央値(MS)16～18ヵ月とほぼ同等であり再現性に優れている.TMZ効果に影響するMGMTプロモーターメチル化症例では,mPFS 10ヵ月前後,MS 23～26ヵ月であり,これも安定した結果である.

米国ではTMZの承認(1999年)後にglioblastoma患者の生存期間が延長したことはSEER(population-based analysis of Surveillance, Epidemiology, and End Results) study[85]およびNational Veterans Health Administration(VHA)database分析[86]から明らかになっている.前者(19,674例)では,1995～1999年(TMZ以前)の2年生存率がTMZ治療の普及と共に3年毎に+7%,+9%,+13%と延長し,2005～2007年の治療例では+17%(HR,0.69;死亡率が31%低下)に至っている.後者(1,645例)の分析でも,2005～2008年の治療例の生存期間は1997～2000年より有意に延長(HR,0.72;死亡率28%低下)している.我が国でも厳格な比較試験ではないが,ACNU時代[87-89]のMS12～17ヵ月より第3相INTEGRA試験[82]のcontrol arm(Stupp regimen)のMS 20.3ヵ月と向上している.TMZは実に偉大な薬剤であるかがわかる.Barazzoulら(2010) [90]は化学療法併用放射線治療効果についての数学モデルを作成し,TMZ併用放射線治療60 Gy効果は98.1 Gy相当と算定している.

今後の新たな治療方法の開発にあたっては,以上に整理した治療成績がcontrol

表2-10 Glioblastomaに対するテモゾロミド主剤のランダム化比較試験 (RCT)

臨床試験名	術後治療	TMZ cycles	mPFS	MS	2yOS	対照症例背景	MGMT メチル化			MGMT 非メチル化	
							割合	mPFS	MS	mPFS	MS
EORTC/NCIC [80,110]	RT alone	0	5.0 月	12.1 月	10.4%	GTR: 40% MMSE ≧ 27: 64%	46%	5.9 月	15.3 月	4.4 月	11.8 月
	Stupp-R*	6	6.9 月	14.6 月	26.5%		45%	10.3 月	23.4 月	5.3 月	12.6 月
RTOG0525 [81]	Stupp-R*	12	7.5 月	18.9 月	34.2%	GTR: 52 〜 56% KPS ≧ 90: 65%	30%	8.8 月	23.5 月	7.1 月	16.6 月
	d-d Stupp-R*	12	8.8 月	16.8 月	33.9%		29%	11.7 月	21.9 月	8.2 月	15.4 月
INTEGRA [82]	Stupp-R*	24	10.1 月	20.3 月							
	Stupp-R*＋Inteferon	24	8.5 月	24.0 月							
AVAglio [83]	Stupp-R*	12	6.2 月	16.7 月	30%	GTR: 41% KPS ≧ 90: 67%	34%	サブ解析の記載無し			
	Stupp-R*＋Bev	12	10.6 月	16.8 月	33%						
RTOG0825 [84]	Stupp-R*	12	7.3 月	16.1 月	35%	記載無し	記載なし	14 月	23.2 月	8.2 月	14.3 月
	Stupp-R*＋Bev	12	10.7 月	15.7 月	30%						
CENTRIC [111]	Stupp-R*	6	MGMT メチル化症例対象			GTR: 50% MMSE ≧ 27: 76%	100%	10.7 月	26.3 月	治療対象外	
	Stupp-R*＋Cilengitide	6						13.5 月	26.3 月		
CeTeG [114]	Stupp-R*	6	MGMT メチル化症例対象			GTR: 61% KPS ≧ 90: 82%	100%	16.7 月	31.4 月	治療対象外	
	Stupp-R*＋CCNU	6						16.7 月	48.1 月		
CheckMate 548 [112]	Stupp-R*	6	MGMT メチル化症例対象			GTR: 55% KPS ≧ 80: 90%	100%	10.3 月	32.1 月	6.2 月	14.9 月
	Stupp-R*＋Nibolumab	6						10.6 月	28.9 月	6.0 月	13.4 月
BIOMARK [134]	Stupp-R*＋Bev	12	14.9 月	25.0 月	52.4%	KPS ≧ 90: 51%	35%	21.9 月	未到達	11.8 月	22.6 月

* Stupp-R：Stupp Regimen

armとしての超えなければならない壁となる．欧米ではmPFS 7ヵ月前後，MS 16〜18ヵ月が基準となっている．我が国では，TMZにインターフェロン・ベータ（IFN β）がMGMTを不活性化させることに着目した第3相比較試験（INTEGRA study）[82]でのcontrol arm（Stupp regimen）のmPFS 10.1ヵ月，MS 20.3ヵ月が基準となるであろう．東北大学のStupp regimen 111例の後方視分析[91]では，MS 20.9月，2年生存率45.5%で同成績である．Stupp regimenを主体として連続164例を治療した東京女子医大のMSも19.6ヵ月である[92]．韓国でのStupp regimen治療252例の報告[93]でも，MS 20.8ヵ月で我が国と同様である．これらの成績は欧米の成績より優れていることは明らかである．米国SEER調査での人種別glioblastoma治療成績の比較では，Asian / pacific Islandersは白人・黒人より有意に生存率が高い[94]．Glioblastomaの発生率が低いことも含め今後背景因子の検討が必要である．

ところが最近報告されたMGMTプロモーターメチル化症例に限った第3相試験（CeTeGとCheckMate 548 study，後述，表2-10）のcontrol arm（Stupp regimen）の成績は前記の成績を大きく上回り，MS 31～32ヵ月である．著者らは，全摘出症例（GTR）率が55～61%と従来より高いことが1つの要因と解釈している．いずれにせよ，MGMTプロモーターメチル化症例の到達目標はMS 30ヵ月になるのであろうか．

■TMZ投与に関わる諸問題

1）処方時の注意点（詳細は添付文書を参照）として，TMZに限らず成人悪脳腫瘍治療に化学療法や免疫抑制治療を予定する場合は，B型肝炎ウイルス（HBV: hepatitis B virus）キャリアおよび既感染者のHBV再活性化の危険がある．スクリーニング（全例）としてHBs抗原，HBc抗体，HBs抗体測定が必要である．

また，既知のことではあるが以下の諸点は十分に心得ていなければならない．①TMZの血中移行は食後は10%減弱するため空腹時に服用させる．また血中濃度のピークは服用後1時間，半減期が1.8時間のため，照射は服用後1～2時間で行うことに配慮する．②TMZの継続投与が持続的にMGMT活性を低下させるため，放射線治療中は照射予定のない土曜，日曜，祝日も投与しなければならない．③骨髄抑制の発生に常に注意する．特にリンパ球（1,000/μL以上必要）減少による間質性肺炎やニューモシスチス・イロベチ肺炎に注意をする．必要に応じて適宜抗菌薬（バクタ®，ST合剤）服用あるいはベナンバックス吸入などの予防策を行う．

2）“Pseudoprogression偽増大”現象：テモダール®併用放射線治療終了後数ヵ月後に，MRI上照射部に再発（増大）とおぼしき造影病変に増大，周囲浮腫域の拡大，神経症状の悪化が出現するが，その後MRI所見が改善し，結果論として再発ではないと判断できる現象である[79]．出現頻度としてTMZ併用放射線治療の15～30%と報告されている[95-97]．この現象は，TMZ以前でも放射線治療後に出現（9%）することは既に報告されている[98]．RANOによる診断指針（☞793頁）に加え，Hagiwaraら[99]は，若年者，MGMTプロモーターメチル化症例，および治療前の高いKPSを示す症例が本現象を生じやすいと述べている．

3）維持TMZ療法（adjuvant TMZ）のサイクル数：Stupp Regimenの原法は6サイクルであったが，再発あるいは重篤な副作用がない限り少なくとも12サイクル（1年間）継続するとの治療医が多く，glioblastomaの限られた余命を考えると，再発が確認するまでは1年を超えて継続するとの意見も少なくない．我が国のINTEGRA study[82]では，再発あるいは継続に支障のない限り2年間の継続投与としていた．Blumenthalら[100]は2015年までに発表されたrandomized phase 2/3 study 4件のpooled analysisを行い，6サイクルで終了333例と最長（再発まで）12

サイクル投与291例を比較した結果，mPFS（10.4ヵ月 vs 12.2ヵ月）とMS（24.9ヵ月 vs 27.0ヵ月）共に有意な差がなかったと報告した．Balanaら[101]は6 vs 12サイクルを比較する第2相試験を行い，評価項目である6ヵ月PFSに有意差がない（55.7% vs 61.3%；mPFS 7.7ヵ月 vs 9.5ヵ月）ことを示した．この2報告により，現在は6サイクル以上の投与に生存率改善効果はないとの結論になっている．一方で臨床現場からは，上記両studyでは有意差がなかったとはいえ長期服用者の生存率が常に上にあり，また長期生存者に長期間投与例（最長101サイクル）が多く，長期投与は有効であるとの根強い主張も続いている[102-104]．その中でユニークなのは，Stupp処方で治療したglioblastoma 201例中維持療法の6サイクル終了時点で腫瘍再発のなかった58例（全体の29%）の2年生存率は69.4%，3年生存率30.6%との報告である[102]．9サイクルを終えても再発がなかった20例（全体の10%）では2年生存率76%，3年生存率48%にも及ぶとのことである．個々の患者の治療において節目毎の予後予測を行うことの重要性を示している．

Stupp regimenの予後因子～MGMTプロモーターメチル化

国際的に標準治療として認知されているStupp Regimenであっても，全ての患者で有用とは限らない．Stupp Regimenで治療された症例の予後（生存率）に関与する要因を単変量解析から多変量解析で抽出すると，最も強力な予後関連因子はMGMTプロモーターメチル化の有無であることが判明した[105,106]．全glioblastomaの中でのMGMTプロモーターメチル化症例の頻度は，StuppらのドイツのEORTC studyでは45%[107]，ハイデルベルク大学病理学教室から1,028例中の42%[108]，UCSFから197例中の45.2%[29]のように40～45%との報告が多いが，30%前後の報告も少なくない（表2-10）．この結果から，最近のglioblastomaに対する新治療法開発の第3相比較試験（RCT）はMGMTプロモーターメチル化症例を対象とするものが増えてきている．当然対照群はStupp Regimenであるため，奇しくもMGMTプロモーターメチル化症例へのStupp regimenの治療成績（MS 31～32ヵ月，表2-10）が蓄積されつつある．今後は我が国でもMGMTプロモーターメチル化症例の治療成績としてMS 30ヵ月が求められることになる．なお，RTOG 0525試験[81]では治療群を問わずMGMT promoterメチル化症例は非メチル化症例より有意に長い生存期間を示したため，予後予測因子（prognostic factor）であることも判明した．

ちなみに，TMZ開発以前には悪性グリオーマの術後治療は放射線治療であり，その時期の最も強力な予後関連因子は年齢（50歳以上と50歳未満），2番目はKPS（70以上と70未満），3番目が組織型（glioblastomaとanaplastic astrocytoma）であった[109]．これらの関連因子の強度はRecursive Partitioning Analysis（RPA：再帰分割分析）に表れている．TMZが承認された直後のMirimanoffら（2006）のPRA報告[110]では，最も強力な因子はTMZ投与の有無である.

MGMTプロモーターメチル化の有無の判定には，PCRを用いた定性的解析法であるMSP法（methylation-specific PCR）が汎用されているが，定量解析（pyrosequencing法や定量的MSP法）によるメチル化比率とTMZ有効性の検討が必要との意見も強い.

■Stupp regimenを超えた第3相比較試験

1995年のStupp regimen [80] 以降，TMZ増量 [81]，インターフェロン併用 [82]，インテグリン阻害薬 [111]，あるいは免疫チェックポイント阻害薬 [112] などの多くの治療方法が検討されたが，有意差をもって生存期間の延長効果が証明されたのは，TMZ併用放射線治療後の維持TMZ治療にTTFを併用するEF14試験 [113] とCCNUとTMZを併用するCeTeG study [114] である.

1. TTF（Tumor-Treating Fields，オプチューン）併用 EF14 study（2015）[113]

米国と欧州で初発glioblastoma患者への本機器の有効性検定のRCTが行われた．試験はStupp regimenをコントロール群とし，Stupp regimen終了後にPGを除く症例をランダム化し，試験群には補助TMZ治療に本機器の治療を加えるものである．2015年の中間報告 [113] では，ランダム化時点からの試験群（TMZ＋TTF）vs コントロール群（TMZ）の比較では，mPFSは7.1月 vs 4.0月，MSは19.6月 vs 16.6月，2年生存率は43% vs 29%で有意差が得られている．この成績は中間報告ではあるが，この時点で全登録症例の解析を行っても同様の結果が得られるとの分析のもと，米国FDAは2015年10月に本機器とTMZの併用治療を成人テント上の初発glioblastomaに対する維持治療として承認し，次いで我が国でも承認された．なお，初診時からの計算では，mPFS 10.9ヵ月 vs 7.8ヵ月，MS 23.4ヵ月 vs 20.4ヵ月である.

Stupp regimenにTTFを併用した治療成績20報告のpooled MS（512例）は21.7ヵ月，1年・2年・3年生存率は各々73.5%，45.1%，24.3%である [115]．522例で算出したpooled mPFSは7.2ヵ月，6ヵ月および1年PFSは各々55.9%と32.5%で，著者らはglioblastomaの標準治療として評価しうると述べている.

2. CCNU併用 CeTeG study（2019）[114]

Stupp regimenにCCNUを併用する試みは，第2相試験（UKT-03）の好成績（mPFS 26ヵ月，MS 41.5ヵ月）[116] を踏まえ，成人のMGMTプロモーターメチル化glio-blastoma症例を対象とした第3相臨床試験（CeTeG study）に進んだ [114]．試験群の治療は，放射線治療開始日にCCNU（100 mg/m^2）を投与し，2日目からTMZ（100 mg/m^2）を5日間投与する．このCCNU→TMZサイクルを6週間毎に6サイクル行うものである．比較対照はStupp regimenである．生存期間中央値（MS）が46.9ヵ月vs 30.4ヵ月の有意な効果を示したが，再発までの期間中央値（mPFS）はともに16.7ヵ月で有意差はない．CTCAE grade 3以上の有害事象は59% vs 51%で差はない．

この治療方法のさらなる発展性を示したのは，ドイツの5大学病院からのretrospective reportである[117]．彼らは，前記のCeTeG studyと同じ処方で治療しつつ，TTFの併用も許容した．その結果，追跡中央値25ヵ月で全例（70例）のMS 33.8ヵ月で，治療方法別ではTTF併用群（22例）は未到達（not reached），TTF非併用群26.7ヵ月を報告した．TTF併用群の好成績の理論的根拠は，CCNUの効果はDNA二本鎖間架橋（ICLs）を作成し細胞分裂を阻害するが，TTFはICLsの修復機構であるFA-BRCA伝達経路の活性化を阻害しCCNUの効果を増強するとのin vitro study[118]による．

一方，CeTeG studyでの対照群（Stupp regimen）のMSは30.4ヵ月で，MGMTプロモーターメチル化症例が対象とはいえ従来の成績（Stuppの原著）を大きく上廻る．さらに，最近報告（2022）の免疫チェックポイント阻害薬nivolumab（ニボルマブ）の効果を検証した第3相試験[112]の対照群（Stupp regimen）成績のMSも32.1ヵ月であり，差はない．両報告（表2-10）の著者らは，この15年間の手術治療，全体の治療環境などの改善が全体の治療成績を押し上げると考察している．

■個々の治療法の評価

1．手術療法

Glioblastoma治療の第一歩は手術的に可能な限り多量に摘出する．本腫瘍は浸潤性で周囲脳組織と境界不鮮明であるため，真の全摘出は不可能で常に絶対非治癒切除に終わる．どの程度の摘出が生存期間に有意に効果的かに関してLacroixら[26]は98%以上摘出必要との報告を行ったが，Sanaiら[27]は78%以上の摘出が治療結果に影響を与える最小摘出度と報告している（表2-11）．彼らが分析したRecursive Partitioning Analysis（RPA，再帰分割分析）では，手術摘出量の指標は95%である．

手術摘出の意義は，術後の化学療法併用放射線治療の効果を最大限に引き出すことである．Glioblastomaの容積が2倍になるdoubling time（腫瘍倍増時間）を30日前後[42]と想定すると，手術後の残存腫瘍が径2 cm（4 cm^3）と径1 cm（0.5 cm^3）の場合では，径4 cm（33 cm^3）にまで再増大する期間は，前者では90日，後者では180日となる．照射した場合は，それによるdoubling timeの延長（82日）[30]が計算に入るので，前者で253日（8.3ヵ月），後者では503日（16.5ヵ月）になる．標的腫瘍が小さければ小さいほど放射線治療と化学療法は有効で，術後残存腫瘍量が予後を規制する因子の一つであることは明らかである．多くの患者が“より良い状態”で“より

表2-11 手術切除率と生存期間

報告者	治療数	施設	切除率	MS	備考
Lacroix,[26]	n=416 1993 ～ 1999	MD Anderson Cancer Center	≧ 98% (n=197)	13.0 月	TMZ 以前の症例
			＜98% (n=219)	8.8 月	
Sanai [27]	n=500 1999 ～ 2009	UCSF(カリフォルニア大学)	100%	16.0 月	RPA 分析では 95% 切除が分枝条件
			90 ～ 99%	13.8	
			80 ～ 89%	12.6	
			78 ～ 79	12.5	
Stummer [28]	n=143 2006 ～ 2009	ドイツ 19 施設 Stupp regimen 治療例	残存 0cm (n=75)	23.6 月	残存なし, かつ MGMT メチル化例の MS は 27.6mo
			＜1.5cm (n=32)	16.9	
			＞1.5cm (n=36)	13.9	

長く”生存できるように願う治療の基本の第一歩が広範摘出であることはいうまでもない．もう一歩進めると，glioblastoma ではほぼ全摘出のできた症例にこそ最強の化学放射線治療を行うことが生存期間延長を目指す最良の戦略である．

Glioblastoma の手術摘出量と治療予後との関連について，RANO の作業部会 (Karschnia ら 2023) [119] は Stupp regimen で治療された 744 例の分析より，造影部分の手術摘出度 (CE-R) を表 2-12 のように 4 グループ，supramaximum CE resection, maximum CE resection, submaximum CE resection, および biopsy 群に分けている．mPFS および MS は最も摘出度の高い群で 11 ヵ月と 24 ヵ月である．Ellington ら (2018) [120] は 1,511 例の検討から術後の造影病変の容積として，5 mL 以下が最も良好な成績と報告している．“5 mL “は前記 RANO 提言とも一致している．Gerritsen ら [121] (2023) は国際間協力後方視研究として，536 例の分析を行っている．彼らは，残存腫瘍量を 0 ～ 0.2 mL (GTR)，0.2 ～ 1.0 mL，1.0 ～ 2.0 mL，2.0 mL 以上の 4 群に分けると，MS は各々，19.0 月，18.0 月，16.0 月，12.5 月となることを報告している．また，術後の神経症状も重要な因子として捉え，術後 6 週目で GTR かつ神経症状保全 / 改善なら MS 22 ヵ月が期待できるが，神経症状保全 / 改善でも非 GTR，あるいは GTR でも神経症状保全されていない症例では MS は 16 ヵ月に低下する．彼らはまた，神経症状の保全には覚醒下手術が重要と述べている．最近の UCSF の報告 (Molinaro ら 2020) [29] では，2005 年 (TMZ 以降) ～ 2017 年の連続 434glioblastoma 例の摘出量中央値は造影部分で 97.5%，非造影部分で 58.0% である．65 歳以下，IDH-mutant (molecular glioblastoma)，残存腫瘍量 5.4 mL 以下なら MS 37.3 ヵ月だが，IDH-wildtype で残存腫瘍量 5.4 mL 以上なら MS 16.5 ヵ月と報告している．またこの分析では，十分に摘出できた場合の生存期間延長効果は MGMT メチル化の有無に関係ないと主張している．なお，広範摘出に伴って側脳室が解放されることはあっても，それにより髄液播種が助長されることはない [41]．

表2-12　RANO 手術摘出度分類（Karschnia ら，2023）[119]

Class 1		Class 2		Class 3		Class 4
supermaximal CE resection（CE-R）		maximal CE resection		submaximal CE resection		biopsy
		2A: complete CE-R	2B: near total CE-R	3A: subtotal CE-R	3B: partial CE-R	No reduction of volume
0 cm CE ＋ ≦ 5 cm^3nCE		0 cm CE ＋ ＞5 cm^3nCE	≦ 1cm^3CE	≦ 5cm^3CE	＞5cm^3CE	
PFS	11 mo.	9 mo.		8 mo.		5 mo.
MS	24 mo.	19 mo.		15 mo.		10 mo.

CE-R: 造影部分の摘出

2. 放射線治療

米国で行われた3番目のRCT（Randomized Controlled Study，ランダム化比較試験）報告（Walker ら，1978）[48]）は，手術後に放射線（50 Gy）＋BCNU，放射線単独，BCNU 単独，および全身管理（supportive care，手術のみに相当）のみ，の4治療群の比較試験であった．放射線治療＋BCNU 群の生存期間中央値（median survival: MS）は 40.5 週（9.3 月）で放射線治療単独群の MS（36.0 週）との差はわずか 4.5 週で有意差は得られなかったが，全身管理群（手術のみ）の 14.0 週より有意に延長していた．BCNU 単独群は 18.5 週で，全身管理群（14.0 週）と大きな差はない．この study により悪性神経膠腫に対する放射線治療の地位は確立し，glioblastoma の術後放射線治療は必須のものとなっている．

この報告より約 10 年早い 1965 年，日本での膠芽腫治療の先駆け研究（現在の prospective Phase 2 study）が開始された[122,123]．東京大学の佐野圭司教授と星野孝夫先生（ともに故人）らによる，少量の代謝拮抗薬（MTX）を投与して腫瘍細胞を DNA 複製・合成期（G2M 期）に集め，その間に放射線治療感受性のある bromo-deoxyurudine, BUdR（チミジン誘導体）を取り込ませて放射線治療を行う BUdR-antimetabolite-Radiation Therapy（BAR therapy）である．その成果は 1977 年の Sixth International Congress of Neurological Surgery（Sao Paulo, Brazil）において，53 例の glioblastoma の生存率として 1 年 56.2%，2 年 32.9% と報告された[124]．臨床試験の精度が異なるとはいえ，この成績は Stupp regimen 発表時の TMZ 群の 1 年および 2 年生存率 60% と 30%（グラフ読み取り値）[80] に劣らない．

1978 年の Walker 報告に引き続き重要なものは，1989 年 Shapiro ら[125] により報告された Brain Tumor Cooperative Group Trial 8001 である．この study により放射線治療の効果と晩期脳機能障害の観点より，悪性グリオーマへの放射線治療は全脳照射から局所照射 60 Gy に変更された．この決断は，glioblastoma が脳内に広範に浸潤している腫瘍[35] であることを考えると，根治を断念し，有意義な生活期間（PFS）延長が治療目標と定めたことを意味する．

放射線治療の glioblastoma に病理学的な効果は，既述のように初期治療（手術＋化学放射線治療）終了後，直ちに再発（progression）準備状態に入っている．事実，1978年の Walker らの RCT [48] から最新の AVAglio [82] および RTOG0825 試験 [84] に至るまで，PFS 曲線は3月を過ぎると直線的に下降する．維持化学療法（Adjuvant Chemothrepy）もそれに歯止めをかけることができていない．放射線照射の工夫として，hyperfractionaion，accelerated fractionation，hypofractionation，術中照射，密封小線源治療，定位放射線治療の併用，などが行われたが有意な結果は得られていない．放射線増感剤も成果は出ていない [126]．照射効果が長続きしない理由として，照射による硝子様変成（虚血傷害）を受けた腫瘍内血管内皮細胞は自らは虚血性壊死に陥りつつ細胞増殖因子を分泌し，腫瘍再増殖への布石を打っているとの報告 [127]，照射された腫瘍細胞群内では CD133＋細胞比率は非照射時の数倍となり，照射前より，あるいは照射された CD133－細胞よりチェックポイントタンパクを活性化（リン酸化）してアポトーシスを逃れ生残するとの報告 [128]，あるいは分割照射を受けた glioma stem cell は IGF1 を産出し，照射の影響から守る体制（radioprotection）をつくる報告 [129] などがある．照射された glioblastoma 細胞の生物学には未知の部分が多い．

なお，TMZ 併用放射線治療開始時期に関して，RTOG は一時期4週以降が早期（2週以内）より有効との見解を述べたが，再検討により6週以内であれば生存期間に影響はないと報告している [130]

3. Temozolomide テモゾロミド（テモダール®，TMZ）

薬理作用の理解には広瀬の総説 [204] をお薦めする．一言でいえば，DNA の複製を阻害することで抗腫瘍活性を示す．したがって，テモゾロミドの効果は腫瘍内の DNA 修復酵素の一つである MGMT（O^6-methylguanine-DNA methyltransferase）が発現しているか否か，発現していた場合 TMZ の投与により枯渇させられるか否かに左右されることが当初から予測されていた．Tolcher ら [131] は TMZ 投与後の末梢単核球の DNA repair enzyme O^6-alkylguanine-DNA-alkyltransferase（AGAT, MGMT）活性低下率を測定し，70～75% 低下を達成するには7日間投与なら 125～150 mg/ m^2，21日投与なら 75 mg/ m^2 が必要と測定した．Stupp regimen の照射中（42日間投与）投与量 75 mg/ m^2/ 日，照射後の4週毎の投与量（5日間）が 150 mg/m^2/ 日の根拠はここにある．Hegi ら [107] は前記の EORTC-study の症例において MGMT 発現に関わる MGMT promoter のメチル化の有無と治療効果との関連性を検討した結果，45% の症例に MGMT promoter 遺伝子のメチル化（promoter の働きが阻害されるため MGMT が発現しない）を認め，それらの症例はメチル化のない症例に比して生存期間（MS 21.7ヵ月）が有意に長かった（表 2-9）．5年後の追跡結果では，MGMT promoter メチル化症例（全体の45%）の2年および5年生存率は48.9%と13.8%であり，非メチル化症例の各々23.9%，5.2%より有意に優れた結果である．しかし，残りの55%のglioblastoma患者はTMZの恩恵を受けることができなかったことになり，その限界を打破する目的で2つの大きな臨床試験が行われた．

腫瘍内のMGMTを枯渇させる治療法としてTMZの用法と用量を工夫したRTOG 0525試験[81]と，TMZにインターフェロン・ベータ（IFNβ）を併用するJCOG 0911試験[82]である．前者はTolcherらの測定結果に基づき照射後のTMZ投与期間を原法の5日間を21日間に延長（75～100mg/m^2）して28日毎に12サイクル継続する方法，後者はIFNβがMGMTを不活性化させることに着目し，Stupp regimenに加えてIFNβ300万単位を照射中は2週間毎に，照射後は28日毎に行う試験治療である．両研究ともに対照群（control）はStupp regimenであったが，結果は残念ながら両試験共に有意差が得られず，MGMTは依然として大きな壁としてTMZ治療の前に立ちはだかっている．

4. Bevacizumab ベバシズマブ（アバスチン®）

抗血管新生因子（vascular endothelial growth factor: VEGF）である本剤が再発glioblastomaに有効（☞80頁）であったことを受けて，Stupp regimen＋アバスチン®の有効性に関してAVAglio試験[83]（欧州主導，日本も参加）とRTOG 0825試験[84]（米国主導）の2つがほぼ同時期に行われた．両試験ともにmedian PFSはアバスチン®併用群が10.6ヵ月と10.7ヵ月，control群（Stupp regimen）が6.2ヵ月7.3ヵ月であり，各々4.4ヵ月と3.4ヵ月の差があり，AVAglioでは$p<0.0001$で有意であったが，RTOG 0825では$p=0.007$（有意差検定設定が0.004以下）で有意差はない．両試験ともにOS（16.8ヵ月vs 15.7ヵ月，15.7ヵ月vs 16.1ヵ月）には有意差は得られておらず，この結果によりglioblastomaの初期治療にアバスチン®の併用効果はないと結論された．しかし，1回の臨床試験で，しかも欧州と米国で各々951例と620例を用いてのRCTにおいて得られたアバスチン®併用群によるPFSの延長効果3.4～4.4ヵ月は，study設定による有意差の有無は別にしても優れた結果といえる．この結果がOS延長につながっていないことは，視点を変えればglioblastoma集団の中にアバスチン®有効なサブグループが存在する可能性を示唆している．事実，AVAglio試験の追加解析では，IDH-1-wildtype, proneural glioblastoma患者ではOSの延長（MS 17.1ヵ月）が示されている[132]．一方で，アバスチン®治療後の再発にアバスチン®の投与延長が有効との報告も注目されていた[133]．

これらの問題を解決するため，初発glioblastomaに治療承認が得られている我が国で「初発膠芽腫に対する放射線治療併用テモゾロミド，ベバシズマブ療法および増悪または再発後のベバシズマブ継続投与の有効性と安全性を検討する第2相臨床試験

(BIOMARK study)」が開始された[131]．目的は，ベバシズマブ治療後の再発に同剤の再投与（bevacizumab beyond bevacizumab: BBB）の有効性と安全性の検証，およびBBPまたはベバシズマブの初回治療から最も恩恵を受ける可能性のあるゲノム異常集団を特定することである．

治療計画（図2-5）は，基本的にはAVAglio試験と同じ処方，投与方法でStupp regimenにアバスチン®を併用し，維持療法（TMZ＋アバスチン®）は再発ない限り12サイクル行い，それ以降は2，3週毎にアバスチン®のみを投与する．再発（PG）になった場合はアバスチン®の単独投与あるいはアバスチン®＋他剤併用治療投与を続ける（2，3週毎再々発まで）．分析可能症例90例の結果は，mPFS 14.9ヵ月，MS 25.0ヵ月，2年生存率52.4%であった．しかし，評価項目である再々発までアバスチン®を継続した25例の2年生存率は27%で評価基準の50%に達しなかったことで，ベバシズマブ治療後の再発に同剤の再投与の有効性は証明できなかった．視点を変えれば，MGMTプロモーターメチル化症例が33%（通常は45%前後）の中での全例のMS 25ヵ月，メチル化29例のMSは未到達，非メチル化54例のMS 22.6ヵ月は優れている．Glioblastomaの生存期間延長の1つの治療法として，BIOMARK studyの処方は参考になるだろう．本試験のもう1つの目的であるベバシズマブ投与の恩恵を受ける可能性のあるゲノム異常の検索については，RNAシーケンスを用いた発現プロファイリングにより，マクロファージやミクログリアの活性化に関与する遺伝子が濃縮されたクラスターが，MGMTのメチル化状態とは無関係に，OSおよびPFSの延長と関連していることが同定され，若年齢およびメチル化MGMTとともにPFSの有意に良好な独立予測因子として同定された．しかし，症例数が少なくそれ以上の解析には進めていない．

5. Tumor-Treating Fields（商品名：オプチューン）

この治療機器（薬剤ではない）は，交流電場を脳内に放射することによりglioblastoma細胞の分裂を阻害する特徴をもつ．分裂の激しいがん細胞とほとんど分裂しない正常脳細胞は異なった電気特性をもっているため，適切な交流電場（alternating electric field）をglioblastoma患者の脳に持続的に与えると有糸分裂中期で

図2-5　BIOMARK studyの処方[134]

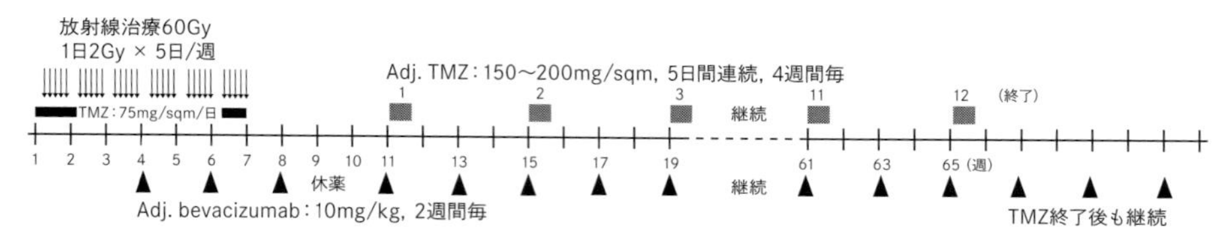

紡錘糸を構成する微小管の形成を阻害し，細胞分裂を停止させ，glioblastoma 細胞の増殖を抑制する [135]．電場は，9 個の絶縁体電極を含むシート（アレイ）を前後，左右に 4 枚（計 36 電極）を頭皮に装着し ,1 日に少なくとも 18 時間以上脳内に放射する．患者はジェネレーター（放射装置）と携帯バッテリー（合わせて約 1.2 kg）をキャリーバッグに入れて持ち歩き，日々の生活を変えることなく治療を継続することができる．

本機器が国際的に認められることになったのは，前述の“初発膠芽腫の放射線治療後の維持療法に関する第 3 相比較試験（EF-14 study）”である（Stupp ら，2015）[113]．我が国では，この結果を受けて 2017 年 12 月，初発成人テント上 glioblastoma の手術―放射線治療後 KPS70 以上の患者への維持療法として，保険診療が認められた（保険収載）．

TTF 治療の最大の有害事象は頭皮の接触性皮膚炎であり，治療継続が困難な場合もある．アレイシートの張り替え毎に綿密な観察と対策（アレイ接触部の調整と皮膚炎治療）が必要である．加えて，1 日 18 時間以上治療機器につながれているとの精神的負担や外出時 1.2 kg の装置携帯の不便性などが，患者本人の身体的 / 精神的健康感や日常生活活動（仕事 / 学校，家事，社会活動）の達成感に悪影響を与えているのではないかとの危惧があり，EF-14 study 参加者の健康関連 QOL が調査された．その結果，両治療群の健康関連 QOL 評価に有意差はなく，TTF 治療による日常生活への悪影響の危惧は払拭されている [136]．

6. Gliadel wafer（BCNU 徐放剤，商品名：ギリアデル®）

本剤は，ニトロソウレア系アルキル化剤であるカルムスチン（BCNU）を生体内分解性のポリマー基剤でくるんだ徐放性製剤で high grade glioma（HGG）の摘出術後に本剤を留置することで術後残存腫瘍への抗腫瘍効果を期待する．再発 HGG 222 例を対象としたランダム化比較試験（プラセボを対照）において有意な MS の延長（31 週 vs 23 週）を得て [137]，初発 HGG に対する RCT（240 例）が行われた [138]．BCNU wafer 留置群 vs プラセボ留置群の比較で，両群ともに後後放射線治療 60 Gy を行っている．全体での MS は 13.9 月 vs 11.6 月で有意差（p＝0.03）が得られたが，glioblastoma（207 例）では 13.5 月 vs 11.4 月で有意差は得られていない（p＝0.10）．しかし，欧米では初発 HGG への治療承認が得られており，我が国でも日本人への安全性確認と効果確認の小規模第 I / II 相試験 [139] を行い，安全性の確認と欧米の先行研究とほぼ同等の効果が得られることが確認され，2012 年に初発 / 再発悪性神経膠腫治療薬として承認されている．

Gutenberg ら [140] は，glioblastoma に対して本剤を留置後 Stupp regimen で治療した 11 報告（411 例）を分析し，10 報告で Stupp の報告よりも良好な MS を示していることを明らかにし，本剤の有効性を主張している．Pallud ら[141]はフランス18病院での787 glioblastoma症例について，Stupp regimenに本剤を留置した254例と留置しなかった433例をpropensity-matched analysisの手法で検証した，その結果，留置群と非留置群の1年PFSは47.1%と33.0%で有意差はなかったが，手術摘出量がsubtotal resection以上症例では50.2%と34.8%で留置群が有意な効果を示した．この分析ではMSは20.4ヵ月と18.0ヵ月で有意差はない．現在我が国では，90%以上の腫瘍量を摘出し得たglioblastomaに対して本剤を留置することの効果検証第3相試験にて行っている[142]．

本剤は直径14 mm，厚さ1.3 mmの円形剤であり8枚1セットとして供給されている．1枚にBCNU7.7 mgを含み原則として8枚全てを留置する（計61.6 mg）．有効なBCNU濃度の得られる範囲は5～10 mmの深さまでであるので，腫瘍を可能な限り全摘した場合にのみ有用性が期待できる．前述の日本での臨床試験[139]において血中カルムスチン濃度を測定した結果，留置後約3時間に6.5～19.4 ng/mLの濃度が得られたが，24時間またはそれ以降では定量下限（2.0 ng/mL）未満であった．したがって留置局所の濃度も2週間で半減，1ヵ月程度で消失すると考えられるので，術後3～4週後に始まる放射線＋TMZとの相乗的効果は期待できない．もし，摘出腔5 mmの深さの腫瘍細胞を撲滅できたとすれば，腫瘍摘出率が70%→78%，あるいは80%→90%に上昇が見込め，このような症例ではOS延長に貢献できる可能性が高い（手術の項参照）．術中の治療法であり術後には化学放射線治療が行われるため，本剤の効果を科学的に判定するのは困難である．

本剤使用の際の注意点は，術後の局所の浮腫（国内試験では25%）が増強し，浮腫関連神経症状（けいれんや麻痺など）が出現することがあることと，おそらくは基剤の分解過程（6～8週で徐放性に分解）に伴う現象としての摘出腔内のガス発生が指摘されている．

7. 光線力学的療法（Photodynamic Therapy: PDT）

腫瘍組織への集積性がある光感受性物質（ポルフィリン関連化合物；タラポルフィンナトリウム）を手術前日に患者に投与し，同物質が集まった腫瘍組織に術中にレーザー光を照射し，光感受性物質に光化学反応を引き起こして活性酸素を発生させ，腫瘍細胞を変性・壊死させる治療法である．東京医科大学と東京女子医科大学が共同で開発し，第2相臨床試験[143]で好成績（glioblastoma 13例を含む22例の6ヵ月PFS 91%，1年生存率96%）をあげ，2014年1月1日に保険収載されている．Nitta ら[92]は2014～2016年にPDT治療を行った30症例（術後はStupp Regimen）を分析し，2009～2016年の連続164例のglioblastoma症例（PDT治療以外）と比較している．mPFSは19.6ヵ月（PDT）vs 9.0ヵ月（対照群），MSは27.4ヵ月vs 19.6ヵ月と有意な差がある．ほぼ全摘出できた症例に対し，術中に確認できる残存腫瘍部局所への強化治療方法に属するため，適応症例には好成績が期待できる．

8. ウイルス療法

単純ヘルペスウイルス1型（口唇ヘルペスのウイルス）に人工的に3つのウイルス遺伝子を改変した第3世代のがん治療用ヘルペスウイルスであるG47Δ（薬品名テセルパツレブ；商品名デリタクト®注）を腫瘍内に局所注入する治療である．東京大学医科学研究所附属病院で実施した医師主導治験（第2相試験，Todoら2022）[144]において有効性と安全性が確認され，2021年6月に製造販売承認が得られている．適応腫瘍は悪性膠腫で，1回，G47Δ 1 mLを腫瘍内に注入し，5～14日後に2回目を，その後は4週間隔で計6回までの投与としている．

上記第2相試験[144]は19例の再発あるいは初期治療後に腫瘍残存のあるglioblastomaを対象とし，ウイルス初回注入後からのOS中央値20.2ヵ月と1年生存率84.2%を報告している．主な副作用は発熱（89.5%），嘔吐（57.9%），悪心（52.6%），リンパ球数減少（47.4%），白血球数減少（31.6%）等で，その中でのCTCAE grade 3/4はリンパ球減少（3例，15.7%）が最多で，その他は発熱と嘔吐が各1例である．全体として副作用は軽微と評価されている．

作用機序は，腫瘍内に投与されたウイルスが腫瘍細胞に感染/増殖し，腫瘍細胞を破壊し，周囲に拡散する．拡散したウイルスは別の腫瘍細胞に次々と感染し，腫瘍細胞破壊を引き起こし続けることで腫瘍塊内の腫瘍細胞を死滅させていく．本治療で用いる第3世代のG47Δは腫瘍細胞内でのみ増殖するように改変されたものであり，仮に正常細胞に感染しても増殖能力を発揮しないため，正常組織にはほとんど影響を及ぼさない特徴をもっている．さらに，免疫がウイルスを排除する過程で，死滅した腫瘍細胞も免疫にプロセスされて特異的抗腫瘍免疫が惹起される．今後は免疫チェックポイント阻害薬等の免疫関与薬剤との併用も期待されている．

9. ホウ素中性子捕捉療法（Boron Neutron capture therapy: BNCT）

ホウ素（10B）と熱中性子との核反応で生じる高LET放射線のα粒子（ヘリウムイオン）を用いてがん細胞のみを破壊する放射線治療である．発生するα粒子の組織内での飛程（約10～14 μm）ががん細胞1個の直径にほぼ相当することから，がん細胞に特異的に集積するホウ素化合物を用い，同部位に熱中性子線を照射すればがん細胞のみにエネルギーを集中して殺傷するがん細胞選択的治療が可能となる．日本での本治療の歴史は古く，京都大学原子炉実験所と東京大学脳神経外科との共同研究が1968年に開始されている[145]．その後ホウ素化合物の改良が行われ，新たに1975年から京都大学原子炉実験所と大阪医科大学脳神経外科が臨床治療を開始し，glioblastoma の MS 23.5 月を報告している[146]．2010 年には，世界初の BNCT 用加速器が住友重機械工業社と京都大学の共同研究により開発され，原子炉に頼ることなく中性子が得られるようになり，2016 年 2 月から脳腫瘍に対して世界初となる病院内加速器 BNCT の第 2 相臨床試験が開始されている．本治療法の脳腫瘍への保険適応はまだ得られていない．再発膠芽腫 24 例への第 2 相臨床試験は，BNCT 治療後の生存期間中央値（MS）18.9 ヵ月，1 年生存率 79.2% を報告している[147]．初発 glioblastoma の初期治療として行った試験症例について MS（生存期間中央値）23.5 ヵ月が報告されている[148]．前項の PDT と同じく術中に確認できる残存腫瘍部局所への強化治療方法に属するため，適応症例には好成績が期待できる．

■再発glioblastomaの治療

Glioblastoma の再発は，初期治療後の残存腫瘍がそのまま増大したり摘出腔を再び埋めるような再発（局所再発），亜全摘以上の摘出例で摘出腔の辺縁から周囲白質内へ増大する再発（辺縁再発，marginal recurrence），および原発巣の増大はないが離れた部位に新たな腫瘍が形成される再発（遠隔再発，remote or distant recurrence），あるいは新病巣の出現（new lesion）に大別される．前 2 者を広義の局所再発として扱うことが多い．原発巣に隣接する Virchow Robin 腔に浸潤してそこを足掛かりに広汎な髄腔内播種に進展することは多くない．Virchow Robin 腔は natural barrier の一つとの意見[149]がある．放射線治療単独時代から症例の 90% は局所再発であったが，これは Stupp regimen＋bevacizumab 時代でも同様である．

本来が浸潤性腫瘍であるために再発腫瘍はさらに浸潤性を増していること，また腫瘍増悪に伴っての神経症状悪化もあり，再発症例の臨床像は初発症例以上に多彩であり，治療方針の確立は容易ではない．最近，遠隔再発例と局所再発例の予後比較の報告が相次いでいる．感覚的には前者の方が予後不良と思われるが結果は逆で，遠隔再発例の方が再発までの期間が長く，再発治療予後もよい[38,39,150]．TMZ あるいは bevacizumab（アバスチン®）治療により従来の治療方法より局所の抗腫瘍効果が強くなったためであろうか．Pseudoprogression と同じく，再発までの期間の長い遠隔再発は治療効果が強くなった副次的現象と解釈したい．

再発治療手段として，手術摘出，放射線治療（定位放射線治療を含む），Tumor Treating Field（TTF）治療，薬物療法，などがある．治療目的は生存期間の延長である以上，手術摘出単独は意味がないことは容易に想像できる．事実，North American Brain Tumor Consortium で行った再発 glioblastoma に対する 19 件の第 2 相試験症例（758 例）の分析では，手術摘出の有意性は否定されている[151]．一方で，極めて限局的な造影像での再発で，かつ eloquent area ではない場合，造影部分摘出により一時的な神経症状の改善あるいはそれに引き続きの化学療法により延命効果を期待したくなる症例は存在する．そのような症例は前記多数症例の分析では 15 ～ 40% 程度である．外科医としての腕の見せ処ともいえるが，その判断の是非に参考になる報告がある．De Bonis ら [152] は，手術＋Stupp regimen 後に MRI 上残存腫瘍のなかった再発症例連続 76 例の治療において，KPS 60 以上，かつ十分な摘出度が期待できる 33 例に手術を行った．そのうち，術後神経症状・全身状態の悪化や局所有害事象などにより当初の予定通りに手術→化学療法を行えたのは 16 例（48%）であったが，これらの症例の MS は 14 ヵ月と，再発 glioblastoma としては良好である．

再放射線治療も，既に 60 Gy の照射された部位に少なくとも 40 Gy 以上の追加照射となり，重篤な脳の照射障害は必発となるため適応にならないことは明らかである．しかし，放射線障害が問題になるのは少なくとも 1 年後と考え，再発後のある期間を再照射による神経症状悪化を防ぐ目的と割り切れば，症例によっては適応となりうる．50 文献報告（計 2,095 例）のメタアナリシス [153] では，42% の症例で神経症状の安定が得られている．その期間の指標である PFS は 6 ヵ月 43%，12 ヵ月 17% である．これらの時点での OS は 73% と 36% であり，報告者は再発 glioblastoma への治療手段の一つになり得ると結論している．再発 glioblastoma 治療における定位放射線治療は手術摘出と同じ適応と考えてよく，ごく限られた症例のみが対象となるであろう．再手術と再照射の治療成績を検討する場合，両治療法ともに“適応であろう”との判断の下で施行された選択バイアスの強い症例群の成績であることを心得ておくことである．

Tumor Treating Field（TTF：オプチューン）も最初は再発 glioblastoma への治療として欧米で認可された（我が国では初発例は保険適応だが再発例は適応外）．最近報告されたメタアナリシス（645 例）[115] では，再発症例の mPFS 5.7 ヵ月，MS 10.3 ヵ月，1 年生存率 43.2% の結果で，再発 glioblastoma への治療法のとして評価している．

化学療法効果の mile stone は Wong ら（1999）[154] のまとめである．彼らは MD Anderson Cancer Center での 8 つの phase II study（1986 ～ 1995，225 例）の成績をまとめ 6 ヵ月 PFS 15% を示し，その後の再発 glioblastoma 臨床試験の目標値とした．Lamborn ら [155] は North American Brain Tumor Consortium で行った 12 の phase II study を分析し，再発治療後 6 ヵ月 PFS が OS をよく反映すること，および TMZ 群（単剤，併用）は TMZ 以前の薬剤群より優れた 6 ヵ月 PFS（28% vs 9%）となり，TMZ の有効性を示した．

Bevacizumab（アバスチン®）治療（10 mg/kg，2 週毎に静脈内投与）はさらに優れた成績 [156-160] をあげ，Stupp regimen 後の再発症例への同剤治療成績として，6 ヵ月 PFS 40 ～ 50%，生存期間中央値 9 ～ 10 月を示している．この安定した成績は，その後の再発 glioblastoma への新規治療開発比較試験において対照治療として選ばれることが多い [133,161]．

Bevacizumab単剤投与は，現在，国内はもとより国際的に最も汎用されている治療法であり，OSの延長効果よりは神経症状の改善（画像上の腫瘍縮小効果と伴う）を強調する報告が多い．パリのGustave Roussy Cancer Instituteからの202例の報告[162]では，MRI上の腫瘍縮小症例率50%，症状改善率56%，mPFS 6.8ヵ月で，報告者は臨床現場での有用性を強調している．これらの症例での全生存率（MS）は23.7ヵ月であり，欧米のglioblastomaのMS報告の中では優れている．Zhangら[163]のbevacizumab療法のメタアナリシスでも，他の治療法と比較してobjective response rateとPFSが優っていると結論している．

Stupp regimen＋bevacizumab治療後の再発に有効性が示された治療方法はない．再発してもbevacizumab継続が有効との報告[133]があり，我が国でbevacizumab継続投与（bevacizumab beyond progression）の検証（BIOMARK臨床試験☞74頁）を行ったが有意な効果は得られていない[134]．

以上をまとめると，再発glioblastoma治療の第一選択はbevacizumab投与になる．TTF治療も有用と考えられるが我が国では保険適応外である．症例によってはG47Δウイルス治療（☞77頁）[144]，BNCT治療（☞77頁）なども選択肢に入る．万策尽きた時には，glioblastomaへの保険適応はないが，小児脳腫瘍治療に用いるイフォマイド，カルボプラチン，エトポシド併用療法[164]もPFS 5ヵ月と報告されている．

■高齢者glioblastomaの治療

脳腫瘍全国集計調査報告（2005～2008）によると，glioblastomaの年齢中央値は60～65歳の間にあり，いまや，半数以上が60歳以上で，1/4が70歳以上の時代になっている．

高齢者glioblastomaの治療成績が不良なことは治療経験者なら誰しもが実感していることである．組織学的にも高齢者症例はnecrosisが多く，small cell typeが多いことからより未熟で増殖力の強い腫瘍像が浮かび上がる[165]．放射線治療＋TMZの効果を確定したEORTC/NCIC study[80]は70歳以下を対象としたものだが，その範囲内においてTMZの併用効果を年齢別に分析すると，全体のHR（hazard ratio：放射線治療単独群の死亡確率を1.0とした場合の平均死亡確率）0.64に対し，60～65歳0.72，65～70歳0.82と高齢になるほど効果はうすまっている[166]．高齢になるほど治療予後が悪くなる要因として以下が列挙されている．①もともと加齢による脳機能低下症状が始まっているところに，増殖の速い浸潤性のglioblastomaが発生・増大するために診断時の神経症状が悪化している．②全身合併症を併発していることが多く手術の負担が強く，術後回復が遅れやすい．③5～6週間の放射線治療の間も，強い神経症状のために通院あるいは入院が負担となる．④化学療法を併用した場合副作用が強く出現する．このような理由により，本腫瘍の予後に関連する重要な因子である多量手術摘出と軽度の神経症状の2条件が最初から満たされていない．また，限られた余命を自覚しているがために，本人の闘病意識が希薄なのも治療成績に反映されている．

このような事情を勘案すると，Temozolomide（TMZ）の開発以前は，本人，家族および治療担当者が治療の強さを手控える，すなわち，手術摘出＋放射線治療という最低限の治療も行わずに，診断時の神経症状を若干でも軽減させ，限られた期間を家庭で過ごさせるという緩和医療，あるいはbest supportive careを選択/提示することが多かったのも理解できる．米国のSEERデータをMedicareのデータと照合した分析（1994～2002年）では，65歳以上患者（4,137名）の35％は手術も放射線治療も受けていず，65～69歳患者を1.0とすると，75～79歳では手術切除割合は0.65に，放射線治療施行率は0.47に低下していた[167]．

TMZの登場以降，当然のことながら高齢者glioblastomaの適正治療を求めての無作為比較試験（RCT）が行われてきた．異なったstudy groupで行われているために，一つ一つのステップの順がずれてはいるが，治療方法の発展過程を順に整理する．

1）放射線治療の有効性の検討：2001年から2005年にかけてフランスの10病院の共同研究で，放射線治療施行例は非施行例より有意に良好な生存期間を示し，かつ，QOLの低下はなかった[168]

2）放射線照射量と照射期間の検討：1996年から2001年にかけてCanadian Regional Cancer Centerが主導し，手術後60 Gy（1回2Gy，週5日，6週間）照射群と40 Gy（1回2.7 Gy，週5日，3週間）を比較した．MSに有意な差はなく，照射期間を短くした40 Gyでも差し支えないことが判明した[169]．時代が下がるがGuedes de Castroら（2017）はこの40 Gy/15 frと25 Gy/5 frを比較し，両者に有意な効果の差はないことを示した[170]．

3）Temozolomide単独治療の有効性（NOA 08 study）：2005年から2009年にかけてドイツを中心とし，65歳以上のanaplastic astrocytoma（11％）とglioblastoma（89％）を対象に，術後60 Gy照射群とTMZ単独投与群（100 mg/sqm 7日間投与，7日間休止，をくり返す）を比較する非劣性試験が行われた．両群のMSには有意差はなく，TMZ単独投与は60 Gy照射に劣らないことが示された[171]

4）標準放射線治療（60 Gy/30 fr），少分割放射線治療（34 Gy/10 fr），テモゾロミド単独治療，3群の効果の検討（Nordic study）が北欧を中心に行われた．60～70歳の患者では3種の治療法間に有意差はなかったが，70歳以上群では60 Gy照射群は有意に短い生存期間であった[172]．

5）以上の結果をふまえて，Canadian Cancer Trials Group（CCTG）とEuropean Organization for Research & Teatment of Cancer（EORTC）は，60歳以上の562例に対し国際間RCTを行った（2007～2018年）[173]．コントロール群は40 Gy/15 fr照

射，試験群は同照射にTMZ併用→維持TMZ治療（Stupp処方）である．その結果，照射単独群とTMZ併用治療群のmPFSは3.9ヵ月vs 5.3ヵ月，MSは7.6ヵ月vs 9.3ヵ月でTMZ併用治療群が有意に良好な結果を示した．1年生存率は22.2% vs 37.8%，2年生存率は2.8% vs 10.4%である．なお，TMZ併用治療群のMGMTプロモーターメチル化症例（42%）の1年および2年生存率は55.7%と17.8%，非メチル化症例は32.3%と6.7%であった．

6）現在我が国では，術後のTMZ併用放射線治療線量に関して，国際的に最も汎用されている40 Gy/15 fr照射計画に対する25 Gy/5 frの効果検証の第3相比較試験を行っている[174]．

以上の経過から，高齢であっても全身状態が良好であれば，手術摘出とStupp処方（照射は40 Gy/15 frが基本）が最も適切な治療として推奨されている．しかし高齢であるがゆえに患者側要因が多彩であり，患者を目の前にして治療方法の選択と予測される生存期間を提示するのはたやすいことではない．Zormanら[175]は英国オックスフォード大学病院での70歳以上の169例を分析し，年齢，WHO Performance Status，手術摘出度，術後治療の5項目から構成されるスコアリングシステム（Elderly Glioblastoma Oncological Score: EGOS）を構築して予後予測手段としている（表2-13）．日常臨床で最も遭遇すると考えられる，70～75歳，診断時KPS 60，亜全摘，Stupp処方，を想定するとスコアは9点となり生存期間予測は34～56週（概ね8～13ヵ月）となるが，TMZ投与が困難な場合は単純照射のみになり（スコア8点），20～31週（5～7ヵ月）の生存期間が予測される．

■Glioblastomaの亜型（subtypes）

*IDH*遺伝子変異がなく（IDH-wildtype），かつヒストンH3の異常もない（H3-wildtype）glioblastomaの1～3%に，特異的な細胞形態や組織像を示す腫瘍群があり，その中の3腫瘍が今回の分類でglioblastomaのsubtypesとして記載された．これら3腫瘍は特徴的な細胞形態（morphological variant）を示すことによってsubtypesとして記載されたもので，現時点では各腫瘍の診断根拠となるようなゲノム異常（genomic marker）は確認されていない．唯一3腫瘍に共通している点は，通常のglioblastomaの40%前後に観察される*EGFR*遺伝子増幅率が極めて低い（0～数%）ことである．

1. Giant cell glioblastoma（巨細胞膠芽腫）

①病理所見とゲノム異常

組織学的に巨大，奇形な形状のエオジン好性の細胞質を有する多核細胞を主体とする．通常のglioblastomaにみられる微小血管増殖は極めて少数，あるいは欠除する．

表2-13　EGPS (Elderly Glioblastoma Oncological Score) 合計 score による生存期間予測値

- 1〜3点：5〜9週(1〜2.1月)
- 4〜5点：11〜18週(2.5〜4.1月)
- 6〜8点：20〜31週(4.6月〜7.1月)
- 9〜11点：34〜56週(7.8〜12.8月)
- 12点：60〜95週(13.7月〜21.8月)

要素	内容	Score(12点満点)
年齢	70〜75歳	2
	75〜80歳	1
	80歳以上	0
WHO PS	0〜1(≒KPS 70〜100)	3
	2〜3(≒KPS 50〜60)	2
	4(≒KPS 30〜40)	0
手術摘出度	Biopsy	1
	Subtotal removal	2
	Gross total removal	3
放射線化学療法	放治 60 Gy/30 fr + TMZ	4
	放治 40 Gy/15 fr + TMZ	4
	放治 40 Gy/15 fr 単独	3
	放治 34 Gy/10 fr 単独	2
	放治 30 Gy/6 fr 単独	2
	無治療	0

Zorman ら 2022 [175], Table 1 を改変

血管周囲にリンパ球浸潤を伴うことが多い．間質には好銀性の細網線維が豊富にみられ間葉系由来と考えられた時期もあるが，腫瘍細胞は GFAP 陽性で電子顕微鏡観察でも astrocyte に存在する中間径 filament が確認され，astrocytic tumor として扱われてきている．肉眼的に，また診断画像でも境界明瞭で肉眼的全摘出し得ることが多い．なお，検鏡時において本腫瘍と診断する giant cell の占有率についての指針は示されていない．病理診断医の常識で診断されているようである．Cantero ら [176] はゲノム異常の特徴より giant cells 占有率 30% 以上を本腫瘍として扱っている（後述）．

本腫瘍のゲノム異常の特徴は，通常の glioblastoma と異なり *TP53* 遺伝子変異は高頻度だが，*EGFR* 遺伝子増幅は稀であることが当初から指摘されていた [177]．Oh ら [178]（Ohgaki & Kleihues 研究グループ）は 19 例の giant cell glioblastoma と 36 例の gliosarcoma のゲノム情報を通常の glioblastoma（IDH-wildtype および IDH-mutant）と比較している（**表2-14**）．Giant cell glioblastoma は比較的若年発症（44歳）だが症状発現から診断までは短い（1.6 月）．*IDH-1/2* 遺伝子変異率は 5% だが *TP53* 変異率は 84% と高く，一方で IDH-wildtype の glioblastoma に特徴的な *EGFR* 遺伝子増幅率は低い（6%）．このように，本腫瘍は臨床像，遺伝情報ともに IDH-wildtype

表2-14 Gliosarcoma および giant cell glioblastoma の臨床基本情報と遺伝情報―通常の glioblastoma との比較（Oh ら 2016 [178]，Table1 を改変）

	Glioblastoma, IDH-wildtype	Giant cell glioblastoma (19)	Gliosarcoma (36)	Secondary glioblastoma*
診断時年齢	59 歳	44 歳	56 歳	43 歳
男性 / 女性　率	1.4	1.6	1.4	1.0
症状→診断	3.9 月	1.6 月	3.0 月	15.2 月
IDH-1/2 変異	0%	5%	0%	100%
PTEN 変異	24%	33%	41%	5%
ATRX 発現消失	0%	19%	0%	100%
TERT 変異	72%	25%	83%	26%
TP53 変異	23%	84%	25%	74%
染色体 19q 欠失	4%	42%	18%	32%
EGFR 増幅	42%	6%	5%	4%

Giant cell glioblastoma の特徴の一部（右寄せ）は，secondary glioblastoma* の特徴（右寄せ）と一致し，他の部分（中央寄せ）は通常の glioblastoma 特徴（中央寄せ）と一致する．
Gliosarcoma は全項目が通常の glioblastoma 特徴と一致する．WHO2016 分類によるもので，現分類では，astrocytoma, IDH-mutant, grade 4 に相当

glioblastoma と IDH-mutant glioblastoma（WHO 2016 分類の secondary glioblastoma）の双方の特徴を有していると結論している．

Cantero ら（2020）[176] は，病理学的に本腫瘍と診断された 35 例について IDH-wildtype glioblastoma で観察されるゲノム異常を検索した結果，本腫瘍の特徴として高頻度の *TP53* 変異（80% 以上）と *ATRX* 変異（53%），および希有な *EGFR* 増幅と *CDKN2A* ホモ欠失をあげたが，診断根拠となるほど強いマーカーではないとも結論している．なお，これらの特徴は giant cells が 30% 以上を占めた症例（約半数）において明瞭であったと述べている．

②基本事項と病態

一般的に，glioblastoma の 1% 前後を占め，典型的 glioblastoma より若年層の男性に多く，治療成績は若干優れている．

脳腫瘍全国集計（2005 ～ 2008）では 14 例（全脳腫瘍の 0.1%，glioblastoma の 0.6%）が登録され，男性 8 例，女性 6 例である．5 歳から 79 歳の間に分布し，50 歳までが 10 例（71%）で（中央値は 40 ～ 44 歳），通常の glioblastoma より 20 歳ほど若い．

台湾の集計（Taiwan Cancer Registry, GB-10）[179] では全 glioblastoma（3,859 例）の 1.6%（61 例）で，男性が 49%，診断時平均年齢は 49.5 歳（glioblastoma は 58.7 歳）と報告されている．40 歳以下に 16 例（26%）が診断されている．

SEER 統計（171 例）[180] では，前頭葉（28%），側頭葉（26%），小脳・脳幹（各 0.6%）

で, 通常の glioblastoma (24%, 23%, 0.7%, 0.7%) と差はない. 腫瘍サイズ中央値も 4.2 cm vs 4.5 cm と差はない.

我が国の集計でも 10 歳未満に 2 例 (14%) が登録されているように, 本腫瘍は小児期にも発生する. ドイツを中心とする小児 HIT-GBM 臨床試験 [181] に登録された 18 例では, 診断年齢中央値は 11 歳で男児の方が多い (2 倍). テント上に 14 例 (78%) が発生し, 他の小児悪性 glioma と比べるとテント上発生 (46%) 有意に多い. 脳幹発生例はなしと記録されている. 1 年生存率は 64%, 2 年生存率は 18% である.

MRI を含む診断画像の総括的な報告は皆無である. 視点を変えれば一般 glioblastoma と異なる所見に乏しいともいえる. 症例報告では, 転移性脳腫瘍に酷似するとの報告 [182] や出血発症の報告がある [183].

治療成績も一定の治療方法で治療した多数例の報告はないが, 数少ない報告でも glioblastoma 診断がついているため, 可及的腫瘍多量切除と放射線治療 (±化学療法) が行われている. 前記 SEER 統計 [180] は通常の glioblastoma と比較し, MS 11 ヵ月 vs 8.0 ヵ月, 5 年生存率 12.3% vs 3.4% で MS には大きな差はないが, 5 年生存率は明らかに高いと述べている. 台湾の集計 (表 2-15) [179] では MS 18.5 ヵ月, 5 年生存率 18% で, 通常の glioblastoma 群の 12.5 ヵ月と 12.1% よりは良好である. Cantero ら [176] の giant cell 比率 30% 以上腫瘍の MS は 25.3 ヵ月 (30% 以下は 14.3 ヵ月) である.

以上を通覧すると, 小児例の治療成績は他の GBM と同じく不良である. 成人例を加えても多くの報告の MS は 2 年を超えていない. 全体の治療成績はやはり glioblastoma に属する腫瘍の域を超えず, 特別に良好というわけではない.

2. Gliosarcoma (膠肉腫)

①病理所見とゲノム異常

グリア系と間葉系の悪性細胞が混在する悪性腫瘍で, 従来は glioma 部分は異型性の強い anaplastic astrocytoma あるいは glioblastoma, 間葉系の組織は fibrosarcoma あるいは血管細胞が主体の angioblastoma の像と考えられ, gliosarcoma と名付けられてき

表2-15 台湾の集計調査報告 (Taiwan Cancer Registry) [179]

	glioblastoma, IDH-wildtype (n=3,895)	Giant cell glioblastoma (n=61, 1.5%)	Gliosarcoma (n=102, 2.6%)
診断時年齢	58.7 歳	49.5 歳	61.3 歳
40 歳以下	12.6%	26.2%	6.9%
男性率	54.8%	49.2%	61.8%
亜全摘以上	81.2%	93.4%	94.1%
生存期間中央値	12.5 ヵ月	18.5 ヵ月	12.8 ヵ月
5 年生存率	12.1%	18.0%	13.7%

た．しかし，近年の分子遺伝学的検索により，両腫瘍成分ともに glioma の特徴を有することが明らかになり，glioblastoma の 1 つの亜型として扱われるようになっている．

Oh ら [178] は 36 例の gliosarcoma と 19 例の giant cell glioblastoma のゲノム情報を通常の glioblstoma（IDH-wildtype および IDH-mutant）と比較している（表 2-14）．Gliosarcoma の発症年齢中央値は 56 歳で症状発現から診断までは短い（3.0 月）．IDH-wildtype glioblastoma の特徴である低い *TP53* 変異率（25%）と *ATRX* 変異率（0%），高い *PTEN* 変異率（41%）や *TERT* 変異率（83%）などを占めす一方で，IDH-wildtype の glioblastoma に特徴的な *EGFR* 遺伝子増幅率は低い（6%）．

②基本事項と病態

一般的に，glioblastoma の 2 ～ 3% 前後にみられ，中高年層（45 ～ 70 歳）の男性の側頭葉に好発する．臨床像は通常の glioblastoma と変わらず，術前に本腫瘍と診断することは困難である．

脳腫瘍全国集計調査報告（2005 ～ 2008）では 29 例（全脳腫瘍の 0.2%，glioblastoma の 1.4%）が登録されている．男性が 21 例（75%）で 3 ～ 84 歳に分布する（中央値 55 ～ 59 歳）．

SEER 統計（353 例）[184] では，glioblastoma 全体の 2% を占め，診断時年齢中央値は 63 歳，男性が 61% を占める．側頭葉発生（34%）が最も多く，前頭葉（19%），頭頂葉（15%）と続く．脳幹発生の登録はない．腫瘍サイズ中央値は 4.7 cm である．通常の glioblastoma と比較して，側頭葉発生が多い（34% vs 23%）ことと腫瘍摘出度が高いこと（全摘出＋亜全摘率；49% vs 33%）を除けば，年齢，性別，腫瘍サイズ，生存期間中央値（9 ヵ月 vs 8 ヵ月）に差はない．台湾の集計 [179] では glioblastoma の 2.6% で年齢中央値は 61.3 歳，男性が 62% を占めている．

MRI 所見では嚢胞あるいは壊死巣を含む不規則形態の腫瘍塊が大脳半球に発育する [185,186]．T1WI は低信号，T2WI では高信号域を基本としつつも，信号強度の異なる領域が混在する．腫瘍実質部は強い造影効果を示し，半数以上がリング造影像を形成する．周囲浮腫も強い．“Gliosarcoma” の名にふさわしく 75% の腫瘍は硬膜に接して発育し，そのうちの 60% は硬膜が造影される [185]．

病態の特徴として高い頭蓋外移転率（11%）があげられる [187]．Ramos ら [188] は 2015 年までに文献報告された 31 転移例をまとめ，主たる転移巣として肺転移 17 例，肝転移 8 例，脊髄転移 6 例などを記載している．

治療成績に関してまとまった報告はない．米国 National Cancer Database からの本腫瘍 1,015 例（年齢中央値 61 歳，男性 62%）の報告（2023）では，全例の MS 11.5 ヵ月，手術＋放射線治療＋化学療法 653 例の MS 13.8 ヵ月で，通常の glioblastoma よりは不良な結果である [189]．ドイツ Bonn 大学からの 26 例（腫瘍径中央値 4.1 cm）の報告 [190] でも，腫瘍内に間質性分が多いため腫瘍は固く，周囲脳腫瘍との境界は明瞭でかつ硬膜に接して発育し，そのため腫瘍塊の全摘出率は一般 glioblastoma より高い（75%）が MS は 12 ヵ月と不良である．米国 Columbia 大学 [191] からの 22 例の MS 11 ヵ月，台湾の集計 [179] でも MS 12.8 ヵ月である．2012 年に韓国 Samsung Medical Center から報告 [192] された 26 例の MS 11.3 ヵ月から改善されていない．若年者（20 歳未満）発生例 11 例をまとめた Din ら [193] の報告でも，8 例が術後 11 ヵ月以内に死亡している．年齢による治療予後の差もない．通常の glioblastoma より治療予後が不良な要因として，高い KI-67 LI（45%）[191] と高い頭蓋外転移率（11%）[187,188] などを指摘する向きもある．

3. Epithelioid glioblastoma（類上皮性膠芽腫）

①病理所見とゲノム異常

密に集合する大型の epithelioid cell（類上皮様細胞）の増殖が中心で，時に rhabdoid 細胞が混入する．核分裂像，壊死像，微小血管増殖像などが観察される．

ゲノム異常では通常の glioblastoma で観察される *EGFR* 遺伝子増幅や染色体 7 番の増幅と 10 番の欠失は稀であり，その代わりに *BRAF* V600E 変異が 50% 前後（中には 93 ～ 100% [194,195]）の症例で観察されている．そのため，同じ IDH-wildtype かつ *BRAF* V600E 変異を特徴とする pleomorphic xanthoastorocytoma（PXA）との関連性が議論されてきた [196-199]．その他にも，*CDKN2A/B* のホモ欠失が 40 ～ 80% [194,197,199]，*TERT* プロモーター変異が 40 ～ 70% [194,198,199]，NF1 変異が 16% [199] などが報告されている．一方で，EGFR 遺伝子の増幅は確認されないとの報告が多い [195,197,198,200]．診断年齢中央値も 30 歳代の報告が多いが，50 歳以上の症例も少なくない．

以上の多彩な情報をまとめる形で，Korshunov ら（2018）[197] は 64 例の DNA メチル化分析を行い，3 群（クラスター）に分類できることを報告（表 2-16）している．最も多いのは pleomorphic xanthoastorcytoma（PXA）と共通の DNA メチル化所見を示すもの（59%）で最も予後は良好（生存期間中央値 34 ヵ月），次いで通常の glioblastoma 群に属するもの（27%），および小児 TTK1 glioblastoma 群に属するもの（14%）である．この分類により多岐にわたって分布していたゲノム異常と臨床像が 1 つの形に整理できたが，一方で，本腫瘍が現時点で 1 つの確立した腫瘍といってよいかとの疑問が呈されたことにもなる．

②基本事項と病態

極めて稀な腫瘍型のため基本的な事項に関する情報には乏しい．脳腫瘍全国集計にもこの項目はない．症状は通常の glioblastoma と異なるところはない．

診断時の年齢中央値は 30 歳前後の報告が大半で 10 歳代の症例も多いが，50 歳以上でも診断されている．全例大脳半球発生の報告がほとんどで，Korshunov ら [197] の 64 例のみ，2 例のテント下腫瘍を含んでいる．Bronischer ら [201] は，22 歳未満の小児

表2-16　Koeshunov らの 3 分類（2017）[197]

	PXA 群(38)	通常膠芽腫群(17)	小児 RTK1 膠芽腫群(9)
診断時年齢	17 歳	50 歳	18 歳
18 歳未満比率	55%	0%	56%
男性比率	58%	94%	55%
PXA 様細胞巣	34%	24%	22%
BRAF V600E 変異	79%	35%	0%
遺伝子増幅所見	0%	25%	89%
CDKN2A ホモ欠失	61%	53%	33%
染色体 7 番増幅	53%	88%	30%
染色体 10 番欠失	28%	88%	70%
pTERT 変異	30%	83%	0%
MGMT メチル化	21%	47%	33%
chromothripsis	0%	0%	100%
MIB-1 LI(平均)	47%	53%	48%
生存期間中央値(MS)	34 ヵ月	24 ヵ月	22 ヵ月

high grade glioma 199 例中 6 例（3%）で本腫瘍を確認している．診断年齢中央値は 7.6 歳で男児 4 名，女児 2 名である．6 例中 3 例が腫瘍内出血で発症，また 3 例では診断時既に髄膜播種を示していた．

MRI 所見では，T1WI は低信号，T2WI では高信号域を基本としつつも，信号強度の異なる領域が混在する．約 80% の症例が大脳皮質への浸潤像がある [198]．腫瘍内部に嚢胞を含む症例が多く，実質部は強い造影効果を示す．成人例でも腫瘍内出血の報告がある [202]．

治療成績は，ほとんどが病理およびゲノム所見を主体とした報告症例群の生存期間のまとめで一定の治療方法による成績ではない．生存期間中央値（MS）8 ヵ月前後の報告 [194,195]，1 年生存率 64% 報告 [198] などから，通常の glioblastoma より予後不良な腫瘍との印象がある．Korshunov ら [197] の 64 例の MS は 22 ～ 34 ヵ月の間に分布している．Nakajima ら [194] の 14 例では 10 例（71%）が髄液腔内播種を示し，2 例は頭皮転移，1 例は全身転移を示している．MIB-1 LI 平均が 50% 前後の報告 [197] や 17 ～ 62%（14 例）の報告 [194] からも腫瘍増殖の強さがうかがわれる．

■長期生存者の報告

Hertler ら（2023）[203] は，欧米の多施設より 18 歳以上で 5 年以上生存した glioblastoma, IDH-wildtype 189 例（追跡期間中央値 9.7 年）を集め，中央病理診断を行った後に症例背景を報告している．各施設での稀少症例の集積のため長期生存に関連した因子の分析はもとより困難で参考資料にすぎないがその特徴を列挙する．対照として集積症例の中の glioblastoma, IDH-mutant（80 例）と比較している．

- 年齢中央値：56.0 歳で対照 IDH-mutant 例の 40.0 歳より有意に年長である．
- 発生部位：前頭葉 27%（vs 60%），側頭葉 32%（vs 12%）で有意に異なる．
- 肉眼的全摘出（GTR）率：27% vs 53% で有意に異なる．
- 術後 Stupp regimen：84% vs 80% で有意差なし
- mPFS：4.6 年 vs 5.1 年で有意差なし
- MS：9.9 年 vs 未到達　だが有意差なし
- MGMT プロモーターメチル化率：74% vs 未検査

稀有なる長期生存例は，60 歳以上が 38%，治療前 KPS 70 ～ 60 が 21%，非全摘出例 23%，MGMT プロモーターの非メチル化例 26%，など一般的な予後不良条件症例が約 1/4 を占めている．なお，5 年を過ぎても再発をしていない症例が 23% あり，それらの 10 年生存率は 80% である．5 年以降に再発した症例の 10 年生存率は 18 ～ 60% に分布している．

文献

1） Reuss DE, Kratz A, Sahm F, et al.: Adult IDH wild type astrocytomas biologically and clinically resolve into other tumor entities. Acta Neuropathol 130: 407-417, 2015

2） Stichel D, Ebrahimi A, Reuss D, et al.: Distribution of EGFR amplification, combined chromosome 7 gain and chromosome 10 loss, and TERT promoter mutation in brain tumors and their potential for the reclassification of IDH wt astrocytoma to glioblastoma. Acta Neuropathol 136: 793-803, 2018

3） Brat DJ, Aldape K, Colman H, et al.: cIMPACT-NOW update 3: recommended diagnostic criteria for "Diffuse astrocytic glioma, IDH-wildtype, with molecular features of glioblastoma, WHO grade IV". Acta Neuropathol 136: 805-810, 2018

4） Berzero G, Di Stefano AL, Ronchi S, et al.: IDH-wildtype lower-grade diffuse gliomas: the importance of histological grade and molecular assessment for prognostic stratification. Neuro Oncol 23: 955-966, 2021

5） Wijnenga MMJ, Maas SLN, van Dis V, et al.: Glioblastoma lacking necrosis or vascular proliferations: Different clinical presentation but similar outcome, regardless of histology or isolated TERT promoter mutation.. Neurooncol Adv 5: vdad075, 2023

6） Tesileanu CMS, Dirven L, Wijnenga MMJ, et al.: Survival of diffuse astrocytic glioma, IDH1/2 wildtype, with molecular features of glioblastoma, WHO grade IV: a confirmation of the cIMPACT-NOW criteria. Neuro Oncol 22: 515-523, 2020

7） Ma S, Rudra S, Campian JL, et al.: Prognostic impact of CDKN2A/B deletion, TERT mutation, and EGFR amplification on histological and molecular IDH-wildtype glioblastoma. Neurooncol Adv 2: vdaa126, 2020

8） Grogan D, Bray DP, Cosgrove M, et al.: Clinical and radiographic characteristics of diffuse astrocytic glioma, IDH-wildtype, with molecular features of glioblastoma: a single institution review. J Neurooncol 157: 187-195, 2022

9） Guo X, Gu L, Li Y, et al.: Histological and molecular glioblastoma, IDH-wildtype: a real-world landscape using the 2021 WHO classification of central nervous system tumors. Front Oncol 13:

1200815, 2023

10) Ramos-Fresnedo A, Pullen MW, Perez-Vega C, et al.: The survival outcomes of molecular glioblastoma IDH-wildtype: a multicenter study. J Neurooncol 157: 177-185, 2022

11) Ohgaki H, Dessen P, Jourde B, et al.: Genetic pathways to glioblastoma: A population-based study. Cancer research 64: 6892-6899, 2004

12) The Cancer Cenome Atlas Research Network: Comprehensive genomic characterization defines human glioblastoma genes and core pathways. Nature 455: 1061-1068, 2008

13) Brennan CW, Verhaak RG, McKenna A, et al.: The somatic genomic landscape of glioblastoma. Cell 155: 462-477, 2013

14) Sugawa N, Ekstrand AJ, James CD, et al.: Identical splicing of aberrant epidermal growth factor receptor transcripts from amplified rearranged genes in human glioblastomas. Proc Natl Acad Sci U S A. 87: 8602-8606, 1990

15) Verhaak RG, Hoadley KA, Purdom E, et al: Integrated genomic analysis identifies clinically relevant subtypes of glioblastoma characterized by abnormalities in PDGFRA, IDHl, EGFR, and NFl. Cancer Cell 17: 98-110, 2010

16) Sottoriva A, Spiteri I, Piccirillo SG, et al.: Intratumor heterogeneity in human glioblastoma reflects cancer evolutionary dynamics. Proc Natl Acad Sci 110: 4009-4014, 2013

17) Johnson BE, Mazor T, Hong C, et al.: Mutational analysis reveals the origin and therapy-driven evolution of recurrent glioma. Science 343: 189-193, 2014

18) Suzuki H, Aoki K, Chiba K, et al.: Mutational landscape and clonal architecture in grade II and III gliomas. Nat Genet 47: 458-468, 2015

19) Wang J, Cazzato E, Ladewig E, et al.: Clonal evolution of glioblastoma under therapy. Nat Genet 48: 768-776, 2016

20) Brastianos PK, Nayyar N, Rosebrock D, et al.: Resolving the phylogenetic origin of glioblastoma via multifocal genomic analysis of pre-treatment and treatment-resistant autopsy specimens. NPJ Precis Oncol 1: 33, 2017

21) Ozawa T, Riester M, Cheng YK, et al.: Most human non-GCIMP glioblastoma subtypes evolve from a common proneural-like precursor glioma. Cancer Cell 26: 288-300, 2014

22) Silbergeld DL, Dostomily RC, Alvord EC Jr: The case of death in patients with glioblastoma in multiactorial: clinical factors and autopsy findings in 117 cases of supratentorial glioblastoma in adults. J Neuro-Oncol 10: 179-185, 1991

23) Matsukado Y, MacCarty CS, Kernohan JW: The growth of glioblastoma multiforme (astrocytomas, grades 3 and 4) in neurosurgical practice. J Neurosurg 18: 636-644, 1961

24) Simpson JR, Horton J, Scott C, et al.: Influence of location and extent of surgical resection on survival of patients with glioblastoma multiforme: results of three consecutive Radiation Therapy Oncology Group (RTOG) clinical trials. Int J Radiat Oncol Biol Phys 26: 239-244, 1993

25) Vinjamuri M, Adumala RR, Altaha R, et al.: Comparative analysis of temozolomide (TMZ) versus 1,3-bis (2-chloroethyl)-1 nitrosourea (BCNU) in newly diagnosed glioblastoma multiforme (GBM) patients. J Neurooncol 91: 221-225, 2009

26) Lacroix M, Abi-Said D, Fourney DR, et al.: A multivariate analysis of 416 patients with glioblastoma multiforme: prognosis, extent of resection, and survival. J Neurosurg 95: 190-198, 2001

27) Sanai N, Polley MY, McDermott MW, et al.: An extent of resection threshold for newly diagnosed glioblastomas. J Neurosurg 115: 3-8, 2011

28) Stummer W, Meinel T, Ewelt C, et al.: Prospective cohort study of radiotherapy with concomitant and adjuvant temozolomide chemotherapy for glioblastoma patients with no or minimal residual enhancing tumor load after surgery. J Neurooncol 108: 89-97, 2012

29）Molinaro AM, Hervey-Jumper S, Morshed RA, et al.: Association of maximal extent of resection of contrast-enhanced and non-contrast-enhanced tumor with survival within molecular subgroups of patients with newly diagnosed glioblastoma. JAMA Oncol 6: 495-503, 2020
30）Burger PC, Heinz RH, Shibata T, et al.: Topographic anatomy and CT correlations in the untreated glioblastoma multiforme. J Neurosurg 68: 698-704, 1988
31）Halperin EC, Bentel G, Heinz ER, et al.: Radiation therapy treatment planning in supratentorial glioblastoma multiforme: an analysis based on post mortem topographic anatomy with CT correlations. Int J Radiat Oncol Biol Phys 17: 1347-1350, 1989
32）Gaspar LE, Fisher BJ, Macdonard DR, et al.: Supratentorial malignant glioma: patterns of recurrence and implications for external beam local treatment. Int J Radiat Oncol Biol Phys 24: 55-57, 1992
33）Wallner KE, Galicich JH, Krol G, et al.: Patterns of failure following treatment for glioblastoma multiforme and anaplastic astrocytoma. Int J Radiat oncol biol Phys 16: 1405-1409, 1989
34）Silbergeld DL, Chicoine MR: Isolation and characterization of human malignant glioma cells from histologically normal brain. J Neurosurg 86: 525-531, 1997
35）Wilson CB: Glioblastoma: the past, the present, and the future. Clin Neurosurg 38: 32-48, 1992
36）Onda K, Tanaka R, Takahashi H, et al.: Cerebral glioblastoma with cerebrospinal fluid dissemination: a clinicopathological study of 14 cases examined by complete autopsy. Neurosurgery 25: 533-540, 1989
37）Pedersen PH, Rucklidge GJ, Mørk SJ, et al.: Leptomeningeal tissue: a barrier against brain tumor cell invasion. J Natl Cancer Inst 86: 1593-1599, 1994
38）Brandes AA, Tosoni A, Franceschi E, et al.: Recurrence pattern after temozolomide concomitant with and adjuvant to radiotherapy in newly diagnosed patients with glioblastoma: correlation with MGMT promoter methylation status. JCO 27: 1275-1279, 2009
39）Nowosielski M, Wiestler B, Goebel G, et al.: Progression types after antiangiogenic therapy are related to outcome in recurrent glioblastoma. Neurology 82: 1684-1692, 2014
40）Parsa AT, Wachhorst S, Lamborn KR, et al.: Prognostic significance of intracranial dissemination of glioblastoma multiforme in adults. J Neurosurg 102: 622-628,2005
41）Elliott JP, Keles GE, Waite M, et al.: Ventricular entry during resection of malignant gliomas: effect on intracranial cerebrospinal fluid tumor dissemination. J Neurosurg 80: 834-839, 1994
42）Tsuboi K, Yoshii Y, Nakagawa K, et al.: Regrowth pattern of supratentorial gliomas: estimation from computed tomographic scans. Neurosurgery 19: 946-951, 1986
43）Vecht CJ, Avezaat CJJ, Putten WLJV, et al.: The influence of the extent of surgery on the neurological function and survival in malignant glioma A retrospective analysis in 243 patients. J Neurol Neurosurg Psychiatry 53: 466-471, 1990
44）Frazier JL, Johnson MW, Burger PC, et al.: Rapid malignant transformation of low-grade astrocytomas: report of 2 cases and review of the literature. World Neurosurg 73: 53-62, 2010
45）Ideguchi M, Kajiwara K, Goto H, et al.: MRI findings and pathological features in early-stage glioblastoma. J Neurooncol 123: 289-297, 2015
46）Pirzkall A, McGue C, Saraswathy S, et al.: Tumor regrowth between surgery and initiation of adjuvant therapy in patients with newly diagnosed glioblastoma. Neuro-Oncology 11: 842-852, 2009
47）Swanson KR, Alvord EC Jr, Murray JD: Virtual brain tumours（gliomas）enhance the reality of medical imaging and highlight inadequacies of current therapy. Br J Cancer 86: 14-18, 2002
48）Walker MD, Alexander E Jr, Hunt WE, et al.: Evaluation of BCNU and/or radiotherapy in the treatment of anaplastic gliomas. a cooperative clinical trial. J Neurosurg 49: 333-343, 1978
49）Stupp R, Hegi ME, Mason WP, et al.: Effects of radiotherapy with concomitant and adjuvant 49t temozolomide versus radiotherapy alone on survival in glioblastoma in a randomised phase III study:

5-year analysis of the EORTC-NCIC trial. Lancet Oncol 10: 459-466, 2009

50）Imperato JP, Paleologos NA, Vick NA: Effects of treatment on long-term survivors with malignant astrocytomas. Ann Neurol 28: 818-822, 1990

51）Scott JN, Rewcastle NB, Brasher PM, et al.: Long-term glioblastoma multiforme survivors: a population-based study. Can J Neurol Sci 25: 197-201, 1998

52）Schiffer D, Giordana MT, Soffietti R, et al.: Histological observations on the regrowth of malignant gliomas after radiotherapy and chemotherapy. Acta Neuropathol（Berl）58: 291-299, 1982

53）松谷雅生, 河野　武, 松田忠義, 他: Glioblastomaの放射線感受性－組織学的照射効果の検討. 放治システム 2: 63-69,1985

54）藤巻高光, 松谷雅生, 高倉公朋: Glioblastomaにおける放射線照射前後の Bromodeoxyuridine（BUdR）Labelingと臨床経過の検討. 日放腫会誌 2: 263-273, 1990

55）Alsner J, Høyer M, Sørensen SB, et al.: Interaction between potential doubling time and TP53 mutation: predicting radiotherapy outcome in squamous cell carcinoma of the head and neck. Int J Radiat Oncol Biol Phy 49: 519-525, 2001

56）Begg AC, Hofland I, Moonen L, et al.: The predictive value of cell kinetic measurements in a European trial of accelerated fractionation in advanced head and neck tumors: an interim report. Int J Radiat Oncol Biol Phys 19: 1449-1453, 1990

57）Shibuya M, Ito S, Davis RL, et al.: Immunohistochemical double staining with immunogold-silver and alkaline phosphatase to identify nuclear markers of cellular proliferation. Biotech Histochem 68: 17-19, 1993

58）Schiffer S, Giordana MT, Buoncristiani P: Human malignant gliomas treated with chemotherapy: a pathological study. Neurosurgery 3: 344-347, 1978

59）Burger PC, Mahaley MS, Dudka L, et al.: The morphologic effects of radiation administrated therapeutically for intracranial gliomas. A postmortem study of 25 cases. Cancer 44: 1256-1272, 1979

60）Gilbert M, O'Neill A, Grossman S, et al.: A phase II study of preradiation chemotherapy followed by external beam radiotherapy for the treatment of patients with newly diagnosed glioblastoma multiforme: an Eastern Cooperative Oncology Group study（E2393）. J Neurooncol 47: 145-152, 2000

61）Gilbert MR, Friedman HS, Kuttesch JF, et al.: A phase Ⅱ study of temozolomide in patients with newly diagnosed supratentorial malignant glioma before radiation therapy. Neuro-Oncology 4: 261-267, 2002

62）Durando X, Lemaire JJ, Tortochaux J, et al.: High-dose BCNU followed by autologous hematopoietic stem cell transplantation in supratentorial high-grade malignant gliomas: a retrospective analysis of 114 patients. Bone Marrow Transplant 31: 559-564, 2003

63）Grossman SA, O'Neill A, Grunnet M, et al.: Phase III study comparing three cycles of infusional carmustine and cisplatin followed by radiation therapy with radiation therapy and concurrent carmustine in patients with newly diagnosed supratentorial glioblastoma multiforme: Eastern Cooperative Oncology Group Trial 2394. J Clin Oncol 21: 1485-1491, 2003

64）Lou E, Peters KB, Sumrall AL, et al.: Phase II trial of upfront bevacizumab and temozolomide for unresectable or multifocal glioblastoma. Cancer Med 2: 185-195, 2013

65）Peters KB, Lou E, Desjardins A, et al.: Phase II Trial of Upfront Bevacizumab, Irinotecan, and Temozolomide for Unresectable Glioblastoma. Oncologist 20: 727-728, 2015

66）Laperriere N, Zuraw L, Cairncross G, et al.: Radiotherapy for newly diagnosed malignant glioma in adults: a systematic review. Radiother Oncol 64: 259-573, 2002

67）Glioma Meta-analysis Trialists（GMT）Group: Chemotherapy in adult high-grade glioma: a systemic review and meta-analysis of individual patient data from 12 randomized trials. Lancet 359:

1011-1018, 2002
68) Drumm MR, Dixit KS, Grimm S, et al.: Extensive brainstem infiltration, not mass effect, is a common feature of end-stage cerebral glioblastomas. Neuro Oncol 22: 470-479, 2020
69) Yavas C, Zorlu F, Ozyigit G, et al.: Health-related quality of life in high-grade glioma patients: a prospective single-center study. Support Care Cancer 20: 2315-2325, 2012
70) Scherer HJ: The forms of growth in gliomas and their practical significance. Brain 63: 1-35, 1940
71) Barnard RO, Geddes JF: The incidence of multifocal cerebral gliomas. A histologic study of large hemisphere sections. Cancer 60: 1519-1531, 1987
72) Showalter TN, Andrel J, Andrews DW, et al.: Multifocal glioblastoma multiforme: prognostic factors and patterns of progression. Int J Radiat Oncol BiolPhys 69: 820-824, 2007
73) Lun M, Lok E, Gautam S, et al.: The natural history of extracranial metastasis from glioblastoma multiforme. J Neurooncol 105: 261-273, 2011
74) Steinhoff H, Lanksh W, Kazner E, et al.: Computed tomography in the diagnosis and differential diagnosis of glioblastomas. A qualitative study of 295 cases. Neuroradiology 14: 193-200, 1977
75) Burger PC: Pathologic anatomy and CT correlations in the glioblastoma multiforme. Appl Neurophysiol 46: 180-187, 1983
76) Albert FK, Forsting M, Sartor K, et al.: Early postoperative magnetic resonance imaging after resection of malignant glioma: objective evaluation of residual tumor and its influence on regrowth and prognosis. Neurosurgery 34: 45-61, 1994
77) Ulmer S, Braga TA, Barker FG 2nd, et al.: Clinical and radiographic features of peritumoral infarction following resection of glioblastoma. Neurology 67: 1668-1670, 2006
78) Wen PY, Macdonald DR, Reardon DA, et al.: Updated response assessment criteria for high-grade gliomas: response assessment in neuro-oncology working group. J Clin Oncol 28: 1963-1972, 2010
79) Brandes AA, Tosoni A, Spagnolli F, et al.: Disease progression or pseudoprogression after concomitant radiochemotherapy treatment: pitfalls in neurooncology. Neuro Oncol 10: 361-367, 2008
80) Stupp R, Mason WP, van den Brent MJ, et al.: Radiotherapy plus concomitant and adjuvant temozolomide for glioblastoma. N Engl J Med 352: 987-996, 2005
81) Gilbert MR, Wang M, Aldape KD, et al.: Dose-Dense temozolomide for newly diagnosed glioblastoma: a randomized phase III clinical trial. J Clin Oncol 31: 4085-4091, 2013
82) Wakabayashi T, Natsume A, Mizusawa J, et al.: JCOG0911 INTEGRA study: a randomized screening phase II trial of interferon β plus temozolomide in comparison with temozolomide alone for newly diagnosed glioblastoma. J Neurooncol 38: 627-636, 2018
83) Chinot OL, Wick W, Mason W, et al.: Bevacizumab plus radiotherapy-temozolomide for newly diagnosed glioblastoma. N Engl J Med 370: 709-722, 2014
84) Gilbert MR, Dignam JJ, Armstrong TS, et al.: A randomized trial of bevacizumab for newly diagnosed glioblastoma. N Engl J Med 370: 699-708, 2014
85) Darefsky AS, King JT Jr, Dubrow R: Adult glioblastoma multiforme survival in the temozolomide era: a population-based analysis of Surveillance, Epidemiology, and End Results registries. Cancer 118: 2163-2172, 2012
86) Dubrow R, Darefsky AS, Jacobs DI, et al.: Time trends in glioblastoma multiforme survival: the role of temozolomide. Neuro Oncol 15: 1750-1761, 2013
87) Takakura K, Abe H, Tanaka R, et al.: Effects of ACNU and radiotherapy on malignant glioma. J Neurosurg 64: 53-57, 1986
88) Matsutani M, Nakamura O, Nakamura M, et al.: Radiation therapy combined with radiosensitizing agents for cerebral glioblastoma in adults. J Neuro-Oncol 19: 227-237, 1994

89）Kochii M, Kitamura I, Goto T, et al.: Randomized comparison of intra-arterial versus intravenous infusion of ACNU for newly diagnosed patients with glioblastoma. J Neurooncol 49: 63-70, 2000

90）Barazzuol L, Burnet NG, Jena R, et al.: A mathematical model of brain tumour response to radiotherapy and chemotherapy considering radiobiological aspects. J Theor Biol 262: 553-565, 2010

91）Kumabe T, Saito R, Kanamori M, et al.: Treatment results of glioblastoma during the last 30 years in a single institute. Neurol Med Chir（Tokyo）53: 786-796, 2013

92）Nitta M, Muragaki Y, Maruyama T, et al.: Role of photodynamic therapy using talaporfin sodium and a semiconductor laser in patients with newly diagnosed glioblastoma. J Neurosurg 131: 1361-1368, 2019

93）Roh TH, Park HH, Kang SG, et al.: Long-term outcomes of concomitant chemoradiotherapy with temozolomide for newly diagnosed glioblastoma patients: A single-center analysis. Medicine（Baltimore）96: e7422, 2017

94）Thumma SR, Fairbanks RK, Lamoreaux WT, et al.: Effect of pretreatment clinical factors on overall survival in glioblastoma multiforme: a Surveillance Epidemiology and End Results（SEER）population analysis. World J Surg Oncol 10: 75, 2012

95）Chamberlain MC, Glantz MJ, Chalmers L, et al.: Early necrosis following concurrent Temodar and radiotherapy in patients with glioblastoma. J Neurooncol 82: 81-83, 2007

96）Taal S, Brandsma D, de Bruin HG, et al.: Incidence of early pseudo-progression in a cohort of malignant glioma patients treated with chemoirradiation with temozolomide. Cancer 113: 405-410, 2008

97）Gerstner ER, McNamara MB, Norden AD, et al.: Effect of adding temozolomide to radiation therapy on the incidence of pseudo-progression. J Neurooncol 94: 97-101, 2009

98）de Wit MC, de Bruin HG, Eijkenboom W, et al.: Immediate post-radiotherapy changes in malignant glioma can mimic tumor progression. Neurology 63: 535-537, 2004

99）Hagiwara A, Schlossman J, Shabani S, et al.: Incidence, molecular characteristics, and imaging features of "clinically-defined pseudoprogression" in newly diagnosed glioblastoma treated with chemoradiation. J Neurooncol 159: 509-518, 2022

100）Blumenthal DT, Gorlia T, Gilbert MR, et al.: Is more better? The impact of extended adjuvant temozolomide in newly diagnosed glioblastoma: a secondary analysis of EORTC and NRG Oncology/RTOG. Neuro Oncol 19: 1119-1126, 2017

101）Balana C, Vaz MA, Manuel Sepúlveda J, et al.: A phase II randomized, multicenter, open-label trial of continuing adjuvant temozolomide beyond 6 cycles in patients with glioblastoma（GEINO 14-01）. Neuro Oncol 22: 1851-1861, 2020

102）Darlix A, Baumann C, Lorgis V, et al.: Prolonged administration of adjuvant temozolomide improves survival in adult patients with glioblastoma. Anticancer Res 33: 3467-3474, 2013

103）Barbagallo GM, Paratore S, Caltabiano R, et al.: Long-term therapy with temozolomide is a feasible option for newly diagnosed glioblastoma: a single-institution experience with as many as 101 temozolomide cycles. Neurosurg Focus 37: E4, 2014

104）Gherasim-Morogai N, Afrasanie VA, Gafton B, et al.: Can extended chemotherapy improve glioblastoma outcomes? A retrospective analysis of survival in real-world patients. J Pers Med 12: 1670, 2022

105）Yang F, Yang P, Zhang C, et al.: Stratification according to recursive partitioning analysis predicts outcome in newly diagnosed glioblastomas. Oncotarget 8: 42974-42982, 2017

106）Wee CW, Kim E, Kim N, et al.: Novel recursive partitioning analysis classification for newly diagnosed glioblastoma: A multi-institutional study highlighting the MGMT promoter methylation and IDH1 gene mutation status. Radiother Oncol 123: 106-111, 2017

107) Hegi ME, Diserens A-C, Gorlia T, et al.: MGMT gene silencing and benefit from temozolomide in glioblastoma. N Engl J Med 352: 997-1003, 2005
108) Kessler T, Sahm F, Sadik A, et al.: Molecular differences in IDH wildtype glioblastoma according to MGMT promoter methylation. Neuro Oncol 20: 367-379, 2018
109) Curran WJJr, Scott CB, Horton J, et al.: Recursive partitioning analysis of prognostic factors in three oncology group malingnant glioma trialas. J Natl cancer Inst 85: 704-710, 1993
110) Mirimanoff RO, Gorlia T, Mason W, et al.: Radiotherapy and temozolomide for newly diagnosed glioblastoma: recursive partitioning analysis of the EORTC 26981/22981-NCIC CE3 phase III randomized trial. J Clin Oncol 24: 2563-2569, 2006
111) Stupp R, Hegi ME, Gorlia T, et al.: Cilengitide combined with standard treatment for patients with newly diagnosed glioblastoma with methylated MGMT promoter (CENTRIC EORTC 26071-22072 study): a multicentre, randomised, open-label, phase 3 trial. Lancet Oncol 15: 1100-1108, 2014
112) Lim M, Weller M, Idbaih A, et al.: Phase III trial of chemoradiotherapy with temozolomide plus nivolumab or placebo for newly diagnosed glioblastoma with methylated MGMT promoter. Neuro Oncol 24: 1935-1949, 2022
113) Stupp R, Taillibert S, Kanner AA, et al.: Maintenance Therapy With Tumor-Treating Fields Plus Temozolomide vs Temozolomide Alone for Glioblastoma: A Randomized Clinical Trial. JAMA 314: 2535-2543, 2015
114) Herrlinger U, Tzaridis T, Mack F, et al.: Lomustine-temozolomide combination therapy versus standard temozolomide therapy in patients with newly diagnosed glioblastoma with methylated MGMT promoter (CeTeG/NOA-09): a randomised, open-label, phase 3 trial. Lancet 393: 678-688, 2019
115) Regev O, Merkin V, Blumenthal DT, et al.: Tumor-Treating Fields for the treatment of glioblastoma: a systematic review and meta-analysis. Neurooncol Pract 8: 426-440, 2021
116) Herrlinger U, Rieger J, Koch D, et al.: Phase II trial of lomustine plus temozolomide chemotherapy in addition to radiotherapy in newly diagnosed glioblastoma: UKT-03. J Clin Oncol 24: 4412-4417, 2006
117) Lazaridis L, Bumes E, Cäcilia Spille D, et al.: First multicentric real-life experience with the combination of CCNU and temozolomide in newly diagnosed MGMT promoter methylated IDH wildtype glioblastoma. Neurooncol Adv 4: vdac137, 2022
118) Fishman H, Monin R, Dor-On E, et al.: Tumor Treating Fields (TTFields) increase the effectiveness of temozolomide and lomustine in glioblastoma cell lines. J Neurooncol 163: 83-94, 2023
119) Karschnia P, Young JS, Dono A, et al.: Prognostic validation of a new classification system for extent of resection in glioblastoma: A report of the RANO resect group. Neuro Oncol 25: 940-954, 2023
120) Ellingson BM, Abrey LE, Nelson SJ, et al.: Validation of postoperative residual contrast-enhancing tumor volume as an independent prognostic factor for overall survival in newly diagnosed glioblastoma. Neuro Oncol 20: 1240-1250, 2018
121) Gerritsen JKW, Zwarthoed RH, Kilgallon JL, et al.: Impact of maximal extent of resection on postoperative deficits, patient functioning, and survival within clinically important glioblastoma subgroups. Neuro Oncol 25: 958-972, 2023
122) Sano K, Sato F, Hoshino T, et al.: Experimental and clinical studies of radiosensitizers in brain tumors, with special reference to BUdR-antimetabolite continuous regional infusion-radiation therapy (BAR therapy). Neurol Med Chir (Tokyo) 7: 51-72, 1965
123) Sano K, Hoshino T, Nagai M: Radiosensitization of brain tumor cells with a thymidine analogue (bromouridine). J Neurosurg 28: 530-538, 1968

124) Sano K: Chemo-radiotherapy of malignant brain tumors. In Proceedings of rhe 6th International Congress of Neurological Surgery (Carrea P, ed.), Excerpta Medica, Amsterdam/Oxford, Sao Paulo, pp.79-87, 1977

125) Shapiro WR, Green SB, Burger PC, et al.: Randomized trial of three chemotherapy regimens and two radiotherapy regimens in postoperative treatment of malignant glioma. Brain Tumor Cooperative Group Trial 8001. J Neurosurg 71: 1-9, 1989

126) Laperriere N, Zuraw L, Cairncross G, et al; Cancer Care Ontario Practice Guidelines Initiative Neuro-Oncology Disease Site Group: Radiotherapy for newly diagnosed malignant glioma in adults: a systematic review. Radiother Oncol 64: 259-573, 2002

127) Mao P, Smith L, Xie W, et al.: Dying endothelial cells stimulate proliferation of malignant glioma cells via a caspase 3-mediated pathway. Oncol Lett 5: 1615-1620, 2013

128) Bao S, Wu Q, McLendon RE, et al.: Glioma stem cells promote radioresistance by preferential activation of the DNA damage response. Nature 444: 756-760, 2006

129) Osuka S, Sampetrean O, Shimizu T, et al.: IGF1 receptor signaling regulates adaptive radioprotection in glioma stem cells. Stem Cells 31: 627-640, 2013

130) Blumenthal DT, Won M, Mehta MP, et al.: Short delay in initiation of radiotherapy for patients with glioblastoma-effect of concurrent chemotherapy: a secondary analysis from the NRG Oncology/Radiation Therapy Oncology Group database. Neuro Oncol 20: 966-974, 2018

131) Tolcher AW, Gerson SL, Denis L, et al.: Marked inactivation of O6-alkylguanine-DNA alkyltransferase activity with protracted temozolomide schedules. Br J Cancer 88: 1004-1011, 2003

132) Sandmann T, Bourgon R, Garcia J, et al.: Patients with proneural glioblastoma may derive overall survival benefit from the addition of bevacizumab to first-line radiotherapy and temozolomide: Retrospective analysis of the AVAglio trial. J Clin Oncol 33: 2735-2744, 2015.

133) Reardon DA, Herndon JE 2nd, Peters KB, et al.: Bevacizumab continuation beyond initial bevacizumab progression among recurrent glioblastoma patients. Br J Cancer 107: 1481-1487, 2012

134) Nagane M, Ichimura K, Onuki R, et al.: Bevacizumab beyond Progression for Newly Diagnosed Glioblastoma (BIOMARK): Phase II Safety, Efficacy and Biomarker Study. Cancers (Basel) 14: 5522, 2022

135) Kirson ED, Dbalý V, Tovarys F, et al.: Alternating electric fields arrest cell proliferation in animal tumor models and human brain tumors. Proc Natl Acad Sci USA 104: 10152-10157, 2007

136) Zhu JJ, Demireva P, Kanner AA, et al; Zvi Ram on behalf of the EF-14 Trial Investigators: Health-related quality of life, cognitive screening, and functional status in a randomized phase III trial (EF-14) of tumor treating fields with temozolomide compared to temozolomide alone in newly diagnosed glioblastoma. J Neurooncol 135: 545-552, 2017

137) Brem H, Piantadosi S, Burger PC, et al.: Placebo-controlled trial of safety and efficacy of intraoperative controlled delivery by biodegradable polymers of chemotherapy for recurrent gliomas. The Polymer-brain Tumor Treatment Group. Lancet 345: 1008-1012, 1995

138) Westphal M, Hilt DC, Bortey E, et al.: A phase 3 trial of local chemotherapy with biodegradable carmustine (BCNU) wafers (Gliadel wafers) in patients with primary malignant glioma. Neuro Oncol 5: 79-88, 2003

139) Aoki T, Nishikawa R, Sugiyama K, et al.: A multicenter phase I/II study of the BCNU implant (Gliadel(®) Wafer) for Japanese patients with malignant glioma. Neurol Med Chir (Tokyo) 54: 290-301, 2014

140) Gutenberg A, Lumenta CB, Braunsdorf WE, et al.: The combination of carmustine wafers and temozolomide for the treatment of malignant gliomas. A comprehensive review of the rationale and clinical experience. J Neurooncol 113: 163-174, 2013

141) Pallud J, Audureau E, Noel G, et al.: Long-term results of carmustine wafer implantation for newly diagnosed glioblastomas: a controlled propensity-matched analysis of a French multicenter cohort. Neuro Oncol 17: 1609-1619, 2015
142) Kadota T, Saito R, Kumabe T, et al.: A multicenter randomized phase III study for newly diagnosed maximally resected glioblastoma comparing carmustine wafer implantation followed by chemoradiotherapy with temozolomide with chemoradiotherapy alone; Japan Clinical Oncology Group Study JCOG1703 (MACS study). Jpn J Clin Oncol 49: 1172-1175, 2019
143) Muragaki Y, Akimoto J, Maruyama T, et al.: Phase II clinical study on intraoperative photodynamic therapy with talaporfin sodium and semiconductor laser in patients with malignant brain tumors. J Neurosurg 119: 845-852, 2013
144) Todo T, Ito H, Ino Y, et al.: Intratumoral oncolytic herpes virus G47Δ for residual or recurrent glioblastoma: a phase 2 trial. Nat Med 28: 1630-1639, 2022
145) Hatanaka H, Amano K, Sano K, et al.: Boron-neutron capture therapy in relation to immunotherapy. Acta Neurochir (Wien) 42: 57-72, 1978
146) Miyatake SI, Kawabata S, Hiramatsu R, et al.: Boron neutron capture therapy for malignant brain tumors. Neurol Med Chir (Tokyo) 56: 361-371, 2016
144) Kawabata S, Suzuki M, Hirose K, et al.: Accelerator-based BNCT for patients with recurrent glioblastoma: a multicenter phase II study. Neurooncol Adv 3: vdab067, 2021
148) Miyatake SI, Kawabata S, Hiramatsu R, et al.: Boron neutron capture therapy for malignant brain tumors. Neurol Med Chir (Tokyo) 56: 361-371, 2016
149) Pedersen PH, Rucklidge GJ, Mørk SJ, et al.: Leptomeningeal tissue: a barrier against brain tumor cell invasion. J Natl Cancer Inst 86: 1593-1599, 1994
150) Milano MT, Okunieff P, Donatello RS, et al.: Patterns and timing of recurrence after temozolomide-based chemoradiation for glioblastoma. Int J Radiat Oncol Biol Phys 78: 1147-1155, 2010
151) Clarke JL, Ennis MM, Yung WK, et al; North American Brain Tumor Consortium: Is surgery at progression a prognostic marker for improved 6-month progression-free survival or overall survival for patients with recurrent glioblastoma? Neuro Oncol 13: 1118-1124, 2011
152) De Bonis P, Fiorentino A, Anile C, et al.: The impact of repeated surgery and adjuvant therapy on survival for patients with recurrent glioblastoma. Clin Neurol Neurosurg 115: 883-886, 2013
153) Kazmi F, Soon YY, Leong YH, et al.: Re-irradiation for recurrent glioblastoma (GBM): a systematic review and meta-analysis. J Neurooncol 142: 79-90, 2019
154) Wong ET, Hess KR, Gleason MJ, et al.: Outcomes and prognostic factors in recurrent glioma patients enrolled onto phase II clinical trials. J Clin Oncol 17: 2572-2578, 1999
155) Lamborn KR, Yung WKA, Chang SM, et al; North American Brain Tumor Consortium: Progression-free survival: an important end point in evaluating therapy for recurrent high-grade gliomas. Neuro-Oncology 10: 162-170, 2008
156) Vredenburgh JJ, Desjardins A, Herndon JE 2nd, et al.: Bevacizumab plus irinotecan in recurrent glioblastoma multiforme. J Clin Oncol 25: 4722-4729, 2007
157) Friedman HS, Prados MD, Wen PY, et al.: Bevacizumab alone and in combination with irinotecan in recurrent glioblastoma. J Clin Oncol 27: 4733-4740, 2009
158) Kreisl TN, Kim L, Moore K, et al.: Phase II trial of single-agent bevacizumab followed by bevacizumab plus irinotecan at tumor progression in recurrent glioblastoma. J Clin Oncol 27: 740-745, 2009
159) Nagane M, Nishikawa R, Narita Y, et al.: Phase II study of single-agent bevacizumab in Japanese patients with recurrent malignant glioma. Jpn J Clin Oncol 42: 887-895, 2012
160) Wong ET, Gautam S, Malchow C, et al.: Bevacizumab for recurrent glioblastoma multiforme: a

meta-analysis. J Natl Compr Canc Netw 9: 403-407, 2011

161) Tsien CI, Pugh SL, Dicker AP, et al.: NRG Oncology/RTOG1205: A randomized phase II trial of concurrent bevacizumab and reirradiation versus bevacizumab qlone as treatment for recurrent glioblastoma. J Clin Oncol 41: 1285-1295, 2023

162) Smolenschi C, Rassy E, Pallud J, et al.: Bevacizumab in real-life patients with recurrent glioblastoma: benefit or futility? J Neurol 270: 2702-2714, 2023

163) Zhang T, Xin Q, Kang JM: Bevacizumab for recurrent glioblastoma: a systematic review and meta-analysis. Eur Rev Med Pharmacol Sci 25: 6480-6491, 2021

164) Aoki T, Mizutani T, Nojima K, et al.: Phase II study of ifosfamide, carboplatin, and etoposide in patients with a first recurrence of glioblastoma multiforme. J Neurosurg 112: 50-56, 2010

165) Burger PC, Green SB: Patient age, histologic features, and length of survival in patients with glioblastoma multiforme. Cancer 59: 1617-1625, 1987

166) Brandes AA, Franceschi E, Tosoni A, et al.: Temozolomide concomitant and adjuvant to radiotherapy in elderly patients with glioblastoma: correlation with MGMT promoter methylation status. Cancer 115: 3512-3518, 2009

167) Iwamoto FM, Reiner AS, Panageas KS, et al.: Patterns of care in elderly glioblastoma patients. Ann Neurol 64: 628-634, 2008

168) Keime-Guibert F, Chinot O, Taillandier L, et al.: Radiotherapy for glioblastoma in the elderly. N Engl J Med 356: 1527-1535, 2007

169) Roa W, Brasher PM, Bauman G, et al.: Abbreviated course of radiation therapy in older patients with glioblastoma multiforme: a prospective randomized clinical trial. J Clin Oncol 22: 1583-1588, 2004

170) Guedes de Castro D, Matiello J, Roa W, et al.: Survival outcomes with short-Ccurse radiation therapy in elderly patients with glioblastoma: Data from a randomized phase 3 trial. Int J Radiat Oncol Biol Phys 15; 98: 931-938, 2017

171) Wick W, Platten M, Meisner C, et al; NOA-08 Study Group of Neuro-oncology Working Group (NOA) of German Cancer Society: Temozolomide chemotherapy alone versus radiotherapy alone for malignant astrocytoma in the elderly: the NOA-08 randomised, phase 3 trial. Lancet Oncol 13: 707-715, 2012

172) Malmström A, Grønberg BH, Marosi C, et al; Nordic Clinical Brain Tumour Study Group (NCBTSG): Temozolomide versus standard 6-week radiotherapy versus hypofractionated radiotherapy in patients older than 60 years with glioblastoma: the Nordic randomised, phase 3 trial. Lancet Oncol 13: 916-926, 2012

173) Perry JR, Laperriere N, O'Callaghan CJ, et al.: Short course radiation plus temozolomide in elderly patients with glioblastoma. N Engl J Med 376: 1027-1037, 2017

174) Arakawa Y, Sasaki K, Mineharu Y, et al.: A randomized phase III study of short-course radiotherapy combined with Temozolomide in elderly patients with newly diagnosed glioblastoma; Japan Clinical Oncology Group study JCOG1910 (AgedGlio-PIII). BMC Cancer 21: 1105, 2021

175) Zorman MJ, Webb P, Nixon M, et al.: Surgical and oncological score to estimate the survival benefit of resection and chemoradiotherapy in elderly (≥70 years) glioblastoma patients: A preliminary analysis. Neurooncol Adv 4: vdac007, 2022

176) Cantero D, Mollejo M, Sepúlveda JM, et al.: TP53, ATRX alterations, and low tumor mutation load feature IDH-wildtype giant cell glioblastoma despite exceptional ultra-mutated tumors. Neurooncol Adv 2: vdz059, 2020

177) Temme A, Geiger KD, Wiedemuth R, et al.: Giant cell glioblastoma is associated with altered aurora b expression and concomitant p53 mutation. J Neuropathol Exp Neurol 69: 632-642, 2010

178) Oh JE, Ohta T, Nonoguchi N, et al.: Genetic alterations in gliosarcoma and giant cell glioblastoma.

Brain Pathol 26: 517-522, 2016

179) Shieh LT, Ho CH, Guo HR, et al.: Epidemiologic features, survival, and prognostic factors among patients with different histologic variants of glioblastoma: Analysis of a Nationwide Database. Front Neurol 12: 659921, 2012

180) Kozak KR, Moody JS: Giant cell glioblastoma: a glioblastoma subtype with distinct epidemiology and superior prognosis. Neuro Oncol 11: 833-841, 2009

181) Karremann M, Butenhoff S, Rausche U, et al.: Pediatric giant cell glioblastoma: New insights into a rare tumor entity. Neuro Oncol 11: 323-329, 2009

182) Nagao E, Yoshiura T, Hiwatashi A, et al.: A case of giant cell glioblastoma: a mimicker of a cerebral metastasis. Fukuoka Igaku Zasshi 101: 142-147, 2010.

183) Stoecklein VM, Lummel N, Ertl L, et al.: Pediatric Giant Cell Glioblastoma Mimicking Hemorrhage Secondary to Ischemic Stroke. Pediatr Neurol. 2015 ; 53: 459-461, 2015

184) Kozak KR, Mahadevan A, Moody JS: Adult gliosarcoma: epidemiology, natural history, and factors associated with outcome. Neuro Oncol 11: 183-191, 2009

185) Sampaio L, Linhares P, Fonseca J: Detailed magnetic resonance imaging features of a case series of primary gliosarcoma. Neuroradiol J 30: 546-553, 2017

186) Fan H, Yu Y, Du J, et al.: Computed tomography, magnetic resonance imaging, and pathological features of gliosarcoma. Neuropsychiatr Dis Treat 18: 2577-2589, 2022

187) Dawar R, Fabiano AJ, Qiu J, et al.: Secondary gliosarcoma with extra-cranial metastases: a report and review of the literature. Clin Neurol Neurosurg 115: 375-380, 2013

188) Ramos R, Morais N, Silva AI, et al.: Gliosarcoma with neuroaxis metastases. BMJ Case Rep 2015: bcr2015212970, 2015

189) Bachu VS, Alem D, Jimenez M, et al.: Intracranial gliosarcoma: A National Cancer Database Survey of clinical predictors for overall survival. World Neurosurg 30: S1878-8750, 2023

190) Dejonckheere CS, Böhner AMC, Koch D, et al.: Chasing a rarity: a retrospective single-center evaluation of prognostic factors in primary gliosarcoma. Strahlenther Onkol 198: 468-474, 2022.

191) Smith DR, Wu CC, Saadatmand HJ, et al.: Clinical and molecular characteristics of gliosarcoma and modern prognostic significance relative to conventional glioblastoma. J Neurooncol 137: 303-311, 2018

192) Lee D, Kang SY, Suh YL, et al.: Clinicopathologic and genomic features of gliosarcomas. J Neurooncol 107: 643-650, 2012

193) Din NU, Ishtiaq H, Rahim S, et al.: Gliosarcoma in patients under 20 years of age. A clinicopathologic study of 11 cases and detailed review of the literature. BMC Pediatr 21: 101, 2021

194) Nakajima N, Nobusawa S, Nakata S, et al.: BRAF V600E, TERT promoter mutations and CDKN2A/B homozygous deletions are frequent in epithelioid glioblastomas: a histological and molecular analysis focusing on intratumoral heterogeneity. Brain Pathol 28: 663-673, 2018

195) Zeng Y, Zhu X, Wang Y, et al.: Clinicopathological, immunohistochemical and molecular genetic study on epithelioid glioblastoma: A series of fifteen cases with literature review. Onco Targets Ther 13: 3943-3952, 2020

196) Kleinschmidt-DeMasters BK, Aisner DL, et al.: Epithelioid GBMs show a high percentage of BRAF V600E mutation. Am J Surg Pathol 37: 685-698, 2013

197) Korshunov A, Chavez L, Sharma T, et al.: Epithelioid glioblastomas stratify into established diagnostic subsets upon integrated molecular analysis. Brain Pathol 28: 656-662, 2018

198) Wang S, He Q, Zhang Q, et al.: Clinicopathologic features and prognosis of epithelioid glioblastoma. Int J Clin Exp Pathol 13: 1529-1539, 2020

199) Pan R, Wang X, Fang R, et al.: Epithelioid glioblastoma exhibits a heterogeneous molecular feature:

A targeted next-generation sequencing study. Front Oncol 12: 980059, 2022

200）Alexandrescu S, Korshunov A, Lai SH, et al.: Epithelioid glioblastomas and anaplastic epithelioid pleomorphic xanthoastrocytomas--same entity or first cousins? Brain Pathol 26: 215-223, 2016

201）Broniscer A, Tatevossian RG, Sabin ND, K et al.: Clinical, radiological, histological and molecular characteristics of paediatric epithelioid glioblastoma. Neuropathol Appl Neurobiol 40: 327-336, 2014

202）Liebelt BD, Boghani Z, Takei H, et al.: Epithelioid glioblastoma presenting as massive intracerebral hemorrhage: Case report and review of the literature. Surg Neurol Int 6（Suppl 2）: S97-S100, 2015

203）Hertler C, Felsberg J, Gramatzki D, et al.: Long-term survival with IDH wildtype glioblastoma: first results from the ETERNITY Brain Tumor Funders' Collaborative Consortium（EORTC 1419）. Eur J Cancer 189: 112913, 2023

204）廣瀬雄一, 佐野公俊: DNAメチル化剤temozolomideの分子薬理学. No Shinkei Geka 35: 117-129, 2007

Ⅲ Oligodendroglioma（乏突起膠腫），IDH-mutant and 1p/19q-codeleted

■ WHO脳腫瘍分類第5版の定義

びまん性に浸潤するgliomaで，*IDH-1* あるいは *IDH-2* 遺伝子変異と染色体1番の短腕と19番の長腕の共欠失（1p19q codeletion）を示す．診断の必須条件ではないが，*TERT* 遺伝子変異（90～95%），*CIC* 遺伝子変異（50～70%），*FUBP1* 遺伝子変異（10～15%）などが確認できれば診断はさらに強固になる．CNS WHO gradeは2あるいは3に属する．

- Subtypes：Oligodendroglioma, IDH-mutant and 1p/19q-codeleted, CNS WHO grade 2とgrade 3の2種を定めている．
  - Grade 2：退形成（anaplasia）所見はなく，核分裂像はあってもごく少数である．
  - Grade 3：退形成所見，壊死巣，微小血管増殖がある．核分裂像2.5個以上/mm^2（あるいは6個以上/10HPP）が観察される．この記載はWHO2016分類の“anaplastic oligodendroglioma, grade Ⅲ”の定義とほぼ同様である．また，WHO本文中にはgrade 3を疑った場合は *CDKN2A/2B* ホモ接合性欠失の検索を推奨している．フランスのPOLA networkの報告[1]では，anaplastic oligodendroglioma（AOL）483例中33例（7%）で *CDKN2A/2B* ホモ接合性欠失が観察され，これらの症例の生存期間は形態学的所見のみのAOLより有意に不良であった．この現象に関する報告は少なく，頻度と予後に関しては今後の報告を待つ必要がある．

■ Oligodendroglioma（OL），IDH-mutant and 1p/19q-cpdeletedの遺伝子異常とその意味

本腫瘍は *IDH* 遺伝子変異をもつ前駆細胞（astrocytomaと共通）から発生し，その後に1p19q共欠失を獲得したものと考えられている．*IDH* 遺伝子のうち，*IDH-1* 遺伝子変異が95%前後の症例で確認され，*IDH-2* 遺伝子変異は5%前後である（Appayら2018）[2]．稀な *IDH-2* 遺伝子変異は，grade 2腫瘍での発現率（3%）よりgrade 3腫瘍に多く（8%），それを反映して，MRIでの多葉性（multilobular）腫瘍や浮腫性腫瘍で多く観察される．

腫瘍細胞不死化機構であるテロメア伸長に関わる遺伝子として，テロメア逆転酵素（Telomerase Reverse Transcriptase: TERT）遺伝子の変異が90～95%の症例で発現している[3]．この遺伝子変異はglioblastomaでも高頻度に観察（☞50頁）されているが，astrocytomaでのテロメア伸長に関わる遺伝子は *ATRX* 遺伝子である．ここにも

astrocytoma と oligodendroglioma の相違が表れている（☞ 24 頁）．

IDH（isocitrate dehydrogenase）遺伝子の腫瘍形成への関与については astrocytoma の章に既述した（☞ 25 頁）．染色体 1p19q 共欠失が分子生物学的にどのような役割を果たしているかはよくわかっていない．細胞分裂（正常細胞でも腫瘍細胞でも）の際には染色体の分離と複製が行われるが，本腫瘍細胞の染色体 1 番と 19 番の各々 2 本の娘染色体が分離 / 複製の際，1 本の娘染色体 1 番と 19 番が短腕と長腕の境で切断され，1 番の短腕と 19 番の長腕が欠失した結果，残された 19 番の短腕と 1 番の長腕が接合した異常な染色体（19p1q）が形成され“転座した”と表現される．当然，切断面に存在する遺伝子も消失し，その遺伝子が重要な役割を果たしていると当該細胞の生態に大きな影響が出る．しかし本腫瘍での切断面には細胞生存に重要な役割を果たす遺伝子は存在せず，本現象の意義についての議論が続いている．Bettegowda ら（2011）[4] は染色体 1p と 19q 上の遺伝子を検索し，前者に存在する *FUBP1*（Far Upstream Element Binding Protein 1）遺伝子と，後者の *CIC*（Capicua Transcriptional Receptor）遺伝子の変異が本腫瘍の生態に関与すると報告した．*CIC* 遺伝子変異は本腫瘍の 50 ～ 70% に発現し，RTK（受容体型チロシンキナーゼ）シグナル伝達経路の遺伝子を活性化させると考えられている．*FUBP1* 遺伝子変異の発現率は 15% 前後で，*MYC* 遺伝子（がん原遺伝子）の発現を刺激する．これら両遺伝子変異症例は予後不良との報告と，予後には無関係との報告がある [5,6]．

注：以下の臨床像の記載にあたっては，原論文が使用している grading 表記（grade Ⅱ，Ⅲ）あるいは anaplastic OL の名称（WHO2016 分類以前の表記）をそのまま記している．Grade 2 ≒ grade 2，grade 3（あるいは anaplastic OL）≒ grade 3 と解釈していただきたい．

Oligodendroglioma, IDH-mutant and 1p/19q-cpdeletedとはどのような腫瘍か，その自然史

ここに記載する事項のほとんどは，病理形態学的所見のみにて“oligodendroglioma（現在の grade2 腫瘍）”と診断された腫瘍の生態である．現在の“IDH-mutant and 1p/19q-cpdeleted”のゲノム異常による診断との合致率は約 80%（☞本書 1 版 28 頁表 2-1，補足資料 C）であるため，大きな乖離はないもとの理解いただきたい．

1）20 年生存率を算出している 2 報告（分子分類による 291 例 [3] と 126 例 [7]）では，10 年生存率 70 ～ 80% で良好であるが，生存曲線は直線的に下降し，20 年生存率 50% 前後となる（図 2-6）．

2）腫瘍サイズ（☞本書 1 版 108 頁表 2-29，補足資料 B※）：前章（astrocytoma）に記したように low grade glioma としてまとめられている報告が多いが，治療前の直径（球形と仮定）は 4 ～ 5 cm と推定できる（glioblastoma とほぼ同様）．無症候性（あるいは incidental）症例はやや小さいが，それでも 3 cm を超える．

※補足資料は金芳堂ウェブサイトにて閲覧いただけます．詳細は本書 xxxiv 頁を参照ください．

図2-6 Oligodendrogliomaの長期追跡結果(grade Ⅲ 腫瘍も含む)

実線：北欧の population based study [7] (grade 2, 126例)：10年生存率 80%, 15年生存率 70%, 20年生存率 50%.
破線：UCSF, Mayo Clinic などの症例集計 [3] (grade 2, 173例と grade 3, 118例)：10年生存率 70%, 15年生存率 55%, 20年生存率 50%

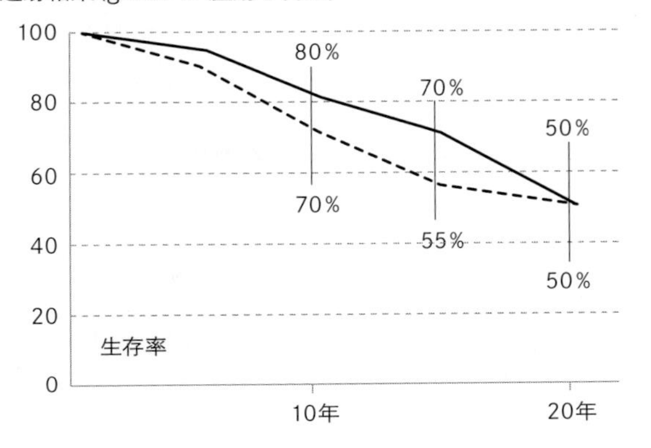

3）腫瘍は直線的な増大を示し [8]，手術のみで経過観察した場合の再発（再増大）までの期間中央値（mPFS）は4～5年である [9-14]．EORTC の LGG（low grade glioma）に対する大規模 phase Ⅲ study（OL 系がほぼ 25%）[15] での手術後経過観察群の mPFS 3.4年は，OL 系に限れば4～5年と推定され，4～5年で再増大（再発）するのは妥当な数字であろう．

腫瘍増大率に関して精力的に報告を重ねている Pallud らのグループの最新の報告 [16] では，WHO2016 分類による grade Ⅱ OL の腫瘍直径の変化速度（velocity of diametric evolution: VDE）は 2.8 mm/y，grade Ⅲ は 8.2 mm/y である．後者のうち，血管新生に富む腫瘍では 10.0 mm/y の速い増大を示している．彼らの 2013 年の報告 [17] では，OL 全体（246例）の VDE は 5.8 mm/y だが，1p19q 共欠失例（67例）では 4.6 mm/y である．LGG の平均として 4 mm/y 前後の報告が多い．

4）再発症例の病理を詳細に検討した Barnard の報告 [18] によると，定型的（高分化）腫瘍細胞が大半を占める腫瘍でも辺縁（進展）部に異型細胞を含む場合が多く，腫瘍境界は不明瞭となり浸潤性発育を示し，再発死亡例の多くは遠隔部まで白質内を連続的に浸潤進展している．Daumas-Duport ら [19] は 153 例の詳細な病理検索を行い，solid tumor のみの症例は皆無で，全例で正常白質内に isolated tumor cell を観察している．Pallud ら [20] は 16 例の成人，非造影性，かつ未治療の OL に対し，MRI 上の腫瘍辺縁から 10～26 mm 離れた部位で stereotactic biopsy を行い，16 例全例で腫瘍細胞浸潤を認めている．腫瘍細胞形態は高分化（定型的）から低分化（anaplastic type）にスペクトラム上に漸時移行する所見が得られ [21]，この腫瘍の本質は，浸潤性を保有する腫瘍と考えるのが妥当である．

5）再発腫瘍の組織学的検索で組織像が悪化（malignant transformation）することは 1960 年代に 2 編の報告がある．Barnard ら [18] は 6 例の剖検例で oligodendroglioma

細胞はよりprimitiveな腫瘍細胞への転化を，Weirら[22]は，5例の再発腫瘍中3例で組織型の悪化を報告している．初回再発例での頻度は40～80%[9,10,12,23,24]と報告されている．この頻度の差は，astrocytomaの項に記したように初診時の腫瘍サイズの差によるものであろう．再発のほとんどは局所再発であり，死亡者の90%以上は腫瘍死である[9,23-25]．

6）このようなoligodendrogliomaの生態はastrocytomaと同一である．ただし，両者の生命予後には有意な差があり，放射線治療と化学療法への感受性がoligodendrogliomaの方が高いためであろう（後述）．

4）Anaplastic oligodendroglioma（AOL現在の分類ではgrade 3 OL）はOLの細胞組織構築を基本とし，細胞密度がより高く，細胞多型性，核分裂像や核の異型性がより多く見られ，血管内皮細胞肥大，微小血管増殖，さらには壊死巣（時にpseudopalisadingを伴う）を観察する腫瘍である．2001年，Giannini，Scheithauer，などの高名な病理学者が本腫瘍群の病理学的特徴（必須条件）として，“高倍率による10視野あたり6個以上の核分裂像”あるいは“微小血管増殖”を挙げて以来，この基準で診断する病理医が多い[26]．核分裂像の数は一見客観的な所見に見えるが，その判定基準が病理医により異なることがあり，本腫瘍群の診断は容易ではない．EORTC 26591の病理診断review[27]では，治験施設においてAOL（89例）あるいはanaplastic oligoastrocytoma（AOA）（25例）と診断した114例が，中央病理診断ではAOL 56例，AOA 8例となり，残りはglioblastoma 13例，LGG 11例，などと診断されている．

　このような事情により，病理診断が信頼できる多数例のprospective studyが極めて少ないため，過去の治療成績の分析から今後の治療方針を定めるのは容易ではない．後述のPCV療法の出現までは手術後の放射線照射が標準治療であったが，放射線治療の有効性を示すRandomized Clinical Study（RCT）は行われていない．また，至適線量の検討もなされておらず，54 Gy～60 Gyは広く用いられてきた．Lassmanら[28]は国際間協力で集積した1,013例を治療法別に分析し，術後放射線治療のみではmPFS 1.8年，MS 4.4年を報告している（表2-17）．Grade II gliomaよりは明らかに生存期間は短い．

■基本事項：脳腫瘍全国集計調査報告（2005～2008）のgrade II/III oligodendroglioma 477例

頻度：全脳腫瘍の2.9%を占める．

年齢：Oligodendrogliomaとanaplastic OLを合わせた477例の年齢中央値は45～49歳の間にあり，30～64歳患者が71%を占める．小児例（15歳未満）は4%である．Grade II OL（242例，51%）の年齢中央値は40～44歳の間で，grade IIIの50～54

歳より若年層にある．

性：男性にわずかに多く 58% を占める．

腫瘍数：孤発（単発）が 96%，多発 4%，播種例の登録はない．

部位：テント上に 98% 以上が発生し，テント下は 2% 例である．前頭葉（64%），側頭葉（15%），頭頂葉（11%），insula（4%），後頭葉（2%），の順に多い．米国の National Cancer database（NCDB）の 590 例でも，前頭葉（68%），側頭葉（9%），頭頂葉（12%），である[29]．多くの報告では，後頭葉より insula 発生例の方がわずかだが多い．

症候：けいれん 44%（grade II では 50%）と最も多く，局所（巣）症状 27%，頭痛 24%，が続く．頭蓋内圧亢進症状はわずか 3% である．腫瘍内出血は 1% と登録されている．無症候症例は 8% である．

KPS（治療前）：社会活動可能な 80 以上が 75% を占める．この率は，grade II 腫瘍患者では 88% だが，grade III 患者では 63% に低下している．

再発：原発巣内 / 辺縁からの局所再発が 90% を占める．

■ 病理

1. 肉眼所見

局所性発育を主体とし，脳表では脳溝に境され境界明瞭だが，深部白質に至ると浸潤性発育を示す[17,30]．皮髄境界に近い白質に発生点があると考えられ，同境界を容易に進展突破して皮質に浸潤する．腫瘍細胞に占拠された皮質は肥厚し，脳表のクモ膜，硬膜に浸潤（leptomeningeal infiltration）しつつクモ膜下腔に突出し皮質腫瘍の外観を呈する．この所見は，“cortical hypertrophy”，“cortical extension”，あるいは“mushroom-like extension きのこ突出”などと呼ばれ，MRI での診断根拠の一つとも

表2-17　Anaplastic oligodendroglioma 系腫瘍への治療成績

(International retrospective study, 1981 ～ 2007 年[28]

	全例(1013 例)	CMT のみ(201)	RT＋CMT(528)	RT のみ(200)	その他(84)
MS	6.3 年	7.0 年	7.1 年	4.4 年	記載なし
1yOS	98%	94%	95%	84%	
5yOS	57%	59%	58%	48%	
10yOS	39	43%	41%	29%	
mPFS	3.1 年	2.8 年	4.1 年	1.8 年	
5yPFS	39%	31%	47%	26%	
10yPFS	21%	16%	31%	10%	

RT：放射線治療, CMT：化学療法, その他：手術のみ 64 例含む

MS：生存期間中央値, mPFS：非増悪期間中央値, OS：生存率, PFS：非増悪率

なっている．Minauf ら[31]は 22 剖検例中 12 例（55%）で subarachnoid space への浸潤を観察している．しかし，この浸潤は medulloblastoma のように全中枢神経系に及ぶものではなく，局所にとどまるため治療成績には影響を与えるものではない[32]．したがって，髄腔内播種に言及した報告は少ない．Weir ら[22]も剖検した 63 例中 2 例で，Wallner ら[23]は 29 例中 2 例で髄腔内播種を観察しているが，実態は正確にはつかめていない．

全体としては暗赤色ゼラチン様のやわらかい腫瘍で，中心壊死巣，出血巣（画像診断参照）を含むことが多い．後述する chicken wire 構造に示されているように，glioma の中では体積あたりの血管数が最も多い．腫瘍内出血の頻度は高いが，ほとんどが手術時あるいは病理所見で発見する微視的な出血で，glioblastoma のような急性頭蓋内圧亢進の原因となる症候性出血ではない．腫瘍辺縁部に石灰沈着が特徴的である．177 例の手術所見のまとめ[33]では 88%（155 例）で浸潤性格を確認し，necrotic cyst あるいは出血巣は 50%（88 例）に，肉眼的脳表くも膜浸潤硬化像を 40%（70 例）に認めている．

2. 組織学的所見

類円形あるいは多辺形の均質の細胞が敷石状に密に増殖する．腫瘍細胞は腫大した明るい細胞質と明瞭な細胞膜を有し，ほぼ細胞の中心に核膜クロマティンに富む円形～類円形の核（車軸状核）を有する．核周囲が明るく見え perinuclear halo と表現されるが，この所見は実はホルマリン固定と脱水による artifact（人口産物）であり，迅速診断時の凍結切片では観察されない．これらの腫瘍細胞形態は正常の oligodendrocyte を模倣するものではなく，また免疫組織化学的マーカーとして正常の oligodendrocyte に陽性となる myelin basic protein, galactocerebroside, carbonic anhydrase C などは腫瘍細胞にはほとんど染まらない．正常 oligodendrocyte に見られる髄鞘形成が腫瘍組織では観察されない．

とはいえ上記の細胞像が本腫瘍の診断基準であり，これらが密に増殖した状況を蜂巣状構造（honeycomb structure）あるいは目玉焼き像（fried-egg appearance）と呼ぶ．腫瘍内および辺縁部に石灰沈着を観察することが多い．細胞学的悪性所見は通常乏しいが，軽度の核分裂像を観察することは多い．腫瘍細胞のびまん性皮質浸潤は高頻度にみられ，神経細胞を取り囲むように腫瘍細胞が集まり perineuronal satellitosis を形成し，軟膜直下に高密度に集積する（subpial spreading）．腫瘍細胞形態は diffuse astrocytoma と同じく，高分化から低分化へ漸次移行する像が観察される[20]．稀に白質深部に発育するが，その場合は脳室系と接する．

腫瘍間質（血管，膠原線維）は発達し，豊富な毛細血管は分岐 / 吻合を示し，しばしば endothelial hyperplasia を伴う．これらの間質が腫瘍組織を小葉状に分画し，鶏小屋の金網状（chicken wire）分画と呼ばれる．微小嚢胞性変化（microcystic change）や粘液状物質蓄積（mucoid degeneration）もよく見られる所見である．

本腫瘍に特異的な免疫組織学的マーカーはない．前述したように正常oligodendrocyteに陽性となる免疫組織化学的マーカーは腫瘍細胞にはほとんど染まらない．Glia発生におけるneuronとの近似性，およびglioma発生過程におけるastrocytomaとの一体性を前提とすると，両者に関わる種々のマーカーが染色されることは十分予想される．事実，oligodendrocyteの分化過程に発現する転写因子Olig2，Nkx2.2やASCL1などの免疫染色はoligodendroglioma細胞の核にも，astrocytic componentにも陽性になり得る．GFAP染色も同様で，特に核周囲を縁取るように染色されるgliofibrillary oligodendrocyteや，GFAP強陽性の豊かな好酸性胞体をもち核が偏在するminigemistocyteに顕著である．ただし，perinuclear haloを呈する細胞はGFAP陰性である．また，神経細胞マーカーである，synaptophysin，NeuN，TUJ-1，class Ⅲ beta tubulinなどの陽性細胞も観察できる．そのほかS-100タンパクおよびLeu-7も染色される．

Grade 3腫瘍（旧anaplastic oligodendroglioma）は上記の典型的組織所見と異なり，細胞密度が高く，細胞多形成，核分裂像や核の異型性が多く見られ，血管内皮細胞肥大，増殖，さらには壊死巣（時にpseudopalisadingを伴う）を観察する．

今回の改訂後に，“oligosarcoma, IDH-mutant”として報告された予後不良な腫瘍群がある[34]．24例をまとめたもので，OLの組織学的特徴を背景に肉腫瘍変化を示す．20例がOLの再発時に診断，4例が初発腫瘍として診断されている．全例*IDH*遺伝子変異と1p19q共欠失があるが，DNAメチル化分析ではoligodendroglioma, IDH-mutant and 1p19q codeletionやglioblastoma, IDH-wildtypeと明らかに異なる腫瘍群として示されている．*CDKN2A/B*の欠失が20例で，がん抑制遺伝子*NF1*の欠失が64%で，発がん性の*YAP1*遺伝子異常が91%で観察されている．極めて稀な腫瘍群であるが，肉腫様変化を含むOLに遭遇した場合は本腫瘍の可能性を考え原著を参照されたい．

■症状

けいれん発作，頭痛・嘔気，性格変化がこの腫瘍の3徴である．初発症状としてはけいれん発作が第1位で57～87%を占める．Gliomaの中では前頭葉に最も多く発育するため，性格変化（精神情動障害）も多い（10～40%）．微視的な腫瘍出血は多いが，前述のように症候性出血は極めて稀である．

■画像診断

単純X線上の石灰化は40～70%，CT上の石灰化は90%以上[35]の報告がある．

多くは腫瘍辺縁部に散在するが，腫瘍内部に粒状の石灰化がみられることも少なくない．

血管撮影は avascular mass として描出されることが多いが，血管網が描出される症例も 30% 前後みられ，筆者の経験では anaplastic type が多い．Astrocytoma の特徴の一つである“T2-FLAIR mismatch sign”（☞ 35 頁）は本腫瘍では観察されない．

MRI では T1 強調像で低信号，T2 強調像で高信号に描出される（CT の定型像は低吸収腫瘍）．腫瘍内出血と考えられる信号強度領域が腫瘍内に観察（22%）されることが少なくない[35]．造影効果は報告者により異なるが，30 ～ 70% に観察される[36,37]．CT/MRI を通じて，脳表に突出する進展像（病理記載参照）があれば本腫瘍が疑える．

染色体 1p19q 共欠失と MRI 像との関連では，腫瘍辺像が鋭的ではなく周囲白質との境界が不明瞭，かつ信号強度が多彩（heterogeneous）な症例で 1p19q 共欠失の比率が高い[38]．造影の有無は関連していない．

Grade 3 腫瘍の MRI 像は，基本的には grade 2 腫瘍と同じく，MRI では T1 強調像で低信号，T2 強調像で高信号に描出される．脳表に突出する進展像も特徴の一つである．腫瘍内出血と考えられる信号強度領域が腫瘍内に観察されることが少なくない．造影効果率が grade 2 腫瘍よりは高く本腫瘍群の 72 ～ 97% に観察されるとの報告[37,39]がある一方，grade 2 と変わらないとの報告[40]もある．石灰化率も grade 2 腫瘍より低い印象だが，不変との報告[39]もある．血管撮影では，淡い腫瘍血管網を観察することが多い．

■ 今後の治療を考える重要な資料（主たる臨床試験の成績）

1．手術摘出の意義

前述のように，手術のみで経過観察した場合の再発（再増大）までの期間中央値（mPFS）は 4 ～ 5 年である[9-14]．たとえ gross total removal が行えても，7.5 年の追跡の間に 1/3 が再発したとの報告がある[41]．この数字は，LGG 216 例（OL 42%含む）において，FLAIR 高信号域を全摘出し得た症例の 8 年 PFS が 48% であったとの UCSF からの報告[42]と同等である．手術摘出のみで治療できる腫瘍ではない．手術摘出度に関しては，米国 National Cancer Database（NDB）からの grade 2 腫瘍 590 例[29]，北京 Tiantan 病院からの 269 例[43]の分析があり，いずれも GTR と STR の間に有意な生存期間の差はないが，生検症例よりは優れていることを報告している．手術の目的は可能な限りの GTR であり，摘出に伴う神経症状の悪化が懸念される場合は STR にとどめる．

2．術後放射線治療の効果

手術摘出の限界を受けて，早期再発を防ぐ目的で放射線治療が行われたのは必然であった．しかし，手術摘出と術後放射線治療（50 〜 60 Gy）による 10 年生存率は，1985 年までの治療症例では 50% 前後にとどまっている[9,12,24,25]．1990 年以降は術後早期（6 週間以内）に照射を開始し生存率は向上し，Kang ら（2009）[14] は後方視分析ではあるが，low grade OL（grade Ⅱ）74 例中術後照射（中央値 54 G）43 例の mPFS 13.2 年と MS 14.9 年は，術後観察 31 例（増大時照射あるいは再摘出）の mPFS 4.6 年と MS 9.8 年より優れていたことを報告した．

2

放射線治療を術後直ちに行うか，あるいは経過観察後の増大確認時に行うかの議論は，astrocytoma の項で記した EORTC 22845 の大規模 RCT（Randomized Clinical Study）[15] に帰着する（☞ 28 頁）．登録症例 311 例中 OL 系が約 1/3 程度含まれていた本 study では，mPFS は術直後照射群 5.3 年，増大時照射群 3.4 年で有意差があったが，MS は 7.2 年と 7.4 年でいずれを選択しても生存期間の観点からは結果は同じである．本文中には記載されていないが，OL 群として整理すれば MS は 10 年前後であろう．

Anaplastic OL（grade 3）に対する術後放射線治療単独での成績は，Lassman ら[28] の国際間協力 1,013 例（前述，表 2-17）中で，mPFS 1.8 年，MS 4.4 年で grade 2 OL よりは明らかに生存期間は短い．後述の PCV 療法効果を検証した RTOG[44] と EORTC[45] の 2 つの RCT における術後放射線治療単独群の MS2.9 年と 4.2 年も同様の成績である．

3．放射線治療の晩期障害

使用する時期は別として oligodendroglioma 治療に放射線治療は不可欠であるが，成人大脳への局所照射 50 〜 60 Gy が後年何らかの晩期障害を起こす確率は少なくとも 50% はある．Astrocytoma の項（☞ 38 頁）でも記したが，Klein ら[46] はオランダの多施設症例で認知機能検査を行い，LGG 患者（放射線治療の有無にかかわらず）の認知機能は血液がん，あるいは健康人対照群に比して有意に低下していることより，glioma の存在そのものが認知機能を下げる要因の一つと考察している．事実，Wefel ら（2016）[47] は，*IDH-1*-mutant glioma 66 症例に認知機能 14 項目（注意力，遂行機能，作動記憶，など）のテストを行った結果，全項目異常なしがわずか 23%，3 項目以上低下が 24%（glioblastoma では 56%）と報告している．臨床現場の感覚を反映している報告として，Douw ら[48] は Klein らの分析症例を 12 年後まで追跡し，6 年後の状況と比較している．治療後 6 年後時点では，放射線照射群と非照射群の間には，認知機能の 6 領域，executive functioning，psychomotor functioning，verbal memory，working memory，information processing speed，および attention，はほとんど差は見られなかったが，12 年後には executive functioning と information processing speed の 2 領域で有意な低下が観察され明らかな晩期障害と結論している．これらの報告からは，6 年前後では放射線治療による認知機能低下は軽微であるが，10年を超すと明らかな低下が見られるようである．Cayuela (2019)[49]もoligodendroglioma患者を対象とし，放射線治療後5年以上の生存者では有意にmemoryとexecutive functionが低下しており，それらはMRI上の灰白質容積の低下と相関すると報告している．

4. PCV療法 (procarbazine, CCNU, vincristineの3者併用療法) の効果

1990年前後，Caincrossらの報告[50,51]により再発例およびanaplastic OLに対するPCV療法が注目された．彼らは2年後の1994年に，放射線治療＋PCV療法がそれまでの標準的治療である術後放射線治療より優れているかを検証するRTOG 9402 study[44]を開始し，欧州でも2年後の1996年からvan den Bentらが同目的のEORTC 26951 study[45]を実施した．両studiesの結果はMEMO（☞115頁）に詳述するが，1p19q共欠失群では放射線治療＋PCV療法によりmPFS 10年前後，MS 15年以上が期待できる[52,53]．

5. Grade 2 OLに対するPCV療法

RTOG 9802試験は，high risk（40歳以上，40歳未満の非全摘出）のgrade 2 gliomaについて放射線治療単独（54 Gy）と放射線治療＋PCV療法（8週毎6回）を比較したRCTである．分子分類を行ったgrade 2 OLの報告（2020年）[54]では，放射線治療＋PCV療法のmPFS：未到達，MS：未到達は，放射線治療単独群のmPFS：5.8年，MS：13.9年より有意に優れていた．生存率グラフ読み取りによる10年生存率は，前者が90%超に対し後者は70%である．放射線治療単独群のMS 13.9年は，この項の冒頭に記したKangら（2009）の報告[14]（術後放射線治療群のMS 14.9年）と同様である．術後放射線治療単独の成績として信頼できる指標になる．

6. Temozolomide (TMZ，テモダール®) とPCV療法との比較

再発OLに対するTMZの治療の試みも2000年代初頭（分子診断以前）に精力的に行われた．初発grade Ⅱ腫瘍の術後TMZの有効性を求めてEORTCは2つの第Ⅱ相試験（EORTC 26971，26972）[55,56]を，米国はRTOG0424第Ⅱ相試験[57]を行ったが，放射線治療とほぼ同等の効果が期待できるとの結果であるが決定的なものではない．ただし，これらのstudyはLGGとしての成績であり，OLに特定した結果ではない．

2016年に報告されたEORTC 22033-26033[58]は，術後放射線治療単独に対する術後TMZ単独の効果を検証するRCTであるが，OL 104例のmPFSは前者は5.1年，後者は4.6年で両群間の差はない．UCSFからの第Ⅱ相試験[59]でも，grade Ⅱ OL症例の術後TMZ単独治療による腫瘍消失（CR）率0%とPR率11%は放射線治療に

よる腫瘍縮小率に劣り，また mPFS 4.9 年は EORTC22845 study の術後経過観察症例（全例の mPPFS 3.4 年，OL 群に限定すれば 4 年程度）とほぼ変わりないとのことで，術後 TMZ 治療単独には否定的な報告をしている．次項に述べる grade 3 腫瘍治療での TMZ 効果を含めて，McDuff らは報告文献を分析した結果，現時点で TMZ が PCV に優るエビデンスはないと結論している[60]．

7. Grade 3 oligodendroglioma の治療における Temozolomide（TMZ）の有効性

本 subtype の治療は，欧米の 2 つの RCT[44,45] により放射線治療と PCV の併用が標準治療となっている．現在の最大の関心事は，PCV 療法より有害事象が少なく，かつ治療が簡便な TMZ が PCV に代替できるかどうかである．メキシコからの後方視的比較観察研究[61] では，放射線治療後 PCV 療法症例が Stupp regimen より mPFS（7.2 年 vs 6.1 年）および MS（10.6 年 vs 9.2 年）ともに有意に優れていた．欧州の NOA-4 study は anaplastic glioma に対する術後放射線治療単独（再発時 PCV または TMZ）と術後化学療法（PCV または TMZ）単独（再発時放射線治療）の RCT である．分子分類別に生存率を分析した 2016 年の報告[62] では，中央値 9.5 年の追跡で全例（319 例）では mPFS（2.5 年 vs 2.6 年）と MS（8 年 vs 6.5 年）の双方で有意差はない結果となっている．1p19q 共欠失例における化学療法別のサブ解析では，PCV 療法群の生存率は TMZ 群を上回る結果となっているが，少数例（両群 16 例）のため有意差検定には至っていない．本問題の解決には，1p19q codeleted anaplastic OL を対象とした CODEL study の結果が期待された．2009 年に開始されたこの RCT の最近の中間報告（2021 年）[63] では，術後 TMZ 単独治療は，放射線治療単独あるいは術後 Stupp regimen より有意に生存率が劣るとの結果を踏まえて，次の step として術後 Stupp regimen と PCV 療法との比較を行うとの報告にとどまっている．この問題の解決には時を待たなければならない．

8. PCV 療法に用いる CCNU を ACNU で代替できるか？

我が国では CCNU が薬事承認されていないため PCV 療法を行うことができない（2024 年には承認見込みとの情報あり）．同じニトロソウレア系抗腫瘍薬である ACNU（ニドラン®）を CCNU に代わって用いる PAV（Procarbazine，ACNU，Vincristine）療法は，千葉大学と九州大学において術後治療（放射線治療を回避）として積極的に用いられている．両グループともに ACNU の血液毒性を避けるため，ACNU 量は 75mg/m^2 で投与間隔は年 4 回（約 3 月毎）と控えめな処方（glioblastoma には 100mg/ m^2，2 ヵ月毎）になっている．前者は 70 例（grade II 48 例，grade III 22 例）の結果として mPFS 12 年，15 年生存率 80% の優れた成績を報告している[64]．後者の grade 2 と 3 を含んだ 28 例の 5 年 PFS と OS は 30.3% と 92.1% である[65]．両者の成績は同一とは言えず，現時点で我が国の標準治療としてのエビデンスに乏しい．なお，PAV 療法に用いる 3 薬剤（商品名：ニドラン®，ナツラン®，オンコビン®）は oligodendroglioma（grade を問わず）治療に関して薬事承認されている（詳細は添付文書参照）．

9. 多数例の後方視的治療成績

この項の最後に，多数例の後方視的治療成績報告を紹介する．臨床現場においては様々な状態の患者の治療を行うため，平均的な治療成績を心得ておくことが必要である．

米国 National Cancer Database（NCDB）からの grade 2 OL と grade 3 OL（ともに WHO2016，2021 分類診断）の治療成績報告[29,66]を紹介する（表 2-18）．National Database という性格上厳密な治療方法別分析ではないが，その分現実の治療経験による多数例の治療成績としての価値がある．590 例の grade 2 OL の分析[29]では，腫瘍直径の中央値 4 cm，治療前 KPS≧90 が 71% を占め，biopsy 症例は 21% である．全例，術後増大確認までは経過観察で増大時に salvage 治療が行われているが，その詳細は記載されていない．5 年生存率は手術摘出別（biopsy，STR，GTR）に 92.4%，90.1%，96.5% で，GTR は biopsy より有意に優れた結果である．Grade 3 OL の治療[66]は，89% が術後放射線治療を行った後に維持化学療法として 89% に PCV 療法，11% に TMZ 併用放射線治療後に維持 TMZ 治療（Stupp regimen）が行われている．放射線治療線量はともに中央値 59.4 Gy である．PCV 群の 5 年生存率 63.3% は，Stupp regimenn 群の 58.9% より有意に高い（p＝0.04）．この報告が示すところは，grade 2 と grade 3 は治療成績が異なり，治療方法も別個に議論しなければならないことである．

表2-18　米国 National Cancer Database（NCDB）の集計報告[29,66]

	Grade 2	Grade 3
治療期間	2010 ～ 2016	2010 ～ 2018
症例数	590	1596
年齢中央値	39 歳	59 歳
治療時腫瘍直径	中央値 4.0cm	記載なし
治療前 KPS	KPS ≧ 90　が 71%	KPS 中央値 90
手術摘出度	Bx 19%, STR 27%, GTR 54%	Bx 18%, STR 36%, GTR 46%
術後治療	PG まで経過観察	Stupp Regimen（11%），または 放射線治療後 PCV（89%）
5 年生存率	Bx 90.1%, STR 92.4%, GTR 96.5% （GRT は有意に Bx より良好だが， GTR vs STR 有意差なし）	Stupp Regimen 58.9 PCV 63.3%, p=0.04

ベルリンのCharité-Universitätsmedizin（シャリテー医科大学病院）[67]からは，18歳以上でIDH-mutant and 1p/19q codeletedの114症例（grade 2〜53%，grade 3〜47%）に対し経過観察（増大時salvage治療），放射線治療＋化学療法，放射線治療のみ，化学療法のみ，の4治療法を行っている（表2-19）．論文には記されていないが，状況から判断するにgrade 2腫瘍には主として経過観察が行われ，grade 3腫瘍には放射線治療＋化学療法が施行されたと考えられる．化学療法剤はTMZが最も多く（60%），次いでPCV，CCNUである．Gradeにかかわらず5.6年前後で再発しているが，調査時点での再発率はgrade 3が80%に及ぶ．再発時の悪性転化率は27%である．生存曲線から読み取った10年生存率は，grade 2は90%だがgrade 3は60%で6年目から10年にかけて急速に低下している．

ミュンヘン大学病院[68]のgrade 2 OL（144例）の後方視分析では，定位的生検後経過観察，腫瘍摘出後経過観察，生検後TMZ，生検後PCVの再発までの期間中央値は5.1年，4.4年，3.6年，9.1年であり，PCVが最も有効との結果であった．

10．米国と欧州の治療ガイドライン

① Oligodendroglioma, IDH-mutant, 1p19q codeleted, CNS WHO grade 2

米国（ASCO-SNO）のガイドライン[69]では，治療の基本として術後放射線治療にPCV療法の併用を奨めている．PCVの有害事象が懸念される場合はTMZの代替（Stupp regimen）もよしとするが，evidence levelは低いとしている．ただし，若年者（一般的には40歳未満）でほぼ全摘出が行われた症例には，腫瘍増大まで抗腫瘍治療を行わずに経過観察でもよいとしている．

表2-19　Charité-Universitätsmedizin（シャリテー医科大学病院）からの2023年の報告[67]

対象症例 (n=114)	1987〜2022年治療OL群224例中，18歳以上でIDH-mutant and 1p/19q codeleted の114症例．GradeはWHO第5版に従う．			
WHO grade	Grade 2: n=60, 53%　Grade 3: n=54, 47%			
手術摘出量	GTR 48%, STR 35%, Biopsy 12%, 不明 12%			
術後治療	・経過観察（増大時salvage治療）：n=40, 35% ・放射線治療＋化学療法：n=50, 44% ・放射線治療のみ：n=6, 5% ・化学療法のみ：n=18, 16%			
再発症例数	n=62, 54%（grade 2: 19/60, 32%　grade 3: 43/54, 80%）			
再発時組織像悪化	n=17（62再発の27%）			
生存率（OS） med. F/U: 5.8年	全例	mPFS：5.6年	OS：6年96%	10年76%
	grade 2**	mPFS：5.7年	OS：6年100%	10年90%
	grade 3**	mPFS：5.6年	OS：6年92%	10年60%

欧州（EANO）のガイドラインで[70]は，GTRを行えた症例，あるいはSTRでも若年者（40歳未満）には腫瘍増大までの経過観察を可としている．これらの症例に該当しない場合の標準治療として放射線治療にPCV療法の併用を奨めている．

両ガイドラインの根幹の一つは，grad 2腫瘍であってもhigh risk症例（部分摘出，高齢，強い神経症状，など）には放射線治療＋PCV療法（あるいはStupp regimen）を推奨している点である．その根拠は既に記述した．

② Oligodendroglioma, IDH-mutant, 1p19q codeleted, CNS WHO grade 3

両ガイドラインともに，放射線治療＋PCV療法を推奨している．状況によってはStupp regimenも許容している．

■治療方針

1. Oligodendroglioma, IDH-mutant, 1p19q codeleted, CNS WHO grade 2の治療

WHO2021分類で診断されたgrade 2腫瘍の治療について，確固たる治療方針を明示できる臨床試験報告はない．以下の治療方針は，米国と欧州の治療ガイドラインを基本とし，現在まで報告された治療成績を参考にしたものである．治療目標は，10年生存率90％以上，MS 15年以上であろう．

1）手術摘出は，神経症状を悪化させずに可能な限りの多量摘出（maximal safe resection）に努める．

2）術後治療の第一選択は，放射線治療＋PCV療法であるが，我が国ではCCNUが使用できないためStupp regimen（TMZ併用局所照射54 Gy→TMZ維持療法6～12サイクル，処方は図2-4），あるいはACNUを用いるPAV療法（処方は表2-20）を行う．

3）GTRを行えた症例，あるいはSTRでも若年者（一般的には40歳未満）には，腫瘍増大までの経過観察も許容できる．緻密なMRI追跡（当初の5年間は少なくとも年3回）を行い，増大腫瘍を可能な限り小さなサイズで捕捉する．腫瘍増大時には，STR以上が可能なら再摘出を行い，術後に化学療法併用放射線治療（Stupp regimenなど）を行う．

4）上記3）の方針は，放射線治療の晩期障害を遅らせ，10年以上の有意義な社会生

表2-20 PAV療法の処方

用量と用法		千葉大学[41]	九州大学[65]
Day 1	ACNU（ニドラン）	75 mg/m^2	75 mg/body
Day 8-21	Procarbazine（ナツラン）	100 mg/body	100 mg/body
Day 8, 29	Vincristin（オンコビン）	1 mg/ m^2	2 mg/body
投与回数		3ヵ月毎8回	6週毎6回

活を確保する目的であるが，その代償として術後4～5年で“再発”事態に直面する患者の精神面には十分な配慮が必要である．術前（あるいは術後）に，全体の治療計画を十分に説明し理解を得ておくことが必要である．

5）部分摘出に終わりかつ神経症状のある症例では，腫瘍が増大すると神経症状は悪化し salvage 治療によっても改善しない場合があり得る．仮に KPS 70（単独外出は困難だが日中の留守番可能）が KPS 60（日常生活に介助要）に低下すると，salvage 治療により10年以上の生存が期待できても，日々の家庭生活の多くの局面で介助が必要になる．それならば，術後 Stupp regimen（あるいは放射線治療＋PAV）を行い，KPS 70 の状態を10年前後維持する方が家族の負担は少ない．

6）部分摘出症例に対しての術後化学療法単独（TMZ，PCV，あるいは PAV など）の効果について信頼できる報告は乏しい．現時点では推奨できる方針ではない．

7）腫瘍存在に起因する認知機能（cognitive function）の部分低下に加えて，放射線治療の影響が重なることによる術後5年目以降の認知機能低下は，治療方針の決定に際しての重要な因子である．しかし，報告されている術後10年目の晩期障害の頻度は50%前後で，80%以上ではないことも念頭におくべきであろう[46,48]．

2. Oligodendroglioma, IDH-mutant, 1p19q codeleted, CNS WHO grade 3 の治療

国際的には，欧米の2つの RCT 最終報告[44,45,52,53]をもって，標準治療は放射線照射と PCV 療法の組み合わせ治療となっている．両治療方法の投与順は RTOG 方式あるいは EORTC 方式のいずれでも結果は同等である（MEMO）．我が国では CCNU が使用できないため Stupp regimen（TMZ 併用局所照射 60 Gy → TMZ 維持療法6～12サイクル，処方は図 2-4），あるいは ACNU を用いる PAV 療法（表 2-20）を行う．治療目標は，mPFS 10年前後，MS 15年以上であろう．

MEMO

Anaplastic oligodendroglioma（現在の grade 3 OL に相当）および ologoastrocytoma に対する放射線治療＋PCV 療法の欧米の臨床試験（RTOG 9402 study および EORTC 26951 study）[44,45,52,53]

Anaplastic oligodendroglioma に対する PCV 療法の効果を不動のものにしたこの2つの RCT の特徴は，試験治療群（RT＋PCV）の OS と PFS 曲線が3年前後まではともに対照群（放射線治療単独）とほぼ同じ線上を下降し，5年目に向けて RT＋PCV 群の下降度が緩和して対照群との差が開き始め，5年以降は下降し続ける対照群に比べて試験群は平坦化してその差が年を経る毎に開いていくパターンをとったことである．両試験ともに全く同一の OS，PFS 曲線を示し，見事なまでに放射線治療＋PCV の放射線治療単独に対する優位性を示した．両報告とも観察期間中央値11年で得た最終結論は，1p19q co-delated 腫瘍群の MS が，RTOG 9402 試験で試験治療群（RT＋PCV）vs 対照群（放射線治療単独）

が14.7年vs 7.3年，EORTC 26951 studyでは未到達vs 9.3年で有意差があった．本文中には記載されていないが生存曲線から読み取ったRT＋PCV群の10年生存率は，両試験ともに60％前後である．

しかし，表に整理したように，この2つのRCTは細部においてはかなり異なる．

1）最大の相違点は，RTOGではPCVを4サイクル先行した後に放射線治療（RT）を行うが，EORTCでは逆にRTを先行した後にPCVを6サイクル行う．

2）組織診断基準が少し異なる．RTOGの方がわずかに範囲が広い．

3）PCVの処方が異なる．CCNUとPCZの1回投与量はRTOGの方がEORTCより各々18％と25％多い（dose-intensive PCVと称している）．逆に総投与量はEORTCの方がRTOGより各々25％，20％多い．そのためか，予定サイクル完遂率はEORTCの方が低く（30％ vs 48％），1回投与量が反映される血液関連有害事象率（grade Ⅲ以上）はRTOGの方がわずかに高い（56％ vs 46％）．いずれの処方にしろ，PCVの予定完遂率の低さと有害事象率の高さは，治療効果を認めつつも使いにくい化学療法との印象を与えている．

4〕生存期間評価にあたっての重要点であるanaplastic OLの症例割合が，RTOGが50％弱であるのに対しEORTCは70％を超す．全例のMSはRTOGの方がやや高い．

5)逆に1p19q共欠失症例率は，RTOGが約60％に対しEORTCは40％と差がある．前項4）のAOL率と比較すると違和感を覚える．

以上のいくつかの相違点があるにもかかわらず，この2つのRCTにより以下の結果が得られた（表）．

1）放射線治療にPCV療法を加えることによりそれまでの標準的治療である術後放射線治療より有意に優れた生存率が得られた．

2）特に，1p19q共欠失群ではRT＋PCV療法によりmPFS 10年前後，MS 15年以上が期待できる．しかし1p19q共欠失のない群ではRT＋PCVで治療してもmPFS 1年余，MS 2年余でありglioblastomaの治療成績に近い．この共欠失のない群（40～60％）は，明示されていないが遺伝子異常の原則に従えばIDH-wildtype腫瘍と考えてよく，本来は大半がglioblastoma, IDH-wildtypeに編入される腫瘍と考えられる．この推測が正しいとすれば，治療開始から5年目にかけてのPFSとOS曲線が各々60％のラインまで直線的に低下したのは，放射線治療＋PCVに抵抗性のglioblastoma症例がある割合で含まれていた可能性がある．

3）生存率に影響する独立因子解析では，RT＋PCVと1p19q共欠失に加え，両試験ともに若年年齢，良好なKPS（PS），手術摘出，が抽出されている．RTOGではAOL組織診断が加わる．

4）両試験の治療成績の比較では，放射線治療先行でもPCV先行でも結果は変わらないと判断できる．放射線治療とPCVあるいはTMZの投与順を検証したNOA 04 study[2]でも，AOL/AOA群のmPFS 52月（4.3年）はEORTC（RT＋PCV）の5年PFS 43％とほぼ同様であり，放射線治療とPCVの順は生存期間に影響を与えていない．

表 Anaplastic OL および OA (OL 成分 25% 以上)に対する放射線治療＋PCV 治療の第III相試験

試験背景	RTOG-9402(Caincross, 2006, 2013)	EORTC-26951 (van den Bent, 2006, 2013)
試験期間と追跡	1994 〜 2002 med. F/U: 11.3 年	1996 〜 2002 med. F/U: 140 月(11.7 年)
プロトコール	(PCV, 4 サイクル先行→ RT) vs RT alone	(RT 先行→ PCV, 6 サイクル) vs RT alone
対象症例条件	18 歳以上, KPS ≧ 60, med. Age 43 歳	16 〜 70 歳, ECOG PS 0 〜 2, med.age 48.5 歳
anaplasia 基準	組織学的悪性所見(右記)5 項目のうち 2 つ 但し, 1 つは, 多い核分裂像, あるいは微小血管増殖像	以下の組織学的悪性所見 5 項目のうち 3 つ 5 項目：高細胞密度, 多い核分裂像, 核異型, 微小血管増殖像, 壊死巣
PCV 療法	CCNU 130 mg/m^2 D1 PCZ 75 mg/m^2 D8 → D2 1VCR 1.4mg/ m^2 D8, D29 (6 週間毎 4 サイクル)	CCNU 110 mg/m^2 D1 PCZ 60 mg m^2 D8 → D21 VCR 1.4mg/ m^2 D8, D29 (6 週間毎 6 サイクル)
放射線治療 (総量 59.4Gy)	T2 高信号域＋2 cm margin に 50.4 Gy T1 腫瘍領域＋1 cm margin に 9 Gy	全低信号域領域に 45 Gy 上記＋2.5 cm margin に 14.4 Gy
PCV の毒性	4 サイクル完遂率 48% grade III以上の血液関連有害事象 56%	6 サイクル完遂率 30% grade III以上の血液関連有害事象 46%
1p19q 共欠失頻度	PCV/RT(59/135, 44%) RT alone (67/128, 52%)	RT/PCV(43/157, 27%) RT alone (37/159,23%)

治療成績	RTOG 9402			EORTC 26951		
全例 (AOL 例数, %)	PCV/RT(148) (n=77, 45%)	RT alone (143) (n=73, 51%)	p 値	RT/PCV(185) (n=140, 76%)	RT alone (183) (n=126, 69%)	p 値
MS 5yOS	4.6 年 数値記載なし	4.7 年 数値記載なし	0.1	42.3 月(3.5 年) 43.4%	30.6 月(2.6 年) 37.9%	0.018
mPFS 5yPFS	数値記載なし グラフのみ	数値記載なし グラフのみ	0.003	24.3 月(2.0 年) 43.4%	13.2 月(1.1 年) 37.0%	0.0003
1p19q 共欠失	PCV/RT(n=59)	RT alone(n=67)	p 値	RT/PCV (43)	RT alone (37)	p 値
MS 5yOS	14.7 年 数値記載なし	7.3 年 数値記載なし	0.03	未到達 76.2%	111.8 月(9.3 年) 73.0%	0.059
mPFS 5yPFS	8.4 年 数値記載なし	2.9 年 数値記載なし	<0.001	156.8 月(13.1 年) 71.4%	49.9 月(4.2 年) 46.2%	0.002
1p19q その他 *	PCV/RT(n=76)	RT alone(n=61)	p 値	RT/PCV (114)	RT alone (122)	p 値
MS 5yOS	2.6 年 数値記載なし	2.7 年 数値記載なし	0.39	25.6 月(2.1 年) 31.8%	21.1 月(1.8 年) 25.1%	0.185
mPFS 5yPFS	1.2 年 数値記載なし	1.0 年 数値記載なし	0.24	14.8 月(1.2 年) 25.4%	8.7 月(0.7 年) 13.5%	0.026
OS に関与する独立予後因子	・PCV＋RT 治療 ・年齢<50 歳 ・AOL 組織像	・1p19q 共欠失 ・手術摘出(vs 生検)		・PCV＋RT 治療 ・年齢<40 歳	・1p19q 共欠失 ・手術摘出(vs 生検)	

* 1p あるいは 19q いずれかの欠失, あるいは双方欠失なし.

文献

1） Appay R, Dehais C, Maurage CA, et al.: CDKN2A homozygous deletion is a strong adverse prognosis factor in diffuse malignant IDH-mutant gliomas. Neuro Oncol 21: 1519-1528, 2019

2） Appay R, Tabouret E, Macagno N, et al.: IDH2 mutations are commonly associated with 1p/19q codeletion in diffuse adult gliomas. Neuro Oncol 20: 716-718, 2018

3） Pekmezci M, Rice T, Molinaro AM, et al.: Adult infiltrating gliomas with WHO 2016 integrated diagnosis: additional prognostic roles of ATRX and TERT. Acta Neuropathol 133: 1001-1016, 2017

4） Bettegowda C, Agrawal N, Jiao Y, et al.: Mutations in CIC and FUBP1 contribute to human oligodendroglioma. Science 333: 1453-1455, 2011

5） Yip S, Butterfield YS, Morozova O, et al.: Concurrent CIC mutations, IDH mutations, and 1p/19q loss distinguish oligodendrogliomas from other cancers. J Pathol 226: 7-16, 2012

6） Chan AK, Pang JC, Chung NY, et al.: Loss of CIC and FUBP1 expressions are potential markers of shorter time to recurrence in oligodendroglial tumors. Mod Pathol 27: 332-342, 2014

7） Carstam L, Latini F, Solheim O, et al.: Long-term follow up of patients with WHO grade 2 oligodendroglioma. J Neurooncol 164: 65-74, 2023

8） Mandonnet E, Delattre Y, Tanguy M-L, et al.: Continuous growth of mean tumor diameter in a subset of grade II gliomas. Ann Neurol 53: 524-528, 2003

9） Gannett DE, Wisbeck WM, Silbergeld DL, et al.: The role of postoperative irradiation in the treatment of oligodendroglioma. Int J Radiat Oncol Biol Phys 30: 567-573, 1994

10） Müller W, Afra D, Schroder R: Supratentorial recurrences of glioma. Morphological studies in relation to time intervals with oligodendrogliomas. Acta Neurochir 39: 15-25, 1977

11） Olson JD, RiedelE, DeAngelis LM: Long-term outcome of low-grade oligodendroglioma and mixed glioma. Neurology 54: 1442-1448, 2000

12） Feigenberg SJ, Amdur RJ, Morris CG, et al.: Oligodendroglioma: does deferring treatment compromise outcome? Am J Clin Oncol 26: e60-66, 2003

13） Weller M, Berger H, Hartmann C, et al.: Combined 1p/19q loss in oligodendroglial tumors: predictive or prognostic biomarker ? Clin Cancer Res 13: 6933-6937, 2007

14） Kang HC, Kim IH, Eom KY, et al.: The role of radiotherapy in the treatment of newly diagnosed supratentorial low-grade oligodendrogliomas: comparative analysis with immediate radiotherapy versus surgery alone. Cancer Res Treat 41: 132-137, 2009

15） van den Bent MJ, Afra D, Witte O, et al.: Long-term efficacy of early versus delayed radiotherapy for low-grade astrocytoma and oligodendroglioma in adults: the EORTC 22845 randomized trial. Lancet 366: 985-990, 2005

16） Roux A, Tauziede-Espariat A, Zanello M, et al.: Imaging growth as a predictor of grade of malignancy and aggressiveness of IDH-mutant and 1p/19q-codeleted oligodendrogliomas in adults. Neuro Oncol 22: 993-1005, 2020

17） Pallud J, Blonski M, Mandonnet E, et al.: Velocity of tumor spontaneous expansion predicts long-term outcomes for diffuse low-grade gliomas. Neuro Oncol 5: 595-606, 2013

18） Barnard RO, Geddes JF: The incidence of multifocal cerebral gliomas. A histologic study of large hemisphere sections. Cancer 60: 1519-1531, 1987

19） Daumas-Duport C, Varlet P, Tucker ML, et al.: Oligodendrogliomas. Part I: Patterns of growth, histological diagnosis, clinical and imaging correlations: a study of 153 cases. J Neurooncol 34: 37-59, 1997

20） Pallud J, Varlet P, Devaux B, et al.: Diffuse low-grade oligodendrogliomas extend beyond MRI-defined abnormalities. Neurology 74: 1724-1731, 2010

21) Burger PC, Rawlings CE, Cox EB, et al.: Clinicopathologic correlations in the oligodendroglioma. Cancer 59: 1345-1352, 1987
22) Weir B, Elvidge AR: Oligodendrogliomas. An analysis of 63 cases. J Neurosurg 29: 500-505, 1968
23) Wallner KE, Gonzales M, Sheline GE: Treatment of oligodendrogliomas with or without postoperative irradiation. J Neurosurg 68: 684-688, 1988
24) Nijjar TS, Simpson WJ, Gadalla T, et al.: Oligodendroglioma. The Princess Margaret Hospital Experience (1958-1984). Cancer 71: 4002-4006, 1993
25) Shaw EG, Scheithauer BW, O'Fallon JR, et al.: Oligodendrogliomas: the Mayo Clinic experience. J Neurosurg 76: 428-434, 1992
26) Giannini C, Scheithauer BW, Weaver AL, et al.: Oligodendrogliomas: reproducibility and prognostic value of histologic diagnosis and grading. J Neuropathol Exp Neurol 60: 248-262, 2001
27) Kros JM, Gorlia T, Kouwenhoven MC, et al.: Panel review of anaplastic oligodendroglioma from European Organization for Research and Treatment of Cancer Trial 26951: assessment of consensus in diagnosis, influence of 1p/19q loss, and correlations with outcome. J Neuropathol Exp Neurol 66: 545-551, 2007
28) Lassman AB, Iwamoto FM, Cloughesy TF, et al.: International retrospective study of over 1000 adults with anaplastic oligodendroglial tumors. Neuro-Oncol 13: 649-659, 2011
29) Harary M, Kavouridis VK, Torre M, et al.: Predictors and early survival outcomes of maximal resection in WHO grade II 1p/19q-codeleted oligodendrogliomas. Neuro Oncol 22: 369-380, 2020
30) Scherer HJ: The forms of growth in gliomas and their practical significance. Brain 63: 1-35, 1940
31) Minauf M, Jellinger K: Meningeales Wachstum von Oligodendrogliomen. Acta Neurochir 19: 269-280, 1968
32) Roldán G, Chan J, Eliasziw M, et al.: Leptomeningeal disease in oligodendroglial tumors: a population-based study. J Neurooncol 104: 811-815, 2011
33) Mørk SJ, Lindegaard K-F, Halvorsen TB, et al.: Oligodendroglioma: incidence and biological behavior in a defined population. J Neurosurg 63: 881-889, 1985
34) Suwala AK, Felix M, Friedel D, et al.: Oligosarcomas, IDH-mutant are distinct and aggressive. Acta Neuropathol 143: 263-281, 2022
35) Lee Y-Y, Tassel PV: Intracranial oligodendrogliomas: imaging findings in 35 untreated cases. AJNR 10: 119-127, 1989
36) White ML, Zhang Y, Kirby P, et al: Can tumor contrast enhancement be used as a criterion for differentiating tumor grades of oligodendrogliomas? AJNR Am J Neuroradiol 26: 784-790, 2005
37) Sankar T, Moore NZ, Johnson J, et al.: Magnetic resonance imaging volumetric assessment of the extent of contrast enhancement and resection in oligodendroglial tumors. Neurosurg 116: 1172-1181, 2012
38) Megyesi JF, Kachur E, Lee DH, et al.: Imaging correlates of molecular signatures in oligodendrogliomas. Clin Cancer Res 10: 4303-4306, 2004
39) Khalid L, Carone M, Dumrongpisutikul N, et al.: Imaging characteristics of oligodendrogliomas that predict grade. AJNR Am J Neuroradiol 33: 852-857, 2012
40) White ML, Zhang Y, Kirby P, et al.: Can tumor contrast enhancement be used as a criterion for differentiating tumor grades of oligodendrogliomas? AJNR Am J Neuroradiol 26: 784-790, 2005
41) Iwadate Y, Matsutani T, Hasegawa Y, et al.: Favorable long-term outcome of low-grade oligodendrogliomas irrespective of 1p/19q status when treated without radiotherapy. J Neurooncol 102: 443-449, 2011
42) Smith JS, Chang EF, Lamborn KR, et al.: Role of extent of resection in the long-term outcome of low-grade hemispheric gliomas. J Clin Oncol 26:1338-1345, 2008.

43）Ding X, Wang Z, Chen D, et al.: The prognostic value of maximal surgical resection is attenuated in oligodendroglioma subgroups of adult diffuse glioma: a multicenter retrospective study. J Neurooncol 140: 591-603, 2018

44）Cairncross G, Berkey B, Shaw E, et al.: Phase III trial of chemotherapy plus radiotherapy compared with radiotherapy alone for pure and mixed anaplastic oligodendroglioma: Intergroup Radiation Therapy Oncology Group Trial 9402. J Clin Oncol 24: 2707-2714, 2006

45）van den Bent MJ, Carpentier AF, Brandes AA, et al.: Adjuvant procarbazine, lomustine, and vincristine improves progression-free survival but not overall survival in newly diagnosed anaplastic oligodendrogliomas and oligoastrocytomas: a randomized European Organisation for Research and Treatment of Cancer phase III trial. J Clin Oncol 24: 2715-2722, 2006

46）Klein M, Heimans JJ, Aaronson NK, et al.: Effect of radiotherapy and other treatment-related factors on mid-term to long-term cognitive sequelae in low-grade gliomas: a comparative study. Lancet 360: 1361-1368, 2002

47）Wefel JS, Noll KR, Rao G, et al.: Neurocognitive function varies by IDH1 genetic mutation status in patients with malignant glioma prior to surgical resection. Neuro Oncol 18: 1656-1663, 2016

48）Douw L, Klein M, Fagel SS, et al.: Cognitive and radiological effects of radiotherapy in patients with low-grade glioma: long-term follow-up. Lancet Neurol 8: 810-818, 2009

49）Cayuela N, Jaramillo-Jiménez E, Càmara E, et al.: Cognitive and brain structural changes in long-term oligodendroglial tumor survivors. Neuro Oncol 21: 1470-1479, 2019

50）Cairncross JG, Macdonald DR: Successful chemotherapy for recurrent malignant oligodendroglioma. Ann Neurol 23: 360-364, 1988

51）Cairncross JG, Macdonald DR, Ramsay DA: Aggressive oligodendroglioma: A chemosensitive tumor. Neurosurgery 31: 78-82, 1992

52）Cairncross G, Wang M, Shaw E, et al.: Phase III trial of chemoradiotherapy for anaplastic oligodendroglioma: long-term results of RTOG 9402. J Clin Oncol 31: 337-343, 2013

53）van den Bent MJ, Brandes AA, Taphoorn MJ, et al.: Adjuvant procarbazine, lomustine, and vincristine chemotherapy in newly diagnosed anaplastic oligodendroglioma: long-term follow-up of EORTC brain tumor group study 26951. J Clin Oncol 31: 344-350, 2013

54）Bell EH, Zhang P, Shaw EG, et al.: Comprehensive genomic analysis in NRG Oncology/RTOG 9802: A Phase III trial of radiation versus radiation plus procarbazine, lomustine（CCNU）, and vincristine in high-risk low-grade glioma. J Clin Oncol 38: 3407-3417, 2020

55）van den Bent MJ, Taphoorn MJ, Brandes AA, et al.: Phase II study of first-line chemotherapy with temozolomide in recurrent oligodendroglial tumors: the European Organization for Research and Treatment of Cancer Brain Tumor Group Study 26971. J Clin Oncol 21: 2525-2528, 2003

56）van den Bent MJ, Chinot O, Boogerd W, et al.: Second-line chemotherapy with temozolomide in recurrent oligodendroglioma after PCV（procarbazine, lomustine and vincristine）chemotherapy: EORTC Brain Tumor Group phase II study 26972. Ann Oncol 14: 599-602, 2003

57）Fleming JL, Pugh SL, Fisher BJ, et al.: Long-term report of a comprehensive molecular and genomic analysis in NRG Oncology/RTOG 0424: A phase II study of radiation and temozolomide in high-risk grade II glioma. JCO Precis Oncol 5:PO.21.00112, 2021

58）Baumert BG, Hegi ME, van den Bent MJ, et al.: Temozolomide chemotherapy versus radiotherapy in high-risk low-grade glioma（EORTC 22033-26033）: a randomised, open-label, phase 3 intergroup study. Lancet Oncol 17: 1521-1532, 2016

59）Wahl M, Phillips JJ, Molinaro AM, et al.: Chemotherapy for adult low-grade gliomas: clinical outcomes by molecular subtype in a phase II study of adjuvant temozolomide. Neuro Oncol 19: 242-251, 2017

60） McDuff SGR, Dietrich J, Atkins KM, et al.: Radiation and chemotherapy for high-risk lower grade gliomas: Choosing between temozolomide and PCV. Cancer Med 9: 3-11, 2020

61） Gonzalez-Aguilar A, Reyes-Moreno I, Peiro-Osuna RP, et al.: Radiotherapy plus temozolomide or PCV in patients with anaplastic oligodendroglioma 1p19q codeleted. Rev Neurol 67: 293-297, 2018

62） Wick W, Roth P, Hartmann C, et al.: Long-term analysis of the NOA-04 randomized phase III trial of sequential radiochemotherapy of anaplastic glioma with PCV or temozolomide. Neuro Oncol 18: 1529-1537, 2016

63） Jaeckle KA, Ballman KV, van den Bent M, et al.: CODEL: phase III study of RT, RT + TMZ, or TMZ for newly diagnosed 1p/19q codeleted oligodendroglioma. Analysis from the initial study design. Neuro Oncol 23: 457-467, 2021

64） Iwadate Y, Matsutani T, Hara A, et al.: Eighty percent survival rate at 15 years for 1p/19q co-deleted oligodendroglioma treated with upfront chemotherapy irrespective of tumor grade. J Neurooncol 141: 205-211, 2019

65） Kuga D, Hata N, Akagi Y, et al.: The effectiveness of salvage treatments for recurrent lesions of oligodendrogliomas previously treated with upfront chemotherapy. World Neurosurg 114: e735-e742, 2018

66） Lamba N, McAvoy M, Kavouridis VK, et al.: Short-term outcomes associated with temozolomide or PCV chemotherapy for 1p/19q-codeleted WHO grade 3 oligodendrogliomas: A national evaluation. Neurooncol Pract 9: 201-207, 2022

67） Allwohn L, Wolfgang J, Onken J, et al.: Treating oligodendroglioma - An analysis of a homogeneous 1p/19q-codeleted and isocitrate dehydrogenase-mutant patient cohort. Clin Transl Radiat Oncol 41: 100626, 2023

68） Weller J, Katzendobler S, Karschnia P, et al.: PCV chemotherapy alone for WHO grade 2 oligodendroglioma: prolonged disease control with low risk of malignant progression. J Neurooncol 153: 283-291, 2021

69） Mohile NA, Messersmith H, Gatson NT, et al.: Therapy for diffuse astrocytic and oligodendroglial tumors in adults: ASCO-SNO guideline. J Clin Oncol 40: 403-426, 2022

70） Weller M, van den Bent M, Preusser M, et al.: EANO guidelines on the diagnosis and treatment of diffuse gliomas of adulthood. Nat Rev Clin Oncol 18: 170-186, 2021

Ⅳ　Pediatric-type diffuse low-grade gliomas 小児型浸潤性低悪性度膠腫

1　Diffuse astrocytoma, MYB- or MYBL1-alterd MYBあるいはMYBL1遺伝子異常を伴うびまん性星細胞腫

■WHO脳腫瘍分類第5版の定義

*MYB*あるいは*MYBL1*遺伝子異常を伴うびまん性星細胞腫と定義されている．CNS WHO grade 1に属する．

- Subtype：以下の2型が記されているが，臨床像の相違についての報告はない．
  - Diffuse astrocytoma, *MYB*-alterd
  - Diffuse astrocytoma, *MYBL1*-alterd

■腫瘍の概要

今回の改訂で収載された腫瘍である．2004年Blümcke[1]らが長期間てんかん発作を有する若年成人に発生した均質な腫瘍細胞より成るdiffuse astrocytoma 19例を報告し，成人のastrocytomaより長期生存し得る特徴を強調した．彼らは2014年European Epilepsy Brain Bankに登録されたLong-term epilepsy associated tumor 1,551例中，2004年に報告した腫瘍群の病理学的特徴をまとめ，“isomorphic neuroepithelial tumor”あるいは“isomorphic subtype of diffuse astrocytoma”とすることを提唱[2]したが，形態学的特徴以外に本腫瘍の本態を示す所見のないことより，WHO 2016年分類には収載されていない．

2020年Wefersら[3]はこの腫瘍群26例について遺伝子分析を行い，20例（77%）において染色体8q13.1の*MYBL1*遺伝子あるいは染色体6q23.1の*MYB*遺伝子の異常（主として融合遺伝子形成）があることを示し，特異な臨床像と合わせて表記腫瘍名を提唱した．

■遺伝子異常

*MYB*遺伝子と*MYB-1*遺伝子が異常となり，様々な遺伝子と融合する．ヒストンH3に異常はなく，*IDH*，*TP53*，*ATRX*遺伝子にも異常は認められない．

■基本事項

極めて稀な腫瘍であるため，各国の腫瘍データベースにも登録されていない．ここではSt.Jude小児病院の46例の報告[4]の整理を示す．

- **年齢と性別**：平均診断年齢は5歳（0～26歳）で男女差はない．
- **発生部位と症状**：大脳皮質発生が最も多く（59%），てんかんを主訴としている．
- 白質内（基底核も含む）発生は26%で，頭蓋内圧亢進症状が多い．
- 残りの15%は脳幹発生で，脳神経麻痺が初発症状となっている．

■病理

異形成のない均質なastroglia系腫瘍細胞が中等度の密度で増殖する．腫瘍細胞突起がfibrillary matrixを形成しmicrocystを有する．

免疫染色では，GFAPとOLIG2が陽性でありp53あるいはIDH-1/2タンパクは染色されない．Ki-67などの増殖指標は1%以下である．

■MRI

T1WIでは低～等信号，T2WI/FLAIRでは高信号に描出され，Gd造影性はない．周囲との境界は鮮明だが，一部にあいまいな部分（浸潤像）がある．Microcystic changeを示すことも多い．

■治療

テント上腫瘍（多くは側頭葉）では高率に全摘出が行え，10年未満の追跡では再発およびてんかん発作の再燃はない．亜全摘例でも腫瘍死は報告されていない．

文献

1) Blümcke I, Luyken C, Urbach H, et al.: An isomorphic subtype of long-term epilepsy-associated astrocytomas associated with benign prognosis. Acta Neuropathol 107: 381-388, 2004
2) Blumcke I, Aronica E, Urbach H, et al.: A neuropathology-based approach to epilepsy surgery in brain tumors and proposal for a new terminology use for long-term epilepsy-associated brain tumors. Acta Neuropathol 128: 39-54, 2014
3) Wefers AK, Stichel D, Schrimpf D, et al.: Isomorphic diffuse glioma is a morphologically and molecularly distinct tumour entity with recurrent gene fusions of MYBL1 or MYB and a benign disease course. Acta Neuropathol 139: 193-209, 2020
4) Chiang J, Harreld JH, Tinkle CL, et al.: A single-center study of the clinicopathologic correlates of gliomas with a MYB or MYBL1 alteration. Acta Neuropathol 138: 1091-1092, 2019

2 Angiocentric glioma 血管中心性膠腫

■ WHO脳腫瘍分類第5版の定義

細胞質の豊富な細めの双極性の紡錘形の細胞が皮質の血管周囲に増殖する腫瘍で，CNS WHO grade 1に属する．ほとんどの腫瘍で *MYB-QKI* 融合遺伝子が確認されている．融合遺伝子のない残りの腫瘍でも，何らかの *MYB* 遺伝子異常がある．

■ 遺伝子異常

Bandopadhayayら[1]は，pediatric low grade glioma（PLGG）の遺伝子変化はMAPK pathwayあるいは *MYB* familyの異常が多いことより，本腫瘍7例を含む174 PLGG症例について *MYB* familyの異常を検索した．その結果，本腫瘍7例中6例で染色体6番（6q23.3）の *MYB* 遺伝子と，同じ6q26の *QKI* 遺伝子の融合（fusion）とそれによる遺伝子再構成を確認している．残りの1例も *MYB -ESR1* rearrangementが検出されている．その後，同じ結果の報告[2,3]が続き，一方で他の小児低悪性度膠腫では *MYB -QKI* fusionが確認されず，この遺伝子異常が本腫瘍の特徴的なbiomarkerとして扱われるようになっている．

第6染色体の長腕に位置する *MYB* 遺伝子と *QKI* 遺伝子が共にあるポイントで切断され融合し，再構成されたことにより，① *MYB* 遺伝子のpromoterが活性化され，②発現されるMYB-QKIタンパクはoncogeneとして作用し，③さらに *QKI* 遺伝子の1部が消失したことにより，抑制がん遺伝子である *QKI* 遺伝子の作用が低下し，最終的に腫瘍形成に関与するとの考察がなされている．この融合遺伝子は，同時に分析した230例の小児低悪性度神経膠腫では検出されていない．また，予想されたことであるが *IDH* 遺伝子変異はない[1,4]．

■ 基本事項

てんかんの原因の一つとなる緩徐な増大を示す腫瘍で小児〜若年成人の大脳皮質に好発し，画像上はcortical ependymoma（☞265頁）と類似する．極めて稀な腫瘍で，多数例を分析した信頼できる報告はなく，脳腫瘍全国集計（2005〜2008）では1例（男性，15〜19歳）のみが登録されている．

Kurokawaら[5]は臨床情報のしっかりした50症例を分析している．現時点で最も信頼できるものである．

- **性別**：男性35例（70%）に多い．
- **年令**：2〜83歳に分布し，中央値は13歳である，10歳未満17例（34%），10〜19歳22例（44%）20〜29歳6例で，20歳未満が39例（78%）を占める．30歳未満までを計算すると45例（90%）になる．30～50歳の間に4例（8%）あり，最高齢者は83歳である．

- 発生部位による診断年齢には差があり，テント上発生例は中央値13歳（2～83歳）に対し，脳幹発生例は5歳（2～7歳）である（P＜0.001）．
- **部位：**テント上に43例（86%），テント下（脳幹報告のみ）に7例（14%）発生している．テント上は，大脳半球表在性（皮質 / 皮質下）が37例で，基底核（4例），脳梁（2例）の報告がある．大脳半球はほとんど外側面（insulaも含む）だが，1例の内側面（rectal gyrus）発生報告もある[6]．
- てんかん発症を契機に診断されたのはテント上腫瘍43例中36例（84%）で，脳幹発生7例は全例脳神経麻痺症状を示していた．

■病理

組織学的には，細胞境界は明瞭で豊富な細胞質をもつ双極性の紡錘形の細胞が皮質の血管周囲に増殖するが，血管軸に平行または同心円状に並ぶ場合と，血管軸とは垂直に放射状に配列する場合がある．後者はependymomaで観察されるperivascular pseudorosettesに類似する．本腫瘍の特徴の一つは皮質の軟膜直下の細胞集簇である．また，血管から離れて脳実質内にびまん性に増殖することもある．壊死巣や微小血管周囲増殖像などはなく，核分裂像もほとんど見られない．

免疫組織学的にはGFAPが陽性でEMA，S-100，vimentinも染色される．神経細胞マーカー（synaptophysin，chromogranin-A，NeuNなど）やgliomaマーカー（olig2，p53，IDH-1-R132 H）は陰性である．Ki-67は5%以下との報告が多い．EMA染色では腫瘍細胞間にependymoma様のring-like，dot-likeの陽性所見がある．皮質の異形成（cortical dysplasia）を伴う症例もある[6]．

■病態と画像診断

好発部位は前頭葉，側頭葉（外側皮質と内側の海馬皮質）で，ほとんどがここに発生する[5]．後頭葉[7]や大脳内側皮質発生報告もある．ほとんどの症例が難治性てんかんに対する検査の途上で発見・診断されるが，稀に頭痛のみで発見された症例もある．脳幹発生例は既述のように脳神経麻痺を示している．

MRIでは，T2WIあるいはFLAIRで高信号でGd造影効果のないことを特徴とする．T1WIは概ね低信号であるが，時に淡い高信号を示したり，腫瘍辺縁のみが高信号になる．時に石灰化が観察される．

Kurokawaらの50例の報告[5]では皮質 / 皮質下発育はテント上腫瘍の78%で，cyst様変化は56%で観察されている．本腫瘍の特徴とされているstalk-like sign（皮質下から側脳室方向への柵状進展像）は大脳表在性腫瘍37例中10例（27%）と少数である．診断までのてんかん歴が長い症例ではT1WＩでの腫瘍内高信号域腫瘍周囲のfocal atrophyが観察されることが多く，長年のてんかんによる変性所見の可能性がある．これらの症例では，前述のstalk-like signも多い．

■治療

稀少腫瘍のためまとまった治療成績の報告はなく，治療法は確立していない．脳表発育，かつ境界明瞭な腫瘍のため，ほとんどの症例でgross total removal（GTR）が行われ，てんかん発作の消失あるいは軽減が得られ，かつ５年程度の短期追跡では再発症例は少ない．中には，早期に再発し，再発時の病理検査で悪性転化が認められた報告もある[8]．

Ampieら[9]は文献報告88例（男女差なし）をまとめている．平均年齢は16歳で半数は10歳未満である．54例で全摘出が行われ，16例が亜全摘，残りの３例が生検である．この間再発は５例のみでけいれん発作の再燃は８例である．Shakurら[7]の小児例のみ25例の整理では，年齢中央値は6.5歳（2～14歳）で男児（56%）がやや多い．56%の症例で全摘出が行われ全例でけいれん発作は消失しているが，亜全摘例での発作消失率は56%にとどまっている．

文献

1) Bandopadhayay P, Ramkissoon LA, Jain P, et al.: MYB-QKI rearrangements in angiocentric glioma drive tumorigenicity through a tripartite mechanism. Nat Genet 48: 273-282, 2016
2) Qaddoumi I, Orisme W, Wen J, et al.: Genetic alterations in uncommon low-grade neuroepithelial tumors: BRAF, FGFR1, and MYB mutations occur at high frequency and align with morphology. Acta Neuropathol 131: 833-845, 2016
3) Lian F, Wang LM, Qi XL, et al.: MYB-QKI rearrangement in angiocentric glioma. Clin Neuropathol 39: 263-270, 2020
4) Raghunathan A, Olar A, Vogel H, et al.: Isocitrate dehydrogenase 1 R132H mutation is not detected in angiocentric glioma. Ann Diagn Pathol 16: 255-259, 2012
5) Kurokawa R, Baba A, Emile P, et al.: Neuroimaging features of angiocentric glioma: A case series and systematic review. J Neuroimaging 32: 389-399, 2022
6) Ersen A, Canda MS, Men S, et al.: Angiocentric Glioma: The Infiltrative Glioma with Ependymal Differentiation. Turk Patoloji Derg 10: 1-5, 2014
7) Shakur SF, McGirt MJ, Johnson MW, et al.: Angiocentric glioma: a case series. J Neurosurg Pediatr 3: 197-202, 2009
8) McCracken JA, Gonzales MF, Phal PM, et al.: Angiocentric glioma transformed into anaplastic ependymoma: Review of the evidence for malignant potential. J Clin Neurosci 34: 47-52, 2016
9) Ampie L, Choy W, DiDomenico JD, et al.: Clinical attributes and surgical outcomes of angiocentric gliomas. J Clin Neurosci 28: 117-122, 2016

3　Polymorphous low-grade neuroepithelial tumour of the young (PLNTY)　若年者の多形性低悪性度神経上皮腫瘍

■ WHO脳腫瘍分類第5版の定義

てんかん発症の原因として若年者に発生するoligodendroglioma様の緩徐増大腫瘍である．腫瘍内石灰化とCD34免疫染色陽性が特徴で，遺伝子検索ではMAPK伝達経路に関連する遺伝子異常がある．CNS WHO grade 1に属する．Subtypeは登録されていない．

■ 遺伝子異常

Huseら（2017）[1]は10例中8例でMAPK伝達経路に関連する遺伝子異常を検索し，3例は*BRAF* V600E遺伝子変異であり，4例は*FGFR*遺伝子の融合であったと報告している．この両者の異常は排他的に発現している．Oligodendroglioma様の腫瘍だが染色体1p/19qの共欠失はなく*IDH-1/2*遺伝子変異もない．

■ 臨床像

3編の報告[1-3]を併せた14例より臨床像を整理する．

- 小児期よりてんかん発作があり，テント上（主として側頭葉）に発生する．
- **年齢と性別**：4～31歳に分布し，10歳代が7例（50%）を占める．男女差はない．
- **症状**：12例（86%）がてんかん発作である．
- **部位**：全例テント上で，側頭葉が最も多く（11例，79%），前頭葉2例，後頭葉1例と報告されている．右側が11例と左側よりも有意に多い．
- **画像診断**：CTでは全例で砂状の石灰化が観察され，MRIでは“salt & pepper sign”と呼ばれている．MRI T1WIでは低～等信号，T2WI/FLAIRでは高信号に描出される．Gd造影は7例中2例で見られている．腫瘍周辺浮腫はなく隣接構造への圧迫像もない．

■ 病理

Oligodendroglioma様の細胞増殖が特徴であるが，染色体1p/19qの共欠失はなく*IDH-1/2*遺伝子変異もない．Rosenthal fiber, rosettes, glioneuronal elementなどは見られない．免疫染色では，CD34，GFAP，OLIG2がほぼ全例で陽性である．

■ 治療

わずか14例の報告だが，手術全摘出が11例で行われており，てんかん発作は消失し，腫瘍再発もない．

文献

1) Huse JT, Snuderl M, Jones DT, et al.: Polymorphous low-grade neuroepithelial tumor of the young (PLNTY): an epileptogenic neoplasm with oligodendroglioma-like components, aberrant CD34 expression, and genetic alterations involving the MAP kinase pathway. Acta Neuropathol 133: 417-429, 2017
2) Bitar M, Danish SF, Rosenblum MK: A newly diagnosed case of polymorphous low-grade neuroepithelial tumor of the young. Clin Neuropathol 37: 178-181, 2018
3) Chen Y, Tian T, Guo X, et al.: Polymorphous low-grade neuroepithelial tumor of the young: case report and review focus on the radiological features and genetic alterations. BMC Neurol 20: 123, 2020

4 Diffuse low-grade glioma, MAPK pathway-altered MAPK 伝達経路の異常を伴うびまん性低悪性度グリオーマ

■ WHO脳腫瘍分類第5版の定義

軽度異型性を示すグリア系腫瘍細胞の増殖があり，*FGFR1* 遺伝子の異常（遺伝子内縦列重複）あるいは *BRAF* V600E 変異を伴う．*IDH* 遺伝子とヒストン H3 に異常はなく，また *CDKA2A* 遺伝子の異常もない．CNS WHO grade は定まっていない．

■ Subtype：以下の 3 亜型が記されているが，各々の間の臨床像の相違についての報告はない．

- Diffuse low-grade glioma, *FGFR1* tyrosine kinase domain-duplicated
- Diffuse low-grade glioma, *FGFR1*-mutant
- Diffuse low-grade glioma, *BRAF* V600E-mutant

■ 解説

腫瘍名に“glioma”と記されているように，astrocytoma あるいは oligodendroglioma のような明確な形態学的特徴を有しない．診断条件として MAPK 伝達経路に関連する遺伝子異常をあげているが，小児 low grade glioma の大半が同伝達経路の異常が関連するために，この点でも特徴に乏しい．本章での前 2 者の腫瘍，diffuse astrocytoma, *MYB*- or *MYBL1*-alterd および polymorphous low-grade neuroepithelial tumour of the young に該当しないが，MAPK 伝達経路に関連する *FGFR1* 遺伝子の異常（遺伝子内縦列重複）あるいは *BRAF* V600E 変異を伴う腫瘍とする消去法的な腫瘍型なのであろうか．本腫瘍名での信頼できる臨床像の報告はない．

V Pediatric-type diffuse high-grade gliomas 小児型浸潤性高悪性度膠腫

本章で扱う小児型 diffuse high-grade gliomas（HGG）は，以下の 4 型の腫瘍である．

① Diffuse midline glioma（DMG）, H3 K27-altered

② Diffuse hemispheric glioma, H3 G34-mutant

③ Diffuse pediatric-type high-grade glioma, H3-wildtype and IDH-wildtype

④ Infant-type hemispheric glioma

これらの腫瘍の発生には，ヒストン H3 の異常の有無と *IDH* 遺伝子変異のないことがキーワードになっている．4 腫瘍の各論に入る前に，本腫瘍群の遺伝子異常背景を Sturm ら（2012）の先駆的な報告 [1] と 2017 年の続編 [2]，同じく 2017 年に発表された Jones ら [3]，Mackay ら [4]，Korshunov ら [5]，および Bender ら [6] を中心にまとめる．

Sturm ら（2012）[1] は，病理学的に glioblastoma と診断された成人例 77 例と小児例 59 例の genome wide DNA methylation profile を分析した．その結果，小児年齢に最も多い腫瘍はヒストン H3 タンパクに異常があること，および，成人 glioblastoma に受容体型チロシンキナーゼ（receptor tyrosine kinase: RTK）シグナル伝達経路の異常が関わる腫瘍があり，それらは小児期にも発生していることが判明した．この 2 つの腫瘍群に共通することは *IDH* 遺伝子変異を伴っていないことである．加えて後者には，H3 タンパクに異常がないことも確認された．結論として，小児期発生の high-grade gliomas（HGG）は成人発生群とは分子病理学的に全く異なる腫瘍群であること，および小児 HGG の発生にはヒストン H3 タンパクが大きく関わり，その内容によって腫瘍発生部位や治療予後が異なることが判明した（図 2-7，表 2-21）．

ヒストンと呼ぶタンパク質がある．長い DNA の二重鎖を限られたスペースの染色

図2-7

Pediatric-type diffuse high-grade gliomas の年齢分布

Sturm ら 2012 [2] を改変

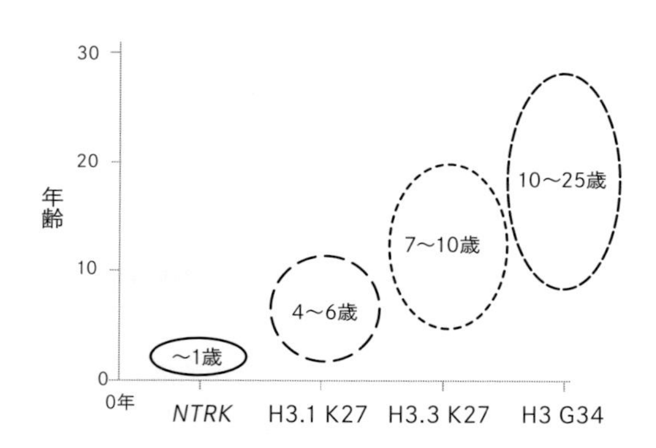

表2-21 Pediatric-type diffuse high-grade gliomas の背景

Mackay ら[4], Jones ら[3], Korshunov ら[5], Bender ら[6]の資料をまとめる

腫瘍分類	年齢	主たる局在	ヒストンメチル化	他の遺伝子変化	MS	2年OS
H3.3 K27M（35%）	7.5 歳	全 midline	H3K27me3 消失	*TP53* 変異 *PDGFR* 増幅 *FGFR1* 変異	11.0 月	4.7%
H3.1 K27M（7%）	5.0 歳	pons のみ	H3K27me3 消失	*ACVR1* 変異	15.0 月	記載なし
H3.3.G34/RV（7%）	15.0 歳	大脳半球	H3K27me3 保存	*TP53* 変異 *ATRX* 変異	18.0 月	27.3%
H3-wildtype（51%）	0 ～ 15 歳	全 midline	H3K27me3 保存	*IDH* 遺伝子変化なし *MYCN* 遺伝子増幅 RTK 径路遺伝子異常	腫瘍型による	

体に収納するために，DNA は多数の“糸巻き”に巻きつけられている．この糸巻きを構成するタンパクの一つがヒストンであり，H2A，H2B，H3，H4 の 4 つの部分に分かれる．小児 glioma の一部では，H3 タンパクが種により臓器細胞により合目的に変質（バリアントと呼ぶ）した H3.3 および H3.1 タンパクに異常があることが判明し，各々をコードする遺伝子の *H3F3A* と *HIST1H3B* に変異が確認されている．

この 2 つの遺伝子異常により，H3 ヒストン tail（尾）の 27 番目アミノ酸のリシン（K）がメチオニン（M）に置換された H3.3 K27M 変異，および H3.1 K27M 変異タンパクが産出される．また，H3.3 34 番目のアミノ酸であるグリシン（G）がアルギニン（R）あるいはバリン（V）に置換される変異（H3.3 G34R/V）も生じる（G34R の方が多い）．これらは，遺伝子変異によりアミノ酸構成に異常が生じているという意味で，上記の順に各々 *H3.3* K27M 遺伝子変異，*H3.1*K27M 変異，*H3.3* G34R 遺伝子変異と呼ばれる．一方で，多くの報告では，遺伝子変異による異常タンパク質が産出されているという意味で，各々 H3.3 K27M 変異，H3.1 K27 変異，および H3G34R/V 変異との用語が使われる．さらに，前 2 者を合わせて H3 K27M 変異と総称されることも多い．

これらの遺伝子パターンの異なる腫瘍群は診断年齢が異なり，発生部位にも特徴がある．脳幹（特に pons の glioma, DIPG）では *H3F3A* 遺伝子または *HIST1H3B* 遺伝子の K27M 変異が多く，脳幹と同じく正中構造の一つである視床の glioma では脳幹 glioma と同じ *H3F3* K27M 変異，大脳半球では *H3F3A* G34R/V 変異が多い[7]．脳の発生・発達から見ると，K27M 変異腫瘍は間脳，中脳，後脳，髄脳に発生し，G34R 変異腫瘍は終脳腫瘍ともいえる（図 2-8）．

ヒストン H3 タンパク異常が腫瘍発生につながるには，ヒストンメチル化現象の解消（消失）が前提になっている．健康な細胞では，遺伝子がプログラムに沿ってバラ

図2-8

H3.3 K27M 遺伝子変異腫瘍は脳幹と視床，*H3.3* G34R 遺伝子変異腫瘍は大脳半球に発生

Diaz ら 2014 [7], Fig.3 を改変

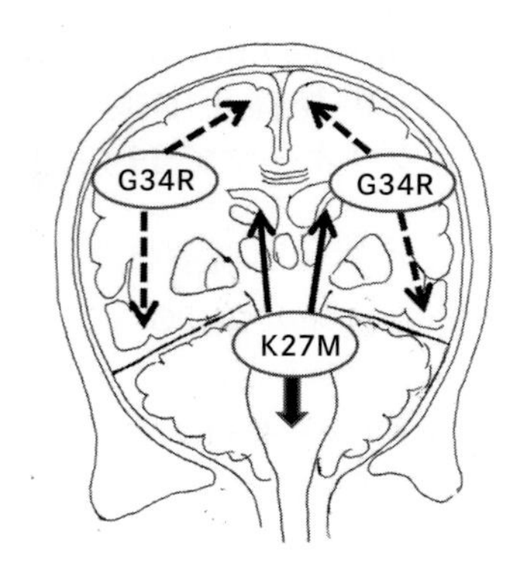

ンスを保った活動をするために，ヒストンへのDNAの糸巻きの強弱はあたかも呼吸活動のように絶えず緩んだり締まったりしている．したがって，遺伝子の活動を阻害する状況（ヒストンテールの局所性メチル化）が発生すると，健全な遺伝子活動が阻害された病的な状況が生まれる．その一つが，ヒストンH3のヒストンテールN末端から27番目のアミノ酸リジン（K）に3個のメチル基が結合（H3 K27me3）した状態（H3トリメチル化と呼ぶ）である．事実，このH3 K27me3はほとんどの脳腫瘍（medulloblastoma，astrocytoma，meningiomaなど）で観察されている [8]．

ところが，本章で取り扱うヒストンH3 K27M異常腫瘍群では，H3トリメチル化（H3 K27me3）は消失（loss）している．この腫瘍群では，産出されたH3 K27Mなる変異タンパクがヒストンのメチル化に与かるポリコーム群タンパク複合体（PCR2）の機能を阻害し，H3 K27領域のメチル化を解除し，それまでの遺伝子活動を狂わせ歯止めがかからなくなっている状態（腫瘍化）を生み出している．ところが，H3.3 G34R/V腫瘍およびH3-wildtype腫瘍ではH3 K27me3は保存されていて，H3 K27M異常腫瘍群との大きな相違点になっている [6]．

一方，小児HGGのほぼ半数はH3タンパクに異常のないH3-wildtype腫瘍である [4,5]．これらの腫瘍群は*MYCN*遺伝子増幅を特徴とするものと，受容体型チロシンキナーゼ（RTK）シグナル伝達路に関わる腫瘍群であり，冒頭の3番目のDiffuse pediatric-type high-grade glioma, H3-wildtype and IDH-wildtypeにまとめられる．4番目のInfant-type hemispheric gliomaもRTKシグナル伝達路に関わる腫瘍であるが，乳幼児発生という特殊性がある．

以上の各腫瘍型の特徴を表2-21にまとめている．詳細は各論を参照していただきたい．

1　Diffuse midline glioma (DMG), H3 K27-altered 中枢神経正中線上（視床，脳幹，脊髄など）に発生するびまん性グリオーマでH3 K27異常を伴う腫瘍

この章は，小児脳腫瘍の7～8%を占める脳幹グリオーマ〔大半がdiffuse intrinsic pontine glioma（DIPG）〕と，5%前後を占める視床グリオーマが，下記の特徴的なゲノム異常があるためにまとめられたものである．もちろん，脳幹と視床に発生するDMGが全てH3 K27の異常を有しているわけではなく，異常のないH3 K27-wildtypeが脳幹DMGおよび片側性視床gliomaの15～25%に存在し，両側性視床gliomaではwildtypeが大半を占める（表2-22）．

なお，従来汎用されてきたDIPGは病理診断名ではなく病態名（ponsの浸潤性髄内glioma）であるが）であるので，今後は脳幹の“DMG, H3 K27-altered”と呼ぶべきであるが，診断確定には腫瘍組織の採取が不可欠になる．現実的には今後もDIPGの呼称が汎用されるであろう．

■WHO脳腫瘍分類第5版の定義

中枢神経の正中線上（視床，脳幹，脊髄など）に発生するびまん性グリオーマ（diffuse midline glioma: DMG）で，H3 p.K28me3（H3 K27me3）が消失しており，① *H3* K27M変異，② *EZHIP* 遺伝子の過剰発現，あるいは③ *EGFR* 遺伝子の変異または増殖，のいずれかが観察される．*IDH* 遺伝子変異はない．CNS WHO grade 4に属する悪性腫瘍である．H3 K27me3とは，ヒストンH3のヒストンテールN末端から27番目のアミノ酸リジン（K）に3個のメチル基が結合（H3 K27me3）した状態（H3トリメチル化と呼ぶ）で，ヒストンテールの局所性メチル化が生じ，健全な遺伝子活動が阻害された病的な状況である．

上記の3条件の有無により，以下のsubtypesが存在するが，各subtype別の治療成績の報告はない．

- Diffuse midline glioma (DMG), *H3.3* (*H3.1 or H3.2*) K27-mutant
- DMG, *H3*-wildtype with *EZHIP* overexpression
- DMG, *EGFR*-mutant

■定義の背景

本腫瘍の定義は，ヒストンH3 K27変化（alternation）を伴う視床，脳幹，脊髄などのdiffuse midline glioma（DMG）である．DMGの名称は，びまん性（浸潤性）に中枢神経の正中線上に発生するgliomaに限って用いると約束されていて，ここに記された“glioma”は，low grade glioma（LGG）ではなくhigh grade glioma（HGG）

と解する方が妥当である．一言でいえば，手術全摘出の不可能な部位に発生する悪性glioma（治療予後の面からの）である．また，遺伝子変化の条件として“H3 K27 mutation”とせず“alternation”としたのは，H3K27の何らかの変化（変異やトリメチル化など）によりepigeneticな遺伝子制御に支障が生じ，結果として腫瘍化に至ったものと解釈する（前項参照）．

■ Subtype ①：Diffuse midline glioma（DMG），*H3.3*（*H3.1 or H3.2*）K27-mutant

ヒストンH3.3をコードするのは*H3F3A*遺伝子であるが，ヒストンH3.1をコードする*HIST1H3B*遺伝子変異もdiffuse intrinsic pontine glioma（DIPG）で確認されている．Castelらの報告[9]では，DIPG 62例の検索（IHC）では62例中61例で両遺伝子のいずれかの変異が観察されている．興味あることには，前者の生存期間中央値（MS）9.2ヵ月は，後者（15,0ヵ月）より有意に劣る．なお，多くの論文では，前者をH3.3 K27M変異，後者をH3.1 K27M変異と表し，さらに両者を合わせた変異群を本章の表題のようにH3 K27変異とする向きが多い．H3.3 K27M変異gliomaは正中線（視床，脳幹，脊髄など）上部位のいずれにも発生するが，H3.1 K27M変異gliomaは脳幹にのみ発生する特徴がある（次項）．

■ Subtype ②：DMG，H3-wildtype with *EZHIP* overexpression

*EZHIP*遺伝子は，ヒストンタンパクの修飾に関与するポリコーム群タンパク複合体（polycomb repressive complex 2: PCR2）に含まれるヒストンメチル基転移酵素EZHをコードする．したがって，この遺伝子の異常（過剰発現）によりH3 K27トリメチル化が低下（消失）する[6]）．Castelら[9]は，典型的なDIPG症例でH3 K27トリメチル化が消失している241例中，稀なH3-wildtype11例中10例でこの遺伝子の過剰発現を観察している．

■ Subtype ③：DMG, *EGFR*-mutant

Mackayら（2018）[10]は視床など脳幹以外のH3 K27変異HGG群で，受容体型チロシンキナーゼ（RTK）シグナル伝達に関わる遺伝子群（*PDGFR*，*EGFR*，*PIK3A*，など）の増幅/変異を観察し，視床gliomaとの関連に注目した．その後，両側性視床gliomaでの高率発現が報告されている[11,12]．

冒頭に記したように，中枢神経正中線（視床，脳幹，脊髄など）上に発生するgliomaの全てがヒストンK27異常ヒストン（H3）を伴う腫瘍ではない．**表2-22**に示すように，脳幹DMGおよび片側性視床gliomaの15～25%，両側性視床gliomaの大半がH3 K27-wildtypeである．ヒストンH3 mutation症例とwildtype症例の治療

表2-22　発生部位別のヒストン K27 異常比率

報告者	対象	症例数	*H3.3* K27M mt	*H3.1* K27M mt	*H3.* wt
Dufour ら（2020）[16]	DMG 全体	44	28（64%）	7（16%）	9（20%）
Hohm ら（2022）[17]	DMG 全体	68	46（68%）	6（9%）	16（24%）
Hoffman ら（2018）[18]	脳幹 DMG	163	109（67%）	30（18%）	24（15%）
Castel ら（2015）[9]	脳幹 DMG	91	55（61%）	22（24%）	14（15%）
Leach ら（2020）[15]	脳幹 DMG	50	29（58%）	11（22%）	10（20%）
Mackay ら（2018）[10]	非脳幹 DMG	34	24（71%）	記載なし（≒ 0%）	10（29%）
Sievers ら（2021）[19]	片側視床 DMG	30	8（27%）	記載なし（≒ 0%）	22（73%）
Broniscer ら（2018）[11]	両側視床 DMG	11	0	記載なし（≒ 0%）	11（100%）
Mondal ら（2020）[12]	両側視床 DMG	13	2（15%）	記載なし（≒ 0%）	11（85%）

成績は mutation 症例の方が有意に不良との報告 [13,14] が多いが，差がないとの報告（Leach ら 2020）[15] もある．これから記す“脳幹 glioma”と“視床 glioma”の各論は，ゲノム異常を念頭に置きつつ診断・治療の現状を記載する．

なお，H3 K27 変異 glioma（*IDH* 遺伝子変異なし）は稀ながら成人にでも発生する．Meyronet ら [20] の成人発生 21 例の病態分析結果をまとめる．

- **性と年齢**：男性が 9 例（43%）で，年齢中央値は 32 歳（18 ～ 82 歳）で 40 歳以上は 7 例であった．
- **局在**：全例正中線上で，脳幹 5 例，視床 5 例，視床下部 1 例，松果体部 1 例，小脳 3 例，脊髄 6 例である．
- **ゲノム異常**：低頻度の MGMT promotor methylation（1/21）と EGFR 遺伝子増幅（0/21）は，対照とした H3/IDH-wildtype glioma（≒成人 glioblastoma）より有意に低い．また，TERT promotor methylation も検索 19 例中 2 例で一般 glioblastoma より低い．以上より，本腫瘍の成人発生例は成人の *IDH*-wildtype glioma とは異なる腫瘍型と結論している．
- 生存期間中央値は 19.6 ヵ月で，対照群の 17 ヵ月と差はない．

1　脳幹発生の Diffuse midline glioma（DMG），H3 K27-altered

脳腫瘍の中で最も治療困難な腫瘍である．診断時には advanced stage といってもいいほど大きくなっている例が多い．剖検例も少なく，腫瘍局在や発育様式と組織型との関連性を分析する資料はもとより，髄液内播種などの進展・浸潤・転移の情報も十分には得られていない．治療成績は 1970 年代より向上していない．

■基本事項

脳腫瘍全国集計調査報告（2005 ～ 2008）は病理診断別集計であり，脳幹 glioma として登録されている 218 例は glioma としての登録症例の脳幹発生群を抜き出したものである．小児期（15 歳未満）に 81 例（37%）が診断されている．4 ～ 19 歳の間が最も多い（73 例，33%）．一方，20 歳以上（80 歳代 1 名含む）が 125 例（57%）で小児腫瘍のイメージではない．

- **性**：男性にわずかに多い（1.2 倍）．
- **部位（全年齢 213 例）**：橋（pons）114 例（54%），延髄 55 例（26%），中脳 37 例（17%），脳幹全域 7 例（0.3%）の順である．

■DIPG/DMGにおける遺伝子異常

病理診断が同じ glioblastoma で同じ大きさ（例えば直径 3 cm）でも，成人大脳半球発生例と小児脳幹（橋）発生例では生存予後（MS）が異なる（18 ヵ月前後 vs 12 ヵ月前後）．後者は生命維持機構に近い部分であるから当然との解釈も妥当性をもつが，治療反応性が決定的に異なる．直径 3 cm の大脳 glioblastoma であれば，放射線治療により半数以上は MR（minor response）以上にもちこめるが，脳幹 glioblastoma のほとんどが ST（stable disease）である．両者は本質的に異なるのが治療医の長年の経験則であった．WHO2016 版につづき，今回の改訂では両者は氏も素性も異なることがより明確になった．

しかし，先進的な臨床研究を除いて，髄内発生脳幹腫瘍は腫瘍組織診断を確定せずに診断を下し治療を行うのが実際であり，国際的な臨床診断基準が広く支持されている（表 2-23）[21]．したがって，“diffuse brain stem glioma, H3 K27-mutant” と確診できる症例はごく一部となる．実際に，H3 遺伝子 wildtype は 15 ～ 20% と報告（表 2-21）されており，経験豊富な脳神経外科医あるいは放射線診断医が “DIPG” と診断した症例の 15 ～ 20% が H3 遺伝子 wildtype，すなわち本症の腫瘍群の定義に合致しない．この率は，WHO2016 分類において示された “diffuse astrocytoma, IDH-mutant” が旧来の “diffuse astrocytoma, grade Ⅱ” の合致率とほぼ同等であり，診断 / 治療の現場では従来の “DIPG” 診断でよい．メチル化プロファイル分析においても，

表2-23　DIPG の臨床診断基準[21]

①症状発現から医療機関受診まで 6 ヵ月以内
②少なくとも 2 項目以上の脳幹症状（脳神経麻痺，錐体路症状，など）
③ pons が腫大し，かつ腫瘍断面積が pons 断面積の 50% 以上
④ MRI 所見として，T1WI：低信号，T2WI/FLAIR：高信号（Gd 造影性は問わず）
⑤脳底動脈が腫瘍内に埋没あるいは腫瘍圧迫により偏位

H3 K27-altered症例はDIOGと同じ集団に入っている[22].

なお，これら遺伝子変異内容別の生存率（MS）に関しては，H3.1-mutant群の15ヵ月前後はH3.3-mutant群10ヵ月前後より良好な報告が多い[9,18]．脳幹腫瘍としてのH3-wildtype群とH3.3-mutant群との比較報告は少数で，Hoffmanら[18]らは10.5ヵ月と10.4ヵ月の差のない結果を示している．

■発育様式

発育部位は，中脳，橋，延髄の3局在に加えて，脳幹背側の上衣下層発生（exophytic type，髄外進展型）と深部実質内発生（intrinsic type，髄内発育型で腹側に偏る）の2型に分かれる．前者はpilocytic astrocytomaが多く，後者はdiffuse astrocytoma～glioblastoma系がほとんどである[23].

腫瘍の伸展・浸潤は神経線維あるいは血管など索状（帯状）に走行するものに沿うのが一般的であり，何かの障壁（脳室壁など）にぶつかった場合は，そこを突破するよりは壁沿いに伸びる．ただし，腫瘍の浸潤力が強くなると壁沿いに伸展とともに壁の破壊・突破も進行する．

脳幹gliomaの局在と発育パターンも上記のルールに合致している．中脳，橋，延髄の3局在に加えて，脳幹背側の上衣下層発生（exophytic type）と深部実質内発生（intrinsic type）の2型に分かれる．発育様式を規制するのは交叉あるいは横断する神経線維束であり，腫瘍進展・浸潤に対するnatural barrierとなっている．中脳と橋の境界にはtransverse pontine fibers，橋と延髄の間（ponto-medullary junction）には，pontocerebellar tractが代表であり，延髄と頚髄の境界（cervico-medullary junction）には錐体路交叉や内側毛帯（medial lemniscus），internal arcuate fibersなどがある．したがって，浸潤性に乏しいlow grade gliomaはもとより，high grade gliomaでも小さいうちはこれらのbarrierに囲まれた領域内で局所性発育を示す．脳幹gliomaの発育様式を整理すると，

1）主体は橋（pons）の髄内にびまん性に発育する腫瘍で，大半はglioblastomaである．これらはnatural barrierに乏しい中脳あるいは小脳脚へ容易に浸潤・進展し，また脳底くも膜下腔浸潤を足がかりに腹側あるいは外側髄外進展を示す．終末期には全脳幹内にdiffuseに浸潤・発育する．発育型の特徴より，diffuse intrinsic pontine glioma（DIPG）と呼ばれる．

2）脳橋背側発生で第四脳室内に突出する特殊型（exophytic type）が10～20%に見られる．組織型はpilocytic astrocytomaが多い．

3）中脳発生は中脳蓋（tectum）限局型，tectumから後方突出型（dorsally exophytic），tectumからtegmentum浸潤型，の3型があるが，前2者がほとんどである[1].

4) 延髄の腫瘍は astrocytoma が多く，上方，下方の junction の barrier があるため，延髄内の局所性発育が中心で，増大すると第四脳室底あるいは大槽へ進展，突出する．

5) Cervico-medullary region も astrocytoma が多い．腫瘍の下端は脊髄髄内腫瘍と同一の発育様式で脊髄内を下行する．上方進展は cervico-medullary junction の barrier に阻まれるため，延髄を押しあげるような形をとりながら抵抗の弱い第四脳室底あるいは大槽へ進展する．この④⑤の第四脳室－大槽進展形も exophytic と表現されることがあり，上記②タイプと混同しないようにする．上記の発生部位・様式と病理組織型との関連性を統計的に裏付ける報告はない．

本腫瘍の組織診断のほとんどは生検によるものであるが，その信頼性は高くない．橋（pons）の glioblastoma が腹側の縦走神経繊維束に浸潤すると，腫瘍細胞はしばしば細長く piloid 状となり，その部（腫瘍辺縁部）を生検すると pilocytic astrocytoma の診断となる．そのような状況下での貴重な報告は，Yoshimura らの剖検報告である[24]．彼らは橋腫瘍 38 剖検例中 32 例（84%）が glioblastoma, 5 例が anaplastic astrocytoma と報告し，髄内びまん性発育型（DIPG）の 80% 以上が glioblastoma であることを示唆した．もう 1 つは，第四脳室へ突出進展する exophytic type の 60% 以上は pilocytic astrocytoma であるとの報告である[23,25]．

2　橋（pons）の Diffuse midline glioma (DMG), H3 K27-altered

■概念

脳幹 glioma の中で最も多く 70% 以上を占める．ほとんどが髄内（左右どちらかに偏在）に発育し第四脳室へは突出せず，逆に腹側に進展し，脳底動脈を囲みこみつつ髄外性に延髄を巻きながら下行する[26]．背側は中小脳脚沿いに小脳へ浸潤する．かつては pontine glioma と呼ばれたが，現在は diffuse intrinsic pontine glioma（DIPG）の名称が広く使われている．この型はほとんど glioblastoma であり，また，再三記したように H3 K27M 変異を有する．剖検では tonsillar herniation と腫瘍内出血が特徴である．出血は終末期の急激な症状悪化の原因であろう．くも膜下播種が 30 ～ 60% に観察される．稀に背側に発生し第四脳室へ突出する dorsally exophytic type もあり，pilocytic AS が多い（後述）[27]．

■遺伝子異常

冒頭に記したように *H3F3A* あるいは *HIST1H3B* 遺伝子の K27M 変異のある glioma である．前者は脳幹を含めた全ての midline location に発現しているが，後者は橋（pons）の glioma のみに観察される．付随する遺伝子異常として，*H3F3A* K27M 変異 glioma（H3.3 K27M glioma）には *TP53* 遺伝子変異（76%），RTK-PI3K シグナル伝達経路に関わる遺伝子群の異常（71%）（*PDGFRA* 遺伝子増幅，*FGFR1* 遺伝子変異など），*ATRX* 遺伝子変異（33%）などが観察される．一方の *HIST1H3B* K27M 変異 glioma（H3.1 K27M glioma）では，*ACVR1* 遺伝子変異（54%）が特徴である[9,10]．なお，別項で扱う H3.3 G34R/V 腫瘍では，*TP53* 遺伝子変異と *ATRX* 遺伝子変異がしばしば共存している．

■ 基本事項

脳腫瘍全国集計（2005 ～ 2008）には発育部位別の資料がないため，本稿の資料として，Hoffman ら[18]による International and European Society for DIPG Registries の集計（1990 ～ 2015 年，1,008 例）を用いる．欧米からの集計は小児腫瘍の括りの中での報告が多いため，若年成人症例（25 歳前後）までは含まれていても，30 歳以上の症例は含まれていない．

- **性**：男性 47%，女性 53%
- **年齢**：中央値 6.8（0 ～ 26 歳）で，3 歳未満 4%，3 ～ 10 歳未満 72%，10 歳以上 24% である．
- **症状発現から診断までの期間**：6 週以内 67%，12 週までとすると 86% が診断されている．
- **症状**：腫瘍側の対側錐体路症状（51%）と同側の脳神経麻痺（82%）および中小脳脚への腫瘍浸潤による小脳症状（62%）が 3 徴である．脳神経麻痺は初発症状として現われることが多く，外転，顔面神経麻痺が最も多く，三叉神経知覚枝，下位脳神経がそれに次ぐ．幼児ではテレビを横目で見る（複視），就寝時半眼を開いている（顔面神経麻痺），転びやすい（小脳失調あるいは錐体路症状）などに現れる．Pons の dorsally exophytic type は水頭症と失調性歩行が主体で，脳神経麻痺の頻度は低い．
- **病理所見（生検あるいは剖検による 218 例）**：glioma grade（WHO2016 分類）として，Ⅱ：24%，Ⅲ：39%，Ⅳ：37%と記載されている．
- MRI では，平均 3.6 cm×4.4 cm の腫瘍が描出され，腫瘍内出血（18%）と壊死巣（40%）を合わせた 58% の症例が heterogeneous な内部構造を示す．リング状造影効果は 37% に見られる．水頭症所見は 18% の少数である．

■ 自然史

脳幹 glioma，特に pons に発育するびまん性 glioma の自然史（natural history）を探る手がかりは多くない．診断時には advanced stage といってもいいほど大きくなっている例が多いため増殖速度を推測できず，剖検例も少なく，腫瘍局在や発育様式と組織型との関連性を分析する資料に乏しい．終末期では呼吸不全に陥るため，髄液内播種などの進展・浸潤・転移の情報も十分には得られていない．剖検報告はBuckleyら（1930）[28]の25例（732 glioma剖検例中の3.4%），Goldenら（1972）[29]の13例，松谷ら（1978）[26]の12例，Packerら（1983）[30]の15例，Mantravadiら（1982）[31]の25例，Littmanら（1980）[32]の18例が貴重である．

Buckleyら[28]の25例では，glioblastoma 10例，astrocytoma/spongioblastoma 14例，astroblastoma 1例である．1930年の報告のためほとんどが高度の神経脱落症状を示し，かつ手術死亡あるいは自然経過死亡症例である．Pons限局はわずかに4例（dorsal ponsと記載）で，21例は左右いずれかに偏して発育・増大を示し，伸展・浸潤方向は片側の中小脳脚から小脳半球，および小脳橋角部である．Glioblatomaは状発現から死亡までが平均4ヵ月で，上記進展・浸潤は広範囲にわたり10例中9例に小脳橋角部への伸展が観察されている．詳細記載の7例中4例で急速進展の原因としての腫瘍内出血が記載されている．脳底動脈と脳神経は部分的，時に完全に腫瘍内に内没している．astrocytomaと異なり，神経線維束は腫瘍内にて腫瘍細胞浸潤により切断されている．一方astrocytomaは診断から死亡までの平均は2年で発育は緩徐であったと記載されている．神経線維束や神経細胞は腫瘍中心部においてもしばしばその形態は保存されている．

Goldenら[29]の13例はglioblastoma（8例）とmalignant astrocytoma（5例）である．臨床経過は無治療のまま状態悪化し死亡3例と放射線治療後死亡10例であり，全例終末期像の所見といえる．腫瘍は13例中12例が中脳へ，1例が延髄へ進展・浸潤しており，ほぼ全例が脳幹全域を占めていた．また全例で程度の差こそあれ第四脳室内へも進展し，死亡時12例中8例で脳室拡大が観察されている．小脳脚への浸潤は12例が中小脳脚で最も多く，上小脳脚あるいは下小脳脚への浸潤は各々2例と3例である．また，腫瘍は神経線維に沿って浸潤しているが，その部の細胞はspongioblastic（≒ pilocytic）であると記している．すなわち，脳幹のmalignant gliomaは生検ではpilocytic astrocytomaの診断がつく可能性がある．

松谷ら[26]の12例はglioblastoma 6例とastrocytoma 6例であり，全例tonsillar herniationを示し，8例に腫瘍内出血が観察されている．腫瘍を含む橋の横断面積は17～23 cm^{2}で正常（7～8 cm^2）の2～3倍に腫大している．全例，腹に進展し髄外性に延髄を巻きながら下行している．中小脳脚沿いに小脳へ浸潤しているが，第四脳室内への進展はない．12例中2例は治療前死亡，4例は治療開始後死亡である．これらの所見から，著者らは脳幹gliomaは診断確定時には治療困難なまでに大きく発育し，またそのような症例では症状発見から2ヵ月前後でその状態に至ったのではないかと推論している．

■画像診断

MRIでは，T1強調像で低信号域，T2強調像では高信号域，FLAIR画像は比較的均質，ガドリニウム増強効果はある場合とない場合がある．これらに加えて第四脳室の偏位，脳幹の腫大，腫瘍周囲浮腫像，脳幹周囲くも膜下腔の変形，脳底動脈が腫瘍内に埋没あるいは腫瘍圧迫により偏位，があればMRI所見のみで脳幹gliomaと診断することが許容されている（表2-23）[21,33]．自然史に記したように，脳底動脈の埋没像および側面像で不規則な腫瘍腹側壁が，正常脳幹前縁を超えて斜台に接するような像はDIPGの特徴である．腫瘍域はしばしばpons断面積の2/3以上を占め，壊死巣を含むことはあっても嚢胞形成は稀である[34]．筆者の印象だが，旧PNET，ATRTなどの胎児性腫瘍の脳幹発生例は，DIPGよりやや中心〜背側に発育するために脳底動脈の腫瘍内埋没像が少ない．また，胎児性腫瘍では，全例ではないが拡散制限があるためDWIで高信号に描出される例がある．一方で，Schumacherら[35]はドイツ8施設の共同研究にてbiopsy結果とMRI所見との対比研究を行ったところ，MRI所見は腫瘍診断のsensitivityは94%と高率であったが，組織診断力（specificity）は43%であったことを報告している．

治療困難な腫瘍のため，腫瘍増大への警戒とその前兆である脳幹症状の変化に気を奪われるため気づかないことが多いが，MRIの精度向上も合わさり，想像以上に髄膜播種（leptomeningeal dissemination）が多いことが報告されている[2,16,17]．剖検では既に指摘されていたことである[24,26,36]．半数が無症状なこともあるが，初診時に10〜20%，再発時には30〜60%で観察される．治療開始前後と治療終了後6月前後に脊髄MRIを撮影することはもとより，全脳を注意深く観察しなければならない．

■治療

髄内発育型には手術摘出は不可能であり治療の主体は放射線治療となる．照射による症状の改善は60〜80%の症例で得られるが，画像上の腫瘍縮小効果（50%以上）は20%前後と低く，症状の改善効果持続は約6ヵ月である．延命効果について1977年までの放射線治療成績をまとめると，glioblastoma（30例）の平均生存期間はで8.0月であった[37]．その後放射線治療に化学療法を併用する時代に入ったが，Massiminoら[38]の4種類の治療（1987〜2005年にかけて62例）は，MS11月（0.92年），1年生存率45%に終わっている．Wagnerら[39]ドイツHIT-GBMグループは，1996〜2006年にかけて18歳以下153例のpontine glioma（DIPG）の治療を行ったが，全例のMS 0.92年，1年生存率は39.9%で，3種類のHIT-GMプロトコールを行った放射線治療＋化学療法群のMS 0.95年，1年生存率45.8%がとりわけて高い結果にはならなかった．

テモゾロミドや分子標的薬を放射線治療と併用した臨床試験を通覧しても，mPFS

表2-24 H3 変異と TP53 変異の組み合わせによる予後[40]

	H3.3 K27M, TP53 変異	H3.3 K27M, TP53-wildtype	H3.1 K27M, TP53-wildtype
TTP	4.4 月	5.8 月	9.8 月
MS	8.5 月	12.1 月	15.1 月

は 7 月前後，1 年生存率 40 〜 50% である．1970 年代から現在までほとんど治療成績は進歩していないと結論せざるを得ない．

先述の Hoffman ら[18]による欧米共同研究では，放射線治療＋化学療法が 721 例（74%）に，放射線治療単独は 231 例（24%）に，化学療法単独が 16 例（2%）に行われている．全治療症例（無治療例を除く 968 例）の生存期間中央値（MS）11 ヵ月，1 年生存率 42%，2 年 9.6%，3 年 3.5%，5 年 2.2% である．分子分類別の MS は，H3.3 変異群 10.4 ヵ月，H3.1 変異群 15.0 ヵ月，H3-wildtype 10.5 ヵ月と，H3.1 変異群（*HIST1H3B* K27M 変異 glioma）が 3 群中最も良好であった．

予後を規制する因子の一つとして，Werbrouck ら[40]は TP53 遺伝子変異を指摘している．73 症例の放射線治療後の再発までの期間（time to tumor progression: TTP）と MS を検討し，*TP53* 遺伝子変異症例は放射線治療抵抗性因子と結論している（表 2-24）．

3 Dorsally exophytic glioma in the brain stem（背側髄外進展型脳幹 glioma）

脳幹 glioma の中の dorsally exophytic type には 3 種類ある．頭側から記すと，① tectal glioma が上後方，quadrigeminal cistern（四丘体槽）に進展，② pons 外側から後方，第四脳室に進展，あるいは側方（pontine cistern, cerebellomedullary fissure）に進展，および，③ 延髄 glioma が natural barrier に遮られ橋へ進展できず，上後方の第四脳室あるいは大槽に進展する 3 型である．①と③は各々中脳 glioma と延髄 glioma の項で記すので，ここでは②型について述べる．

現在脳幹 glioma の中で“dorsally exophitic”と呼ばれる腫瘍は橋（pons）の背側から第四脳室へ進展する型であり，前項の DIPG の対極にある．Hoffman ら（1980）[27]が 111 例中の 10 例（8.3%）に脳幹背側より第四脳室に突出する形として報告したもので，橋から延髄に至る広い面より発生するのが特徴とされる．18 例が solid で，2 例が cystic であり，組織学的には 8 例が low grade fibrillary astrocytoma，2 例が ganglioglioma と記されている．Fisher ら（2000）[41]も Johnes Hopkins Hospital での 76 例の脳幹 glioma 中 65 例で局在と組織型，および進展様式と組織型の分析を行い，dorsally exophytic type 23 例では，pilocytic astrocytoma 12 例，fibrillary astrocytoma 4 例，その他 5 例，no biopsy 2 例と報告している．特徴的な症状は第四脳室閉塞による頭蓋内圧亢進・水頭症である．脳神経核が腫瘍の浸潤を受けるために脳神経麻痺（外転，顔回）は多いが，錐体路症状はない[42]．

Mahmoud ら（2021）[43]は手術所見も含めて，pons 背側 glioma の後方進展 23 例を分析している．橋・中脳境界部からの後方突出 7 例と橋背側から後方向のみに突出した 9 例を合わせて 16 例中 14 例が low grade glioma（LGG）である pilocytic astrocytoma が 12 例で，2 例が high grade glioma（HGG）であった．一方，側方あるいは下方進展の 7 例では，LGG は 3 例で 4 例は HGG であった．先人の報告も含め，橋背側から第四脳室突出進展例はほとんどが LGG と考えられる．多数例の治療報告はないが，DIPG と比較すると予後はよく 10 年以上生存も珍しくない[42]．したがって，背側髄外進展型脳幹 glioma では，本章の主役腫瘍である Diffuse midline glioma, H3 K27-altered の発生率は低いものと考える．一方で，側方進展型は HGG と考えるのが妥当で，ここには DMG, H3 K27-altered 腫瘍が含まれる．

4 中脳発生 glioma

■概念

中脳とは，左右大脳脚が合流し，第三脳室後部からの脳脊髄液流通路（中脳水道）を囲みつつ，テント切痕から下降して橋（pons）に至るまでの部分である．中脳水道を囲んでいる背側部分を中脳蓋（tectum），中脳水道から大脳脚を覆う腹側部を中脳被蓋（tegmentum）と呼ぶ．

中脳発生 glioma は，tectum 限局型，tectum から後方突出型（dorsally exophytic），tectum から tegmentum 浸潤型，の 3 型があるが，前 2 者がほとんどである[44]．組織型は，pilocytic astrocytoma と grade Ⅱ astrocytoma が多数を占める．したがって，本腫瘍も Diffuse midline glioma, H3 K27-altered の発生率は低いものと考える．Glioblastoma は 10% 前後と報告[45,46]されている．古くから，発育が緩徐で手術摘出なしの経過観察が治療の主流であったため，病態解析資料に乏しい．MRI 追跡観察では，30 〜 80% が経過中に増大を示す（後述）．

■遺伝子異常

Low grade glioma（LGG）が主体を占めることから，本章腫瘍の特徴であるヒストン H3 の異常症例は少ない．脳幹 glioma としての括りでは 70 〜 80% にヒストン H3 異常が検出されるが，中脳あるいは延髄 glioma に特定した研究報告はなく，両部位の glioma 組織型の分布からはヒストン H3 異常腫瘍が少数なのは当然であろう．

Chiang ら（2020）[47]は St. Jude 小児病院での 23 例（2 〜 21 歳，中央値 11 歳）の遺伝子分析結果を報告している．ヒストン *H3* はもとより *IDH-1/2* 遺伝子の異常はゼロで，その代わりにがん遺伝子 *RAS* の異常（*KRAS* G12R 変異）を 19 例（83%）に認めている．その他の遺伝子異常としての *KIAA1549-BRAF* fusion 6 例中 4 例，*BRAF* V600E 変異 7 例中 6 例が，上記 KRAS 遺伝子異常症例に共存している．この 23 例には病理診断名が記載されていないが，彼らの先行研究の 20 例 [48] が含まれており，15 例が pilocytic astrocytoma，20 例が diffuse astrocytoma と記されている．*BRAF* 遺伝子関連異常が多いのは pilocytic astrocytoma が多いための必然であろう．この 23 例の DNA メチル化パターンは他の小児 glioma とは一線を画しており，ヒストン H3 異常のある glioma 群には属していない．一方，Sumi ら [49] は，13 歳女児の pilocytic astrocytoma（tectum）で *H3* K27M 変異を確認し，病理組織学的 grade 1 と *H3* K27M 変異，grade 4 の乖離を報告している．後述する本腫瘍群の多彩な病態をあらわしている．

■病態と治療

脳幹 glioma の中でも特異な立場を占める稀な腫瘍型である．小児期（5 ～ 15 歳）に多い．中脳水道狭窄による閉塞性水頭症と頭蓋内圧亢進症状で発症し，tectum あるいは近傍組織の脱落症状の頻度は低い [50]．診断は MRI 矢状断での tectum の腫大および T2 強調像での高信号である [44,50,51]．Gd 造影効果のない症例が多いが，20% 程度に造影される症例がある [51]．1990 年代の初めから，glioma にもかかわらず腫瘍摘出を行わなくても（biopsy 程度でも），頭蓋内圧コントロールのみで 5 年前後ではほぼ全例生存し得る腫瘍であるとの理解が進み，現在では画像診断のみで経過観察でよいとの論が支配的である [52]．Griessenauer ら [51] はその根拠の一つとして，42 例の中央値 6.5 年追跡で腫瘍容積増大はわずか 0.4 cm^3（平均）と誤差範囲であったと報告している．

しかし，Bowers ら [52] は 7 例中 6 例が増大したことを報告し，Ternier ら [50] も 40 例中 14 例（35%）が平均 20 ヵ月間で増大してことを報告している．14 例の組織診断は，pilocytic astrocytoma 5 例，fibrillary astrocytoma 3 例，oligoastrocytoma 2 例，high grade glioma 1 例，ganglioglioma 1 例，非腫瘍陽性病変 2 例である．HGG の 1 例を除けばその後の治療（主として放射線治療）により再増大なく生存（追跡期間 4.4 年）している．Gass ら [53] も 26 例中 6 例（23%）の増大を観察している．しかし，これらの増大例も放射線治療により制御される症例がほとんどである．

■治療方針

腫瘍局在，発育様式，組織型相互の情報がなく，長期追跡報告もほとんどない状況で治療指針を作るのは容易ではないが，原則は水頭症に対処しつつの経過観察である．経過観察中の腫瘍増大には，可能なら組織診断を確定し適切な治療（放射線治療あるいは化学療法）を検討すべきである．水頭症にはVPシャントが中心であったが，現在では神経内視鏡による第三脳室開窓術（endoscopic third ventriculostomy: ETV）が主流となっており，長期にわたる効果が報告されている[54]．

多数例の長期追跡報告がほとんどないが，Liuら（20例，St. Jude小児病院）[48]は10年生存率（OS）83.9%，同非増悪生存率48.7%を算出し，low risk群（容積3 cm^{3}以下で造影効果なし）の10年非増悪生存率（PFS）85%を報告している．

経過観察のみで増大確率の低い条件として，容積4 cm^{3}以下でかつ後方進展型[50]，容積3 cm^{3}以下で非造影[48]，あるいは容積2 cm^{3}以下[51]が抽出されている．

5　延髄発生glioma

■概念

延髄の腫瘍はastrocytomaが多く，上方，下方のjunctionのbarrierがあるため延髄内の局所性発育が中心で，増大すると第四脳室底あるいは大槽へ進展，突出する．Cervicomedullary gliomaと呼ばれるものは，頚髄gliomaが延髄－頚髄境界である錐体路交叉などに上方への進展を阻害され，延髄を押しあげるような形をとりながら抵抗の弱い第四脳室底あるいは大槽へ進展したものでastrocytomaが多い[42]．腫瘍の下端は脊髄髄内腫瘍と同一の発育様式で脊髄内を下行する．

■病態と治療

まとまった症例数の報告がなく，病態・治療に関する情報が極めて乏しい．橋あるいは中脳発生例に比べると成人（青年期）発症が多い．予想に反して下位脳神経麻痺を呈するのは50%以下で，むしろspinocerebellar tractの障害によるataxiaや末梢性の筋力低下による歩行障害が多い．延髄の上2/3に発生した場合は交叉麻痺が出現し得る．後頭部痛を訴える場合も少なくない[55]．

組織学的にはlow grade glioma（主としてpilocytic astrocytoma）が半数以上を占める．いまや古典ともいえるEpstainらの1993年の報告[56]では，68例のglioma（延髄背側伸展例と後述のcervicomedullary gliomaを含む）の中でlow grade astrocytomaが48例（71%）を占めている．近年では，Holzapfelら（2020）[57]は脳幹LGG 116例を整理し，その73%が延髄発生と記している．病理組織診断ではpilocytic astrocytomが最も多い（56%）．もちろん，Epstainの68例中13例（19%）がhigh grade gliomaであり，H3K27M変異gliomaも延髄に発生し得る．Chenら[22]は126脳幹glioma中27例（21%）が延髄発生のH3-mutant gliomaと報告している．興味深いことに，この27例では*HIST1H3B*変異glioma（H3.1 K27M glioma）は確認されていない．

治療成績に関しても信頼できる多数例の報告はない．先のHolzapfelらの全体成績（延髄発生73%）では10年生存率86%を産出している．ただし，5年EFSは48%でもある．治療方法は，全摘出は経過観察，8歳未満のNF1患者には化学療法（carboplatin+etoposide），最も多い8歳以上の非NF1患者には放射線治療が行われている．Chenら[22]は，延髄発生H3-mutant glioma 27例の生存期間中央値としては26ヵ月を報告している．

6 成人の脳幹glioma

脳腫瘍全国集計（2005～2008）では脳幹腫瘍として218例が登録されている．20歳以上の成人例は125例（57%）で小児例（15歳未満）より多い．男性にやや多く（1.3倍），この年齢層での中央値は40～44歳の間にある（20～84歳）．病理組織像の情報はない．

欧米からのpopulation-based studyでは組織診断が得られていない脳幹glioma頻度が記されていない．日本の頻度が正しいとすれば，小児期脳幹gliomaに匹敵するだけの研究報告があるはずだが，臨床も含めて極めて乏しい．

限られた報告から，成人（概ね18歳以上とする報告が多い）症例の特徴（小児症例との相違）を記す．

- 最大の相違点は遺伝子異常パターンである．H3 K27M変異率は25～30%の報告[58-60]が多いが，Leibetsederら[61]は27例中3例（11%）の低率（一方でIDH-wildtype glioma 38%）を報告している．Wangら[62]は検索51例中19例（37%）にH3 K27M変異を観察した上で，*TP53*遺伝子変異が38例（75%），H3 K27M変異と排他的な*IDH-1/2*変異が16例（31%）と報告している．成人脳幹gliomaは小児型と異なり，H3 K27M変異腫瘍が主体ではない．
- 小児例では橋（pons）発症が80%以上を占めるが，成人例では60%台が多く[63-65]，最多で75%[66]である．その分，中脳，橋，延髄にまんべんなく発生しているともいえる．
- 症状発現から病院初診までの期間は4～6ヵ月が多く，小児例の2～3ヵ月より長い．腫瘍発育速度がその分遅いためか，小児例より生存期間がやや長い．
- 病理診断率が50%を超す報告が多い．

100例を超す多数例の治療成績報告を**表2-25**にまとめる．low grade glioma（pilocytic astrocytomaとastrocytoma中心）とhigh grade glioma（anaplastic astrocytomaとglioblastoma中心）との比率も報告によって異なる．診断年齢中央値は概ね35～40歳であり，成人のテント上diffuse glioma全体の年齢より若干若い．

治療は放射線治療が中心となっており，全体（LGGとHGGを合わせた）として生存期間中央値（MS）は2年弱の報告から3年[65]，7年[64]とバラツキが大きい．

表2-25　成人脳幹 glioma の治療成績

報告者	年齢中央値	症例数	病理診断率	HGG比率*	LGG比率	全症例MS	膠芽腫MS
Kesari ら[64]	34歳	101	46 (46%)	31 (69%)	15 (31%)	85.0月	16.0月
Reithmeier ら[66]	41歳	104	104 (100%)	46 (45%)	57 (55%)	18.8月	9.8月
Theeler ら[65]	36歳	143	97 (68%)	71 (73%)	26 (27%)	32.1月	14.8月
Wang ら[62]	34歳	96	69(72%)	43(67%)	23(33%)	19.5月	14.1月*

* grade Ⅲ腫瘍(WHO2016分類)も含む

表2-26　日本脳腫瘍集計調査報告14版(2005～2008, 4年間)での視床腫瘍

視床腫瘍300例(悪性255例, 良性45例)*　(全脳腫瘍16,686例の1.8%)			
視床腫瘍内の頻度			各組織型内の頻度
悪性腫瘍	grade Ⅱ glioma	20 (6.7%)	807例中の2.5%
	grade Ⅲ glioma	62 (20.7%)	961例中の6.5%
	glioblastoma	79 (26.3%)	2,049例中の3.9%
	PCNSL	73 (24.3%)	814例中の9.0%
	germinoma	5 (1.7%)	249例中の2.0%
	胎児性腫瘍	1 (0.3%)	204例中の0.5%
	その他の悪性腫瘍	15 (5.0%)	
良性腫瘍	pilocytic astrocytoma	6 (2.0%)	222例中の2.7%
	ganglioglioma	1 (0.3%)	58例中の1.7%
	その他の良性腫瘍	38 (12.7%)	
glioma 167例(pilocytic astrocytoma含む)は, 視床腫瘍の55.7%, 全glioma 4,039例の4.1%			

* WHO grade Ⅱ以上を悪性腫瘍とする

経験上も，成人 pontine glioma は小児例よりは長期生存（3～5年）するとの印象がある．40歳以上のMSは23ヵ月だが，40歳未満は7ヵ月との報告もある[67]．しかし，glioblastoma（GB）に限定すればMSは10～16ヵ月であり，多量摘出が行えなかった成人テント上GBとほぼ同等の成績となる．

7　視床 glioma

最初に視床 glioma の稀少性について記す．脳腫瘍全国集計（2005～2008）に登録された視床腫瘍（全組織型）は300例（4年間）で，全脳腫瘍の1.8%にすぎない（表2-26）．MRI計測による健康成人の視床容積（11.42 cm^3）は脳実質容積（1,058 cm^3）の1.1%[68]であるので相応の頻度ともいえる．しかし，pilocytic astrocytoma を含む glioma 総計は167例で，全 glioma 4,039例の4.1%，年間発生予測は約42例にな

る．この中の小児例となると，さらに稀少になる．米国脳腫瘍統計では部位登録に“thalamus”の項がない．腫瘍遺伝子検索では，過去のホルマリン包埋検体が使用できるためそれなりの検体数を集めることができるが，視床gliomaとして一貫した診断・治療に基づく信頼できる臨床病態報告は少ない．

1施設からの報告として貴重なのは，Pugetら（2007）[69]のHôpital Necker-Enfants malades（小児病院，パリ）の報告である．視床発生グリオーマ（pilocytic astrocytomaを含む）は1989～2003年（14年間）の小児脳腫瘍1,725例中69例（4%）を占める．片側視床限局型54例（78%），片側視床から大脳脚進展型6例（9%），左右ほぼ同サイズの両側性9例(13%)である．小児gliomaでのヒストンH3異常が注目された時期と重なり，このころから片側性と両側性の臨床像の相違が論じられるようになった．

■遺伝子異常

冒頭に記したように，中枢神経正中線（視床，脳幹，脊髄など）上に発生するgliomaはH3 K27異常ヒストンを伴う腫瘍が多い．これらの遺伝子異常パターンは部位により異なり，脳幹DMGでは*H3F3A*遺伝子または*HIST1H3B*遺伝子のK27M変異が多く，大脳半球では*H3F3A* G34R/V変異が多い．視床gliomaでの*H3F3* K27M変異率は，片側発生例では70%前後[14,70]と多いが，両側発生例では激減し，Mondalら[71]は10例中2例，Broniscerら[70]は11例中0である．H3 K27-wildtypeの腫瘍では受容体型チロシンキナーゼ（RTK）シグナル伝達に関わる遺伝子群（*PDGFR*，*EGFR*，*PIK3A*，など）の増幅/変異が高率に観察されている[70,71]．

また，視床gliomaでは*HIST1H3B*遺伝子のK27M変異（H3.1 K27M）が見られないのが特徴との報告がほとんどだが，Karremannら[14]は32例中2例で観察している(残りは*H3F3A*遺伝子変異22例，wildtype 8例)．

■臨床病態

文献報告症例より臨床病態をまとめる．

- **年齢**：診断中央値は9歳前後で，片側性と両側性で差はない[68,72]
- **病理診断**（表2-27）：片側性あるいは両側性として報告された症例の集計であり，大きな集団の中での分布ではない．そのため統計処理の信頼性は乏しいが，片側性ではpilocytic astrocytomaが有意に多く（24% vs 8%），両側性ではglioblastomaを含むhigh grade glioma（HGG）が多い（66% vs 39%）傾向がある．AT/RTなどの胎児性腫瘍は片側のみである．
- **画像診断**：一般gliomaの像を示し，特異的な所見はない．
- 極めて稀ではあるが，両側性に発育するgerminomaがある[74]．提示されている症例は大きな腫瘍ではあるが，第三脳室後半部を両側から挟み込むような小腫瘍陰影

表2-27 視床 glioma の組織型

Gupta ら[72]のまとめに Mondal ら[71], Sievers ら[19], Steinbok ら[73]の症例を追加

WHO 2016 組織診断(334 例)	片側視床発育(246 例)	両側視床発育(88 例)
Pilocytic astrocytoma (67)	60 (24%)	7 (8%)
Low-grade glioma (76)	45 (18%)	31 (35%)
High-grade glioma (101)	67 (27%)	34 (39%)
Glioblastoma (41)	27 (11%)	14 (16%)
Oligodendroglioma, 系 (11)	10 (4%)	1 (1%)
Ependymoma 系 (11)	11 (4%)	0
Ganglioglioma (6)	6 (2%)	0
Embryonal tumor (5)	4 (2%)	1 (1%)
non-glial tumors* (7)	7 (3%)	0
分類不能腫瘍 (9)	9 (4%)	0

* Non-glial tumor: central neurocytoma, germinoma, など

として描出される症例もある．我が国の脳神経外科医は頭の片隅においていただきたい．

- さらに稀ではあるが，Li-Flaumeni 症候群に発生した両側性 glioblastoma の報告[75]がある．

■治療成績

稀少腫瘍でありながら多彩な組織像とゲノム異常を有するため，本腫瘍に限定した信頼し得る治療成績の報告はない．表2-27 に示すように，片側発生腫瘍の半数近くは grade 1 pilocytic astrocytoma を主体とした low grade astrocytoma（LGG）であり，逆に両側性腫瘍は HGG が半数以上を占める．欧米を中心とする小児脳腫瘍治療グループの LGG および HGG に対する臨床試験報告に記載されている視床 glioma の成績をまとめた（表2-28）．

LGG は，治療方法としては手術摘出にかかわらず経過観察グループ，化学療法単独グループ，および少数の放射線治療グループである．全体を通じて 10 年生存率 90% が得られているが，5 年前後で半数が増悪している．二次治療が有効との証ではあろうが，部位的に半身の運動障害や感覚障害が避けられず，長期の良好な QOL 獲得は困難であろう．

HGG には，積極的な化学療法と放射線治療が行われているが 2 年生存率 50% を超えていない．唯一，少数（8 例）の H3 K27-wildtype 症例が 2 年生存率 71% を得ている[14]．

表2-28　視床 glioma の治療成績報告のまとめ

	報告者	症例数（Gr. Ⅰ比率）	治療成績	
			OS	EFS（PFS）
LGG	CCLG CNS 9702 [75]	157（67%）	5 y：91.7%	5 y：45.9%
	SIOP-LGG 2004 [76]	237（90%）	5 y：96.6%, 10 y：94.8%	5 y：44.4%
	HIT-LGG1996 ＋SIOP-LGG 2004 [77]	片側 87（61%）	10 y：91%	10 y：87%
		両側 15（40%）	10 y：65%	10 y：15%
HGG	HERBY study [10]）	HGG: 35	MS：14.2 月	mEFS：7.9 月
	Mackay ら [4]	HGG: 224	MS：13.5 月	記載なし
	HIT-HGG database [14]	H3 K27 mut, 24 例	1 y：63%, 2 y：13%	1 y：21%
		H3 K27 wt, 88 例	1 y：100%, 2 y：71%	2 y：43%
	CCG 945 [78]	59（HGG 63%）	3 y：18.9%	3 y：18.9

2　Diffuse hemispheric glioma, H3 G34-mutant H3 G34 変異を示すびまん性大脳半球グリオーマ

WHO脳腫瘍分類第5版の定義

概ね 10 ～ 25 歳の間（中央値 15 歳前後）に好発する大脳半球の悪性 glioma である．遺伝子分析にて，ヒストン H3.3 の 34 番目のアミノ酸が G（グリシン）が R（アルギニン）あるいは V（バリン）に変換している変異（H3.3 G34R/V）が診断条件となっている（アルギニンへの変換例の方が多い）．CNS WHO 5 grade 4 に属する．ヒストン H3 異常 glioma 群の中では最も診断年齢が高く（若年成人にも発生する），生存期間も長い（生存期間中央値：18 ヵ月前後）[1]．

遺伝子異常

Mackay らの 67 例報告 [4] に加えて 7 ～ 10 例の報告（27 例）[79,80] をまとめると，1 例（視床）を除き全例大脳半球発生である．全例，*H3F3A* G34R/V 変異があることはいうまでもないが，80 ～ 90% の症例で *TP53* 遺伝子変異，*ATRX* 遺伝子変異，*PDGFRA* 遺伝子増幅，あるいは変異があるのが特徴である．H3.3K27M 変異腫瘍と異なり，H3 K27me3（H3 トリメチル化）は消失していない．*IDH* 遺伝子変異はない．また，MGMT プロモーターメチル化が高率（80%）との報告 [80] もある．

Korshunov ら [81] は 81 症例のゲノム解析を行い他の大脳半球発生小児悪性腫瘍（旧 PNET および glioblastoma）と比較した結果，G34 変異腫瘍では対象群よりも染色体 3q および 4q 欠損の頻度が高く特異性が高いこと，*PDGFRA* 遺伝子増幅頻度と *CCND2* 遺伝子増幅頻度がいずれも異なることより本腫瘍の特異的存在を強調している．

■基本事項

極めて稀な腫瘍である．Mackayら[4]が集計した小児high-grade glioma（HGG）1,067例中，大脳半球発生腫瘍は46.8%であり，その中でH3 G34-mutant症例は16%になる．つまり，本定義に該当する症例は小児HGGの7.5%の低頻度で，米国脳腫瘍統計（CBTRUS 2015）[82]にあてはめると年間26.7例（当時の米国人口3億1千万人）となる．人口比で換算すると，我が国では年間11例前後と推定できる．

遺伝子分析研究は過去のホルマリン包埋材料を使用できるためそれなりの検体数を確保できるが，臨床情報分析可能な報告は10例程度であり，臨床診断基準や治療方針は定まっていない．乏しい報告から下記の情報がうかがわれる．

- 男女差はなく，10～30歳の間に診断されている．Mackayらの報告[4]では診断時の年齢（median）は15.0歳で，H3.3 K27M症例（7.5歳）およびH3.1 K27M症例（5.0歳）より有意に高い．
- 95%以上の症例は大脳半球の皮質から皮質下にかけて発育し，小児大脳半球腫瘍の16%を占める[1]．稀に視床発生の報告がある[79])．
- 大脳半球での発生部位はほとんどが側頭葉と頭頂葉発育で，前頭葉発育が20%以下であることが成人high grade gliomaと異なる特徴である[4,81]．しかし，Huらの10例報告[80]では7例が前頭葉発育である．
- 初発症状の報告は成人例（診断年齢中央値25.8歳）ではあるが，けいれん発作が最も多く（50%），局所神経症状（30%），頭蓋内圧亢進症状（20%）が報告されている[83]．
- 画像所見としての報告は少ないが，成人例の報告（17例）[83]では拡散制限が92%に観察され，DWIで高信号に描出されている．Gd造影性は27%で，嚢胞形成（12%）や壊死像（6%）は低い．

■病理

病理組織像は成人のglioblastomaに類似する組織像を示す．Anaplastic astrocytoma，あるいはhigh grade gliomaと診断されている症例も多い．胎児性腫瘍にしばしば観察されるHomer Wright rosettesが見られることもある．

免疫組織学的には，MAP2，FOXG1，P53が陽性だがATRXは染色されない．特徴の一つは，OLIG2が陰性でGFAPは陽性/陰性の両者がある．

■治療成績

診断年齢が15歳前後であり，MGMTプロモーターメチル化が高率のため，治療は成人glioblastoma治療に準じてTMZ併用治療が行われている，遺伝子分析研究の中では，MS12～15ヵ月，2年生存率30%前後の報告が多い．Mackayらの報告[4]

ではMS 18.0ヵ月，2年生存率27.3%で，H3.3 K27M症例（11.0ヵ月と4.7%）およびH3.1K27M症例（15.0ヵ月，生存率記載なし）よりは若干長い．

小児のHGG（脳幹以外）に対するHERBY study（Stupp regimen ± bevasizumab）の結果では，mEFS 8.3ヵ月，MS 12.2ヵ月と報告されている[10]．Picartら[83]が報告した成人例17例（19～33歳，中央値25歳）ではmPFS 8.8ヵ月，MS 12.4ヵ月で小児例と差はないが，temozolomide併用放射線治療群ではMS 25ヵ月に延長している．高いMGMT promotorメチル化率82%の影響が議論されている．

---

3 Diffuse pediatric-type high-grade glioma, H3-wildtype and IDH-wildtype ヒストンH3およびIDH遺伝子がともにwildtypeの小児浸潤性高悪性度グリオーマ

■ WHO脳腫瘍分類第5版の定義

小児のhigh-grade glioma（HGG）の多くはヒストンH3の異常を伴っているが，本腫瘍はヒストンH3の異常はなく，かつ成人HGGに観察される*IDH*遺伝子変異もない．CNS WHO 5 grade 4に属する．

Subtypeとして，Diffuse paediatric-type high-grade glioma RTK2，同RTK1，および，同MYCN，の3型が登録されている．

■ 背景

日本脳腫瘍全国集計14版（2017）によると，小児（15歳未満）のglioblastomaとanaplastic astrocytomaは合わせて71例で，2腫瘍全体2,550例中の2.8%にすぎない．米国脳腫瘍統計（CBTRUS 2014～2018）でも1.0%である[84]．しかも，前章までで述べてきたように，小児のHGGの70～80%はヒストンH3の異常を伴っているために，本項で扱うHGGは極めて少数といえる．

■ 遺伝子異常

Korshunovら[85]は，ヒストンH3-wildtype，かつIDH-wildtypeの小児HGG 87例の腫瘍検体をDNAメチル化プロファイルより分析し，成人glioblastomaとは明らかに異なる腫瘍型であることを示した．その上で，腫瘍細胞遺伝子異常として3型に分けている．① *MYCN*遺伝子増幅型，② 受容体型チロシンキナーゼ（RTK）シグナル伝達路に関わる*PDGFRA*遺伝子増幅型，および③ 同シグナル伝達路に関わる*EGFR*遺伝子増幅型である．

3 型を通じて診断年齢中央値は 10 歳前後，男女比に有意差はなく，ほぼ 85% の症例はテント上に発生している．

1）MYCN 型（36 例）：最も多い型で，*MYCN* 遺伝子増幅が 50% の症例で観察され，*MYCN* と同じ 2 番染色体にある *ID2* 遺伝子増幅も 2/3 の症例で見られる．*MYCN* 遺伝子増幅のない症例では *MYC* 遺伝子増幅が確認される症例もある．染色体コピー数多型も観察されている．

2）RTK1 型（33 例）：*PDGFRA* 遺伝子の増幅が 33% の症例で確認されている．遺伝子異常パターンは，脳幹 glioblastoma，あるいは“proneural glioblastoma”に似る．染色体コピー数異常度は MYCN 型より低い．

3）RTK2 型（18 例）：*EGFR* 遺伝子増幅が 50% で，その他にも *CDKN2A/B* 遺伝子の homozygous deletion（72%），染色体 10q loss（50%），7 gain（28%）など成人 glioblastoma に似た異常を示している．しかし，HGMT メチル化はなく，また治療予後（MS44 ヵ月）も成人 glioblastoma と異なり良好である．

■ 病理

成人 glioblastoma，あるいは旧 PNET 類似の組織像を示す．遺伝子異常型による特徴の差はない．

■ 画像診断

Tauziède-Espariat ら[86]のテント上発生の MYCH 5 例の MRI 報告では，境界明瞭な腫瘍で髄膜に attachment のあるような発育を示す．高細胞密度を反映する拡散制限があり，DWI では高信号に描出される．Gd 造影性は均一で，腫瘍周囲浮腫は軽度である．彼らは脳幹発生の MYCN 型 6 例の MRI 像も分析しているが，テント上腫瘍と同所見である[87]．

■ 治療予後

症例数が少なく信頼できる報告はない．Kovshunov らの症例[85]では，MYCN 型の生存期間中央値（MS）14 ヵ月は，他の 2 型の MS（21 ヵ月と 44 ヵ月 , 表）より有意に短い（表 2-29）．

表2-29　遺伝子分類３型の特徴（Korshunov ら）[85]

		MYCN（n=36）	RTK1（n=33）	RTK2（n=18）
年齢（歳）中央値（範囲）		8（2-18）	11（2-18）	10（3-16）
男児比率		56%	48%	61%
テント上発生		86%	82%	94%
生存期間中央値		14 ヵ月	21 ヵ月	44 ヵ月
遺伝子異常	*MYCN* amplification	50%	6%	6%
	PDGFR amplification	6%	33%	6%
	EGFR amplification	25%	0%	50%
	CDK4/6 amplification	22%	9%	17%
免疫染色	*TP53* mutation	67%	48%	50%
	ATRX loss	3%	15%	0%
	TERT promoter mutation	26%	0%	64%
	Any amplification	86%	42%	67%
染色体コピー数異常	9p homozygous deletion	6%	27%	72%
	7 gain	47%	12%	28%
	10q loss	42%	12%	50%
MGMT メチル化		11%	18%	0%

4　Infant-type hemispheric glioma 乳幼児に発生する大脳半球グリオーマ

■WHO脳腫瘍分類第5版の定義

乳幼児の大脳半球に発生する高悪性度（high grade cellular）astrocytoma で，受容体型チロシンキナーゼ（RTK）シグナル伝達経路に関わる遺伝子異常を伴う．CNS WHO grade は報告症例数が少なく定まっていないが，grade 4 が妥当であろう．

Subtype として，①Infant-type hemispheric glioma, NTRK alternation，②同，ROS1 alternation，③同，ALK alternation，④同，MET alternation の 4 型が登録されている．

■背景

腫瘍名に記された“infant”の科学的な定義はないが，小児脳腫瘍に関する多数の報告論文に共通する解釈として，概ね 1 歳未満児として本稿を整理する．

米国 CBTRUS report（2007 ～ 2011）では 1 歳未満児腫瘍がまとめられている．5 年間の小児脳腫瘍（15 歳未満）に含まれる glioma は 8,487 例で，1 歳未満児の glioma は 410 例（4.8%）になる．本腫瘍に該当する HGG は 69 例で年間発症者は 14 例になる．人口比（3 億 1,000 万 vs 1 億 3,000 万）で換算した我が国での年間発症予測は 6

例の計算になる．

Wu ら[88] および Sturm ら[2] は，3 歳未満の大脳半球 HGG 症例で RTK 関連の NTRK 遺伝子の異常を報告した．その後，Guerreiro Stucklin ら（2019）[89] は国際協力下に診断時年齢 14.6 ヵ月未満の 118 検体を集め，遺伝子解析をした結果を以下の 3 型に分けている．

①RTK シグナル伝達経路に関わる腫瘍群（29 例）

②大脳半球に発生し，RAS/MAPK シグナル伝達経路に関わる low grade glioma 群（17 例）

③正中構造（視神経 / 視床下部，脳幹など）に発生し，RAS/MAPK シグナル伝達経路に関わる腫瘍群（39 例）

このうち，本章の腫瘍型確立のもととなった①について記載する（②は hemispheric LGG，③は midline tumor で他の腫瘍群である）．日本脳腫瘍集計調査報告では，2005 年からの 4 年間で 6 例が登録されている．

■基本事項：Guerreiro Stucklinらの29例の整理[89]

年齢：1 歳以下（中央値 2.8 ヵ月 ,0 〜 12 歳）で，男女比はほぼ同数（14 〜 15 例）であった．

病理診断：GBM 15 例を含む 21 例（72%）が HGG で，5 例が LGG であった．

遺伝子異常：RTK シグナル伝達経路に関わるがん遺伝子である ALK（anaplastic lymphoma kinase，アルク），ROS1，NTRK（neurotrophic TRK，N トラック）および MET が他の遺伝子との融合遺伝子を形成していた．

治療：手術での GTR が 12 例（40%）の症例で行えており，放射線治療を行わず化学療法が 18 例（62%）に投与されている．全体の非増悪期間中央値は 1.1 年だが，周術期を無事に通過した患児の半数は増悪なく生存しているため，平均生存期間は 4.4 年である．

Subtype 別生存率：少数例のため信頼性に欠けるが，ALK 型（12 例），NTRK 型（8 例）の 5 年生存率は 70% 台に対し，ROS1 型（7 例）は 25% と有意に不良であった．MET 型は 2 例のため生存率の算出ができていない．

文献

1）Sturm D, Witt H, Hovestadt V, et al.: Hotspot mutations in H3F3A and IDH1 define distinct epigenetic and biological subgroups of glioblastoma. Cancer Cell 22: 425-437, 2012

2）Sturm D, Pfister SM, Jones DTW: Pediatric gliomas: current concepts on diagnosis, biology, and clinical management. J Clin Oncol 35: 2370-2377, 2017

3）Jones C, Karajannis MA, Jones DTW, et al.: Pediatric high-grade glioma: biologically and clinically in need of new thinking. Neuro Oncol 19: 153-161, 2017

4) Mackay A, Burford A, Carvalho D, et al.: Integrated molecular meta-analysis of 1,000 pediatric high-grade and diffuse Iitrinsic pontine glioma. Cancer Cell 32: 520-537, 2017

5) Korshunov A, Schrimpf D, Ryzhova M, et al.: H3-/IDH-wild type pediatric glioblastoma is comprised of molecularly and prognostically distinct subtypes with associated oncogenic drivers. Acta Neuropathol 134: 507-516, 2017

6) Bender S, Tang Y, Lindroth AM, H et al..: Reduced H3K27me3 and DNA hypomethylation are major drivers of gene expression in K27M mutant pediatric high-grade gliomas. Cancer Cell 24: 660-672, 2013

7) Diaz AK, Baker SJ: The genetic signatures of pediatric high-grade glioma: no longer a one-act play. Semin Radiat Oncol 24: 240-247, 2014

8) Venneti S, Santi M, Felicella MM, et al.: A sensitive and specific histopathologic prognostic marker for H3F3A K27M mutant pediatric glioblastomas. Acta Neuropathol 128: 743-753, 2014

9) Castel D, Philippe C, Calmon R, et al.: Histone H3F3A and HIST1H3B K27M mutations define two subgroups of diffuse intrinsic pontine gliomas with different prognosis and phenotypes. Acta Neuropathol 130: 815-827, 2015

10) Mackay A, Burford A, Molinari V, et al.: Molecular, pathological, radiological, and immune profiling of non-brainstem pediatric high-grade glioma from the HERBY phase II randomized trial. Cancer Cell 33: 829-842, 2018

11) Broniscer A, Hwang SN, Chamdine O, et al.: Bithalamic gliomas may be molecularly distinct from their unilateral high-grade counterparts. Brain Pathol 28: 112-120, 2018

12) Mondal G, Lee JC, Ravindranathan A, et al.: Pediatric bithalamic gliomas have a distinct epigenetic signature and frequent EGFR exon 20 insertions resulting in potential sensitivity to targeted kinase inhibition. Acta Neuropathol 139: 1071-1088, 2020

13) Khuong-Quang DA, Buczkowicz P, Rakopoulos P, et al.: K27M mutation in histone H3.3 defines clinically and biologically distinct subgroups of pediatric diffuse intrinsic pontine gliomas. Acta Neuropathol 124: 439-447, 2012

14) Karremann M, Gielen GH, Hoffmann M, et al.: Diffuse high-grade gliomas with H3 K27M mutations carry a dismal prognosis independent of tumor location. Neuro Oncol 20: 123-131, 2018

15) Leach JL, Roebker J, Schafer A, et al.: MR imaging features of diffuse intrinsic pontine glioma and relationship to overall survival: report from the International DIPG Registry. Neuro Oncol 22: 1647-1657, 2020

16) Dufour C, Perbet R, Leblond P, et al.: Identification of prognostic markers in diffuse midline gliomas H3K27M-mutant. Brain Pathol 30: 179-190, 2020

17) Hohm A, Karremann M, Gielen GH, et al.: Magnetic resonance imaging characteristics of molecular subgroups in pediatric H3 K27M mutant diffuse midline glioma. Clin Neuroradiol 32: 249-258, 2022

18) Hoffman LM, Veldhuijzen van Zanten SEM, Colditz N, et al.: Clinical, Radiologic, Pathologic, and Molecular Characteristics of Long-Term Survivors of Diffuse Intrinsic Pontine Glioma (DIPG): A Collaborative Report From the International and European Society for Pediatric Oncology DIPG Registries. J Clin Oncol 36: 1963-1972, 2018

19) Sievers P, Sill M, Schrimpf D, et al.: A subset of pediatric-type thalamic gliomas share a distinct DNA methylation profile, H3K27me3 loss and frequent alteration of EGFR. Neuro Oncol 23: 34-43, 2021

20) Meyronet D, Esteban-Mader M, Bonnet C, et al.: Characteristics of H3 K27M-mutant gliomas in adults. Neuro Oncol 19: 1127-1134, 2017

21) Robison NJ, Kieran MW: Diffuse intrinsic pontine glioma: a reassessment. J Neurooncol 119: 7-15, 2014

22）Chen LH, Pan C, Diplas BH, et al.: The integrated genomic and epigenomic landscape of brainstem glioma. Nat Commun 11: 3077, 2020
23）Fisher PG, Breiter SN, Carson BS, et al.: A clinicopathologic reappraisal of brain stem tumor classification. Identification of pilocytic astrocytoma and fibrillary astrocytoma as distinct entities. Cancer 89: 1569-1576, 2000
24）Yoshimura J, Onda K, Tanaka R, et al.: Clinicopathological study of diffuse type brainstem gliomas: analysis of 40 autopsy cases. Neurol Med Chir（Tokyo）43: 375-382, 2003
25）Khatib ZA, Heideman RL, Kovnar EH, et al.: Predominance of pilocytic histology in dorsally exophytic brain stem tumors. Pediatr Neurosurg 20: 2-10, 1994
26）松谷雅生, 佐野圭二: Brain stem gliomaの治療と予後. 小児脳神経2: 411-416, 1978
27）Hoffman HJ, Becker L, Craven MA: A clinically and pathologically distinct group of benign brain stem gliomas. Neurosurgery 7: 243-248, 1980
28）Buckley RC: Pontine gliomas. A pathologic study and classification of twenty-five cases. Arch Pathol 9: 779-819, 1930
29）Golden GS, Ghatak NR, Hirano A, et al.: Malignant glioma of the brain-stem A clinicopathological analysis of 13 cases. J Neurol Neurosurg psychiat 35: 732-738, 1972
30）Packer RJ, Allen J, Nielsen S, et al.: Brain stem glioma: Clinical manifestations of meningeal gliomatosis. Ann Neurol 14: 177-182, 1983
31）Mantravadi RVP, Phatak R, Bellur S, et al.: Brain stem gliomas: an autopsy study of 25 cases. Cancer 49: 1294-1296, 1982
32）Littman P, Jarrett P, Bilaniuk LT, et al.: Pediatric brain stem gliomas. Cancer 45: 2787-2792, 1980
33）Albright AL, Packer RJ, Zimmerman R, et al.: Magnetic resonance scans should replace biopsies for the diagnosis of diffuse brain stem gliomas: a report from the Children's Cancer Group. Neurosurgery 33: 1026-1030, 1993
34）Grimm SA, Chamberlain MC: Brainstem glioma: a review. Curr Neurol Neurosci Rep 13: 346, 2013
35）Schumacher M, Schulte-Mönting J, Stoeter P, et al.: Magnetic resonance imaging compared with biopsy in the diagnosis of brainstem diseases of childhood: a multicenter review. J Neurosurg 106（2 Suppl Pediatrics）: 111-119, 2007
36）Packer RJ, Allen J, Nielsen S, et al.: Brain stem glioma: Clinical manifestations of meningeal gliomatosis. Ann Neurol 14: 177-182, 1983
37）Klimo P Jr, Pai Panandiker AS, Thompson CJ, et al.: Management and outcome of focal low-grade brainstem tumors in pediatric patients: the St. Jude experience. J Neurosurg Pediatr 11: 274-281, 2013
38）Massimino M, Spreafico F, Biassoni V, et al.: Diffuse pontine gliomas in children: changing strategies, changing results? A mono-institutional 20-year experience. J Neurooncol 87: 355-361, 2008
39）Wagner S, Warmuth-Metz M, Emser A, et al.: Treatment options in childhood pontine gliomas. J Neuro-Oncol 79: 281-287, 2006
40）Werbrouck C, Evangelista CCS, Lobón-Iglesias MJ, et al.: TP53 Pathway Alterations Drive Radioresistance in Diffuse Intrinsic Pontine Gliomas（DIPG）. Clin Cancer Res 25: 6788-6800, 2019
41）Fisher PG, Breiter SN, Carson BS, et al.: A clinicopathologic reappraisal of brain stem tumor classification. Identification of pilocytic astrocytoma and fibrillary astrocytoma as distinct entities. Cancer 89: 1569-1576, 2000
42）Pollack IF, Hoffman HJ, Humphreys RP, et al.: The long-term outcome after surgical treatment of dorsally exophytic brain-stem gliomas. J Neurosurg 78: 859-863,1993
43）Mahmoud AT, Enayet A, Alselisly AMA: Surgical considerations for maximal safe resection of

exophytic brainstem glioma in the pediatric age group. Surg Neurol Int 12: 310, 2021

44) Bognar L, Turjman F, Villanyi E, et al.: Tectal plate gliomas. Part II: CT scans and MR imaging of tectal gliomas. Acta Neurochir (Wien) 127(1-2): 48-54, 1994

45) Klimo P Jr, Pai Panandiker AS, Thompson CJ, et al.: Management and outcome of focal low-grade brainstem tumors in pediatric patients: the St. Jude experience. J Neurosurg Pediatr 11: 274-281, 2013

46) Eisenstat DD, Pollack IF, Demers A, et al..: Impact of tumor location and pathological discordance on survival of children with midline high-grade gliomas treated on Children's Cancer Group high-grade glioma study CCG-945. J Neurooncol 121: 573-581, 2015

47) Chiang J, Li X, Liu APY, et al.: Tectal glioma harbors high rates of KRAS G12R and concomitant KRAS and BRAF alterations. Acta Neuropathol 139: 601-602, 2020

48) Liu APY, Harreld JH, Jacola LM, et al.: Tectal glioma as a distinct diagnostic entity: a comprehensive clinical, imaging, histologic and molecular analysis. Acta Neuropathol Commun 6: 101, 2018

49) Sumi K, Shijo K, Igarashi T, et al.: Tectal low-grade glioma with H3 K27M mutation. World Neurosurg 141: 91-100, 2020

50) Ternier J, Wray A, Puget S, et al.: Tectal plate lesions in children. J Neurosurg 104(6 Suppl): 369-376, 2006

51) Griessenauer CJ, Rizk E, Miller JH, et al.: Pediatric tectal plate gliomas: clinical and radiological progression, MR imaging characteristics, and management of hydrocephalus. J Neurosurg Pediatr 13: 13-20, 2014

52) Bowers DC, Georgiades C, Aronson LJ, et al.: Tectal glioma: natural history of an indolent lesion in pediatric patients. Pediatr Neurosurg 32: 24-29, 2000

53) Gass D, Dewire M, Chow L, et al.: Pediatric tectal plate gliomas: a review of clinical outcomes, endocrinopathies, and neuropsychological sequelae. J Neurooncol 122: 169-177, 2015

54) Wellons JC 3rd, Tubbs RS, Banks JT, et al.: Long-term control of hydrocephalus via endoscopic third ventriculostomy in children with tectal plate gliomas. Neurosurgery 51: 63-67, 2002

55) Cooper IS, Kernohan JW, Graig WM: Tumors of the medulla oblongata. AMA Arch Neurol Psychiat 67: 269-282, 1952

56) Epstein FJ, Farmer JP: Brain-stem glioma growth patterns. J Neurosurg 78: 408-412, 1993

57) Holzapfel J, Kandels D, Schmidt R, et al.: Favorable prognosis in pediatric brainstem low-grade glioma: Report from the German SIOP-LGG 2004 cohort. Int J Cancer 146: 3385-3396, 2020

58) Meyronet D, Esteban-Mader M, Bonnet C, et al.: Characteristics of H3 K27M-mutant gliomas in adults. Neuro Oncol 19: 1127-1134, 2017

59) Daoud EV, Rajaram V, Cai C, et al.: Adult brainstem gliomas with H3K27M mutation: radiology, pathology, and prognosis. J Neuropathol Exp Neurol 77: 302-311, 2018

60) Dono A, Takayasu T, Ballester LY, et al.: Adult diffuse midline gliomas: Clinical, radiological, and genetic characteristics. J Clin Neurosci 82(Pt A): 1-8, 2020

61) Leibetseder A, Leitner J, Mair MJ, et al.: Prognostic factors in adult brainstem glioma: a tertiary care center analysis and review of the literature. J Neurol 269: 1574-1590, 2022

62) Wang Y, Pan C, Xie M, Z et al.: Adult diffuse intrinsic pontine glioma: clinical, radiological, pathological, molecular features, and treatments of 96 patients. J Neurosurg 137: 1628-1638, 2022

63) Guillamo JS, Monjour A, Taillandier L, et al; Association des Neuro-Oncologues d'Expression Française (ANOCEF): Brainstem gliomas in adults: prognostic factors and classification. Brain 124 (Pt 12): 2528-2539, 2001

64) Kesari S, Kim RS, Markos V, et al.: Prognostic factors in adult brainstem gliomas: a multicenter, retrospective analysis of 101 cases. J Neurooncol 88: 175-183, 2008

65) Theeler BJ, Ellezam B, Melguizo-Gavilanes I, et al.: Adult brainstem gliomas: Correlation of clinical and molecular features. J Neurol Sci 353: 92-97, 2015

66) Reithmeier T, Kuzeawu A, Hentschel B, et al.: Retrospective analysis of 104 histologically proven adult brainstem gliomas: clinical symptoms, therapeutic approaches and prognostic factors. BMC Cancer 14: 115, 2014

67) Kandregula S, Konar S, Sadashiva N, et al.: Diffuse intrinsic pontine gliomas in adults: a retrospective study. Neurol India 70: 584-590, 2022

68) Lee SH, Kim SS, Tae WS, et al.: Regional volume analysis of the Parkinson disease brain in early disease stage: gray matter, white matter, striatum, and thalamus. AJNR Am J Neuroradiol 32: 682-687, 2011

69) Puget S, Crimmins DW, Garnett MR, et al.: Thalamic tumors in children: a reappraisal. J Neurosurg 106 (5 Suppl): 354-362, 2007

70) Broniscer A, Hwang SN, Chamdine O, et al.: Bithalamic gliomas may be molecularly distinct from their unilateral high-grade counterparts. Brain Pathol 28: 112-120, 2018

71) Mondal G, Lee JC, Ravindranathan A, et al.: Pediatric bithalamic gliomas have a distinct epigenetic signature and frequent EGFR exon 20 insertions resulting in potential sensitivity to targeted kinase inhibition. Acta Neuropathol 139: 1071-1088, 2020

72) Gupta A, Shaller N, McFadden KA: Pediatric thalamic gliomas: an updated review. Arch Pathol Lab Med 141: 1316-1323, 2017

73) Steinbok P, Gopalakrishnan CV, Hengel AR, et al.: Pediatric thalamic tumors in the MRI era: a Canadian perspective. Childs Nerv Syst 32: 269-280, 2016

74) Kobayashi T, Yoshida J, Kida Y: Bilateral germ cell tumors involving the basal ganglia and thalamus. Neurosurgery 24: 579-583, 1989

75) Messina R, Cazzato G, Perillo T, et al.: A unique case of bilateral thalamic high-grade glioma in a pediatric patient with LI-Fraumeni syndrome: case presentation and review of the literature. Neurol Int 13: 175-183, 2021

75) Stokland T, Liu JF, Ironside JW, et al.: A multivariate analysis of factors determining tumor progression in childhood low-grade glioma: a population-based cohort study (CCLG CNS9702). Neuro Oncol 12: 1257-1268, 2010

76) Kandels D, Pietsch T, Bison B, et al.: Loss of efficacy of subsequent nonsurgical therapy after primary treatment failure in pediatric low-grade glioma patients-Report from the German SIOP-LGG 2004 cohort. Int J Cancer 147: 3471-3489, 2020

77) Boesten T, Gerber NU, Kandels D, et al.: Management of primary thalamic low-grade glioma in pediatric patients: results of the multicenter treatment studies HIT-LGG 1996 and SIOP-LGG 2004. Neurooncol Pract 4: 29-39, 2017

78) Eisenstat DD, Pollack IF, Demers A, et al.: Impact of tumor location and pathological discordance on survival of children with midline high-grade gliomas treated on Children's Cancer Group high-grade glioma study CCG-945. J Neurooncol 121: 573-581, 2015

79) Lucas CG, Mueller S, Reddy A, et al.: Diffuse hemispheric glioma, H3 G34-mutant: Genomic landscape of a new tumor entity and prospects for targeted therapy. Neuro Oncol 23: 1974-1976, 2021

80) Hu W, Duan H, Zhong S, et al.: High frequency of PDGFRA and MUC family gene mutations in diffuse hemispheric glioma, H3 G34-mutant: a glimmer of hope? J Transl Med 20: 64, 2022

81) Korshunov A, Capper D, Reuss D, et al.: Histologically distinct neuroepithelial tumors with histone 3 G34 mutation are molecularly similar and comprise a single nosologic entity. Acta Neuropathol 131: 137-146, 2016

82) Ostrom QT, de Blank PM, Kruchko C, et al.: Alex's Lemonade Stand Foundation Infant and Childhood Primary Brain and Central Nervous System Tumors Diagnosed in the United States in 2007-2011. Neuro Oncol 16 Suppl 10: x1-x36, 2015
83) Picart T, Barritault M, Poncet D, et al.: Characteristics of diffuse hemispheric gliomas, H3 G34-mutant in adults. Neurooncol 3: 1-12, 2021
84) Ostrom QT, Cioffi G, Waite K, et al.: CBTRUS Statistical Report: Primary Brain and Other Central Nervous System Tumors Diagnosed in the United States in 2014-2018. Neuro Oncol 23 (12 Suppl 2): iii1-iii105, 2021
85) Korshunov A, Schrimpf D, Ryzhova M, et al.: H3-/IDH-wild type pediatric glioblastoma is comprised of molecularly and prognostically distinct subtypes with associated oncogenic drivers. Acta Neuropathol 134: 507-516, 2017
86) Tauziède-Espariat A, Debily MA, Castel D, et al.: The pediatric supratentorial MYCN-amplified high-grade gliomas methylation class presents the same radiological, histopathological and molecular features as their pontine counterparts. Acta Neuropathol Commun 8: 104, 2020
87) Tauziède-Espariat A, Debily MA, Castel D, et al.: An integrative radiological, histopathological and molecular analysis of pediatric pontine histone-wildtype glioma with MYCN amplification (HGG-MYCN). Acta Neuropathol Commun 7: 87, 2019
88) Wu G, Diaz AK, Paugh BS, et al.: The genomic landscape of diffuse intrinsic pontine glioma and pediatric non-brainstem high-grade glioma. Nat Genet 46: 444-450, 2014
89) Guerreiro Stucklin AS, Ryall S, Fukuoka K, et al.: Alterations in ALK/ROS1/NTRK/MET drive a group of infantile hemispheric gliomas. Nat Commun 10: 4343, 2019

VI　Circumscribed astrocytic glioma 限局性星細胞腫群

本章で扱うのは以下の 6 型の腫瘍である．

① Pilocytic astrocytoma

② High-grade astrocytoma with piloid features

③ Pleomorphic xanthoastrocytoma

④ Subependymal giant cell astrocytoma

⑤ Chordoid glioma

⑥ Astroblastoma, *MN1*-altered

上記腫瘍①から③は，背景に MAPK（mitogen-activated protein kinase，細胞分裂促進因子活性化プロテインキナーゼ）シグナル伝達経路に関わる遺伝子異常がある（MEMO ☞ 179 頁）．染色体 7 番の長腕（7q34）に座する *BRAF* 遺伝子（B-Raf proto-oncogene）は MAPK 径路に含まれる RAS/RAF/MEK/ERK シグナル伝達経路で活躍する遺伝子の一つであり，異常形態としてはコドン 600 のバリン（V）がグルタミン酸（E）に変わる点突然変異（*BRAF* V600E 遺伝子変異）と *KIAA 1549* 遺伝子と融合する *KIAA 1549-BRAF* 融合遺伝子発現が主たるものである．前者は上記③ pleomorphic xanthoastrocytoma（多形性黄色星細胞腫，PXA）で最も多い遺伝子異常であり，後者の融合遺伝子発現は上記①②の pilocytic astrocytoma（毛様細胞性星細胞腫，PA）などに多い．Chordoid glioma も同じ MAPK 径路に含まれる *PRKCA* 遺伝子異常が起点となっている．

Subependymal giant cell astrocytoma は前記 4 腫瘍と全く異なる遺伝子背景を有するもので，遺伝性（家族性）腫瘍である結節性硬化症（tuberous sclerosis complex: TSC）に高頻度に随伴する．周囲組織と境界明瞭な局所性発育が特徴であるためにこの章に含まれたのであろう．また，最後の astroblastoma も大脳表面（皮質）の境界明瞭な腫瘍ゆえに本章に含まれたと思われるが，遺伝子的には多彩で不明な点も多い．

1 Pilocytic astrocytoma (PA)

■ WHO脳腫瘍分類第5版の定義

PA は，双極性の毛髪様突起（piloid）を有する星細胞が密に増殖する領域と，類円形核の腫瘍細胞が浮腫状あるいは微小嚢胞状の背景の上に疎に増殖する領域の二相性を示し，さらに Rosenthal fiber や好酸性顆粒小体などの変性構造物を伴っている腫瘍である．遺伝子異常は，MAPK 伝達経路のタンパクを産生する遺伝子異常で，最も高頻度のものは *KIAA1549-BRAF* 融合遺伝子である．主として小児の小脳と正中構造（視経路，視床下部，脳幹）に発生する．CNS WHO grade Ⅰ に属する．

Subtypes として，pilomyxoid astrocytoma（PMA）と pilocytic astrocytoma with histological features of anaplasia が登録されている．

■ Subtypes（176 頁に詳述）

- Pilomyxoid astrocytoma：CNS WHO grade は定まっていない．
- Pilocytic astrocytoma with histological features of anaplasia：CNS WHO grade は明記されていない．

■ 遺伝子異常

PA に関わる遺伝子異常として最も多いのは，*BRAF* 遺伝子（染色体 7 番長腕）と *KIAA 1549* 遺伝子が融合した *KIAA 1549-BRAF* 融合遺伝子である．これは，染色体 7 番の長腕（7q34）の一部の領域が直列に重複（tandem duplication）をおこし，重複した DNA 断片の断端の一方にある *BRAF* 遺伝子がもう一方の *KIAA1549* 遺伝子と融合したものである．Jones ら（2008）[1] が検索 44 例中 29 例（66%）にこの融合遺伝子発現を見出し報告した．彼らの研究グループは 2013 年の報告 [2] において，検索 73 例において *KIAA 1549-BRAF* 融合遺伝子（70%），その他の BRAF 融合遺伝子（5%），*BRAF* V600E 遺伝子変異（5%），*NF1* 遺伝子変異（7%），などを含め全例で MAPK 径路関連遺伝子異常を確認すると同時に，MAPK 径路以外の有意な遺伝子異常（*IDH* 遺伝子変異など）のないことより，PA は MAPK 径路の異常に由来する single pathway disease であると結論している（MEMO ☞ 179 頁および Collins の総説 [3] 参照）．*NF1* 遺伝子は Ras タンパク機能の制御に関わるため MAPK 関連遺伝子含まれる．したがって，生殖細胞系に *NF1* 遺伝子変異のある神経線維腫症 1 型（Neurofibromatosis type 1）患者に本腫瘍が発生することが多い（☞ 474 頁）．

上記の *BRAF* 遺伝子異常の出現率は腫瘍発生部位により若干異なる [3,4]．最も多い *KIAA 1549-BRAF* 融合遺伝子は小脳 PA では 80% 程度を占めるが，視神経 / 視路 PA では 55% 程度に減少している．一方で，本腫瘍では *BRAF* V600E 遺伝子変異は 5%

表2-30　腫瘍部位，組織型別 BRAF 遺伝子異常分布（Horbinski 2013）[4]

	BRAF 異常	小脳	テント上	小脳以外テント下	視神経 / 視床下部
部位	B-K fusion	74.2%	33.2%	50.6%	54.2%
	V600E	2.9%	17.9%	1.6%	15.0%

	BRAF 異常	PA	PMA	PXA	GG	DA	HGG
組織型	B-K fusion	66.6%	50.0%	0%	21.2%	11.9%	0%
	V600E	5.7%	7.7%	73.8%	19.2%	9.7%	13.1%

B-K fusion：*KIAA1549-BRAF* 融合遺伝子
V600E：*BRAF* V600E 突然点変異
組織型：PA：pilocytic astrocytoma, PMA：pilomyxoid astrocytoma, PXA：pleomorphic xanthoastrocytoma,
GG：ganglioglioma, DA：diffuse glioma, HGC：high grade glioma

程度と少ない（表 2-30）.

他の小児脳腫瘍との関連では，*KIAA 1549-BRAF* 融合遺伝子は PXA と high grade glioma では発現はなく，*BRAF* V600E 遺伝子変異は PXA で高率に検出されている（表 2-30）[4].

遺伝子異常と治療予後との関連では，*BRAF* V600E 遺伝子変異群は LGG の予後不良因子（非変異群あるいは *KIAA 1549-BRAF* 融合遺伝子群と比較して）であることはよく知られているが，PA では出現率が低い（5%）ため大きな議論にはなっていない.

KIAA 1549-BRAF 融合遺伝子発現は，小児 LGG の括りで分析すると予後良好因子となる[5]が，分析症例に予後良好腫瘍である PA が多く含まれているため当然の結果である．PA に限っての分析では予後良好因子であるとの報告[6]と，予後とは無関係との主張もある[7]．Roth ら[8]は 116 例の分析を行い，最多の遺伝子異常である *KIAA 1549-BRAF* 融合遺伝子（74%）に次いで多い染色体 7 番（長腕に *BRAF* 遺伝子が座位している）の全体の増幅（18%）が，予後不良因子（有意な再発率の増加）であることを指摘している．7 番染色体全体の増幅によって，融合遺伝子発現レベルが増大することが腫瘍細胞の増殖能を高めた可能性を考察している.

Becker ら[6]は，68PA 症例中 3 例（4.4%）の *FGFR1* p.K656E 変異症例が有意に予後不良であったことより，*FGFR1* 遺伝子変異がありかつ *KIAA 1549-BRAF* 融合遺伝子がなければ有意な予後不良条件であると主張している．*FGFR1* 遺伝子変異は後述のように腫瘍出血の要因の一つである可能性があり，3 例の予後不良原因は出血の関与も考えられる（本文には記載なし）.

■ **基本事項**：脳腫瘍全国集計調査報告（2005 ～ 2008）

脳腫瘍全国集計調査報告では 235 例が登録されている．235 例の内訳は，PA が 222 例（94.5%），毛様類粘液性星細胞腫（pliomyxoid astrocytoma: PMA）が 13 例（5.5%）

である．Anaplastic PA の登録項目はない．全脳腫瘍中の 1.4%，小児脳腫瘍（15 歳未満）の 12.9% を占める．性差はない．20 歳以下に好発する腫瘍としては胚細胞腫（359 例）より少なく髄芽腫（139 例）よりは多い．5 年間で 235 例なので 1 年平均は 47 例，登録 116 施設で割ると，1 施設あたり年間 0.4 例との稀少腫瘍である．

- **年齢**：診断年齢中央値は 10 ～ 14 歳の間にあり，0 ～ 14 歳に 50%，15 ～ 29 歳に 29% と，小児～若年成人の腫瘍といえる．50 歳以上も 11% が登録されている．
- **部位**：小脳（42%）に最も多く，視路（optic pathway）発育腫瘍としてまとめられる視神経・視交叉部・視床下部・第三脳室（16%），大脳半球 16%，さらには脳幹・第四脳室（8%）などである．この集計資料には年齢と部位との相関を探るデータはない．

米国西海岸最大の脳腫瘍治療施設であるカリフォルニア大学病院（UCSF）では，1989 年～ 2019 年の 30 年間に 499 例（年間 16 例）を治療している[9]．年齢中央値は 15.5 歳だが，21 歳以上症例も 27% を占める．男女差はない．PA 487 例（97.5%），PMA 6 例（1.2%），PA with anaplasia PMA 6 例（1.2%）である．テント下（ほとんど小脳）に 52%，大脳半球 23%，視神経～視床下部に 19%，脊髄その他 7%，である．

■病理

肉眼的には，限局性の軟らかい腫瘤でしばしば嚢胞を随伴する．組織学的には，細く長い突起（毛髪様，piloid）と楕円形核を有する unipolar あるいは，bipolar な細胞を主体とする腫瘍である．腫瘍細胞は.波状に並列し，先端は血管壁に付着する．細胞は血管周囲に集積する傾向があり，血管より離れるにつれて細胞密度は低くなり細胞形態は piloid よりむしろ星状（stellate）に順次変化し，microcystic degeneration が観察されるようになり，全体像としては海綿状（spongy）に見える部分に移行する．エオジン好性の Rosenthal fiber が特徴の一つである．このような所見から本腫瘍の特徴として，充実性部分と海綿状部分の二相性構築と記載している成書も多い．

■画像診断

MRI 所見は部位により異なる．小脳と大脳半球腫瘍の典型的画像所見は，境界明瞭な大きな嚢胞成分とその壁の一部に充実性壁在結節をもつ腫瘤であり，浮腫，石灰化，腫瘍内出血は稀である．結節性病変部は T1 強調画像で軽度低信号，T2 強調画像で高信号，ガドリニウム造影にて著明な増強効果を示す．嚢胞壁は造影増強されないことが多く，嚢胞内容液は高タンパクを反映して T1，T2 強調画像とも髄液よりも高信号を示す．

視神経・視交叉部～視床下部発生腫瘍は嚢胞を伴わず充実性腫瘤の場合が多い．T1 強調画像で等～やや低信号，T2 強調画像で高信号，Gd にて著明な造影増強効果がみられる．多発性の少嚢胞を含む腫瘍も少なくない．

■病態

病理組織学的に悪性所見はなく，手術全摘出にて10年生存率（OS）が90%以上の良性腫瘍であるが，稀に"良性"とは思えない病態を示すことがある．ただし，ほとんどの臨床報告はPAのみを対象としたものではなくastrocytomaやgangliogliomaなどの低悪性度gliomaを含んでいるために，下記の病態頻度も本腫瘍での真の頻度とはいえないことを考慮にいれていただきたい．

1. Leptomeningeal dissemination（髄膜播種）

本腫瘍における髄膜播種の実体はいまだ不明である．報告のほとんどが症例報告であり，多数例の報告は小児low grade gliomaの括りの中での分析である．古くは1976年のShapiroらの報告（72例中3例，4.2%）[10]やPollackら（1994）の3.9%（76例中3例）[11]がよく知られている．Hukinら（2002[12]）は1986～1998年に治療した小児low grade neuroepithelial tumor 427例を分析し，髄膜播種症例は全体の13例（3%），PAでは120例中4例（3%）と記している．その他の報告例の通覧も併せると，PAにおける髄膜播種率は3%前後の頻度であろう．腫瘍部位別に関して，Chamdineら（2016）[13]は小児LGG 599例中19例（3%）が初診時に既に髄膜播種を生じており，そのうちの6例は脊髄原発LGGと記し，脊髄PAでの髄膜播種率が高いのではないかとの疑いを呈している．Perweinら（2021）[14]のGerman LGG Study Groupからの小児脊髄LGGにおける髄膜播種の頻度では，PAが最も高い（124例中13例，10.5%）．しかし，現時点では本腫瘍の部位別播種率に関する信頼できる報告はない．

播種症例の予後に関しては，Mazloomら[15]が58例の結果として5年無増悪生存率（PFS）34.6%，5年OS 55.5%を示したが，2012年の報告のため現在の化学療法時代とは異なると考えられる．

Gessiら[16]は17例の髄膜播種症例の遺伝子検索を行い，*KIAA 1549-BRAF*融合遺伝子を66%に，*BRAF* V600E変異を5%に観察しPAの全体像と変わらないことを報告し，摘出標本からの髄膜播種の危険因子の探索は困難としている．

2. Malignant progression（悪性転化）と治療後二次腫瘍

成人テント上diffuse astrocytomaは自然経過として悪性転化が生じるが，小児astrocytomaでは極めて稀とされている．Kandelsら[17]は，German SIOP-LGG 2004 cohortの分析にて再発児時の悪性転化率1.7%（1,558例中26例）を算出している．元の腫瘍発生部位は脊髄，脳幹腹側，大脳半球であり，小児PAの好発部位である小脳腫瘍（460例）と視路腫瘍（330例）からの悪性転化は記されていない．

Broniscer ら（2007）[18] は，St. Jude 小児病院での小児 high grade glioma 症例で過去に low grade glioma 診断歴のある症例を 11 例抽出し，悪性転化率 4.6%，10 年と 15 年累積悪性転化率 3.8% と 6.7% を算出している．しかし，11 例の既往腫瘍の中には PA は 2 例のみである．Parsa ら（2008）[19] は文献報告 24 例を抽出し，悪性転化は手術から 10 年以内に 45%，20 年以内に 84% 確認されているとまとめている．24 例全例が放射線治療を受けていたことより，PA の自然経過としての悪性転化は極めて稀で，放射線治療の関与は否定できないと結論している．同主旨の報告は少なくない[20,21]．Mistry ら（2015）[22] は，悪性転化する PA には *BRAF V600E* 遺伝子変異（PA では稀）はあるが *KIAA1549-BRAF* fusion 遺伝子は発現していないことを観察し，典型的 PA では悪性転化は稀としている．

一方で，optic pathway glioma（OPG）ではある確率で悪性転化あるいは二次腫瘍があるようである．この部の腫瘍は手術摘出が困難なため放射線治療あるいは化学療法を必要とするのが要因の一つであり，Rakotonjanahary ら[23] は多剤併用化学療法で治療した OPG180 例中 5 例（2.8%）で二次がん死を経験している．また，この部の腫瘍は NF1 患者からの発生数が多いことももう 1 つの理由であり，Korones ら[24] は optic pathway 発生の NF1 患者 17 例中 8 例（47%）で二次腫瘍を観察している．

Mair ら[25] は成人の PA 再発 9 例中 2 例（22%）が悪性転化をしていたと報告している．高年齢が関連するか否かは現時点では方向症例は少なく不明である．

3. 経過観察中の腫瘍増大停止（arrested growth）と自然退縮（縮小）

悪性転化と対極にある病態で，文献例を整理すると観察期間中の増大停止は 30% 前後，自然退縮は 15% 前後で期待できる．Buder ら[26] は数学モデルを駆使してこの現象を解析し腫瘍サイズが要因と結論している．彼らの計算による治療後残存腫瘍量（球形と仮定した直径）と自然退縮確率は，0.5 cm^3（直径 1 cm）：94%，1 cm^3（1.2 cm）：88%，2 cm^3（1.5 cm）：76%，3 cm^3（1.8 cm）：65%，5 cm^3（2.1 cm）：42%，7 cm^3（2.4 cm）：20%，になる．腫瘍が小さいほど自然退縮を期待できる．

4. 腫瘍出血

本腫瘍の高分化の組織像から想定するよりも腫瘍出血の頻度は高く 8% もある．White ら（2008）[27] は Mayo Clinic の 138 症例を分析したところ，CT/MRI 上の出血を 11 例（8%）で観察した．出血に伴う症状（突然の頭痛など）で発症している．摘出組織では新旧の出血が見られている．不思議なことに腫瘍部位との関連では，小脳 PA からの出血例報告はない．

Ishii ら[28] は北海道大学での 30 歳未満の LGG 66 例中 5 例（7.6%）で腫瘍出血を観察している．2 例が PA，2 例が PMA なので PA 腫瘍群の中での頻度は 10% 前後と推定できる．彼らはゲノム検索にて4例で*FGFR1*融合遺伝子を観察し，PA腫瘍群からの出血要因の一つと強調している．興味深いことには，4例中3例が*FGFR1* p.K656E変異であり，かつそのうちの2例が別の遺伝子変異（*FGFR1* p.D652G変異）も含んでいた．Fomchenkoら[29]もPMAの出血例を報告し，Ishiiらと同じく2つの*FGFR1*遺伝子変異（*FGFR1* p.K656E変異 *FGFR1* p.V561M変異）を観察している．PAにおける予後不良因子として*FGFR1*遺伝子変異をあげる報告[30]もあり，今後の症例蓄積が望まれる．

5. NF1患者に発生するpilocytic astrocytoma (PA)

がん抑制遺伝子の一つである*NF1*遺伝子（17q11.2）が，germ lineで変異している常染色体顕性（優性）遺伝疾患群である神経線維腫症1型（Neurofibromatosis type 1; NF1）患者では，*NF1*遺伝子の産生タンパクneurofibrominが細胞内のMAPKシグナル伝達経路にあるRasタンパク機能の制御に関わるため，PAが発生し得る．もちろん，NF1に罹患していないPA患者にも，腫瘍細胞の変化の一つとして*NF1*遺伝子変異が発現することもある．

1）頻度

NF1患者の15%が20歳までに脳腫瘍を発生するが，そのほとんどはPAで，かつoptic pathway発生が最も多い．診断年齢中央値は3～4歳が多い[31,32]．Optic pathway glioma（OPG）と診断された患者のうちNF1を随伴するものは10.5～70%との報告がある．NF1患者側からのOPG併発率に関して，全患者画像スクリーニングで19%[33]，脳腫瘍疑いあるいは眼症状と内分泌症状患者スクリーニングで11.3%[34]，眼症状のみの患者スクリーニングで5.1%[35]などの報告があり，一般的には15～20%と理解されている[31,32]．

2）部位（画像診断）

Pradaら（2015）[31]の149例（年齢中央値3歳）では，prechiasma（視神経）に96例（64%），chiasma（視交叉）に42例（28%），postchiama（視交叉より後方，視索～視床下部）に11例（7%）発育している．NF1患者に発生するPAは，若年かつ視神経に多いといえる．両側性発生が52例（35%）を占めている．

NF1-OPGと非NF1-OPGとの腫瘍陰影の明らかな相違は，前者では視神経腫大像としての描出割合が多い（91% vs 27%）が，嚢胞形成は前者が有意に少ない（9% vs 66%）ことが指摘されている[36]

3）過去の治療成績

Pradaら[31]の149例では，22例（15%）が経過中に増大，あるいは視機能の悪化により化学療法（vincristine-carboplatin）で治療されている．これら治療症例は，視交差前方では96例中の3例（3%）に対し，視交叉およびその後方視路では53例中

19 例（36%）と有意に高い．視機能悪化が治療機転となった 12 例では，治療にもかかわらず 10 例がさらに悪化，不変 2 例，改善例なしである．視機能の悪化がない状態で治療を受けた 10 例では，視機能改善 4 例，不変 4 例，悪化 2 例である．一方で，生後 15 ヵ月以降でのスクリーニング MRI で異常なければ，その後 OPG が発生する確率は低いとも記している．Blanchard ら [32] の 45 例では，10 例が経過観察中に，6 例が視機能低下症例への化学療法中に腫瘍増大を示し，全例が最終観察時点で視機能が悪化していた．これらの報告では，視機能悪化症例では治療による腫瘍縮小効果はともあれ，最終的には視機能の回復は困難との結論になる．

全生存率に関しては多くの報告では NF1-PA は一般の PA より予後良好と報告するが，有意な差はないとの報告 [37] もあり，明確な評価は下されていない．BB-SFOP 症例 [23] の多変量検索でも NF1 の有無は独立した予後因子にはなっていない．一方で，米国 COG study [38] では，NF1 患者の方が非 NF1 患者より非増悪生存率が高い（後述）．欧州ドイツ語圏での HIT グループ（HIT-LGG-NF1 study）[39] は，NF1 に随伴する low grade glioma の腫瘍成長動態を分析している．109 例の NF1 症例において，術後無症状で経過観察を行った 44 例中 9 例（20%）が早期に増悪している．一方，有症状あるいは増大傾向ため治療を行った群の中では，化学療法群（55 例）では 53 例（96%）で増悪阻止効果が観察され，その後 16 例（29%）が増悪し，5 年 PFS 73%，10 年 PFS 57% の結果となっている．放射線治療は 10 例に行われ，2 例（20%）が増大し，5 年 PFS 78%，7 年 PFS 57% の結果である．これらの結果で著者らは，①3 群ともに 5 年以内に 20% が増悪していることより，NF1 患者の LGG には治療が必要なこと，および②化学療法には増悪抑制効果があり，放射線治療の開始を遅らせる効果があると結論している．

4）他の脳腫瘍の併発

Germ line で *NF1* 遺伝子が変異している NF1 患者の OPG 患者に，新たな脳腫瘍が発生するのは想定し得る病態の一つである．Kuenzle ら（21 例中 11 例，52%）[40] や Friendman ら（154 例中 17 例）[41] が既に報告している．Korones ら [24] は 26 例の OPG 患者を追跡し，NF1 患者 17 例中 8 例（47%）で別の脳腫瘍を診断している．Low grade glioma 1 例，anaplastic astrocytoma（AA）2 例，glioblastoma 3 例，　および schwannoma 2 例であり，このうちの 3 例（AA2 例と schwannoma）は OPG 診断時に既に併存していたが，5 例は OPG 治療後である．非 NF1 患者（9 例）では 1 例も発生していない．放射線治療の有無による発生率には有意差はなかったが，発生腫瘍は全て照射野内であり，放射線治療の関与は否定できない．結論として，NF1-OPG 患者では，放射線治療の有無にかかわらず別の脳腫瘍発生率が高いことを警告している．

■治療総論

各論で詳細を記すが，optic pathway の PA（OPG）は浸潤性発育腫瘍のため広汎腫瘍摘出術が行えず，視機能低下に加えて視床下部障害も加わっている．かつては放射線治療が主体であったが，現在は化学療法が中心となっている．小脳 PA の半数は嚢胞内の腫瘍結節として存在し，全摘出率は高い．残りの半数は浸潤性の solid type だが，小脳実質内発育が主体のため亜全摘以上が可能である．発育部位による腫瘍生態の相違が治療方法の選択と治療予後に影響を与えている．

今後の適切な治療法の確立には，カナダと米国の population based study の分析が示唆に富んでいる．両報告ともに 18 歳以下の WHO grade Ⅰ とⅡ（旧分類）を対象としている．

Krishnatry ら（2016）[42] は，カナダの Pediatric Oncology Group of Ontario Networked Information System（POGONIS）の 1,202 例（1985 ～ 2012）の分析を行っている．42% が PA である．全症例の 20 年生存率は 90.1% の中で PA の 95.5% は最も良好だが，その他の腫瘍群も 90% 前後で有意差はない（表 2-31）．全死亡および腫瘍関連死亡に関連する要因の多変量解析では，一次治療としての放射線治療（upfront radiation therapy）のみが抽出されている．注目されたことは，腫瘍増大による腫瘍死は治療後 5 年以内に生じており，5 年以降の死は腫瘍の悪性転化，二次腫瘍，腫瘍非関連疾病によるものである．前 2 者には放射線治療の関連を否定できず，死亡に関する放射線治療の HR（hazard ratio）は 3.0（死亡リスク 3 倍）と指摘している．また，全症例の生存率が 10 年 93.1%，20 年 90.1%，30 年 88.0% と下降が停止しないことの分析が課題と述べている．

Bandopadhayay ら（2014）[43] は SEER database よりの 4,040 例（1973 ～ 2008）の分

表2-31　カナダ・オンタリオ州の小児がんグループネットワーク（Hospital for sick children, Toronto を含む）の population-based の資料（Krishnatry ら 2016）[42]

全症例 1,202 例の登録症例背景（男性 53%；NF1 症例 10.4%）							
年齢	＜3 歳	19%	組織診断	pilocytic astrocytoma 42%	発生部位	後頭蓋窩	31%
	3 ≦ 8 歳	35%		low grade astrocytoma 41%		視路	25%
	8 ≦ 14 歳	34%		ganglioglioma		大脳半球	17%
	14 ≦ 18 歳	13%		pilomyxoid astrocytoma 1.5%		脳幹	13%
				pleomorphic xanthoastrocytoma1.5%		視床	7%
				その他 /mixed glioma 6%		脊髄	4%
						その他	2%
全例数と生存率	生存率：20 年 90.1%, 30 年 88.0%						
発生部位別生存率	20 年生存率：後頭蓋窩 96.8%, 視路 90.6%, 大脳半球 89.1%						
組織診断別生存率	20 年生存率：pilocytic astrocytoma 95.5%, 他腫瘍と有意差なし						

析結果を報告している．65% が PA である．全症例の 30 年生存率は 74.8% であり，347 例（8.9%）が死亡している．多変量解析にて累積死亡率に負の関連を示した要素は，発症年齢 2 歳以下〔hazard ratio (HR): 2.0〕，病理診断が PA 以外の腫瘍 (HR: 2.2)，小脳以外の腫瘍（HR: 2.3），そして最も高い HR（3.9）の放射線治療である．15 年以上追跡し得た症例の 20 年生存率が 92% であることは，小児期に治療を受けた low grade glioma 患者は成人になっても滅多なことでは死亡の危険にさらされないことの証である．これを前提とすれば，本腫瘍群の治療手段は長期間にわたり身体に有害事象を及ぼさないことが必要で，本腫瘍群に対する一次治療としての放射線治療は不適切との結論になる．

Bowers ら (2006) [44] は Childhood Cancer Survivor Study (1970 ～ 1986) 報告として，診断時年齢 2 歳未満で 5 年以上生存した 4,828 例の急性白血病患児と 1,871 例の脳腫瘍患児を平均 13.9 年追跡し，脳卒中の発症率を年齢と性もマッチさせた患児の同胞 3,846 名と比較している．脳腫瘍患児 117 例（6.3%）が脳卒中を発症し，発症率は 267.6 人 /10 万人 / 年の計算となり，対照である同胞群の発生率 29.0 人 /10 万人 / 年より有意に高い．放射線治療を受けると，その後 25 年間の脳卒中累積発生率は 5.58% の計算になる．

多くの PA の治療成績報告では，5 年非増悪生存率（PFS）30 ～ 40% にもかかわらず 10 年生存率 90% が得られている．再発しても二次治療により致命的な腫瘍増大をきたさず，10 年，20 年と生存しうる特異な腫瘍といえる．このような腫瘍に，治療後 5 年以内の腫瘍増悪を防ぐための殺細胞効果の強い放射線治療や抗がん剤の投与が必要であろうかの疑問が提出されたことになる．逆に，放射線治療が本腫瘍に関しては長期生存に有意な負の関連を示す結果である．また，放射線治療の代わりに使用される化学療法薬も，強い骨髄抑制や消化管上皮障害を伴う殺細胞効果に優れた抗がん剤よりは，全身への影響が最小であり，腫瘍増殖停止を目的とし得る薬剤の選択が必要になるであろう．

Bandopadhayay ら [43] は 3 歳以下の症例の生存率は年長者より有意に悪い結果を報告している．Krishnatry ら [42] の分析でも有意差はなかったが，最も予後不良な年齢層であった．3 歳以下の年齢は大多数が optic pathway の PA である．発症時より視床下部，下垂体柄，下垂体後葉への影響があり，腫瘍が制御されていても長年にわたり内分泌的および代謝的な影響を受け続けている [45]．間脳下垂体症候群（Diencephalic syndrome: DS），DI，SIADH，endo-metabolic dysfunction などの常態が生命維持に悪影響を与えている側面がある．

なお，Krishnatry と Bandopadhayay の両報告では，NF1 患者の長期生存率は非 NF1 患者より良好な傾向にあるが，有意差はない．

■発生部位による病態と治療方針

1. 小脳の pilocytic astrocytoma (PA)

概要

幼小児に発生し，大きな cyst を有し壁の一部に結節状の腫瘍塊（mural nodule）を有する場合と充実性の場合がある．いずれも発育緩徐な腫瘍で，適切な治療により10年生存率90%以上が得られ，脳神経外科の黎明期から適切な治療により"治癒可能な稀な脳腫瘍"として扱われてきた．既述のようにほぼ90%の症例で *KIAA 1549-BRAF* 融合遺伝子の発現が見られる．

Donald D. Matson の名著"Neurosurgery of Infancy and Childhood, 2nd Ed., 1969"には，手術所見として，中央部に限局する型，中央部から小脳半球に進展する型，および半球限局型の3型（ほぼ同数）を観察している．加えて，cystic type の結節状腫瘍塊と小脳実質との間には被膜はないが，薄い圧迫壊死に陥った組織層が小脳組織との境界を作り全摘出は容易であると記し，血管供給に乏しい cyst wall への腫瘍浸潤は軽微と考えられるため結節の全摘出で治癒が得られると結論している．一方で，cyst を有しない solid type は時として小脳脚あるいは中脳水道方向に進展し，小脳機能を保存しつつの全摘出は困難と注意を喚起している．現代の顕微鏡手術観察結果と同一である．

病態

幼小児期に好発し，診断時の年齢中央値は8歳前後の報告がほとんどである．1歳以下は稀で，0～5歳，6～10歳ではほぼ同じ頻度だが，11～15歳になると減少する傾向がある（脳腫瘍全国集計調査報告では，小児小脳 astrocytoma の個別の資料は記されていない）．

発生は小脳虫部，半球ともにほぼ同数で，大きく成長した場合どちらが発生部位であるかの判断は困難である．虫部発生腫瘍は第四脳室へ進展し，第四脳室底から脳幹部へ浸潤する症例もある．大きな cyst を有する腫瘍（cystic）と充実性（solid）のものがあり，前者では壁の一部に結節状の腫瘍塊（mural nodule）を観察する．いずれの型も浸潤性格は極めて弱い．

頭蓋内圧亢進と小脳症状が主たるものである．小脳症状は失調性歩行と眼振が主で，dysmetria や dysarthria は少ない．MRI では，両腫瘍ともに T1 強調画像では低信号域，T2 強調画像では高信号域に描出される．実質部は Gd により強く造影される．

治療成績と治療方針

好成績の条件は手術での gross total removal であることに各報告者の意見は一致している．非全摘出症例の再発率として，Palma ら[46]は59%（13/22），Dirven ら[47]は60%（25/25）の高率を報告している．Garcia ら[48]も subtotal 例42例の20年生存率70%弱を報告している．2020年前後の報告[49,50]でも変わらない．また全摘出例でも2000年初頭の報告[51,52]で5年以内に10%前後が，2020年前後の報告[49,50]でも3～4%再発していることは念頭においておかねばならない．逆に，既述のように低頻度ながら腫瘍の増大停止（30%）と自然退縮（15%）が報告されている[46,47,51,53-55]．

治療方針は，手術摘出が第一選択で，全摘出例あるいはほぼ全摘出例は経過観察を行う．非全摘出症例への第一選択も経過観察である．腫瘍増大を観察すれば可能なら手術摘出を考慮する（全摘出に近い摘出が必要）．手術の適応がない場合はoptic pathwayのpilocytic asrtocytomaに準じて化学療法を行う．もちろん，年齢や神経症状を加味して，初回手術後に直ちにあるいは化学療法（状況によっては放射線治療）を行う選択もあり得る．

治療成績の報告として10年生存率90～100%の報告は多数あるが，20年以上の報告は極めて少ない．Due-Tønnessenら（2002）[51]は1960年～2001年の間の110例を追跡し，25年生存率85%を算出している．死亡13例の原因は，手術関連死9例，シャント不全2例，腫瘍死2例である．現在の手術の精度と適切な周術期管理をもってすれば前2者の死因は避けられた可能性が高く，95%以上は治癒が可能と考えられる．総論で示したカナダのPOGONIS[42]でも20年生存率は96.8%である．手術で全摘出できなかった症例の長期観察結果について，Daszkiewiczら[56]は，1980～2006年に手術を行った274例について，アンケート調査を行っている．その結果5年生存率92%，25年生存率88%である．学校生活についての回答104例では，普通校89（86%），特殊学校3（3%），登校できず12（12%）と報告している．

小脳PAに特化した成績ではないが，ドイツを中心とするHIT-LGG-1996試験（Gnekowら2012）[57]は，脳幹gliomaを除く小児LGG 1,031例を対象とした術後経過観察群，化学療法群，放射線治療群の3群比較試験である．9.3年の追跡（中央値）後の全例の10年EFSは49%，10年OSは94%である．全摘出 - 経過観察群（668例）の多くは小脳PAと推定できるが，再発時は経過観察続行あるいは再摘出の条件である．死亡率（最終確認日）3.8%は他群と有意な差はない．彼らの結論の一つは，化学療法や放射線治療を行わずとも10年生存率95%を得たことである．なお，多変量解析では，diencephalic syndromeと1歳未満児が予後不良因子である．

最近は長期生存者のcognitive function（認知機能）に関する報告が少なからずある．Ait Khelifa-Galloisら[58]は小脳腫瘍摘出後患者の約40%で読書能力の一部である黙読機能が低下していることを指摘している．またBullら（2014）[59]は長期生存するにつれて日常生活QOLが低下することを報告している．Benavides-Varelaら（2019）[60]は，平均11歳の小脳PA切除後患者の神経生理学的検査結果を健常対照者と比較したところ，数学的課題の処理能力が低下しており，それらは視空間記憶（visuospatial memory）と視覚運動統合（visual-motor integration）の低下が関与していると報告している．Pletschkoら（2018）[61]はウイーン大学病院で手術摘出のみで治療を終えた

14例について，中央値13年後の中央値21歳時点で同世代の医学部学生と認知機能について比較を行っている．結果として，いくつかの機能（遂行機能，情報処理機能，言語関連機能など）は医学部学生より有意に劣るが，一般同世代人とは有意な差はなかったと報告している．

また，小児小脳疾患の術後合併症である akinetic mutism の出現頻度は，小脳疾患全体での 24% の報告[62]があるが，小脳 PA 術後にも 5 ～ 15% が報告されている[63,64]．

成人の diffuse astrocytoma と比較して腫瘍の悪性変化は極めて稀で，PA はゼロに近いと報告されている[55]．

腫瘍摘出度を問わず術後5年までは6月毎の MRI 追跡観察が必要で，最終的には術後20年までは追跡すべきであろう．全摘出が行えて数年間を大過なく過ごすと，本人・家族はもとより術者も安心し定時追跡がおろそかになりがちである．少数例とはいえ，先述のように全摘出でも再発はあり得る．術後15年を経て頭痛と軽度の小脳失調症状で再来院し，第四脳室を占拠し脳幹まで浸潤する再発腫瘍に遭遇することがある．再手術にて全摘出は可能であるが，小脳失調や脳神経麻痺を残し，軽度とはいえ20歳前後の青年に将来の夢を砕く大きなハンディキャップを背負わせることになる．患児・両親への十分な説明と指導とともに治療医の追跡体制も確立しておくべきである．

2. 視神経・視交叉・視床下部（optic pathway）の pilocytic astrocytoma (OPG)

概要と病態

この腫瘍は乳幼児（3歳未満）がほとんどで，視力低下で発見される．しかし，乳幼児では視機能低下の発見が遅れ，水平性の振り子様眼振（pendular nystagmus）が初発症状になることがある．また，一側眼窩内の視神経腫瘍による眼球突出で診断されることもある（NF1 患児に多い）．腫瘍サイズにもよるが，無症状のまま経過する症例も少なくない．腫瘍の発育進展は，視神経（時に両側），視交叉，視索，外側膝状体，視放線，いわゆる視覚路（視路）に沿って進展増大する．視床下部や第三脳室へも進展する．

総論にも記したように，乳幼児の視神経－視路の PA は成長につれて視床下部症状を主体とする内分泌 / 代謝障害が徐々に健全な社会生活遂行の妨げとなってくる[45]．その結果として，全ての臨床試験における予後不良因子として，diencephalic syndrome（間脳下垂体障害）と乳幼児期（3歳未満）発症があげられている．

年齢，診断画像，症状などから典型的と判断した場合は生検による診断確定を必要としない．しかし，10歳以上，視床下部に主座のある腫瘍，脳実質外進展（髄膜播種も含める）などの場合は，組織確認が必要である．

病態と治療

治療の原則は，腫瘍が小さく無症状の場合は経過観察，症状が進行性の症例では積極的な治療を行うことであるが，患児年齢，発育場所により治療方法が異なる．

一側視神経に限局して発生する視神経限局型は全OPGの25%を占める．NF1患者に多いとの報告が多いが，特徴的ではないとの意見もある．視力低下と眼球突出（proptosis）で診断される．進行性視力低下あるいは眼球突出がある場合は治療の適応となる．片側視神経に限局，かつ患側の視力が全喪失の場合のみ腫瘍を含む視神経切断術が選択肢の一つになりうるが，最近は化学療法により進行を遅らせ，視神経切断術はほとんど行われない．

視交叉から視床下部を巻きこむような発育を示す腫瘍は，大きな腫瘍（直径3 cm以上）として診断される．視力低下に加え，4歳未満児ではるい痩，食欲低下などのdiencephalic syndrome（DS）が出現することが少なくない[45]．DSの出現は腫瘍がある程度大きいことを示すので，予後不良因子の一つとして扱われることが多い．4歳以上児では思春期早発症を示すことが多い．この部の腫瘍には亜全摘以上の手術摘出術は侵襲が大きすぎ，生検あるいは部分摘出にとどまるのが通常である．かつては放射線治療により10年生存率80%が得られているが，腫瘍および照射により視床下部～下垂体の内分泌学的成熟は阻害され，下垂体前葉機能不全，二次性徴の遅れが必発である．現在の治療指針は，放射線治療を行わずcarboplatin（あるいはcisplatin）とetoposide併用化学療法であり，腫瘍の増大抑制あるいは縮小が半数以上の症例で得られている（後述）．一方で，この腫瘍は100 cm^3くらいにまで増大すると発育が停止することもあるとの報告[65]もあるが，小児の脳に直径6 cm近い腫瘍が存在して正常な日常生活は期待できず，停止するまで待つとの治療方針は現実的ではない（腫瘍の自然退縮☞165頁）．

治療後の視機能長期追跡結果に関して，Dodgshunら（2015）[66]は42例のOPGを中央値6.5年間追跡し，視力改善が得られたのは14%，不変77%，悪化9%と報告し，視力悪化の危険因子として若年者，視交叉以降の腫瘍あるいは網膜円錐体部の腫瘍をあげ，これらの因子がなければ90%以上の確率で視力悪化はないが，改善率も低いことを強調している．

化学療法として現在最も広く採用されているのはcarboplatin（カルボプラチン）とvincristine（オンコビン®）の併用療法である．米国および欧州で用いられている処方を図示する（表2-32）．

PAへの化学療法の先鞭を付けたのは，medulloblastomaへの化学療法の道を拓いたPackerら（1997）[67]であった．彼らは，carboplatin（カルボプラチン）175 mg/m^2の週1回静脈内投与を4週間行い，2週間休薬後上記を繰り返す（計8回）．同時にvincristine（オンコビン®）1.5 mg/m^2の週1回静脈内投与を10週間続ける治療を行

表2-32　Carboplatin と vincristine の併用療法処方

米国 COG の処方（Ater ら 2012 [68]）

- 米国 COG は合計 68 週の治療期間，欧州 SIOP は 72 週間の治療期間
- Vincristine の 1 回投与量は両グループで同量だが，carboplatin の 1 回投与量は異なり，総投与量は SIOP がやや多い．COG 総投与量：寛解導入で 1,400 mg，維持療法で 5,600 mg．SIOP：各々，2,200 mg と 5,500 mg．

Indcution（寛解導入治療）：10 週間治療と 2 週間休薬（合計 12 週間）		
• VCR：各週の Day 1 に静脈内投与（1 ～ 10 週まで 10 回） • CP：第 1,2,3,4 および第 7,8,9,10 週の Day 1 に静脈内投与	2 週間休薬	
Maintenance（維持療法）：1 サイクル 7 週間		7 週間を 8 サイクル
• VCR：第 1,2,3 週の Day 1 に静脈内投与（3 回） • CP：第 1,2,3,4 週の Day 1 に静脈内投与（計 4 回）	3 週間休薬	

- VCR（vincristine）投与量：1.5mg/m²（max.2mg），静脈内投与
- CP（carboplatin）投与量：175mg/m²，静脈内投与

SIOP-LGG 2004 の処方（Gnekow ら 2017 [69]）

Indcution（寛解導入治療）：10 週間治療と 2 週間休薬（合計 12 週間）		
• VCR：各週の Day 1 に静脈内投与（1 ～ 10 週まで 10 回） • CP：第 1,4,7,10 週の Day 1 に静脈内投与	2 週間休薬	
Consolidation（地固め療法）：1 サイクル 6 週間		6 週間を 10 サイクル
• VCR：第 1,2,3 週の Day 1 に静脈内投与（3 回） • CP：第 1 週の Day 1 に静脈内投与（1 回）	3 週間休薬	

- VCR（vincristine）投与量：1.5mg/m²（max.2mg），静脈内投与
- CP（carboplatin）投与量：550mg/m²，静脈内投与

い，58 例中 55 例（95%）で腫瘍増大阻止効果を示した．2012 年，米国 COG（Ater ら 2012）[68] は，10 歳未満で全摘出不可能の LGG を対象に Packer らが提唱した carboplatin＋vincristine 療法（CV 療法）と TPDCV 療法（thioguanine，procarbazine，dibromodulcitol，CCNU，vincristine）との比較試験を行った．5 年 EFS は 39% と 52%，5 年 OS は 86% と 87% で有意差はない．有害事象も両者で差がない結果となり，いずれを選択するかは主治医の判断と結論している．なお，NF1: 127 症例（OPG 110 例）と非 NF1: 137 例（OPG 71 例）の比較では，5 年 EFS は 69% vs 39%（$p<0.001$），OPG に限っても 68% vs 38%（$p<0.001$）と NF1 例の方が良好だった．しかし，5 年 OS では 98% vs 87% で有意差はない [38]．この試験以降，米国では carboplatin＋vincristine 併用療法がほぼ標準治療となっている．

欧州の SIOP-LGG 2004 study は 16 歳以下の LGG で非 NF1 患者を対象とし，carboplatin＋vincristine 併用療法（VC）と etoposide を加えた（VCE）療法との比較試験を行った [69]．PA 群が 76%，部位的には視路が 63%，小脳 6% の背景である．5 年 PFS は 46% vs 45%，5 年 OS は 89% vs 89% で，両治療群で有意差はなかった．

関連する臨床試験では，Massimino ら（2002）[70] は薬剤アレルギーの強い carboplatin の代わりに cisplatin を用いる cisplatin-etoposide 療法にて，小児 low-grade glioma 34 例にて腫瘍縮小率 70%，3 年無増悪生存率 78% を報告している．Gururangan ら（2002）[71] は増悪（progressive）LGG 症例 80 例に carboplatin 単剤を 4 週間に 1 回投与を 1 年間続ける第 2 相試験を行い，腫瘍増大阻止率 86%，3 年無増悪生存率 64% と 3 年生存率 84% を得ている．これらの報告論文を通覧すると，腫瘍増大阻止（stable 以上の効果）は概ね 80 ～ 90% の症例で，50% 以上の縮小効果は約半数で得られている．これらの効果は，治療総論で述べた全身への影響が最小で腫瘍増殖停止を目的とし得る化学療法の目的にかなっている．なお，Gururangan らの症例では，3 年 PFS は NF1 患者の方が良好な傾向（72% vs 非 NF1 患者 62%）が注目された．

フランスでは，Rakotonjanahary ら（2015）[72] が 1990 ～ 2004 年にかけて BB-SFOP プロトコールで治療した 180 例の 18 年生存率を報告している．Carboplatin と procarbazine，etoposide と cisplatin，vincristine と cyclophosphamide の 6 剤を 2 剤毎の組み合わせで第 1，第 3，第 6 週に投与する治療を 9 週毎に 7 サイクル行う治療である．全例の生存率は，5 年 95%，10 年 92%，15 年 81%，18 年 76% と低下し続け，死亡例の 2/3 が腫瘍進行死で，従来“極めて予後は良好”と扱われてきた腫瘍だが，“極めて”は正しいか？　と疑問を投げている．治療総論で引用した Krishnatry ら [42] の指摘と同様である．死因の中では，Bowers ら [44] の指摘した血管障害死 4 例（13%）が含まれている．多変量解析では，独立した予後不良因子として 1 歳未満と診断時の頭蓋内圧亢進症状の 2 つが抽出され，予後不良因子が 1 つ以下ならば 18 年生存率は 90% 以上となる．逆に予後良好因子として，diencephalic syndrome のない男児が抽出されている．NF1 の有無は多変量解析では予後因子ではない．

カナダの小児脳腫瘍コンソーシアムは，2007 ～ 2010 年に 18 歳未満の化学療法の既往のない LGG の vinblastine（ビンブラスチン）6 mg/m^2 の週 1 回投与を 70 週まで繰り返す治療研究を行った [73]．登録 54 例中，OPG は 30 例，NF1 は 13 例であった．腫瘍縮小効果として，CR+MR は 25.9%（CR1, PR9, MR4, SD34），SD 以上は 47 例（87%）で得られ，25 例の OPG のうち 5 例（20%）で視力の回復が得られた．反応症例の最良効果までの期間中央値は 52 週（NF1 例は 25.5 週，非 NF1 例は 52 週）と，carboplatin ＋vincristine 療法（24 週）[69] に比して効果発現までの時間は遅いが，逆に単剤治療のため維持療法（長期治療）に適している．このような事情から，carboplatin＋ vincristine 療法後の増悪症例に対して，second line 治療として vinblastine が用いられることが多い．

分子標的薬治療として，*BRAF* V600 変異阻害薬である dabrafenib（タフィンラー®）が *BRAF* V600 変異のある悪性黒色腫や非小細胞肺がんなどへの投与が承認されている．*BRAF* V600 変異のある小児 LGG に対して，同剤に MEK1 ～ 2 阻害薬である

trametinib を加える併用治療の効果を検証する無作為比較試験が，米国，カナダなど 20 ヵ国の多施設研究として行われた．結果は，対照治療群（carboplatin＋vincristine）より有意に優れた非増悪期間中央値（20.1 ヵ月 vs 7.4 ヵ月）を示し，今後の臨床使用が期待されている（Bouffet ら）[74]．試験治療群には PA が 22 例（30%）含まれていたが，PA での *BRAF* V600 変異率はたかだか 10% 未満なので，PA に対して本併用療法がどこまで有効かについては今後の臨床試験の結果を待たねばならない．

3 歳以上児あるいは化学療法で腫瘍増殖を制御できなかった症例には放射線治療を行う選択もあるが，最近では定位放射線治療の有効性の報告が注目されている．Marcus ら[75]は optic pathway glioma 37 例を含む化学療法後増悪した 50 例に 1 回 1.8 Gy で総量 52.2 Gy の照射を行い 8 年非増悪生存率 82.5%，8 年全生存率 82% を報告している．El-Shehabyr ら（2016）[76]と Ge ら（2022）[77]も視力悪化防止と腫瘍増大防止に有効との報告をしている．いずれも，5 年を超える長期追跡の結果ではない．

3. 大脳半球の pilocytic astrocytoma（PA）

PA は時に小児および成人の大脳半球に発生するが，その頻度に関しての明快な報告はない．Palma ら（1983）[78]は小児テント上腫瘍の 11% にみられ，ほとんどの場合は mural nodule を有する cystic tumor で側頭葉に多いと報告しているが，スイスチューリッヒ州の population based study（Burkhard ら 2003）[79]では，小脳 PA（23 例）と optic pathway を除く大脳 PA（20 例）はほぼ同数である．カナダの population-based study[17]では low grade glioma（1,202 例）という括りの中での後頭蓋窩（374 例），視路（301 例）に次いで大脳（lateral / peripheral）が 210 例と多い．全体の中の PA 頻度は 42% である．小脳の cystic tumor と同じく予後は良好で，20 年生存率 80% 前後が報告されている．German SIOP-LGG 2004 cohort の報告[17]では，大脳半球腫瘍 359 例（全てが PA ではないが）の 10 年生存率は 97.6% である．しかし 5 年 PFS は 67.5% であり，3 割強が 5 年で再発している．既述のように再発腫瘍でも組織学的悪性化はみられないのは小脳発生の場合と同様である．

成人大脳半球 PA はさらに稀で，成人の全 astrocytoma（anaplastic type を含む）の 7% を占めるにすぎない[73]．小児例と同じく側頭葉に好発し，約半数では境界明瞭で浸潤性に乏しく全摘出が可能で，良好な予後を示す．Cyst 形成も約半数に観察されている．

■ PA の Subtype

▪ Subtype ①：Pilomyxoid astrocytoma（PMA）

本腫瘍の背景はほぼ pilocytic astrocytoma（PA）と共通であるがいくつかの要素が PA と異なり，今回の WHO 分類改訂では PA の亜型として記載されている．WHO grade は定まっていない.

基本事項

- **頻度**：脳腫瘍全国集計調査報告では PA 群 235 例中の 13 例（5.5%），米国 UCSF の 499 例中 6 例（1.2%）である[9]. 他の報告[8,77]も参考にすると，PA として診断された腫瘍の中の 10% 前後の稀少腫瘍であろう.
- **年齢**：診断時年齢は PA（中央値は 10 ～ 20 歳までの間）より明らかに低い. 報告症例のほとんどが 10 歳以下で，3 歳以下も少なくない. 稀に 10 歳代の報告（最長は 21 歳[80]がある. Komotar ら[81]の 21 例は全例 8 歳以下（平均 18 ヵ月）である.
- **性差**：男児に多い報告が大半[80-82]だが, UCSF[9]からの 6 例では 5 例が女児である.
- **発生部位**：視交叉～視床下部にまたがる症例が約 2/3（60% 台）を占める[9,80]. 後頭蓋窩（主として小脳）発生が半数以上の PA との大きな相違である.
- **NF1 患者（germ line での NF1 遺伝子変異）の関与**：信頼に足る報告はないが, Bhargava[80]らの 9 例と Kulac ら[9]の 6 例では NF1 患者はゼロと明記している.

病理

組織学的には単調な piloid cell（毛様細胞）が豊富な類粘液性基質を伴って増殖し，時に血管周囲性に配列する. 通常の PA に特徴的な Rosenthal fiber や好酸性顆粒小体は観察されない. PA が充実性部分と海綿状部分の二相性構築（biphasic pattern）を特徴とするのに対し，本腫瘍は monophasic pattern をとっている.

Johnson ら（2010）[83]は 42 例の PMA を病理学的に検索したところ，その実体は PA と PMA の組織要素が混在する "intermediate" type であり，その混在度合いが PA により近いとしている. さらに再発腫瘍組織像は限りなく PA に近いため, "intermediate" type は時間とともに PA に収斂する腫瘍，すなわち PMA は十分に成熟していない PA と考えられると考察している. 分子遺伝学的には PA のように MAPK 経路の遺伝子異常が指摘されている.

病態

WHO 2007 分類では，PMA は PA より発症年齢が早く，かつ早期に再発することより grade Ⅱ腫瘍として登録されていた. 現在までの報告でも，再発率が高い，髄膜播種率が高い，腫瘍内出血頻度が高い，などの報告があり，結果として生存期間が短くなっている. 以下にいくつかを紹介するが，PA そのものの頻度が低い上にさらに PMA はその 10% 程度の稀少腫瘍であるため，一定の診断基準と戦略で治療され，かつ PMA と PA の両腫瘍型の治療成績の差を統計的に検証し得る臨床研究の報告がない. そのため，PMA が PA より悪性経過をたどるとの状況証拠はあるが確証がないため，今回の改訂では WHO grade は保留になっている.

Komotar ら[81]らは，視交叉 / 視床下部発生の PMA21 例のと PA 42 例を比較し，本腫瘍が PA より悪性性格が強いことを印象づけた. PMA の平均診断年齢 18 ヵ月（2

～84ヵ月）に対し，PAは58ヵ月（4ヵ月～15.7歳）である．症状は同様で発生部位（視床下部）を反映してるい痩，食欲低下，成長遅延，悪心・嘔吐が多い．1966～1996年の症例のため治療方法まちまちだが，発生部位的に全摘出は不可能なためPAでも再発を避けられない症例が多い．しかし，PMAでは5年間の追跡で20例中16例（80%）が中央値26ヵ月（2.2年）で再発している．PAも50%が再発しているが，中央値12.2年（7年以前の再発4例）である．髄液は腫瘍がPMAで5例（24%），PAではなしと記載されている．生存期間中央値は，PMAが63ヵ月（約5年），PAが213ヵ月（約18年）である．

早期再発に関しては，Bhargavaら[80]は9例中6例が平均18ヵ月で，Kulacら[9]は追跡し得た4例中2例が6年以内に再発したと記載している．髄腔播種は，MRI上4例中3例に観察したとの報告がある[82]．

腫瘍出血もPMAに多く，結果として生存期間短縮の要因となっている．

遺伝子異常

稀少腫瘍であるため，10例以上のゲノム分析結果は報告されていない．PAと同じく*BRAF*遺伝子異常（主として*KIAA1549-BRAF*融合遺伝子）が中心と考えられるが，視交叉/視床下部発生が主体のため，小脳発生腫瘍とは異なる様相が推定される．Kulacら[9]の198例の分析では，*BRAF*遺伝子異常はテント下腫瘍では81%だが，テント上腫瘍では59%に低下している．*NF1*遺伝子異常（germ-line異常も含む）頻度も16% vs 12%とやや低い．一方，稀な異常だが*FGFR1*遺伝子異常がテント下腫瘍では100例中1例に対し，テント上腫瘍では85例中7例（8%）と多い．

以上の状況を踏まえてPMAの遺伝子異常に関する少数例の報告を見ると，前述の様にNF1患者に発生していないところが注目される．また，PAより視交叉/視床下部発生が多く，腫瘍出血症例も多いことより*FGFR1*遺伝子異常の発現も興味深い．

Ishiiら[28]は腫瘍出血をきたした2例のPMAで*FGFR1* p.K656E変異を観察し，Fomchenkoら[29]もPMAの1例の出血例でIshiiらと同じ所見と報告している．PAにおける予後不良因子として*FGFR1*遺伝子変異をあげる報告[6]もあり，本腫瘍における*FGFR1*遺伝子異常の生態が注目される．

■ Subtype ②：Pilocytic astrocytoma with histological features of anaplasia

これまで“anaplastic PA”あるいは“PA with histological anaplasia”などと報告されてきたもので，PAの形態像を示し，かつ高い増殖能を示すもの（ただし壊死の有無は問わない）と定義されている．高い増殖能について，前版では「核分裂像が5個以上/10HPF」とする記載のみで，第5版でも明確な診断基準は設定されていない．

2010年Rodriguezら[84]は，2,200例のPA中に35例（1.7%）にanaplasiaの像を呈するPA症例を抽出して臨床像を整理している．成人（中央値35歳，5～75歳）に多く発生しているが小児にも観察されている．診断基準として，核分裂数が4個以上/10HPF，異形成を示す腫瘍細胞の高密度の増殖とし，壊死の有無は条件としていない．MIB-1の中央値は24%で高い増殖能がうかがえる．再発までの期間中央値は14ヵ月，生存期間中央値は24ヵ月でglioblastomaに近い成績である．

彼らは2019年に前報告の症例を含めて36例についてゲノム解析を行っている[85]．PAと同様にMAPK伝達経路関連遺伝子の異常が主体を占めているが，*BRAF*融合遺伝子の発現率は31%（検索26例中8例）と低頻度である．一方で，ALT（alternative of lengthening telomere，テロメラーゼ非依存性テロメア伸長）機構の活性化が69%に，その結果としてのATRXタンパクの喪失（免染）が57%で観察され，両者が確認された症例が有意に予後不良と強調している．他にも，*CDKN2A*ホモ欠失，H3-K27M変異，などが観察され，多彩なゲノム異常を有する腫瘍との結論である．ただし，彼らの症例の中には後述のhigh grade astrocytoma with piloid featuresも含まれていると考えられる．

2018年，Reinhardtら[86]は102例のanaplastic PAをDNAメチル化分析した結果，82例がPAと異なる領域に集簇することを観察した．この腫瘍は今回のWHO分類改訂において，PAからは独立した"high grade astrocytoma with piloid features (HGAP)"として登録されている（次章参照）．したがって"PA with histological anaplasia"の診断には，まずDNAメチル化プロファイリングを行いHGAPを否定してはじめて本腫瘍の診断に行き着く．DNAメチル化検索が日常診療において行えない我が国の脳神経外科施設においては，このような症例に遭遇した時は"Pilocytic astrocytoma with histological features of anaplasia, NOS"の診断名とせざるを得ない．

極めて稀な腫瘍（PAの1%以下と推定）のため，好発年齢が成人，予後不良，以外の情報はない．

MEMO Low grade gliomaの発生に関わるMAPK経路

細胞は外界からの様々な刺激を感知して細胞内にシグナルを伝え，特定の遺伝子の発現量を調節することで外部環境の変化に適応している．増殖因子が細胞表面にある受容体に結合すると，受容体から発せられたシグナルは細胞質を通して核に伝えられ，細胞の新陳代謝に必要な遺伝子の発現が誘導される．この細胞表面からの情報が細胞内を通して核にまで伝わる過程をシグナル伝達と呼ぶ．その一つがMAPK（mitogen-activated protein kinase，細胞分裂促進因子活性化プロテインキナーゼ）経路と呼ばれ，タンパク質リン酸化酵素（protein kinase）によって構成されている．したがって，下流のkeyとなる中継点はキナーゼタンパクとなっている．MAPK経路には，4種類の主要な分岐経路，および十数種類のMAPK酵素の存在が知られており，少なくとも7種類の異なるグループに分類されるが，脳腫瘍に関わる経路の一つが，RTK-RAS-RAF-MEK-ERKシグナル伝達経路である.

細胞表面の RTK（receptor tyrosine kinase，受容体型チロシンキナーゼ）に増殖因子が結合し，信号は RAS から RAF，MEK，そして最終的には ERK へと細胞内にあるタンパク質の間で受け渡されていく．信号伝達タンパク質の多くは，次のタンパク質の鎖表面にリン酸基を付加するキナーゼ（kinase）と呼ばれるタンパク質である．Ras（rat sarcoma virus）タンパクが活性化し Raf（rapidly accelerated fibrosarcoma）タンパクも活性化する．Raf も細胞増殖に関わる機能があり，A-Raf，B-Raf，C-Raf（Raf1）の 3 つから成る．活性化した Raf は MEK（mitogen-activated extracellular signal-regulated kinase）をリン酸化により活性化し，さらに MEK が ERK（extracellular signal-regulated kinase, 細胞外シグナル制御キナーゼ）をリン酸化させ，活性化した ERK は細胞質および核内で多数の基質タンパク質をリン酸化し，適切な細胞応答を誘導する（図）.

図　Low grade glioma に関わる MAPK 経路の概要

NF1 遺伝子は Ras タンパク機能の抑制と制御に関連. *FGFR1* 遺伝子, *NTRK* 遺伝子, *PTPN11* 遺伝子は RTK(受容体型チロシンキナーゼ)family に属する遺伝子

Pilocytic astrocytoma における
MAPK 経路の異常頻度 *

KIAA1549-BRAF fusion	70%
その他の *BRAF/RAF1* fusion	5%
BRAF V600E 変異	5%
RAF1 変異	1%
NF1 変異	7%
KRAS 変異	2%
FGFR1 異常	6%
NTRK fusion	2%
PTPN1 変異	2%

*Jones ら [2] および Collins ら [3] より改変

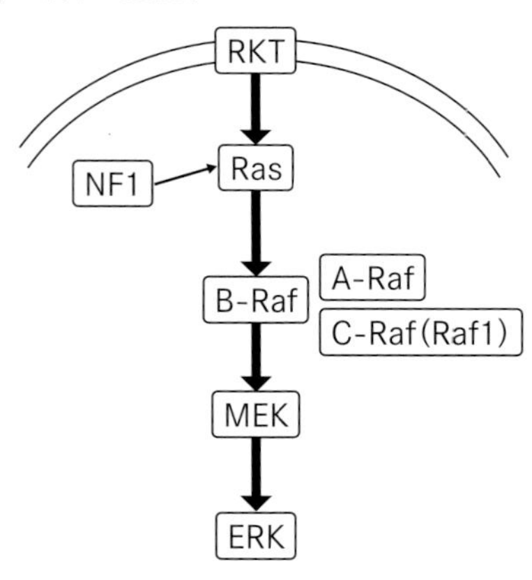

以上の経路に異変が生じると，健全な細胞機能を発揮できずがんが発生し得る．Ras（rat sarcoma virus）タンパク質は，HRAS，KRAS および NRAS の 3 種類のアイソタイプが発見されており，細胞周期進行，細胞移動，アポトーシス，老化，および他の生体機能に関与する多くのシグナル伝達経路に関連する．Ras タンパクをコードする *RAS* 遺伝子に異常が生じると下位の経路に異常なシグナルが送られ，大腸がん，肺がん，多発性骨髄腫，子宮体がんなど，全がん種の 15% の発生 / 増殖に関与している.

2002 年 Davies らは，Raf タンパク質キナーゼを制御する *BRAF* 遺伝子の 600 番目のアミノ酸がバリンからグルタミン酸になる変化（V600E 変異と呼ばれる，V はバリン，E はグルタミン酸）が malignant melanoma の 66% に観察されることを報告した（Nature

417（6892）:949-954, 2002）．その後，小児～若年成人に好発する low grade glioma などにBRAF 遺伝子異常が発現していることが判明し，Ras シグナル伝達の下流エフェクターを阻害する薬剤が開発されつつある．現在，3 種類の RAS/RAF/MEK/ERK 経路阻害薬が医薬品規制機関に承認されている．2 種類は BRAF を標的とする薬剤（ベムラフェニブ vemurafenib およびダブラフェニブ），3 番目の阻害薬は，BRAF の下流で機能する MEK を標的としている（☞ 175 頁）．

文献

1） Jones DT, Kocialkowski S, Liu L, et al.: Tandem duplication producing a novel oncogenic BRAF fusion gene defines the majority of pilocytic astrocytomas. Cancer Res 68: 8673-8677, 2008

2） Jones DT, Hutter B, Jäger N, et al.: Recurrent somatic alterations of FGFR1 and NTRK2 in pilocytic astrocytoma. Nat Genet 45: 927-932, 2013

3） Collins VP, Jones DT, Giannini C: Pilocytic astrocytoma: pathology, molecular mechanisms and markers. Acta Neuropathol 129: 775-788, 2015

4） Horbinski C: To BRAF or not to BRAF: is that even a question anymore? J Neuropathol Exp Neurol 72: 2-7, 2013

5） Hawkins C, Walker E, Mohamed N, et al.: BRAF-KIAA1549 fusion predicts better clinical outcome in pediatric low-grade astrocytoma. Clin Cancer Res 17: 4790-4798, 2011

6） Becker AP, Scapulatempo-Neto C, Carloni AC, et al.: KIAA1549: BRAF gene fusion and FGFR1 hotspot mutations are prognostic factors in pilocytic astrocytomas. J Neuropathol Exp Neurol 74: 743-754, 2015

7） Lassaletta A, Zapotocky M, Mistry M, et al.: Therapeutic and prognostic implications of BRAF V600E in pediatric low-grade gliomas. J Clin Oncol 35: 2934-2941, 2017

8） Roth JJ, Fierst TM, Waanders AJ, et al.: Whole chromosome 7 gain predicts higher risk of recurrence in pediatric pilocytic astrocytomas independently from KIAA1549-BRAF fusion status. J Neuropathol Exp Neurol 75: 306-315, 2016

9） Kulac I, Yenidogan I, Oflaz Sozmen B, et al.: Pathological perspectives in pilocytic astrocytomas: Extent of resection as the sole critical factor for recurrence-free survival, and the challenge of evaluating conclusions derived from limited data. Free Neuropathol 4: 4-17, 2023

10） Shapiro K, Shulman K: Spinal cord seeding from cerebellar astrocytoma. Child's Brain 2: 177-186, 1976

11） Pollack IF, Hurtt M, Pang D, et al.: Dissemination of low grade intracranial astrocytomas in children. Cancer 73: 2869-2878, 1994

12） Hukin J, Siffert J, Velasquez L, et al.: Leptomeningeal dissemination in children with progressive low-grade neuroepithelial tumors. Neuro-Oncol 4: 253-260, 2002

13） Chamdine O, Broniscer A, Wu S, et al.: Metastatic low-grade gliomas in children: 20 years' experience at St. Jude Children's Research Hospital. Pediatr Blood Cancer 63: 62-70, 2016

14） Perwein T, Benesch M, Kandels D, et al.: High frequency of disease progression in pediatric spinal cord low-grade glioma（LGG）: management strategies and results from the German LGG study group. Neuro Oncol 23: 1148-1162, 2021

15） Mazloom A, Hodges JC, Teh BS, et al.: Outcome of patients with pilocytic astrocytoma and leptomeningeal dissemination. Int J Radiat Oncol Biol Phys 84: 350-3504, 2012

16） Gessi M, Engels AC, Lambert S, et al.: Molecular characterization of disseminated pilocytic astrocytomas. Neuropathol Appl Neurobiol 42: 273-278, 2016

17) Kandels D, Pietsch T, Bison B, et al.: Loss of efficacy of subsequent nonsurgical therapy after primary treatment failure in pediatric low-grade glioma patients-Report from the German SIOP-LGG 2004 cohort. Int J Cancer 147: 3471-3489, 2020

18) Broniscer A, Baker SJ, West AN, et al.: Clinical and molecular characteristics of malignant transformation of low-grade glioma in children. J Clin Oncol 25: 682-689, 2007

19) Parsa CF, Givrad S: Juvenile pilocytic astrocytomas do not undergo spontaneous malignant transformation: grounds for designation as hamartomas. Br J Ophthalmol 92: 40-46, 2008

20) Dirks PB, Jay V, Becker LE, et al.: Development of anaplastic changes in low-grade astrocytomas of childhood. Neurosurgery 34: 68-78, 1994

21) Acharya S, Liu JF, Tatevossian RG, et al.: Risk stratification in pediatric low-grade glioma and glioneuronal tumor treated with radiation therapy: an integrated clinicopathologic and molecular analysis. Neuro Oncol 22: 1203-1213, 2020

22) Mistry M, Zhukova N, Merico D, et al.: BRAF mutation and CDKN2A deletion define a clinically distinct subgroup of childhood secondary high-grade glioma. J Clin Oncol 33: 1015-1022, 2015

23) Rakotonjanahary J, De Carli E, Delion M, et al; Brain Tumor Committee of SFCE: Mortality in children with optic pathway glioma treated with up-front BB-SFOP chemotherapy. PLoS One 10: e0127676, 2015

24) Korones DN, Padowski J, Factor BA, et al.: Do children with optic pathway tumors have an increased frequency of other central nervous system tumors ? Neuro-Oncology 5: 116-120, 2003

25) Mair MJ, Wöhrer A, Furtner J, et al.: Clinical characteristics and prognostic factors of adult patients with pilocytic astrocytoma. J Neurooncol 148: 187-198, 2020

26) Buder T, Deutsch A, Klink B, et al.: Model-based evaluation of spontaneous tumor regression in pilocytic astrocytoma. PLoS Comput Biol 11: e1004662, 2015

27) White JB, Piepgras DG, Scheithauer BW, et al.: Rate of spontaneous hemorrhage in histologically proven cases of pilocytic astrocytoma. J Neurosurg 108: 223-226, 2008

28) Ishi Y, Yamaguchi S, Hatanaka KC: Association of the FGFR1 mutation with spontaneous hemorrhage in low-grade gliomas in pediatric and young adult patients. J Neurosurg 134: 733-741, 2021

29) Fomchenko EI, Reeves BC, Sullivan W, et al.: Dual activating FGFR1 mutations in pediatric pilomyxoid astrocytoma. Mol Genet Genomic Med 9: e1597, 2021

30) Bender K, Perez E, Chirica M, et al.: High-grade astrocytoma with piloid features (HGAP): the Charité experience with a new central nervous system tumor entity. J Neurooncol 153: 109-120, 2021

31) Prada CE, Hufnagel RB, Hummel TR, et al.: The use of magnetic resonance imaging screening for optic pathway gliomas in children with neurofibromatosis type 1. J Pediatr 167: 851-856, 2015

32) Blanchard G, Lafforgue MP, Lion-François L, et al; NF France network: Systematic MRI in NF1 children under six years of age for the diagnosis of optic pathway gliomas. Study and outcome of a French cohort. Eur J Paediatr Neurol 20: 275-281, 2016

33) Listernick R, Charrow J, Greenwald M, et al.: Natural history of optic pathway tumours in children with neurofibromatosis type 1: a longitudinal study. J Pediatr 125: 63-66, 1994

34) Cnossen MH, de Goede-Bolder A, van den Broek KM, et al.: A prospective 10 year follow up study of patients with neurofibromatosis type 1. Arch Dis Child 78: 408-412, 1998

35) Huson SM, Compston DAS, Harper PS: A genetic study of von Recklinghausen neurofibromatosis in south east Wales. II: guidelines for genetic counselling. J Med Genet 26: 712-721, 1989

36) Kornreich L, Blaser S, Schwarz M, et al.: Optic pathway glioma: correlation of imaging findings with the presence of neurofibromatosis. AJNR Am J Neuroradiol 22: 1963-1969, 2001

37) Opocher E, Kremer LC, Da Dalt L, et al.: Prognostic factors for progression of childhood optic pathway glioma: a systematic review. Eur J Cancer 42: 1807-1816, 2006
38) Ater JL, Zhou T, Holmes E, et al.: Randomized study of two chemotherapy regimens for treatment of low-grade glioma in young children: a report from the Children's Oncology Group. J Clin Oncol 30: 2641-2647, 2012
39) Hernáiz Driever P, von Hornstein S, Pietsch T, et al.: Natural history and management of low-grade glioma in NF-1 children. J Neurooncol 100: 199-207, 2010
40) Kuenzle C, Weissert M, Roulet E, et al.: Follow-up of optic pathway gliomas in children with neurofibromatosis type 1. Neuropediatrics 25: 295-300, 1994
41) Friedman JM, Birch P: An association between optic glioma and other tumours of the central nervous system in neurofibromatosis type 1. Neuropediatrics 28: 131-132, 1997
42) Krishnatry R, Zhukova N, Guerreiro Stucklin AS, et al.: Clinical and treatment factors determining long-term outcomes for adult survivors of childhood low-grade glioma: A population-based study. Cancer 122: 1261-1269, 2016
43) Bandopadhayay P, Bergthold G, London WB, et al.: Long-term outcome of 4,040 children diagnosed with pediatric low-grade gliomas: an analysis of the Surveillance Epidemiology and End Results (SEER) database. Pediatr Blood Cancer 61: 1173-1179, 2014
44) Bowers DC, Liu Y, Leisenring W, et al.: Late-occurring stroke among long-term survivors of childhood leukemia and brain tumors: a report from the Childhood Cancer Survivor Study. J Clin Oncol 24: 5277-5282, 2006
45) Picariello S, Cerbone M, D'Arco F, et al.: A 40-year cohort study of evolving hypothalamic dysfunction in infants and young children (<3 years) with optic pathway gliomas. Cancers (Basel) 14: 747, 2022
46) Palma L, Celli P, Mariottini A: Long-term follow-up of childhood cerebellar astrocytomas after incomplete resection with particular reference to arrested growth or spontaneous tumour regression. Acta Neurochir (Wien) 146: 581-588, 2004
47) Dirven CMF, Mooij JJA, Molenaar WM: Cerebellar pilocytic astrocytoma: a treatment protocol based upon analysis of 73 cases and a review of the literature. Child's Nery Syst 13: 17-23, 1997
48) Garcia DM, Marks JE, Latifi HR, et al.: Childhood cerebellar astrocytomas: is there a role for postoperative irradiation. Int J Radiat Oncol Biol Phys 18: 815-818, 1990
49) McAuley E, Brophy H, Hayden J, et al.: The benefit of surveillance imaging for paediatric cerebellar pilocytic astrocytoma. Childs Nerv Syst 35: 801-805, 2019
50) Campion T, Quirk B, Cooper J, et al.: Surveillance imaging of grade 1 astrocytomas in children: can duration and frequency of follow-up imaging and the use of contrast agents be reduced? Neuroradiology 63: 953-958, 2021
51) Due-Tønnessen BJ, Helseth E, Scheie D, et al.: Long-term outcome after resection of benign cerebellar astrocytomas in children and young adults (0-19 years): report of 110 consecutive cases. Pediatr Neurosurg 37: 71-80, 2002
52) Saunders DE, Phipps KP, Wade AM, et al.: Surveillance imaging strategies following surgery and/or radiotherapy for childhood cerebellar low-grade astrocytoma. J Neurosurg 102 (2 Suppl): 172-178, 2005
53) Schneider JHJr, Raffel C, McComb JG: Benign cerebellar astrocytomas of childhood. Neurosurgery 30: 58-63, 1992
54) Smoots DW, Geyer JR, Lieberman DM, et al.: Predicting disease progression in childhood cerebellar astrocytoma. Childs Nerv Syst 14: 636-648, 1998
55) Davis CH, Joglekar VM: Cerebellar astrocytomas in children and young adults. J Neurol Neurosurg

Psychiat 44: 820-828, 1981

56) Daszkiewicz P, Maryniak A, Roszkowski M, et al.: Long-term functional outcome of surgical treatment of juvenile pilocytic astrocytoma of the cerebellum in children. Childs Nerv Syst 25: 855-860, 2009

57) Gnekow AK, Falkenstein F, von Hornstein S, et al.: Long-term follow-up of the multicenter, multidisciplinary treatment study HIT-LGG-1996 for low-grade glioma in children and adolescents of the German Speaking Society of Pediatric Oncology and Hematology. Neuro Oncol 14: 1265-1284, 2012

58) Ait Khelifa-Gallois N, Puget S, Longaud A, et al.: Clinical evidence of the role of the cerebellum in the suppression of overt articulatory movements during reading. A study of reading in children and adolescents treated for cerebellar pilocytic astrocytoma. Cerebellum 14: 97-105, 2015

59) Bull KS, Liossi C, Culliford D, et al.: Child-related characteristics predicting subsequent health-related quality of life in 8- to 14-year-old children with and without cerebellar tumors: a prospective longitudinal study. Neurooncol Pract 1: 114-122, 2014

60) Benavides-Varela S, Lorusso R, Baro V, et al.: Mathematical skills in children with pilocytic astrocytoma. Acta Neurochir (Wien) 161: 161-169, 2019

61) Pletschko T, Felnhofer A, Lamplmair D, et al.: Cerebellar pilocytic astrocytoma in childhood: Investigating the long-term impact of surgery on cognitive performance and functional outcome. Dev Neurorehabil 21: 415-422, 2018

62) Renne B, Radic J, Agrawal D, et al.: Cerebellar mutism after posterior fossa tumor resection in children: a multicenter international retrospective study to determine possible modifiable factors. Childs Nerv Syst 36: 1159-1169, 2020

63) Elwatidy SM, Ahmed J, Bawazir MH, et al.: Outcome of childhood cerebellar pilocytic astrocytoma: A series with 20 years of follow up. Cureus 14: e22258, 2020

64) Ruella M, Giovannini S, Pirozzi Chiusa C, et al.: Cerebellar pilocytic astrocytoma. Retrospective cohort study assessing postoperative functional outcome, cerebellar mutism and hydrocephalus. World Neurosurg X 19: 100180, 2023

65) Lazareff JA, Suwinski R, Rosa RD, et al.: Tumor volume and growth kinetics in hypothalamic-chiasmatic pediatric low grade gliomas. Pediatr Neurosurg 30: 312-319, 1999

66) Dodgshun AJ, Elder JE, Hansford JR, Sullivan MJ: Long-term visual outcome after chemotherapy for optic pathway glioma in children: Site and age are strongly predictive. Cancer 121: 4190-4196, 2015

67) Packer RJ, Ater J, Allen J, et al.: Carboplatin and vincristine chemotherapy for children with newly diagnosed progressive low-grade gliomas. J Neurosurg 86:747-754, 1997

68) Ater JL, Zhou T, Holmes E, et al.: Randomized study of two chemotherapy regimens for treatment of low-grade glioma in young children: a report from the Children's Oncology Group. J Clin Oncol 30: 2641-2647, 2012

69) Gnekow AK, Walker DA, Kandels D, et al.: A European randomised controlled trial of the addition of etoposide to standard vincristine and carboplatin induction as part of an 18-month treatment programme for childhood (≤16 years) low grade glioma - A final report. Eur J Cancer 81: 206-225, 2017

70) Massimino M, Spreafico F, Cefalo G, et al.: High response rate to cisplatin/etoposide regimen in childhood low-grade glioma. J Clin Oncol 20: 4209-4216, 2002

71) Gururangan S, Cavazos CM, Ashley D, et al.: Phase II study of carboplatin in children with progressive low-grade gliomas.. J Clin Oncol 20: 2951-2958, 2002

72) Rakotonjanahary J, De Carli E, Delion M, et al; Brain Tumor Committee of SFCE: Mortality in

children with optic pathway glioma treated with up-front BB-SFOP chemotherapy. PLoS One 10: e0127676, 2015

73) Lassaletta A, Scheinemann K, Zelcer SM, et al.: Phase II weekly vinblastine for chemotherapy-naïve children with progressive low-grade glioma: a Canadian Pediatric Brain Tumor Consortium study. J Clin Oncol 34: 3537-3543, 2016

74) Bouffet E, Hansford JR, Garrè ML, et al.: Dabrafenib plus trametinib in pediatric glioma with BRAF V600 mutations. N Engl J Med 389: 1108-1120, 2023

75) Marcus KJ, Goumnerova L, Billett A, et al.: Stereotactic radiotherapy for localized low-grade gliomas in children: final results of a prospective trial. Int J Radiat Oncol Biol Phys 61: 374-379, 2005

76) El-Shehaby AM, Reda WA, Abdel Karim KM, et al.: Single-session Gamma Knife radiosurgery for optic pathway/hypothalamic gliomas. J Neurosurg 125 (Suppl 1): 50-57, 2016

77) Ge Y, Zhang Z, Li Y, et al.: A single-center treatment experience of gamma knife radiosurgery for optic pathway glioma. Biomed Res Int 2022: 2043515, 2022

78) Palma L, Russo A, Mercuri S: Cystic cerebral astrocytomas in infancy and childhood: long-term results. Child's Brain 10: 79-91, 1983

79) Burkhard C, di Parte P-L Schüler D, et al.: A population-based study of the incidence and survival rates in patients with pilocytic astrocytoma. J Neurosurg 98: 1170-1174, 2003

80) Bhargava D, Sinha P, Chumas P, et al.: Occurrence and distribution of pilomyxoid astrocytoma. Br J Neurosurg 27: 413-418, 2013

81) Komotar RJ, Burger PC, Carson BS, et al.: Pilocytic and pilomyxoid hypotharalmic/chiasmatic astrocytomas. Neurosurgery 54: 72-80, 2004

82) Arslanoglu A, Cirak B, Horska A, et al. MR imaging characteristics of pilomyxoid astrocytomas. AJNR Am J Neuroradiol 24: 1906-1908, 2003

83) Johnson MW, Eberhart CG, Perry A, et al.: Spectrum of pilomyxoid astrocytomas: intermediate pilomyxoid tumors. Am J Surg Pathol 34: 1783-1791, 2010

84) Rodriguez FJ, Scheithauer BW, Burger PC, et al.: Anaplasia in pilocytic astrocytoma predicts aggressive behavior. Am J Surg Pathol 34: 147-160, 2010

85) Rodriguez FJ, Brosnan-Cashman JA, Allen SJ, et al.: Alternative lengthening of telomeres, ATRX loss and H3-K27M mutations in histologically defined pilocytic astrocytoma with anaplasia. Brain Pathol 29: 126-140, 2019

86) Reinhardt A, Stichel D, Schrimpf D, et al.: Anaplastic astrocytoma with piloid features, a novel molecular class of IDH wildtype glioma with recurrent MAPK pathway, CDKN2A/B and ATRX alterations. Acta Neuropathol 136: 273-291, 2018

2

2 High grade astrocytoma with piloid features (HGAP) 毛様性所見を有する高悪性度星細胞腫

■WHO脳腫瘍分類第5版の定義

本腫瘍は，病理組織学的特徴によって診断されるものではなく，ゲノムワイドなDNAメチル化プロファイルによって分離され，新たに確立された腫瘍型で，主として成人に発生する．確定診断にはDNAメチル化分析が必要で，以下に記す病理組織像や遺伝子異常所見によるものではない．組織学的にpilocytic astrocytoma with histological features of anaplasia相当のものからglioblastoma類似の像を呈するものまで認められ，特徴的な組織所見は指摘されていない．一方，分子遺伝学的解析では，MAPKシグナル伝達経路に関する遺伝子異常，すなわち*NF1*遺伝子変異や*KIAA1549-BRAF*融合遺伝子，*FGFR1*遺伝子変異などが観察される．これらMAPK経路遺伝子変異はごく少数の例外を除いて相互排他的に認められる．また多くの症例で*CDKN2A*かつ/または*CDKN2B*のホモ接合性欠失がみられるほか，*ATRX*遺伝子変異あるいは免疫染色でATRXの核内発現消失例も多い．

CNS WHO gradeは定まっていない．また，subtypesも規定されていない．

■診断基準の背景

Pilocytic astrocytoma（PA）の中には，“anaplastic PA”あるいは“PA with histological anaplasia”などと呼ばれる極めて少数の腫瘍群があり，PAの形態像を示し，かつ高い増殖能（核分裂像が5個以上/10HPF）を示すもの（ただし壊死の有無は問わない）と定義されていた．Rodriguezら[1]は36例を整理し，青年期に多く（年齢中央値32歳），*NF1*遺伝子変異，*BRAF*重複遺伝子の出現，免疫染色でのATRXの核内発現消失など多彩な遺伝子異常と予後不良（mPFS 9.8月とMS 13月）が特徴と記しているが，それ以上には踏み込んだ分析を行っていない．

Reinhardtら（2018）[2]は102例のanaplastic PAをDNAメチル化分析した結果，82例がPA，glioblastoma，あるいはその他の小児gliomaと異なる領域に集簇することを観察し，”DNA methylation class anaplastic astrocytoma with piloid features”と名付けた．彼らは翌年に86例の小脳発生glioblastomaのメチル化分析を行い，25例が同領域に含まれることを見出した[3]．この2報告は，anaplastic PAあるいはglioblastomaとの組織診断がついている症例の中での本腫瘍として診断されたものである．一方，Benderら（2021）[4]は，ベルリンのCharité病院での成人glioma951例のDNAメチル化分析の結果，6例が上記腫瘍群と同じ領域に入ることを観察し，そのうちの5例の病理組織像は核分裂像は少数で壊死巣が観察されず，増殖能の速い腫瘍ではなかったことを報告している．これらの報告により今回のWHO2021分類では，ゲノムワイドなDNAメチル化プロファイルのみにより診断されるこの腫瘍群が認知され，“high grade astrocytoma with piloid features”の腫瘍名で登録された．病理学的には，特徴的な組織所見はないと付記されている．

本腫瘍のゲノム異常をReinhardtらの報告[2]からまとめると，染色体分析において88%の症例で3ヵ所以上の構造異常が指摘されている．*CDKN2A*および/または*CDKN2B*のホモ接合性欠失は80%の症例に，何らかのMAPKシグナル伝達経路に関する遺伝子異常は75%に見られる．それらは，*NF1*遺伝子変異あるいは欠失（30%），*BRAF-KIAA1549*融合遺伝子（20%）などであり，これらは冒頭に記したように相互排他的に出現している．*ATRX*遺伝子変異あるいは欠失も45%に認められている．*BRAF* V600E遺伝子変異は74例中わずかに1例である．染色体異常としては，12qおよび17qの部分的欠失（各々30%），12qと17qの染色体アームの欠損（各々～30%の症例），14qと19qの染色体アームの部分欠損（各々～20%）などが観察されている．

Ciminoら（2023）[5]は，144 HGAP腫瘍を次世代シークエンサーを用いてさらにDNAメチル化分析を重ね，3つのsubgroupに分けている（表2-33）．gNF1群（13%）はNF1患者が最も多く（33%），全例テント下（小脳）に発生している．予後は最も不良（mPFS：252日）である．Group 1と2の特徴はまだ明らかでないが，group 2は最も若く（32.0歳）予後も最も良好（mPFS：618日）である．

■病態

新しい概念の腫瘍のため，症例報告は少なく基本情報に乏しい．

極めて稀な腫瘍型であり，英国からのpopulation-based studyとして行われた306例の小児腫瘍のDNAメチル化分析では1例も確認されていないが，フランスからの報告では31例の小児glioma中1例（3%）との報告がある[6,7]．

Reinhardtらの83例報告[2]では男女ほぼ同数で，年齢中央値は41歳で21～70歳の間にほぼ80%の患者が分布している．20歳以下は11%である．発生部位は，後頭蓋窩（主として小脳）が74%を占め，大脳が17%，脊髄発生が7%と記されている．性差に関しては，Benderらの6例の報告[4]では，男性5例，女性1例である．

MRI所見は，T1WIでは低～等信号，T2WIでは高信号に描出され，Gd造影では不均質に造影されている[4]．

■治療

治療成績に関して信頼できる報告はない．Ciminoら[5]の144例では，1.5年前後で再発している（表2-33）．

Reinhardtらの83例では41例で追跡が行われている[2]．Median survivalは48ヵ月

表2-33　Cimino らのサブグループ[5]

Subgroup		gNF1	group 1	group 2
症例数（144）		18（12.5%）	72（50%）	54（37.5%）
診断年齢中央値		43.5歳	47.0歳	32.0歳
部位	テント上	0%	35.4%	29.2%
	テント下	100%	55.4%	56.2%
	脊髄	0%	9.2%	14.6%
mPFS		252日（0.7年）	565日（1.6年）	618日（1.7年）
NF1 変異		62.5%	41.3%	32.4%
（NF1 患者割合）		（6名, 33.3%）	（5名, 6.9%）	（2名, 3.6%）
CDKN2A/B ホモ欠失		84.2%	83.3%	85.5%
ATRX 異常		87.5%	59.6%	47.5%

（4年），5年生存率は40%前後である．本腫瘍の生存率は通常のpilocytic astrocytomaやIDH-mutant astrocytoma（CNS WHO grade 3）より短いが，成人のIDH-wildtype glioblastomaよりは長い．Benderらの6例では4例が2年以内に死亡している[4]．予後良好因子を分析するほどの資料はない．

文献

1）Rodriguez FJ, Brosnan-Cashman JA, Allen SJ, et al.: Alternative lengthening of telomeres, ATRX loss and H3-K27M mutations in histologically defined pilocytic astrocytoma with anaplasia. Brain Pathol 29: 126-140, 2019

2）Reinhardt A, Stichel D, Schrimpf D, et al.: Anaplastic astrocytoma with piloid features, a novel molecular class of IDH wildtype glioma with recurrent MAPK pathway, CDKN2A/B and ATRX alterations. Acta Neuropathol 136: 273-291, 2018

3）Reinhardt A, Stichel D, Schrimpf D, et al.: Tumors diagnosed as cerebellar glioblastoma comprise distinct molecular entities. Acta Neuropathol Commun 7: 163, 2019

4）Bender K, Perez E, Chirica M, et al.: High-grade astrocytoma with piloid features（HGAP）: the Charité experience with a new central nervous system tumor entity. J Neurooncol 153: 109-120, 2021

5）Cimino PJ, Ketchum C, Turakulov R, et al.: Expanded analysis of high-grade astrocytoma with piloid features identifies an epigenetically and clinically distinct subtype associated with neurofibromatosis type 1. Acta Neuropathol 145: 71-82, 2023

6）Pickles JC, Fairchild AR, Stone TJ, et al.: DNA methylation-based profiling for paediatric CNS tumour diagnosis and treatment: a population-based study. Lancet Child Adolesc Health 4: 121-130, 2020

7）Gareton A, Tauziède-Espariat A, Dangouloff-Ros V, et al.: The histomolecular criteria established for adult anaplastic pilocytic astrocytoma are not applicable to the pediatric population. Acta Neuropathol 139: 287-303,2020

3　Pleomorphic xanthoastrocytoma (PXA) 多形性黄色星細胞腫

“Xantho-”はギリシャ語に由来する言葉形成要表で，“黄色がかった”の意味である．腫瘍細胞が多彩（pleomorphic）な形態を示し，かつ多くの細胞が脂肪滴を含み肉眼的に黄色（嚢胞液も黄色）に見えるため，Kepesらがこの腫瘍名を付して発表した[1,2]

■WHO脳腫瘍分類第5版の定義

多彩な形態（pleomorphic）を示す巨細胞（しばしば多核）と幅のひろい双極性突起をもつ紡錘形細胞（spindle cell）が主体のastrocytomaで膠原線維も豊富である．巨細胞の細胞質はエオジン好性で，しばしば硝子質（hyaline）や脂肪滴（lipid droplets）を含む（xanthomatous cell）．腫瘍細胞には*IDH*遺伝子変異がなく，*BRAF* V600E遺伝子変異（あるいはMAPKシグナル伝達経路に関連する他の遺伝子異常）と*CDKNA2A*遺伝子と*2B*遺伝子（いずれか，あるいは双方）のホモ欠失を特徴とする．WHO grade 2あるいは3に属する．

- PXA, grade 2：核分裂像が1 mm^2あたり2.5個未満（視野面積0.23 mm^2と視野径0.54 mmの10 HPFで5個未満）の腫瘍．
- PXA, grade 3：WHO 2016分類でのanaplastic PXAに相当する．核分裂像が1 mm^2あたり2.5個以上（視野面積0.23 mm^2と視野径0.54 mmの10HPFで5個以上）の腫瘍．Necrosisの有無は診断条件には入っていない〔WHO 2016で採用されていたanaplastic pleomorphic xanthoastrocytoma（PXA）の名称は今後用いないことになった〕．

■概念

若年者に好発する大脳半球，特に側頭葉に好発する．男女差はなくepilepsyが初発症状となることが多い．腫瘍発育は極めて特徴的で，表在性で皮質と直上の軟膜に接して発育するが，硬膜には浸潤しない．脳実質との境界は必ずしも明瞭でない．黄色液のcystを有する場合が多いが，壊死巣は見られない．

Kepesらは1973年の最初の報告（3剖検例）[1]で，この腫瘍を“fibrous xanthoma & xanthosarcoma of the meninges”の名を付した．その後彼ら（1979）[2]は12例の大脳半球（側頭葉が12例中8例）の嚢胞性腫瘍をまとめ，腫瘍細胞は脂肪が豊富でGFAP染色陽性であることからastrocyte由来腫瘍と考え，細胞形態の特徴（後述）からpleomorphic xanthoastrocytomaと名付けた．後年，彼らは58例中3例の再発（5.8%）を経験し（7ヵ月～15年），再発組織像が全てsmall cell glioblastomaであったことより，本腫瘍が astrocytic tumor であることを再確認している[3]．この頃から，本腫瘍は小児 astrocytoma の代表である pilocytic astrocytoma より，再発率および再発時の組織型悪化（悪性転化）率の高いことが指摘されている．Pleomorphic な組織像は悪性腫瘍であるかの如き外観を与えるが（過去には glioblastoma と誤診されていた症例が少なくない），発育は緩徐で 10 年以上の生存者も多い．

■遺伝子異常

成人の diffuse astrocytoma と異なり *IDH-1* 遺伝子変異はない．*BRAF* 遺伝子の V600E 突然変異が 60% 程度に観察される一方で，pilocytic astrocytoma に特徴的な *BRAF* 融合遺伝子はほとんど見られない[4,5]．本腫瘍の診断に *BRAF* 遺伝子変異検索が重要であるが，この遺伝子変異は本腫瘍に特異的なものではなく，ganglioglioma や pilocytic astrocytoma でも観察される．

2007 年 Weber ら[6]は染色体 9 番の欠失を約半数で観察し，特に 9p21.3（*CDKN1A/CDKN2A* 遺伝子座位）の欠失と腫瘍発生との関連に注目した．この所見を発展させたのが Vaubel らの 2 編の報告である[7,8]．彼らは 67 例を分析した 2021 年の報告[8]にて，63 例（94%）に *CDKN2A/B* 遺伝子欠失を観察し，*BRAF* V600E 変異（76%）を併せ考え，*CDKN2A/B* 欠失と MAPK シグナル伝達経路の遺伝子異常が本腫瘍群の特徴であると述べている．なお，この論文において，3 例（4.5%）で *TERT* 遺伝子の promotor 変異を観察し，有意な予後不良因子であると記している．

Phillips ら[9]は anaplastic PXA における遺伝子変化として，*CDKN2A/B* 遺伝子変異（100%）と *BRAF* 遺伝子変異（87%）に次いで *TERT* 遺伝子の増幅あるいはプロモーター変異（47%）をあげている．加えて少数ではあるが，*BRAF* 融合遺伝子，*RAF1* 融合遺伝子，*ETV6-NTRK3* 融合遺伝子，*TSC2* や *NF1* 遺伝子変異などの MAPK シグナル伝達経路の遺伝子異常を観察している．また，1 例において異なる部位で採取した組織片の遺伝子プロファイリングが腫瘍内ゲノム不均一性を示したことより，anaplastic PXA は *CDKN2A/B* 遺伝子のホモ欠失と発癌性の RAF/MAPK シグナル伝達経路に関わる遺伝子異常によって特徴づけられるとしている．

Ebrahimi ら[10]は，72 例の anaplastic PXA の 15 例（21%）に *TERT* 遺伝子のプロモーター領域に変異があり，それらの症例が有意に低い生存率を示したことより，anaplastic PXA の診断基準として *TERT* 遺伝子異常を考慮すべきと述べている．

■基本事項

全国集計（2005 ～ 2008）では 28 例（全脳腫瘍の 0.2%）が登録されている．年齢中央値は 30 ～ 34 歳の間にあり，5 ～ 20 歳に 8 例（26%），20 ～ 30 歳に 5 例（23%），30 ～ 44 歳に 10 例（52%）が分布している．小児・青年期（～ 30 歳 ,13 例）と成人（30

歳以上，15 例）がほぼ同数である．男女差もない（14 例 vs 14 例）．

米国 SEER 統計（1994 ～ 2016）[11] に登録された 470 例では，年齢中央値は 23 歳（14 ～ 39 歳）で，男性がやや多い（54%）が有意差はない．テント上に 97% が発生し，側頭葉（37%），前頭葉（20%），頭頂葉（15%），後頭葉（8%）その他（21%）の順である．

文献報告 325 例を分析した Mallick らの報告[12] では，年齢中央値は 19 歳（0.9 ～ 84 歳），女性にやや多い（52%）が有意差はない．けいれん発症が 47% を占める．次いで頭痛（33%），局所神経脱落症状（18%）で腫瘍出血が 1% と記されている．

Grade 3 の頻度に関しては後述する．

■病理

組織学的には，多彩な形態（pleomorphic）を示す細胞が中等度の密度で集合し，主体は紡錘形細胞（spindle cell）と多核巨細胞である．後者の細胞質はエオジン好性で，しばしば硝子質（hyaline）や脂肪滴（lipid droplets）を含む（xanthomatous cell）．壊死巣はしばしば観察されるが，微小血管増殖像はほとんど見られない．GFAP 陽性が astrocyte 由来腫瘍の証である．膠原線維が豊富なのも特徴の一つで，spindle cell とともに平行な線維束として観察されたり，細胞の一つ一つを囲むように分布する場合もある．前述のように，grade 2 と 3 の相違は核分裂像の数であり，細胞形態学的に両者を区別する所見はない．

■MRI

MRI 像は，脳表に接する円型の境界明瞭な cyst を有する腫瘍影として描出され，実質部は一様の造強効果を示す．61 例の MRI 所見[12] では，ほとんどが cyst で構成されるもの（72%），cyst＋solid portion（12%），および solid type（16%）に分けられる．周囲脳とは境界明瞭な場合と不明瞭な場合がある．Solid 部分（充実性組織）は，T1WI で低信号，T2WI で高信号で，57% が Gd に造影されている．浸潤しているくも膜 / 軟膜部も造影される．90% で周囲浮腫を伴う[13]．

小児症例の MRI 像も成人例と本質的には同様であるが，腫瘍に接する頭蓋骨の菲薄像と腫瘍内出血（33%）が特徴との報告がある[14]．

■Grade 2 腫瘍の治療成績

症例数が少ないため治療方針は確立されていない．多くの治療成績報告は，全摘出が行えた場合は経過観察，腫瘍残存がある場合は術後あるいは再発時に再手術と放射線治療（局所）を行っている．前記 SEER 統計[11] では，平均生存期間 16 年，18 歳以下の若年者では 75% の患者が 18 年以上生存している．Mayo Clinic を中心とした67例報告[8]に他の報告例[4,15-17]をまとめると，grade 2 PXAでは概ね5年生存率80%前後，10年生存率70%前後である．一方で5年非再発生存率（PFS）が50%前後の報告も多く，再発治療には神経症状を悪化させない治療戦略が必要になる．長期生存者のQOLに関する報告には接していない．

Kepesらの3例[3]の再発腫瘍組織像が悪性転化（glioblastoma）していたことより，本腫瘍の易再発性と再発時の悪性転化が当初より議論されている．再発率は文献報告上10～20%（追跡10年未満）が多い．Martonら（2007）[18]の再発時悪性転化した16報告例のまとめでは，14例が手術より2年以内であり，再発組織像はglioblastoma 8例，malignant glioma 6例，anaplastic pleomorphic xanthoastrocytoma 8例，anaplastic oligodendroglioma 1例である．

■ Grade 2 腫瘍の治療方針

多数例のprospective studyがなく，治療方法は確立していない．EANO治療指針[19]では，grade 2 PXAの初期治療は手術摘出→経過観察であり，再発時も同治療をすすめている．WHO grade 2腫瘍とはいえ，再発率20%前後，かつ悪性転化の可能性もあり，慎重な治療後追跡と適切な再発治療の選択が必要になる．

■ Pleomorphic xanthoastrocytoma, grade 3 の病態と治療

PXA診断腫瘍の中での頻度は，Mayo clinicら3施設[8]の67例中21%，Mallickら[12]の文献報告症例325例中23%，イタリアVerona大学病院40例中20%などの報告[20]から20%前後と考えてよい．我が国の登録症例実情に照らせ合わすと，5年間の28例中5～6例計算となる（超稀少腫瘍）．

病態に関しては，Zuoら[21]の北京Tiantan病院の26例と文献報告56例の合わせて82例の分析を引用すると，平均年齢は31.9歳で米国SEER統計[11]の年齢中央値23歳と比較するとやや高齢に傾いている．しかし，その他の患者背景，男女差がなく，テント上発生がほとんどで側頭葉が多い（49%）こと，実質部のMRI造影効果が97%，などはgrade 2腫瘍患者と大きな差はない．*BRAF*遺伝子変異は49%はやや低いが，その他の遺伝子異常の情報はない．治療はGTRが51%で行われているが，平均27ヵ月の追跡で再発までの平均期間は19.3ヵ月（1.6年）である．GTRと術後放射線治療が行われた症例の10年生存率は60%前後と推定される．治療予後との関連では，若年者（30歳未満），放射線治療，GTRの3者が予後良好因子であるが，*BRAF*遺伝子変異の有無は無関係と判定されている．

十分な臨床報告がないため適切な治療方法は提案されていないが，術後放射線治療は必要である．Mayo clinicら3施設[8]でのgrade 2と3の治療成績（治療方法はまちまち）は，5年非再発生存率：59.9% vs 39.3%，5年生存率：80.8% vs 47.6%であり，

grade 3 症例の約半数が 5 年前後で腫瘍死している．EANO の治療指針 [19] では，手術摘出と術後放射線治療で，再発時は手術摘出と化学療法（現状では TMZ）をすすめている．

文献

1） Kepes JJ, Kepes M, Slowik F: Fibrous xanthomas and xanthosarcomas of the meninges and the brain. Acta Neuropathol 23: 187-199, 1973

2） Kepes JJ, Rubinstein LJ, Eng LF: Pleomorphic xanthoastrocytoma: a distinctive meningocerebral glioma of young subjects with relatively favorable prognosis. A study of 12 cases. Cancer 44: 1839-1852, 1979

3） Kepes JJ, Rubinstein LJ, Ansbacher L, et al.: Histopathological features of recurrent pleomorphic xanthoastrocytomas: further corroboration of the glial nature of this neoplasm. A study of 3 cases. Acta Neuropathol 78: 585-593, 1989

4） Tabouret E, Bequet C, Denicolaï E, et al.: BRAF mutation and anaplasia may be predictive factors of progression-free survival in adult pleomorphic xanthoastrocytoma. Eur J Surg Oncol 41: 1685-1690, 2015

5） Ida CM, Rodriguez FJ, Burger PC, et al.: Pleomorphic xanthoastrocytoma: natural history and long-term follow-up. Brain Pathol 25: 575-586, 2015

6） Weber RG, Hoischen A, Ehrler M, et al.: Frequent loss of chromosome 9, homozygous CDKN2A/p14(ARF)/CDKN2B deletion and low TSC1 mRNA expression in pleomorphic xanthoastrocytomas. Oncogene 26: 1088-1097, 2007

7） Vaubel RA, Caron AA, Yamada S, et al.: Recurrent copy number alterations in low-grade and anaplastic pleomorphic xanthoastrocytoma with and without BRAF V600E mutation. Brain Pathol 28: 172-182, 2018

8） Vaubel R, Zschernack V, Tran QT, et al.: Biology and grading of pleomorphic xanthoastrocytoma-what have we learned about it? Brain Pathol 31: 20-32, 2021

9） Phillips JJ, Gong H, Chen K, et al.: The genetic landscape of anaplastic pleomorphic xanthoastrocytoma. Brain Pathol 29: 85-96, 2019

10） Ebrahimi A, Korshunov A, Reifenberger G, et al.: Pleomorphic xanthoastrocytoma is a heterogeneous entity with pTERT mutations prognosticating shorter survival. Acta Neuropathol Commun 10: 5, 2022

11） Dono A, Lopez-Rivera V, Chandra A, et al.: Predictors of outcome in pleomorphic xanthoastrocytoma. Neurooncol Pract 8: 222-229, 2020

12） Mallick S, Giridhar P, Benson R, et al.: Demography, pattern of care, and survival in patients with xanthoastrocytoma: A systematic review and individual patient data analysis of 325 cases. J Neurosci Rural Pract 10: 430-437, 2019

13） Yu S, He L, Zhuang X, et al.: Pleomorphic xanthoastrocytoma: MR imaging findings in 19 patients. Acta Radiol 52: 223-228, 2011

14） Moore W, Mathis D, Gargan L, et al.: Pleomorphic xanthoastrocytoma of childhood: MR imaging and diffusion MR imaging features. AJNR Am J Neuroradiol 35: 2192-2196, 2014

15） Lim S1, Kim JH, Kim SA, et al.: Prognostic factors and therapeutic outcomes in 22 patients with pleomorphic xanthoastrocytoma. J Korean Neurosurg Soc 53: 281-287, 2013

16） Gallo P, Cecchi PC, Locatelli F, et al.: Pleomorphic xanthoastrocytoma: long-term results of surgical treatment and analysis of prognostic factors. Br J Neurosurg 27: 759-764, 2013

17）Dodgshun AJ, Sexton-Oates A, Saffery R, et al.: Pediatric pleomorphic xanthoastrocytoma treated with surgical resection alone: clinicopathologic features. J Pediatr Hematol Oncol 38: e202-206, 2016
18）Marton E, Feletti A, Orvieto E, et al.: Malignant progression in pleomorphic xanthoastrocytoma: Personal experience and review of the literature. J Neurol Sci 252: 144-153, 2007
19）Weller M, van den Bent M, Tonn JC, et al.: European Association for Neuro-Oncology（EANO） guideline on the diagnosis and treatment of adult astrocytic and oligodendroglial gliomas. Lancet Oncol 18: e315-e329, 2017
20）Gallo P, Cecchi PC, Locatelli F, et al.: Pleomorphic xanthoastrocytoma: long-term results of surgical treatment and analysis of prognostic factors. Br J Neurosurg 27: 759-764, 2013
21）Zuo P, Li T, Sun T, et al.: Clinical features and surgical outcomes of high grade pleomorphic xanthoastrocytomas: a single-center experience with a systematic review. Front Oncol 13: 1193611, 2023

4 Subependymal giant cell astrocytoma（SEGA）上衣下巨細胞性星細胞腫

■ WHO脳腫瘍分類第5版の定義

大型の神経節細胞様の astrocyte より成る境界明瞭な腫瘍で，尾状核視床溝（caudothalamic groove）を含むモンロー孔周囲の側脳室壁に発生する．ほとんどが結節性硬化症（tuberous sclerosis complex: TSC）に伴って生じる．CNS WHO grade 1 に属する．本腫瘍が TSC と無関係に発生するか否かは明らかではない．

Grade 1 腫瘍ではあるが，それは当該腫瘍を全摘出すれば再発しないとの意味であり，TSC の全身合併症による術後合併症率は高く（後述），随伴病変（心，肺，腎など）の悪化や他部位での新しい SEGA 発生もある．全摘出できなかった時の再発率も高い．総合的には grade Ⅰとは言い難い腫瘍である．

なお，TSC の国際的診断基準に含まれる SEGA の定義は，尾状核視床溝（caudothalamic groove）を含むモンロー孔周辺の病変で，直径 1 cm 以上，かつ経時的に増大する腫瘤としている．造影性の有無は問わないとされている（ほとんどの SEGA は造影される）．

■ 基本事項

脳腫瘍全国集計調査報告（2005 ～ 2008）では 17 例（全脳腫瘍の 0.1%）が登録されている．診断時年齢は歳から 39 歳の間で．11 例（65%）が 5 ～ 14 歳の間にある．

Jansen ら（2019）[1] は，TOSCA（TuberOus SClerosis Registry to inverse disease Awareness）に登録された 2,216 例の TSC 患者の 554 例（25%）について分析をしている．

1）男女比（48%vs 52%）はなく，SEGA 診断年齢中央値は 8.0 歳（1 ～ 69 歳）でる．

2 歳未満での診断児が 26.6%，18 歳未満での診断総計は 81.9% である．この集団では 40 歳以降に診断された症例が 2.4%（19 例）ある．

2）徴候：TSC 診断後より中央値 1.0 年ごとに行ったスクリーニング MRI によって SEGA と診断された時点では，無症状 69%，けいれん発作 16%，行動異常 12%，認知機能低下 9.9%，頭痛 8.4%，脳室拡大 4.6%，頭蓋内圧亢進症状 4.6%，などである．多発性が 209 例（45%）でほぼ全例（208 例）が両側性に発生している．

3）SEGA 診断後，中央値 319 日（10.5 ヵ月）で治療介入がなされている．手術襯出が 60%，mTOR 拮抗薬治療が 49%，VP シャントが 11% である．治療介入の原因は，腫瘍増大，症状悪化，急性頭蓋内圧亢進，が主たるものであるが，腫瘍増大は診断年齢 18 歳未満症例で 22.7%（300 例中 68 例），18 歳～ 40 歳の間でも 11.6%（163 例中 19 例観察されている．

4）腫瘍細胞の TSC 遺伝子検索（243 例）では，*TSC2* 遺伝子変異 89%（217 例），*TSC1* 遺伝子変異は 11%（26 例）で前者が約 8 倍多い．診断時年齢はともに 7.0 歳，その他の症状なども含めて遺伝子変異の差による病態には差はない．TSC 症例全体から見れば，*TSC2* 遺伝子変異のある TSC644 例から 217 例（33%）の *TSC2* 遺伝子変異 SEGA が，*TSC1* 遺伝子変異 TSC197 例から 26 例（13%）の *TSC1* 遺伝子変異 SEGA が発生している．*TSC2* 遺伝子変異のある TSC からの方が SEGA 発生率が有意に高い．Kotulska ら（2014）[2] も 37 例の SEGA にて分析を行い，*TSC2* 遺伝子変異例（21 例）の方が *TSC1* 遺伝子変異例（10 例）より多いことを報告している．彼らの分析では，前者の診断時平均年齢は 6.8 歳で，後者の 12.9 歳より有意に年少である．なお，TSC を背景にもたない個体からも SEGA は発生し得る [3]．その発生機序は明らかではない．

5）米国 National Cancer Database からの SEGA460 例の 2021 年の報告では，男女差はなく診断平均年齢は 18 歳と高い [4]．腫瘍サイズは直径 40 mm 以下が 65% を占めている．平均生存期間が 63.3 ヵ月（約 5.3 年）と記している．

■結節性硬化症（TSC）と脳内病変

Tuberous sclerosis complex（TSC）は常染色体顕性（優性）遺伝をする遺伝性疾患であり母斑症（神経皮膚症候群）に属する（☞詳細は 479 頁）．多臓器に腫瘍を発生させ，中でも，心臓横紋筋肉腫，腎血管筋脂肪腫（angiomyolipoma: AML），肺のリンパ脈管平滑筋症（lymphangioleiomyomatosis: LAM）および脳腫瘍（SEGA）などは生命予後に強く関連する．がん抑制遺伝子である *TSC1* 遺伝子（第 9 染色体 9q34）あるいは *TSC2* 遺伝子（第 16 染色体 16p13.3）の変異が発生に関与する．これらの遺伝子産物である hamartin と tubelin は mTOR pathway を抑制しているため，2012 年の TSC Consensus Meeting for SEGA and Epilepsy Management から mTOR 阻害薬の治療が推奨されている [5]．

TSC患者の脳には，①皮質あるいは皮質下結節（tuber），②側脳室前角の尾状核に接する壁に散在する脳室上衣下結節（subependymal nodule: SEN），および③上衣下巨細胞性星細胞腫（subependymal giant cell astrocytoma: SEGA）が発生する．

皮質下結節（tuber）はTSC患者ほぼ全員（80～100%）に存在する．70%以上はテント上だが25～33%はテント下にも発生する．組織学的には異常形態のneuronとグリア細胞より構成される．かつては経過とともに増大してSEGAに発展すると言われたが，現在はその説は否定的で終生サイズは不変とされている．

SENとSEGAは病理組織学的には同一である．SENは直径10 mm未満，かつ閉塞性水頭症をおこしていないものと定義されている．SEGAは直径10 mm以上で，かつ追跡MRIにて5 mm以上の増大を確認できるものとしている．SENの好発部位は側脳室の尾状核に接する部位でSEGAの好発部位である尾状核視床溝に接している．したがって，実際の画像での両者の発生部位は渾然一体としており判別は困難である．

SEGAの発生についてはNabboutらの報告[6]が貴重である．60例のTSC患者のうち24例にモンロー孔周辺に腫瘤があり，16例がSEN，8例がSEGAであった．SEGA 8例のうち7例がSENからの発展である．SEGA 8例の平均診断年齢は4歳（最長1～9歳）で，5例は閉塞性水頭症－頭蓋内圧亢進で緊急手術，2例は増大したため手術，1例は増大傾向がないため経過観察になっている．彼らはSENがSEGAに発展しやすい要素として，サイズが5 mm以上，石灰化が不十分，Gdにて造影される，の3点をあげている．2012年に行われたThe TSC Consensus Meeting for SEGA & Epilepsy Managementでの結論[5]も同様である．

Mayo ClinicからTSC患者355人中死亡した49人の死因についての報告[7]がある．9名はTSC以外の他病死であり，40名がTSC関連死である．そのうち11名が腎疾患，13名が高度の精神発達遅延による肺炎あるいはてんかん重積に伴う全身状態悪化で死亡している．10名がSEGAによる死亡（頭蓋内圧亢進あるいは腫瘍出血）である．残りの6名はTSC関連の血管病変にて死亡している．

■病理

GFAP陽性で明瞭な核小体を伴う偏在性の核を有する大型のastrocyte（ganglion-like様）を主体とし小型紡錘形細胞や多稜形細胞も混じつつシート状あるいは胞巣状に増殖する．時に軽度の核異型を示す．間質には血管がよく発達している（術中と術後出血の要因）．血管周囲性偽ロゼット様配列を認めることもある．一部に石灰沈着が見られることがある．腫瘍の増殖能は一般的に低い．核分裂像の増加や血管増殖像，壊死を認めたとの報告もあるが，これらは退形成変化としての出現ではない．免疫染色ではGFAP，S-100タンパクなどグリア系マーカーのほか，神経細胞系マーカーである neuron-associated class Ⅲ β-tubulin, NeuN, synaptophysin などの発現が種々の程度にみられる．その他，SOX2 や nestin など神経幹細胞マーカー，胚発生中の腹側前脳に発現する TTF-1 の発現も認められる．

■ MRI

側脳室がモンロー孔へ移行する部位（その外側は尾状核と視床の境界部，すなわち尾状核視床溝（caudothalamic groove）近辺を中心に発育する腫瘍で，TSC 患者のスクリーニング MRI/CT で直径 10mm を超えた腫瘤を観察した場合は SEGA と診断する．

MRI では，T1 強調画像で等～低信号，T2 強調画像で不均一（heterogeneous）な高信号に描出され，Gd 造影効果は強い．前述の脳室上衣下結節は造影されない．モンロー孔周囲を問わず，いかなる部位でも脳室上衣下の 1cm 以上の腫瘤で増大傾向があれば SEGA と診断してよい[5]．なお，SEGA の発生および増大は 25 歳までとの多数例の分析結果があるが，現在は疑義が提出されている（後述）．

■ SEGAの症候

直径 2 cm 程度の SEGA は通常は無症候であるが，それ以上に増大すると，上記近傍組織である脳弓，内包，視床下部，基底核全域などに浸潤し，手術全摘出は困難になる[6]．また，けいれん，性格変化，片麻痺，高次機能低下などを招く．さらにモンロー孔を閉塞し頭蓋内圧亢進（閉塞性水頭症）を引き起こす．前述のように SEGA の増大は 25 歳ころまでと報告されているが，SEGA は TSC 関連死の 25% を占める．適切な時期に治療が必要である．

■ 治療

1. 総論

ここでの議論の前提は，既に SEGA の存在が確認されている症例の治療である．本腫瘍は組織学的には良性腫瘍（発育緩徐で他臓器転移がない）であるが，発育部位がモンロー孔周囲のため髄液環流路の閉塞による急性頭蓋内圧亢進があり，緊急手術（シャント術も含む）が必要な症例がある割合で存在する．この点を除けば，治療方針は無症候性の髄膜腫や下垂体腺腫と本質的に変わらない．腫瘍の増大あるいは症状の悪化時に治療介入を決断すればよい．種々のガイドラインでは，4 病態，①急性症候性，②非急性症候性，③無症候性（増大あり），④無症候性（増大なし）に分けて治療を考えると記載されているが，②～③は経過観察中の治療介入判断と治療手段の選択としてまとめられる．

The International Tuberous Sclerosis Complex Consensus Group は 2018 年に会議を行

い，“Tuberous sclerosis complex surveillance and management: recommendations of the 2012 International Tuberous Sclerosis Complex Consensus Conference”[5,8,9]の見直しを行い，2021年にUpdated Recommendationsを発表している[10]．この趣旨にしたがって診断と治療の枠組みを整理する（我が国ではSEGAの診療ガイドラインが2019年に日本脳腫瘍学会から公開されているので参照されたい.）

①無症候で増大傾向がなければ，25歳になるまで1～3年ごとにMRI/CT追跡を行うことが原則であるが，25歳以降でもSEGA発生あるいは増大があるとの報告があり，定説にとらわれず成人期になっても適宜追跡を続けるように推奨している．そもそも，25歳停止説の根拠は極めて曖昧である．多くの治療指針が引用するのはAdriaensenらの総説[11]だが，彼らは自験例も含めた12 studiesをレビューし，診断時平均年齢（最長年齢ではない）の記載のある9報告中8報告が24歳以下であったことを根拠としている（残りの1報告は平均31歳）．平均年齢であるゆえ24歳以上の症例も含まれており，9報告中3報告の最長診断年齢は31歳，39歳，58歳である．554例を分析したTOSCA統計[1]での診断時年齢（中央値8.0歳）は，18～40歳の間に85例（15.7%），40歳以上に13例（2.4%）が診断されている．経過観察中のSEGA増大も18～40歳の間に19例（3.3%）が確認されている．

②無症候でも腫瘍増大あるいは脳室拡大を観察した場合，あるいは症候性になった場合は治療を考慮する．治療方法には手術摘出と薬物療法（mTOR阻害薬，everolimusエベロリムス）があるが，その選択には種々の要素が関連するため公式的な図式は設定困難である．

米国National Cancer Databaseの資料[4]によると，2004～2015年の間の460例のSEGAへの治療手段としての手術介入が，2010年以前は61%であったのに対し，2011年以降は48%に有意に減少している．これには2010年後半より供与されたeverolimusの影響と考えられている．

2．手術摘出

直径2 cm以内の無症候性SEGAへの手術は安全に全摘出を行える確率が高いが，3 cm超あるいは片麻痺などの浸潤症状がある場合は術後合併症（周辺組織損傷）の確率が高く，また全摘出率も低下し残存腫瘍の再増大がおこる．基礎疾患であるTSCによる全身合併症の危険（術中心停止など）もある．また，全摘出が行えても新たなSEGAの発生もあり得るため，手術摘出の治癒効果は限られているとの意見が多い．

Sunら（2012）[12,13]は2000～2009年にSEGA手術摘出を受けた47名の術後経過を調査した結果，術前にくらべててんかん発作と水頭症が各々25%悪化，脳虚血発作が6.9%出現し，さらに16例（34%）に新たにSEGAが出現したと報告している．

Kotulskaら[2]はSEGA 57例の手術成績を報告している．年齢中央値は9.7歳で，26歳以降の手術例はない．手術時サイズは2 cm以下20%，2～3 cm 20%，3 cm以上60%（4 cm以上26例）である．全摘出例（58腫瘍）はその後再発はないが，15例（26%）が0.5～10年の間に対側に新たなSEGAが発生している．亜全摘の6腫瘍中5腫瘍は1年以内に再増大している．3例が1週間以内の死亡（けいれん重積，脳内出血，心停止）である．彼らは術後悪化の危険因子として，3歳以下，両側性SEGA，および直径2 cm以上の3項目をあげており，これらがあれば水頭症の有無にかかわらず手術より薬物療法をすすめている．

上記の手術に関する報告は2012年前後が多いため，現在の精緻な顕微鏡手術ではこれほどの高い術後死や合併症率ではないと考えられるが，TSCに含まれる全身臓器の脆弱性を考慮すると，術後トラブルは潜在的に存在している．安全かつ効果的な手術摘出にはmTOR阻害薬の併用も検討事項である．

腫瘍サイズの大きいSEGAに対して，術前にmTOR阻害薬を投与して腫瘍サイズの減少を図る試みが行われている．稀少腫瘍のため多くの新しい試みは5例前後で，症例報告の域を出ない．Jiangら[14]，とKaritaら[15]，およびChengら[16]の合わせて5例では，全例で24～60%の容量減少が得られ，その後全例で腫瘍全摘出が行われている．腫瘍量減少に加えて，腫瘍血流の低下と周囲組織との境界の明瞭化が手術摘出を容易にしている．これらの症例分析から，Karitaらは術前の投与期間として2ヵ月程度を推奨している．摘出標本の病理学的細所見は本来のSEGAの基本的構造を保持しており，形態学的な抗腫瘍効果は得られていない．しかし，Karitaらの1例のKi-67 LIが1%以下であったことより，細胞増殖力の低下が得られているのでないかとの考察がなされている．Weidmanら（2020）[17]は，意識障害のない脳室拡大のある患者13人に対してmTOR阻害薬を投与して，6例で脳室の縮小がみられ，手術が回避できたと報告している．

3. mTOR阻害薬everolimus（エベロリムス，アフィニトール®）

経口薬剤であり長期にわたって連用する必要があるが，有効との症例報告[18,19]が相次ぎprospective studyに進展した．Franzら（2016）は2009年から2014年にかけて多施設で行った前向き，二重盲検の第3相臨床試験（EXIST-1，111例登録，プラセボとの比較）の結果を報告している[20,21]．対象は，①少なくとも直径1 cmのSEGAが1個あり，4週以内に腫瘍容積が25%以上増大した症例，あるいは②直径1 cm以上のSEGAが新たに出現した症例，あるいは，③水頭症が悪化した症例，としている．Everolimusは4.5 mg/m^2/日 連日（中央値47ヵ月，3.9年間）服用である．SEGA容積縮小率を評価し得た症例（64名）では，58%で50%以上縮小，77%で30%以上の縮小，90%の服用者で少なくとも腫瘍増大停止を認めている．腫瘍増大（PG）は13例（全例の11.7%）であった．服用期間が長くなるにつれて縮小度が高まり，かつ縮小獲得患者数が増加している．加えて，皮膚病変や腎angiomyolipomaなどの多臓器腫瘍の縮小やけいれん発作の軽減効果も得られている．長期連用による有害事象（口内炎，上気道炎，副鼻腔炎など）はほぼ必発だが軽微（grade1/2）であり，安全かつ有効な薬剤治療と結論している．

Everolimusに期待する効果は，通常の抗がん剤と同じ短期間での腫瘍縮小ではなく，長期間投与による腫瘍サイズの縮小である．実際の臨床経過報告では，投与開始後3ヵ月程度で腫瘍縮小効果がみられるようになり，投与継続によってその効果が持続する．効果維持のためには長期投与が必要になるが，5年程度の長期成績については安全性と効果の持続が報告されている．しかし，腫瘍が完全に消失することはなく，投薬を中止するとその後に腫瘍が再び増大することが報告されている．全摘出できた場合には治癒が期待できる手術療法との大きな違いである．一方で，リスクを伴う手術を回避できることは大きなメリットであるとの評価が高い．

Weidmanら[22]は，本剤の投与により腫瘍縮小が得られた6例に対し投与量を減量し，効果が用量依存性であることを示した．6例中50%量減量した2例は腫瘍増大が観察されたが，30%減量では腫瘍サイズは変化していない．Bobeffら[23]は，用量を減じて長期投与を行う試みとしてEMINENTS（Maintenance Therapy with Everolimus for Subependymal Giant Cell Astrocytoma in Patients with Tuberous Sclerosis）と名付けたprospective studyを実施している．通常用量を連日投与する標準的治療を12ヵ月以上受けた患者に対して，通常用量の週3回投与に減量した維持療法を5年継続するプロトコールである．結果は，5年後まで観察継続できた10例中7例が縮小効果を維持していたが，5例は増大したために治療法を変更している．Everolimusの術前投与と長期寛解患者への減量は今後の課題であろう．

Everolimusの副作用として，口内炎，脂質代謝異常，無月経，間質性肺炎などが知られているが，grade3～4の重大な副作用の頻度は高くないため，概ね支障なく継続投与が可能である．口内炎は投与開始直後から最も頻繁にみられる副作用であり，時に長期投与継続の障壁となることがある．そこで，なお，小児の成長発達，将来の生殖能力などを含めた長期的な問題についてはまだ知見に乏しく，今後の課題である．

4. 定位放射線治療（γナイフなど）

効果は確立していないため積極的な適応はない[5]．全身細胞のゲノムが（悪しき）修飾を受けている遺伝性疾患に対しては，ゲノムに影響を与える放射線照射は基本的に避けるべきである．

5. 治療成績

香港の人口動態統計による TSC 全体の 20 年生存率は 95.6%，50 年生存率 79.5% の報告がある[24]．脳腫瘍の一つである SEGA に特化した治療成績の報告は極めて乏しい．米国 National Cancer Database からの SEGA460 例の平均生存期間 5.6 年の報告がある[4]．

文献

1） Jansen AC, Belousova E, Benedik MP, et al.: Clinical characteristics of subependymal giant cell astrocytoma in tuberous sclerosis complex. Front Neurol 10:705, 2019
2） Kotulska K, Borkowska J, Roszkowski M, et al.: Surgical treatment of subependymal giant cell astrocytoma in tuberous sclerosis complex patients. Pediatr Neurol 50: 307-312, 2014
3） Ichikawa T, Wakisaka A, Daido S, et al.: A case of solitary subependymal giant cell astrocytoma: two somatic hits of TSC2 in the tumor, without evidence of somatic mosaicism. J Mol Diagn 7: 544-549, 2005
4） Ryoo JS, Khalid SI, Chaker AN, et al.: Trends in survival and treatment of SEGA: National Cancer Database Analysis. Neurooncol Pract 8: 98-105, 2021
5） Jóźwiak S, Nabbout R, Curatolo P, et al; participants of the TSC Consensus Meeting for SEGA and Epilepsy Management: Management of subependymal giant cell astrocytoma（SEGA）associated with tuberous sclerosis complex（TSC）: Clinical recommendations. Eur J Paediatr Neurol 17: 348-352, 2013
6） Nabbout R, Santos M, Rolland Y, et al.: Early diagnosis of subependymal giant cell astrocytoma in children with tuberous sclerosis. J Neurol Neurosurg Psychiatry 66:370-375,1999
7） Shepherd CW1, Gomez MR, Lie JT, et al.: Causes of death in patients with tuberous sclerosis. Mayo Clin Proc 66: 792-796, 1991
8） Roth J, Roach ES, Bartels U, et al.: Subependymal giant cell astrocytoma: diagnosis, screening, and treatment. Recommendations from the International Tuberous Sclerosis Complex Consensus Conference 2012. Pediatr Neurol 49: 439-444, 2013
9） Krueger DA, Northrup H; International Tuberous Sclerosis Complex Consensus Group: Tuberous sclerosis complex surveillance and management: recommendations of the 2012 International Tuberous Sclerosis Complex Consensus Conference. Pediatr Neurol 49: 255-265, 2013
10） Northrup H, Aronow ME, Bebin EM, et al.: Updated International Tuberous Sclerosis Complex Diagnostic Criteria and Surveillance and Management Recommendations. Pediatr Neurol 123: 50-66, 2021
11） Adriaensen ME, Schaefer-Prokop CM, Stijnen T, et al.: Prevalence of subependymal giant cell tumors in patients with tuberous sclerosis and a review of the literature. Eur J Neurol 16: 691-696, 2009
12） Sun P, Krueger D, Liu J, et al.: Surgical resection of subependymal giant cell astrocytomas（SEGAs）and changes in SEGA-related conditions: a US national claims database study. Curr Med Res Opin 28: 651-656, 2012
13） Sun P, Kohrman M, Liu J, et al.: Outcomes of resecting subependymal giant cell astrocytoma（SEGA）among patients with SEGA-related tuberous sclerosis complex: a national claims database analysis. Curr Med Res Opin 28: 657-663, 2012
14） Jiang T, Du J, Raynald, et al.: Presurgical administration of mTOR inhibitors in patients with large subependymal giant cell astrocytoma associated with Tuberous Sclerosis Complex. World Neurosurg

107: 1053. e1-1053. e6, 2017

15） Karita H, Tsuda K, Kono M, et al: Neoadjuvant Therapy with Everolimus for Subependymal Giant Cell Astrocytoma: A Case Report. NMC Case Rep J 10: 291-297, 2023

16） Cheng S, Hawkins C, Taylor MD, et al.: Pathological findings of a subependymal giant cell astrocytoma following treatment with rapamycin. Pediatr Neurol 53: 238-242, 2015

17） Weidman DR, Palasamudram S, Zak M, et al.: The effect of mTOR inhibition on obstructive hydrocephalus in patients with tuberous sclerosis complex（TSC）related subependymal giant cell astrocytoma（SEGA）. J Neurooncol 147: 731-736, 2020

18） Krueger DA, Care MM, Holland K, et al.: Everolimus for subependymal giant-cell astrocytomas in tuberous sclerosis. N Engl J Med 363: 1801-1811, 2010

19） Perek-Polnik M, Jóźwiak S, Jurkiewicz E, et al.: Effective everolimus treatment of inoperable, life-threatening subependymal giant cell astrocytoma and intractable epilepsy in a patient with tuberous sclerosis complex. Eur J Paediatr Neurol 16: 83-85, 2012

20） Franz DN, Belousova E, Sparagana S, et al.: Efficacy and safety of everolimus for subependymal giant cell astrocytomas associated with tuberous sclerosis complex（EXIST-1）: a multicentre, randomised, placebo-controlled phase 3 trial. Lancet 381: 125-132, 2013

21） Franz DN, Belousova E, Sparagana S, et al.: Long-term use of everolimus in patients with tuberous sclerosis complex: final results from the EXIST-1 study. PLoS One 11: e0158476, 2016

22） Weidman DR, Pole JD, Bouffet E, et al.: Dose-level response rates of mTor inhibition in tuberous sclerosis complex（TSC）related subependymal giant cell astrocytoma（SEGA）. Pediatr Blood Cancer 62: 1754-1760, 2015

23） Bobeff K, Krajewska K, Baranska D, et al.: Maintenance therapy with Everolimus for subependymal giant cell astrocytoma in patients with tuberoussSclerosis - final results from the EMINENTS study. Front Neurol 12: 581102, 2021

24） Chu WC, Chiang LL, Chan DC, et al.: Prevalence, mortality and healthcare economic burden of tuberous sclerosis in Hong Kong: a population-based retrospective cohort study（1995-2018）. Orphanet J Rare Dis 15: 264, 2020

5　Chordoid glioma 脊索腫様膠腫

■ WHO脳腫瘍分類第5版の定義

成人の第三脳室前半部壁に発生し，脳室内に発育する．上皮様の GFAP 陽性グリア細胞が索状あるいは胞巣状構造を作りつつ増殖する腫瘍で，リンパ球や形質性細胞が浸潤する豊富な粘液様間質を形成する．*PRKCA* 遺伝子の D463H 変異が本腫瘍の特徴である．CNS WHO grade 2 に属する．

■ 遺伝子異常

PRKCA D463H 変異は本腫瘍のみに確認されているため，本腫瘍診断の特異マーカー（hallmark）となっている．

2018年のNature Communications誌に2つの論文が米国[1]とフランス[2]より掲載され，検索症例の全例（13＋16＝29例）でこの変異が確認されている．さらに2020年には中国からもホルマリン包埋資料16例中14例での同変異確認の報告がなされた[3]．染色体17q24.2に位置する*PRKCA*（Protein kinaese C alpha）遺伝子はprotein-coding（特定のタンパク質を合成する）遺伝子で，その463番目のアミノ酸がD（アスパラギン酸）からH（ヒスチジン）に変わったため，本来合成するはずのタンパク質とは異なるタンパク質を合成することになる（ミスセンス変異）．この変異により合成されたタンパク質はMAPKシグナル伝達経路を活性化し腫瘍形成に関与するとの解釈である．実験的には，ヒトアストロサイトのcell lineにこの遺伝子変異を導入すると細胞増殖速度が上がり，ラットのタニサイトの初代培養に導入すると，増殖能が増加するとの報告[2]がある．

なお，*TP53*，*CDKN2A*，*IDH-1/2*，*BRAF*遺伝子の変異はなく，*EGFR*，*CDK4*，*MDM2*遺伝子の増幅も認められていない．

■基本事項

1998年にBratら[4]が最初に報告した．極めて稀な腫瘍で全国集計（2017）では4例（全例女性，45～84歳）のみで，米国Central Brain Tumor Registry（CBTRUS）では，その他のgliomaに含まれているため実数は不明である．81報告症例をまとめたAmpieの報告（2015）[5]を中心に整理する．

- **年令**：5～72歳に分布するが，30～60歳の間にほぼ80%が集中する．
- **性別**：女性に多く，男性の1.5～2.0倍と推測される．
- **部位**：ほぼ全例が第三脳室前半部であるが，視床[6]，小脳半球[7]，側脳室に接する頭頂後頭葉内[7]の報告がある．
- 腫瘍直径の平均は3.1 cm（1.5～7.0 cm）である．
- **症状**：第三脳室内腫瘍による頭蓋内圧亢進症状（頭痛，嘔気/嘔吐など）が40～50%を占める．視床下部/視交叉を圧迫することによる症状（視力/視野障害，無月経，尿崩症など）が40～45%を占める．けいれん発作は2%前後である．

■画像診断

Johannesら[8]は70例のMRI画像を整理している．境界明瞭な腫瘍陰影が左右対称に円形に増大する像が特徴である．T1WIでは低信号と等信号がほぼ同数，T2WIでは2/3が軽度高信号，1/3が等信号に描出され，Gdにより強く均質（85%）あるいは不均質（15%）に造影される．主要内嚢胞は20%，壊死巣は4%，石灰化は9%に観察されている．腫瘍周囲浮腫は，視交差，視索，基底核など近接組織を圧迫する．ほとんどの腫瘍は視床下部と連続しているように見える．

■病理学的所見

上皮様の形態を示す腫瘍細胞が索状，胞巣状に配列する．細胞は多角形を示すものが多いが，紡錘形や類円形のものもある．核は類円形で，異型は軽度で核分裂像に乏しい．細胞質は好酸性を示す．細胞間には好塩基性の基質が豊富である．血管周囲などにはリンパ球と形質細胞（免疫グロブリンを有する巨大な好酸性の構造物）がさまざまな程度に浸潤し，形質細胞にはしばしばRussell小体（免疫グロブリンを有する好酸性の構造物）が観察される．

免疫組織化学的に腫瘍細胞はGFAP，vimentin，CD34がほぼ100％の症例陽性である．

TTF-1も多くの例で陽性である．一方，S-100タンパク，EMA，cytokeratin，CD99の陽性率は症例により差がある．P53免疫染色は陰性あるいは弱陽性，IDH-1R132H染色は陰性である．MIB-1 LIはほとんどの症例が5％以下である．

■治療と治療成績

稀な腫瘍なので，一定の治療がなされた多数例の報告はない．脳室内の境界明瞭な腫瘍のため，手術摘出が治療の第一選択となっている．

Ampieの81手術報告例[5]の内訳は，肉眼的全摘出（GTR）33例（41％），亜全摘（STR）34例（42％），生検術（Bx）8例，摘出度不明6例（7％）であり，STRの9例とBxの4例に術後放射線治療が行われている．術後合併症は31例（38％）に生じており，そのうちの18例（58％）は視床下部，下垂体系の機能不全症（尿崩症，SIADH，など）である．Desouzaら[9]は軽微なものも含めると手術合併症は74％に及び，視床下部症候群に加えて，肺塞栓症への注意を喚起している．

Ampie症例の術後追跡では，術後18日以内の術後死9例を含め18例（22％）が死亡しており，5年生存率は63.7％である．腫瘍再発は9例（11％）に観察されており，無増悪生存率（PFS）は1年88.4％，3年82.5％，5年70.7％である．GTR例では再発はないが，STR例の5年PFSは35.5％と低い．術後照射13例中8例（62％）はγナイフなどの定位放射線治療であるが，少数例のために有意に有効との結論は得られていない（p＝0.114）．しかし，γナイフが広く普及している我が国では，亜全摘例や再発例に積極的にγナイフ治療が行われており，有効な治療手段との主張がなされている[10-12]．

稀な1例として，STR後9週目に再増大し，放射線治療も無効で7ヵ月で腫瘍死した症例が報告されている[13]．組織学的悪性転化はなかったが，多数の染色体のコピー数異常が観察されている．

■ 腫瘍発生に関する議論

腫瘍のほとんどが第三脳室前半部に発生し，電子顕微鏡観察で，腫瘍細胞内に中間径細線維，細胞間に接着装置，細胞間小腔と微絨毛，細胞基底側に基底膜，などの脳室上衣細胞の特徴が認められることより，Lamina Terminalis（終板）の特殊な ependymal cell である tanycyte が発生細胞ではないかとの主張が根強いが確証は得られていない．

文献

1） Goode B, Mondal G, Hyun M, et al.: A recurrent kinase domain mutation in PRKCA defines chordoid glioma of the third ventricle. Nat Commun 9: 810, 2018
2） Rosenberg S, Simeonova I, Bielle F, et al.: A recurrent point mutation in PRKCA is a hallmark of chordoid gliomas. Nat Commun 9: 2371, 2018
3） Yao K, Duan Z, Du Z, et al.: PRKCA D463H mutation in chordoid glioma of the third ventricle: a cohort of 16 cases, including two Cases harboring BRAFV600E mutation. J Neuropathol Exp Neurol 79: 1183-1192, 2020
4） Brat DJ, Scheithauer BW, Staugaitis SM, et al.: Third ventricular chordoid glioma: a distinct clinicopathologic entity. J Neuropathol Exp Neurol 57: 283-290, 1998
5） Ampie L, Choy W, Lamano JB, et al.: Prognostic factors for recurrence and complications in the surgical management of primary chordoid gliomas: A systematic review of literature. Clin Neurol Neurosurg 138: 129-136, 2015
6） Huang C, Gan D, Huang B, et al.: Chordoid glioma in the thalamus of a child: Rare location and atypical imaging findings. BJR Case Rep 7: 20200108, 2021
7） Yang B, Yang C, Du J, et al.: Chordoid glioma: an entity occurring not exclusively in the third ventricle. Neurosurg Rev 43: 1315-1322, 2020
8） Johannes W, Claudia G, Kasra A, et al.: Chordoid glioma of the third ventricle: A systematic review and single-center experience. Interdiscip Neurosurg 18: 100515, 2019
9） Desouza RM, Bodi I, Thomas N, et al.: Chordoid glioma: ten years of a low-grade tumor with high morbidity. Skull Base 20: 125-138, 2010
10） Kobayashi T, Tsugawa T, Hashizume C, et al.: Therapeutic approach to chordoid glioma of the third ventricle. Neurol Med Chir（Tokyo）53: 249-255, 2013
11） Nakajima M, Nakasu S, Hatsuda N, et al.: Third ventricular chordoid glioma: case report and review of the literature. Surg Neurol 59: 424-428, 2003
12） Iwami K, Arima T, Oooka F, et al.: Chordoid glioma with calcification and neurofilament expression: case report and review of the literature. Surg Neurol 71: 115-120, 2009
13） Erwood AA, Velazquez-Vega JE, Neill S, et al.: Chordoid glioma of the third ventricle: report of a rapidly progressive case. J Neurooncol 132: 487-495, 2017

6 Astroblastoma, MN1-altered MN1 遺伝子異常を示す星芽腫

■定義

境界明瞭なグリア系腫瘍であり，*MN1* 遺伝子（染色体 22g12.3）の異常を伴う．腫瘍細胞は，円形，立方体あるいは円柱状で血管周囲を取り囲むように，あるいは偽ロゼットを形成するように増殖する．WHO CNS grade は記載されていない．

■定義の背景

臨床病態のまとめでは，小児～若年老人に発症し，典型的な発育様式（大脳表面の境界明瞭な腫瘍）および病理組織像（GFAP 陽性のグリア系細胞の血管周囲増殖～astroblastic formation）を示し，全摘出後の予後は良好，との腫瘍像が浮かびあがる．

そもそも“astroblastoma”は，Harvey-Cushing 分類において，神経管の分化過程における spongioblast と astrocyte の中間に位置すると想定された（架空の）astroblast の形態を模倣するものとの定義である．そのため，腫瘍は ependymoma の系統か diffuse astrocytoma 系統かの本態論の議論が多くなされてきた．

近年の脳腫瘍遺伝子解析の流れの中で，Sturm ら（2016）[1] は“PNET”の発展的解体の過程において，極めて稀な embryonal tumor の一つとして提案した“CNS high-grade neuroepithelial tumor with MN1 alteration（HGNET-MN1）”の 40％が，astroblastoma の形態を示したと報告した．同時期に astroblastoma の遺伝子異常解析が精力的に行われ 2 つの相反する報告がなされた．Lehman ら（2017）[2] は 28 例の分析において，*DH1* 遺伝子異常は全例で検出されていないが，38％の症例で *BRAF* 遺伝子の変異を観察し，免疫染色の結果も含めて本腫瘍と PXA との類似性を述べている．一方，Hirose ら（2018）[3] は 8 例で *MN1* 遺伝子の rearrangement（構造の変化）を認めたが，*BRAF* 遺伝子の変異は認めていない．Brat ら [4] は *BRAF* 遺伝子変異を認めている．

先の Lehman らは 2019 年に 29 例を新たに検索し，*MN1* 遺伝子異常は 12 例（57%），*BRAF* 遺伝子異常は 7 例（33%）で，両遺伝子異常は排他的に発現していることを示した [5]．メチル化プロファイリングの結果（20 例）では，MN1 群は HGNET-MN1 腫瘍と，BRAF 群は PXA 腫瘍に属する所見が得られ，それ以外の腫瘍の中では，2 例が EPN-RELA 腫瘍と判定されている．Wood ら [6] も 8 例の遺伝子学的検索にて，4 例（小児と成人が各 2 例）は *MN1* 遺伝子異常を伴う CNS HGNET-MN1 に相当し，MN1 遺伝子異常のない 4 例中 2 例は既知の悪性 glioma（anaplastic PXA と GBM，ともに成人），2 例は分類不能と報告している．病理組織像や腫瘍局在が同じでも，遺伝学的には多彩な背景を持っていることが判明した．逆にいえば，臨床像が同じでありながらの異なる遺伝子背景は，未知の遺伝子異常が存在

する可能性をも示している．

■基本事項

小児～若年成人に好発する大脳半球腫瘍との報告が多いが，Ahmed ら[7]や Cunningham ら[8]の多数例の報告では，成人から高齢者（～ 84 歳）の発生も少なくない．女性が 70%以上を占めるとの報告[9]も多いが，男女差はないとの報告[4]もある．脳腫瘍全国集計第 14 版（2005 ～ 2008）では 3 例（5 ～ 9 歳，20 ～ 24 歳，30 ～ 34 歳，各 1 例）が登録されている．後述するように，本腫瘍の本態はよくわかっていない．

■病理

肉眼的には大脳表面（皮質）の境界明瞭な腫瘍で周囲脳に浸潤を示さない．半数以上が嚢胞性である．組織学的にはエオジン好性の豊富な細胞質をもつ GFAP 陽性細胞が，腫瘍組織全域にわたって単極性の太い細胞突起を血管に向かって伸ばし，血管周囲性偽ロゼット（astroblastic pseudorosettes）を形成する．断面によっては乳頭状に見える．高分化 astrocytoma に見られるような線維性基質は乏しい．免疫組織学的には GFAP の他に vimentin，S-100，EMA（細胞膜）が染色される．

細胞異型や核分裂像がある場合は anaplastic astroblastoma と呼ぶが，その程度の規定がなく，したがって病態もまた明らかではない．

■画像診断

Cunningham ら[8]は 125 報告例の MRI 上の特徴として，テント上発生（96%），表在性（72%），境界明瞭（96%），実質部と嚢胞部の混在（93%），造影性（99%），および腫瘍周囲浮腫（80%）をあげている．稀に腫瘍内出血像，硬膜浸潤例の“dural tail”所見，脳室内発生例などがある[10]．嚢胞はしばしば多房性であり，“bubbly” appearance と呼ばれている．

■治療

腫瘍名称（-blastoma）より悪性腫瘍とのイメージであるが，全摘出例の 5 年生存率は 90% 以上との報告が多い．しかし，年齢による差や anaplasia の有無による差などの信頼できる長期追跡報告はない．

Sughrue ら（2011）[9]は文献報告 116 例をまとめている．本腫瘍は最大径 9 cm におよぶ大きな腫瘍として診断されることが多いが，境界明瞭な大脳表在性の腫瘍のため 84% で全摘出が行われている．全摘出例の 5 年 PFS83% は亜全摘例の 55% より有意に高く，5 年 OS94% は亜全摘＋放射線治療の 73% よりも高い（有意差なし）．

Ahmed ら（2014）[7] の SEER database からの 206 例のまとめでは，診断時の年齢中央値は 35 歳（0 ～ 84 歳）で男女差はほとんどない．81% の腫瘍がテント上である．全体の 5 年 OS は 62.2% であり，テント上腫瘍（5y OS 44.9%）の方がテント下腫瘍（75%）より予後は有意に悪い．Janz ら [11] は組織学的 anaplasia の有無よりは，腫瘍周囲浮腫の強いものは再発しやすいと述べている．

文献

1） Sturm D, Orr BA, Toprak UH, et al.: New brain tumor entities emerge from molecular classification of CNS-PNETs. Cell 164: 1060-1072, 2016

2） Lehman NL, Hattab EM, Mobley BC, et al.: Morphological and molecular features of astroblastoma, including BRAFV600E mutations, suggest an ontological relationship to other cortical-based gliomas of children and young adults. Neuro Oncol 19: 31-42, 2017

3） Hirose T, Nobusawa S, Sugiyama K, et al.: Astroblastoma: a distinct tumor entity characterized by alterations of the X chromosome and MN1 rearrangement. Brain Pathol 28: 684-694, 2018

4） Brat DJ, Hirose Y, Cohen KJ, et al.: Astroblastoma: clinicopathologic features and chromosomal abnormalities defined by comparative genomic hybridization. Brain Pathol 10: 342-352, 2000

5） Lehman NL, Usubalieva A, Lin T, et al.: Genomic analysis demonstrates that histologically-defined astroblastomas are molecularly heterogeneous and that tumors with MN1 rearrangement exhibit the most favorable prognosis. Acta Neuropathol Commun 7: 42, 2019

6） Wood MD, Tihan T, Perry A, et al.: Multimodal molecular analysis of astroblastoma enables reclassification of most cases into more specific molecular entities. Brain Pathol 28: 192-202, 2018

7） Ahmed KA, Allen PK, Mahajan A, et al.: Astroblastomas: a Surveillance, Epidemiology, and End Results（SEER）-based patterns of care analysis. World Neurosurg 82（1-2）: e291-297, 2014

8） Cunningham DA, Lowe LH, Shao L, et al.: Neuroradiologic characteristics of astroblastoma and systematic review of the literature: 2 new cases and 125 cases reported in 59 publications. Pediatr Radiol 46: 1301-1308, 2016

9） Sughrue ME, Choi J, Rutkowski MJ, et al.: Clinical features and post-surgical outcome of patients with astroblastoma. J Clin Neurosci 18: 750-754, 2011

10） Bell JW, Osborn AG, Salzman KL, et al.: Neuroradiologic characteristics of astroblastoma. Neuroradiology. 49: 203-209, 2007

11） Janz C, Buhl R: Astroblastoma: report of two cases with unexpected clinical behavior and review of the literature. Clin Neurol Neurosurg 125: 114-124, 2014

第3章

Glioneuronal and neuronal tumors
グリア神経細胞性腫瘍および神経細胞性腫瘍

I　Ganglioglioma 神経節膠腫

■WHO脳腫瘍分類第5版の定義

小児―青年期の側頭葉に好発する高分化で発育緩徐な腫瘍で，腫瘍性の ganglion cell（神経細胞）と glia cell（グリア細胞）より構成される．MAPK（mitogen-activated protein kinase）伝達経路を活性化させるゲノム異常（主として BRAF 遺伝子異常）が発現している．CSN WHO grade1 腫瘍である．Subtype はなく，“Cell of Origin”も明らかでない．

■概念と基本事項

神経細胞とグリア細胞が同時に腫瘍性増殖を示し，“ganglioglioma”と名づけられている．個々の症例によって ganglion cell と glia cell の数の割合が異なり，また，腫瘍性グリア細胞は astrocytoma あるいは oligodendroglioma に類似する形態を示し，症例個々で多彩な組織像を示す．

脳腫瘍全国集計（2005～2008）では 58 例（0.3%）が登録されている．男性にやや多く（1.15 倍），10～34 歳までに 36 例（62%），35～59 歳までに 14 例（24%）が分布し，年齢中央値は 25～29 歳の間にある．

北京 Capital Medical University からのけいれん発作を有する 222 例の報告[1]では，男性にやや多い（62%）．けいれん初発年齢（平均）は 12 歳，手術時の平均年齢は 19 歳（1～64 歳）である．側頭葉発生が 78% を占めている．

米国統計（CBTRUS）では，neuronal and mixed neuronal-glial tumor として一括して扱われているため，本腫瘍の詳細は不明である．SEER database での小児 ganglioglioma 報告[2]では，男児に多く（60%），10 歳以上に 63% が診断されている．1 歳未満は 3.7%，1～4 歳 14.1%，5～9 歳 19.5% の頻度である．50% が側頭葉発生であり，脳幹発生は 3.7%，脊髄発生も 3.5% である．

■ゲノム異常

定義に記したように，本腫瘍は，MAPK 伝達経路を活性化させるゲノム異常（主として BRAF 遺伝子異常）が特徴である．Pekmezci らの 40 症例（年齢中央値 21 歳）の詳細なゲノム解析報告の要点を記す[3]．

- 40 例中 27 例（68%）に *BRAF* 遺伝子の異常が観察された．27 例の内訳は，*BRAF* V600E 変異が 18 例（全 40 例中の 45%），残りの 5 例がその他の *BRAF* 遺伝子異常

（2例は，*KIAA1549-BRAF* 融合遺伝子）である．

- *BRAF* 遺伝子異常が関与しない（*BRAF*-wildtype）13例（32%）のうち9例には，MAPK伝達経路を活性化する遺伝子（*KRAS*，*RAF1*，*NF1*，*FGFR1*，*FGFR2* 遺伝子）の異常が観察されている．以上より40例中36例（90%）がMAPK伝達経路を活性化する遺伝子異常が発現されていたことになる．また，*BRAF* 遺伝子をも含めた6遺伝子異常発現は相互排他的であった．
- 本腫瘍の診断に不可欠なレベルの染色体コピー数異常（増幅 / 欠失）は観察されていない．
- 臨床像との関連では，*BRAF*-wildtype に40例中わずか3例の oligodendroglioma 要素含有腫瘍が含まれる．*BRAF* 異常群は，非異常群に比して再発率が高い傾向にある（少数例なので有意差は得られていないが）．

■ 病理

大脳半球に好発し，部位別には側頭葉，小脳，頭頂後頭葉，前頭葉，の順である．基底核，視床下部，脳幹発生の報告もある．脊髄にも半数近くが発生する[4,5]．嚢胞性腫瘍と充実性腫瘍はほぼ同数との報告が多い．腫瘍実質は（嚢胞性では壁に結節状の境界明瞭な固い腫瘍塊として存在）線維性で固く石灰巣を含み，周囲脳組織と明瞭に境されることが多いが，境界が判然としない場合もある．壊死巣，出血巣が半数の症例に見られ，くも膜下腔に進展する例も少なくない[6-9]．発生部位の推測（25例）では，皮質内32%，皮質下白質48%，両者にまたがるもの20%である[10]．

組織学的には，構成 ganglion cell と glia cell が様々な比率で混在し多彩な像をとるが，臨床像は異ならない．

腫瘍性神経細胞（ganglion cell）は，腫大，形態異常，多核，異常集積，極性消失などの dysplasia（形成異常）を示す．免疫染色では，MAP2，neurofilament，chromogranin A ,synaptophysin は陽性，NeuN は弱陽性あるいは陰性である．しかし，Ki-67 などの細胞増殖指標抗体は染色されない．

Glia 要素はほとんどが astrocytoma の像を示す．時に oligodendroglioma が混在するが，ependymoma 要素は稀とされる．astrocytoma 部分は高分化（pilocytic, fibrillary, protoplasmic）がほとんどであり，Rosenthal fiber, gemistocyte が観察されることもある．免疫染色では，GFAP，Olig2，が陽性であり，腫瘍内や周囲に CD34 陽性の分岐細胞が観察される．

Anaplasia の見られる症例が5%前後との報告が多いが，これらの “anaplastic ganglioglioma” あるいは “ganglioglioma with atypical features” として報告されている症例は分子生物学的知見が不明で，high grade glioma subtypes である可能性があるため，今回の改訂では本腫瘍の subtype としては採用されていない．事実，

“anaplastic ganglioglioma”と診断された54例についてゲノム解析を行った結果，全例がCNS WHO 5に記載されている既知の腫瘍に細分類されている（pleomorphic xanthoastrocytoma 30%, glioblastoma, IDH-wildtype 20% など）[11]．　現時点では，“anaplastic ganglioglioma”なる腫瘍名は消滅したと考えてよい．免疫染色では，GFAP，Olig2が陽性で，腫瘍内や周辺にCD4陽性細胞が観察される．両成分を通じて，Ki-67標識率は低い（5%以下）．

石灰化は半数以上で認められ，豊富な結合組織網と小血管増生も特徴的で，時にはAVM様の異常血管網も見られる[12]．しかし，壊死や出血巣は観察されない．

一般に，発育は緩徐で生命予後は良好であるが，再発率20%前後の報告がある[3,13]．稀ではあるが，悪性転化を示した症例[10]，広範なくも膜進展（浸潤）を示した症例[14]がある．

■症状と症候

けいれん発作を初発とする例が70%前後で，次いで精神・情動障害，頭蓋内圧亢進症状（頭痛）が続く．巣症状を示す例は少ない（15～20%）．いずれも経過は長く，多くは症状初発より診断まで4～5年を要するが[2,12]，CT時代になってからは1年以内の症例が増加している．診断時のKarnofsky performance statusは，脳腫瘍全国集計（2005～2008）では登録症例の73%が90～100に相当，85%症例が92以上の点数を示している．

Leclereらは少なからぬ頻度（15例中3例）で出血発症例を報告し，血管病変を否定できた若年～壮年者の出血原因の一つとして注意喚起を行っている[15]．

■画像診断

CT，MRI，手術所見を総合して，cysticな腫瘍とsolidな腫瘍はほぼ同数である．前者ではcystがほとんどの場合と，solidな部分を含む場合がある．MRIでは，T1WIで等～低信号，T2WIで高信号に描出され，充実部はGdにて造影される．

石灰化はX線像にて30～40%，CTスキャン像にて50%に観察される．血管撮影像はavascular massが一般的である[5,6,12]．

■治療

境界明瞭，非浸潤性，かつ発育緩徐な腫瘍のため，全摘出率は高く，5年生存率90%以上の報告が多い．前述のSEER統計[2]では全例の5年生存率は92%，grade Iの脳幹発生を除く症例では96.6%である．しかし，Mayo Clinicでの86症例を中央値12年間追跡した報告（2012）では，15年生存率94%は期待通りであるが，再発までの期間中央値5.6年，10年PFS（無増悪生存期間）37%の数字は衝撃的である[16]．

逆にいえば，再発しても，再治療（手術あるいは放射線治療）により再制御可能といえる．対極の報告はBonn大学報告（2008）で，再発率2.3%（177例中4例）であるが，再発時の組織像は1例（25%）で悪性化している[17]．

MD Anderson Cancer Centerからの18歳以上62例（anaplasia所見のないlow-grade）の報告[18]では，20例（32%）が再発し，そのうちの8例（40%）が悪性転化（glioblastomaなど）を示していた．10年OSとPFSは84%と69%であり，手術摘出度による5年PFSは全摘出78%，亜全摘62%である．小児例（Washington大学，2014）再発率は53例中15例（28%）と成人例と変わらないが，再発までの期間中央値はわずか8.8ヵ月である[19]．Oslo大学からの小児例報告では，22例中5例（23%）が期間中央値3年で再発している．全摘出例でも17例中1例（6%）が再発している[13]．

遺伝子診断が行えた40例の報告[3]では，中央値4年で8例（20%）が再発している．全摘出例での再発は15例中2例（13%）である．*BRAF*遺伝子異常症例と*BRAF*-wildtypeとの再発率は30%（7/23例）と8%（1/13例）と差があるが，少数例のため有意差は出ていない．

けいれん発作の制御率に関しては，222手術例で78%と報告されている．全摘出可否とけいれん歴が短いほど制御率は高い[1]．

以上の報告からの治療方針は，全摘出ならば経過観察，残存腫瘍がある場合も，厳重に経過を追跡し，再発時に再手術あるいは放射線治療を行うことで制御可能であろう．全ての報告に共通していることは，全摘出例において有意な再発率の低下と非再発（増悪）生存率の延長が確認されている．一方で，再発の10%程度で悪性転化があり得ることは念頭においておかなければならない．Joyonらは，2例の再発ganglioglioma腫瘍組織で，midline high grade gliomaの分子マーカーである*H3F3A* K27M遺伝子変異を観察している[20]．前述のPecmezciらの40例の分析では，初発症例でこの遺伝子発現の症例はない．今後は，再発例の遺伝子分析情報の蓄積が望まれる．

文献

1） Hu Y, Zhang H, Adilijiang A, et al.: Seizure outcomes and prognostic factors in patients with gangliogliomas associated with epilepsy. Front Surg 9: 946201, 2022

2） Dudley RW, Torok MR, Gallegos DR, et al.: Pediatric low-grade ganglioglioma: epidemiology, treatments, and outcome analysis on 348 children from the surveillance, epidemiology, and end results database. Neurosurgery 76: 313-319, 2015

3） Pekmezci M, Villanueva-Meyer JE, Goode B, et al.: The genetic landscape of ganglioglioma. Acta Neuropathol Commun 6: 47, 2018

4） Lang FF, Epstein FJ, Ransohoff J, et al.: Central nervous system gangliogliomas. Part 2: Clinical outcome. J Neurosurg 79: 867-873, 1993

5） Miller DC, Lang FF, Epstein FJ: Central nervous system gangliogliomas. Part 1: Pathology. J

Neurosurg 79: 859-866, 1993

6) Castillo M, Davis PC, Yoshii T, et al..: Intracranial ganglioglioma: MR, CT, and clinical findings in 18 patients. AJNR 154: 607-612, 1990

7) Haddad SF, Moore SA, Menezes AH, et al.: Ganglioglioma: 13 years of experience. Neurosurgery 31: 171-178, 1992

8) Henry JM, Heffner RR, Earle KM: Gangliogliomas of CNS: A clinico-pathological study of 50 cases. J Neuropath Exp Neurol 37: 626, 1978

9) Johannsson JH, Rekate HL, Roessmann U: Gangliogliomas: Pathological and clinical correlation. J Neurosurg 54: 58-63, 1981

10) Klouwer HGJ, Davis RL, McDermott MW, et al.: Gangliogliomas: a clinicopathological study of 25 cases and review of the literature. J Neuro-Oncol 17: 139-154, 1993

11) Reinhardt A, Pfister K, Schrimpf D, et al.: Anaplastic ganglioglioma-A diagnosis comprising several distinct tumour types. Neuropathol Appl Neurobiol 48: e12847, 2022

12) Wolf HK, Muller MB, Spanle M, et al.: Ganglioglioma: a detailed histopathological and immunohistochemical analysis of 61 cases. Acta Neuropathol 88: 166-173, 1994

13) Lundar T, Due-Tønnessen BJ, Fric R, et al.: Neurosurgical treatment of gangliogliomas in children and adolescents: long-term follow-up of a single-institution series of 32 patients. Acta Neurochir (Wien) 160: 1207-1214, 2018

14) Wacker MR, Cogen PH, Etzell JE, et al.: Diffuse leptomeningeal involvement by a ganglioglioma in a child. J Neurosurg 77: 302-306, 1992

15) Leclerc A, Le Hello-Regnier E, Faisant M, et al..: Ganglioglioma revealed by spontaneous intracerebral hematoma: A cohort study. Neurochirurgie 68: e8-e15, 2022

16) Compton JJ, Laack NN, Eckel LJ, et al.: Long-term outcomes for low-grade intracranial ganglioglioma: 30-year experience from the Mayo Clinic. J Neurosurg 117: 825-830, 2012

17) Majores M, von Lehe M, Fassunke J, et al.: Tumor recurrence and malignant progression of gangliogliomas. Cancer 113: 3355-3363, 2008

18) Yust-Katz S, Anderson MD, Liu D, et al.: Clinical and prognostic features of adult patients with gangliogliomas. Neuro Oncol 16: 409-413, 2014

19) Haydon DH, Dahiya S, Smyth MD, et al.: Greater extent of resection improves ganglioglioma recurrence-free survival in children: a volumetric analysis. Neurosurgery 75: 37-42, 2014

20) Joyon N, Tauziède-Espariat A, Alentorn A, et al.: K27M mutation in H3F3A in ganglioglioma grade I with spontaneous malignant transformation extends the histopathological spectrum of the histone H3 oncogenic pathway. Neuropathol Appl Neurobiol 43: 271-276, 2017

II Gangliocytoma 神経節細胞腫

■ WHO脳腫瘍分類第5版の定義

大型で，形態学的には成熟（高分化）した腫瘍性神経細胞が不規則に配列して結節状に増生する腫瘍である．小児の側頭葉に好発する．腫瘍細胞はしばしば dysplastic（異形成）な像を示す．反応性の astrocyte が腫瘍細胞間に少量観察される．腫瘍細胞密度は低く，異所性灰白質（neuronal heterotopia）との鑑別はしばしば困難である．また，肉眼的には境界明瞭で石灰化をしばしば伴う．CNS WHO grade 1 に属する．Subtype はなく，“Cell of Origin” も明らかではない．

■ ゲノム異常

本腫瘍を特徴づける異常は報告されていない．

■ 病理

肉眼的には境界明瞭な結節性腫瘍で充実性症例と嚢胞性の症例がある．

腫瘍結節内には大型の腫瘍性神経細胞が無秩序に増生し，背景には非腫瘍性のグリア細胞と細線維性基質が認められる．2 核や多核がしばしばみられ，dysplastic（異型性）neuron と呼ばれる．

免疫染色では，腫瘍性神経細胞成分は MAP2，neurofilament，chromogranin A，synaptophysin が陽性になるが，NeuN は陰性である．

■ 頻度・病態・治療

極めて稀な腫瘍にて頻度・病態・治療・遺伝子異常についてのまとまった報告はない．脳腫瘍全国集計（2005 ～ 2008）ではわずかに 12 例（全脳腫瘍の 0.1%）にすぎない．男性に多い（8 例，67%）．10 ～ 34 歳の間に 8 例（67%）が分布し，年齢中央値は 20 ～ 24 歳の間にある．

本来は大脳半球発生腫瘍であるが，松果体 [1] や下垂体部 [2,3] 発生報告もある．症状は ganglioglioma と変わりなく，治療方針も同じでよい．

良性腫瘍で致命的になることは極めて稀と考えるが，延髄発生例で致命的となった剖検報告 [4] がある．最近，機能性下垂体腺腫と混在するような形状（mixed pituitary adenoma-gangliocytoma）での発生例報告 [2,3] が続いている．

文献

1) Ebina K, Suzuki S, Takahashi T, et al.: Gangliobytoma of the pineal body. A case report and review of the literature. Acta Neurochir 74: 134-140,1985

2) Bridenstine M, Kerr JM, Lillehei KO, et al.: Cushing's disease due to mixed pituitary adenoma-gangliocytoma of the posterior pituitary gland presenting with Aspergillus sp. sinus infection. Clin Neuropathol 32: 377-383, 2013

3) Tanriover N, Aydin O, Kucukyuruk B, A et al.: Endoscopic approach to a collision tumor of growth hormone-secreting adenoma and gangliocytoma in the pituitary gland. J Craniofac Surg 25: 1277-1279, 2014

4) Takahashi M, Kondo T, Morichika M, et al.: Autopsy case of undiagnosed gangliocytoma in the medulla oblongata complicated with cerebral palsy. Leg Med（Tokyo）19: 119-121, 2016

III Desmoplastic infantile ganglioglioma / astrocytoma (DIG/DIA) 線維形成性乳児神経節膠腫 / 星細胞腫

WHO脳腫瘍分類第5版の定義と概要

乳児大脳半球の大きな嚢胞性腫瘍で，神経細胞および星細胞に分化した細胞と未熟な細胞が間質の著明な線維形成（desmoplasia）を伴って増殖している．MAPK 伝達経路の活性化が特徴である．CSN WHO grade 1 腫瘍である．Subtype はなく，“Cell of Origin” も明らかではない．

腫瘍性 astrocyte のみによって構成される症例を Desmoplastic infantile astrocytoma（DIA）と呼び，神経細胞（ganglion cell）と混在する症例を Desmoplastic infantile ganglioglioma（DIG）と呼ぶ．前者は Taratuto ら（1984）[1] が，後者は VandenBerg ら（1987）[2] が最初に報告している．両者の病態には差はなく，神経細胞成分の有無により両者を分けているため，WHO 分類では両者を 1 つの腫瘍型（type）としている．

ゲノム異常

MAPK 伝達経路の活性化に関わる *BRAF* 遺伝子の異常が報告されている．Megías ら [3] は症例報告を整理し，*BRAF* V600E 変異（アミノ酸バリンがグルタミン酸に置換）率は検索した 38 例中 12 例（32%）と算出している．Wang ら [4] は，*BRAF* 遺伝子異常は 16 例中 7 例（44%）で，そのうちの 4 例が *BRAF* V600E 変異，3 例が *BRAF* V600D（バリン→アスパラギン酸）である．*BRAF* V600D 変異は全ての *BRAF* V600 異常の 1% 未満の稀なもので，本腫瘍での 3 例（19%）の発現は特筆ものである．*BRAF* 遺伝子以外の異常として *EMLA-ALK* 融合遺伝子（肺がんで発現多い）が確認されている．*CDKN2A* あるいは *2B* 遺伝子のホモ接合体欠失（homozygous deletion）は見られない（pleomorphic xanthoastrocytoma との相違点）．DNA メチル化分析では，*BRAF* 遺伝子の異常の有無にかかわらず，本腫瘍は他の小児脳腫瘍と一線を画している．また，DIA と DIG の間に明確な分離はなく，DIG/DIA 腫瘍は独立した腫瘍型となっている．

基本事項

多数例の報告はないが 2 歳以下の乳幼児に好発する．Megías ら [3] の症例報告（66 例）のまとめでは，生後から 6 ヵ月までに 55%，1 歳までに 75%，2 歳までに 82% が診断されている．10 歳以降の診断例も 3 例ある．女児にやや多い（53%）．

脳腫瘍全国集計（2005～2008）登録は3例のみで，2例が1歳未満，1例が2歳である．

■病理

肉眼的には，大脳表面に露出（leptomeningeal extension）する嚢胞性（多くはmultiple）巨大腫瘍で周囲との境界は不明瞭である．髄膜に付着した充実性成分と，その深部の単房性・多房性嚢胞からなる．通常のgangliogliomaとの相異は，年齢と発生部位の他に，著明なdesmoplasiaの存在と腫瘍細胞の形態学的未熟性である．

組織学的に様々な分化を示す多型の神経上皮細胞が，線維芽細胞（fibroblast）を含む豊富な結合組織網の間に波打つように配列し増殖する．一見，間葉系腫瘍を思わせる．腫瘍細胞の形態学的分化度は低く，細胞や核の異型，細胞分裂像，壊死巣などが観察されるが，astrocyteとneuronへの分化を示し，前者はGFAP陽性に，後者はneurofilament peptide（NFP），NSE，synaptophysinなどに陽性に染色される．腫瘍性astrocyteのみによって構成される症例をDesmoplastic infantile astrocytoma（DIA）と呼び，神経細胞（ganglion cell）と混在する症例をDesmoplastic infantile ganglioglioma（DIG）と呼ぶ．

■画像診断

乳幼児の大脳に発生する巨大な腫瘍として描出される．ほとんどの症例（90%以上）は嚢胞性であり，実質部はT1WIで低信号，T2WIで高信号に描出される．Gdにより実質部はほぼ均一に造影される．周囲浮腫はほとんどない[5-7]．

■治療

稀な腫瘍のため病態の詳細はまだ十分に知られていない．腫瘍細胞の形態からは悪性腫瘍を思わせるが，良性腫瘍であり治療は手術による摘出が第1選択である．全摘出されたものに補助療法は不要とされている[8,9]．ただし乳幼児に好発し，しばしば大型かつ易出血性であることより全摘出は容易ではなく，Bianchら[7]は症例報告107例の全摘出率30%を算出している．Imperatoら[10]は自験12例中8例（67%）で全摘出を行っているが，それらを含めた再発率は59%（7例）とも記している．Wangら[4]は10例中4例の再発とそのうちの3例が再発時の組織像が悪性転化していたことも示している．他にも悪性転化の報告がある[11,12]．

現状では，摘出度にかかわらず緻密な経過観察が必要であろう．発症年齢を考えれば，腫瘍残存があっても放射線治療や化学療法の追加は慎重であるべきである．

文献

1) Taratuto AL, Monges J, Lylyk P, et al.: Superficial cerebral astrocytoma attached to dura. Report of six cases in infants. Cancer 54: 2505-2512, 1984

2) VandenBerg SR, May EE, Rubinstein LJ, et al.: Desmoplastic supratentorial neuroepithelial tumors of infancy with divergent differntiation potential ("desmoplastic infantile gangliogliomas") Report on 11 cases of a distinct embryonak with favorable prognosis. J Neurosurg 66: 58-71, 1987

3) Megías J, San-Miguel T, Sánchez M, et al.: Desmoplastic infantile astrocytoma with atypical phenotype, PTEN homozygous deletion and BRAF V600E mutation. Acta Neuropathol Commun 10: 88, 2022

4) Wang AC, Jones DTW, Abecassis IJ, et al.: Desmoplastic Infantile Ganglioglioma/Astrocytoma (DIG/DIA) Are Distinct Entities with Frequent BRAFV600 Mutations. Mol Cancer Res 16: 1491-1498, 2018

5) Bader A, Heran M, Dunham C, et al.: Radiological features of infantile glioblastoma and desmoplastic infantile tumors: British Columbia's Children's Hospital experience. J Neurosurg Pediatr 16: 119-125, 2015

6) Trehan G, Bruge H, Vinchon M, et al.: MR imaging in the diagnosis of desmoplastic infantile tumor: retrospective study of six cases. AJNR Am J Neuroradiol 25: 1028-1033, 2004

7) Bianchi F, Tamburrini G, Massimi L, et al.: Supratentorial tumors typical of the infantile age: desmoplastic infantile ganglioglioma (DIG) and astrocytoma (DIA). A review. Childs Nerv Syst 32: 1833-1838, 2016

8) Sugiyama K, Arita K, Shima T, et al.: Good clinical course in infants with desmoplastic cerebral neuroepithelial tumor treated by surgery alone. J Neurooncol 59: 63-69, 2002

9) Mallucci C, Lellouch-Tubiana A, Salazar C, et al.: The management of desmoplastic neuroepithelial tumours in childhood. Childs Nerv Syst 16: 8-14, 2000

10) Imperato A, Spennato P, Mazio F, et al.: Desmoplastic infantile astrocytoma and ganglioglioma: a series of 12 patients treated at a single institution. Childs Nerv Syst 37: 2187-2195, 2021

11) Phi JH, Koh EJ, Kim SK, et al.: Desmoplastic infantile astrocytoma: recurrence with malignant transformation into glioblastoma: a case report. Childs Nerv Syst 27: 2177-2181, 2011

12) Loh JK, Lieu AS, Chai CY, et al.: Malignant transformation of a desmoplastic infantile ganglioglioma. Pediatr Neurol 45: 135-137, 2011

Ⅳ　Dysembryoplastic neuroepithelial tumor（DNT）
胚芽異形成性神経上皮腫

■ WHO脳腫瘍分類第5版の定義と概要

小児から青年期の大脳皮質に好発し，てんかんを契機に診断されることが多い．CNS WHO grade1 に属する良性腫瘍で，*FGFR1* 遺伝子変異が特徴的である．大脳脳表にグリアと神経細胞からなる特徴的な組織像（後述）を示す．一部の腫瘍細胞形態は oligodendroglioma に似るところもあるが，*IDH* 遺伝子変異や染色体 1p19q 共欠失はない．Subtype はなく，“Cell of Origin” も明らかではない．

難治性てんかんの外科治療として切除された病変の組織像検索より確立された腫瘍型で，最初の報告は Daumas-Duport（1988）[1] が partial seizure で発症した小児の脳表異常部の切除標本である．組織学的特徴（後述）は胎生期の secondary germinal layer 形成時に異常があったと考えられるため，dysembryoplastic neuroepithelial tumor（DNT）と名づけられている．

■ 遺伝子異常

FGFR1（fibroblast growth factor receptor 1）遺伝子異常が特徴である．最も多い異常は同遺伝子の tyrosine kinase domain（TKD）部分の重複遺伝子（40 〜 60%）であり，次いで *FGFR1* 遺伝子変異が続く．*FGFR1-TACC1* 融合遺伝子も観察されている．一時期 *BRAF* V600E 遺伝子変異が 50% の症例で観察されるとの報告と全く認められない報告があり，混乱した時期があった．この問題は DNA メチル化分析，あるいは転写因子分析にて，*FGFR*1 遺伝子異常群と *BRAF* 遺伝子変異群が分離でき，前者が DNT の病理組織像を示したことで決着した．

Rivera ら（2016）[2] は 3 例の家族性発生症例で生殖細胞系（germ line）での *FGFR1* p.R661P 変異を確認している．

■ 基本事項

脳腫瘍全国集計（2005 〜 2008）では 23 例（全脳腫瘍の 0.1%）が登録されている．男性 13 例（57%），女性 10 例（43%）で，10 〜 24 歳に 12 例（52%），25 〜 44 歳に 7 例（30%）が診断されている．年齢中央値は 20 〜 24 歳の間にある．

Sainte-Anne 病院（仏）での 78 例 [3] では，男性が 50 例（64%），年齢中央値は 25 歳である．側頭葉限局 57 例（73%），側頭葉から隣接脳葉へ進展（multilobular）型 10 例（13%），および側頭葉外（前頭葉と頭頂葉）11 例（14%）と記されている．

■ 病理

境界不鮮明な皮質内多発腫瘍で，割面は多彩で硬軟混在し，嚢胞も観察されることがある．組織学的には，グリア細胞（astrocyte と oligodendroglia）と neuron が混在する．GFAP，NF，Nissle などは陰性で成熟した細胞ではないが，細胞分裂像や壊死巣などの anaplasia は観察されない．ependymal cell への分化を示す細胞はない．

構造的には腫瘍組織は毛細血管と線維組織を基質とし，そこに粘液性細胞基質を含む alveolar（胞状）の部位（偽嚢胞 pseudocyst）と，その隔壁に沿うように柵状あるいは集簇して増殖する oligodendroglioma 類似の小型細胞群の部位があり，胞状部内の粘液様基質内に細胞異型のない神経細胞（floating neuron）が浮かぶ．この他に乏突起膠細胞や星細胞が増殖した小結節もみられ，病巣は全体として多結節状となる．この特徴的な構造を specific glioneuronal element（特異グリア神経細胞要素）と呼ぶ．腫瘍細胞の核分裂像は乏しい．結節の間に介在する大脳皮質には，神経細胞の層構築異常などの皮質異形成（cortical dysplasia）が認められる．

免疫組織化学的には oligodendroglioma 様の細胞は S-100 タンパクと Olig2 が陽性，GFAP は陰性である．神経細胞成分は NeuN，synaptophysin をはじめ，様々な神経細胞マーカーを発現している．Ki-67 陽性率は極めて低い．BRAF V600E 変異タンパクは 30% に陽性であるが，IDH-1 R132H 変異タンパクや H3.3 K27M 変異タンパクは陰性である．

Chassoux ら[3]は上記の本腫瘍の特徴的な組織像を示す腫瘍を 3 型，complex form（複雑型），特異グリア神経細胞要素のみからなる simple form（単純型），さらに上記の組織要素が特定の構造をとらない non-specific and diffuse form（非特異的びまん性型），に細分類すべきと提案しているが，WHO の分類委員会は，これら 3 型と遺伝子異常背景の関係が不明瞭とのことでそこまでは踏みこんでいない．

■ 画像診断

CT では，cyst（55%）あるいは石灰化（25%）が見られる．血管撮影では異常所見のないものがほぼ半数（45%）で，vascular mass（17%），avascular mass（11%），local mass effect（14%）などが見られた．

MRI 画像では皮質表面から白質へくさび形の T1WI で低信号，T2WI と FLAIR では高信号の境界明瞭な多房性の嚢胞を有する腫瘍として描出される[4]．周囲浮腫はない．嚢胞は T1WI で低信号だが粘液基質なので偽嚢胞（pseudocyst）と呼ばれる．腫瘍直上の頭蓋骨は長年の圧迫のために薄くなっていることが多い．充実部は造影される場合がある（1/3 症例）．

■治療

限局性の良性腫瘍であるので，全摘出できた場合はほぼ全例が再発ないままに生活できる．治療効果判定は“てんかん”の制御率となる．MEDLINE検索での185例の検討では，長期にわたる“てんかん”制御率は86%に及ぶ．全摘出例の方が有意に制御率（91.2%）は優れている[5]．最近の報告（2022）でも，全摘出の有用性が報告されている[6]．

稀に再発かつ組織像の悪性転化報告がある[7]．Heilandら[8]は，28歳男性症例の初発，再発および再々発症例のDNAメチル化検索を行ったところ，再発および再々発腫瘍はglioblastomaの形態を示したにもかかわらず，DNAメチル化像は初発腫瘍（DNT）のパターンと同一であったと報告している．Takitaら[9]は，悪性転化14報告例を整理し，そのうちの65%（9例）が側頭葉外発生，かつ13例でGd造影所見があったと記している．

文献

1）Daumas-Duport C, Scheithauer BW, Chodkiewicz JP, et al.: A Surgically curable tumor of young patients with intractable partial seizures. fNeurosurgery 23: 545-556, 1988

2）Rivera B, Gayden T, Carrot-Zhang J, et al.: Germline and somatic FGFR1 abnormalities in dysembryoplastic neuroepithelial tumors. Acta Neuropathol 131: 847-863, 2016

3）Chassoux F, Landré E, Mellerio C, et al.: Dysembryoplastic neuroepithelial tumors: epileptogenicity related to histologic subtypes. Clin Neurophysiol 124: 1068-1078, 2013

4）Chassoux F, Daumas-Duport C: Dysembryoplastic neuroepithelial tumors: where are we now? Epilepsia 54 Suppl 9: 129-134, 2013

5）Ranger A1, Diosy D: Seizures in children with dysembryoplastic neuroepithelial tumors of the brain--A review of surgical outcomes across several studies. Childs Nerv Syst 31: 847-855, 2015

6）Ataseven E, Özcan M, Ölçülü CB, et al.: Dysembryoplastic neuroepithelial tumors of childhood: Ege University experience. Childs Nerv Syst 38: 1699-1706, 2022

7）Mano Y, Kumabe T, Shibahara I, et al.: Dynamic changes in magnetic resonance imaging appearance of dysembryoplastic neuroepithelial tumor with or without malignant transformation. J Neurosurg Pediatr 11: 518-525, 2013

8）Heiland DH, Staszewski O, Hirsch M, et al.: Malignant Transformation of a Dysembryoplastic Neuroepithelial Tumor（DNET）Characterized by Genome-Wide Methylation Analysis. J Neuropathol Exp Neurol 75: 358-365, 2016

9）Takita H, Shimono T, Uda T, et al.: Malignant transformation of a dysembryoplastic neuroepithelial tumor presenting with intraventricular hemorrhage. Radiol Case Rep 17: 939-943, 2022

V　Diffuse glioneuronal tumor with oligodendroglioma-like features and nuclear clusters（DGONC）核集簇を伴う乏突起細胞腫様細胞主体のびまん性グリア神経系腫瘍

■ WHO脳腫瘍分類第5版の定義

明るい細胞質をもつoligodendroglioma様の腫瘍細胞よりなる腫瘍で，核の集簇（nuclear cluster）を特徴とする．ゲノム解析では，染色体14番のmonosomy（一染色体性）を特徴とし，DNAメチル化プロファイルでは他の神経上皮細胞腫瘍と一線を画する．CNS WHO gradeは定まっていない．Subtypeはなく，“Cell of Origin”も明らかではない．

■ ゲノム異常

染色体14番のmonosomy（2本あるべき染色体が1本）が最大の特徴（ほぼ100%）である．これほどの高率なmonosomy所見は他の腫瘍では観察されないため，本腫瘍の診断基準としての価値は高い．他には，染色体1p増幅26%，17q増幅58%，19q欠失35%が報告されている[1]．*IDH-1/2*，*p53*，*BRAF*遺伝子の変異はない．

■ 病態

稀な腫瘍で，基本的病態に関する信頼できる報告はない．日本脳腫瘍集計調査報告（2005～2008）には登録されていない（登録項目なし）．

Dengら[1]の最初の31症例とPicklesら[2]の3例，およびBenesch[3]らの9例（Deng症例と重複あり）などが主たる報告である．全例DGONLの確定に至る前の診断名（glioma系，grade 2～3）に応じた治療を受けているため，本腫瘍の真の発育動態についての情報はない．

診断年齢中央値は10歳前後だが4歳児や75歳の症例もある．性差はない．大脳半球，特に側頭葉あるいは前頭葉の脳表近く（皮髄境界部）に発生する[1]．

■ 病理

明るい細部質をもちperinuclear haloを示す小型～中型の腫瘍がびまん性に増殖している．細胞内に複数の核が整列し，あたかも“皿の上の小銭”状に見える核集簇像（nuclear cluster）が形態学的特徴の一つである．

免疫染色では，OLIG2，synaptophysin，Neu Nらが陽性になるがGFAPは染色されない．

■MRI

T2WI/FLAIRでは境界明瞭な軽度～中等度の高信号，T1WIでは低信号に描出され，Gd造影効果はない[1-4]．

■治療経過

多くの症例が本腫瘍の確定に至る前の診断名（glioma系，grade 2～3）に応じた治療（術後放射線治療）を受けているため，治療成績の評価は困難である．Dengらの12例では3例再発し，1例は腫瘍死している．一応の成績として，5年PFS79%，同OS86%を算出している[1]．Ki-67が30%の症例もある[2]．現時点では，術後は慎重な経過観察が妥当な方針であろう．

文献

1) Deng MY, Sill M, Sturm D, et al.: Diffuse glioneuronal tumour with oligodendroglioma-like features and nuclear clusters（DGONC）- a molecularly defined glioneuronal CNS tumour class displaying recurrent monosomy 14. Neuropathol Appl Neurobiol 46: 422-430, 2020

2) Pickles JC, Mankad K, Aizpurua M: A case series of diffuse glioneuronal tumours with oligodendroglioma-like features and nuclear clusters（DGONC）. Neuropathol Appl Neurobiol 47: 464-467, 2021

3) Benesch M, Perwein T, Apfaltrer G, et al.: MR Imaging and clinical characteristics of diffuse glioneuronal tumor with oligodendroglioma-like features and nuclear clusters. AJNR Am J Neuroradiol 43: 1523-1529, 2022

4) Howie C, Ahmad T, McFadden K, et al.: Diagnostics and prospective outcome of a diffuse glioneuronal tumor with oligodendroglioma-like features and nuclear clusters after surgical resection（DGONC）: a case report. Neurooncol Adv 4: vdac170, 2022

VI Papillary glioneuronal tumor（PGNT）乳頭状グリア神経細胞性腫瘍

■ WHO脳腫瘍分類第5版の定義と概要

若年成人の大脳（特に側頭葉）に好発し，CSN WHO grade 1 腫瘍である．astrocyte の偽乳頭状の増殖（血管周囲）とその間に増殖する神経細胞からなる（biphasic pattern）．PRKCA（protein kinase C alpha）の融合遺伝子（主として *SSC44A1-PRKCA* 融合遺伝子）発現を特徴とする CNS WHO grade 1 である．Subtype はなく，“Cell of Origin” も明らかではない．

1998 年 Komori ら [1] は大脳半球（特に側頭葉）に発生した特異的な病理所見を有する 7 例（平均 27.7 歳，11 ～ 52 歳）を報告し，“Papillary glioneural tumor” と名づけた．特徴として硝子化血管の周囲の GFAP 陽性星細胞（astrocyte）の偽乳頭状の増殖と synaptophysin 陽性の神経細胞の増殖よりなる腫瘍である．

頭痛やてんかん発作で診断されることが多い．

■ ゲノム異常

2013 年 Bridge ら [2]，2015 年 Pages ら [3] が本腫瘍で *PRKCA* 融合遺伝子（主として *SLC441-PRKCA* fusion）を確認し，その時点でこの融合遺伝子発現は neurocytoma の 1 例のみで他の脳腫瘍では発現していないため，本腫瘍の腫瘍マーカーになり得ることを報告した．染色体コピー数の異常はほとんどの症例では見られず，時に 17q（*PRKCA* 遺伝子座）の増幅が観察されている．*BRAF* V600E および *FGFR1* 変異，*KIAA1549-BRAF* 融合遺伝子は発現していない．

Hou ら [4] は，病理学的に PGNT と診断した 12 例中 11 例で *SLC441-PRKCA* 融合遺伝子，1 例で *NOTCH1-PRKCA* 融合遺伝子発現を観察し，*PRKCA* 遺伝子融合は PGNT の診断に必須であることを強調している．*PRKCA* 遺伝子は MAPK 伝達経路に関与するもので，本腫瘍もまた多くの glioneuronal tumor と同じく MAPK 伝達経路の活性化を背景にした腫瘍である．

■ 基本事項と病態

稀な腫瘍で，脳腫瘍全国集計（2001 ～ 2004）では 3 例（25 ～ 54 歳）の登録のみである．Schlamann ら [5] の文献報告 71 例のまとめでは，女性にやや多く（52%），成人（18 歳異常）発生が 65% で診断年齢中央値は 23 歳（4 ～ 75 歳）と算出している．テント上に 97% が発生している．症状は頭痛と嘔気が多く，けいれん発作は 32% である．

■病理

好発部は大脳半球であり，脳室の近傍に多い．前頭葉（40%），側頭葉（30%），頭頂葉（20%），の順である．高頻度に嚢胞を伴い，壁在結節として腫瘍がみられる．灰白色の軟らかい腫瘍であり，石灰沈着がみられることもある．

組織学的には単層～重層に血管を被覆する偽乳頭構造を示すグリア系細胞が特徴であり，血管は高度に硝子化を示す．偽乳頭間に中型～大型の神経細胞（ganglion cell）がシート状に増生し，これらの間に神経細胞が散在する二相性（biphasic pattern）を示す．

免疫組織化学的には血管を被覆するグリア系細胞はGFAP，S-100，Olig2が陽性で，偽乳頭間の神経系細胞はsynaptophysin，NeuNが陽性である．Ki-67標識率の平均は1.8である[5]．

■MRI

MRIでは境界明瞭な腫瘍で嚢胞を伴うことが多い[5,6]．嚢胞内に腫瘍結節を観察することも多い（30%程度）．時に出血，石灰化を観察する．T1WIで等信号，T2WIやFLAIRでは等～高信号に描出され，Gdの不均一な造影効果は90%の症例で見られる．

■病態と治療

多数例の治療経験報告がないため，Schlamannら[5]の文献報告71例のまとめを要約する．手術全摘出率は73%で，71例中63例は手術のみで経過観察されている．追跡期間（1.5年）は短いが，1.5年PFSは86.5%である．

Liら（2014）[6]は16例の治療成績を報告している（2006～2013年）．男性（9例）がやや多く，平均年齢は23.8歳である．13例（81%）が嚢胞性（充実部を含むものと含まないものを含めて）で，Ki-67染色率は1%以下と低い．12例（75%）で全摘出が行われ，中央値4.5年の追跡で再発は1例もない．彼らはその時点での文献報告51例中6例（12%）が再発していることに注目し，全摘出例の再発率は5.1%だが非全摘出例は33.3%（1/3）と高いことに言及している．

Ahmedら（2017）[7]は138報告症例を分析し，5年PFS 86%を算出している．Ki-67標識率の高低が予後に相関し，5%以上の5年PFS 56%は5%未満の5年PFS 95%より有意に不良である．

文献

1） Komori T, Scheithauer BW, Anthony DC, et al.: Papillary glioneuronal tumor: a new variant of mixed neuronal-glial neoplasm. Am J Surg Pathol 22: 1171-1183, 1998

2） Bridge JA, Liu XQ, Sumegi J, et al.: Identification of a novel, recurrent SLC44A1-PRKCA fusion in papillary glioneuronal tumor. Brain Pathol 23: 121-128, 2013

3） Pages M, Lacroix L, Tauziede-Espariat A, et al.: Papillary glioneuronal tumors: histological and molecular characteristics and diagnostic value of SLC44A1-PRKCA fusion. Acta Neuropathol Commun 3: 85, 2015

4） Hou Y, Pinheiro J, Sahm F, et al.: Papillary glioneuronal tumor（PGNT）exhibits a characteristic methylation profile and fusions involving PRKCA. Acta Neuropathol 137: 837-846, 2019

5） Schlamann A, von Bueren AO, Hagel C, et al.: An individual patient data meta-analysis on characteristics and outcome of patients with papillary glioneuronal tumor, rosette glioneuronal tumor with neuropil-like islands and rosette forming glioneuronal tumor of the fourth ventricle. PLoS One 9: e101211, 2014

6） Li D, Wang JM, Li GL, et al.: Clinical, radiological, and pathological features of 16 papillary glioneuronal tumors. Acta Neurochir（Wien）156: 627-639, 2014

7） Ahmed AK, Dawood HY, Gerard J, et al.: Surgical resection and cellular proliferation index predict prognosis for patients with papillary glioneuronal tumor: Systematic review and pooled analysis. World Neurosurg 107: 534-541, 2017

VII　Rosette-forming glioneuronal tumor（RGNT）ロゼット形成性グリア神経細胞性腫瘍

■WHO脳腫瘍分類第5版の定義と概要

若年成人の小脳虫部から第四脳室に好発する緩徐に発育する腫瘍で，小型の均一な神経細胞が形成するロゼットあるいは血管周囲の偽ロゼットからなる領域と，piloidおよびoligodendroglia様細胞の領域の混在する特徴的な組織像を示す．*FGFR1*遺伝子変異が特徴で，しばしば*PIK3CA*遺伝子あるいは*NF1*遺伝子変異を伴う．CSN WHO grade 1腫瘍でsubtypeはない．腫瘍発育部位は第四脳室に限ったものではない．

2002年Komoriら[1]は，成人の第四脳室に好発し，Homer-Wright Rosette様，あるいは血管周囲ロゼットを形成するように増殖する神経細胞と星細胞の混在する腫瘍（mixed neuro-glial tumor）を11例報告し，“Rosette-Forming Glioneural Tumor of the Fourth Ventricle”と名づけた．星細胞の増殖形態はpilocytic astrocytomaの形態に類似し，この2相性（neuronとglia）の増殖形態は“dysembryoplastic neuroepithelial tumor（DNT）”に酷似する．しかし，DNTは若年成人の大脳皮質に発生する腫瘍であり，両者は明らかに異なるものである．

■遺伝子異常

Gessiら（2012）[2]は，本腫瘍に含まれるpilocytic astrocytoma様領域の出自を明らかにするべく10例について*BRAF*遺伝子変異を検索したが，全例でpilocytic astrocytomaに高頻度に認められる*KIAA1549-BRAF*融合遺伝子の発現や*BRAF* 600E遺伝子変異を確認できなかった．2年後彼ら[3]は，本腫瘍6例について*FGFR1*遺伝子変異を検索し，2例において同遺伝子のコドン546と656で点突然変異を観察している．この2例はともに早期に再発しており，そのうちの1例では膠芽腫で見られる*PIK3CA*遺伝子の突然変異も確認されている．Wilsonら（2020）[4]は18例の遺伝子変異報告症例を整理し，18例全例で*FGFR1*遺伝子変異，13例で*PIK3CA*遺伝子変異を確認している．これらの症例には，*NF1*遺伝子変異やNoonan症候群（RAS/MAPKシグナル伝達系先天異常）症例の合併例もあり，彼らは，本腫瘍は悪性腫瘍にしばしば見られる多経路疾患の可能性を示唆している．

*FGFR1*遺伝子変異はDNTやmidline（脳幹と視床）のpilocytic astrocytomaの特徴でもあり，本腫瘍診断にspecificなものではない．本腫瘍の本態はまだまだわかっていない．

“Cell of Origin” として，脳室周囲の細胞 , subependymal plate の細胞あるいは小脳の内顆粒層の細胞が候補として議論されている．

■ 病態と治療

脳腫瘍全国集計（2005 ～ 2008）ではわずか 2 例の登録である．

多数例の治療経験報告がないため，Zhang ら（2013）[5] が自験 2 例を含め PubMed で検索した 41 例の臨床像整理報告を要約する．男性 16 例 / 女性 25 例（女性が 1.5 倍）で診断年齢中央値は 30 歳（15 ～ 70 歳）で 15 ～ 50 歳までほぼ均等に分布している．症状は頭蓋内圧亢進と小脳失調症状が最も多い．中脳水道閉塞による閉塞性水頭症を 44% に認めている．

画像上の発生部位は第四脳室（中脳水道進展含める）が 18 例（44%），第四脳室から小脳・脳幹・中脳被蓋などの隣接組織への進展例 16 例（39%），第四脳室以外の部位（小脳，中脳，松果体部など）7 例（17%）である．稀な部位として全脳室内の 1 例がある [6]．

■ 病理

第四脳室と小脳が好発部位である（80%）．その他，視床，脊髄，視交叉部，透明中隔，脳室内多発性，松果体部などにも発生している．肉眼的には小脳から第四脳室壁，脳室内にかけて軟らかい腫瘍が形成され，中脳水道方向に進展することもある．

組織学的には神経細胞成分からなるロゼット領域と星細胞腫様領域の 2 つから構成され，神経細胞は小型円形で，好酸性コアを囲んでロゼットを形成する．グリア成分領域は GFAP 陽性である．Ki-67 は 3% 以下の低値を示す．領域は pilocytic astrocytoma に類似し，粘液性基質が豊富で，Rosenthal fiber や eosinophilic granular body を伴うこともある．免疫組織学的には，神経細胞性ロゼットの中心部は synaptophysin 陽性である．神経細胞は，Olig 2 が強陽性で Neu N は一部陽性である．

■ MRI

MRI では第四脳室 - 中脳水道に存在する比較的境界明瞭な腫瘍で，一部に囊胞（時に多房性）を伴う．充実部は T1WI で等～低信号，T2WI で高信号を示し，リング状の造影効果が観察される．時に脳幹や小脳浸潤像を示す．

■ 治療成績

一貫した治療方針の多数例報告はない．Wilson らの文献報告 105 例のまとめでは，全摘出 62 例（59%），亜全摘 19 例（30%），部分摘出 7 例（7%），生検 4 例（4%）である．103 例が手術のみで経過観察され，部分摘出 2 例のみが化学療法を受けている．全症例での再発率は 11%（12 例）で，摘出別再発率は，全摘出例（9.7%），亜全摘例（9.4%），部分摘出と生検例（27%）である．再発時期は，全摘出後再発 6 例中の 3 例（7 ～ 10 年）を除く 9 例では 4 年以下で，部分摘出と生検例 11 例中 3 例の再発例は術後 4 ヵ月以内に再発している．発症から診断までの緩徐発育腫瘍の印象と比較して，術後早期に再発する像（10% 程度の再発率であるが）との乖離が理解に苦しむ．腫瘍は第四脳室壁に癒着，浸潤しており，術後合併症が 47%（小脳失調 25%，脳神経麻痺 15%，複視 10%）で記録されている [5]．

文献

1） Komori T, Scheithauer BW, Hirose T: A rosette-forming glioneuronal tumor of the fourth ventricle: infratentorial form of dysembryoplastic neuroepithelial tumor? Am J Surg Pathol 26: 582-591, 2002

2） Gessi M, Lambert SR, Lauriola L, et al.: Absence of KIAA1549-BRAF fusion in rosette-forming glioneuronal tumors of the fourth ventricle（RGNT）. J Neurooncol 110: 21-25, 2012

3） Gessi M, Moneim YA, Hammes J, et al.: FGFR1 mutations in Rosette-forming glioneuronal tumors of the fourth ventricle. J Neuropathol Exp Neurol 73: 580-584, 2014

4） Wilson CP, Chakraborty AR, Pelargos PE, et al.: Rosette-forming glioneuronal tumor: an illustrative case and a systematic review. Neurooncol Adv 2: 1-8, 2020

5） Zhang J, Babu R, McLendon RE, et al.: A comprehensive analysis of 41 patients with rosette-forming glioneuronal tumors of the fourth ventricle. J Clin Neurosci 20: 335-341, 2013

6） Wang Y, Xiong J, Chu SG, et al.: Rosette-forming glioneuronal tumor: report of an unusual case with intraventricular dissemination. Acta Neuropathol 118: 813-839, 2009

Ⅷ Myxoid glioneuronal tumor（MGNT）粘液性グリア神経細胞腫瘍

■ WHO脳腫瘍分類第5版の定義と概要

透明中隔（septum pellucidum）部周辺に発生し，oligodendrocyte に類似する形態を示す low-grade glioneural tumor で，*PDGFRA* 遺伝子のコドン 385 の点突然変異が発現している．CNS WHO grade I に属する．Subtype はなく，“Cell of Origin” も明らかではない．

透明中隔は，白質と灰白質の 2 つの層から構成され，加えて中型の神経細胞で構成される中隔核も存在する．そのため，この領域からは dysembryoplastic neuroepithelial tumor（DNT），rosete-forming glioneuronal tumor（RGNT），central neurocytoma，subependymoma，など多種の神経上皮系腫瘍が発生する．

Solomon ら [1] は，透明中隔部に派生し DNT 様または RGNT 様の組織学的特徴をもつが，他の診断条件に合致していない 4 症例に対して詳細な遺伝子解析を行ったところ，4 例とも *PDGFRA* 遺伝子のコドン p.K385 に 2 塩基置換が認められた．これら 4 例には，他のグリア系腫瘍に発現する遺伝子異常が発現していないことより，彼等は新たな腫瘍概念として Myxoid glioneural tumor, *PDGFRA* p.K385-mutant を提唱した．

■ ゲノム異常

Solomon ら [1] と Caporalini ら [2] の 10 例の検索結果では，8 例が Lysine が Leucine に置換した *PDGFRA* p.K385L，2 例が Lysine が Isoleucine に置換した *PDGFRA* p.K385I である．腫瘍細胞は oligodendrocyte に類似するが，IDH-1/2 遺伝子変異はなく，また染色体 1p19q の共欠失もない．他の glioneuronal 腫瘍に発現する遺伝子異常も観察されない．

■ 病態

新しい腫瘍型のため，日本脳腫瘍集計調査報告（2005 ～ 2008）には登録項目はない．以下の記載は，Solomon, [1] Caporalini ら [2] および Lucas ら [3] が報告している 14 例の情報を分析したものである．14 例中男性 8 例，女性 6 例で性差はないと思われる．年齢は 2 ～ 65 歳と広く分布しており，中央値は 12 歳である．6 ～ 22 歳の間に 10 例（71%）が分布している．発生部位は，透明中隔 6 例，脳梁 3 例，側脳室に接する白質 5 例である．1 例報告だが，稀な 41 歳の中脳発生例がある [4]．

初発症状は頭痛 5 例，けいれん発作 4 例，認知機能低下 1 例，無症状 3 例である．

■画像診断

14例のMRI像は，全例T1WI低信号，T2WIおよびFLAIR高信号であるが，T1/T2画像は髄液の信号強度に近いため，Verga腔や脳室壁の局所性膨隆などとの鑑別が時に困難である．一方FLAIR画像の高信号描出像は髄液と明瞭に区別できるため，本腫瘍の発見にはFLAIR高信号画像が重要である．

■病理

腫瘍は，一様な円～楕円形の核，小さな核小体，軽度～中程度の好酸性細胞質をもつoligodendrocyte様細胞増殖より成り，腫瘍間質は粘液質で，一部の症例では好塩基性ムチンを含む微小嚢胞が観察される．DNTや乏突起膠腫を思わせる微細な毛細血管網が一様に存在し，時には血管に沿って乏突起膠腫様腫瘍細胞が血管中心的に集まったり，線状に配置されたりする．粘液性間質に浮遊するような神経細胞（floating neuron）が特徴的である．さらに，一部の症例では，synaptophysinに染色される好酸性線維性物質のコアを腫瘍細胞が取り囲む神経細胞性ロゼットが認められる．皮質発生のDNTとは対照的に，明瞭なムチンパターンの結節をもつ多結節性構造はどの腫瘍にも認められない．ほとんどの腫瘍はローゼンタール線維や好酸性顆粒体を欠くが，腫瘍細胞が細長い双極性の細胞質突起を示し，ローゼンタール線維と好酸性顆粒体の両方を含む症例も報告されている（Lucusら）[3]．石灰化はどの症例でも観察されなかった．核分裂蔵に乏しく，壊死や微小血管の増殖はない．

免疫染色では，乏突起膠腫様腫瘍細胞はOlig2，SOX10，GFAP,MAP2が陽性になるが，synaptophysinは陰性である．

■治療成績

稀な腫瘍で，まとまった報告はない．Lucasら[3]の8例の報告では，3年以上追跡の3例が手術後2年以内に再発しているが，全例生存している．Caporaliniら[2]の6例中5例は3年以上の追跡で再発していない．

文献

1） Solomon DA, Korshunov A, Sill M, et al.: Myxoid glioneuronal tumor of the septum pellucidum and lateral ventricle is defined by a recurrent PDGFRA p.K385 mutation and DNT-like methylation. Acta Neuropathol 136: 339-343, 2018

2） Caporalini C, Scagnet M, Giunti L, et al.: Myxoid glioneuronal tumor: Histopathologic, neuroradiologic, and molecular features in a single center series. Neoplasia 37: 100885, 2023

3） Lucas CG, Villanueva-Meyer JE, Whipple N, et al.: Myxoid glioneuronal tumor, PDGFRA p.K385-mutant: clinical, radiologic, and histopathologic features. Brain Pathol 30: 479-494, 2020

4） Kleinschmidt-DeMasters BK, Chiang J, Donson AM, et al.: Myxoid glioneuronal tumor, PDGFRA p.K385L-mutant, arising in midbrain tectum with multifocal CSF dissemination. Brain Pathol 32: e13008, 2022

IX　Diffuse leptomeningeal glioneuronal tumor（DLGNT）びまん性髄膜播種型グリア神経細胞性腫瘍

■ WHO脳腫瘍分類第5版の定義

極めて稀な腫瘍型で小児～若年成人に発症する．Oligodendroglioma 様の腫瘍細胞が，時に神経細胞への分化を示しつつ広汎に髄膜播種状に発育する病態である．ゲノム解析では，染色体 1p の欠失と *KIAA1549* 遺伝子と *BRAF* 遺伝子の融合に代表される MAPK 伝達経路の活性化が見られる．CSN WHO grade は Subtype により grade 2 と 3 がある．

“Cell of Origin” に関しては髄膜内の神経上皮細胞由来と考えるのが妥当だが確証はない．髄内細胞の可能性も否定できない．

▪ Subtype

① DLGNT with 1q gain：CNS WHO grade 2

② DLGNT, methylation class 1（DLGNT-MC-1）：CNS WHO grade 2

③ DLGNT, methylation class 2（DLGNT-MC-2）：CNS WHO grade 3

■ ゲノム異常

Deng ら [1] は 25,000 例以上の腫瘍を対象としたゲノムワイド DNA メチル化スクリーニングにより，30 例の病理学的に DLGNT と診断された腫瘍群を見出しゲノム分析を行っている．その結果，全例で染色体 1p の欠失があり，さらに 80% の症例で MAPK/ERK 伝達経路の活性化につながる遺伝子異常を観察した．それらは，*KIAA1549-BRAF* 融合遺伝子が最も多く，その他にも，*NTRK1/2/3* 遺伝子の融合体や *TRIM33-RAF1* 融合遺伝子が確認されている．これらの所見は，染色体 1p の欠失と MAPK/ERK 伝達経路の活性化が本腫瘍の診断バイオマーカーであることを示している．

さらに彼らはメチル化プロファイルにより，本腫瘍が 2 つのサブタイプ，DLGNT, methylation class 1（DLGNT-MC-1）と DLGNT, methylation class 2（DLGNT-MC-2）に分けられることを示した．両群間の相違を表に示す．MC-1 では染色体 1p19q 共欠失がしばしば観察されるが，*IDH-1* 遺伝子変異はなく oligodendroglioma の髄膜播種ではない．両者間には，診断年齢と治療予後に有意な差がある．

表3-1　DLGNTのサブタイプの特徴[1]

	MC-1	MC-2
年齢中央値	5歳	14歳
染色体1q増幅	なし	あり（全例）
染色体1p19q共欠失	しばしば	なし
5年生存率	100%	43%
CNS WHO grade	2	3

■病理

腫瘍細胞形態は分化度が高く“lowgrade glioma”群に入るが，時にanaplasiaを示す細胞もある．免疫染色ではOLIG2，S-100が陽性だが，GFAPとsynaptophysinは陽性の場合と陰性の場合がある．

■画像診断

MRIでは髄膜内の結節状変化が50%，嚢胞性変化が50%観察されている．85%の病変は造影され，脳（脊髄）実質内への浸潤は50%で観察されている[2]．

■病態

まとまった臨床病態報告はない．Rodriguezら（2012）[3]は36例を報告している．年齢中央値は5歳（5ヵ月～46歳）で男性が2倍（24例）と多い．31例中8例で実質内腫瘍につながっていた．ほとんどが脊髄髄内腫瘍である．核分裂像は4個以内（中央値0個），MIB-1 LI 1.5%（中央値）のlow-grade tumorであるが，8例（22%）でanaplasiaが観察されている．追跡期間中央値5年で9例（38%）が死亡している．

Schniederjanら（2013）[4]は9例（男4/女5）の小児例（2～7歳）を報告している．全例頭蓋内圧亢進症状で発症し，MRIでの髄膜造影像がある．連続した実質内腫瘍は4例で観察され，3例が脊髄腫瘍，1例が小脳腫瘍である．

Jiangら[2]は2000年から2021年の間に発表された145例の整理を行い，年齢中央値5歳，男性63%，主症状は脳室拡大による頭蓋内圧亢進症状であることを報告している．94例で転帰が記載されており，30%が死亡している．前述のMC-2群の5年生存率43%[1]を合わせ考えると，生存期間中央値19ヵ月との報告（Wisniewski）[5]も納得できる．真の病態はわかっていない．

文献

1) Deng MY, Sill M, Chiang J, et al.: Molecularly defined diffuse leptomeningeal glioneuronal tumor（DLGNT）comprises two subgroups with distinct clinical and genetic features. Acta Neuropathol

136: 239-253, 2018

2) Jiang H, Qiu L, Song J, et al.: Clinical progression, pathological characteristics, and radiological findings in children with diffuse leptomeningeal glioneuronal tumors: A systematic review. Front Oncol 12: 970076, 2022

3) Rodriguez FJ, Perry A, Rosenblum MK, et al.: Disseminated oligodendroglial-like leptomeningeal tumor of childhood: a distinctive clinicopathologic entity. Acta Neuropathol 124: 627-641, 2012

4) Schniederjan MJ, Alghamdi S, Castellano-Sanchez A, et al.: Diffuse leptomeningeal neuroepithelial tumor: 9 pediatric cases with chromosome 1p/19q deletion status and IDH1 (R132H) immunohistochemistry. Am J Surg Pathol 37: 763-771, 2013

4) Wiśniewski K, Brandel MG, Gonda DD, et al.: Prognostic factors in diffuse leptomeningeal glioneuronal tumor (DLGNT): a systematic review. Childs Nerv Syst 38: 1663-1673, 2022

X Multinodular and vacuolating neuronal tumor (MVNT) 多結節空胞状神経細胞腫瘍

■WHO脳腫瘍分類第5版の定義

神経細胞類似の腫瘍細胞が多結節性に増殖し，背景のneuropil（神経線維網）に多数の空胞が観察される．MAPK伝達経路の活性化を特徴とするCNS WHO grade 1腫瘍である．Subtypeはなく，“Cell of Origin”も明らかではない．

■ゲノム異常

MAPK伝達経路に関わる遺伝子異常が発現している．最も多いのは*MAPK2K1*遺伝子の点突然変異，次いで*BRAF*遺伝子変異と*FGFR2*融合遺伝子である．*BRAF* V600E変異は観察されない[1]．

■基本事項

稀な成人腫瘍（平均42歳，5～71歳）で，大脳白質深部あるいは皮質直下の白質に発生する．脳腫瘍全国集計調査報告には本腫瘍の項目はない．

Alsufayonら[2]の24例，Nunesら[3]の33例に他の10例前後の報告[1,4-7]を加えた101例の整理では，女性にやや多く（60%），年齢中央値は40～45歳の間にある．少数だが，10歳代の症例や60歳以上の症例も報告されている．ほとんどが大脳半球で，側頭葉が最も多い（60%前後）．診断のきっかけとなった症状はけいれん発作が最も多く（～60%），頭痛が続く．偶然に発見されることも少なくない．

■MRI

T2WIとFLAIRで高信号の結節あるいはリボン状陰影として描出される[5]．Mass effectや浮腫はなく，Gd造影性はないとの報告が多いが，13%で造影効果を観察した報告もある[2]．

■病理

肉眼的には，大脳の深部白質あるいは皮髄境界部に灰白の多発性結節として観察される．

腫瘍細胞は円型あるいはvesicular核を有する中間型～大型の神経細胞に類似し，好酸性の細胞質を有し，多数の空胞を有する繊細な線維性基質の上に増殖する．腫瘍細胞質にも空胞を観察する．症例によっては小型の oligodendroglioma 様の細胞も観察される．Rosenthal fiber は観察されない．

免疫組織学的には，腫瘍細胞の OLIG2，HuG/HuD，non-phosphorylated 200-kDa，NFP が陽性になる．MAP2 と synaptophysin も陽性になる．腫瘍基質は α-internexin が染色される．

■治療

治療方針の一定したまとまった治療報告はない．肉眼的全摘出症例の再発例の報告はない．亜全摘症例も短期間の追跡では増大は観察されていない．

Alsufayon ら[2] は 24 例，Nunes ら[3] は 33 例の過去の治療例を報告している．前者は 30 病変中 2 例に MRI での増大を確認しているが，後者は全例（biopsy）で再発はない．10 例前後の報告[4-6] でもほぼ同様の結論で，これらを合わせた 94 例[2-7] では再発は 3 例（3%）である．全摘出が行えなくともほとんどの症例が増大していない．Nunes ら[3] は，本腫瘍の MRI での診断率が高いことも考慮すると，腫瘍に起因すると考えられる神経症状がなければ生検も必要なく，経過観察のみでよい “Leave me alone（俺のことは放っておいてくれ）” 腫瘍であろうとも主張している．一方で，本腫瘍は MAPK 伝達経路の活性化を伴っている以上 neoplasm（新生物）であることは間違いないとし，慎重な経過観察をすすめる治療医も少なくない．我が国からは 3 例中 1 例が診断後 7 年を経て増大したとの報告がある[7]．

文献

1）Pekmezci M, Stevers M, Phillips JJ: Multinodular and vacuolating neuronal tumor of the cerebrum is a clonal neoplasm defined by genetic alterations that activate the MAP kinase signaling pathway. Acta Neuropathol 135: 485-488, 2018

2）Alsufayan R, Alcaide-Leon P, de Tilly LN, et al.: Natural history of lesions with the MR imaging appearance of multinodular and vacuolating neuronal tumor. Neuroradiology 59: 873-883, 2017

3）Nunes RH, Hsu CC, da Rocha AJ, et al.: Multinodular and vacuolating neuronal tumor of the cerebrum: A New “Leave Me Alone” lesion with a characteristic imaging pattern. AJNR Am J Neuroradiol 38: 1899-1904, 2017

4）Huse JT, Edgar M, Halliday J, et al.: Multinodular and vacuolating neuronal tumors of the cerebrum: 10 cases of a distinctive seizure-associated lesion. Brain Pathol 23: 515-524, 2013

5）Buffa GB, Chaves H, Serra MM, et al.: Multinodular and vacuolating neuronal tumor of the cerebrum（MVNT）: A case series and review of the literature. J Neuroradiol 47: 216-220, 2020

6）Choi E, Kim SI, Won JK, et al.: Clinicopathological and molecular analysis of multinodular and vacuolating neuronal tumors of the cerebrum. Hum Pathol 86: 203-212, 2019

7）伊藤　寛, 中原由紀子, 若宮富浩, 他: 緩徐な状態が疑われたMultinodular and vacuolating neuronal tumor（MVNT）. 脳外誌 29: 580-585, 2020

XI Dysplastic Gangliocytoma of Cerebellum (Lhermitte-Duclos Disease) 小脳異形性神経節細胞腫（レルミット・ダクロス病）

■WHO脳腫瘍分類第5版の定義と概要

小脳半球内顆粒層の異型性の神経細胞が増殖し小脳半球回（folia）を限局性（結節性）に腫大させる良性腫瘍でCSN WHO grade 1に属する．Subtypeはなく，“Cell of Origin”も明らかではない．

1920年Lhermitte and Duclosが最初に報告[1]している．常染色体顕性（優性）遺伝疾患のCowden syndrome（CS）（☞476頁，責任遺伝子は*PTEN*遺伝子）の32%に中枢神経系病変として発生する[2]．

増殖性の乏しい組織奇形性の組織像から，腫瘍（neoplasm）ではなく過誤腫（hamartoma）と考える説も強い．しかし，再発する例や，診断前画像が正常であった成人にも発生している例があることより，腫瘍性病変として扱われている．

■基本事項

極めて稀な疾患で正確な病態は明らかではない．脳腫瘍全国集計（2005〜2008）ではわずかに3例の登録である．58例の報告例を整理したMilbouwらの報告[3]によると，全年齢にわたって発生するが80%が20〜50歳の間に診断されている（平均34歳）．男女差はない．一方で，60〜75歳の高齢者症例をまとめた報告もある[4]．

頭痛（75%）および失調性歩行（25%）を主訴とし，神経学的にはうっ血乳頭が70%に，次いで小脳症状（50%），頭囲拡大（40%），脳神経麻痺（30%），錐体路症状（20%）が記録されている[4]．

■病理

病理学的には，片側の小脳半球回（folia）の限局性腫大（偽小脳回）とそれに伴った白質の退行，正常皮質構築の消失である．Purkinje細胞に類似する大型の異型性の神経細胞（dysplastic ganglion cells）が小脳半球皮質内に増殖し，Purkinje細胞は消失し，小脳分子層（外層）と内顆粒層（内層）は肥厚する．石灰沈着と血管拡張もしばしば観察される．

免疫染色でsynaptophysin，NeuN，NFPなどが染色される．Ki-67陽性率は極めて低い．

■ MRI

腫瘍はMRI-T1強調像で低信号に，T2強調像で高信号に描出される．T1強調像の低信号域の中に肥厚したfoliaが平行に，線状に等信号に描出される像（parallel linear striation,「トラ縞模様」とも呼ばれる）が特徴である[5,6]．病変の大きさに比して mass effect は軽い．ほとんどの腫瘍では Gd 造影効果はないが，造影像が観察されて他症例も報告されている[7,8]．FDG-PET ではグルコースの高い摂取率（T/N 比 1.71-1.94）が報告[8]されている．CT では時に石灰化が観察される．

■ 治療

まとまった治療報告がなく治療適応も明白ではない．極めて緩徐な発育を示す腫瘍と考えられているが，頭蓋内圧亢進症状や小脳症状が進行すれば治療の適応である．症例報告の多くは直径4 cm以上の腫瘍を示している．良性腫瘍の局所性発育であるため手術摘出が第1選択になるのは当然で，肉眼的には境界不明瞭な腫瘍であるがほとんどの症例で困難なくほぼ全摘出ができるとの報告が多い[5]．Wang ら[9]は自験12例（全摘出3例）を中央値7.4年追跡し，1例の再発を確認している．他にも，5～10年で再発したとの報告[10]がある．

病態に関して大阪大学から貴重な症例報告（33歳男性）がある[8]．頭部外傷後の小脳半球挫傷疑い陰影（MRI）が5年後に直径6 cmの腫瘍に成長し，手術にて本腫瘍と診断されている．経時的なMRI所見からの腫瘍増大率分析では，腫瘍倍増時間が42ヵ月（無症候性髄膜腫では中央値94ヵ月）で腫瘍は直線的増大を示していた．また，FDG-PET でのグルコース摂取像が多様であり，腫瘍内での多様な代謝もうかがわれた．この1例が普遍的な症例か否かの判断はできないが，本腫瘍の自然史についての貴重な1例である．

■ Cowden syndrome（CS）との関連性

この腫瘍の一部は，生殖細胞系（germ line）の *PTEN* 遺伝子変異による CS の中枢神経病変として位置づけられている．CS は常染色体遺伝疾患で，multiple hamartoma syndrome とも呼ばれ，皮膚と粘膜の hamartoma，内部臓器の hamartoma，顔面頭蓋骨異常，悪性腫瘍の合併が特徴とされている（☞478頁）．本腫瘍のうち，CS の一部である症例割合（逆にいえば，sporadic case の割合）に関する信頼できる報告はない．Robinson ら[11]は治療した5例全例が CS（臨床診断）であったと報告しているが，前述の高齢者6例[4]では CS は1例のみである．Lok ら[12]は CS20例中3例に本腫瘍を確認している．Zhou ら[13]は18例15例の腫瘍組織で *PTEN* 遺伝子変異を観察（免疫染色）し，そのうちの6例で生殖細胞系（germ line）の DNA 検索を行い全例で *PTEN* 遺伝子変異を確認している．彼らの報告からすれば，本腫瘍の多くは Cowden syndromeの中枢神経病変との印象がある．一方，CS患者が生涯で何らかのがんに罹患する確率は89%，本症の罹患確率は32%との報告がある[2]．

文献

1） Lehrmitte J, Duclos P: Sur un ganglio-neurome diffuse du cortex du cervelet. Bull Assoc Fr Etude Cancer 9: 99-107, 1920

2） Riegert-Johnson DL, Gleeson FC, Roberts M, et al.: Cancer and Lhermitte-Duclos disease are common in Cowden syndrome patients. Hered Cancer Clin Pract 8: 6, 2010

3） Milbouw G, Born JD, Martin D, et al.: Clinical and radiological aspects of dysplastic gangliocytoma（Lhermitte-Duclos disease）: a report of two cases with review of the literature. Neurosurgery 22: 124-128, 1988.

4） Matsumoto H, Minami H, Yoshida Y: Lhermitte-Duclos disease treated surgically in an elderly patient: case report and literature review. Turk Neurosurg 25: 783-787, 2015

5） Nowak DA, Trost HA: Lhermitte-Duclos disease（dysplastic cerebellar gangliocytoma）: a malformation, hamartoma or neoplasm? Acta Neurol Scand 105: 137-145, 2002

6） Meltzer CC, Smirniotopoulos JG, Jones RV: The striated cerebellum: an MR imaging sign in Lhermitte-Duclos disease（dysplastic gangliocytoma）. Radiology 194: 699-703, 1995

7） Awwad EE, Levy E, Martin DS, et al.: Atypical MR appearance of Lhermitte-Duclos disease with contrast enhancement. AJNR Am J Neuroradiol 16: 1719-1720, 1995

8） Goto Y, Hashimoto N, Okita Y, et al.: A surgically treated case of Lhermitte-Duclos disease with a precise natural history and high uptake of FDG on PET. J Neurooncol 97: 445-450, 2010

9） Wang Q, Zhang S, Cheng J, et al.: Lhermitte-Duclos disease: Clinical study with long-term follow-up in a single institution. Clin Neurol Neurosurg 162: 53-58, 2017

10） Williams DW 3rd, Elster AD, Ginsberg LE, et al.: Recurrent Lhermitte-Duclos disease: report of two cases and association with Cowden's disease. AJNR 13: 287-290, 1992

11） Robinson S, Cohen AR: Cowden disease and Lhermitte-Duclos disease: characterization of a new phakomatosis. Neurosurgery 46: 371-383, 2000

12） Lok C, Viseux V, Avril MF, et al.: Brain magnetic resonance imaging in patients with Cowden syndrome. Medicine（Baltimore）84: 129-136, 2005

13） Zhou XP, Marsh DJ, Morrison CD, et al.: Germline inactivation of PTEN and dysregulation of the phosphoinositol-3-kinase/Akt pathway cause human Lhermitte-Duclos disease in adults. Am J Hum Genet 73: 1191-1198, 2003

XII Central neurocytoma 中心性（中枢性）神経細胞腫

■ WHO脳腫瘍分類第5版の定義と概要

主として若年者のモンロー孔周囲に発生する脳室内腫瘍で，神経細胞への分化を示す明るい細胞質をもつ oligodendroglioma 様の細胞と finely fibrillary process（neuropil 様）の集合する領域が特徴の腫瘍である．CNS WHO grade 2 の腫瘍で，subtype はない．本腫瘍に特徴的なゲノム異常の報告はない．脳のほぼ中央である septum pellucidum から側脳室，モンロー孔にかけて発育することより，central neurocytoma と名づけられている．脳室外に発生した場合は“extraventricular neurocytoma”と別の腫瘍型（entity）になる（☞次章）．

Hassoun ら（1982）[1] は，成人の側脳室腫瘍の 2 例を観察し，神経細胞由来の形態学的な特徴より“central neurocytoma”なる新しい腫瘍概念を提唱した．この 2 例の腫瘍は，光顕観察では繊維性間質の間に増殖する oligodendroglioma 類似の組織像を呈し，電子顕微鏡では，Golgi 装置や microtubules などのよく分化した神経細胞の特徴をもつ．

これ以降成人の側脳室腫瘍の見直しが行われ，従来脳室内 oligodendroglioma，あるいは第三脳室 ependymoma と診断された腫瘍のほとんどがこの腫瘍であるとの解釈されている [2]．なお，“central”は正中部に発生するという形容で，central nervous system に発生する neurocytoma の意味ではない．

■ ゲノム異常

現時点では，本腫瘍に特徴的なゲノム異常（遺伝子異常，染色体プロファイルなど）は報告されていない．また，本腫瘍を特徴づける染色体コピー数の異常もない．染色体 1p/19q 共欠失がないことより，腫瘍細胞が oligodendroglioma であることは否定されている．

“Cell of Origin”としては側脳室の subependymal plate にある neuron および glia 双方への分化能をもつ neuroglial precursor cell との説が多いが，circumventricular organ の前駆細胞に起源を求める説もある．前者は胎生期の ventricular zone がモンロー孔より前方の側脳室外壁の脳室上衣下に残存した部分（subependymal plate）より，後者は septum pellucidum に散在性に存在する小～中型の神経細胞由来と推察されている．

■基本事項

脳腫瘍全国集計（2005～2008）には75例（全脳腫瘍の0.4%）が登録されている．男性に多い（55%）．20～48歳の間に83%が集中している．年齢中央値は25～29歳の間にある．診断時のKPSは90～100が56%，80以上とすると90%になる．

中国長沙市（Changsha）のCentral South University Hospitalからの101例（2010～2020年）のまとめ[3]では，①男性にやや多い（57%）．②平均年令は32歳（10～57歳）で，30歳未満に36%，30歳以上に64%が診断されている．③頭蓋内圧亢進症状で71%が発症している．④腫瘍局在は，一側側脳室67%，第三脳室6%，2つ以上の脳室にまたがるもの28%であった．SEER Data Baseからの413例の分析でも，20～39歳の間に55%，20～59歳の間に77%が診断され，成人の腫瘍といえる[4]．

■病理

肉眼的には透明中核や脳室壁と付着（脳実質と境界鮮明）をもつ灰白色の軟らかい腫瘍である．

Oligodendroglioma類似の明るい細胞質と中心に円形あるいは卵円形の核を有する均一な小型円形細胞が敷石状に密に増殖する．腫瘍細胞に染色体1p19qの共欠失がないことより，oligodendrogliomaとの関係は完全に否定されている．これらの腫瘍細胞は，neuroblastからganglion cellへの分化過程（neuronal differentiation）の様々な段階の形態学的特徴を模倣する．核異型は乏しく，核分裂像は少ない．その間に細胞突起の集積を表すfibrillary matrixが随所に巣状に観察される（nuclear-free neuropile island）．Homer-Wright rosstesは通常観察されないが，時に認められる．核周囲に明暈が目立つこともあり，その場合はoligodendrogliomaのhoney-combed structureに類似している．細胞間の線維に沿って細胞核が1例に並ぶtram-like arrangementや，基質を取り囲んで花冠状に並ぶ大型のロゼットが時にみられる．石灰沈着は約半数例に認められる．

核分裂像，微小血管増殖像や組織壊死などが稀にみられ，これを異型（atypical）中心性神経細胞腫と呼ぶことがある．このような症例ではKi-67陽性率が3%以上で再発しやすい傾向にある．

免疫染色では細胞質と線維性基質はsynaptophysinが陽性で，核はNeuN陽性である．その他神経細胞系マーカーであるneuron-associated class Ⅲ beta-tubulin，MAP2，calcineurinなどが陽性となることもあるが，NFP, chromogranin A, internexin-alphaは陰性である．一部の細胞がGFAPを発現することもある．Olig2は一般には陰性であり，oligodendrogliomaとの鑑別に有用である．Ki-67陽性率はほとんどが2%以下である．GFAPは陰性であるが，時に混在するreactive astrocyteが染色される．電子顕微鏡観察では細い細胞突起はneuropileを形成し，多数のmicrotubulesのほかに明瞭な

synapse 構造も認められる．これらの形態学所見は，よく分化した神経細胞由来腫瘍の特徴である．

■ 画像診断

単純 CT では，高吸収，等吸収，等－高吸収（混合）が各々 1/3 を占め，69% 前後が造影される．MRI 所見は CT 所見とほぼ同様である．画像上，嚢胞形成は 66% に，石灰化はほぼ半数で観察されている．

MRI では境界明瞭な腫瘍として描出される．T1WI ではやや不均一な低～等信号に，T2WI の信号強度は低から高信号まで多様である．内部の石灰化や腫瘍血管が flow void（無信号域）となる．実質部は Gd 造影効果を示し，嚢胞部は T1WI で低信号に，T2WI で著明な高信号に描出される．

■ 治療

組織学的に悪性所見の乏しいこと，また周囲脳組織への浸潤が軽微なことより古くから良性腫瘍として治療されているが，再発症例の報告が散見され，また極めて少数ながらも anaplasia を示す症例もある．Wang ら [5] は 1995 ～ 2016 年に治療した 63 例について，10 年生存率（OS）85.4%，同非再発生存率（PFS）57.5% を報告している．Xie ら [3] の 101 例の成績も，10 年 OS 82.5%，同 PFS 64.9% で，10 年の時点では半数近くが再発している．後者のシリーズでは，亜全摘例（19 例，19%）への術後放射線治療が有効で，照射群の 10 年 OS 66.7% は非照射群の 29.2% より有意に高い．

この 2 報告と過去の報告を総合すると，全摘出が行えれば 80% 以上の確率で長期生存治癒が得られるが，術後残存腫瘍があると半数が 5 ～ 10 年で再発する．再発例あるいは再発予防（残存腫瘍に対して）の放射線治療は有効である．もともと限局性腫瘍であるため，通常の外部照射（1 回 2 Gy で総量 50 Gy）と定位放射線照射（γナイフが多い）との比較が議論されてきた．Chen ら [6] は手術摘出にかかわらず術後放射線治療を行い，5 年 PFS 90 ～ 100% の好成績をあげている．Garcia ら [7] は Pub Med および EMBASE の報告論文より SRS と分割照射を比較し，局所制御率は 93% と 88%で有意差は認めていない．我が国のγナイフセンターの共同研究（36 例）[8] も，辺縁線量 15 Gy の照射で行い 5 年 PFS 94%，10 年 PFS 86% を報告している．3 例が照射野外に再発している．Jeon ら [9] は，初回治療として 14 例（容積中央値 3.9 cm^3）に辺縁線量 15 Gy 照射を行っている．1 年後の追跡では，腫瘍容積の縮小 11 例，不変 3 例で，腫瘍消失例はない．彼等は，小腫瘍に対しては安全で効果的な治療手段と結論している．

再発例に対するいくつか化学療法の試みに対する Johnson ら [10] のまとめでは，temozolomide にて 1 年程度の増大抑制効果（stable の維持）が得られているようであるが，評価し得るレベルの臨床試験ではない．

なお，再発のリスクとしては現在まで MIB-1 labeling index があげられている．Rades ら [11] は報告例（129 例）のまとめで 3% が critical point として指摘した．Kaur ら（2013）[12] はカリフォルニア大学（UCSF）の 18 例の検索にて 4% が分かれ目としている．4% 未満であれば非全摘出例でも中央値 3.3 年（0.5 ～ 14.5 年）で増大していない．

以上の情報から導き出される治療方針は，全摘出が行えなかった場合，早期に放射線治療を追加するか，あるいは綿密に MRI チェックを行い，増大を確認した時点で照射することであろう．照射法に関しては腫瘍サイズと形状によって，通常の分割照射か SRS かを選択する．

文献

1）Hassoun J, Gambarelli D, Grisoli F, et al.: Central neurocytoma. An electron-microscopic sudy of two cases. Acta Neuropathol（Berl）56: 151-156, 1982

2）von Demling A, Janzer P, Kleihues P, et al.: Patterns of differentiation in central neurocytoma. An immunohistochemical study of eleven biopsies. Acta Neuropathol 79: 473-479, 1990

3）Xie Q, Xie B, Ou L, et al.: Clinical outcomes and prognostic analysis of 101 patients of central neurocytoma: A 10-year treatment experience at a single institution. Front Oncol 12: 881460, 2022

4）Zhang Z, Yu J, Zhang C, et al.: Clinical prognostic factors for central neurocytoma and subgroup analysis of different treatment measures: A SEER database-based retrospective analysis from 2003 to 2019. Front Oncol 12: 1014506, 2023

5）Wang M, Zhou P, Zhang S, et al.: Clinical features, treatment, and long-term outcomes of central neurocytoma: A 20-year experience at a single center. World Neurosurg 109: e59-e66, 2018

6）Chen YD, Li WB, Feng J, et al.: Long-term outcomes of adjuvant radiotherapy after surgical resection of central neurocytoma. Radiat Oncol 9: 242, 2014

7）Garcia RM, Ivan ME, Oh T, et al.: Intraventricular neurocytomas: a systematic review of stereotactic radiosurgery and fractionated conventional radiotherapy for residual or recurrent tumors. Clin Neurol Neurosurg 117: 55-64, 2014

8）Yamanaka K, Iwai Y, Shuto T, et al.: Treatment results of gamma knife radiosurgery for central neurocytoma: report of a Japanese multi-institutional cooperative study. World Neurosurg 90: 300-305, 2016

9）Jeon C, Cho KR, Choi JW, et al.: Gamma Knife radiosurgery as a primary treatment for central neurocytoma. J Neurosurg 134: 1459-1465, 2021

10）Johnson MO, Kirkpatrick JP, Patel MP, et al.: The role of chemotherapy in the treatment of central neurocytoma. CNS Oncol 8: CNS41, 2019

11）Rades D, Schild SE, Fehlauer F: Prognostic value of the MIB-1 labeling index for central neurocytomas. Neurology 62: 987-989, 2004

12）Kaur G, Kane AJ, Sughrue ME, et al.: MIB-1 labeling index predicts recurrence in intraventricular central neurocytomas. J Clin Neurosci 20: 89-93, 2013

XIII Extraventricular neurocytoma 脳室外神経細胞腫

WHO脳腫瘍分類第5版の定義

Central neurocytomaに類似する境界明瞭な腫瘍で脳室外に発生する．形態学的にはcentral neurocytomaより多彩で大型の神経細胞やastrocyteの増殖を伴うこともある．ゲノム解析では*FGFR1-TACC1*の融合遺伝子の発現が観察されている．CNS WHO grade 2である．

基本事項

今回の改訂によりcentral neurocytomaと異なる腫瘍型（type）となったため，本腫瘍単独での基本情報報告は少ない．日本脳腫瘍集計調査報告では本腫瘍単独では登録されていない．

Mallickら[1]の201報告症例まとめによると，男性にやや多く（52%），年齢中央値は30歳（0.6～78歳）である．脳内に79%，脊髄に18%，中枢神経系外に2%発育している．脳内は，前頭葉に最も多く（28%），側頭葉が続く．小脳，脳幹にも発生する．症状は，けいれん（33%），頭蓋内圧亢進症状（24%），半身麻痺（13%）などである．Liuら[2]も同様の報告をしている．

MRI

境界明瞭な充実性あるいは嚢胞を含む腫瘍陰影はT1WIで等（73%）あるいは低信号域（27%），T2WIで高（91%）あるいは等信号域（9%）に描出され，全例でGd造影性を示す．腫瘍周囲浮腫は約半数に観察される．石灰化や出血巣を含む症例も20%前後報告されている[3,4]．

病理

Oligodendroglioma様の均一な腫瘍細胞がneuropil（神経線維網）様の線維性基質を伴ってシート状に増殖する．大型の神経細胞が出現することもある．石灰沈着や砂粒化血管を観察する．免疫組織化学的にはsynaptophysinとNeuNが陽性である．約半数の症例でGFAPが陽性である．Olig2は陰性の症例が多いが，陽性症例もある．大型神経細胞はchromogranin Aが陽性である．IDH-1 R132Hは陰性である．

■治療成績

Mallickら[1]の追跡し得た117例中33例（28%）が再発し，非増悪生存中央値（mPFS）6.4年と計算している．韓国からの8例では4例が再発（2年以内）し，2年PFS43%である[4]．

文献

1）Mallick S, Benson R, Rath GK: Patterns of care and survival outcomes in patients with an extraventricular neurocytoma: An individual patient data analysis of 201 cases. Neurol India 66: 362-367, 2018

2）Liu K, Wen G, Lv XF, et al.: MR imaging of cerebral extraventricular neurocytoma: a report of 9 cases. AJNR Am J Neuroradiol 34: 541-546, 2013

3）Huang S, Liu X, Zhu J, et al.: MR finding of extraventricular neurocytoma. J Coll Physicians Surg Pak 32: 1478-1482, 2022

4）Byun J, Kim M, Song SW, et al.: Extraventricular neurocytoma: clinicacl investigation of heterogenous prognosis. Brain Tumor Res Treat 10: 22-28, 2022

XIV Cerebellar liponeurocytoma 小脳脂肪神経細胞腫

■ WHO脳腫瘍分類第5版の定義

成人の小脳に好発する極めて稀な腫瘍で，神経細胞への分化を示す小型円形細胞が密に増殖する中に，脂肪滴をもつ脂肪細胞が巣状に分布する．CSN WHO grade 2 に属する．Subtype はない．

■ 遺伝子異常解析

DNA メチル化解析は，染色体 14 と 2p の部分的欠失が特徴として示されている[1]．他の小脳発生腫瘍との鑑別が問題になるが，medulloblastoma に特徴的な *PTCH*, *APC*, *beta-catenin* 遺伝子の変異や Isochromosome 17q は観察されていない[2]．cDNA の層別解析像は central neurocytoma に近いが，本腫瘍では *TP53* 遺伝子変異が 4 例（20%）に存在するために central neurocytoma と同一とはいえない．本腫瘍は独立した腫瘍型（type）である．“Cell of Origin”として小脳前駆細胞（cerebellar progenitor）が議論されている[3]．この細胞は小脳顆粒前駆細胞と異なり，脂肪細胞様の腫瘍細胞に分化する．

■ 基本事項

稀な腫瘍のためまとまった臨床報告はない．Oudrhiri ら[4]の 37 報告症例のまとめでは，女性に多く（23 例，62%），年齢中央値は 49 歳（32 ～ 74 歳）である．ほぼ全例が後頭蓋窩（小脳半球，虫部，小脳橋角部）に発生している．

■ 病理

神経細胞への分化を示す小型円形細胞が密に増殖する中に，種々のグリア細胞への分化を示す細胞や脂肪滴をもつ脂肪細胞が巣状に分布する．免疫染色では，synaptophysin，NeuN，Map2 などの神経細胞マーカーが陽性になり，一部の細胞は GFAP も染色される．

■ MRI

小脳半球が主たる発育部位であるが，傍中心部あるいは虫部に発育し小脳橋角部あるいは第四脳室に伸展する例もある．

T1WI では低信号の中に脂肪細胞の高信号域が混在する．Gd にて中等度に造影される．周囲浮腫は観察されない[5]．PETではメチオニンの摂取率は高いがグルコース摂取率は低い[6]．

■治療成績

最多の73例をまとめたGembruchら[7]の報告では，女性が55%を占めている．後頭蓋窩発生が81%である．Ki-67/MIB-1増殖指数の平均は3.7%で，追跡し得た49名中14名（29%）が再発している．術後放射線治療を受けた患者の再発は12名中1例であったが，放射線治療を受けていない29名では13例（45%）が再発している．その他の報告も合わせて整理すると，①全摘出を行っても再発は避けられず，②8～10年で30～50%近くが再発し，再発までの期間中央値は10.6年を計算している．③ki-67 LIが10%以上は特に再発しやすい，とのCNS WHO grade 2相当の腫瘍像が写し出されている[4,7-10]．5年以内の再発が少ないことより，全摘出例では綿密な追跡による早期の再発診断と適切な処置が重要であろう．症例の積み重ねが必要である．

症例報告の中では，72歳の女性とその姉妹の一人に本腫瘍が発生した報告[11]がある．本腫瘍が家族性腫瘍症候群に入るのか否かは現時点では不明であるが興味ある症例である．

文献

1） Capper D, Stichel D, Sahm F, et al.: Practical implementation of DNA methylation and copy-number-based CNS tumor diagnostics: the Heidelberg experience. Acta Neuropathol 136: 181-210, 2018

2） Horstmann S, Perry A, Reifenberger G, et al.: Genetic and expression profiles of cerebellar liponeurocytomas. Brain Pathol 14: 281-289, 2004

3） Anghileri E, Eoli M, Paterra R, et al.: FABP4 is a candidate marker of cerebellar liponeurocytomas. J Neurooncol 108: 513-519, 2012

4） Oudrhiri MY, Raouzi N, El Kacemi I, et al.: Understanding cerebellar liponeurocytomas: Case report and literature review. Case Rep Neurol Med 2014: 186826, 2014

5） Alkadhi H, Keller M, Brandner S, et al.: Neuroimaging of cerebellar liponeurocytoma. Case report. Neurosurg 95: 324-331, 2001

6） Takami H, Mukasa A, Ikemura M, et al.: Findings from positron emission tomography and genetic analyses for cerebellar liponeurocytoma. Brain Tumor Pathol 32: 210-215, 2015

7） Gembruch O, Junker A, Mönninghoff C, et al.: Liponeurocytoma: Systematicreview of a rare entity. World Neurosurg 120: 214-233, 2018

8） Patel N, Fallah A, Provias J, et al.: Cerebellar liponeurocytoma. Can J Surg 52: E117-E119, 2009

9） Wang KE, Ni M, Wang L, et al.: Cerebellar liponeurocytoma: A case report and review of the literature. Oncol Lett 11: 1061-1064, 2016

10） Nishimoto T, Kaya B: Cerebellar liponeurocytoma. Arch Pathol Lab Med 136: 965-969, 2012

11） Pikis S, Fellig Y, Margolin E: Cerebellar liponeurocytoma in two siblings suggests a possible familial predisposition. J Clin Neurosci 32: 154-156, 2016

第4章

Ependymoma
上衣腫

I　頭蓋内 ependymoma

1　総論

Ependymoma（上衣腫）は 1 歳未満時から壮年期までの幅広い年齢層の全中枢神経系（テント上，テント下，および脊髄）に発生する．全国脳腫瘍集計調査報告（2005 ～ 2008）では全脳腫瘍の 1% 前後，米国 CBTRUS（2014 ～ 2048）集計 [1] でも 1.6% の稀な腫瘍である．

WHO 脳腫瘍分類第 5 版は，発生部位により下記の 7 腫瘍型（＋subependymoma）に分けている．分類の基礎となった Pajtler らの 500 症例 [2] での発生部位別頻度を部位の行末に，頭蓋内発生腫瘍 392 例中の頻度を 4 腫瘍型の（）内に記す．

- Supratentorial ependymoma（n=101, 20%）
  - *ZFTA* fusion positive（n=88, 頭蓋内 ependymoma の 23%）
  - *YAP1* fusion positive（n=13, 同 3%）
- Posterior fossa ependymoma（n=291, 58%）
  - group A（PFA）ependymoma（n=240, 同 61%）
  - group B（PFB）ependymoma（n=51, 同 13%）
- 脊髄発生 ependymoma（n=47, 10%）
  - Spinal ependymoma
  - Spinal ependymoma, *MYCN*-amplified
  - Myxopapillary ependymoma
- Subependymoma（全中枢神経系に発生，n=61, 12%）

■ WHO脳腫瘍分類第5版分類の基本

今回の分類での ependymoma 診断は，まず病理形態的に ependymoma の診断がなされる．次いで，腫瘍がどの部位（テント上，テント下，あるいは脊髄）に発生しているかを確認し，最後に分子生物学的所見を加えて腫瘍型が定まる．他の脳実質内 glia 系腫瘍診断ではグリア細胞の特徴を有していることが前提とはいえ，腫瘍細胞の分子生物学的所見が各腫瘍型（astrocytoma，oligodendroglioma，glioblastoma など）を定めているのと大きな相違がある．

Ependymoma に含まれる腫瘍型の診断には各々に診断基準（diagnostic criteria）が設けられており，必須項目（essential criteria）と押さえておくべき推奨項目（desirable criteria）が明記されている．

WHO grade は付記されていない（現時点で明確な grade 診断基準がない）．

■分類の背景

Ependymal cell（脳室上衣細胞）の形態を示す腫瘍で，前駆細胞は radial glia との考えが強い[3,4]．小児期に多いが全年齢層に発育し，部位別発生頻度は後頭蓋窩（主として第四脳室）に 65% 前後，テント上（主として側脳室）に 25% 前後，脊髄に 10% 前後である[2]．性差はない．従来より，これらの異なる部位に共通の組織細胞形態を示す ependymoma は生物学的に異なる腫瘍ではないかとの疑義が提出されていた[3]．

最も多い後頭蓋窩 ependymoma は古くから正中部発育型と側方進展型のあることがよく知られており，Witt ら（2011）[5] は染色体コピー数の変化が乏しい Group A と，コピー数異常多型（copy number alternation）を示す Group B に分けると，診断時年齢中央値（A：2.5 歳 vs B：20 歳），腫瘍局在（A：側方伸展 67% vs B：正中発生 95%），5 年生存率（A：69% vs B：95%）などの臨床病態もまた明快に 2 群に分けられることを報告した．後年，Pajtler ら（2015）[2] はこれら 2 群の相違をさらに明確にし“PFA”(posterior fossa A）と“PFB”の名称を定着させた．さらに Pajtler ら（2018）[6] は DNA メチル化プロファイリングの相違により，PFA を 9 型に，Cavalli ら（2018）[7] は PFB を 5 型に細分類している（各論参照）．

テント上 ependymoma は脳室内発育型と脳室壁外発育型があり，以前より病態の差が議論となっていた．Parker ら（2014）[8] が全ゲノム解析により同腫瘍の 75% に転写因子 NF- κ B のサブユニットをコードする *RELA* 遺伝子と，性質がよくわかっていない *C11orf95* 遺伝子が関与する染色体の転座，すなわち両者の融合遺伝子の発現を観察し，“RELA fusion, positive” ependymoma と呼んだ．*C11orf95* 遺伝子の名は染色体 11 番の open reading frame (orf) 95 の意味であり，現在は *ZFTA* (Zinc Finger Translocation Associated) 遺伝子と改名されている．この遺伝子融合は染色体粉砕 (chromothripsis) によって生じたもので，他の ependymoma グループには出現していない．*RELA* 遺伝子は平時は細胞質内にあるが *ZFTA* 遺伝子（*C11orf95* 遺伝子）と融合することにより核内に移動し，細胞増殖に関与する NF- κ B シグナル伝達を活性化する．

この融合遺伝子（*ZFTA-RELA* fusion，*ZFTA* fusion，あるいは *RELA* fusion と呼ばれる）が発現されていない残りの 25% のうち，一部では *YAP1* 融合遺伝子発現が確認されている．YAP1（yes-associated protein 1）は，Hippo シグナル伝達経路（生物種の間の器官サイズを調節）の一部で転写因子として機能するタンパク質であり，細胞増殖に関与する遺伝子の転写を活性化しアポトーシスに関与する遺伝子を抑制する．*YAP1* 遺伝子も染色体 11 番に座しており，その異常（染色体粉砕によるものではない）

により産出される異常 YAP1 タンパク質が発がんに関与する．最近は，これら 2 型（*ZFTA-RELA* fusion と *YAP1* fusion）と異なる腫瘍型の存在も議論されている（☞ 266 頁）．

これらの先駆者らの業績の上に DNA メチル化プロファイリングの結果を踏まえ，WHO 脳腫瘍分類第 5 版の新分類は，病理組織所見，分子生物学的所見，および発生部位に応じて分類している．まず subependymoma が確固たる地位を占めていることで分離（☞ 279 頁）され，テント上 ependymoma は *ZFTA* 遺伝子（旧名 *C11orf95* 遺伝子）の融合遺伝子が発現している腫瘍型（*ZFTA* fusion positive）と *YAP1* 遺伝子が融合している腫瘍型（*YAP1* fusion positive）の 2 つに分けられた．後頭蓋窩 ependymoma は group A（PFA）と group B（PFB）の 2 群に分けられ，そこには *EZHIP* 遺伝子変異とヒストン H3 タンパクの異常も関連することが明らかになっている．脊髄 ependymoma は *MYCN* 遺伝子増幅のある ependymoma と myxopapillary ependymoma の 2 群に分けられている．

■病理

組織学的には，円柱様細胞の上皮様配列を最大の特徴とする．Rosettes 形成を強調する成書も少なくない．Ependymoma に観察される rosettes は小さな腔を囲み細胞が並び腔内に絨毛を突出するもの（ependymal rosettes）と，これよりも数の多い上皮細胞が細くとがった細胞体を突出して血管をとりまくもの（vascular pseudorosettes）がある．細胞の特徴として blepharoplast あるいは cilia があげられるが，光顕標本ではこれらを観察することは困難である．石灰化はしばしば観察される．

組織学的な細分類として，WHO 旧分類では papillary ependymoma（EPN），clear cell EPN，tanycytic EPN が亜型として登録されていたが，今分類ではこれらの組織学的特徴は分類条件項目にはなっていない．また，anaplastic ependymoma も広く ependymoma の中に包括され subtype にはなっていない．CNS WHO grade に関しては，病理診断医の判断に委ねられている．その背景には，Ellison ら（2011）[9] が旧 Grade Ⅱ とⅢの診断に関して，229 例を 5 人の病理診断医に診断させたところ，5 人の一致率は 33 ～ 42% であったことが，現時点で明確な grade 診断基準を定められない理由と推察できる．

Snuderl ら [10] は，matrix metalloproteinase 2（MMP2）および MMP14 の免疫染色（ependymoma 細胞は陽性だが周囲脳組織は陰性）を用いて，テント上腫瘍の 64% とテント下腫瘍の 23% に周囲脳への浸潤像を観察し，ependymoma は浸潤性腫瘍であり手術摘出のみでは再発を防げないことを強調している．

■基本事項

日本脳腫瘍全国集計（2005～2008）では，ependymomaとして179例が登録されている．全脳腫瘍の1.1%，小児期（15歳未満）脳腫瘍の6.5%を占める．179例中anaplastic ependymomaが90例（50%）を占める．

- **性**：男女差はない（52% vs 48%）．
- **年齢**：4歳までに35例（20%），5～15歳未満に41例（23%）が発生し，小児期（15歳未満）全体では76例（42%）になる．小児腫瘍のイメージだが20歳以降（75歳まで）に97例（54%）が登録されているが，この点は一般的な報告と異なる．
- **部位**：頭蓋内では，第四脳室発生（51.2%）がテント上（大脳実質，第3および側脳室）発生（39.7%）より多い．この集計には脊髄ependymomaは含まれていない．
- WHO2021分類に基づいた信頼できる多数例の報告はないが，新分類の基礎となったPajtlerらが集計した392例[2]より頭蓋内ependymoma各腫瘍型の基本事項を整理する（**表4-1**）
- **性**：男性が235例（60%）を占める．この比率はテント上，テント下腫瘍でも同率である．分子分類別には性差があり，PFA腫瘍とZFTA（RELA）fusion腫瘍では男性が多く，PFB腫瘍とYAP1 fusion腫瘍では女性が多い．
- **年齢**：4歳未満43%，4～18歳40%，18歳以上17%で成人発症は17%にすぎない．分子分類によって好発年齢域が異なり，PFA腫瘍とYAP1-fusion腫瘍は4歳未満が半数以上を占めるのに対し，PFB腫瘍は4歳未満では極めて稀（ゼロに近い）で18歳以上が80%である．ZFTA（RELA）fusion腫瘍は4～18歳がほぼ半数を占める．
- **部位**：後頭蓋窩に74%，テント上に26%が発生している．一般的にテント上発生ependymomaの40%程度は脳室内に，60%前後は脳室外（脳室壁に接する腫瘍も含む）との報告が多い．
- **分子分類**：後頭蓋窩腫瘍ではPFA腫瘍82%，PFB腫瘍18%であり，テント上腫瘍ではZFTA fusion腫瘍88%，YAP1-fusion腫瘍12%である．

■症状

頭蓋内ependymomaが引き起こす特徴的な症状はなく，腫瘍発生部の局所症状と頭蓋内圧亢進症状を示す．第四脳室発生腫瘍では早期に閉塞性水頭症をきたすが，これとてもependymoma固有のものではない．

■画像診断

X線単純写真では特徴的な所見はない．MRIではT1強調像で低信号，T2強調像で高信号だが，均質とは限らず多様な信号強度を示す．FLAIR画像では中等度高信

表4-1　頭蓋内 ependymoma の分子4型分類と臨床像

Pajtler ら[6]の Table 1 を中心とし，播種/転移率は Ritzmann らの報告[11]，治療成績は Massimino らの 2nd AIEOP[12]および Andreiuolo らの報告[13]を合わせて作成(Paitler の本文は RELA fusion であるが，WHO2021 分類では ZFTA fusion の名称となったため両者を併記)

全症例 392 例		後頭蓋窩(n=291, 74%)		テント上(n=101, 26%)	
		PFA	PFB	ZFTA(RELA) fusion	YAP1 fusion
症例数		240 (82%)	51 (18%)	88 (87%)	13 (13%)
男：女		1.8：1	0.7：1	1.8：1	0.3：1
年齢	中央値	3 歳	30	8 歳	1.4 歳
	4 歳未満	58%	0%	24%	62%
	4 ～ 18 歳	41%	19%	52%	30%
	18 歳以上	1%	81%	24%	8%
	好発年齢層	乳幼児/小児	小児/成人	全年齢	乳幼児/小児
腫瘍局在		67% が外側	95% が正中	(記載なし)	
小脳浸潤		強い	弱い	(無関係事項)	
再発時播種/転移率		81%	22%	50%	80%
組織型/WHO grade		各型に有意な特徴なし/WHO grade は付記されていない			
生存率	5y PFS	53.7%*	100%*	77.8%*	86%**
	5y OS	70.7%*	100%*	94.4%*	100%**
	10y PFS	43.0%*	80.0%*	68.1%*	86%**
	10y OS	64.5%*	100%*	82.6%*	100%**
予後不良因子		1q gain 6q loss	1q gain 13q loss	CDKN2A 欠失	未検出
腫瘍化重要遺伝子(driver 遺伝子)		未検出	未検出	*RELA*-fusion 遺伝子	*YAP1*-fusion 遺伝子
免疫染色		H3K27me3 陰性	H3K27me3 陽性	P65 染色陽性	P65 染色陰性

生存率：Massimino らの 2nd AIEOP* および Andreiuolo らの報告**

号に描出され，60 ～ 100% の症例で実質部は強く造影される[14]．周囲浮腫はほとんど観察されないがテント上腫瘍では軽度観察されることがある．CT スキャン上の石灰化は半数以上にみられる，出血も 10% 程度に観察される．

典型的な第四脳室発生腫瘍は，Magendi 孔あるいは Luscka 孔を通じて脳室外へ進展しくも膜下腔をパックするように増大・発育するため，plastic ependymoma と呼ばれることがある．medulloblastoma との大きな鑑別点である．稀に，小脳橋角部の ependymal cell nest より発生する同部の孤発性腫瘍がある．テント上脳室外腫瘍は，平均 4 cm に及ぶ大きな嚢胞性腫瘍として診断されることが多い．

血管撮影では中等度の腫瘍血管造影が観察される．CT/MRI での造影効果の程度と血管撮影での血管網の程度は，ともに組織学的悪性度とは無関係である．

■治療の歩み

［略号］GTR：gross total removal，NTR：near total removal（残存腫瘍 1 cm^2 以下），STR：subtotal removal

1）手術摘出の効用と限界：典型的な後頭蓋窩あるいはテント上発生 ependymoma は脳室内に孤立し，脳室壁付着部は極めて狭く周囲脳との浸潤も肉眼的には確認できないため，顕微鏡手術の以前ですらほぼ半数の症例で肉眼的全摘出（gross total removal: GTR）が行われている．ほとんど全ての retrospective な多数例分析において，肉眼的全摘出例は亜全摘（subtotal removal: STR）症例より有意に長い生存率を示し，多変量解析においても予後良好因子として抽出されている．しかし周囲脳には軽度ではあるが浸潤[10]しているため，手術摘出のみでは治癒は得られないことは既に 1970 年代に指摘されている．また，2 〜 3 歳の幼児後頭蓋窩に直径 3 cm を超す腫瘍が増大する速度（2，3 年で形成）は glioblastoma に匹敵し，微量の術後残存腫瘍でも 2 年前後で元の大きさに増大し得る．

2）手術摘出治療の限界に伴い，1900 年代後半から術後放射線治療の必要性が指摘された[15]．放射線は当初全脳脊髄照射[16]が広く行われたが，Lyons ら[17]が 729 例の文献報告より診断時点での脊髄播種率 6.0%（low grade 3%，high grade 13%）を報告して以来，局所照射が原則となった．播種率に関する最新の情報は，HIT-2000 study に登録された 402 例中 10 例（2.2%）である[18]．2000 年代に入り，米国での 3 歳以上の ependymoma の標準治療は全摘出と術後局所放射線治療（59.4 Gy）が標準となった[19]．Koshy ら[20]は SEER database（1988 〜 2006）の 804 例を分析し，生存率へ影響を及ぼす因子について HR（hazard ratio）を算出している．その結果，放射線治療施行群と全摘出群は非照射群および非全摘出群と比較して，各々死亡リスクを 68% と 59% 低減していることを示し，全摘出と放射線治療の重要性を強調している．なお SEER 統計では 3 歳未満児の 3 年生存率は 61% であるが，その中での放射線治療群の 3 年生存率は 81% の好成績であり，乳幼児照射への議論を求めている．

3）放射線治療の有効性に関しての無作為比較試験（照射群 vs 非照射群）は行われていないとはいえ，これまでの治療の歴史から放射線治療が少なくとも大半の ependymoma の延命に有用であることには異論はない．一方で，乳幼児はもとより小児期患児への 50 Gy 以上の照射は晩期脳機能障害の危険があることも間違いない．放射線治療後の認知障害について ependymoma に限定した報告は少ない．von Hoff ら[21]は手術と術後放射線治療で治療した後頭蓋窩症例 23 例を中央値 4.5 年追跡している．全体として知的活動は軽度から中等度低下しているが，medulloblastoma ほど高度ではない．その中では読書力が年を経る毎に低下するのが目立つ．Full scale IQが年とともに低下する傾向はないが，5歳未満児および術後小脳症状を残した症例では有意に低い．二次腫瘍の発生に関しては，陽子線治療386例中の3例（0.8%）[22]，後述のACNS0121 study[23]は356例中7例（1.9%）を報告している．10年累積発生予測は3.4%である．放射線治療障害を防ぐ手段は，照射機器の改良が一策であり，もう一策は放射線治療の代わりに化学療法を用いることである．

4）Conformal radiotherapyと陽子線（プロトン）治療

Conformal radiotherapy（3次元原体照射法）とは，3次元的に多分割コリメータを使用して照射領域を腫瘍の形状に一致させ，かつ周辺臓器への無用な照射を避けることのできる治療法であり，その一つがIMRT（Intensity-modulated radiation therapy，強度変調放射線治療）である．St.Jude小児病院は1997～2007年にかけてIMRTを用いて153例（2～9歳）の治療を行い（59.4Gy），肉眼的全摘出が行えた症例では10年PFS 77.3%，同OS 88.0%の優れた治療成績を報告している[24]．IMRT治療群に危惧される脳機能低下に関して，Conklinら[25]は87例を中央値5年間追跡し，通常の放射線治療よりは軽微な脳機能低下であったと報告している．

陽子線治療（プロトン治療）は急峻なブラックピークを特徴とするため，腫瘍領域へ高エネルギーの陽子線を集中的に照射しつつ周囲脳組織への不要な被曝を最小限にし得る放射線治療の一つである．米国Florida大学[22]は386例（年齢中央値3.8歳）の7年PFS64%，OS82%を示し，ドイツのプロトン治療センター[26]は，18ヵ月未満児にも安全に照射し得ると報告している．

5）化学療法の効果：悪性腫瘍に対する化学療法効果の検証は再発腫瘍への投与から始まるが，ependymomaでも同様の手順が踏まれている．1975年から2009年の間に再発ependymoma症例に投与された化学療法効果をまとめたBoufettの報告[27]によると，単剤投与報告（270例）のCRは3.7%，CR＋PR 12.9%，多剤併用regimen（69例）のCRは2.8%，CR＋PR17.4%，大量化学療法regimen（CCGとSFOPの臨床試験）での腫瘍縮小率は0%に終わっていて，当時の化学療法処方では有効な腫瘍縮小効果は期待できないと結論している．放射線治療との併用効果に関しても，米国CCGの3つのprospective study（3歳以上児対象）において，放射線治療単独より有意な効果は得られていない[28-30]．

6）3歳未満児症例に対しては，他の小児悪性腫瘍と同じく放射線治療を避けるあるいは遅らせるために術後に化学療法を先行する臨床試験が行われてきた．しかし，3種の2剤併用処方を順次くり返すBBSFOP study[31]，4種の化学療法をくり返し投与するUKCCSG/SIOP study（Grundyら2007）[32]，イタリアのAIEOP study[33]，大量化学療法を用いたHead-Start Ⅲ study[34]などにおいて，全て有意な効果を示すことができていない．

■2019年以降の治療報告

現在のependymoma治療成績を把握するには，Merchantら（2019）が主導したACNS0121 study[23]，Pattesonら（2021）[35]がまとめたMGHでの陽子線（プロトン）治療成績，イタリアの2nd AIEOP[35]，および3歳未満児を対象としたSJYC07 study[34]が参考になる．前2者は3歳未満児にも術後放射線治療を採用している．

ACNS0121 study[23]は1～21歳（中央値5.6歳，3歳未満児29%）のテント上下ependymoma 356例を対象とし，手術摘出量，部位，WHO gradeを併せたリスク分類（stratum）に従って治療している（表4-2）．放射線治療は局所59.4 Gy/1.8 fr，化学療法はvincristin，carboplatin，cyclophosphamideの3者併用療法である．全症例の5年および10年EFS（event-free survival）は62.7%と57.4%，5年および10年OS（over-all survival）は83,8%と71.2%である．最も予後良好が期待されたテント上でGTR1（術中所見と術後MRIで残存なし）が行えたGrade Ⅱ腫瘍（stratum 1）はわずか11例（3%）であったが，術後経過観察のみで7年EFS 51.1%とOS 100%の好成績である．一方予後不良が予想されたテント下かつ亜全摘群の10年EFSとOSは33.3%と

表4-2　ACNS0121 studyの結果（Merchantら2019）[23]

テント上下ependymoma 356例を対象とし，手術摘出量，部位，WHO gradeを併せたリスク分類（stratum）に従って治療．本表は治療医が参照しやすいように，部位－手術摘出度－悪性度からの成績に改変．

部位	手術摘出度（WHO grade）	リスク分類	術後治療	EFS（%）		OS（%）	
				5年	10年	5年	10年
テント上	GTR1, grade Ⅱ	STR 1	経過観察	61.4	51.1*	100	100*
	GTR1, grade Ⅲ	STR 4	放射線治療	69.5	62.1	88.3	79.6
	GTR2/NTR, 全grade	STR 3	放射線治療	67.3	58.9	83.3	71.5
	STR, 全grade	STR 2	化療－再摘出－放治	37.3	33.3	70.2	49.1
テント下	GTR1, 全grade	STR 4	放射線治療	69.5	62.1	88.3	79.6
	GTR2/NTR, 全grade	STR 3	放射線治療	67.3	58.9	83.3	71.5
	STR, 全grade	STR 2	化療－再摘出－放治	37.3	33.3	70.2	49.1
	PFA＋1q gain（＋）			35.7	35.7	64.3	50.0
	PFA＋1q gain（－）			81.5	75.8	91.6	73.7
3歳以上				70.5	63.8	85.5	－
3歳未満				62.9	53.8	87.4	－
全症例				62.7	57.4	83.8	71.2

GTR1: 手術顕微鏡下で腫瘍組織残存なし，かつ術後MRIで腫瘍陰影なし
GTR2：手術顕微鏡下で腫瘍組織残存，しかし術後MRIで腫瘍陰影なし
NTR：術後MRIにて直径5 mm以下の腫瘍残存あり
STR：上記以外全ての状況
*STR1治療群：7年EFSとOS

表4-3　陽子線(プロトン)治療成績（Patteson ら 2021）[35]

		症例数	EFS (%)			OS (%)		
			5年	7年	p	5年	7年	p
全例		145	68.2	63.3	―	86.5	82.6	―
部位	テント上	43	77.1	77.1	ns (0.1)	97.4	93.2	0.04
	テント下	102	64.7	58.0		82.8	79.3	
年齢	3歳以上	79	68.7	66.7	ns (0.4)	88.9	83.5	ns (0.4)
	3歳未満	66	67.6	60.0		84.1	81.6	
摘出度	GTR/NTR	116	74.8	70.3	＜0.0001	94.0	90.9	＜0.0001
	STR	29	42.3	35.2		56.0	49.6	

NTR: near total removal

49.1%にとどまっている．術後直ちに放射線治療を行った3歳未満症例の5年生存率87.4%は，化学療法先行治療の代表である2nd AIEOP（☞後述）の73%を上回り，著者らは3歳未満児にも適応例には放射線治療を躊躇すべきではないと主張している．

MGHでの陽子線治療成績（150例，年齢中央値3.6歳）の7年EFSとOSは63.3%と82.6%であり，ACNS0121 studyとほぼ同成績といえる（**表4-3**）[35]．3歳未満児の5年生存率84.1%は前記ACNS0121 studyとほぼ同等で2nd AIEOPの73%を上回り，3歳未満児への陽子線照射の有効性を強調している．陽子線照射線量に関しては54 Gy以上と未満でEFS/OSともに有意差はなく，54 Gyが適切線量と結論している．

Massiminoらイタリアのグループの2nd AIEOP study[12]は対象を全小児例に拡大し，術後照射を根幹として予後不良群に化学療法を併用している（**表4-4**）．① Grade IIの全摘出例には局所照射（59.4 Gy），② Grade III全摘出群には局所照射後にVEC療法（vincristine，etoposide, cyclophosphamide）4コース，③ Grade III非全摘例には化学療法後手術摘出を行い局所照射，④ 1～3歳のgrade IIの非全摘例にはVEC療法のみ，を160例に行った．その結果，全例の5年PFS 65%，5年OS 81%，非全摘例でも5年PFS 58%，5年OS 69%の結果をあげ，放射線治療の有効性を再確認している．VEC療法に関しては，術後STR症例にVEC療法4サイクル後に局所照射54 Gyを行うBIOMECA study[36]においてVEC後の優れた腫瘍縮小率（CR＋PR）66%と10年生存率54%を報告している．一般にSTR症例の10年生存率は50%を下回ることより，優れた腫瘍縮小率も合わせて今後の積極的な化学療法の可能性を示している．

3歳未満児の治療に関してはSaint Jude小児病院を中心とした化学療法を駆使したSJYC07 phase 2 studyがある[37]．髄液細胞診とMRI所見よりの播種/転移の有無

表4-4 2nd AIEOP の治療成績（Massimimo ら 2021[12]

		症例数	EFS（%）			OS（%）		
			5 年	7 年	p	5 年	7 年	p
全例		160	66.2	58.5		79.9	73.6	
部位	テント上	48	75	65	ns（0.07）	90	82	0.042
	テント下	112	62	54		76	70	
年齢	3 歳以上	115	70	63	0.039	83	76	ns（0.07）
	3 歳未満	45	58	45		73	68	
摘出度	NED	110	73	67	0.008	87	83	＜0.0001
	ED	50	52	42		64	54	

NED：no evidence of disease（残存腫瘍なし≒ GTR） ED：evidence of disease（残存腫瘍あり）

表4-5 3 歳未満時対象の SJYC07 study の結果（Upadhyaya ら 2019）[12]

		症例数	4 年 PFS（%）		4 年 OS（%）	
全例		54	75.1 （7 年 54.6）		92.6 （7 年 79.5%）	
分子分類	PFA	42	71.2	*p*=0.22（ns）	91.7	*p*=0.75（ns）
	RELA	8	83.3		100	
	YAP1	4	100		100	
予後因子	1q gain（＋）	5	60.0	*p*=0.05	80.0	*p*=0.21（ns）
	1q gain（－）	37	72.9		92.4	
摘出度	GTR/NTR	41	79.0	*p*=0.034	91.6	*p*=0.07（ns）
	STR	12	41.7		53.3	

により，M＋症例と M0 症例に分けて異なる治療を行っている（**表 4-5**）．寛解導入化学療法は high dose methotrexate（5 g/m^2）を中心としている．M0 症例には寛解導入（induction）化学療法 4 サイクル後に可能なら salvage surgery を行い，その後地固め治療（consolidation）として局所放射線治療 54 Gy を行う．ただし 1 歳未満児には cyclophophamide, carboplatin, etoposide 併用化学療法を 2 サイクル行い 1 歳まで照射を待機する．M+ 症例には前記寛解導入（induction）化学療法に vinblastine を加えた処方を 4 サイクル後に地固め化学療法（consolidation）を行う．両群とも consolidation 治療後に維持療法として経口化学療法（cyclophosphamide と topotecan）を継続している．全 54 例の 7 年 PFS 54.6%，OS 79.5% である．GTR/NTR の 41 症例と STR の 12 症例の 4 年 PFS は 79.0% vs 41.7%，4 年 OS は 96.9% vs 53.3% であり有意差があった．M0 症例での salvage surgery では 80% で GTR が得られており，寛解導入化学療法の腫瘍縮小効果が示されている．一方で，分子分類別（PFA, RELA, YAP1）では PFS/OS ともに有意差はなく，染色体 1 番長腕増幅（1q gain）の有無も OS では有意差が

表4-6　頭蓋内 ependymoma289 例の再発率（Ritzmann ら 2020）[11]

分子分類別の再発分析を行えたのは 133 例

	治療総例数	再発数(%)	備考
後頭蓋窩腫瘍（PF）	216	142（68%）	90/142（63%）死亡
PFA	95	77（81%）	
PFB	9	2（22%）	
テント上腫瘍（ST）	73	40（55%）	21/40（53%）死亡
ZFTA（RELA）fusion	24	12（50%）	最多再発回数 8 回
YAP1 fusion	5	4（80%）	

得られていず，著者らは乳幼児症例の特徴と考察している．

これら 4 編の報告から本腫瘍の治療には放射線治療（54 Gy）が欠かせないことが理解できる．その結果から読み取れる治療成績は，全症例の 10 年生存率 70 ～ 75%，全摘出例では 80% 前後であろう．亜全摘例は 50% を下回っている．10 年非増悪生存率は全症例で 50% 前後，全摘出例 60% 前後，亜全摘例 30% 前後であろう．3 歳未満児を対象とし化学療法を駆使した SJYC07 study の 7 年生存率 79.5%（10 年なら 70 ～ 75%？）は，3 歳以上児も含めた報告とほぼ同等であり，今後の化学療法の役割を示した貴重な報告である[37]．

再発（初回）症例の分析では，概ね局所再発が多く 70% 前後，CNS 内遠隔再発（局所再発を伴う例も含め）30% 前後である[38,39]．再発後の予後は不良であり，再々発までの期間中央値は 13 ヵ月，5 年非増悪生存率 26%，5 年生存率 30% の報告がある[39]．3 歳未満児では逆に遠隔再発の方がやや多い（54%）[37]．

分子分類別の再発様式に関して，Ritzmann ら（2020）[11] は SIOP が主導した 2 臨床試験に登録した 302 例中の再発 186 例（62%）の分析を行っている（**表 4-6**）．テント上腫瘍と後頭蓋窩腫瘍の再発率（68% vs 55%）に有意差はない．分子分類別では PFA と YAP1 の再発率が高く（81% と 80%），PFB の再発率は低い（22%）．RELA 腫瘍の再発率は中間（50%）だが，最多の再発回数 8 回の症例が含まれている．播種 / 転移の有無を検索できた 78 再発例では，播種 / 転移 20 例（26%），局所再発 58 例（74%）であり，前者の mPFS は後者より不良（12 月 vs 20 月），MS（20 月 vs 45 月）も同様で播種 / 転移症例が有意に不良である．初回再発に対しての放射線治療は非照射群より有意な生存率延効果（mEFS：19 月 vs 8 月，MS：33 月 vs 20 月）があり，手術全摘出もまた同様である（10 年生存率 25% vs 亜全摘 0%）．再発例に対するテモゾロミドの効果は残念ながら否定されている[40]．

2 後頭蓋窩のEpendymoma（PFA腫瘍85%前後，PFB腫瘍15%前後）

■WHO脳腫瘍分類第5版の定義

後頭蓋窩（主として第四脳室）に発育する境界明瞭な腫瘍で，組織学的には，線維性基質を背景に均一な小型の類円核をもつ腫瘍細胞が増殖し，pseudorossetesやependymal rosettesが観察される．ゲノム分析により，ependymoma，posterior fossa group A（PFA）とposterior fossa group B（PFB）に分けられる．脳神経外科医が抱く“ependymoma”のイメージは2～3歳幼児に発生する第四脳室腫瘍（概ねPFA腫瘍に該当）であり最も多い．しかし，我が国での頭蓋内ependymoma頻度が1%とすると，PFA腫瘍は全脳腫瘍の0.6%にすぎない．

4

■PFA腫瘍とPFB腫瘍の概略（表4-1参照）

多数例の報告によると，PFA腫瘍が85%前後，PFB腫瘍が15%前後である[6,41]．年齢と性別（表4-1）は，PFAは小児に多く（中央値3歳）かつ男児に多いが，PFBは成人に多く（30歳）女性に多い．発育部位はPFAでは67%が外側伸展型に対し，PFBの95%は正中部発育である．これらの特徴を反映して，MRI所見は表4-7に示すように，種々の点で両腫瘍間に有意な差がある[41,42]．腫瘍サイズはPFAの方が大きく，PFAのほとんどで石灰化が観察される．PFA腫瘍の造影効果は均質ではなく多彩であるが，PFBは均質な造影効果を示す．PFBは全例で嚢胞を含むが，PFAでは嚢胞を含まない例も少なくない．大小様々な嚢胞が集簇（クラスター）する“soap bubble” sign（シャボン玉様所見）はPFBの12.9%で観察されるがPFAでは出現しない．本signのPFBに対する陽性的中率は100%と高い[42]．

表4-7 後頭蓋窩PFA腫瘍とPFB腫瘍のMRI所見
Leclercら[41]，およびJinら[42]の報告を合わせて記載

症例数68例	PFA 56例（82%）	PFB 12（18%）	p値
年齢中央値	2歳	20歳	
腫瘍容積中央値	57 cm^3（直径2.4 cm）*	29 cm^3（直径1.9 cm）*	0.003
正中部発生	61%	92%	0.01
石灰化	93%	40%	0.001
後頭蓋窩孔伸展	Luschuka孔多い	Luschuka孔少ない	0.001
均質性造影効果	5%	75%	0.0008
嚢胞形成	全例ではない	全例に嚢胞形成あり	0.002
soap bubble sign**	12.9%	0%	陽性的中率100%

*直径：球形と仮定　**Jinら[42]の報告

治療予後は PFB 腫瘍の方が良好である．2 nd AIEOP sudy [12] の結果（☞治療方法は 258 頁）では，10 年 EFS は PFA（41 例）：53.7% vs PFB（9 例）：80%，10 年 OS は PFA：64.5% vs PFB：100% である（表 4-1）．予後不良因子の有無による生存率は次項に記す．再発率も当然差があり，PFA は 81%，PFB 22% の報告がある [11]．

1　Posterior fossa group A（PFA）ependymoma

■ 診断基準 diagnostic criteria

- **必須項目 essential criteria**：病理学的に ependymoma と診断されていること，および抗 H3K27me3 抗体を用いた免疫染色にて陰性所見（核内に染色されない）の確認あるいは DNA メチル化プロファイリングにより PFA ependymoma クラスターに含まれることの確認．
- **推奨項目 desirable criteria**：染色体コピー数多型解析での染色体安定性の確認．

■ ゲノム異常とそれによる治療成績

PFA 腫瘍は診断時の年齢中央値が若く（2 ～ 3 歳），全体的にバランスのとれたゲノムを示しながらも頭蓋内 ependymoma 中最も予後不良（10 年全生存率 64.5%，表 4-1）である．シークエンシング研究により融合遺伝子や他の高率に反復変異する遺伝子は認められず，この腫瘍は epigenetic に駆動されることが示唆されている．その中心は H3K27 タンパクのトリメチル化の消失（loss of H3K27me3）である．この原因のほとんどは *EZHIP* 遺伝子の過剰発現による異常な EZHIP タンパクの産生によるもので，*H3K27M* 遺伝子の変異によるものはごく少数（4 ～ 7%）[6,43,44] である．この両者は相互排他的に出現している．Mariet ら（2022）[43] が DNA メチル化分析にて診断した PFA116 例中，免疫染色での H3K27me3 染色陰性は 8 例（7%）で，残りの 108 例では EZHIP 染色陽性（異常 EZHIP 染色発現）であった．一方で，分子診断に有用な biomarker を探索する BIOMEGA study では，DNA メチル化分析で PFA と診断された 96 例中 91 例（95%）で免疫染色による H3K27me3 欠失が観察され，感度 99% 以上，特異度 90% 以上で PFA 診断に欠かせない方法と結論している [45]．免疫染色の条件や染色度の強弱に対する判断基準などの統一が必要であろう．

染色体コピー数数の異常多型は PFB と比較して少数であるが，その中では PFA 腫瘍の 20% 前後に観察される染色体 1 番長腕の増幅（1q gain）が予後不良因子として広く知られている [12,23,46]．ACNS0121 study [23] の結果では，1q gain の有無による PFA 腫瘍の 10 年 EFS/OS は，35.7%/50.0%（有 14 例）vs 75.8%/73.3%（無 60 例）で有意な差がある（表 4-2）．さらに Baroni ら（2021）[46] は 6 番長腕の欠失（6q loss）にも注目している．彼らの PFA 663 例の分析では，異常多型がほとんど見られない症例が

503例（76%），1q gainのみ102例（15%），6q lossのみ35例（5%），両者出現22例（3%）である．10年生存率に有意差があり，多型なし（48%）＞1q gainのみ（23%）＞6q lossのみ（10%）＞両者出現（2.5%）の順で，6q lossが最も強い予後不良因子（ultra high-risk）と強調している．両者出現例では再発時のdissemination率も53%と高い．また再発腫瘍に初発時に出現していなかった1q gainや6q lossが50%で確認された報告[47]もある（malignant progressionと呼ぶべきか？）．

3歳未満時に限定した治療成績はやや異なる．化学療法を主体としたSJYC07 trial[34]では，4年PFS 71.2%，OS 91.7%で，2nd AIEOP study[12]の5年EFS 53.7%とOS 70.7%よりやや良好といえる．この3歳未満児では，1q gainの有無で予後の差はない．

病理組織学的観察にてもheterogeneityが強く，細胞密度の高い部分では，1q gainと6q lossが有意に多く，Ki-67 indexも高い．当然，高密度腫瘍群の予後は低密度群より不良である[47]．

Pajtlerら（2018）[6]は，PFA 675症例のDNAメチル化分析をさらに進めた結果，PFAはPFA-1（69%）とPFA-2P（31%）に2大別され，PFA-1はさらに6種類（PFA-1a～1f），PFA-2は3種類（PFA-2a～2c）に分類できることを報告している．細分類された9型は各々，EZHIP遺伝子異常やH3K27M変異パターンなどの予後に関連する染色体異常多型のパターンが異なることで特徴づけられている．染色体異常多型がほとんど見られない2c腫瘍の10年生存率は94%だが，1q gainと6q lossが最も多く集まる1c腫瘍の10年生存率は16%と極端に低い．PFAの特徴であるH3K27me3（トリメチル化）の消失は，EZHIPタンパクの異常発現あるいは稀なH3K27M遺伝子変異によってひきおこされるが，後者はほぼPFA1f腫瘍のみに出現し，前者はPFA1f腫瘍を除く他の8腫瘍で観察されている[44]．

2　Posterior fossa group B（PFB）ependymoma

■診断基準 diagnostic criteria

- **必須項目 essential criteria**：病理学的にependymomaと診断されていること，およびDNAメチル化プロファイリングによりPFB ependymomaクラスターに含まれることの確認．
- **推奨項目 desirable criteria**：ゲノムワイド・コピー数解析における染色体不安定性と異数性，および免疫染色にてH327me3が核内に染色されていることの確認

■ゲノム異常

Posterior fossa ependymomaの15%程度を占める．PFAと比較して成人に多く，正中部に多く発育し予後は良好である．PFAがH3K27me3（トリメチル化）の消失

という特徴を示すのに対し，PFB のゲノム異常マーカーは報告されていない．染色体コピー数多型が多いのが特徴で，広く報告されている染色体コピー数多型は，1q gain（12%），monosomy 6（61.3%），monosomy 10（38.7%），monosomy 17（33.5%），trisomy 5（31.1%），trisomy 8（23.5%），trisomy 18（51.9%）and 22q loss（48.1%），　などである [2]．

Cavalli ら（2018）[7] は DNA メチル化分析をすすめ，PFB は gene expression の異なるさらに 5 グループに（PFB1 ～ 5）に細分化されることを報告している．年齢は PFB4 の 15 歳が例外的に若く，PFB1-3 は 26 ～ 30 歳，PFB5 は 40 歳前後に多い．男女比も異なり，PFB1,3,5 は女性に多く，PFB2,4 は男性に多い．染色体コピー数多型パターンも各群で異なっている．治療予後に関してはグループ間では差はないが，再発までの期間中央値（PFS）の不良因子として 1q gain と 13q loss を指摘している．

■治療成績

稀少腫瘍のため，多数例の信頼できる報告はないが，頭蓋内 ependymoma の中では YAP1 腫瘍と並んで予後良好である．2nd AIEOP4 study（☞治療法は 258 頁）[12] では 10 年 PFS 80%，OS 100% である．再発率も 22% で PFA の 80%より有意に低い [11]．

---

3 テント上 Ependymoma（ZFTA 腫瘍 85% 前後，YAP1 腫瘍 15% 前後）

■WHO 脳腫瘍分類第5版の定義

テント上（脳室内外）に発育する境界明瞭な腫瘍で，組織学的には，線維性基質を背景に均一な小型の類円核をもつ腫瘍細胞が増殖し，pseudorossetes や ependymal rosettes が観察される．*ZFTA* 融合遺伝子（主として *RELA* 遺伝子との融合）が出現する supratentorial ependymoma, *ZFTA* fusion-positive と *YAP1* 融合遺伝子（主として *RMAMLD1* 遺伝子との融合）が観察される supratentorial ependymoma, *YAP1* fusion-positive に分かれる．

■*ZFTA* fusion-positive腫瘍と*YAP1*融合遺伝子腫瘍の概略（表4-1参照）

Pajtler ら（2015）[2] の報告によると，ZFTA 腫瘍が 85% 前後，YAP1 腫瘍が 15% 前後であるが，YAP1 腫瘍は 4 ～ 10% との報告もある [13,48,49]．年齢と性別（表 4-1）では，ZFTA 腫瘍は小児期（4 ～ 18 歳）に最も多い（50%）が，乳幼児にも成人にも発生する．YAP1 腫瘍は 4 歳未満（特に 2 歳未満）に最も多く，成人は稀である．Massimino ら [12] と Andreiuolo ら [13] の報告（表 4-1）では 10 年生存率は両腫瘍型とも良好で

80% 以上だが，症例数が少なく信頼性に欠ける．しかし，後頭蓋窩 ependymoma より良好であるのは間違いない．

1　ZFTA fusion-positive 上衣腫

■ 診断基準 diagnostic criteria

- **必須項目 essential criteria**：病理学的に ependymoma と診断されていること，および *ZFTA fusion* 遺伝子の確認．
- **推奨項目 desirable criteria**：DNA メチル化プロファイリングにより *ZFTA* fusion-positive ependymoma クラスターに含まれることの確認，あるいは免疫染色による p65（RELA）あるいは L1CAM の陽性所見．

■ 免疫染色

p65 抗体による免疫染色陽性の意義は，腫瘍進行を促進する因子の一つである NF-κB（nuclear factor kappa-light-chain-enhancer of activated B cells）タンパク（転写因子）の p65 サブユニットが RELA 遺伝子にコードされているためである．一方で，L1CAM（cell adhesion molecule L1/CD171）タンパクも NF-κB の活性化に与り，かつ *ZFTA* fusion-positive 腫瘍での陽性所見が高いことで汎用[50]されてきたが，感度と特異性に欠けるため，本腫瘍の診断手段としては L1CAM 免疫染色は推奨しないとの論が強くなっている[51]．

■ 画像診断

充実性部分の嚢胞性部分が共存し，腫瘍内出血巣や石灰化を確認することも稀ではない．不均一な造影効果を示す．脳表に接するような発育を示すことが多く，かつて“cortical” ependymoma と呼ばれた症例が高率（95.5%）に RELA fusion 腫瘍であったとの報告がある[52]．

■ 治療成績

症例数が少なく信頼できる報告はない．**表 4-4** に示した 2nd AIEOP study（☞治療法は 258 頁）では 10 年 PFS 68.1% と OS 82.6% で良好である[12]．しかし，Jünger ら (2020)[53] は ZFTA-RELA fusion 腫瘍 54 例中 23 例 (43%) で *CDKN2A* 遺伝子欠失（ホモ欠失 9 例とヘミ欠失 14 例）があり，欠失（−）例より有意に予後が不良と報告している．10 年生存率は欠失（−）例 96%，ヘミ欠失 70 ～ 75%，ホモ欠失は 50% 以下である．

2　YAP1 fusion-positive 上衣腫（YAP1-MAMLD1 fusion 上衣腫）

■ 診断基準 diagnostic criteria

- **必須項目 essential criteria**：病理学的に ependymoma と診断されていること，および *YAP1 fusion* 遺伝子の確認.
- **推奨項目 desirable criteria**：DNA メチル化プロファイリングにより *YAP1* fusion positive ependymoma クラスターに含まれることの確認.

■ 臨床像

実際は *MAMLD1* 遺伝子との融合腫瘍であり，テント上上衣腫の 5 ～ 13%% を占める [13,48,49]．単純計算として，ependymoma は全脳腫瘍の 1%，テント上腫瘍はその 25%，本腫瘍はテント上腫瘍の 10% とすると全脳腫瘍の 0.025% の超稀少腫瘍となる.

Andreiuolo ら（2019）[13] はドイツのデータベースからの 15 例を報告している．平均年齢が 8.2 ヵ月（1 歳未満 9 例，1 ～ 2 歳 3 例）で女児に圧倒的に多い（13 例）．MRI 所見（10 例）では，T1WI，T2WI ともに isodense mass の大きな腫瘍（全例 5.8 cm 径以上）として診断され，80% で嚢胞形成が観察されている．全例で不均質なリング造影像を示す．9 例が脳室内あるいは脳室に接して発育している．MRI 上の出血所見は 1 例のみと少ない.

治療に関しては，14 例中 11 例で肉眼的全摘出が行われ，術後放射線治療（54 ～ 56 Gy）も 6 例に施行されている．調査時点での再発は 2 例（14%）で，術中止の 1 例を除いて全例生存している（10 年 PFS と OS は 86% と 100%）.

3　Supratentorial non-ZFTA, non-YAP1 ependymoma

DNA メチル化分析にて，テント上 ependymoma クラスターに属すると診断された腫瘍群の中に，ZFTA-RELA fusion 腫瘍と YAP1-fusion 腫瘍以外の腫瘍が存在することが話題となっている．Pagès ら（2019）[49] は 40 例中 16 例が該当すると報告している．6 例は ependymoma 以外の既知の腫瘍（high grade neuroepithelial tumor および diffuse midline glioma）で 10 例は分類困難としている．Zschernack ら（2021）[54] は 18 例を報告し，病理組織学的には RELA-like ependymoma と tanycytic ependymoma としている．Fukuoka ら（2018）[48] もテント上 ependymoma 29 例中 RELA-fusion 腫瘍 20 例，YAP1-fusion 腫瘍 1 例を除く 8 例が ependymoma 以外の腫瘍（様々な既知のゲノム異常を示す 5 例と診断不能 3 例）であったことを報告している．これらの報告は ependymoma 診断における病理組織診断の重要性を指摘していると同時に，*ZFTA* 遺伝子と *YAP1* 遺伝子以外の未知の遺伝子がテント上 ependymoma の発生に関与している可能性を示唆している．

文献

1）Ostrom QT, Cioffi G, Waite K, et al.: CBTRUS Statistical Report: Primary Brain and Other Central Nervous System Tumors Diagnosed in the United States in 2014-2018. Neuro Oncol 23(12 Suppl 2): iii1-iii105, 2021
2）Pajtler KW, Witt H, Sill M, et al.: Molecular classification of ependymal tumors across all CNS compartments, histopathological grades, and age groups. Cancer Cell 27: 728-743, 2015
3）Taylor MD, Poppleton H, Fuller C, et al.: Radial glia cells are candidate stem cells of ependymoma. Cancer Cell 8: 323-335, 2005
4）Poppleton H, Gilbertson RJ: Stem cells of ependymoma. Br J Cancer 96: 6-10, 2007
5）Witt H, Mack SC, Ryzhova M, et al.: Delineation of two clinically and molecularly distinct subgroups of posterior fossa ependymoma. Cancer Cell 20: 143-157, 2011
6）Pajtler KW, Wen J, Sill M, et al.: Molecular heterogeneity and CXorf67 alterations in posterior fossa group A（PFA）ependymomas. Acta Neuropathol 136: 211-226, 2018
7）Cavalli FMG, Hübner JM, Sharma T, et al.: Heterogeneity within the PF-EPN-B ependymoma subgroup. Acta Neuropathol 136: 227-237, 2018
8）Parker M, Mohankumar KM, Punchihewa C, et al.: C11orf95-RELA fusions drive oncogenic NF-κB signalling in ependymoma. Nature 506: 451-455, 2014
9）Ellison DW, Kocak M, Figarella-Branger D, et al.: reproducibility and clinical relevance in European trial cohorts. J Negat Results Biomed 10: 7, 2011
10）Snuderl M, Chi SN, De Santis SM, et al.: Prognostic value of tumor microinvasion and metalloproteinases expression in intracranial pediatric ependymomas. J Neuropathol Exp Neurol 67: 911-920, 2008
11）Ritzmann TA, Rogers HA, Paine SML, et al.: A retrospective analysis of recurrent pediatric ependymoma reveals extremely poor survival and ineffectiveness of current treatments across central nervous system locations and molecular subgroups. Pediatr Blood Cancer 67: e28426, 2020
12）Massimino M, Barretta F, Modena P, et al.: Second series by the Italian Association of Pediatric Hematology and Oncology of children and adolescents with intracranial ependymoma: an integrated molecular and clinical characterization with a long-term follow-up. Neuro Oncol 23: 848-857, 2021
13）Andreiuolo F, Varlet P, Tauziède-Espariat A, et al.: Childhood supratentorial ependymomas with YAP1-MAMLD1 fusion: an entity with characteristic clinical, radiological, cytogenetic and histopathological features. Brain Pathol 29: 205-216, 2019
14）Yuh EL, Barkovich AJ, Gupta N: Imaging of ependymomas: MRI and CT. Childs Nerv Syst 25: 1203-1213, 2009
15）Mørk SJ, Loken AC: Ependymoma--A follow up study of 101 cases. Cancer 40: 907-915, 1977
16）Salazar OM: A better understanding of CNS seeding and a brighter outlook for postoperatively irradiated patients with ependymomas. Int J Radiat Oncol Biol Phys 9: 1231-1234, 1983
17）Lyons MK, Kelly PJ: Posterior fossa ependymomas: Report of 30 cases and review of the literature. Neurosurgery 28: 659-665, 1991
18）Benesch M, Mynarek M, Witt H, et al.: Newly diagnosed metastatic intracranial ependymoma in children: Frequency, molecular characteristics, treatment, and outcome in the prospective HIT series. Oncologist 24: e921-e929, 2019
19）Merchant TE, Fouladi M: Ependymoma: new therapeutic approaches including radiation and chemotherapy. J Neuro-Oncol 75: 287-299, 2005

20）Koshy M, Rich S, Merchant TE, et al.: Post-operative radiation improves survival in children younger than 3 years with intracranial ependymoma. J Neurooncol 105: 583-590, 2011

21）von Hoff K, Kieffer V, Habrand J-L, et al.: Impairment of intellectual functions after surgery and posterior fossa irradiation in children with ependymoma is related to age and neurologic complications. BMC Cancer 8: 15, 2008

22）Indelicato DJ, Ioakeim-Ioannidou M, Bradley JA, et al.: Proton therapy for pediatric ependymoma: mature results from a bicentric study. Int J Radiat Oncol Biol Phys 110: 815-820, 2021

23）Merchant TE, Bendel AE, Sabin ND, et al.: Conformal radiation therapy for pediatric ependymoma, chemotherapy for incompletely resected ependymoma, and observation for completely resected, supratentorial ependymoma. J Clin Oncol 37: 974-983, 2019

24）Merchant TE, Li C, Xiong X, et al.: Conformal radiotherapy after surgery for paediatric ependymoma: a prospective study. Lancet Oncol 10: 258-266, 2009

25）Conklin HM, Li C, Xiong X, et al.: Predicting change in academic abilities after conformal radiation therapy for localized ependymoma. J Clin Oncol 26: 3965-3970, 2008

26）Peters S, Merta J, Schmidt L, et al.: Evaluation of dose, volume, and outcome in children with localized, intracranial ependymoma treated with proton therapy within the prospective KiProReg Study. Neuro Oncol 24: 1193-1202, 2022

27）Bouffet E, Capra M, Bartels U: Salvage chemotherapy for metastatic and recurrent ependymoma of childhood. Childs Nerv Syst 25: 1293-1301, 2009

28）Evans AE, Anderson JR, Lefkowitz-Boudreaux IB, et al.: Adjuvant chemotherapy of childhood posterior fossa ependymoma: cranio-spinal irradiation with or without adjuvant CCNU, vincristine, and prednisone: a Childrens Cancer Group study. Med Pediatr Oncol 27: 8-14, 1996

29）Robertson PL, Zeltzer PM, Boyett JM, et al.: Survival and prognostic factors following radiation therapy and chemotherapy for ependymomas in children: a report of the Children's Cancer Group. J Neurosurg 88: 695-703, 1998

30）Garvin JH Jr, Selch MT, Holmes E, et al; Children's Oncology Group: Phase II study of pre-irradiation chemotherapy for childhood intracranial ependymoma. Children's Cancer Group protocol 9942: a report from the Children's Oncology Group. Pediatr Blood Cancer 59: 1183-1189, 2012

31）Grill J, Le Deley MC, Gambarelli D, et al; French Society of Pediatric Oncology: Postoperative chemotherapy without irradiation for ependymoma in children under 5 years of age: a multicenter trial of the French Society of Pediatric Oncology. J Clin Oncol 19: 1288-1296, 2001

32）Grundy RG, Wilne SA, Weston CL, et al; Children's Cancer and Leukaemia Group（formerly UKCCSG）Brain Tumour Committee: Primary postoperative chemotherapy without radiotherapy for intracranial ependymoma in children: the UKCCSG/SIOP prospective study. Lancet Oncol 8: 696-705, 2007

33）Massimino M, Gandola L, Barra S, et al.: Infant ependymoma in a 10-year AIEOP（Associazione Italiana Ematologia Oncologia Pediatrica）experience with omitted or deferred radiotherapy. Int J Radiat Oncol Biol Phys 80: 807-814, 2011

34）Venkatramani R, Ji L, Lasky J, et al.: Outcome of infants and young children with newly diagnosed ependymoma treated on the "Head Start" III prospective clinical trial. J Neurooncol 113: 285-291,2013

35）Patteson BE, Baliga S, Bajaj BVM, et al.: Clinical outcomes in a large pediatric cohort of patients with ependymoma treated with proton radiotherapy. Neuro Oncol 23: 156-166, 2021

36）Ritzmann TA, Chapman RJ, Kilday JP, et al.: SIOP Ependymoma I: Final results, long-term follow-up, and molecular analysis of the trial cohort-A BIOMECA Consortium Study. Neuro Oncol 24: 936-948, 2022

37）Upadhyaya SA, Robinson GW, Onar-Thomas A, et al.: Molecular grouping and outcomes of young children with newly diagnosed ependymoma treated on the multi-institutional SJYC07 trial. Neuro Oncol 21: 1319-1330, 2019

38）De B, Khakoo Y, Souweidane MM, et al.: Patterns of relapse for children with localized intracranial ependymoma. J Neurooncol 138: 435-445, 2018

39）Massimino M, Barretta F, Modena P, et al.: Treatment and outcome of intracranial ependymoma after first relapse in the 2nd AIEOP protocol. Neuro Oncol 24: 467-479, 2022

40）Adolph JE, Fleischhack G, Mikasch R, et al.: Local and systemic therapy of recurrent ependymoma in children and adolescents: short- and long-term results of the E-HIT-REZ 2005 study. Neuro Oncol 23: 1012-1023, 2021

41）Leclerc T, Levy R, Tauziède-Espariat A, et al.: Imaging features to distinguish posterior fossa ependymoma subgroups. Eur Radiol 34: 1534-1544, 2024

42）Jin Y, Cheng D, Duan Y, et al.: “Soap bubble” sign as an imaging marker for posterior fossa ependymoma Group B. Neuroradiology 65: 1707-1714, 2023

43）Mariet C, Castel D, Grill J, et al.: Posterior fossa ependymoma H3 K27-mutant: an integrated radiological and histomolecular tumor analysis. Acta Neuropathol Commun 10: 137, 2022

44）Jenseit A, Camgöz A, Pfister SM, et al.: EZHIP: a new piece of the puzzle towards understanding pediatric posterior fossa ependymoma. Acta Neuropathol 143: 1-13, 2022

45）Chapman RJ, Ghasemi DR, Andreiuolo F, et al.: Optimizing biomarkers for accurate ependymoma diagnosis, prognostication, and stratification within International Clinical Trials: A BIOMECA study. Neuro Oncol 25: 1871-1882, 2023

46）Baroni LV, Sundaresan L, Heled A, et al.: Ultra high-risk PFA ependymoma is characterized by loss of chromosome 6q. Neuro Oncol 23: 1360-1370, 2021

47）Gödicke S, Kresbach C, Ehlert M, et al.: Clinically relevant molecular hallmarks of PFA ependymomas display intratumoral heterogeneity and correlate with tumor morphology. Acta Neuropathol 147: 23, 2024

48）Fukuoka K, Kanemura Y, Shofuda T, et al.: Significance of molecular classification of ependymomas: C11orf95-RELA fusion-negative supratentorial ependymomas are a heterogeneous group of tumors. Acta Neuropathol Commun 6: 134, 2018

49）Pagès M, Pajtler KW, Puget S, et al.: Diagnostics of pediatric supratentorial RELA ependymomas: integration of information from histopathology, genetics, DNA methylation and imaging. Brain Pathol 29: 325-335, 2019

50）Gessi M, Giagnacovo M, Modena P, et al.: Role of immunohistochemistry in the identification of supratentorial C11ORF95-RELA fused ependymoma in routine neuropathology. Am J Surg Pathol 43: 56-63, 2019

51）Aboubakr O, Metais A, Berthaud C, et al.: L1CAM Is not areliable diagnostic biomarker for distinguishing supratentorial ependymomas, ZFTA fusion-positive from other central nervous system tumors. J Neuropathol Exp Neurol 81: 82-85, 2022

52）Cuoco JA, Strohman AC, Stopa BM, et al.: Supratentorial cortical ependymoma: A systematic literature review and case illustration. Rare Tumors 14:1-15, 2022

53）Jünger ST, Andreiuolo F, Mynarek M, et al.: CDKN2A deletion in supratentorial ependymoma with RELA alteration indicates a dismal prognosis: a retrospective analysis of the HIT ependymoma trial cohort. Acta Neuropathol 140: 405-407, 2020

54）Zschernack V, Jünger ST, Mynarek M, et al.: Supratentorial ependymoma in childhood: more than just RELA or YAP. Acta Neuropathol 141: 455-466, 2021

II　脊髄発生 ependymoma

1　総論

日本脳神経外科学会の調査[1]によると，脊髄髄内腫瘍 1,033 例の中では ependymoma が最も多く（35%），hemangioblastoma（20%），astrocytoma（16%）が続く．Pajtler らの分子生物学的分析に用いた中枢神経系 ependymoma 439 例中，頭蓋内発生は 392 例（89%），脊髄発生は 47 例（11%）である[2]．脊髄発生 ependymoma の中では，myxopapillary ependymoma が 26 例（55%），spinal ependymoma（MYCN-amplified も含まれる）が 21 例（45%）と記載されている．WHO 脳腫瘍分類第 5 版（2021 年）で新たに加わった spinal ependymoma, *MYCN*-amplified は現時点では報告例が少ないため，脊髄発生 ependymoma としての 3 腫瘍の頻度は，概ね 5：4：1 程度と推定できる．

3 腫瘍型の概略を表 4-8 に記す．Ependymoma を疑った場合，術前の大雑把な鑑別点は，下位脊髄（脊髄円錐，馬尾）に発生する腫瘍は myxopapillary ependymoma，髄内発生ではなく硬膜内髄外（intradural extramedullary）腫瘍であれば *MYCN* 遺伝子増幅型 ependymoma を疑う．頚髄・胸髄発生で上記の特殊条件がなければ spinal ependymoma の可能性が高い．CNS WHO grade は myxopapillary ependymoma にのみ付与されている（grade 2）．なお，小児期（18 歳未満）発生は *MYCN*-amplified ependymoma に多い（22%）ようである．英語表示での“spinal ependymoma”は紛らわ

表4-8　3 腫瘍型の特徴

腫瘍型	Spinal ependymoma	Spinal ependymoma, *MYCN*-amplified	Myxopapillary ependymoma
出典と症例数	Nayazi ら（2024）[3] n=225	Shatara ら（2021）[4] n=27	Bockmayr ら（2022）[5] n=185
年齢中央値	44 歳（8 ～ 78 歳）	31 歳（12 ～ 56 歳）	40 歳（5 ～ 81 歳）
小児比率（18 歳未満）	11%	22%	3.6%（12 歳未満）*
男性比率	56%	41%	58%
発生部位	頚髄－胸髄	頚髄－胸髄	脊髄円錐－馬尾
発育形態	髄内発育	硬膜内髄外発育　85%	髄内発育
生物学的特徴	染色体 22q 欠失 NF2 遺伝子変異	*MYCN* 遺伝子増幅	染色体不安定性 GFAP 染色陽性

*Myxopapillary ependymoma の小児比率は Elsamadicy らの報告[6]より引用

しく，新分類での腫瘍型の一つとである spinal ependymoma の意味と，広く脊髄に発生する ependymoma を指すこともある．論文を読む場合に注意していただきたい．

2 Spinal ependymoma

■ WHO脳腫瘍分類第5版の定義

Ependymoma の病理形態所見を示し，核分裂像の少ない境界明瞭な腫瘍である．

- **必須項目 essential criteria**：病理学的に ependymoma と診断されている脊髄発生腫瘍であり，かつ形態学的に myxopapillary ependymoma および subependymoma が否定されている．
- **推奨項目 desirable criteria**：DNA メチル化プロファイリングにより spinal ependymoma のクラスターに含まれており，かつ染色体 22q の欠失があり，かつ *MYCN* 遺伝子の増幅がない．
- CNS WHO grade は付与されていない．

■ 病理

円形から楕円形の核と明瞭な細胞質膜をもつ均質な紡錘形腫瘍細胞が，線維性基質を背景に中～高密度に増殖する．腫瘍細胞が細くとがった細胞体を突出して血管をとりまく vascular pseudorosettes が特徴としてあげられる．頭蓋内 ependymoma の特徴の一つである ependymal rosettes（腫瘍細胞が小さな腔を囲み腔内に絨毛を突出する）が観察される症例は少ない．腫瘍内に，石灰化，小嚢胞形成，出血巣，壊死巣，粘液性変性巣，などを含む．いわゆる grade II 所見を示す症例がほとんどで，異形成の強い grade III所見のある症例は，*MYCN* 遺伝子増幅型 ependymoma の可能性がある．

■ MRI

基本的には頭蓋内 ependymoma と類似する像を示す[7]．腫瘍は T1WI で低信号，T2WI では多彩（heterogeneous）な高信号に描出される．造影剤効果は均質な場合と不均質な場合があるが，全く造影されない症例はほとんどない．脊髄 astrocytoma との鑑別点は，本腫瘍は脊髄正中部に近く発育し周囲との境界が明瞭な点，および腫瘍辺縁部の T2WI 低信号スポット（小出血巣）と指摘されている．

■ 腫瘍の概要

Neyazi ら（2024）[3] は，DNA メチル化プロファイリングによって spinal ependymoma と診断された 225 例の臨床像と生物学的所見をまとめている．最も大きな特徴は，NF2 遺伝子座である染色体 22 番長腕（22q）の欠失であり，NF2 患者がある割合で含まれている．

①男性がやや多く 56% を占めている．

②年齢中央値は 44 歳（8 ～ 78 歳）で，成人（18 歳以上）が 89%，小児（18 歳未満）が 11% を占める．

③腫瘍発生部位は頚髄（64%）と胸髄（29%）が多い（合わせて 93.8%）．

④ 97% の症例で染色体 22q の欠失がある．

⑤ *NF2* 遺伝子変異が 45% で観察されている．その中には germ line で *NF2* 遺伝子変異のある NF2 患者が 30%（全症例の 14%），腫瘍細胞のみに *NF2* 遺伝子変異が確認されたのは 70%（全症例の 31%）である．ただし，後者には血液サンプルが得られていないものや詳細な家族歴が不明のものもあり，NF2 患者が含まれている可能性もある．残りの 77 例 55% の症例では，*NF2* 遺伝子変異は検出されていない．

⑥ NF2 患者の年齢中央値は 15.1 歳，腫瘍細胞のみの *NF2* 遺伝子変異症例は 54 歳，NF2 遺伝子異常のない症例は 40 歳前半であり，18 歳未満症例はほとんどが NF2 患者といえる．

⑦ *NF2* 遺伝子変異のない症例の 10 年 PFS は 95% を超えるが，変異例（NF2 患者も含める）は有意に不良（60% 前後）である．しかし全生存率（OS）に有意差はない．

⑧旧 WHO 分類での grade Ⅱ腫瘍が 90% を超える．

■治療成績

WHO 2021 分類での本腫瘍の成績はまだ報告されていない．旧分類（grade Ⅲ）も含めて治療されていた時期のまとめとして，手術摘出度（文献報告 175 例）と術後放射線治療効果（同 348 例）を分析した Oh らの報告が参考になる [8,9]．約 7 割の症例で全摘出が行えており，grade Ⅲ腫瘍が 27% 含まれていながら 10 年 PFS と OS は 79% と 98% と記載されている．一方で非全摘例では 10 年間に半数が再発している [8]．非全摘例への照射効果の分析では，非照射群と比較した 5 年 PFS は 65% vs 45%，5 年 OS は 99% vs 79% でいずれも照射例が有意に優れていた [9]．EANO（欧州脳腫瘍学会）のガイドライン [10] は，全摘出例には経過観察，非全摘出例には術後照射（局所 45 ～ 54 Gy）をすすめている．

■ゲノム解析

Neyazi ら [3] は，DNA メチル化プロファイリングに続いて transcriptome profiling を行い，本腫瘍を 2 型に分類している（**表 4-9**）．SP-EPN A（約 50%）は，*NF2* 遺伝子変異例（NF2 患者も含める）が有意に多く（ほぼ 80%），DNA グローバルメチル化率が低く，脊髄内多発（播種）症例が多く，早期の再発が推測される．実際，10 年

表4-9　Neyazi ら(2024)[3]の 2 型分類

分類	SP-EPN A（n=112, 50%）	SP-EPN B（n=113, 50%）
年齢 / 性	記載なし	記載なし
腫瘍細胞の *NF2* 遺伝子変異	ほぼ 80%	5% 前後
DNA グローバルメチル化	低い	高い
染色体腕あたりのコピー数異常	中央値 6 ヵ所	中央値 14 ヵ所
シグナル伝達経路の活性化	多い	少ない
脊髄内多発(播種)症例	24%	0%
10 年 PFS(グラフ読み取り値)	60% 前後	95% 以上

PFS は 60% 前後と低い（SP-EPN B は 95% 前後）．しかし，分子標的薬剤の効果が期待できるシグナル伝達経路の活性化は A 型に多い．

3　Spinal ependymoma, MYCN-amplified MYCN 遺伝子増幅を伴う脊髄上衣腫

■ WHO脳腫瘍分類第5版の定義

今回の改訂で採用された新しい腫瘍型の一つで，前項の spinal ependymoma 中の悪性臨床経過を示す群の一部が独立した腫瘍型になったとも考えられる．Ependymoma の病理形態所見を示し，多い核分裂像，微小血管増殖像，壊死巣などを含み，腫瘍細胞に *MYCN* 遺伝子の増幅が観察される．

- **必須項目 essential criteria**：病理学的に ependymoma と診断されている脊髄発生腫瘍であり，かつ *MYCN* 遺伝子の増幅がある．
- **推奨項目 desirable criteria**：DNA メチル化プロファイリングにより既知の脊髄発生 ependymoma とは異なるクラスターを形成する．組織学的悪性度を有する．
- CNS WHO grade は付与されていない．

■ 診断定義の確立までの経緯

MYCN 遺伝子増幅を伴う ependymoma は，2001 年 Scheil ら[11]の最初の 2 例報告（FISH 法による染色体 2p23-24 の増幅；*MYCN* 遺伝子の DNA 増幅）以降大きく注目されることなく，2019 年の Ghasemi らの 13 例の詳細な報告[12]により今回の WHO 2021 分類に採り上げられた．

Ghasemi らは，脊髄発生 ependymoma の多くは通常ゆっくりと成長し，予後は一般的には頭蓋内 ependymoma よりも良好といわれている中での予後不良症例に注目し

た．それらは従来 WHO grade III 腫瘍として扱われ，特定のゲノム異常所見は得られていなかった．彼らは臨床的に悪性の経過をたどった 13 例（grade Ⅲ 10 例，Ⅱ 3 例）を対象とし，DNA メチル化プロファイルを 500 症例の ependymoma reference set と比較したところ，既知の ependymoma のいずれのクラスターにも属さないことを見出した．次いで，染色体コピー数異常プロットにて，全 13 例で局所的な高レベルの *MYCN* 遺伝子増幅（染色体 2p gain）を確認した．一方，H3k27me3 の染色性が保持されていることより diffuse midline glioma with H3k27M mutation（☞ 132 頁）ではないこと，DNA メチル化プロファイルが pediatric *MYCN*-amplified glioblastoma のクラスターとは異なることより，spinal ependymoma, *MYCN*-amplified と命名した．これらの 13 症例は臨床悪性度を反映し，診断時局所孤立性発育は 2 例のみで，7 例は脊髄他領域に，4 例はテント上に播種像が観察されていた．また Ki-67 LI は 1 例（3%）を除き 13 ～ 60% の高値を示し，全例再発が確認されている．頭蓋内 epedymoma の中での予後不良群（PFA と ST，ZFTA fusion-positive）と同等（OS 有意差なし）もしくはやや不良（PFS 有意に不良）との結果が示されている．

■ 病理

前項の spinal ependymoma の組織像を基本とし，種々の組織学的悪性像，高い N/C 比，核分裂像の増加，微小血管増殖，壊死巣などが加わっている．

■ MRI

基本的には腫瘍本体の MRI 像は spinal ependymoma と同様であるが，後述のようにに硬膜内髄外（intradural extramedullary）発育腫瘍が大半であること，および診断時に頭蓋内も含めた全中枢神経系内に播種が生じている可能性を念頭においた読影が必要である．

■ 腫瘍の概要

現在まで 27 例が報告されているにすぎない [4,11-14]．Shatara ら（2021）[4] は自験 1 例を含めた 27 例の臨床像をまとめている．

①男性 11 例（41%），女性 16 名（59%）で女性にやや多い．

②年齢は 12 ～ 57 歳に分布し中央値は 30.5 歳である．12 ～ 39 歳の間に 81% が診断されている．18 歳未満の小児期発生例は 6 例（22%）である．

③発生部位が明らかな 24 例では 22 例（92%）が頚髄あるいは胸髄を中心に発育している．残りの 2 例は腰髄発生である．頚髄から腰髄までの全域に播種病変を認めた 2 例と胸髄と大脳の多発症例の 1 例が含まれている．

④注目すべきことは，術中所見あるいは MRI 所見にて腫瘍発育形態が評価し得た 25

例中 21 例が硬膜内髄外（intradural extramedullary）腫瘍であった．

⑤報告時点で 22 例中 19 例（79%）が既に再発（転移）し，追跡し得た 23 例中 10 例（43%）が死亡している．他の脊髄発生 ependymoma の大半が 10 年以上生存していることから，本腫瘍は予後不良腫瘍といえる．

■治療方針

腫瘍の概要に記した様に，症例数が少なく病態の分析が行われていない．旧分類での grade Ⅲ腫瘍に対する EANO（欧州脳腫瘍学会）のガイドライン[10]は，摘出度を問わず術後照射（局所 45 ～ 54 Gy）をすすめている．照射範囲は播種の有無に従い適宜拡大する必要があり，全脳脊髄照射も必要な症例があるであろう．

---

4 Myxopapillary ependymoma 粘液乳頭状上衣腫

■WHO脳腫瘍分類第5版の定義

細長い突起を延ばすグリア系の腫瘍細胞が，粘液と血管に富む間質の周囲に乳頭状に配列して増殖する．CNS WHO grade 2 腫瘍である．

- **必須項目 essential criteria**：病理学的に GFAP 染色陽性の腫瘍細胞の乳頭状配列と血管周囲の粘液産生があり，粘液性小嚢胞を有する glia 系腫瘍である．かつ，DNA メチル化プロファイリングにより myxopapillary ependymoma のクラスターに含まれている．
- **推奨項目 desirable criteria**：脊髄円錐部（conus）から脊髄馬尾（cauda equina）にかけて発生する腫瘍で，かつ腫瘍細胞が vasucularized fibromyxoid cores の周囲に乳頭状に配列する．
- CNS WHO grade 2（脊髄発生 ependymoma の中で唯一 grade が付与されている）

■病理

主として脊髄円錐，馬尾～終糸（filum terminale）の領域に好発し，細長い突起を伸ばす腫瘍性上衣細胞が粘液と血管に富む間質を取り囲み，血管周囲粘液変性あるいは粘液性微小嚢胞とも表現される構造を示しつつ乳頭状に増殖する．細胞異形性に乏しく増殖能（Ki-67 染色率）も低いため旧分類では grade Ⅰ腫瘍として扱われていたが，後述のように再発率が高く新分類では grade Ⅱと定められている．GFAP（免疫染色）のびまん性陽性像は，本腫瘍の特徴の一つである．

■ MRI

腫瘍は境界明瞭な卵円形あるいはソーセージ様形態で，T1WI では等信号に，T2WI では出血や壊死巣を含む不均質な高信号として描出される．腫瘍組織は均質な造影効果を示す．

■ 腫瘍の概要

脊髄下端に好発し，腫瘍細胞の乳頭状配列と間質への粘液産生を特徴とする．年齢中央値は 35 ～ 40 歳で，男性に多い（60% 前後）．小児例は spinal ependymoma とほぼ同比率（12 歳以下 3.6%，21 歳以下 15.5%）と推定できる[6]．

治療成績として 10 年生存率 90% 以上の報告が多い[15,16]．良好な長期生存率の反面で再発率が高く，非再発生存率（PFS）は 5 年で 70% 未満，10 年で 50% を下回る[5,15,16]．高い再発率は小児例に顕著で，Dana-Farber/Boston Children's hospital からの 18 例（18 歳未満）の報告[17]では，診断時に既に半数で播種が生じており，全例の 10 年 PFS は 26% と低い（播種例 12.7%，非播種例 57%））．それでも 10 年 OS は 100% と記載されており，salvage 治療が有効であったと思われる．Bagley ら[18]の 18 歳未満 14 例の 10 年非再発生存率は 19%（成人例は 60%）にすぎない．この小児例と成人例の異なる病態は，後述の生物学的な差に由来するものであろう．なお，診断時の播種（あるいは多発性）例は成人には稀で，2021 年時点で 14 例の報告があるのみである[19]．

■ ゲノム解析

Bockmary ら（2022）[16]は国際協力研究として 175 例について検討している．全例 DNA メチル化プロファイリングによって本腫瘍のクラスターに含まれることが確認されている．さらなる検討にて彼らは MPA-A と -B の 2 型に分類できることを見出した（表 4-10）．MPA-A 型は若年，より低位脊髄（馬尾，終糸）に発育し，細胞異

表4-10　Bockmary ら（2022）[16]の 2 型分類

	MPE-A（n=73, 39%）	MPE-B（n=112, 61%）
年齢中央値	27 歳	45 歳
腫瘍発育部位	脊髄馬尾, 終糸に多い	脊髄円錐に多い
細胞異型度	低い（grade Ⅰ 相当）	中等度（grade Ⅱ 相当）
染色体腕あたりのコピー数異常	中央値 17 個	中央値 6 個
全摘出率	50%	98%
10 年非再発生存率（PFS）	15%	67%
全 175 例の非再発生存率（PFS）：	5 年 69.8%, 10 年 43.0%	

型度は低いが染色体コピー数異常頻度が高い．また，馬尾神経や終糸が腫瘍内に埋没していることが低い全摘出率につながり，10年の間に85%が再発している．他方のMPA-B型は年齢が高く，脊髄円錐部に好発し，全摘出率も高い．結果として10年PFSは67%（生存率の記載はないが90%以上であろう）の好成績である．

先に記載した治療成績不良な小児例の多くはMPE-Aに該当すると考えられる．馬尾～終糸領域に多いのは全摘出率の低下につながり，染色体コピー数異常度の高さは腫瘍の生物学的悪性度とつながる．これらの複合要素が高い再発率に反映されているのであろう．

■治療方針

報告症例数が少なく治療方針は確立していない．EANOのガイドライン[7]は，播種の頻度が高いために全中枢神経系にわたる精緻な画像診断の必要性を強調している．その上で，全摘出例には経過観察，非全摘出例には術後放射線治療（50 Gy以上）をすすめている．照射範囲は播種の有無に従い適宜拡大する必要があり，全脳脊髄照射も必要な症例があるであろう．

文献

1） Endo T, Inoue T, Mizuno M, et al.: Current trends in the surgical management of intramedullary tumors: A multicenter study of 1,033 patients by the Neurospinal Society of Japan. Neurospine 19: 441-452, 2022
2） Pajtler KW, Witt H, Sill M, et al.: Molecular classification of ependymal tumors across all CNS compartments, histopathological grades, and age groups. Cancer Cell 27: 728-743, 2015
3） Neyazi S, Yamazawa E, Hack K, et al.: Transcriptomic and epigenetic dissection of spinal ependymoma（SP-EPN）identifies clinically relevant subtypes enriched for tumors with and without NF2 mutation. Acta Neuropathol 147: 22, 2024
4） Shatara M, Schieffer KM, Klawinski D: Clinically aggressive pediatric spinal ependymoma with novel MYC amplification demonstrates molecular and histopathologic similarity to newly described MYCN-amplified spinal ependymomas.. Acta Neuropathol Commun 9: 192, 2021
5） Bockmayr M, Harnisch K, Pohl LC, et al.: Comprehensive profiling of myxopapillary ependymomas identifies a distinct molecular subtype with relapsing disease. Neuro Oncol 24: 1689-1699, 2022
6） Elsamadicy AA, Koo AB, David WB, et al.: Comparison of epidemiology, treatments, and outcomes in pediatric versus adult ependymoma. Neurooncol Adv 2: vdaa019, 2020
7） Yuh EL, Barkovich AJ, Gupta N: Imaging of ependymomas: MRI and CT. Childs Nerv Syst 25: 1203-1213, 2009
8） Oh MC, Tarapore PE, Kim JM, et al.: Spinal ependymomas: benefits of extent of resection for different histological grades. J Clin Neurosci 20: 1390-1397, 2013
9） Oh MC, Ivan ME, Sun MZ, et al: Adjuvant radiotherapy delays recurrence following subtotal resection of spinal cord ependymomas. Neuro Oncol 15: 208-215, 2013
10） Rudà R, Reifenberger G, Frappaz D, et al.: EANO guidelines for the diagnosis and treatment of ependymal tumors. Neuro Oncol 20: 445-456, 2018

11） Scheil S, Bruderlein S, Eicker M, et al.: Low frequency of chromosomal imbalances in anaplastic ependymomas as detected by comparative genomic hybridization. Brain Pathol 11: 133-143, 2001

12） Ghasemi DR, Sill M, Okonechnikov K, et al.: MYCN amplification drives an aggressive form of spinal ependymoma. Acta Neuropathol 138: 1075-1089, 2019

13） Swanson AA, Raghunathan A, Jenkins RB, et al.: Spinal cord ependymomas with MYCN amplification show aggressive clinical behavior. J Neuropathol Exp Neurol 78: 791-797, 2019

14） Raffeld M, Abdullaev Z, Pack SD, et al.: High level MYCN amplification and distinct methylation signature define an aggressive subtype of spinal cord ependymoma. Acta Neuropathol Commun 8: 101, 2020

15） Weber DC, Wang Y, Miller R, et al.: Long-term outcome of patients with spinal myxopapillary ependymoma: treatment results from the MD Anderson Cancer Center and institutions from the Rare Cancer Network. Neuro Oncol 17: 588-595, 2015

16） Pesce A, Palmieri M, Armocida D, et al.: Spinal myxopapillary ependymoma: The Sapienza University experience and comprehensive literature review concerning the clinical course of 1602 patients. World Neurosurg 129:245-253, 2019

17） Bandopadhayay P, Silvera VM, Ciarlini PDSC, et al.: Myxopapillary ependymomas in children: imaging, treatment and outcomes. J Neurooncol 126: 165-174, 2016

18） Bagley CA, Wilson S, Kothbauer KF, et al.: Long term outcomes following surgical resection of myxopapillary ependymomas. Neurosurg Rev 32: 321-334, 2009

19） Tabor JK, Ryu B, Schneider D, et al.: Multifocal lumbar myxopapillary ependymoma presenting with drop metastasis: a case report and review of the literature. Spinal Cord Ser Cases 8: 43, 2022

III Subependymoma 上衣下細胞腫

WHO 脳腫瘍分類第 5 版では広義の“ependymoma”に含まれる．分子生物学的診断がなされている Pajtler ら（2015）の 500 例の中では，狭義の ependymoma が 439 例（88%）で，subependymoma が 61 例（12%）にすぎない[1]．Subependymoma の部位別症例数は後頭蓋窩 33 例（54%）が最も多く，次いでテント上 21 例（34%），脊髄発生は 7 例（12%）にすぎない．

■ WHO脳腫瘍分類第5版の定義

豊富なグリア線維性基質（GFAP 陽性）の中に，均一あるいは軽度多形性を示す小型細胞が集族しながら散在している．細胞密度は低く，核は小さく類円型ないし楕円形で分裂像は乏しい．microcystic degeneration が特徴の腫瘍で CNSWHO grade 1 に属する．特定の遺伝子異常は報告されていない．

脳室上衣細胞（ependymal cell）が起源とされているが，subependymal glia，astrocyte of subependymal glia などの説もあり確定していない．成人発生腫瘍で男性に多い．好発部位は第四脳室と側脳室で，脊髄中心管内にも僅少だが発生する．

■ 定義の背景

今回の新分類の中では，珍しく従来の病理組織像のみで診断を確定してよい腫瘍型である．Pajtler ら[1]が行った ependymal tumor の DNA メチル化分類によると，subependymoma はその発生部に応じて 3 型，supratentorial subependymoma（ST-SE），posterior fossa-SE，および spinal-SE に分けられているが，3 者の生物学的な相違は明らかでない．あくまで DNA メチル化プロフィールでは 3 型に分けられたと解釈するにとどまっている．病理組織像にも差はない．WHO 第 5 版の本文中には本腫瘍の diagnostic criteria として，冒頭に記した組織像の確認が essential 条件として記され，病理検査で確定できない場合は DNA メチル化分析をすすめている．

Witt ら（2018）[2]は German Glioma Network に登録されている 122 例の成人 ependymal tumor のメチル化分析を行ったところ，subependymoma と病理診断された 23 例はその発生部位に応じて全例 ST-SE，PF-SE，および SP-SE に分類されたが，逆（ST-SE の腫瘍は全例病理学的 SE）は真ならずで，ependymoma の一部が DNA メチル化分類の結果 SE と診断されていた．これらの ependymoma の生態について Thomas ら（2021）[3]が議論している．彼らは DNA メチル化分析の結果 posterior fossa SE と診断された 50 例をさらに epigenetic な情報を加味して細分類すると 3 群に分けられ，各々の病理組織像は ependymoma（EPN）12 例，subependymoma（SE）14 例，mixed tumor with EPN and SE が 24 例であったとしている．治療予後は EPN が他の 2 腫瘍に比して有意に不良であった．また，12 例の EPN は全例染色体 6 番の全欠失（あるいは 6q 欠失）と *TERT* promoter 変異が観察されたが，mixed tumor24 例では各々 8 例（33%）と 9 例（38%）の症例で観察された．Subepndymoma では染色体 6 番の欠失は見られなかったが，*TERT* promoter 変異は 3 例（21%）で確認されている．これらの結果から，著者らは，subependymoma は進化の段階で genetic あるいは epigenetic な修飾を受け ependymoma の形態を有する subclone を生じ，本来の subependymoma の性格を変化（悪性化）させたのではないかと考察している．染色体 6 番の欠失と *TERT* promoter 変異は単独での予後不良因子と判定されているため，形態学的に純粋な subependymoma でも *TERT* promoter 変異のある症例は早期の再発 / 腫瘍死の危惧がある（現時点でその報告はない）．また，病理の項でも記すように，形態学的に ependymoma の要素を含む症例では，染色体 6 番の欠失の可能性もあり，治療方針の確立には両因子（染色体 6 番の欠失と *TERT* promoter 変異）の評価が必要であろう．

■病態

脳室内に緩徐に発育する腫瘍で，無症状の状態で偶然に，あるいは他病死の際の剖検で発見されることが多い．必然的に中高年で発見され男性に多い．1945 年，Scheinker [4] は脳室壁から発生し ependyma 様細胞と astrocyte 様細胞からなる 7 腫瘍を記載し subependymoma（上衣下細胞腫）と命名した．

好発部位は第四脳室（50 〜 60%）と側脳室（30 〜 40%）で，第三脳室や透明中隔は少ない．脊髄中心管内にも僅少だが発生する．大脳白質内発生例の報告 [5] や小脳実質内発生 [6] も報告されている．多発例，家族内発生，先天奇形や他の脳腫瘍との合併などの報告もある）[7-9]．

脳腫瘍全国集計（2005 〜 2008）では 21 例が登録され，全脳腫瘍の 0.16%，ependymal tumor 200 例中の 10.5% を占める．2 歳時診断の 1 例を除き 20 〜 84 歳の間（中央値 45 〜 49 歳の間）に分布し，男女差はない．北京の Tiantan Hospital は，全脳腫瘍の 0.07%（6 万例中の 43 例）と報告している [10]．彼らの報告では小児期発症例もあるが，組織学的に mixed glioma（最も多いのは ependymoma との混在）の症例が多い．

第四脳室発生腫瘍は，ほぼ全例が延髄背側の postlema（最後野）の部位，すなわち菱形窩の最下端，第四脳室の鼻側端で脊髄中心管への移行部に発生する [11]．Postlema は両側性のため腫瘍は左右いずれかに偏して発育している．この部には嘔吐中枢や摂食調節機能があるとされるが，本腫瘍の症状に嘔吐や摂食障害は記されていない [12,13]．

また，postlemaは脳室周囲器官（circumventricular organ）の一つのため血液脳関門（BBB）が存在せず80%以上の腫瘍は造影効果を示す[11]．側脳室発生SEに関してはこのようなピンポイントの発生部位は指摘されていない．

症状は，側脳室発生も第四脳室発生も脳室内腫瘍のため，あるサイズにまで成長すると髄液循環障害による頭痛が最も多い．症候性のものでは4～6 cmとの報告が多いが，モンロー孔付近に発生すると小さくても閉塞性水頭症をきたす．側脳室内（多くは外側壁）のものは約半数が症候性であるとされる．透明中隔に発生したものは脳室壁発生例と比較して高率に症状を呈する．

本腫瘍（極めて稀）のイメージを描くには，所（脳腫瘍，1959）の記述が最も適切であろう．原文のまま引用する．「脳室表面をおおう脳室上衣細胞層の直下には，緻密な線維網にうずもれて，小さな核をもつ原形質に乏しいグリア細胞の集団が細胞床（cell plate）をなして存在する．細胞分化の姿からいえばたしかにastrocyteに相当するが，普通のastrocyteと比較すると少しく修飾されたものとみなすことができる．このような，たしかに上衣細胞ではないがそうかといって普通のastrocyteと少しく様子を異にする細胞から，それを母地としてひとつの腫瘍型が発生する．脳室表面に発生し，脳室内腔にとび出すがあまり脳室内部に侵入しない．いわば表在性の良性腫瘍．この腫瘍を普通のastrocytomaからも叉脳室内腫瘍からも抽出してひとつの特有な形態，ひとつのentityにしあげた功績は，Globus-Kuhlenbeck（1944）のSubependymal gliomaとして，Scheinker（1945）[4]の上衣下細胞腫（Subependymoma）として，或はBrzustowicz-Kernohan（1952）のSubependymal plate gliomaとして，あるいはまたBoykin-Cowen-Iannucci-wolf（1954）のsubependymal glomerate astrocytomaとして，いつ迄も想い出されるであろう．とりわけ，Scheinkerの名がsubependymomaの生みの親である」．ちなみに所はその書において5歳4ヵ月男児の第四脳室発生症例を紹介している．

■病理

豊富なグリア線維性基質（GFAP陽性）の中に，均一あるいは軽度多形性を示す小型細胞が集族しながら散在している．細胞密度は低く，核は小さく類円型ないし楕円形で分裂像は乏しい．microcystic degenerationが特徴の腫瘍である．時に石灰沈着を観察する．病理学的診断基準によるが，83例中15例（18%）がmixed type（ほとんどがependymomaとの混合）との報告がある[14]．緩徐に発育し，浸潤せず，脳室系に限局する腫瘍であり，過誤腫とする考えもある．

■画像診断

CT所見は上衣腫に非常に似ており，石灰化や大きな嚢胞・さらには出血や脳浮腫も時にみられる．MRI-T1強調画像では低信号，T2強調画像およびFLAIRでは高信号を呈して特異的ではない．Gd造影効果は70～80%に観察されるが，腫瘍全域が強く造影される症例は少数で，多くは軽度かつ不規則な造影効果である[11,15,16]もある．CTでは石灰化を観察することがある[17]．

■頭蓋内subependymomaの治療

手術所見では白色で硬くて境界明瞭な腫瘍で，周囲脳への浸潤もないため，全摘出が可能なものが多い．血管に乏しく著しい出血は稀とされているが，時に血管に富んで出血をきたす例も報告されている[18]．

全摘出が行えた場合は治癒が期待できるが[16]，亜全摘になった場合は再発があり得る．多数例の報告として米国SEER databaseからの報告がある[19]．731例の5年および10年生存率とした92.0%と81.9%をあげている．多変量解析では予後不良因子として男性発生（HR：2.35）と年齢52歳以上（HD：5.64）と分析している．単施設の報告として英国Liverpool大からの13例がある[14]．12例でGTRが行われており，中央値4年（最長18年）の追跡で再発を経験していない．既述のように，組織像が純粋SEであれば亜全摘以上の摘出が行われていれば再発はゼロに近いものと推測できるが，ependymomaの要素が混じるmixed SEでは染色体6番の欠失あるいは*TERT* promoter変異を有し早期の再発症例があり得る．病理学的純系SEでも，*TERT* promoter変異があれば早期再発はあり得る．我が国の臨床現場では，subependymoma診断症例にDNAメチル化分類にて確定診断を行える施設は限られている．治療方針の決定には，染色体6番の欠失と*TERT* promoter変異）の評価が必要であろう．

亜全摘例に放射線治療を行った報告[20]もあるが，その妥当性は検証されていない．

■脊髄subependymomaの治療

Yuhら（2018）[21]はKorean Spinal Oncology Research Groupに登録されたSE10例に文献報告症例72例を合わせた82例の病態を分析している．年齢中央値は44歳で男性が52%を占めている．部位は頚髄から頚胸髄に存在する症例が67%，胸髄まで範囲を拡げると98%となる．症状は感覚障害が最も多く，疼痛，筋力低下が続く．症状発現から診断までの中央値は9.5ヵ月である．手術所見では全例髄内腫瘍で，脊髄表面に突出（exophytic）は1例のみである．82%は正中部ではなく偏在性に発育している．全摘出は71%の症例（亜全摘を加えると90%）で行われているが，術後症状が悪化し残存したのは31%に上る．中央値3.5年（最長12年）で再発はわずか3例である．Wuら[22]は，脊髄SEは術後残存があっても再発は稀であることより，神経症状を悪化させないsafe maximal resectionをすすめている．

日本脳神経外科学会の調査では，脊髄随内腫瘍 1,033 例中 SE は 26 例（2.5%）である（Yagi ら 2023）[23]．年齢中央値は 49 歳で男性が 65% を占めている．部位は頚髄から頚胸髄に 62% で全例が胸髄までに存在している．症状は Yuh らの報告と同様である．発育も偏在性が 73% を占めている．画像上の所見は頭蓋内 SE と同様である．GTR は 6 例（23%）と少なく亜全摘以下が 20 例（77%）を占めるが，中央値 3.4 年の追跡で再発したのは 2 例のみである．

4

文献

1） Pajtler KW, Witt H, Sill M, et al.: J Molecular classification of ependymal tumors across all CNS compartments, histopathological grades, and age groups. Cancer Cell 27: 728-743, 2015

2） Witt H, Gramatzki D, Hentschel B, et al.: DNA methylation-based classification of ependymomas in adulthood: implications for diagnosis and treatment. Neuro Oncol 20: 1616-1624, 2018

3） Thomas C, Thierfelder F, Träger M, et al.: TERT promoter mutation and chromosome 6 loss define a high-risk subtype of ependymoma evolving from posterior fossa subependymoma. Acta Neuropathol 141: 959-970, 2021

4） Scheinker IM: Subependymoma: a newly recognized tumor of subependymal derivation. J Neurosurg 2: 232-240, 1945

5） Shuangshoti S, Rushing EJ, Mena H, et al.: Supratentorial extraventricular ependymal neoplasms: a clinicopathologic study of 32 patients. Cancer 103: 2598-2605, 2005

6） Kim Y, Lee SY, Yi KS, et al.: Infratentorial and intraparenchymal subependymoma in the cerebellum: case report. Korean J Radiol 15: 151-155, 2014

7） Cheng TM, Coffey RJ, Gelber BR, Scheithauer BW: Simultaneous presentation of symptomatic subependymomas in siblings: case reports and review. Neurosurgery 33: 145-150, 1993

8） Lobato RD, Cabello A, Carmena JJ, et al.: Subependymoma of the lateral ventricle. Surg Neurol 15: 144-147, 1981

9） Ryken TC, Robinson RA, VanGilder JC: Familial occurrence of subependymoma. Report of two cases. J Neurosurg 80: 1108-1111, 1994

10） Bi Z, Ren X, Zhang J, Jia W: Clinical, radiological, and pathological features in 43 cases of intracranial subependymoma. J Neurosurg 122: 49-60, 2015

11） Haider AS, El Ahmadieh TY, Haider M, et al.: Imaging characteristics of 4th ventricle subependymoma. Neuroradiology 64: 1795-1800, 2020

12） Bennett L, Yang M, Enikolopov G, et al.: Circumventricular organs: a novel site of neural stem cells in the adult brain. Mol Cell Neurosci 41: 337-347, 2009

13） 舩橋　誠: 延髄最後野ニューロンの機能解明ー-摂食調節と悪心誘発に関わるニューロンの機能分化が見えてきたー. 北海道歯誌 36: 24-26, 2015

14） Scheithauer BW: Symptomatic subependymoma. Report of 21 cases with review of the literature. J Neurosurg 49: 689-696,1978

15） Varma A, Giraldi D, Mills S, et al.: Surgical management and long-term outcome of intracranial subependymoma. Acta Neurochir（Wien）160: 1793-1799, 2018

16） Jain A, Amin AG, Jain P, et al.: Subependymoma: clinical features and surgical outcomes. Neurol Res 34: 677-684, 2012

17） Stevens JM, Kendall BE, Love S: Radiological features of subependymoma with emphasis on computed tomography. Neuroradiology 26: 223-228, 1984

18） Lindboe CF, Stolt-Nielsen A, Dale LG: Hemorrhage in a highly vascularized subependymoma of the septum pellucidum: case report. Neurosurgery 31: 741-745, 1992

19） Zhang GJ, Cheng X, Chen C, et al.: Survival of patients and risk factors for subependymoma: a population-based study. Neurol Res 45: 173-180, 2023

20） Rushing EJ, Cooper PB, Quezado M, et al.: Subependymoma revisited: clinicopathological evaluation of 83 cases. J Neurooncol 85: 297-305, 2007

21） Yuh WT, Chung CK, Park SH, et al.: Spinal cord subependymoma surgery: A multi-institutional experience. J Korean Neurosurg Soc 61: 233-242, 2018

22） Wu L, Yang T, Deng X, et al.: Surgical outcomes in spinal cord subependymomas: an institutional experience. J Neurooncol 116: 99-106, 2014

23） Yagi T, Mizuno M, Kageyama H, et al.: Spinal cord subependymoma: A aubanalysis of the Neurospinal Society of Japan's multicenter study of intramedullary spinal cord tumors. Neurospine20: 735-746, 2023

第5章

Choroid plexus tumor
脈絡叢乳腫瘍

1 総論

脈絡叢上皮が存在する側脳室，第三脳室，第四脳室，および小脳橋角部から発生する腫瘍で，WHO 脳腫瘍分類第5版では高分化の choroid plexus papilloma（CPP：脈絡叢乳頭腫，CNS WHO grade 1），低分化の choroid plexus carcinoma（CPC：脈絡叢乳頭がん，grade 3），およびその中間型の atypical choroid plexus papilloma（aCCP：異型脈絡叢乳頭腫，grade 2）の3型に分けている．肉眼的にはこれら3型に相違はなく，暗赤色あるいは赤色の球形の腫瘍で，表面はカリフラワー状の不整乳頭状を呈する．割面は粒状で石灰化をみることがある．時に小出血巣を認める．発生学的に脳室上衣細胞と極めて近縁関係にある脳室内脈絡叢上皮細胞より発生する腫瘍で，ある時期は glioma の一型として論じられたことがある．

本腫瘍の概念を変えるようなゲノム異常情報はないが，papilloma は極めて稀な遺伝性疾患の Aicardi 症候群（☞ MEMO）の脳内病変として出現することがあり，carcinoma はがん形質症候群（家族性がん症候群）の一つである Li-Fraumeni 症候群（☞ 444 頁）との関連が強い．

MEMO アイカルディ（Aicardi）症候群

1965年に Aicardi らにより報告された脳梁欠損，点頭てんかん，網脈絡膜症を三主徴とする先天性奇形症候群で，様々な種類の脳奇形，難知性けいれん，重度の精神発達遅滞を呈する．中枢神経系の異常は，脳回・脳室の構造異常，異所性灰白質，多小脳回，小脳低形成，全前脳胞症，孔脳症，くも膜嚢胞，脳委縮などが報告されている[1]．加えて，主要徴候として choroid plexus papilloma が入っており，Frye ら[2]は14例を報告している．重度の精神運動発達遅滞も合併する．けいれん発作は生直後から3ヵ月頃までに発症することが多く，全例に出現し，難治性である．

Aicardi らの集計[1]によると1986年までにほぼ100症例が報告されており，我が国では12症例が報告されている．患者の大部分が女児であることから，X染色体顕性（優性）遺伝（男児では致死性），もしくは常染色体上の限性発現遺伝子の異常により女児にのみ発症するとも考えられている．de novo の症例から遺伝子座は Xp22 にマッピングされているが，疾患責任遺伝子単離には至っていない．Xp22 の DNA 異常によると考えられている．

文献

1) Aicardi J: Aicardi syndrome. Brain Dev 27: 164-171, 2005
2) Frye RE, Polling JS, Ma LC: Choroid plexus papilloma expansion over 7 years in Aicardi syndrome. J Child Neurol 22: 484-487, 2007

■基本事項

脳腫瘍全国集計（2005～2008）調査報告（14版）では52例（全脳腫瘍の0.3%）が登録されており，papilloma（CPP）39例，atypical papilloma（aCPP）1例，carcinoma（CPC）12例にすぎない．全年齢層に発生し，小児期（15歳未満）に40%（21例）が発生する．逆に，15歳以上75歳までに60%が発生している．小児期に多い腫瘍であるが，“小児腫瘍”といえるほどではない．

腫瘍像の把握に必要な診断時年齢，性，発育場所などは，稀少腫瘍ゆえに大規模なデータベースの報告論文に頼らざるを得ない．ところが1つの論文でこれらの情報が網羅されているものはなく，いくつかの報告をまとめざるを得ない．

米国SEERデータベース集計報告（679例；Bhutadaら2024）[1]によると，CPP 462例（68%），aCPP 25例（11%），CPC 142例（21%）である（表5-1）．男性がわずかに多く（51%），腫瘍別ではCPPは女性が多いがaCPPとCPCは男性に多い（1.4倍）．10年生存率はCPPとaCPPは88%と83%でほとんど差はないが，CPCは50%と低くなっている．米国CBTRUS，SEERなどの複数のデータベースをまとめたTakaokaら（2023）[2]の2,036例のまとめでは，CPP 1,657例（72%），aCPP 233例（11%），CPC 356例（17%）である．10年生存率は86%，85%，62%と記されている．性比はSEERデータと同傾向である．両ビッグデータからは，3腫瘍型の頻度は，概ね70%，10%，20%といえる．

発生部位に関しては，Wredeら（2007）の文献報告例の集計（785例）[3]に記載されている．男女比は1.2対1.0で男性にやや多い．側脳室発生が54%，第三脳室発生11%，第四脳室発生26%，小脳橋角部発生8%である．最近のCPT-SIOP-2000 study

表5-1 米国SEER統計報告（Bhutadaら2024）[1]

全症例（679例）		CPP（462, 68%）	aCP（75, 11%）	CPC（142, 21%）
男性比率（349例, 51%）		223（48%）	41（52%）	85（60%）
年齢層	0～18歳	213（46%）	45（60%）	113（80%）
	18～65歳	220（48%）	20（29%）	29（20%）
	65歳以上	29（6%）	11（1%）	0
治療	GTR ±放治 / 化療	277（60%）	47（63%）	92（65%）
	STR ±放治 / 化療	179（39%）	4（5%）	45（32%）
	放治 / 化療	6（1%）	24（32%）	5（3%）
死亡例		35（7.6%）	9（12.0%）	55（38.7%）
5年生存率		93%	83%	65%
10年生存率		88%	83%	50%

GTR：肉眼的全摘出，STR：亜全摘
放治 / 化療：放射線治療あるいは化学療法，もしくは両者

表5-2　CPT-SIOP-2000 study 登録症例（Wolff ら 2022）[4]

		CPP(55例)	aCPP(49例)	CPC(54例)	合計(158例)
年齢中央値		2.6歳(0.2～46)	0.7歳(0.01～13)	2.1歳(2.1～18)	1.7歳(0.01～46)
男性比率		53%	51%	50%	51%
腫瘍容積		38(5～302)	71(11～231)	50(12～415)	53(5～415)
発育部位	側脳室	35(64%)	41(84%)	51(94%)	122(80%)
	第三脳室	4(7%)	4(8%)	1(2%)	9(6%)
	第四脳室	14(26%)	3(6%)	2(4%)	19(12%)
	その他	2(3%)	1(2%)	0	3(2%)
初診時播種例		3(6%)	5(10%)	11(20%)	19(12%)

登録症例（158例，全年齢）は側脳室発生が80%，第三脳室6%，第四脳室12%，その他2%と異なる比率を報告している（表5-2）[4]．臨床試験参加例というbiasが入っている可能性がある．小児の後頭蓋窩発生例に関するPongeluppi ら（2023）[5]の51例（年齢中央値8.2歳）文献報告集計では，第四脳室発生65%，小脳橋角部発生35%である．

一般的には，成人例は第四脳室に，小児例は側脳室三角部に多いといわれ，Medline-databaseからの566例の診断時年齢中央値は，側脳室発生1.5歳，第三脳室発生1.5歳，第四脳室発生22.5歳，小脳橋角部発生35.5歳である[6]．稀なトルコ鞍部発生－鞍外進展例の報告がある[7]．

診断時年齢は，Takaoka ら[2]の2,036例のまとめが参考になる．1歳未満での診断は，CPP1657例中の11%，aCPP（233例）の35%，CPC（356例）の32%である．実数にすると，各々155例，78例，109例でCPPが最も多い．1歳未満児だからCPCと決めつけるのは早計であろう．逆に20歳以降では，CPCも72例（21%）診断されているがCPPが767例（84%）を占めており，この年齢層ではCPPを第一に疑うべきである．

3歳未満児まで枠を拡げたCanadian Pediatric Brain Tumor Consortiumの報告がある[8]．CPT 579例中37例（6.4%）が相当し，21例がpapilloma（57%），16例（43%）がCPCである．各々の絶対数を考えればこの年齢層にはcarcinomaが症例的に多い．テント下発生の4例は全例carcinomaであった．

成人発生例は，米国SEERデータベース679例中18歳以上は309例（46%）で半数近い[1]．腫瘍型別ではCPPの54%，aCPPの30%，CPCの20%となっている．Takaoka ら[2]の2,036例でも20歳以上発生数は1,035例（51%）で半数を占める．腫瘍型別では53%，35%，21%である．冒頭に述べたように，choroid plexus tumorは成人にも半数が発生する腫瘍である．Choroid plexus tumor が小児腫瘍とのイメージが強いのは，最も悪性の choroid plexus carcinoma が小児，特に乳児に多いことにある．

■病理

Choroid plexus papilloma の病理組織像は，正常脈絡叢上皮細胞に類似した異型性の認められない細胞が単層に乳頭状に増殖する．部分的に重層する部分もある．基質は血管に富んだ結合組織である．時に ependymoma への分化が観察されたり（30% 程度），乳児例では cilia あるいは blepharoplast が観察されることがある．

Carcinoma の組織像は，腫瘍細胞の悪性所見と乳頭構造の消失が特徴で，核分裂像（mitosis）が高倍率で 10 視野に 5 個以上である．Atypical papilloma の組織像は基本的には papilloma に類似するが核分裂像は 10 視野に 2 個以上をもって特徴とする．

■症状

症状は，脳室系の閉塞による頭蓋内圧亢進症状（内水頭症）が前面に出て巣症状に乏しい．乳幼児では頭囲拡大を伴う．小脳橋角突出型はその部の症状を示す．稀に腫瘍出血で発症する[9,10]．水頭症は脳室系の閉塞によるほかに，腫瘍自体からの髄液産生による可能性もある．側脳室腫瘍の場合は後者の考えの方が説明しやすい．

■画像診断

CT は乳幼児の頭囲拡大像と石灰像がみられる場合のみ診断に有用である．MRI[11] では，T1 強調画像で等信号，T2 強調画像で高信号を示し，不均一に造影される境界明瞭な腫瘍として描出される．腫瘍型による差はないが，carcinoma では腫瘍の悪性度（壊死や出血）に加えて嚢胞形成を反映して T1 強調像では低信号を主体としつつ，また T2 強調像では高信号を主体としつつ多様な信号強度を示す．周囲脳の浮腫，T2 強調像での flow void（feeding or draining vessels）を伴ったり，髄腔内播種像を示すことも少なくない[10,11]．血管撮影では脈絡叢動脈からの腫瘍血管網が観察される．

■遺伝子異常

Choroid plexus tumor に頻回に発現する遺伝子異常は，choroid plexus carcinoma（CPC）における *TP53* 遺伝子変異のみであるとの従来の見解であった．CPC が Li-Fraumeni 症候群患者に高頻度に出現することは 1988 年に既に指摘され[12]，Li & Fraumeni が提唱した古典的診断基準に加え，遺伝子分析結果を加えた Chompret 診断基準 2009 [13] では CPC があるだけで LFS の可能性が高い（☞ 445 頁）．トロント小児病院など 3 施設の症例集積[14] では，CPC36 例中 18 例で腫瘍細胞の *TP53* 遺伝子変異があり，その 18 例中 8 例（CPC 全体の 22%）で germ line での *TP53* 遺伝子変異が認められ，

8例全例がLFSの基準を満たしていた．さらに，CPC症例でLFSの基準を満たさなかった*TP53*遺伝子wildtype症例でもp53タンパク機能を低下させるTP53-R72 variantとMOM2SMP309 polymorphismが観察されている．ロサンジェルス小児病院[15]でもCPC 11例中4例（36%）がLFSと診断されている．

Merinoらトロントグループ[16]は，CPT100例（CPP 30例，aCPP 12例，CPC 58例）について大規模な解析を行い，CPPとaCPPは遺伝子発現とDNAメチル化パターンが類似であることより1つのグループの腫瘍と考えられるが，CPCは全く異なることを報告している．Jappら（2015）[17]も同結論を引き出している．

Thomasら（2016）[18]のハイデルベルグ研究グループは，CPT92例についてDNAメチル化状態の層別解析を行い，choroid plexus tumorは3型に分けられることを報告している（**表5-3**）．Cluster 1は，CPCとaCPPのうち，乳幼児でかつテント上発生腫瘍，Cluster 2は，CPPとaCPPのうち，成人例でかつテント下発生腫瘍が入る．Cluster 3には，CPCの全例とCPPとaCPPの乳幼児例の1部が入っている．ここでのCPPとaCPPはどのような症例なのであろうか．p53タンパク免疫染色陽性例はCluster 3にのみ観察されている．彼らはこの結果をもとに予後と関連するrisk分類を提唱し，cluster 1をpediatric A type，同2をadult type，同3をpediatric B typeとしている（**表5-4**）[19]．Pediatric B typeは80%がCPCであり，high risk設定である．さらに彼らはadult typeの33%に*TERT* promoter遺伝子変異を観察し，それらが予後不良因子であると報告している[20]．染色体多型の検索では，増幅（gain）あるいは消失（loss）を示す染色体数は3グループ間で有意な差はない（**表5-4**）[20]．しかし，pediatric B typeでは染色体1, 2と21qの増幅が，adult typeでは染色体5, 9と21qの消失が他型と比較して有意に多い．ただしこれらの所見の生物学的相違はわかっていない．

表5-3 Choroid plexus tumor 92例のDNAメチル化層別解析（Thomasら 2016）[18]

		Cluster 1 (n=18)	Cluster 2 (n=24)	Cluster 3 (n=50)	総計
男性比率		11 (61%)	11 (46%)	32 (64%)	54 (59%)
組織診断	CPP	8 (44%)	16 (67%)	5 (10%)	29 (31%)
	aCPP	10 (56%)	8 (33%)	14 (28%)	32 (35%)
	CPC	0 (0%)	0 (0%)	31 (62%)	31 (34%)
年齢(中央値)		1歳(0～6歳)	38歳(25～52歳)	2歳(1～6歳)	4歳(1～16歳)
部位	テント上	13 (72%)	2 (8%)	44 (88%)	59 (64%)
	テント下	5 (28%)	21 (88%)	1 (2%)	27 (29%)
	不明	0 (0%)	1 (4%)	5 (10%)	6 (7%)
p53陽性(IHC)		0/13	0/16	10/46 (22%)	10/75 (13%)
治療予後		再増大1例, 腫瘍関連死0例		腫瘍関連死8例	腫瘍関連死8例

表5-4 DNAメチル化プロファイリングによる3型分類（Thomasら2020/2021）[19,20]

3型分類（症例数）	Pediatric A type（37）	Adult type（58）	Pediatric B type（99）
原著[18]の分類	Cluster 1	Cluster 2	Cluster 3
病理診断	CPPおよびaCPP	CPPおよびaCPP	CPC（88%） （CPP, aCPP: 12%）
発生部位	テント上 （側脳室，第三脳室）	テント下 （第四脳室）	テント上 （側脳室，第三脳室）
Risk分類	low risk	low risk	high risk
頻発する遺伝子変異	なし	*TERT* promoter	*TP53*
多型を示す染色体数 （特異的な異常）	13 ± 6 （なし）	15 ± 6 （5, 9, 21qのloss）	15 ± 5 （1, 2, 21q gain）

表5-5 CPT-SIOP-2000臨床試験（158例）の結果[4]

腫瘍型	治療条件	治療方法	5年		10年	
			EFS	OS	EFS	OS
CPP（n=55）	全摘出	経過観察	97%	100%	92%	92%
aCPP（n=49）	全摘出，かつ播種（−）	経過観察	96%	96%	76%	76%
	非全摘出，かつ播種（−）	≧3歳：化療2サイクル→放治 <3歳：3歳まで化療，3歳以降に放治				
	摘出度を問わず播種（＋）					
CPC（n=54）	全例	≧3歳：化療2サイクル→放治 <3歳：3歳まで化療，3歳以降に放治	51%	65%	39%	41%

- CPP：choroid plexus papilloma, aCPP：atypical choroid plexus papilloma, CPC：choroid plexus carcinoma
- 化学療法処方：(etoposide, vincristine, carboplatin) vs (etoposide, vincristine, cyclophosphamide) の比較試験の形：結果は両群のOSに有意差はないが，PFS延長には前者が有意に優れていた．
- EFS：event-free survival（無増悪生存率とほぼ同義），OS：over-all survival（全生存率：腫瘍死以外の死亡も含む）

■治療

従来より，CPPには手術摘出度を問わず経過観察，aCPP亜全摘症例には治療医判断で放射線治療，CPCには摘出度を問わず放射線治療と化学療法が行われてきた．

これらの歴史的な治療方針の検証を行ったのが，2000年から8年間，21ヵ国が参加したCPT-SIOP-2000臨床試験である．治療計画と結果を表5-5に示す[4]．これだけの組織でも治療評価症例は158例にすぎない．Papillomaは全摘出を目標としつつ摘出度を問わず経過観察を方針とし，atypical papillomaは全摘出なら経過観察，それ以外は化学療法を先行して放射線治療を行う．Carcinomaは全例化学療法を先行して放射線治療を行う．このstudyの目的は，組織型別の治療方法の検証と化学療法の2処方の優劣（etoposide＋vincristineに加えるcarboplatin vs cyclophosphamide）の評価である．結果は各論で提示する．

2 Choroid plexus papilloma（CPP）脈絡叢乳頭腫

■ WHO脳腫瘍分類第5版の定義

脳室内に発生する腫瘍で，正常脈絡叢上皮細胞に類似する．核分裂像はほとんど観察されない．CNS WHO grade 1 腫瘍である．

■ 治療

前述の CPT-SIOP-2000 臨床試験での papilloma55 例の成績（術後経過観察）は，全摘出率が 77% であるにもかかわらず 10 年 PFS 92%，10 年 OS 92% と良好である（表 5-5）[4]．しかし，2 例は再発時に組織像が悪化し，6 年後と 13 年後に死亡している．Siegfried ら（2017）のフランスグループ（52 例）は，全摘出率 92%，5 年生存率 100% を報告している[21]．

もともと papilloma は良性腫瘍で脳室内に孤立性に発育するため全摘出率は 90% 以上との報告が多い．全摘出による 10 年生存率は 85% 以上だが，亜全摘一部分摘出群では 56% に低下するとの報告もある[6]．二期に分けても全摘出を目指すべきである．完全摘出により内水頭症状態も解除されるが，半数で摘出後も水頭症が改善せず shunt 手術を必要とするとの報告がある[22]．Pongeluppi ら（2023）らがまとめた後頭蓋窩発生の小児例 51 例（年齢中央値 8.2 歳）では，総論で記載したように小脳橋角部発生が 35% を占めるために GTR 率は 65% にとどまり，ほとんどの症例でシャント手術が必要となっている[5]．

治療成績報告のほとんどは 10 年生存率 90% 前後と記しているが，想定外の早期再発一腫瘍死の経過をたどる症例がある．これらは，Thomas らの Pediatric B type, high risk（表 5-4）に含まれるごく少数の CPP に該当するのであろうか？　この点に関する検証はまだなされていない．

3 Atypical choroid plexus papilloma（aCCP）異型脈絡叢乳頭腫

■ WHO脳腫瘍分類第5版の定義

脈絡叢乳頭腫に似た組織像を示すが，核分裂活性が亢進しており，高倍率 10 視野で 2 個以上の核分裂像を認めることを診断基準としている．その他，細胞密度の増加，核の多形性，乳頭状構造の不明瞭化，壊死巣などがみられることもある．CNS WHO grade 2 腫瘍である．

■ 生物学的病態

Jappらの種々の検索の結果，aCPPはCPPと類似の遺伝学的特徴と遺伝子発現プロファイルを示していることが判明した．しかも，悪性度にかかわらず全てのCPTに共通する再現性の高い限局性染色体変化が観察されている．一方で，Thomasらの DNA メチル化分類では aCPP は 3 グループ全てに細分類されている（**表 5-3**，**表 5-4**）．High risk 群では不良成績が予想されるが，この群の aCPP の治療予後に関する報告はない．

■ 治療成績

前述の CPT-SIOP-2000 臨床試験[4]では，全摘出例は経過観察，亜全摘例には化学療法と放射線治療が行われている（**表 5-5**）．全例（49 例）の 10 年 PFS 76%，OS 76% である．その他の報告として，Jeibmann ら[23]はドイツ多施設症例のまとめから 19 例の aCPP の 6 年無増悪生存率 55%，Passariello ら[24]は 4 例中 2 例が 1 年以内に再発したが salvage chemotherapy 後に再び CR になり 5 年以上生存中などの報告がある．化学療法を中心とした治療では，ロサンジェルス小児病院[15]での 4 年 OS 83.6%，および前記 CPT-SIOP-2000 の 10 年生存率 76% がある．これらの報告から，全摘出（目標）に続いての化学療法（±放射線治療）で 5 年生存率 90% が期待できる．

Siegfried ら（2017）[21]のフランスグループの 26 例では全摘出率 77% で，6 例に化学療法，2 例に放射線治療が追加され，5 年生存率 96% と良好である．

Browne-Farmer ら（2021）[25]はトロント小児病院での 7 例の治療成績を報告している．全例で GTR が可能であり，追加治療なしの経過観察で全例生存している．彼らはこの経験より摘出量にかかわらず摘出後は経過観察が妥当と結論しているが，症例数が少なく信憑性に欠ける．

4　Choroid plexus carcinoma（CPC）
脈絡叢がん

■ WHO脳腫瘍分類第5版の定義

明らかな悪性像を示す脈絡叢腫瘍で，主に小児，かつ，ほぼ 90% 以上がテント上側脳室に発生する（**表 5-1**，**表 5-2**，**表 5-3**）．高い細胞密度，核異型，多数の核分裂像，壊死巣などがみられる．本腫瘍型に対しては，5 つの組織学的所見（高倍率 10 視野で 5 個以上の核分裂像，細胞密度の増加，核の多形性，乳頭状パターンの不明瞭化と乱れたシート状構築，壊死巣）のうち 4 つ以上を満たす腫瘍，との診断基準が提案されている．CNS WHO grade 3 腫瘍である．

■特徴的な病態

Wolffらの CPT-SIOP-2000 studyのまとめ[4]では，初診時の播種/多発率は他の2型に比較して高い（20%，表5-2）．また，Li-Fraumeni症候群（LFS）との関連が強く，CPCの20～35%がLFSとの報告がある[14,15]．LFS患者に発生したCPCの治療指針はない．本来LFS患者では放射線誘発二次がんのリスクが高いために，合併がんの治療では放射線治療を含まないことが望ましいとされている（☞447頁）．Baharら（2015）[26]は17例のLFS-CPC患者治療に際し11例に放射線治療を行ったところ，2年生存率は照射群18%，非照射群58%（p=0.056）となり，有意な結果ではないが放射線治療は避けるべきと報告している．Liuら[27]は，high dose methotrexate（5 g/m^2）を中心とした寛解導入療法後の地固め治療（consolidation）として局所放射線治療54 Gyを行うSJYC07 studyにおいて，germ lineに*TP53*遺伝子変異のある症例には放射線治療を回避している（表5-6）．

■治療成績

Choroid plexus carcinomaでは広範な局所浸潤像，脳内あるいは髄腔内播種転移像，あるいは他臓器転移が認められ，手術と放射線治療あるいは2000年初頭の化学療法では5年生存率30%前後の報告が多い[3,8,28]．それでも全摘出が行えれば5年生存率50～80%が得られている[3,28]．診断時年齢中央値が2歳のCPC患児への放射線治療は遅発性脳機能障害の確率が高いため，化学療法中心の治療法の開発が行われてきている．

前述のCPT-SIOP-2000臨床試験[4]では，当時の乳幼児悪性脳腫瘍に対する治療方針である術後化学療法先行（放射線治療は3歳以降）方針で治療し，全例（54例）の5年生存率65%，10年生存率41%を報告している（表5-5）．非増悪生存率（EFS）は各々51%と39%であり，約半数が5年で再発している．3歳未満で治療

表5-6 最近のChoroid plexus carcinomaの治療成績報告

発表者	症例数	Study	5年EFS/PFS	5年OS
Wolffら2022[4]	57	CPT-SIOP-2000	41% EFS	65%
Liuら2020[27]	13	SJYC07	61% PFS	68%
Siegfriedら2017[21]	22	BB-SFOP	25% EFS	65%
Takaokaら2023[2]	356	米国データバンク	—	62%
Bhutadaら2024[1]	142	米国SEER	—	65%

CPT-SIOP-2000：化学療法（Carb EVまたはCyc EV）→放射線治療（表5-5参照）
SJYC07：化学療法（HDMTX, VCR, CDDP, CPM）→放射線治療（本文参照）
BB-SFOP：全摘出率50%，全例に化学療法，放射線治療の追加は9例
米国データバンク：米国CBTRUS, CDC, SEERなどのデータを統合

した33例は放射線治療を回避したが，そのうちの12例（36%）が中央値8.2年間生存し，彼らは化学療法の有効性を強調している．なお，このstudyで寛解導入化学療法として比較試験の対象となった2処方の優劣（etoposide＋vincristineに加えるcarboplatin vs cyclophosphamide）は，OSに関しては有意差はなかったが，PFSに関してはcarboplatin追加群がcyclophosphamide追加群より有意に優れていた．

概ね2020年以降に報告されたCPCの治療成績を表5-6にまとめる．治療方法，患者背景が異なるにもかかわらず，5年生存率は65%前後で報告間に差がない．米国のデータベース報告でも同成績である．逆にいえば，全摘出に努め，年齢に応じて化学療法と放射線治療を追加すればこの成績が得られていることであり，どの治療法が，あるいはいかなる患者背景が予後に貢献したかを読み取ることができない．ユニークな報告として，Schneiderら（トロント小児病院）[29]は術前化学療法（neoadjuvant chemotherapy）により術中出血量が軽減し，手術摘出がより容易になると述べている．

文献

1） Bhutada AS, Adhikari S, Cuoco JA, et al.: Prognostic factors and nomogram for choroid plexus tumors: A population-based retrospective Surveillance, Epidemiology, and End Results Database analysis. Cancers（Basel）16: 610, 2024

2） Takaoka K, Cioffi G, Waite KA, et al.: Incidence and survival of choroid plexus tumors in the United States. Neurooncol Pract 10: 41-49, 2023

3） Wrede B, Liu P, Wolff JEA: Chemotherapy improves the survival of patients with choroids plexus carcinoma: a meta-analysis of individual cases with choroids plexus tumors. J Neuroonocol 85: 345-351, 2007

4） Wolff JE, Van Gool SW, Kutluk T, et al.: Final results of the Choroid Plexus Tumor study CPT-SIOP-2000. J Neurooncol 156: 599-613, 2022

5） Pongeluppi RI, Ballestero MFM, Santos MV: Posterior fossa choroidplexus papilloma in the pediatric population: case series and literature review. Arq Neuropsiquiatr 81: 825-834, 2023

6） Wolff JEA, Sajedi1 M, Brant R, et al.: Choroid plexus tumors. Br J Cancer 87: 1086 -1091, 2002

7） Keskin F, Erdi F, Kaya B, et al.: Sellar-suprasellar extraventricular choroid plexus papilloma: a case report and review of the literature. J Korean Neurosurg Soc 59: 58-61, 2016

8） Lafay-Cousin L, Keene D, Carret AS, et al.: Choroid plexus tumors in children less than 36 months: the Canadian Pediatric Brain Tumor Consortium（CPBTC）experience. Childs Nerv Syst 27: 259-264, 2011

9） Hawkins JC 3rd: Treatment of choroid plexus papillomas in children: a brief analysis of twenty years' experience. Neurosurgery 6: 380-384, 1980

10） Piguet V, de Tribolet N: Choroid plexus papilloma of the cerebellopontine angle presenting as a subarachnoid hemorrhage: case report. Neurosurgery 15: 114-116, 1984

11） Meyers SP, Khademian ZP, Chuang SH, et al.: Choroid plexus carcinomas in children: MRI features and patient outcomes. Neuroradiology 46: 770-780, 2004

12） Li FP, Fraumeni JF Jr, Mulvihill JJ, et al.: A cancer family syndrome in twenty-four kindreds. Cancer Res 48: 5358-5362,1988

13） Tinat J, Bougeard G, Baert-Desurmont A, et al.: 2009 Version of the Chompret criteria for Li

Fraumeni Syndrome. J Clin Oncol 27: e108-e109, 2009
14) Tabori U, Shlien A, Baskin B, et al.: TP53 alterations determine clinical subgroups and survival of patients with choroid plexus tumors. J Clin Oncol 28: 1995-2001, 2013
15) Gozali AE, Britt B, Shane L, et al.: Choroid plexus tumors; management, outcome, and association with the Li-Fraumeni syndrome: the Children's Hospital Los Angeles (CHLA) experience, 1991-2010. Pediatr Blood Cancer 58: 905-909, 2014
16) Merino DM, Shlien A, Villani A, et al.: Molecular characterization of choroid plexus tumors reveals novel clinically relevant subgroups. Clin Cancer Res 21: 184-192, 2015
17) Japp AS, Gessi M, Messing-Jünger M, et al.: High-resolution genomic analysis does not qualify atypical plexus papilloma as a separate entity among choroid plexus tumors. J Neuropathol Exp Neurol 74: 110-120, 2015
18) Thomas C, Sill M, Ruland V, et al.: Methylation profiling of choroid plexus tumors reveals 3 clinically distinct subgroups. Neuro Oncol 18: 790-796, 2016
19) Thomas C, Metrock K, Kordes U, et al.: Epigenetics impacts upon prognosis and clinical management of choroid plexus tumors. J Neurooncol 148: 39-45, 2020
20) Thomas C, Soschinski P, Zwaig M, et al.: The genetic landscape of choroid plexus tumors in children and adults. Neuro Oncol 23: 650-660, 2021
21) Siegfried A, Morin S, Munzer C, et al.: A French retrospective study on clinical outcome in 102 choroid plexus tumors in children. J Neurooncol 135: 151-160, 2017
22) Raimondi AJ, Gutierrez FA:. Diagnosis and surgical treatment of choroid plexus papillomas. Childs Brain 1: 81-11, 1975
23) Jeibmann A, Hasselblatt M, Gerss J, et al.: Prognostic implications of atypical histologic features in choroid plexus papilloma. J Neuropath Exp Neurol 65: 1069-1073, 2006
24) Passariello A, Tufano M, Spennato P, et al.: The role of chemotherapy and surgical removal in the treatment of Choroid Plexus carcinomas and atypical papillomas. Childs Nerv Syst 31: 1079-1088, 2015
25) Browne-Farmer C, Hazrati LN, Mamatjan Y, et al.: Paediatric atypical choroid plexus papilloma: is adjuvant therapy necessary? J Neurooncol 155: 63-70, 2021
26) Bahar M, Kordes U, Tekautz T, et al.: Radiation therapy for choroid plexus carcinoma patients with Li-Fraumeni syndrome: advantageous or detrimental? Anticancer Res 35: 3013-3017, 2015
28) Berger C, Thiesse P, Lellouch-Tubiana A, et al.: Choroid plexus carcinomas in childhood: clinical features and prognostic factors. Neurosurgery 42: 470-475, 1998
27) Liu APY, Wu G, Orr BA, et al.: Outcome and molecular analysis of young children with choroid plexus carcinoma treated with non-myeloablative therapy: results from the SJYC07 trial. Neurooncol Adv 3: vdaa168, 2020
29) Schneider C, Kamaly-Asl I, Ramaswamy V, et al.: Neoadjuvant chemotherapy reduces blood loss during the resection of pediatric choroid plexus carcinomas. J Neurosurg Pediatr 16: 126-133, 2015

第6章

Embryonal tumor
胎児性脳腫瘍

I　胎児性脳腫瘍の概要と頻度

胎児性脳腫瘍とは主として乳幼児に多く発生し，組織学的に胎生期の神経管構成細胞に類似する未熟，未分化な小型腫瘍細胞からなる．表6-1 に，WHO 脳腫瘍分類書の 2007 年版，2016 年版，そして今回の 2021 年版の胎児性脳腫瘍一覧を示す．

WHO2007 分類では，medulloblastoma（MB），primitive neuroectodermal tumor（PNET），および atypical teratoid/rhabdoid tumor（ATRT）があげられていたが，WHO 2016 分類（revised 4th edition）では medulloblastoma に次いで知名度の高い PNET が削除され，新しく embryonal tumor with multilayered rosettes（ETMR）が加わった．米国脳腫瘍統計（CBTRUS）の集計[1]では，medulloblastoma が 68%，ATRT が 17%，その他が 9%，不明 6% と記されている．

今回の改訂にて medulloblastoma と ATRT，のほかに胎児性腫瘍に含まれるのは，embryonal tumor with multilayered rosettes（ETMR），C19MC-altered（テント上に 62% 発育），cribriform neuroepithelial tumor（CRINET，脳室内発生が特徴），CNS

表6-1　Embryonal Tumour（胎児性腫瘍）分類の変遷

2021 年版	2016 年版	2007 年版
Medulloblastoma Medulloblastomas, *molecularly defined* • Medulloblastoma, WNT-activated • Medulloblastoma, SHH-activated and *TP53*-wildtype • Medulloblastoma, SHH-activated and *TP53*-mutant • Medulloblastoma, non-WNT/non-SHH • Medulloblastomas, *histologically defined*	Medulloblastoma Medulloblastomas, *genetically defined* • Medulloblastoma, WNT-activated • Medulloblastoma, SHH-activated and *TP53*-mutant • Medulloblastoma, SHH-activated and *TP53*-wildtype • Medulloblastoma, non-WNT/non-SHH • Medulloblastomas, *histologically defined*	Medulloblastoma • Medulloblastoma
その他の胎児性腫瘍 • Atypical teratoid/rhabdoid tumour • Cribriform neuroepithelial tumour • Embryonal tumour with multilayered rosettes • CNS neuroblastoma, *FOXR2*-activated • CNS tumour with *BCOR* internal tandem duplication • CNS embryonal tumour NEC/NOS	その他の胎児性腫瘍 • Embryonal tumour with multilayered rosettes, C19MC-altered • Medulloepithelioma • CNS neuroblastoma • CNS ganglioneuroblastoma • Atypical teratoid / rhabdoid tumour • CNS embryonal tumour with rhabdoid features	その他の胎児性腫瘍 • CNS primitive neuroectodermal tumours（PNETs） • Medulloepithelioma • Ependymoblastoma • Atypical teratoid / rhabdoid tumour

neuroblastoma, *FOXR2*-activated（全例テント上に主座），および CNS tumor with *BCOR* internal tandem duplication（テント上下に発育）である．

各腫瘍の個々の特徴のうち最も明快かつ重要なものは，診断年齢と腫瘍発生部位である．

最も多い medulloblastoma は 4 ～ 15 歳の間に 65 ～ 70% が診断され，3 歳以下は 20% 前後，全体の診断年齢中央値は 8 歳前後である．次に多い ATRT は 3 歳以下が 80% を占め，年齢中央値は 1 ～ 2 歳の間にある．ETMR は新しい診断基準による腫瘍のため症例数は少ないが，3 歳以下が 70% を占め年齢中央値は 2.5 歳前後にある．3 腫瘍での乳幼児期（3 歳以下）発生頻度は高い順に，ATRT＞ETMR＞MB になる（図 6-1）[2,3]．0 歳代では圧倒的に ATRT が多く，medulloblastoma は 3 歳以降に診断されてくる様相は発がん機構の解析に興味ある臨床病態である．

発育部位は，ETMR の 70 ～ 80% はテント上（大脳，脳室内），ATRT はテント上とテント下がほぼ同数に発生するが，両腫瘍ともに残りは小脳，脳幹，脊髄，など中枢神経のいかなる部位にでも発生し得る．Medulloblastoma は周知のように小脳の腫瘍である．MRI で ETMR あるいは ATRT を第一に疑う所見は，巨大なテント上腫瘍で壊死あるいは嚢胞を含み，腫瘍サイズに比して周囲浮腫が軽度（あるいはなし）なことである．また，本章で扱う 3 腫瘍の MRI 特徴の一つは拡散強調画像（DWI）で，細胞密度の高さを反映した高信号であり，ADC では低信号に描出される．

治療に関しての共通点は，早期あるいは増大・再発に伴い高率に髄腔内播種が生じるため，初期治療から全中枢神経を標的とした治療（全脳脊髄照射など）が必要である．また，乳幼児の悪性腫瘍という括りから，生まれつき体細胞の全てにがん発生関

図6-1　3 胎児性腫瘍の乳幼児期の発生頻度

1 歳毎の診断年齢情報が得られた資料を合わせた診断年齢図. 各腫瘍の資料を合成した図なので, 発症数は絶対値ではないことに注意する.

資料：MB（日本脳腫瘍全国集計調査報告, 2005 ～ 2008）, ATRT [3], ETMR [2]

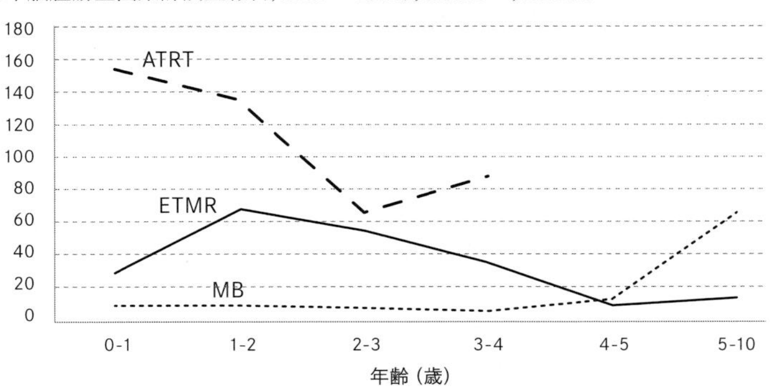

連遺伝子の異常を有する患児が報告されている（☞第9章 神経系の遺伝性腫瘍症候群 II各論，444頁）．

現在は分子分類された個々の腫瘍の多様性（heterogeneity）あるいは不均一性の分析より，さらに細分類への時代に入りつつある．1つの体細胞から発生したがん細胞が増殖する際には，個々の細胞に様々な変異が生じることにより互いに異なる遺伝的な違いおよび表現型の違いを獲得している．これらの個々の細胞の特性データを積み上げればがん増殖のマクロな現象が理解でき，診断と治療に役立つとの考えである．細胞の多様性はSingle Cell RNA-seq解析およびDNAメチル化解析において観察され，それらに臨床所見（性，年齢，転移頻度など）を加えた多次元の情報をt-SNE（t-distributed Stochastic Neighbor Embedding，t分布型確率的近傍埋め込み）を用いて2次元の「マップ」に落とし込んで可視化し，説得力のある細分類を明示している．Medulloblastomaは最大14分類に，ATRTは4分類への提言がなされている（各論参照）．

なお，胎児性腫瘍を含めた小児脳・脊髄腫瘍（14歳以下）を他臓器腫瘍と比較すると，この年齢層の人口10万人あたりの罹患数は脳・脊髄腫瘍が最も多く（5.74人），白血病が続く（4.99人）．またこの年齢層の腫瘍死頻度も，脳・脊髄腫瘍（10万人あたり0.72人）は白血病（0.56人）より多い（Ostromら2019）[4]．

文献

1) Ostrom QT, Cioffi G, Waite K, et al.: CBTRUS Statistical Report: Primary Brain and Other Central Nervous System Tumors Diagnosed in the United States in 2014-2018. Neuro Oncol 23(12 Suppl 2): iii1-iii105, 2021

2) Jaramillo S, Grosshans DR, Philip N, et al.: Radiation for ETMR: Literature review and case series of patients treated with proton therapy. Clin Transl Radiat Oncol 15: 31-37, 2018

3) Lu VM, Di L, Eichberg DG, et al.: Age of diagnosis clinically differentiates atypical teratoid/rhabdoid tumors diagnosed below age of 3 years: a database study. Childs Nerv Syst 37: 1077-1085, 2021

4) Ostrom QT, de Blank PM, Kruchko C, et al.: Alex's Lemonade Stand Foundation Infant and Childhood Primary Brain and Central Nervous System Tumors Diagnosed in the United States in 2007-2011. Neuro Oncol 16 Suppl 10:x1-x36,2015

II Medulloblastoma 髄芽腫

本章の記載にあたって，病理診断名に下記の略号を使用する．
MB：medulloblastoma
CL-MB：classic medulloblastoma
D/N-MB：desmoplastic nodular medulloblastoma
MBEN：medulloblastoma with extensive nodularity
LC/A-MB：large cell/anaplastic medulloblastoma

I 総論

小児脳腫瘍の代表である本腫瘍は，診断年齢中央値は6歳前後，小児人口100万人あたりの年間発生数は5人前後で，他の胎児性腫瘍（AT/RT，ETMR）と比較すると最も数が多く，診断年齢が高く，成人発生率も高く（米国では30%），生存期間が長い．米国CBTRUS（2021）統計[1]では，14歳以下の胎児性の腫瘍の内訳は，medulloblastoma 67.7%，AT/RT 17.1%，いわゆるPNET 8.5%，その他8.3%である．

小児小脳虫部に好発する悪性腫瘍（CNS WHO grade 4）で，①MRI時代でも診断時平均直径平均3 cmの腫瘍が発生部を中心に局所に浸潤性に発育し，②治療方法にかかわらず再発・死亡時には原発部位のみの再発が20～30%で，転移・播種が70～80%（10%前後は中枢神経外転移）である．③所（1959）はその終末像として，「しばしば特有な発育傾向を示し，脳軟膜に沿って広汎に拡大する．注目すべきことは，原発部から脳膜に沿ってまことに広汎に，あるいは脳底部を視神経交叉部まであたかも脳底脳膜炎滲出物をまねて拡がるかと思うと，また脊髄周囲を外套状に取り囲んで馬尾部までほとんど完全に脊髄を包む」と記載している．小児脳神経外科学のパイオニアであるMatson, DD（1969）は，1950年代の本腫瘍の治療成績として“To our knowledge, no patient has ever been cured.”と記している．しかし現在では，組織学的にも生物学的にもglioblastomaに匹敵，あるいはそれ以上の悪性度（速い増大と激しい浸潤・転移を示すWHO悪性度grade 4）でありながら，適切な放射線治療と化学療法により，3歳以上の“average（good）risk”群（全体の50～60%）では8～10年の非増悪生存確率（PFS）70～80%の良好な治療成績が得られる腫瘍としてよく知られている．

一部に遺伝性の腫瘍発生があり，germ line（生殖細胞系列）での*ELP1*遺伝子，*SUFU*

遺伝子，*PTCH1* 遺伝子が異常を示す基底細胞がん（nevoid basal cell carcinoma）や Gorlin 症候群，*TP53* 遺伝子異常を示す Li-Fraumeni 症候群，*APC* 遺伝子が関与する familial adenomatous polyposis などがよく知られている（☞ 448 頁）.

■基本事項：脳腫瘍全国集計調査報告（2005 ～ 2008）の141例

- **頻度**：全脳腫瘍の 1.0%，小児期腫瘍（14 歳未満）の 9.9% を占める．小児脳腫瘍の中では，astrocytoma-glioblastoma 群（30.0%），germ cell tumor（14.4%）に次いで 3 番目に多い．
- **年齢**：小児期に 110 例（78%）が発生している．成人発生は 22%（20 歳以上）だが米国 [2] では 29% と多い．年齢中央値は 24 ～ 28 歳の間にある．男性に多く（60% 前後），半数近く（45% 前後）が小脳半球発生，小児例（3 ～ 18 歳）と比較すると desmoplastic type（MBEN を含む）が多い（30% 前後）．乳幼児期発生は約 20% である．
- **性別**：男性にやや多い（55%）．
- **腫瘍数**：小脳 / 第四脳室に孤発（単発）が 92%，多発 2%，播種 6% と登録されている．
- **症候**：頭蓋内圧亢進症状 60% が最も多く，頭痛 38%，局所（巣）症状 29%，脳神経麻痺 9% の順になる．腫瘍内出血は 1% と記録されている．けいれんおよび無症候症例はない．症状出現から診断までの期間が短いほどリスク度（high risk 群－ 7.4 週，low risk 群－ 19.5 週）が高い [3]．
- **KPS**：診断時に年齢相応の社会活動可能な KPS 80 以上が 41%，自宅生活可能な 60 ～ 70 が 24%，50 以下が 28%，不明 8%，と登録されている．適切かつ迅速な医療を必要とする KPS 40 以下が 19% もあり，ここに不明部分の数人が入ると，本腫瘍の 1/5 は初診病院にて救急的初期治療が必要な症例と考えられる．一方，臨床試験を行う場合の登録条件を KPS≥70 とすると，その条件に該当するのは約 60%（不明者を除いて計算）になる．
- **再発**：登録症例数が少なく信頼できる資料はない．
- **遺伝性素因** [4]：生殖細胞系（germ line）に特定の遺伝子変異があるために本腫瘍が発生しやすい家族群（medulloblastoma predisposition syndrome，☞ 444 頁）があり，全 MB 症例の 5 ～ 6% と推定されている．責任遺伝子として，*APC*，*PTCH1*，*SUFU*，*TP53*，*BRCA2*，*PALB2* の 6 遺伝子が報告されている．*APC* 遺伝子変異は WNT 群，*PTCH1* と *SUFU* 遺伝子変異は乳幼児の SHH 群，*TP53* 遺伝子変異は小児期の SHH 群，*BRCA2* と *PALB2* 遺伝子変異は WNT 群を除く 3 群に報告されている．これらの症例では 5 年 PFS 52%，同 OS 65% で，通常発症（sporadic）症例の治療成績より不良である．

我が国では発生数は減少傾向にあり，現在ではgerm cell tumorより少ない．英国[5]およびカナダ[6]でも減少傾向が報告されている．英国調査では，1980年以降の妊娠中の栄養指導（ビタミンと鉄の摂取）の普及が中枢神経系発生異常予防に有効と考察されている[7]．逆に，米国の疫学調査[6]では2001～2013年の間の年間発生率は不変である[8]．

発がん原因としては，前記の妊娠中のビタミン，鉄欠乏説（MRC Vitamin Study Research Group），ニトロソアミン含有物質（焼き物料理のにおい，葉巻のけむり，ある種の化粧品，燻製肉，塩漬け肉，など）の影響が報告されている[9]．Buninら[10]はCOG studyに登録された315例のmedulloblastomaとPNET患児の母親に聞き取り調査を行ったところ，患児母は対照群（健康児母）と比較して，燻製/塩漬け肉の摂取量が多く，ビタミンCの摂取量が少ない傾向（有意差なし）であった．

胎生期のウイルス感染説もある．根拠は，①胎生期発症と考えられる症例があり，母体からの影響が考えられる[11]．②ヒトのJCウイルスにより実験的にmedulloblastomaを作り得る[12]．③Connecticut州での調査[13]によると本腫瘍の発生率は1957～1965年に高く，この時期に使用したポリオワクチンにSV 40が混在していたことが後に判明した．

■ 病理組織分類

小脳虫部に発生することが最も多いが，分子分類によって微妙に異なる．各論に記載する．肉眼的には，比較的境界明瞭で柔らかく，割面は通常一様であるが，中心壊死，出血，嚢胞形成もみられる．増大するにつれて浸潤性格が強くなり，小脳脚から脳幹へ，第四脳室を充満し脳室底（脳幹背側）に浸潤，さらにはcisterna magnaへ進展する．上方への進展（中脳水道）は稀である．小脳表面のくも膜を連続的に浸潤し，さらに髄液腔内に播種し，脊髄髄膜下から脊髄内への進展もしばしば経験する．

病理組織像の詳細は334頁に記載する．

■ 画像診断

CTスキャンの典型像は，境界が明瞭な等～高吸収域で一様に強い造影効果を示すが，低吸収で造影効果を示さないもの，cystic changeを含むもの，石灰化を含む場合などもある．

一般的なMRI所見[14-16]をまとめると，

① T1強調像は低信号域の中に髄液と同信号強度の低信号小域（小嚢胞）が散在し，全体としてheterogeneousな外観を呈する．

② T2強調像では，白質と灰白質の中間の信号強度から高信号域を示し，上記小嚢胞は強い高信号スポットとして観察される．

図6-2　分子分類別の medulloblastoma の発育特徴

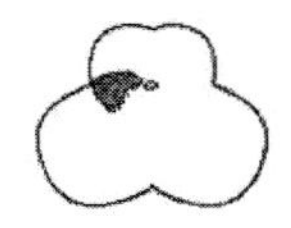
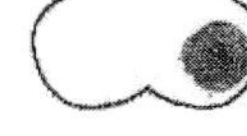

③ Gd 造影性は中等度から強度がほとんどで，淡いものからほとんど増強されない症例も 10% 弱ある．造影効果は heterogeneous なことが多いが，homogeneous あるいは patchy なこともある．

④どの断面像もほぼ円形に描出される（脳室腔やくも膜下槽をなぞるように発育する ependymoma との鑑別点）．

⑤ PNET や AT/RT と同じく高細胞密度を反映した拡散制限があり，DWI では高信号，ADC 像では低信号に描出される．しかし稀ではあるが reticulin 線維網の乏しい腫瘍型では ADC 値は平均範囲と報告されている．

⑥腫瘍局在と分子 4 型分類との関連（図 6-2，表 6-2）では，WNT 型は正中より発生し小脳脚 / 小脳橋角部へ進展する形が多い．SHH は乳幼児以外は 90% 以上が小脳半球発生であり，Group 3/4 はほとんどが中部発生 / 第四脳室進展型である．これらの画像所見からの分子分類予測確率は約 65% である．

⑦画像と術中の観察所見を合わせると，小脳脚 / 脳幹への浸潤は SHH 群は低く（9%），他の 3 群では 75% 前後である（表 6-2）．

■ 分子4型分類の概略（表6-2，表6-3）

髄芽腫の分子生物学的研究も 1990 年後半から積極的に展開され，網羅的遺伝子発現分析で遺伝子異常を共有する症例を集めていく階層的クラスター分析を行うと，本腫瘍は 4 群に分けられた．分子発生学では古典ともいうべき Wnt（ウイント）シグナル伝達経路に関わる遺伝子群が集まっているグループ，Shh（ソニックヘッジホッグ）シグナル伝達経路の遺伝子が集まっているグループ，および前二者のように特徴付けのできない 2 つのグループであり，それらは順に WNT-MB，SHH-MB，Group 3-MB，Group 4-MB と名づけられた．また，診断時年齢により 3 年齢層，すなわち乳幼児（3 歳未満），小児（3 〜 18 歳未満），および成人（18 歳以上）に分けて論じる．ただし，乳児 / 小児および小児 / 成人境界は論文により異なり，前者は 4 歳，後者は 15/16 歳のことも少なくない．

現在の分子分類 4 型が確立するまでには，遺伝性腫瘍（がん）症候群（genetic tumor syndromes あるいは cancer predisposition syndromes）の研究過程での本腫瘍発生

表6-2 Northcott ら(2012)[26]の MAGIC cohort (827 例), Supplementary Table 2 を改変

MRI 所見は, E：画像診断記載をまとめたもの

		WNT 群 (9%)	SHH 群 (32%)	Group 3 (20%)	Group 4 (38%)	全例 (827 例)
性別(男, 665)：(女, 374)		0.8：1	1.38：1	1.9：1	2.7：1	1.8：1
年齢	中央値	10.0 歳	7.6 歳	5.6 歳	8.4 歳	8.0 歳
	範囲	2.0 ～ 56.3 歳	0.1 ～ 52.0 歳	0.6 ～ 29.0 歳	1.0 ～ 36.0 歳	0.1 ～ 56.3 歳
年齢層別の頻度	乳幼児(≦ 3)	3%	36%	25%	7%	20%
	小児(4 ～ 15)	79%	33%	72%	86%	66%
	成人(≧ 16)	19%	31%	3%	7%	14%
組織亜型頻度	Classic	87%	51%	68%	84%	72%
	DN/MBEN 1)	6%	36%	11%	8%	17%
	LC/A 2)	3%	9%	20%	9%	11%
診断時転移率	なし(M0)	88%	81%	57%	59%	68%
	あり(M)	12%	19%	43%	41%	32%
5 年生存率	全例	97%	71%	60%	70%	記載なし
	乳幼児(≦ 3)	100%	72%	39%	38%	
	小児(4 ～ 15)	100%	65%	66%	71%	
	成人(≧ 16)	90%	76%	60%	74%	
標準治療 3) 生存率	5 年 PFS	89.5	61.3	73.4	88.7	80.1
	(AvR のみ)	(88.2%)	(52.0%)	(60.0%)	(95.9%)	(79.1%) 4)
	10 年 OS	100	61.2	73.3	83.7	記載なし
	AvR vs HR	5 年 PFS：AvR(79.1%) vs HR(83.3%), 有意差なし				
MRI 所見 局在	虫部→第四脳室進展	25%	46%	>99%	>99%	記載なし
MRI 所見 局在	正中→ CP/CPA 進展	75%	0	0	0	
MRI 所見 局在	小脳半球	0	54%	0	0	
MRI 所見	境界不鮮明 5)	0	23%	63%	0	
MRI 所見	高造影性 6)	>99%	>99%	>99%	41%	
MRI 所見	出血 / 石灰化(血液産物)	25%	61%	31%	53%	有意差なし
MRI 所見	浮腫	50%	77%	46%	29%	有意差なし
術中の脳幹 / 小脳脚浸潤所見		SHH 群 9% vs 他の 3 群 77%				有意差あり

1) DN-MB/MBEN：desmoplastic nodular type と MB with extensive nodularity を合わせている
2) LC/A：large cell/anaplastic type
3) 標準治療(Ramaswamy ら 2016 [27])：トロント小児病院(2000 ～ 2012 年)治療 92 例(3 ～ 17 歳)の分析
4) high risk の 5 年 PFS-83.3% と有意差なし
5) 50% 以上の腫瘍域が隣接組織の不明瞭
6) 腫瘍領域の 90% 以上が造影される(嚢胞, 壊死領域を除く)

表6-3　髄芽腫の分子分類

分子分類	WNT 活性型	SHH 活性型		非 WNT かつ 非 SHH	
		TP53 野生型	*TP53* 変異型	Group 3	Group 4
サブグループ		SHH-1 〜 SHH-4	SHH-3	Group 3/4, サブタイプ 1 〜 8	
頻度	10%	20%	10%	25%	35%
好発年齢層	小児	乳幼児 / 成人	小児	乳幼児 / 小児	全年齢層
男：女比	1：2	1：1	3：1	2：1	3：1
染色体 コピー数異常	monosomy 6	*PTCH1* 欠失 10q 欠失	*MYCN* 増幅 *GLI2* 増幅 17p 欠失	*MYC, MYCN* 増幅 1q,7gain 16q loss isodicentric17q	*MYCN, OTX2* 増幅 *CDK6* 増幅 7gain,8,11 loss isodicentric17g
腫瘍細胞の 遺伝子異常	*CTNNB1, DDX3X*	*PTCH1, SMO, SUFU, ELP1, DDX3X, KMT2D, U1 snRNA*	*TP53, DDX3X, U1 snRNA, TERT*	*GFI1, GFI1B SMARCA4, KBTBD4, CTDNEP1, KMT2D*	*GFL1, GFL1B PRDM6, KDM6A, ZMYM3, KMT2C, KMT2D, KBTBD4*
germ line の 変異遺伝子	*APC*	*PTCH1, SUFU, ELP1*	*TP53*	*BRCA2* *, *PALB2*	*BRCA2* *, *PALB2*
腫瘍起源細胞（各論記載）	下菱脳唇の progenitor cell	小脳顆粒層形成に与る上菱脳唇の granule precursors		neural stem cell	unipolar brush cell

* 稀な変異

報告がきっかけとなっている．

Hamilton ら（1995）[17] は Turcot 症候群（Wnt 伝達経路の β-catenin に関与する *APC* 遺伝子変異による，☞ 450 頁）の 14 家系のうち，10 家系の 14 患者中 11 例（79%）に medulloblastoma の発生を確認（一般発生頻度の 92 倍）した．Zurawel ら（1998）[18] は偶発（sporadic）medulloblastoma において *APC* 遺伝子産物と協同して細胞増殖に関与する *β-catenin* 遺伝子（=*CTNNB1* 遺伝子）変異を 67 例中 3 例で観察した．また，この遺伝子変異のある細胞では，染色体 6 番の 1 コピーの消失（monosomy）も観察された（Clifford ら 2006）[19]．これらの報告は本腫瘍の Wnt シグナル伝達経路の異常を示唆したものである．Hahn ら（1996）[20] は，nevoid basal cell carcinoma syndrome（NBCCS，母斑基底細胞がん症候群，Gorlin 症候群，☞ 452 頁）では染色体 9q22.3 に位置する *patched*（*PTCH*）遺伝子変異が発生に関与することを見出した．Wolter ら（1997）[21] は翌年 32 例の medulloblastoma 中 4 例で *PTCH* 遺伝子の変異を観察し，これらの患者の一部からは皮膚組織からも同遺伝子の変異を観察した．この *PTCH* 遺伝子はショウジョウバエの体節形成に与かるヘッジホッグタンパクに関連するもので，Zurawel ら（2000）[22] は本腫瘍の形成に Shh シグナル経路での *PTCH* 遺伝子変異が関与することを示した．さらにTaylorら（2002）[23]は1例のmedulloblastomaにおいてShh経路にある*SUFU*遺伝子の変異を報告した．

これらの地道な研究の積み重ねの背景がある中で，網羅的遺伝子発現分析がWnt伝達経路異常群とShh経路異常群を見出したのは必然であった．この2つのシグナル伝達経路は染色体がわずか4対（8個）で成り立つ双翅目（ハエ目）に属する昆虫であるショウジョウバエ（羽もあり昆虫の特徴である体節もある）の基本的な構築（分節など）や器官形成の根幹に関わる重要な経路である．卵の段階で遺伝子は活発に働き始めハエの個体を創り上げる．1つの器官（例えば羽）を創り上げるために特定の遺伝子が特定のタンパク質を産生し，指令情報（シグナル伝達機能が活性化）を発し，羽の各部品をつくる作業（必要なタンパク質を産生する特定の遺伝子，すなわち標的遺伝子が増幅する）が開始される．部品を必要な数揃えるには細胞は分裂を繰り返し，その都度クロマチンが一度緩みまた締め直す行程（クロマチン再構成）が必要になる．このように1つの器官を創り上げるには，きっかけを作る遺伝子，部品の作成を担当する標的遺伝子，そして必要な部品を揃えるためのクロマチン再構成に関連する遺伝子の働きが必要となる．

このようなシグナル伝達経路の（異常）活性化が腫瘍で起こっているとすると，Wntシグナル伝達経路やShhシグナル伝達経路に存在する多くの遺伝子異常がリストアップされる．4型分類の特徴を理解するにGajjarらの総説[24]のFigure 1とKoolらの論文[25]のFigure 2を一目眺めるのが早道である．前者は4型での特徴的異常遺伝子の発現パターン（頻度）を山塊の峰の高さで表現している．WNT群ではWntシグナル伝達経路に関わる*CTNNB1*遺伝子変異が高くそびえ他の2特徴（染色体6番のmonosomyとRNA二重鎖を解くタンパク質をコードする*DDX3X*遺伝子変異）を加えて印象的な3峰を形成している．SHH群ではWNT群ほどの強烈な印象を与えていないが，それでもShhシグナル伝達経路に関わる*PTCHI*遺伝子，*SMO*遺伝子，*SUFU*遺伝子の変異がこの群の個性を示している．これら両群では，頻度は高くない（15～20%）が臨床的に極めて重要な*TP53*遺伝子変異が特徴（他の2群では極めて稀）である．Group3とGroup4はそれなりの特徴はあるが前記2群のような明確な生物学的特徴を示すものはない．

Koolらの論文[25]では染色体上のゲノムコピー数変化を一見して俯瞰することができる．全ての常染色体（1～22番）において長腕と短腕のいずれかあるいは双方の異常（gainとloss）が程度の差はあれ観察される．またそのゲノムコピー数異常パターンは19の染色体が4型間（across 4 groups）で有意な異常パターンを示している．ここでも突出しているのはWNT群で第6染色体のmonosomyが高頻度であり他の3型には観察されない．この群では他の染色体異常度は軽度で他3型とは一線を画している．

各型の分子遺伝学特徴の研究には小脳発生機構を踏まえてのマウスモデルが一役買っている．それらの紹介の前にヒト脳発生学を復習する．胎生期に神経管は分化し，最初に脳と脊髄に分かれる．続いて脳は前脳と脳幹に分かれ，前脳から大脳と間脳，脳幹から中脳と菱脳（りょうのう）が分化する．菱脳からは橋，小脳，延髄が発生し，その腔は第四脳室となる．

マウスでは胎生 10 日ごろに中脳後脳境界部で背屈が起こり，チューブ状の構造が左右に大きく引き伸ばされて，結果として薄い天井（蓋板と呼ぶ）の下に菱形の空間が形成される．その上唇と下唇の実質部分をそれぞれ上菱脳唇（upper rhombic lip），下菱脳唇（lower rhombic lip）と呼び，胎生 11.5 ～ 15.5 日に上菱脳唇に Shh 伝達経路遺伝子群が発現し，その直前（11.5 日以内）に下菱脳唇と dorsal brain stem に Wnt 伝達経路遺伝子群が発現する．上菱脳唇の germinal center からは，granule neural precursors（GNP，顆粒細胞の前駆細胞）が活発に産生され Purkinje cell などを創り出し，それらが外顆粒層形成し，さらには内顆粒層形成を経て小脳形成に至る．このようなマウス小脳発生過程での遺伝子の活動状況からヒト medulloblastoma のモデルが作成され，4 型の臨床病態の相違に反映されている（各論に記載）．

4 型分類の詳細は各論に記載するが，各型の概略を**表 6-2**，**表 6-3** にまとめた．**表 6-2** は Northcott ら（2012）[26] の MAGIC cohort と Ramaswamy ら（2016）[27] のトロント小児病院からの報告を中心に整理したものである．

1. WN-MB

分子発生学では古典ともいうべき Wnt（ウイント）シグナル伝達経路に関わる遺伝子群が集まっているグループで，80% は小児期（4 ～ 15 歳）に診断される．組織型は classic type がほぼ 80% を占める．治療予後は 4 型の中で最も良好で 10 年生存率は 90 ～ 100% に近い．

2. SHH-MB

Shh シグナル伝達経路の遺伝子が集まっているグループで，*PTCH1* 遺伝子変異が主体になっている．組織型は classic type と ND/MBEN が多い．乳幼児例は ND と MBEN がほとんど占めている．

他の 3 群と比べて男女差がなく全年齢層（乳幼児，小児，成人）にほぼ均等に分布する．Kool ら（2014）[28] は 3 年齢層の特徴として，乳幼児層は *PTCH1* と *SUFU* 遺伝子変異を特徴とし，3 歳未満に最も多く 16 歳にかけて急速に減少する．小児期は，*PTCH1* と *TP53* 遺伝子異常を特徴とし，4 歳以降に発症し 10 ～ 12 歳でピークに達し，18 歳をすぎて急減する．成人型は 10 歳以降に発症し *PTCH1* と *SMO* 遺伝子変異を特徴とする．

小児期症例は50%近くに腫瘍細胞に*TP53*遺伝子変異があり，そのうちの半数以上はgerm lineで*TP53*遺伝子変異（mutation）が観察され予後は不良である（Li-Fraumeni症候群，☞444頁）．WHO2016分類以降，*TP53*遺伝子変異の有無によりSHH-TP53-mutantとSHH-TP53-wildtypeに分けている．

3. non-WNT/non-SHH MB

上記WNT群やSHH群のように遺伝子異常発現に特徴をつけられない群をまとめている．これらの中にもそれなりの遺伝子異常群があり，当初はGroup 3とGroup 4としてまとめられていた〔現在はこの群を8型に分けるべきとの意見が強い（後述）〕．

Group 3は男性がほぼ2倍を占め，小児期に最も多く発生（70%）し，成人腫瘍は稀（3%）である．組織学的にはlarge cell /anaplastic type（LC/A）が占める比率（20%）および診断時の転移率（40%台）が4型中最も高い．予後は4型の中で最も不良（5年生存率50～60%）である．

Group 4は4群の中で最も多く（40%前後）組織学的にはclassic typeが85%を占める．男性がほぼ3倍で，小児期に85%以上が発症しその他の年齢層は少数である．5年生存率は70%台である．ここでも乳幼児期の治療成績が悪い．転移率はGroup 3に次いで多い（40%前後）．

■治療総論

腫瘍の悪性度（速い増大と激しい浸潤・転移）と治療成績は概ね相関するが，合致しない代表（脳腫瘍では唯一？）が本腫瘍であろう．放射線治療および化学療法に良好な反応を示し，3歳以上の“average (good) risk”群では8～10年の非増悪生存期間（PFS）70～80%，“high risk”群でも5年PFS70%前後が得られる時代に入っている．この成績は分子4分類普及前に確立した標準治療によるものである．

分子4型分類時代（表6-2）に入ると．乳児の多いSHH群とGroup 3，転移率の高いGroup 3と4，病理的に悪性度の高いLC/Aの多いGroup 3の予後は不良であろうとの想像はつくが，Group 4の生存率は予想を超えて高い（5年生存率70%）．WNT群の10年生存率90～100%は超優秀，治療負担の軽減（放射線治療の回避）が期待できる．SHH群の臨床像は多彩である．各年齢層が1/3の割合の中で，MB全体としての好発年齢域（4～15歳）の治療成績が不良（5年OS 65%）である．この年齢層には，Li-Fraumeni症候群に関連するgerm lineの*TP53*遺伝子変異例が含まれるため，病態の整理には細分化の必要がある．Group 3は最も予後不良であるがゆえに不良リスク要因の抽出とそれによる細分化が求められる．Group 4についても転移率（45～50%）が高いのに治療成績が不良でない要因の分析が求められている．現在，これらを基本として分子4分類下のリスク分類別の臨床試験が行われ，治療負担を減じつつ治療成績を上げる努力が行われている．

以下に現在の治療の現状を記す前に，最も多い小児期（3～17歳）の症例について，臨床の場で心得ておかなければならない治療内容と予後の基本事項を記す．

1）治療の基本は神経症状を悪化させない範囲での可及的腫瘍摘出（後述）とそれに続く放射線治療と化学療法であり，平均的には10年生存率60～70%が得られ，条件に恵まれれば（分子分類での低リスク群，後述）90～100%も期待できる．平均生存率の根拠は米国および日本のいわゆる脳腫瘍全国統計である．年齢，性別，診断時重症度（リスク度），また治療法も問わない数字として，米国統計（CBTRUS）[1]にembryonal tumor（MBは67%）としてまとめられている数字だが10年生存率60.7%，日本の脳腫瘍全国集計調査報告（2005～2008）の5年生存率72.1%が根拠である．死因の60%は腫瘍再発死，12%が二次発生がん（脳腫瘍と甲状腺がんで半数を占める）と報告されている[112]．これらの資料からうかがえるMB全体の10年生存率は60～70%で，10年を過ぎると再発死は激減する．

2）診断時に，あるいは早期に中枢神経内に播種する性質があるため，基本的には全脳脊髄照射を必要とし，後に認知機能低下あるいは二次がんの原因となることがある（☞795頁）．現在の臨床試験のほとんどは放射線治療負担の軽減を目的の一つとしている（後述）．

3）手術摘出量：WHO 2016分類発表時点での治療リスク分類（表6-4，表6-5）では，術後の残存腫瘍量1.5 cm^2（MRI上の残存腫瘍最大断面積）以上が高リスク群に入る．脳神経外科医は肉眼的全摘出（GTR）を目指すが，当然摘出量が上がるほど術後の神経後遺症率（cerebellar mutism含む）は高くなりGTRでは44%に及ぶ．Thomsonら（2016）[29]はトロント小児病院を中心とした5施設の787例で術後MRIでの手術摘出量（GTR；残存腫瘍陰影なし，NTR；1.5 cm^2以下，STR；それ以上）と生存期間の関係を検索した．その結果，全症例では手術摘出量はPFSとOS双方に関連なかった．分子分類別では，WNT，SHH，Group 3の3群では摘出量はPFSとOS双方に関連なかったが，Group 4では，GTRは有意にSTRより優れていたが，NTRとは有意差がなかった．すなわち，全症例においてGTRを目標にする必要はなく，1.5 cm^2以下までの摘出（NTR）もGroup 4を除いて達成の必要がない．神経症状を悪化させない範囲での可及的腫瘍摘出を目標にすればよいとの結論である．この報告を受け，現在進行中の分子分類に基づく臨床研究ではリスク分類に手術摘出量の項目はない．なおこの発表に関して，NTR以上を必要とするGroup 4との分子診断をどのように術中（迅速）に診断するかとの疑問が呈されている．

4）治療開始前の脊髄播種診断（MRI）：明らかな播種とはいえないが正常ともいえない“equivocal（曖昧）”な所見に遭遇することは少なくない．Bennettら（2017）[30]

表6-4 Medulloblastoma の臨床リスク分類

臨床リスク分類	good (standard) risk	以下の条件を全て満たす • 3 歳以上 • 小脳虫部または小脳半球限局 • 髄液細胞診陰性(M0), かつ転移・播種なし [1,2)] • 手術にてほぼ全摘出(最大断面 1.5 cm² 以下)
	Poor (high) risk	以下のいずれか • 3 歳以上で, 上記条件の一つでも欠けるもの • 3 歳未満児全例

1) 術前術後の脳脊髄 MRI 陰性および 術後 5 日目から放射線治療開始まで髄液細胞診陰性
2) 転移の記載：M0；転移 / 播種なし, M1；髄液細胞診陽性 M2；脳室 / 脳槽に転移 / 播種, M3；脊髄腔内の転移 / 播種, M4；中枢神経外転移

6

表6-5 Medulloblastoma consensus meeting in Heidelberg (2016) での分子分類 4 型のリスク分類[35]

リスク分類*	WNT	SHH	Group 3	Group 4	その他
低リスク	16 歳未満			転移(－) かつ, 染色体 11 欠損(＋)	
標準リスク		*TP53* 遺伝子変異(－) かつ, *MYCN* 遺伝子増幅(－) かつ, 転移(－)	*MYC* 遺伝子増幅(－) かつ 転移(－)	転移(－) かつ, 染色体 11 欠損(－)	
高リスク		転移(＋) あるいは *MYCN* 遺伝子増幅		転移(＋)	
超高リスク		*TP53* 遺伝子変異(＋) (転移有無にかかわらず)	転移(＋)		
リスク不明	転移(＋)		・転移(－), しかし *MYC* 遺伝子変異(＋) ・anaplasia(＋) ・isochromosome 17q	anaplasia(＋)	・Melanotic medulloblastoma ・Medullomyoblastoma ・Group3 と 4 の境界型 ・*MYC* と *MYCN* 遺伝子増幅

* 低リスク：生存確率 90% 以上, 標準リスク：生存確率 75 ～ 90%, 高リスク：生存確率 50 ～ 75%, 超高リスク：生存確率 50% 未満

はトロント小児病院での 100 例（正常 37 例, 播種 15 例, 曖昧 48 例）を検討し, 曖昧症例の本体は不明だが, 再発リスクおよび予後不良には関連していないと結論している. 発生頻度は SHH 群に有意に高い（85%).

5）術後放射線治療開示時期：米国 NCDB（National Cancer Database）の 1,338 例の分析では, 術後放射線治療開始は術後 3 ～ 5 週の間がベストで, 最長 90 日後の開始でも有意な差はない[31]. この報告では, 原因は不明だが 3 週以内は有意に悪い.

6）術後放射線治療先行 vs 化学療法先行し再発時放射線治療：NCDB の 3 ～ 8 歳 816 例（照射先行に迷う年齢層）の分析では，5 年生存率は照射先行群（82.0%）が再発時照射群（63.4%）より有意に優れていた[32]．

7）Patel ら（2019）[33]は，一次治療終了後の残存腫瘍疑診例 51 例に再摘出（salvage surgery）を行った結果，50 例で組織学的に腫瘍組織残存を確認している．術中に使用した局所止血用材による異常陰影の可能性はほとんどなく，適応があれば再摘出を逡巡する必要はない．

■現時までの治療の歩み

現在の標準治療までの歩みを下記にまとめる．

1）全脳脊髄照射＋後頭蓋窩強化照射：1980 年代までは標準治療であり，全脳脊髄に 30 ～ 40 Gy，後頭蓋窩総量 50 ～ 55 Gy により，10 年生存率 40 ～ 50%（標準リスク群では 60% 前後）が得られている．近年でも，Carrie ら（2020）[34]のフランスのグループ（HSFOP98 と HSFOP2007 studies）は放射線治療単独治療を行っていた．晩期の放射線治療障害を軽減する目的で hyperfractionation 照射（1 回 1 Gy を午前，午後に照射）を用いていたもので，全脳脊髄照射（CSI）36 Gy＋腫瘍床照射 30 Gy（総計 66 Gy）のみで治療している．5 年 PFS と OS は 74% と 84% であり，標準的に行われている放射線治療＋化学療法の成績と遜色ないと結論している．

2）リスク分類の確立（**表 6-4**，**表 6-5**）：M-stage（転移 / 播種の有無），年齢（3 歳未満あるいは以上），および術後腫瘍残存量（最大断面面積 1.5 cm^2 未満あるいは以上）の組み合わせにより，standard あるいは good risk 群（標準リスク群）と high あるいは poor risk 群（高リスク群）に分ける．転移 / 播種の有無判定は術前あるいは術後の脳・脊髄の MRI 所見，および髄液細胞診（術後 5 日目から放射線治療開始までに採取）により，M0（播種なし），M1 ～ M4 に評価する．1900 年代に 3 歳以上児対象臨床試験[36-38]によると，good risk に入る症例は 44 ～ 64%，大まかにいえば半数となる．

分子 4 型分類後のリスク分類は，2015 年の Medulloblastoma consensus meeting 後に公表されている（**表 6-5**）．しかしその後の分子生物学的情報が加わるにつれて 4 型分類がさらに細分類される時代となり，臨床試験では用いられることは少なくなっている．

3）化学療法併用による生存率向上と全脳照射量の減量：我が国で最も広く行われたのはいわゆる “Packer プロトコール；COG A9961（**表 6-6**）[39]” である．また少し遅れて発表された St. Jude 小児病院の SJMB-96 プロトコールも広く用いられている（**表 6-7**）．

表6-6 小児期(3～21歳, 下記全study)対象に, 国際的に広く行われている治療法(≒標準治療)

略号：AvR: average risk, HR: high risk, VCR: vincristine, CDDP: cisplatin, CPM: cyclophosphamide

COG A9961：AvR対象, ランダム化比較試験, (Packerら2006 [39])		
放射線治療：1回1.8 Gy, 週5回, 全脳脊髄照射23.4 Gy＋後頭蓋窩(計55.8 Gy/7.4週) 照射開始からVCR 1.5 mg/m^{2}静注, 週1回x8回, 照射終了後, 下記の化学療法		
対照群(A)	Day 0 CCNU 75 mg/m^2, Day 1 CDDP 75 mg/m^2 Day 1, 7, 14 VCR 1.5 mg/m^2,	5年PFS 82% 5年OS 87%
試験群(B)	Day 0 CDDP 75 mg/m^2, Day 1, 7, 14 VCR 1.5 mg/m^2 Day 21, 22 Cyclophosphamide 1,000 mg/m^2 点滴静注	5年PFS 80% 5年OS 85%

表6-7 SJMB-96の治療計画 [37]

前処置	術後照射までの間に　末梢血幹細胞あるいは骨髄前駆細胞採取 High risk症例にはこの間にtopotecan(塩酸イリノテカンと類似薬)を週に5日間(D1-5), 6週間投与
Average risk群	放射線治療：全脳脊髄照射23.4 Gy＋後頭蓋窩＝55/8 Gy 終了後6週間おいて下記化学療法を4週毎に4サイクル投与.
	• Day －4：CDDP 75 mg/m^2 cisplatin + VCR 1.5 mg/m^2 • Days －3, および －2：cyclophosphamide 2 g/m^2(メスナ併用) • Day －1：水分補給(hydration) • Day 0：末梢血幹細胞あるいは骨髄前駆細胞投与 • Day ＋1：G-CSF剤投与(好中球減少が回復するまで) • Day ＋6：VCR 1.5 mg/m2
High risk	放射線治療前にtopotecan投与(6週間)
	放射線治療：全脳脊髄照射M0/M1 36 Gy, M2/M3 39.6 Gy+後頭蓋窩照射(計55.8 Gy). 終了後6週間おいて上記化学療法を4週毎に4サイクル投与.

薬剤略号は付表の略号一覧表を参照(☞823頁)

①小児期（3～21歳）の治療：現在の標準治療が, 恵まれた施設で経験豊富な治療チームにより完遂できた症例の成績モデルとして, トロントのHospital for Sick Childrenでの小児期（3～17歳）92例の治療成績（2000～2012年）がある（表6-2）[27]. 治療は, 2006年まではCOG A9961-A（average risk）とPOG 9631/9031（high risk), それ以降はSJMB03（両risk群, SJMB96とほぼ同様）で治療している.

②全例の5年PFSは80.1%だが群によって異なる. WNT群（10年生存率100%に近い）が最も良好で, Group 4（5年PFS 88.7%, 10年OS 83.7%）が続き, SHH群が最も悪い（5年PFS 61.3%, 10年OS 61.3%). SHH群のaverage riskの5年PFS（52.0%）を分析すると, 増悪した7例中5例は*TP53*変異例であり, wildtypeの5年PFS（80%）より有意に低い. Group 3は10年OS 73.3%である.

③全例で分析すると high risk 群 vs average risk 群，M0 vs M（+）に治療成績の有意差はない．プロトコール間にも差がない．

4）成人例の治療は小児（3歳以上）例と同様の歴史を辿ってきており，成人発生例に特化した臨床研究は少ない．多数例の集計報告（治療内容は多様）として，SEER登録454例（1973～2004）での10年生存率52％[40]とPubMed収載907症例（2013年まで）の5年生存率51％がある[41]．イタリアのprospective study[42,43]では，low risk（LR）群（放射線治療単独；CSI線量35.2 Gy）は5年生存率80％，high risk（HR）群（化学療法→放射線治療→化学療法）で5年生存率73％を得ている．ドイツを中心とするHITグループはLRにHIT 2000 AB4処方（放射線治療→化学療法）[44]，HRにはMET-HIT AB4処方（化学療法→放射線治療→化学療法）[45]を行い4年EFSとして68％（LR）と52％（HR），4年OSとして89％（LR）と91％（HR）を報告している．両群ともにCSI線量は35.2 Gyである．

以上の治療成績をまとめると，CSI線量を36 Gyとし小児例に用いる化学療法を併用することによりhigh risk群でも5年OS 70％以上を期待し得る．ただし，小児例よりも化学療法の副作用が強く出る場合があるので注意を要する[46]．

5）再発腫瘍の治療：再発時に治療指針になるような臨床試験報告はない．本来放射線治療と化学療法に良好な反応を示す腫瘍なので，今までも通常の化学療法により一時的な腫瘍増殖の停止あるいは縮小（時にはCR）が6～12月間の増悪停止（stable）期間につながり，その後2回目，3回目の再発になってもその都度異なる化学療法により一時的な安定が得られた．しかし効果持続期間はその都度短くなり，多くは再発後1～2年で腫瘍死に至っている．10年PFS 80％以上が得られる“good risk”群でも再発すれば事情は同じである．

6）大量化学療法の試みも確実な効果を示すことができない状況で，再放射線治療が見直されている．St. Judeグループの報告[47]では再照射後のMS（生存期間中央値）5年前後，Mumbai（インド）のTata Memorial Hospitalからは2年OS 51％が報告されている[48]．一方，トロント小児病院からの報告では，WNT群とGroup 4群では有効であったが，その他の2群には効果を得ていない[49]．照射部位と線量は症例毎の判断で一定していない．

7）終末期の治療：再発を繰り返し打つ手のなくなった状況でも，最後の家族との交流期間の延長を目的とする治療で，低用量の化学療法を持続投与するメトロノミック化学療法（metronomic chemotherapy）がしばしば行われるが，その効果を評価する信頼できる報告はない．我が国ではビンブラスチン週1回静脈内投与やエトポシド経口投与などが試みられ，症例によっては数ヵ月の小康が得られているが一定の効果確率が得られるには至っていない．Kieranら（2005）[50]は少量のサリドマイド，エトポシド，シクロホスファミドとセレコックス®（NSAIDs）を投与し40％

の症例で6月間の小康を得ている．Peyrl ら（2023）の欧州グループ[51]はこの治療を発展させ抗血管新生薬（bevacizumab）を加えるMEMMAT（Medulloblastoma European Multitarget Metronomic Anti-Angiogenic Trial）を試行し，40例中18例（45%）で有効であり，有効例のmPFS 8.5ヵ月，MS 25.5ヵ月を得ている．3年および5年OSは43.6%と22.6%である．

■2020年以降に報告された治療成績

この間に施行された前向き臨床試験の多くは北米中心のCOG study，欧州のSIOP study，およびカナダSt. Jude小児病院主導studyである．2020年以降の報告といえども，臨床試験開始は2000年前半が多く，古典的リスク分類に沿ったもので，2016年に提案された分子分類でのリスク分類ではない．そのため，治療結果の分析に際しては分子分類での成績も付記しているが，high-risk群の臨床試験でありながらWNT症例（亜全摘）が含まれているなどの矛盾が生じている．

1. Average risk（AvR）症例の治療成績（3～18歳前後までが対象）

1）St. Jude小児病院が主導したSJMB03試験（Gajjarら2021，表6-8）[52]は，AvRとHRの両者を対象としている．AvR群には，術後に全脳脊髄照射（CSI）23.4 Gy＋腫瘍部32.4 Gy（総量55.8 Gy）を行い，その後に末梢血幹細胞移植（Peripheral Blood Stem Cell Transplant: PBSCT）支援のもとにcycrophosphamide大量化学療法を行う処方である．227例の5年PFSとOSとして83.2%と88%を報告している．

2）北米中心のCOG ACNS 0331試験（Michalskiら2021，表6-9）[53]は，後頭蓋窩照射容積の減少およびCSI照射量の減量に関わる第3相比較試験である．後頭蓋窩照射容積は全域照射（通常の照射）vs 病変部（腫瘍床）照射（involved field）であり，3～7歳児に対してはCSI照射線量の減量23.4 Gy vs 18.0 Gyの効果検証試験である．後頭蓋窩照射はIF照射に縮小しても生存率には影響がなかったが，CSI線量低下はnegativeな結果となっている．しかし，対象症例には多様な分子分類症例が含まれるため結論は保留となっている．全例の5年EFS 80～82%は，前記のSJMB 03試験と変わりない好成績である．

3）HIT SIOP PNET-4試験（Dietzschら2020，表6-10）[54]は，CSI照射におけるhyperfractionation照射と通常照射を比較検証するものであり，試験群間で総線量に55.2 Gy～60 Gyの差が生じているが，結論として照射方法による生存率の差はない．7年PFSとOSがともに80%前後の好成績である．

4）シカゴ小児病院を中心とするCSI線量を軽減する多施設第2相試験結果が報告されている[55]．CSI線量18 Gy＋腫瘍床照射（総量55.8 Gy）終了後に化学療法を9サイクル追加する計画である．化学療法は，A：CDDP, CCNU, VCR 3者併用，B：

表6-8 SJMB03 (Gajjar ら 2021)[52] の治療方法と結果

<table>
<tr><td colspan="3">SJMB03: AvR と HR を対象(化学療法は同じで放射線治療方法が異なる)
AvR 群 :WNT, LR(low risk)-SHH, および LR-Gr 3/4　　HR 群;HR(high risk)-SHH と HR-Gr3/4</td></tr>
<tr><td>前処置</td><td colspan="2">術後照射までの間に　末梢血幹細胞あるいは骨髄前駆細胞採取</td></tr>
<tr><td rowspan="2">照射</td><td colspan="2">AvR : 全脳脊髄照射 23.4 Gy＋腫瘍部 32.4 Gy(margin 1 cm)＝55.8 Gy</td></tr>
<tr><td colspan="2">HR : 全脳脊髄照射(M0/M1 36 Gy, M2/M3 39.6 Gy)+ 腫瘍部(margin 1 cm)=55.8 Gy</td></tr>
<tr><td rowspan="2">Average risk 群</td><td>照射:全脳脊髄照射 23.4 Gy＋後頭蓋窩 12.6 Gy＋腫瘍部 19.8 Gy＝55.8 Gy
終了後 6 週間おいて下記化学療法を 4 週毎に 4 サイクル投与</td><td rowspan="2">[結果] n=227
5 年 PFS 83.2%
5 年 OS 88%</td></tr>
<tr><td>• Day −4:CDDP 75 mg/m² cisplatin + VCR 1.5 mg/m²
• Days −3, および −2:CPM 2 g/m²,
• Day −1:水分補給
• Day 0:末梢血幹細胞あるいは骨髄前駆細胞投与
• Day +1:G-CSF 剤投与
• Day +6:VCR 1.5 mg/m²</td></tr>
<tr><td rowspan="2">High risk</td><td>放射線治療前に topotecan を週に 5 日間(D1-5), 6 週間投与</td><td rowspan="2">[結果] n=103
5 年 PFS 56.7%
5 年 OS 69.5%</td></tr>
<tr><td>照射:全脳脊髄照射 M0/M1 36 Gy, M2/M3 39.6 Gy+ 腫瘍部(計 55.8 Gy). 終了後 6 週間おいて上記化学療法を 4 週毎に 4 サイクル投与</td></tr>
</table>

表6-9 ACNS 0331 (Michalski ら 2021)[53] の治療方法と結果

<table>
<tr><td colspan="3">ACNS 0331:Average Risk 対象(3 ～ 21 歳)
Design : 後頭蓋窩照射容積の減少および CSI 照射量の減量に関わる第 3 相比較試験</td></tr>
<tr><td>放射線治療</td><td>• 全例:全後頭蓋窩照射(PF) vs 病変部照射(involved field: IF)
• 3 ～ 7 歳児</td><td rowspan="3">結果:5 年 EFS
• PF 80.5%
IF 82.5%　(n.s.)
• CSI-23.4 Gy: 82.9%
18 Gy: 71.4% (HR :1.67)
• WNT :93.3%, SHH: 82.6%
Gr.3: 63.3%, Gr.4: 86.7%</td></tr>
<tr><td>分子分類</td><td>WNT(32 例), SHH(34 例), Group 3(38 例), Group 4(77 例)</td></tr>
<tr><td>化学療法</td><td>1. 放射線治療中に週 1 回 vincristine(VCR)
2. 照射後以下の A,B 処方を, AABAABAAB の順に 9 回投与
A:cisplatin, CCNU, vincristine, 3 者併用
B:cyclophosphamide, vincristine, 2 者併用</td></tr>
<tr><td>結論</td><td colspan="2">• 後頭蓋窩照射は病変部照射に縮小可能.
• CSI 照射量減量は, 多様な分子分類症例が含まれるため結論は保留</td></tr>
</table>

表6-10 HIT SIOP PNET 4 (Dietzsch ら 2020)[54] の治療方法と結果

<table>
<tr><td colspan="3">HIT SIOP PNET 4:AvR 対象(4 ～ 21 歳)
試験時期による CSI 線量の生存率に対する影響の retrospective analysis</td></tr>
<tr><td rowspan="3">放射線治療</td><td>① CSI: Hyperfraction 36 Gy + PF boost (total 60 Gy)</td><td rowspan="4">7 年 PFS　7 年 OS
① 82.6%　82.1%
② 77.6%　82.5%
③ 77.8%　79.2%
(有意差なし)</td></tr>
<tr><td>② CSI: Standard fraction 23.4 Gy + PF boost (total 60 Gy)</td></tr>
<tr><td>③ CSI: Standard fraction 35.2 Gy + PF boost (total 55.2 Gy)</td></tr>
<tr><td>化学療法</td><td>照射中 VCR 週 1 回
照射後:CCNU, CDD, VCR 併用療法を 8 サイクル</td></tr>
</table>

CPM, etoposide 2者併用とし，AABを3回くり返す処方である．28例の5年PFSとOSは71%と86%であり，CSI減量が可能と結論している．死亡者7例の死因は，二次がん2名，脊髄転移3名，原発腫瘍増大1名，不明1名と記されている．

2. High risk（HR）症例の治療成績（3歳～18歳前後までが対象）

1）St. Jude小児病院が主導したSJMB03試験（Gajjarら2021，表6-8）[52]のHR症例への処方は，化学療法療法はAvR群への処方（前記）と同様で，末梢血幹細胞移植（PBSCT）支援cycrophosphamide大量化学療法である．術後放射線治療線量が異なり，全脳脊髄照射（M0/M1 36 Gy，M2/M3 39.6 Gy）＋腫瘍部boost（総計55.8 Gy）である．103例の5年PFSとOSとして56.7%と69.5%が得られている．

2）COG ACNS0332試験（Learyら2021）[56]は，放射線治療中（CSI36 Gy+boost，総計55.8 Gy）に放射線効果増感作用のあるcarboplatinと，照射後化学療法（CDDP, CPM, VCR3者併用療法6サイクル）に併用するapoptosis促進薬isotretinoinの効果検証比較試験である．後者の効果が早々に否定され併用中止となり，結果的には放射線治療にcarboplatin併用が有効か否かの検証となった，結果は全例（261例）の5年PFSとOSは62.9%と73.4%，carboplatin併用群と非併用群の5年PFSは66.4%と59.2%で有意差はなかった．しかし，group 3腫瘍に限っては，carboplatin併用群の5年PFS 73.2%は非併用群53.7%より有意に延長していた．

3）Dufourら（2021）フランスのグループ[57]は，HR-MB（51例）に対してcarboplatinとetoposide化学療法を2サイクル行った後にPBSCT支援の下に大量thiotepa療法（600 mg/sqm）を行い，その後にCSI（限局性病変例には23.4 Gy，その他には36 Gy）と腫瘍床boost照射（総計54 Gy）を追加し，5年PFSとOSともに76%を得ている．

4）韓国Sumsung大学病院[58]の照射前化学療法，放射線治療（CSI23.4 Gy＋boost照射，総計54 Gy），照射後大量化学療法の治療プログラム成績が報告されている．40例の5年PFSとOSは71.1%と73.2%の良好な成績である．

5）本項の冒頭に記したように，分子分類による病態の分析は進んでいるが，いまだ分子分類に基づいた臨床試験の提案はない．Baileyら（2022）[59]はSIOPグループ内での討論[60]を経て分子分類によるHR-MBへの臨床研究を提案している（表6-11）．各分子分類ないでのリスク要因が簡潔にまとめられている．今後の展開に注目したい．

■乳幼児症例の治療（3～4歳以下が対象の報告が多い）

乳幼児への連日の放射線治療は照射中の静止動作が困難なことに加えて，放射線照射による成長後の脳機能低下が1970年代より議論され始めたことより，1990年

表6-11　SIOP-Europe HR=MB Tria：3歳以上のHigh-Risk Medulloblastomaの適格条件（Baileyら2022）[59]

分子分類	条件
SHH群に限って	*TP53*遺伝子変異（体細胞）あるいは*MYCN*遺伝子増幅 （病理診断分類，残存腫瘍の有無，転移の有無は問わない）
WNT群に限って	16歳以上，かつLCA（large cell/anaplastic）病理診断あるいは転移/播種を伴う
WNT以外の全群	LCA（large cell/anaplastic）病理診断あるいは転移/播種を伴う
全ての群において	*MYC*遺伝子増幅（病理診断分類，残存腫瘍の有無，転移の有無は問わない）

代に始まる3歳未満症例の臨床試験は全て化学療法を先行し，照射は増大（再発）時あるいは3歳を過ぎてから行う方針が主流である．代表的なclinical studyは欧州のHIT-SKK 2000 BIS4と米国のCCG 99703であり，両者とも放射線治療を回避し化学療法のみで治療し，5年EFS 80～90%を得ている．ただし，前者は脳室内MTX（methotrexate），後者は自家血幹細胞移植を行いつつの大量化学療法と，将来あるいは治療中のリスク（有害事象）の高い治療法である．

1）乳幼児期症例（3歳未満）はMB全体の15～20%を占める（表6-2）．組織学的には，desmoplastic nodular MB（D/N-MB）とMB with extensive nodularity（MBEN）が合わせて70%前後を占める．小児期以上の年齢層で主体を占めるclassic type（CL-MB）とlarge cell/anaplastic type（LC/A-MB）は各々15%前後である．分子分類4群の中では，SHH群に55%前後，Group 3と4に各35%と10%前後が発生し，WNT群では極めて少数である．3歳未満で組織像がD/N-MBであればほぼ全例SHH群といえる．

2）1987～2004年に欧州で治療された（治療法は多種多様）5歳未満の260例の治療成績分析では，全体の8年PFSとOSは39%と58%であるが，D/N-MBおよびMBEN症例（この両者間には有意差なし）は各々63%と85%の優れたもので，放射線治療回避治療計画の可能性を示唆した[61]．この結論は．2017年までの11 prospective studiesの分析でも同様であった[62]．

3）HIT-SKK 2000 BIS4（Mynarekら2020）[63]：MTX脳室内投与を含む導入化学療法を3サイクル（6週毎）投与した後に地固め化学療法（CPM+VCRとCDDP＋VP16を交互投与）を87例に施行した．CR例はこれで治療を終了し非CR例には局所放射線治療と化学療法を追加している．D/N-MBとMBEN（両者で42例）では5年EFS 93%，OS 100%，5年CSI-free OS 93%の好成績であったが，CL-MBとLC/A-MB（合わせて45例）では，5年EFS 37%，OS 62%，5年CSI-free OS 39%であった．DNAメチル化ファイリングによる分析では，D/N-MBとMBENは全例SHH-infant（5年PFS93%）であったが，Group 3（14例）の5年PFSは

36%，Group 4（6例）は83%であった．彼らはこの治療法はSHH群に有効と結論している．

4）CCG 99703（Cohen ら 2015）[64]：寛解導入治療としてCDDP, VCR, etoposide, CPMの併用処方を5サイクル投与し，その後に地固め療法として自家血幹細胞移植支援のもとでthiotepaとcarboplatinの大量療法を行う．全例の5年PFS 60%，desmoplastic nodular typeでは5年PFS 78.6%，同OS 85.7%で，HIT-SKK 2000 BIS4に近い好成績をあげている．両studyに共通していることは，組織像がD/N-MBあるいはMBENの場合は放射線治療回避の可能性が高いことである．

5）Korshunov ら（2018）[65]らはMBEN25例（全例3歳未満）を分析し，大半（65%）が染色体のコピー数異常のないabsolutely balanced genomesであった．全例の5年PFS 80%，OS 100%で良好な成績である．23例がSHH群，2例はGroup 3/4群であったが再発5例は全てSHH群で，そのうちの4例はgerm lineにて*SUFU*遺伝子の変異を有していた．

6）以上の経過から，Lafay-Cousin ら（2020）[66]は米国で4歳未満の転移のないD/N-MB 18例とMBEN 7例に，放射線治療と脳室内MTX投与を回避した通常化学療法のみを行う臨床試験ACNS 1221を開始したが，目的とした2年PFS 90%以上に大きく至らず（2年PFS 52%）中止になっている．経過の分析において，25例全例が分子分類SHH群（SHH Ⅰ 10例，Ⅱ 15例，各論参照）であり，再発率はⅠ群が10例中7例，Ⅱ群は15例中5例であった，また，MBEN 7例は調査時点で再発していない．

7）Robinson ら（2018）[67]は分子分類を問わず3歳以下の症例を通常化学療法のみで治療するSJYC07 studyを行ったが，5年PFSが31%にとどまり中止している．

8）Baroni ら（2020）[68]は南米Buenos AiresのGarrahan病院でのCSI照射を回避した29例の乳幼児MBの後方視的分析を報告している．5年PFSはSHH-γ 100%と良好だが，SHH β群の56%，Group 3群の50%には放射線治療回避方針は適切ではないと結論している．

9）米国のHead Start Ⅲプログラム（Dhall ら 2020）[69]は，10歳未満児92例に対し導入化学療法後に自家血幹細胞移植支援のもとでthiotepa，carboplatinおよびetoposideの大量療法を行った．その後，6歳以上児あるいは化学療法後腫瘍残存例には放射線治療を施行している．全例の5年PFSとOSは46%と62%である．D/N-MB症例では両者89%と良好だが，CL-MBでは26%と53%，LC/A-MBでは38%と46%に低下している．D/N-MB症例ではIQと記憶力が標準範囲に維持されている．

■治療の有害事象（副作用/合併症）

1）術後の cerebellar mutism syndrome（CMS：小脳性無言症）：Jabarkheel ら（2020）[70]はトロント小児病院を中心とした 5 施設での 370 手術例中，88 例（24%）で CMS 発生を確認している．有意な発生危険因子として，①年齢が低い，②腫瘍が大きい（発生例の容量中央値 80.9 cm^3），③正中発生（外側進展例の多い SHH では 7% だが，他の 3 群は 21 ～ 35%），が抽出されている．

2）年齢による化学療法有害事象：Tabori ら[46]は 10 ～ 20 歳症例と 10 歳未満症例における化学療法（CCV; CCNU, cisplatin, vincristine）の急性期副作用を比較している．grade 4 の血液毒性発生率は 10 ～ 20 歳児（32%）が 10 歳未満児（10%）より有意に高く，化学療法遅延あるいは中止率も前者（24% と 56%）が後者（3% と 24%）より有意に高い．彼らは化学療法処方は年齢によっての調整が必要ではないかと述べている．

3）治療による晩期合併症：Moxon-Emre ら（2014）[71]はトロント小児病院での medulloblastoma 213 例の長期追跡（中央値 8.6 年）を行い，CSI 線量が少なく（18 ～ 23.4 Gy），かつ腫瘍床照射（後頭蓋窩照射より容量が小さい）を行った症例で認知機能低下の程度が低かったことを報告している．低線量（18 ～ 23.4 Gy）であっても後頭蓋窩全域に照射した症例では認知機能テスト成績がほぼ全例で低下している結果は重要である．なお，最近後頭蓋窩照射より腫瘍床照射が推奨される傾向にあるのは，再発腫瘍は広範なくも膜下腔播種が主体であり，腫瘍床外の後頭蓋窩内再発は稀であるとの Fukunaga-Johnson ら[72]の報告による．

4）Packer らは COG A9961（表 6-6）で治療した症例の長期経過観察（中央値 9.7 年）結果[73,74]を以下にまとめている．①全体として認知機能評価項目の中での知的・学習能力が経時的にゆっくり低下している．このことは Full Scale IQ（FSIQ），Performance IQ（PIQ），計算能力の有意な低下と読書力・書字力の低下傾向に表れている．②これらの低下は診断年齢が低いほど，また周術期に mutism を呈した症例でより顕著である．最近では陽子線（プロトン）照射の採用により，従来の光子線（X 腺）照射より有意に認知機能障害を軽減し得たとの報告が多い[75]．③治療誘発二次腫瘍は 379 治療例中 15 例（4.0%）に認められ（治療からの期間中央値 5.8 年），10 年累積発生確率は 4.2% になる．St Jude Children's Research Hospital からの報告でも，二次腫瘍累積発生確率は 10 年 5.5%，20 年 12.0% である[76]．HIT91 プログラム[77]からは 4.3% が，Dufour ら[56]からは 3.% が報告されている．Nantavithya ら（2020）[78]は SEER data base における 1973 ～ 2014 年に登録された髄芽腫 2271 人の患者のうち 146 人（6.4%）が二次腫瘍を発症し，累積発生率 10 年 3.1%，15 年 4.9% を産出している．

5）Edelstein ら（2011）[79]は放射線治療を主体として治療された medulloblastoma 31 例を中央値 15.5 年間の長期追跡を行い，認知・精神機能を評価したところ全ての

表6-12 Medulloblastoma 長期生存者の社会生活状況 (Edelstein ら 2011)[79]

社会生活状況		長期生存者	一般成人
生活	独身(家族と同居)	85%	35.6%
	独身(自立)	10%	17.8%
	結婚もしくは同棲	5%	46.6%
学歴	いわゆる“中卒”	5%	11.5%
	High school 卒業	75%*	38.2%
	大学もしくは専門学校	20%	50.3%
仕事	完全雇用されている	15%	76.3%
	自宅で両親の手伝い	20%	0
	学生・生徒	40%	0
	失業	25%	23.9%

*卒業率は高いが特別支援学級卒業者が多い.

検査項目において一般成人より低下しており，これらの低下率は診断時の年齢とは無関係に治療後経年的に低下していることを報告している．必然的に社会生活状況も大きな影響を受け，彼らの結婚率（5%）と常勤職就労率（15%）は，同年齢の成人健常人（47% と 76%）と比較すると有意に低い（表 6-12）.

6）放射線治療を回避した Head Start Ⅰ / Ⅱ治療計画（自己血液幹細胞移植支援による大量化学療法）では診断時年齢中央値 1.7 歳の 10 例が中央値 15.3 歳時点で社会適応機能，情緒機能，行動機能などが平均値であったとの報告がある[80]．今後の症例の積み重ねが待たれる.

7）HIT-group の治療計画に含まれる methotrexate 脳室内投与の合併症についての報告がある[81]．脳室内 MTX を含むプロトコールと含まないプロトコールで治療した 2 群の認知機能を retrospective に検査したところ，脳室内 MTX は有意に認知機能障害を増大させるとの結果である.

8）放射線治療後下垂体前葉機能不全による低身長に対する成長ホルモン(GH)治療が腫瘍再発を助長するのではないかとの危惧が長らく議論されてきた．Packer ら（2001）[82] は 1980 ～ 1993 年に治療した 545 例の medulloblastoma を retrospective に検証し，GH 治療を受けた 167 例と受けていない 378 患児との間には PFS の有意差がないことより同治療の安全性を示した．Raman ら(2015)[83] も PubMed 報告論文を検証し，完全寛解状態の小児がん患児に対する GH 治療はがん再発を促進しないと結論している．ただし彼らは他の腫瘍を合併している，あるいは特別の腫瘍発生危険率(NF1 など)を有している患児には GH 治療が安全との確証が得られていないことも強調している．胚細胞腫治療においても同様の報告がなされている（☞ 426 頁）.

Ⅱ　各論

1　Medulloblastoma, WNT-activated

■ WHO 脳腫瘍分類第5版の定義

WNT（wingless）のシグナル伝達経路の異常（活性化）により脳幹背側に発生するmedulloblastomaで，後述の腫瘍発生論からすれば“extracerebellar MB”といえる．全体の10～15%を占め，児童（4～15歳）を中心に発生し，乳幼児（3歳以下）は稀である．女児での発生がやや多く，組織学的には90%以上がclassic typeで，治療予後は最も良好（10年生存率：ほぼ100%）である．

診断必須項目（essential criteria）はWNTシグナル伝達経路の活性化の確認であり，診断推奨項目（desirable criteria）としては，DNAメチル化プロファイリングによりWNT活性型medulloblastomaに属することの確認を求めている．

■ 概要（表6-2）

分子発生学では古典ともいうべきWnt（ウイント）シグナル伝達経路に関わる遺伝子群が集まっている．Medulloblastoma（MB）全体の10～15%を占め，組織学的には90%以上がclassic type（CL）を示す．80%は小児期に診断される．診断時の転移率（10%）は4群中最も低く，4群中最も良好な治療予後（10年生存率100%に近い）の要因の一つになっている．少数のlarge cell/anaplastic type（LC/A），および*TP53*遺伝子変異は生存率に影響していない[25,35]．

WNT群では，染色体異常として6番のmonosomy（2対の染色体の1本が欠失）を80%に，遺伝子変異として*CTHNB1*遺伝子（β-カテニンタンパクをコードする，別名β-カテニン遺伝子）変異を85%に，*DDX3X*遺伝子変異が50%に，TP53遺伝子変異が13%に，クロマチン再構成関連遺伝子（*SMARCA4*，*ARID1A*，*ARID2*など）変異が21%を観察する．また，他の3型と比較してcopy number aberration（ゲノムコピー数変化）に乏しいのも特徴の一つである[26]．

稀ではあるが，*CTNNB1*（あるいは*SMARCA4*）遺伝子変異のない症例に*APC*遺伝子変異症例があり，そのうちの一部は生殖細胞系列（germ line）に同遺伝子変異があり，Turcot症候群の病態の一つとしてWnt-MBが発症している．これらの症例のPFSは他の症例と同等で良好であり，生殖細胞系列遺伝子変異発生腫瘍として異例である．しかし，後年familial adenomatous polyposis（FAP）に付随する二次腫瘍発生（☞448頁）が生命予後を左右することが多いため，誘因の一つである放射線治療の回避あるいは減量が望まれている．

Gibson ら（2010）[84] は，*CTHNB1* 遺伝子マウスにおいて下菱脳唇（lower rhombic lip）の embryonic dorsal brain stem に腫瘍形成を見出し WNT マウスモデルとして報告した．上菱脳唇（upper rhombic lip）から発生する SHH マウスモデルと比較すると腫瘍発生部位は第四脳室中心で脳幹に接する形が多く，ヒト WNT 腫瘍と SHH 腫瘍の発育形態も同様の特徴を示す（図 6-1）．

治療予後は 4 型の中で最も良好で 10 年生存率は 90 ～ 100% と報告されている．好成績の要因として，低転移率（10% 前後），腫瘍血管内皮の fenestration（BBB 破綻；高薬剤浸透率）[85]，7% 前後の germ line *APC* 遺伝子変異症例の腫瘍制御が困難ではない [86]，などがあげられている．

細分類の試みとして，Cavalli ら（2017）[87] は年齢中央値が 10 歳の小児型（α -type）と 20 歳の teenager 型（β -type）に分ける提案がなされている（表 6-13）．両 type の生存率はともに良好（5 年生存率は 97% と 100%）であるが，α -type は第 6 染色体の monosomy が 90% に観察され（β -type は 30%），診断時転移率（9%）は β -type（21%）より低い．転移率の低い小児例には放射線治療回避（化学療法単独治療）あるいは減量（CSI 15 ～ 18 Gy）の臨床試験が開始されているが，前者では早々と再発症例が続き試験中止となっている（後述）．

■腫瘍発生母地による臨床像の特徴

WNT-MB は胎生期の脳幹背側の下菱脳唇の細胞由来 [88] であることより，手術所見や MRI では腫瘍は脳幹背側に存在し，SHH-MB が小脳実質内発生であることと大きな差がある．基本的に小脳外腫瘍（extracerebellar）である．

MRI の特徴として，腫瘍は左右いずれかに偏した第四脳室内に主座があり，脳幹背側および小脳脚に腫瘍浸潤像があり，腫瘍は cerebellomedullary fissure を経て foramen Luschka より小脳橋角部へ進展する像を呈する．また，下方は cisterna magna

表6-13 WNT 群の多様性（2 型亜分類）（Cavalli ら 2017）[87]

	α（70%）	β（30%）
年齢層（中央値；範囲）	小児（10 歳；7.15 ～ 12.6 歳）	思春期 / 成人（20 歳；14 ～ 27 歳）
5 年生存率	97%	100%
治療前転移率	9%	21%
第 6 染色体の monosomy[1)]	90%	29%, 71% は第 6 染色体異常なし（diploid[2)]）
寸評	CTNNB1 遺伝子変異がなく，かつ第 6 染色体の monosomy のない WNT 群が存在	

1）monosomy（1 染色体）
2）diploid（染色体の 2 倍体）

へ進展する[16,89].

■治療

治療予後は4型の中で最も良好で，標準治療であるCSI（全脳脊髄照射）24 Gyと化学療法により10年生存率は90～100%である．多数例の報告では5年非再発生存率は90%前後であり，再発治療の感受性も良好なことがうかがわれる．

最近の報告では，Nobreら（2020）[90]は93例のWNT-MBの治療結果分析において，15例（16%）の再発を確認し，5年非再発生存率84%を報告している．再発要因分析では，cyclophosphamide累積投与量が有意な不良因子として抽出され，同剤の投与量を検討すべきと提案している．Maniら（2024）[91]は74例のWNT-MBの治療結果を後方視的に分析し，全例の5年非再発生存率87.7%，5年全生存率91.2%を算出している．治療予後関連因子の分析では，high-risk因子として指摘されてきた術後残存腫瘍量≧1.5 cm^2，あるいは転移（M＋）条件が有意な予後関連因子でないことが判明し，WNT-MBでのリスク分類の再検討を提案している．

放射線治療回避の臨床試験がいくつか施行されている．Cohenら（2023）[92]が主導したWNT-MBに対する放射線治療回避プロトコールは，化学療法（CDDP, VCR, CPM, CCNU）のみで治療し，術後2年以内の再発率の検証を目的としたが，最初に参加した2名の患者が早々に再発したために中止となっている．再発患者はその後全脳脊髄照射を受け，最終的に参加9名の5年生存率は83%と報告されている．

Guptaら（2022）[93]は，術後局所照射とその後の化学療法の治療計画を7例に行ったが，2年以内にテント上や脊髄に転移が生じ，中止している．一方で，CSI線量を18 Gyに減じた"SIOP-PNET5"や"COG-ACNS1422"，および15 Gyとした"SJMB12"らの臨床試験は無事に終了し，分析結果を待っている状況である．Gottardo & Gajjar[94]は，現時点でCSI（全脳脊髄照射）がまだ必要であると結論している（図6-3）．

図6-3　Wnt-MB（maximal resection 後）の放射線治療方針

Gottardo & Gajjar[94]の Figure 1を改変

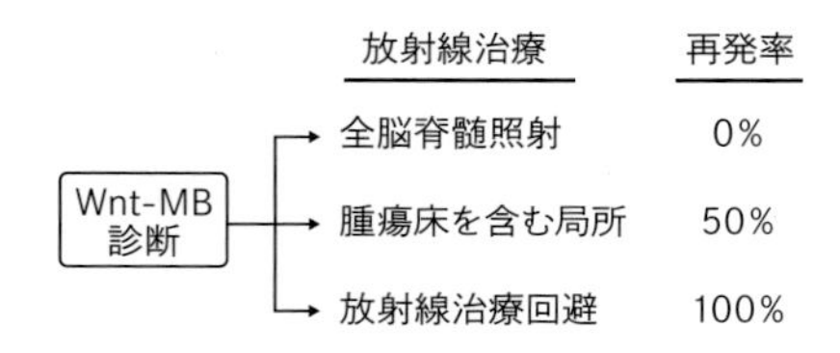

2　Medulloblastoma, SHH-activated（SHH-MB）総論

Shh シグナル伝達経路の遺伝子が集まっているグループで *PTCH1* 遺伝子変異が主体になっている．組織型は classic type（CL）と desmoplastic nodular/MBEN が多い．全体としての予後は WNT 群に次いで良好（5 年生存率 71%，表 6-2）だが，放射線治療をできれば回避したい乳幼児層，germ line の *TP53* 遺伝子変異例を含む小児期層，分子分類以前から治療予後のよい成人層と，病態は年齢層により多彩であり，分子生物学的にも多様性に富む腫瘍群である．他の 3 群（Wnt，Group 3/4）と比べて男女差がなく全年齢層（乳幼児，小児，成人）にほぼ均等に分布する．

また，SHH-MB の特徴の一つは主たる発生部位が小脳半球である（図 6-2）．

■ 年齢層による遺伝子異常の特徴

SHH-MB は Shh 経路（主たる関連遺伝子は，PTCH1，SMO，SUFU）の活性化の点では筋が通っているが，その遺伝子発現様式とゲノムコピー数の変化は多様性に富み，3 年齢層（乳幼児，小児，成人）で異なる様相を呈している．Kool らの詳細な検討[28]によると，

1）*PTCH1* 遺伝子変異は 3 年齢層（乳幼児，小児，成人）でほぼ一様の割合（各 42, 36, 54%）で検出されているが，*SMO* 遺伝子変異は成人の 79%，*SUFU* 遺伝子変異は乳幼児の 89% と年齢特異性があり，また *PTCH1* 遺伝子変異と前記 2 者の遺伝子変異は排他的で共存しない（mutually exclusive）．

2）乳幼児では *PTCH1* と *SMO* および *SUFU* 遺伝子変異の症例が 85% 以上を占める．

3）小児層では *PTCHI* と *GLI1/MYCM* 遺伝子変異がやはり 85% 以上を占め，逆に *SMO* と *SUFU* 遺伝子変異例は稀である．その代わり *TP53* 遺伝子変異が報告によっては 50% を占める．この *TP53* 遺伝子変異は *PTCHI* 遺伝子変異とは相互排他的だが *GLI1/MYCM* 遺伝子変異とは共存している．報告によって *MYCN* と *GLI2* 遺伝子増幅のある症例は予後不良因子としているのは当然である．またこの年齢層のゲノムコピー数の変化は他の年齢層に比べて強い．治療成績は 3 年齢層の中では最も不良（表 6-15）であるが，その最大の理由は *TP53* 遺伝子変異症例が多いことである．

4）成人では *PTCH1* と *SMO* 遺伝子変異が 85% 以上を占める．

5）SHH 群には別の germ line 遺伝子変異症候群である Gorlin 症候群（*PTCH1* 遺伝子変異），*SUFU* 遺伝子変異群，および *ELP1* 遺伝子変異群などに発生する medulloblastoma も含まれる（表 6-3，☞ 444 頁）．Gorlin 症候群患者に放射線照射を行うと照射部に基底細胞がんが生じる危険があるので放射線治療は禁忌であり，

CT などの診断 X 線も可能な限り避けなければならない.

■年齢層による治療予後

1）5 年生存率は乳幼児と成人では 70% 台だが小児期は 65% に低下する（表 6-2）. 乳幼児でかつ desmoplastic nodular type であれば（大量）化学療法のみで治癒の得られる可能性が議論されている.
2）小児期症例は 40% 前後に *TP53* 遺伝子変異があり，そのうちの半数以上は germ line にも *TP53* 遺伝子変異が観察され，Li-Fraumeni 症候群に該当する症例もある. 他にも germ line 変異症候群（*PTCH1* 遺伝子と *SUFU* 遺伝子，☞ 444 頁）がある. これらが小児期層の治療成績を下げている要因の一つである.
3）成人例は小脳半球発生症例が多く全摘出率が高いことが良好な生存率の一因である. 予後因子として組織型は有意差がある. 良好な方から D/N-MB と MBEN, CL-MB，LC/A-MB の順である.

■マウスでのSHH腫瘍モデルとSHH-MB発生部位

いくつか報告されている（Wu ら 2011）[95]. 代表的なモデルは Yang ら（2008）[96] が報告した GNP（granular neuron precursor）-specific *PATCHD* gene ノックアウトマウス腫瘍であり，上菱脳唇（upper rhombic lip: URL）の GNP からヒト SHH 腫瘍類似の腫瘍発生を観察している. 上菱脳唇は小脳形成に与るため，SHH-MB は主として小脳半球に発育する. Grammel ら（2012）[97] は Shh シグナルを導入（transgenic）したマウスにて下菱脳唇（LRL）の蝸牛神経核の前駆ニューロンよりヒト SHH 腫瘍類似の腫瘍形成を観察している. WNT の項で記したように，Gibson ら [84] らは下菱脳唇からは WNT 腫瘍のみが発生すると主張しているが，Grammel らは SHH 腫瘍も下菱脳唇から発生し得ると反論したことになる. 事実，彼らは 63 例の desmoplastic medulloblastoma の 33%（21 例）が MRI にて脳幹の蝸牛神経核に接していたと報告している. たしかに第四脳室突出型腫瘍の一部は desmoplastic histology があるので Grammel らの報告の方が現実的であろう.

■SHH-MBの分子4型分類

SHH-MB は全年齢層にほぼ均等に発生し，かつゲノム異常も多彩であり，病態分析から治療への展開を一元的に行うのは困難である. Cavalli ら（2017）[98] は DNA メチル化，遺伝子異常，染色体異常に臨床的な因子を加えて，4 型（α，β，γ，δ）に細分類している. 今回の WHO 脳腫瘍分類第 5 版では，Cavalli らのギリシャ語表記 4 型に SHH-1 から SHH-4 の表記を与えている（表 6-14）. 分類の根幹の一つは年齢であり，SHH-1/2 は乳幼児発生腫瘍群（別名 SHH-infant），SHH-3 は小児期（児

表6-14 SHH-medulloblastoma の分子 4 分類[98]

	SHH-1	SHH-2	SHH-3		SHH-4
Cavalli 分類	β (beta)	γ (gamma)	α (alfa)		δ (delta)
別名	SHH-infant	SHH-infant	SHH-child		SHH-adult
			TP53, wt	TP53, mut	
頻度	15 ～ 20%	15 ～ 20%	20 ～ 25%	10 ～ 15%	30 ～ 35%
年齢	• 乳幼児最多 • 4 歳以上ごく少数	• 乳幼児最多 • 4 歳以上ごく少数	• 児童最多 • 若年成人少数 • 乳幼児と成人はごく少数	• 児童最多 • 若年成人少数 • 乳幼児と成人はごく少数	• 成人最多 • 若年成人少数 • 乳幼児発生なし
男女比	ほぼ同数	女性がやや多い	ほぼ同数	男性多い	男性がやや多い
病理診断	D/N＞C	D/N, MBEN＞C	C＞LCA	LCA＞C	C＞D/N
5 年生存率	65 ～ 70%	85 ～ 90%			90%
染色体異常	2＋	9q－ 10q－	9p＋ 9q－	3q＋ 17p－ 3p－ 10q－ 14q－	3q+ 9q- 10q- 14q-
遺伝子異常	*PTCH1* *SUFU* *SMO* *KMT2D*	*PTCH1* *SUFU* *SMO*	*PTCH1* *ELP1* *KMT2D* *PPM1D*	*TP53* *DDX3X* *U1 snRNA* *TERT* *MYCN* *GLI2*	*U1 snRNA* *TERT* *PTCH1* *DDX3X* *SMO* *CREBBP* *GSE1* *FBXW7*

童期，別名 SHH-child），SHH-4 は成人発生（別名 SHH-adult）である．

生存率は 4 型間で有意差がある．特に，SHH-3（α型）内の *TP53* 遺伝子変異例は極めて予後不良であり，また同じ乳幼児でも，β型とγ型では大きな差がある．

1）SHH-3（α型）は 30% を占め小児期に発生する．特異的な遺伝子異常として，遺伝子変異がん遺伝子である *MYCN* 遺伝子増幅，*GLI2* 遺伝子増幅，*TP53* 遺伝子変異が，染色体異常として，9q 欠失，10q 欠失，17p 欠失が他型より有意に出現している．全体の 5 年生存率は 70% であるが，35% を占める *TP53* 遺伝子変異例の同生存率は 35% に下がっている．なお，他型での同遺伝子変異例の生存率は 80% 前後で，予後不良因子ではない．

2）SHH-1（β型）と SHH-2（γ型）は乳幼児層である．β型は組織学的な予後良好因子である D/N-MB と MBEN がほぼ 50%（γ型は 70%）を占め，*MYCN* 遺伝子増幅や *TP53* 遺伝子変異がないにも関わらず，5 年生存率（67%）は 4 型の中でが最も不良である．*PTEN* 遺伝子欠損（染色体 10q 欠失）が特徴的である．

3）SHH-2（γ型）は同じ乳幼児層でも良好な5年生存率 88% を示す．転移率が低く（9%），染色体変化は他の3型より穏やかでバランスがとれ，D/N-MB と MBEN でほぼ 70% を占めているのが予後をよくしている要因である．

4）SHH-4（δ型）は成人発生で，*TERT* promoter 遺伝子変異（90%）が特徴で，5年生存率は最良の 89% である．

5）Suzuki ら（2019）[99] は U1 small nuclear RNA（U1 snRNA）変異が SHH-MB に高率に発現していることを報告している．この遺伝子変異は他の medulloblastoma はもとより，一般がんの中でも発現していないものであり，SHH-MB に特異性が高い．中でも SHH-4（SHH δ）の 97%，SHH-3（α）の TP53-mutant の 10% 前後に発現している．臨床病態の詳細はまだわかっていない．U1 snRNA は，細胞内で様々な RNA を認識し，RNA が正しく機能するように処理する機能を担っている．

■治療概論

SHH-MB の特徴の一つは乳幼児症例を含むことであり，治療の面からは乳幼児例に対する放射線治療回避治療の確立である．Yeo ら（2019）[100] は，Los Angelus 小児病院での 10 歳以下 28 症例にいくつかの放射線治療回避化学療法先行治療を行った経過，Group3/4 群（12 例）は前例5年以内に再発したが SHH 群（16 例）の 10 年 PFS は 81% で，SHH 群には放射線治療回避の可能性を得ている．臨床試験の現状は，総論の治療（☞ 317 頁）を参照していただきたい．

以上に記したように，SHH-MB は分子病理学的には4型（SHH 1 ～ 4）に分類されるが，一方で germ line あるいは腫瘍細胞での *TP53* 遺伝子変異の有無により病態の異なる腫瘍群も存在する．今回の改訂では治療の面を重視して，SHH-MB を *TP53* -mutant MB と wildtype MB の2型に分けている．

1 Medulloblastoma, SHH-activated and TP53-wildtype

■WHO 脳腫瘍分類第5版の定義

SHH シグナル伝達経路が活性化している medulloblastoma のうち，*TP53* 遺伝子に異常のない（野生型）ものと定義されている．SHH-MB のほぼ 80% を占め，年齢も乳幼児から成人に及ぶ．病理組織診断も多岐にわたり，SHH-MB, TP53-wildtype としての特化した病態を示すことは困難である．SHH-MB 総論の記載を参照していただきたい．

2 Medulloblastoma, SHH-activated and TP53-mutant

■WHO 脳腫瘍分類第5版の定義

SHH 活性型 medulloblastoma のうち，*TP53* 遺伝子変異を伴うもの．児童（5 ～ 14 歳）に発生することが多く，また小脳半球に発育する．CNS WHO grade 4 腫瘍である．

SHH-MB の分子 4 型分類では SHH-3 に属する．*PTCH1* 遺伝子とは相互排他的関係のため，本腫瘍群では *PTCH1* 遺伝子変異は観察されない（**表 6-3**）．病理学的には large cell/anaplastic が多い．

6

■概要

SHH 群の *TP53* 遺伝子変異について，Zukova ら（2013）[88] は 397 例の medulloblastoma の解析を行い 41 例（11.5%）で *TP53* 遺伝子変異を確認し，そのうちの 28 例（68%）が SHH 群（全 MB の 7%），かつ 5 ～ 18 歳の小児期層（28 例中 24 例，89%）であると報告している（**表 6-15**）．残りの 13 例は，Wnt-MB 66 例中 11 例（17%），Group 4 の 121 例中 1 例（＜1%）および分析不能の 1 例である．WNT 群での *TP53* 遺伝子変異症例は不思議なことに予後不良因子ではない（7 年生存率 90% vs 97%-wildtype）．

SHH-MB の 28 例中 19 例が LC/A 組織であり，また 9 例（33%）で *MYC/MYCN* 遺伝子変異が共存していた．16 例で germ line での同遺伝子変異がありそのうちの 9 例は Li Fraumeni 症候群の診断基準（☞ 445 頁）に合致していた．*TP53* 遺伝子変異は多変量解析で唯一の独立した予後不良因子であり，7 年生存率は変異群が 41%，wildtype（変異なし）群は 81% と有意な差がある（p＜0.001）．

Gessi ら（2012）[101] は HIT 2000 study 登録症例の中で，登録時に転移のあった 169

表6-15 TP53 遺伝子変異症例の特徴(397 症例の分析)（Zhukova ら 2013）[88]

<table>
<tr><th rowspan="2"></th><th colspan="4">TP53 遺伝子変異症例</th><th rowspan="2">全 397 症例情報</th></tr>
<tr><th colspan="2">WNT(11/66: 17%)</th><th colspan="2">SHH（28/133: 21%）</th></tr>
<tr><td>年齢</td><td colspan="2">記載なし</td><td colspan="2">5 ～ 18 歳に 89%
(wt 症例は 5 ～ 18 歳に 30%)</td><td rowspan="6">• TP53 変異は Group 4 に 1 例
残りの 1 例は 4 型分類不明
• 組織型別の変異%
• LC/A: 61 例中 17 例（29%）
• Classic: 276 例中 22 例（8%）
• DN/EN: 53 例中 1 例（2%）
• 組織診断不明：1 例</td></tr>
<tr><td>組織診断 LC/A</td><td colspan="2">0</td><td colspan="2">19 例（66%）</td></tr>
<tr><td>MYC/MYCN 増幅</td><td colspan="2">0</td><td colspan="2">9 例(33%)</td></tr>
<tr><td>Germ line 変異</td><td colspan="2">0</td><td colspan="2">16 例（56%）</td></tr>
<tr><td rowspan="2">7 年生存率</td><td>変異症例</td><td>90%</td><td>変異症例</td><td>41%</td></tr>
<tr><td>wt 症例</td><td>97%</td><td>wt 症例</td><td>81%</td></tr>
</table>

wt：wildtype(*TP53* 遺伝子変異なし)

例の生存率を *TP53* 遺伝子変異の有無で検討（追跡中央値 4.1 年）し，変異群の 4 年 PFS と OS（40% と 35%）は wildtype 群（59% と 72%）より有意に劣り，転移のある high risk 群には *TP53* 遺伝子変異の検索が有用と述べている．

■治療予後

一般的に予後不良因子である *TP53* および *MYCN* 遺伝子変異はあるため，MB の中でも予後不良群に属する．

3　Medulloblastoma, non-WNT/non-SHH

■WHO 脳腫瘍分類第5版の定義

Medulloblastoma の中で WNT や SHH 伝達経路の活性化のない腫瘍の総称である．もともとは Group3 と 4 に分けられていたが，ともに腫瘍発生の key となるゲノム異常が発見されていないために，今回は合わせた腫瘍型として登録されている．たいていは，「その他の medulloblastoma」である．しかし，本来はそれなりの生物学的特徴をもって Group 3 と 4 に分けられており，それなりの臨床病態の相違も明白であった．

■発生部位

ほぼ全例が小脳の正中部の下部に発生する．

■Group 3-MBの概要

Group 3 は男性がほぼ 2 倍を占め，小児期に最も多く発生（70%）し，成人腫瘍は稀（3%）である．予後は 4 型の中で最も不良（5 年生存率 50 ～ 60%）で，その要因として，4 型中 large cell /anaplastic type（LC/A）が占める比率（20%）と診断時の転移率（40% 台）が最も高いことがあげられている．

遺伝子異常としては *MYC* 遺伝子増幅（17%）あるいは発現上昇が特徴的で，oncogene である *OTX2* 遺伝子増幅と相互排他的（mutually exclusive）に出現する．Isochromosome 17q（同腕染色体：長腕と短腕のどちらかが欠失し，もう一方が取って代わる）も特徴の一つである（26%）．他にクロマチン再構成遺伝子（*SMARCA4*, *MLL2*）変異が見られる．また，細胞増殖と分化を調節するサイトカインである Tumor Growth Factor（TGF）- β 伝達経路の活性化（20%）も注目されている．

Northcott ら（2014）[102] は遺伝子のエンハンサー（DNA 上の塩基配列領域内で遺伝子発現を調節する部分）を分析することにより Group 3 の重要なドライバー遺伝

子として染色体9q34.13のがん原遺伝子であるGFI1 familyの*GFI1*遺伝子あるいは*GFI1B*遺伝子の活性化（Group 3の約40%，Group 4の16%）を見出した．これらが活性化している症例では*MYC*遺伝子増幅が有意に高く，その結果，がん化を促進する非コードRNAのPVT1が*MYC*遺伝子増幅腫瘍の98%で増幅し，*MYC*遺伝子と融合（*PTV1-MYC*融合遺伝子の活性化）している[26]．Group 3-MBが予後不良のもう1つの要因である．融合遺伝子とは，がん細胞における染色体の転座，挿入，逆位などの組換えの結果，複数の遺伝子が連結されて生じる新たな遺伝子であって，新たな融合タンパク質をコードするものをいう．

腫瘍細胞起源に関しては，Schüllerら（2008）[103]が提示した菱形唇前駆体に由来する小脳顆粒層ニューロン前駆体細胞が候補となり，近年ではHuangら（2016）[104]が唱えるneural stem cell説が支持されている．

Group 4-MBの概要

Group 4は4群の中で最も多く（40%前後），組織学的にはclassic typeが85%を占める．男性がほぼ3倍で，小児期に85%以上が発症しその他の年齢層は少数である．5年生存率は70%台である．ここでも乳幼児期の治療成績が悪い．転移率（40%前後）はGroup 3に次いで多く予後良好因子である．

遺伝子異常として，前項に記した*GFI1/FGI1B*遺伝子の活性化（16%），*MYCN*遺伝子増幅（5%），*KDMA6A*遺伝子変異（13%），*SNCAIP*遺伝子の縦列重複（duplication, 10%），に加え，OTX2増幅（6%），CDK6増幅（6%），などが観察される．染色体異常ではisochromosome 17qが80%と突出して観察され，次いで染色体8p lossが41%である．また，女児例の80%ではX染色体のlossが見られる[105]．

腫瘍発生に関してVladoiuら（2019）[106]は，脳顆粒層形成の段階で出現するunipolar brush cell（単極ブラシ細胞）の関与が報告している．

家族性発生素因としては，germ lineでの*CREBBP*遺伝子変異（Rubinstein-Taybi症候群☞459頁）と*PALB2*および*BRCA2*遺伝子変異は報告されている[107]．

Group 3/4腫瘍の分子分類8型の概要

Sharmaら（2019）[108]は，既に報告されていた3報告[87,109,110]のGroup 3/4の計1,501例について，遺伝子異常，DNAメチル化，染色体のコピー数異常，および臨床病態項目を分析し，8群（subgroups）に分けている（表6-16）．ただし，この8型分類は現在では生物学的な亜分類とリスク分類の提言の域を出ず，各群に固有の治療方法に結びついてはいない．

全体として大半が男児（女児の約2倍）で，Ⅰ群の60%を除く他の群は70～80%である．年齢では，Ⅷ群（8～10歳がピークで成人もあり）を除いて他の群は10歳

表6-16　Group 3/4 群の細分類化の提案（Sharma ら 2019[108]，表 8 を改変）

亜型	年齢域 1)	転移率	リスク分類 2) 5 年生存率 3)	主たる 遺伝子異常	染色体 コピー数異常 5)	寸評
Ⅰ 4%	3 〜 8 歳	35%	SR 77%	*OTX2* 増幅	低異常度 （balanced）	5yPFS 51% で OS と乖離
Ⅱ 13%	3 〜 5 歳	57%	vHR 49%	*MYC* 増幅	8,1q gain	*MYC/MYCN* 増幅 LCA 組織型が 45%
Ⅲ 9%	3 〜 6 歳	56%	vHR 41%	*MYC/MYCN* 増幅	8,10 loss, 7, i17q gain	*MYC/MYCN* 増幅
Ⅳ 10%	1 〜 4 歳	58%	SR 80%	なし	8p,10q,11,13 loss	13 欠失は予後良好因子
Ⅴ 8%	5, 8 歳 1)	62%	vHR 59%	*MYCN/MYC* 増幅	i17q gain, 8,11 loss	*MYC/MYCN* 増幅
Ⅵ 9%	4 〜 8 歳	45%	SR 81%	*MYCN* 増幅	7,8,11 loss	11 欠失は予後良好因子
Ⅶ 22%	3 〜 10 歳	45%	SR 85%	*KBTBD4* 変異	7 gain, 8 loss	予後不良因子少数
Ⅷ 25%	8 〜 13 歳	50%	IM 80%	多彩 4)	i17q gain, X loss	再発が遅いので IM

1) 年齢ピーク：Ⅱ，Ⅲ，Ⅳは 5 歳以下，Ⅰ，Ⅵ，Ⅶは 5 〜 10 歳の間，Ⅴは 5 歳と 8 歳の二峰，Ⅷは 15 歳以降もあり．
2) リスク分類：SR：standard risk, IM: intermediate risk, vHR：very high risk
3) 生存率計算には 5 歳未満症例は含めていない（乳幼児プロトコール間で OS 値の変動が大きいため）
4) Ⅷ群の遺伝子異常：PRDM6 活性化, KDM6A 変異, ZMYM3 変異, KMT2C 変異
5) 染色体の gain：増加, loss：欠失, i17q：17q の isochromosome（同腕染色体；長腕あるいは短腕が欠失し，もう一方が取って代わった状態）

以下が大半である．組織像は，Ⅱ群（classic 50%，LCA 45%）を除いて classic type が 75% 以上を占める．治療前転移率も高く，Ⅰ群（35%）とⅥ / Ⅶ群（45%）を除いた他群は 50% を超える（50 〜 62%）．

1）Ⅰ群：最も少なく（1,501 例の 4%），転移率も最も低い（35%）．乳幼児から 10 歳に分布し 3 〜 8 歳にピークがある．網膜視細胞発生に関わる *OTX2* 遺伝子増幅が特徴で，染色体のコピー数異常に乏しい（balanced genomes）．5 年生存率 77% で SR（standard risk）に属する．
2）Ⅱ群：乳幼児から 10 歳に分布し 3 〜 5 歳にピークがある．がん遺伝子の *MYC* 遺伝子増幅など多彩な遺伝子異常が特徴で，染色体のコピー数異常度も高く，染色体 8 番と 1 番の長腕の gain（増加）が目立つ．約半数（45%）が LCA 組織像である．5 年生存率 49% で vHR（very high risk）に属する．
3）Ⅲ群：乳幼児から 10 歳に分布し 3 〜 6 歳にピークがある．*MYC* 遺伝子と同じく

がん遺伝子である *MYCN* 遺伝子増幅が特徴で染色体のコピー数異常度は高く，8 loss（欠失），10 loss，7 gain と i17q（isochromosome 17q）の gain（増加）がある．5 年生存率 41% で vHR に属する．

4）Ⅳ群：乳幼児から 6 歳に分布し 1 〜 4 歳にピークがある．これといった遺伝子異常はないが染色体のコピー数異常度は高く，5 年生存率 80% で SR に属する．

5）Ⅴ群：乳幼児から 15 歳に分布し 5 歳と 8 歳に 2 つのピークがある（二峰性）．*MYC* 遺伝子と *MYCN* 遺伝子増幅があり，i17q gain，8 loss，11 loss，がある．5 年生存率 59% で vHR に属する．

6）Ⅵ群：3 〜 12 歳に分布し 4 〜 8 歳にピークがある．*MYCN* 遺伝子増幅はあるが 5 年生存率 81% で SR に属する．転移率（45%）が vHR 群（56 〜 62%）より低い．

7）Ⅶ群：8 群の中では 2 番目に多く（22%），乳幼児から 15 歳に分布し 3 〜 10 歳に幅広いピークがある．*KBTBD4* 遺伝子変異と 7 gain，8 loss が観察される．5 年生存率 85% で SR に属する．

8）Ⅷ群：最も多く（25%），3 〜 20 歳（超）に広く分布し，多彩な遺伝子異常と染色体のコピー数異常を示す．5 年生存率は 80% だが 5 年以降に再発する例が多く（35%），SR と vHR の中間に位置する．

結果として，vHR の 3 群（Ⅱ，Ⅲ，Ⅴ群）はがん遺伝子 *MYC* と *MYCN* の増幅があり，転移率が高く（56 〜 62%），LCA の頻度も高い（45 〜 20 〜 10%）．

この 8 分類と元の Group 3，4 との関係は，Ⅱ / Ⅲ / Ⅳ群を構成する腫瘍は全例 Group 3，Ⅵ / Ⅶ / Ⅷ群はほとんどが Group 4，そしてⅠ群とⅤ群が両 Group の腫瘍が混在している．

4 Medulloblastoma, histologically defined

■概念

Medulloblastoma（MB）は脳腫瘍の中で最も分子 / 遺伝子研究が進んだ分野で，その成果である 4 型分類は，年齢，発生部位，治療予後などの特徴も踏まえ確固たる地位を占めつつある．一方，従来の病理組織分類も臨床病態との関連性が強く，正確な病理診断が求められている．

■WHO 脳腫瘍分類第5版の定義

後頭蓋窩に発生する胎児性神経上皮性腫瘍で，組織学的には，N/C 比が高く，分裂活性とアポトーシスが高い，小型で分化度の低い細胞が特徴である．

肉眼的には，小脳虫部に発生することが最も多い．比較的境界明瞭で軟らかく，割面は通常一様であるが，中心壊死，出血，嚢胞形成もみられる．増大するにつれて浸潤性格が明確となり，第四脳室を充満し，脳室底に浸潤，さらには cisterna magna へ進展する．上方への進展（中脳水道）は稀である．小脳表面のくも膜を連続的に浸潤し，さらに髄液腔内に播種し，腹腔内播種もしばしば経験する．

■病理分類

1. Classic medulloblastoma（CL-MB）

密に増殖する小型の円形－楕円形の細胞が主体を占める．核はクロマティンに富み，細胞質は極めて乏しい．核分裂像を容易に観察できる．定まった構造あるいは配列を示さない〔homogeneous pattern，所（1959）は太いマジックインキで隙間なく点を打ったかのごとく，と表現〕．腫瘍内毛細血管の壁は薄く，sinusoid 様の外観を呈し，内皮細胞増殖はみられない．perivascular pseudorosettes はしばしば観察され，時に Homer-Wright rosettes（neuroblastic rosettes）も存在する．免疫組織学（GFAP と NSE，synaptophysin）や電子顕微鏡観察で，グリアあるいはニューロンへの分化が観察され，この腫瘍の bipotential な性格が裏付けられている．neuron 系への分化は 40% の症例にみられるとの報告もある．これらは，前記 Homer-Wright rosettes や NSE, synaptophysin 陽性細胞が集合するリズミカルに連続する核柵状配列（nuclear palisading）部や細胞質の明るい細胞集合領域（pale island）に観察される．微視的な腫瘍内出血が 5% 程度にみられる．この最も基本的な腫瘍型は 3 歳以上児では 70% 前後を占めるが 3 歳未満児では少ない．この他に以下の 4 亜型（2 ～ 5）があるが，各亜型は年齢によって発生頻度（表 6-2）が異なり，また治療成績も異なる．

2. Desmoplastic / nodular medulloblastoma（D/N-MB）（線維形成結節性髄芽腫）

（3 歳未満児と成人に多い）

発生部位は小脳半球の表層部に多く，比較的境界の明瞭な硬い腫瘤を作る．組織学的には“classic medulloblastoma”の像を示す背景の中に，境界鮮明で淡明な島状領域（pale islands 淡明島）が出現し，細胞配列が疎で，核は均一でやや大きく，reticulin 線維を欠き，核分裂像はほとんどみられない．この部の細胞は神経細胞系分化を示すことが多い．淡明島の周囲の領域は対照的に暗調に見え，小型の髄芽腫細胞が密に増殖し，核分裂像が多数認められる．細胞間には reticulin 線維がよく発達しているため硬い境界明瞭な外観を呈する．desmoplastic-nodular 命名の由縁である．

3. Medulloblastoma with extensive nodularity (MBEN)（高度結節性髄芽腫）

（3歳未満児に多い）

従来の cerebellar neuroblastoma（小脳神経芽腫）に相当する．MRI 画像ではブドウの房状の結節状パターンが特徴である．淡明で大きな結節状構造が出現する髄芽腫で，小型円形の核をもつ均一な細胞が，並列する細線維性基質に沿って流れるような連珠状配列を示すことが特徴である．結節内にはよく分化した小型の神経細胞が豊富な線維性基質を背景に数珠状に整列する傾向を示す．腫瘍細胞は明瞭な神経細胞系分化を示し，neuroblast 神経芽細胞よりも neurocyte 神経細胞に近い形態を示す．小型細胞には核分裂像はみられず Ki-67 陽性率は低い．結節の周囲は血管に富む暗調な領域が縁どっており，ここには未分化な形態を示す髄芽腫細胞が増殖している．暗調な領域の Ki-67 陽性率は極めて高い．

4. Anaplastic medulloblastoma（退形成性髄芽腫）（5と合わせて約15%，年齢差なし）

Classical medulloblastoma にも部分的に anaplasia が存在するがこの亜型はほぼ腫瘍全域にわたって観察される．腫瘍細胞の核は著名な多形性，鋳型像，高い核分裂活性，異型核分裂像，顕著なアポトーシスなどを示す．細胞による細胞の包み込みも観察される．髄芽腫の中でもさらに予後の悪い亜型である．

5. Large cell medulloblastoma（大細胞髄芽腫）

Classical type に比べ大型の細胞が組織全体に充実性髄様に増殖しており，核は大型でクロマチンに富み明瞭な核小体を含んでいる．核分裂像とアポトーシス像が多数みられる，細胞質は好塩基性で細胞境界は比較的明瞭である．しばしば壊死を伴う．免疫組織化学的には synaptophysin，NFP，chromogranin A が陽性となる．悪性度は高い．本型と退形成性髄芽腫は概念的に重なりがあり混在する症例もあるため，両者を一括して large cell/anaplastic medulloblastoma（LC/A-MB，大細胞退形成性髄芽腫）として取り扱う場合が多い．

■ 病理分類の頻度と治療予後

欧州の2つの臨床研究への315登録症例の分析[111]では，出生直後から3歳頃までに MBEN の90% と desmoplastic nodular（D/N-MB）の50% が診断される．Classic type はこの年齢層は少なく4歳を過ぎてから直線的に増加する（表6-2）．組織型別の5年生存率は classic type 72%，D/N-MB 87%，LC/A-MB 56% で，MBEN は少数のため算出されていない．

MEMO **髄腔内化学療法**

脳室内に注入した化学療法薬のCNS内分布に関してHoriら（1993年）[1]の実験報告が興味深い．彼らはイヌを用いてACNU髄液腔内注入を行った結果，①脳室内bolus注入後の腰椎穿刺採取CSF内には有効濃度は得られず，②脳室内へ60分かけての注入では脊椎管内CSFでは有効濃度が得られているが，脳表クモ膜下腔にはACNUは流れこんでいない（autoradiography）．③大槽へのACNU注入では脊椎管内および脳室内CSFに有効量は達しない．④腰椎穿刺での注入では，有効ACNUは大槽のレベルまでであり，脳室内あるいは脳表には行きわたらない．要は，脳室内あるいは経腰椎穿刺での薬剤注入は，全くも膜下腔で有効濃度は得られない．当然，髄内への移行は期待できない．

文献

1） Hori T, Tanaka S, Nishiyama M, et al.: Distribution of intrathecally administered ACNU in Mongrel dogs: pharmacokinetics and quantitative autoradiographic study. Surg Neurol 40:183-195, 1993

文献

1） Ostrom QT, Cioffi G, Waite K, et al.: CBTRUS Statistical Report: Primary Brain and Other Central Nervous System Tumors Diagnosed in the United States in 2014-2018. Neuro Oncol 23（12 Suppl 2）: iii1-iii105, 2021

2） Curran EK, Le GM, Sainani KL, et al.: Do children and adults differ in survival from medulloblastoma? A study from the SEER registry. J Neurooncol 95: 81-85, 2009

3） Halperin EC, Friedman HS: Is there a correlation between duration of presenting symptoms and stage of medulloblastoma at the time of diagnosis? Cancer 78: 874-880, 1996

4） Waszak SM, Northcott PA, Buchhalter I, et al.: Spectrum and prevalence of genetic predisposition in medulloblastoma: a retrospective genetic study and prospective validation in a clinical trial cohort. Lancet Oncol 19: 785-798, 2018

5） Thorne RN, Pearson ADJ, Nicoll JAR, et al.: Decline in incidence of medulloblastoma in children. Cancer 74: 3240-3244, 1994

6） Johnston DL, Keene D, Kostova M, et al.: Incidence of medulloblastoma in Canadian children. J Neurooncol 120: 575-579, 2014

7） MRC Vitamin Study Resarch Group: Prevention of neural tube defects: Results of the Medical Research Council Vitamin Study. Lancet 338: 131-137, 1991

8） Khanna V, Achey RL, Ostrom QT, et al.: Incidence and survival trends for medulloblastomas in the United States from 2001 to 2013. J Neurooncol 135: 433-441, 2017

9） Preston-Martin S, Yu MC, Benton B, et al.: N-Nitroso compounds and childhood brain tumors: a case-control study. Cancer Res 42: 5240-5245, 1982

10） Bunin GR, Gallagher PR, Rorke-Adams LB, et al.: Maternal supplement, micronutrient, and cured meat intake during pregnancy and risk of medulloblastoma during childhood: a children's oncology group study. Cancer Epidemiol Biomarkers Prev 15: 1660-1667, 2006

11） Hirakawa K, Suzuki K, Ueda S, et al.: Fetal origin of the medulloblastoma: evidence from growth analysis of two cases. Acta Neuropathol（Berl）70: 227-234, 1986

12） Nagashima K, Yasui K, Kimura J, et al.: Induction of brain tumor by a nwly isolated JC virus（Tokyo-1 strain）. Am J Pathol 116: 455-463, 1984

13) Farwell JR, Dohrmann GJ, Flannery JT: Medulloblastoma in childhood: an epidemiological study. J Neurosurg 61: 657-664, 1984
14) Meyers SP, Kemp SS, Tarr RW: MR imaging features of medulloblastomas. AJR 158: 859-865, 1992
15) Bühring U, Strayle-Batra M, Freudenstein D, et al.: MRI features of primary, secondary and metastatic medulloblastoma. Eur Radiol 12: 1342-1348, 2002
16) Perreault S, Ramaswamy V, Achrol AS, et al.: MRI Surrogates for Molecular Subgroups of Medulloblastoma. AJNR Am J Neuroradiol 35: 1263-1269, 2014
17) Hamilton SR, Liu B, Parsons RE, P et al.: The molecular basis of Turcot's syndrome. N Engl J Med 332: 839-847, 1995
18) Zurawel RH, Chiappa SA, Allen C, et al.: Sporadic medulloblastomas contain oncogenic beta-catenin mutations. Cancer Res 58: 896-899, 1998
19) Clifford SC, Lusher ME, Lindsey JC, et al.: Wnt/Wingless pathway activation and chromosome 6 loss characterize a distinct molecular sub-group of medulloblastomas associated with a favorable prognosis. Cell Cycle 5: 2666-2670, 2006
20) Hahn H, Wicking C, Zaphiropoulous PG, et al.: Mutations of the human homolog of Drosophila patched in the nevoid basal cell carcinoma syndrome. Cell 85: 841-851, 1996
21) Wolter M, Reifenberger J, Sommer C, et al.: Mutations in the human homologue of the Drosophila segment polarity gene patched (PTCH) in sporadic basal cell carcinomas of the skin and primitive neuroectodermal tumors of the central nervous system. Cancer Res 57: 2581-2585, 1997
22) Zurawel RH, Allen C, Chiappa S, et al.: Analysis of PTCH/SMO/SHH pathway genes in medulloblastoma. Genes Chromosomes Cancer 27: 44-51, 2000
23) Taylor MD, Liu L, Raffel C, et al.: Mutations in SUFU predispose to medulloblastoma. Nat Genet 31: 306-310, 2002
24) Gajjar A, Bowers DC, Karajannis MA, et al.: Pediatric brain tumors: innovative genomic information is transforming the diagnostic and clinical landscape. J Clin Oncol 33: 2986-2998, 2015
25) Kool M, Korshunov A, Remke M, et al.: Molecular subgroups of medulloblastoma: an international meta-analysis of transcriptome, genetic aberrations, and clinical data of WNT, SHH, Group 3, and Group 4 medulloblastomas. Acta Neuropathol 123: 473-484, 2012
26) Northcott PA, Shih DJ, Peacock J, et al.: Subgroup-specific structural variation across 1,000 medulloblastoma genomes. Nature 488: 49-56, 2012
27) Ramaswamy V, Remke M, Adamski J, et al.: Medulloblastoma subgroup-specific outcomes in irradiated children: who are the true high-risk patients? Neuro Oncol 18: 291-297, 2016
28) Kool M, Jones DT, Jäger N, et al.: Genome sequencing of SHH medulloblastoma predicts genotype-related response to smoothened inhibition. Cancer Cell 25: 393-405, 2014
29) Thompson EM, Hielscher T, Bouffet E, et al.: Prognostic value of medulloblastoma extent of resection after accounting for molecular subgroup: a retrospective integrated clinical and molecular analysis. Lancet Oncol 17: 484-495, 2016
30) Bennett J, Ashmawy R, Ramaswamy V, et al.: The clinical significance of equivocal findings on spinal MRI in children with medulloblastoma. Pediatr Blood Cancer 64: e26472, 2017
31) Chin AL, Moding EJ, Donaldson SS, et al.: Survival impact of postoperative radiotherapy timing in pediatric and adolescent medulloblastoma. Neuro Oncol 20: 1133-1141, 2018
32) Kann BH, Park HS, Lester-Coll NH, et al.: Postoperative Radiotherapy Patterns of Care and Survival Implications for Medulloblastoma in Young Children. JAMA Oncol 2: 1574-1581, 2016
33) Patel P, Wallace D, Boop FA, et al.: Reoperation for medulloblastoma prior to adjuvant therapy. Neurosurgery 8: 1050-1058, 2019
34) Carrie C, Kieffer V, Figarella-Branger D, et al.: Exclusive Hyperfractionated Radiation Therapy

and Reduced Boost Volume for Standard-Risk Medulloblastoma: Pooled Analysis of the 2 French Multicentric Studies MSFOP98 and MSFOP 2007 and Correlation With Molecular Subgroups. Int J Radiat Oncol Biol Phys 108: 1204-1217, 2020

35） Ramaswamy V, Remke M, Bouffet E, et al.: Risk stratification of childhood medulloblastoma in the molecular era: the current consensus. Acta Neuropathol 131: 821-831, 2016

36） Padovani L, Sunyach MP, Perol D, et al.: Common strategy for adult and pediatric medulloblastoma: a multicenter series of 253 adults. Int J Radiat Oncol Biol Phys 68: 433-440, 2007

37） Gajjar A, Chintagumpala M, Ashley D, et al.: Risk-adapted craniospinal radiotherapy followed by high-dose chemotherapy and stem-cell rescue in children with newly diagnosed medulloblastoma（St Jude Medulloblastoma-96）: long-term results from a prospective, multicentre trial. Lancet Oncol 7: 813-820, 2006

38） von Hoff K, Hinkes B, Gerber NU, et al.: Long-term outcome and clinical prognostic factors in children with medulloblastoma treated in the prospective randomized multicentre trial HIT'91. Eur J Cancer 45: 1209-1217, 2009

39） Packer RJ, Gajjar A, Vezina G, et al.: Phase III study of craniospinal radiation therapy followed by adjuvant chemotherapy for newly diagnosed average-risk medulloblastoma. J Clin Oncol 24: 4204-4208, 2006

40） Lai R: Survival of patients with adult medulloblastoma: a population-based study. Cancer 112: 1568-1574, 2008

41） Kocakaya S, Beier CP, Beier D: Chemotherapy increases long-term survival in patients with adult medulloblastoma-a literature-based meta-analysis. Neuro Oncol 18: 408-416, 2016

42） Brandes AA, Ermani M, Amista P, et al.: The treatment of adults with medulloblastoma: a prospective study. Int J Radiat Oncol Biol Phys 57: 755-761, 2003

43） Brandes AA, Franceschi E, Tosoni A, et al.: Long-term results of a prospective study on the treatment of medulloblastoma in adults. Cancer 110: 2035-2041, 2007

44） Friedrich C, von Bueren AO, von Hoff K, et al.: Treatment of adult nonmetastatic medulloblastoma patients according to the paediatric HIT 2000 protocol: a prospective observational multicentre study. Eur J Cancer 49: 893-903, 2003

45） von Bueren AO, Friedrich C, von Hoff K, et al.: Metastatic medulloblastoma in adults: outcome of patients treated according to the HIT2000 protocol. Eur J Cancer 51: 2434-2443, 2015

46） Tabori U, Sung L, Hukin J, et al; Canadian Pediatric Brain Tumor Consortium: Medulloblastoma in the second decade of life: a specific group with respect to toxicity and management: a Canadian Pediatric Brain Tumor Consortium Study. Cancer 103: 1874-1880, 2005

47） Wetmore C, Herington D, Lin T, et al.: Reirradiation of recurrent medulloblastoma: does clinical benefit outweigh risk for toxicity? Cancer 120: 3731-3737, 2014

48） Gupta T, Maitre M, Sastri GJ, et al.: Outcomes of salvage re-irradiation in recurrent medulloblastoma correlate with age at initial diagnosis, primary risk-stratification, and molecular subgrouping. J Neurooncol 144: 283-291, 2019

49） Tsang DS, Sarhan N, Ramaswamy V, et al.: Re-irradiation for children with recurrent medulloblastoma in Toronto, Canada: a 20-year experience. J Neurooncol 145: 107-114, 2019

50） Kieran MW, Turner CD, Rubin JB, et al.: A feasibility trial of antiangiogenic（metronomic）chemotherapy in pediatric patients with recurrent or progressive cancer. J Pediatr Hematol Oncol 27: 573-581, 2005

51） Peyrl A, Chocholous M, Sabel M, et al.: Sustained Survival Benefit in Recurrent Medulloblastoma by a Metronomic Antiangiogenic Regimen: A Nonrandomized Controlled Trial. JAMA Oncol 9: 1688-1695, 2023

52) Gajjar A, Robinson GW, Smith KS, et al.: Outcomes by Clinical and Molecular Features in Children With Medulloblastoma Treated With Risk-Adapted Therapy: Results of an International Phase III Trial (SJMB03). J Clin Oncol 39: 822-835, 2021
53) Michalski JM, Janss AJ, L Gilbert Vezina LG, et al.: Children's Oncology Group Phase III Trial of Reduced-Dose and Reduced-Volume Radiotherapy With Chemotherapy for Newly Diagnosed Average-Risk Medulloblastoma. J Clin Oncol 39: 2685-2697, 2021
54) Dietzsch S, Placzek F, Pietschmann K, et al.: Evaluation of Prognostic Factors and Role of Participation in a Randomized Trial or a Prospective Registry in Pediatric and Adolescent Nonmetastatic Medulloblastoma - A Report From the HIT 2000 Trial. Adv Radiat Oncol 5: 1158-1169, 2020
55) Minturn JE, Mochizuki AY, Partap S, et al.: A Pilot Study of Low-Dose Craniospinal Irradiation in Patients With Newly Diagnosed Average-Risk Medulloblastoma. Front Oncol 11: 744739, 2021
56) Leary SES, Packer RJ, Li Y, et al.: Efficacy of Carboplatin and Isotretinoin in Children With High-risk Medulloblastoma: A Randomized Clinical Trial From the Children's Oncology Group. JAMA Oncol 7: 1313-1321 ,2021
57) Dufour C, Foulon S, Geoffray A, et al.: Prognostic relevance of clinical and molecular risk factors in children with high-risk medulloblastoma treated in the phase II trial PNET HR+5. Neuro Oncol 23: 1163-1172, 2021
58) Lee JW, Lim DH, Sung KW, et al.: Promising survival rate but high incidence of treatment-related mortality after reduced-dose craniospinal radiotherapy and tandem high-dose chemotherapy in patients with high-risk medulloblastoma. Cancer Med 9: 5807-5818, 2020
59) Bailey S, Andre N, Gandola L, et al.: Clinical Trials in High-Risk Medulloblastoma: Evolution of the SIOP-Europe HR-MB Trial. Cancers 14: 374, 2022
60) Goschzik T, Schwalbe EC, Hicks D, et al.: Prognostic effect of whole chromosomal aberration signatures in standard-risk, non-WNT/non-SHH medulloblastoma: a retrospective, molecular analysis of the HIT-SIOP PNET 4 trial. Lancet Oncol 19: 1602-1616, 2018
61) Rutkowski S, von Hoff K, Emser A, et al.: Survival and prognostic factors of early childhood medulloblastoma: an international meta-analysis. J Clin Oncol 28: 4961-4968, 2010
62) AbdelBaki MS, Boué DR, Finlay JL, et al.: Desmoplastic nodular medulloblastoma in young children: a management dilemma. Neuro Oncol 20: 1026-1033, 2018
63) Mynarek M, von Hoff K, Pietsch T, et al.: Nonmetastatic Medulloblastoma of Early Childhood: Results From the Prospective Clinical Trial HIT-2000 and An Extended Validation Cohort. J Clin Oncol 38: 2028-2040, 2020
64) Cohen BH, Geyer JR, Miller DC, et al; Children's Oncology Group: Pilot Study of Intensive Chemotherapy With Peripheral Hematopoietic Cell Support for Children Less Than 3 Years of Age With Malignant Brain Tumors, the CCG-99703 Phase I/II Study. A Report From the Children's Oncology Group. Pediatr Neurol 53: 31-46, 2015
65) Korshunov A, Sahm F, Stichel D, et al.: Molecular characterization of medulloblastomas with extensive nodularity (MBEN). Acta Neuropathol 136: 303-313, 2018
66) Lafay-Cousin L, Bouffet E, Strother D, et al.: Phase II Study of Nonmetastatic Desmoplastic Medulloblastoma in Children Younger Than 4 Years of Age: A Report of the Children's Oncology Group (ACNS1221). J Clin Oncol 38: 223-231, 2020
67) Robinson GW, Rudneva VA, Buchhalter I, et al.: Risk-adapted therapy for young children with medulloblastoma (SJYC07): therapeutic and molecular outcomes from a multicentre, phase 2 trial. Lancet Oncol 19: 768-784, 2018
68) Baroni LV, Sampor C, Gonzalez A, et al.: Bridging the treatment gap in infant medulloblastoma: molecularly informed outcomes of a globally feasible regimen. Neuro Oncol 22: 1873-1881, 2020

69） Dhall G, O'Neil SH, Ji L, et al.: Excellent outcome of young children with nodular desmoplastic medulloblastoma treated on "Head Start" III: a multi-institutional, prospective clinical trial. Neuro Oncol 22: 1862-1872, 2020

70） Jabarkheel R, Amayiri N, Yecies D, et al.: Molecular correlates of cerebellar mutism syndrome in medulloblastoma. Neuro Oncol 22: 290-297, 2020

71） Moxon-Emre I, Bouffet E, Taylor MD, et al.: Impact of craniospinal dose, boost volume, and neurologic complications on intellectual outcome in patients with medulloblastoma. J Clin Oncol 32: 1760-1768, 2014

72） Fukunaga-Johnson N, Lee JH, Sandler HM, et al.: Patterns of failure following treatment for medulloblastoma: is it necessary to treat the entire posterior fossa? Int J Radiat Oncol Biol Phys 42: 143-146, 1998

73） Packer RJ, Zhou T, Holmes E, et al.: Survival and secondary tumors in children with medulloblastoma receiving radiotherapy and adjuvant chemotherapy: results of Children's Oncology Group trial A9961. Neuro Oncol 15: 97-103, 2013

74） Ris MD, Walsh K, Wallace D, et al.: Intellectual and academic outcome following two chemotherapy regimens and radiotherapy for average-risk medulloblastoma: COG A9961. Pediatr Blood Cancer 60: 1350-1357, 2013

75） Kahalley LS, Peterson R, Ris MD, et al.: Superior Intellectual Outcomes After Proton Radiotherapy Compared With Photon Radiotherapy for Pediatric Medulloblastoma. J Clin Oncol 38: 454-461, 2020

76） Tsui K, Gajjar A, Li C, et al.: Subsequent neoplasms in survivors of childhood central nervous system tumors: risk after modern multimodal therapy. Neuro Oncol 17: 448-456, 2015

77） von Hoff K, Hinkes B, Gerber NU, et al.: Long-term outcome and clinical prognostic factors in children with medulloblastoma treated in the prospective randomised multicentre trial HIT'91. Eur J Cancer 45: 1209-1217, 2009

78） Nantavithya C, Paulino AC, Liao K, et al.: Development of second primary tumors and outcomes in medulloblastoma by treatment modality: A Surveillance, Epidemiology, and End Results analysis. Pediatr Blood Cancer 67: e28373, 2020

79） Edelstein K, Spiegler BJ, Fung S, et al.: Early aging in adult survivors of childhood medulloblastoma: long-term neurocognitive, functional, and physical outcomes. Neuro Oncol 13: 536-545, 2011

80） Saha A, Salley CG, Saigal P, et al.: Late effects in survivors of childhood CNS tumors treated on Head Start I and II protocols. Pediatr Blood Cancer 61: 1644-1652, 2014

81） Riva D, Giorgi C, Nichelli F, et al.: Intrathecal methotrexate affects cognitive function in children with medulloblastoma. Neurology 59: 48-53, 2002

82） Packer RJ, Boyett JM, Janss AJ, et al.: Growth hormone replacement therapy in children with medulloblastoma: use and effect on tumor control. J Clin Oncol 19: 480-487, 2001

83） Raman S, Grimberg A, Waguespack SG, et al.: Risk of Neoplasia in Pediatric Patients Receiving Growth Hormone Therapy--A Report From the Pediatric Endocrine Society Drug and Therapeutics Committee. J Clin Endocrinol Metab 100: 2192-2203, 2015

84） Gibson P, Tong Y, Robinson G, et al.: Subtypes of medulloblastoma have distinct developmental origins. Nature 468: 1095-1099, 2010

85） Phoenix TN, Patmore DM, Boop S, et al.: Medulloblastoma Genotype Dictates Blood Brain Barrier Phenotype. Cancer Cell 29: 508-522, 2016

86） Surun A, Varlet P, Brugières L, et al.: Medulloblastomas associated with an APC germline pathogenic variant share the good prognosis of CTNNB1-mutated medulloblastomas. Neuro Oncol 22: 128-138, 2020

87) Cavalli FMG, Remke M, Rampasek L, et al.: Intertumoral Heterogeneity within Medulloblastoma Subgroups. Cancer Cell 31: 737-754, 2017

88) Zhukova N, Ramaswamy V, Remke M, et al.: Subgroup-specific prognostic implications of TP53 mutation in medulloblastoma. J Clin Oncol 31: 2927-2935, 2013

89) Patay Z, DeSain LA, Hwang SN, et al.: MR Imaging characteristics of Wingless-type-subgroup pediatric medulloblastoma. AJNR Am J Neuroradiol 36: 2386-2393, 2015

90) Nobre L, Zapotocky M, Khan S, et al.: Pattern of relapse and treatment response in WNT-activated medulloblastoma. Cell Rep Med 1: 100038, 2020

91) Mani S, Chatterjee A, Dasgupta A, et al.: Clinico-padiological outcomes in WNT-subgroup medulloblastoma. Diagnostics (Basel) 14: 358, 2024

92) Cohen KJ, Munjapara V, Aguilera D, et al.: A pilot study omitting radiation in the treatment of children with newly diagnosed Wnt-activated medulloblastoma. Clin Cancer Res 29: 5031-5037, 2023

93) Gupta T, Pervez S, Dasgupta A, et al.: Omission of Upfront Craniospinal Irradiation in Patients with Low-Risk WNT-Pathway Medulloblastoma Is Associated with Unacceptably High Risk of Neuraxial Failure. Clin Cancer Res 28: 4180-4185, 2022

94) Gottardo NG, Gajjar A: Verschlimmbesserung: Craniospinal Radiotherapy Is Essential in WNT Medulloblastoma Patients. Clin Cancer Res 29: 4996-4998, 2023

95) Wu X, Northcott PA, Croul S, et al.: Mouse models of medulloblastoma. Chin J Cancer 30: 442-449, 2011

96) Yang ZJ, Ellis T, Markant SL, et al.: Medulloblastoma can be initiated by deletion of patched in lineage-restricted progenitors or stem cells. Cancer Cell 14: 135-145, 2008

97) Grammel D, Warmuth-Metz M, von Bueren AO, et al.: Sonic hedgehog-associated medulloblastoma arising from the cochlear nuclei of the brainstem. Acta Neuropathol 123: 601-614, 2012

98) Cavalli FMG, Remke M, Rampasek L, et al.: Intertumoral Heterogeneity within Medulloblastoma Subgroups. Cancer Cell 31: 737-754, 2017

99) Suzuki H, Kumar SA, Shuai S, et al.: Recurrent noncoding U1 snRNA mutations drive cryptic splicing in SHH medulloblastoma. Nature 574: 707-711, 2019

100) Yeo KK, Margol AS, Kennedy RJ, et al.: Prognostic significance of molecular subgroups of medulloblastoma in young children receiving irradiation-sparing regimens. J Neurooncol 145: 375-383, 2019

101) Gessi M, von Bueren AO, Rutkowski S, et al.: p53 expression predicts dismal outcome for medulloblastoma patients with metastatic disease. J Neurooncol 106: 135-141, 2012

102) Northcott PA, Lee C, Zichner T, et al.: Enhancer hijacking activates GFI1 family oncogenes in medulloblastoma. Nature 511: 428-434, 2014

103) Schüller U, Heine VM, Mao J, et al.: Acquisition of granule neuron precursor identity is a critical determinant of progenitor cell competence to form Shh-induced medulloblastoma. Cancer Cell 14: 123-134, 2008

104) Huang GH, Xu QF, Cui YH, et al.: Medulloblastoma stem cells: Promising targets in medulloblastoma therapy. Cancer Sci 107: 583-589, 2016

105) Schwalbe EC, Williamson D, Lindsey JC, et al.: DNA methylation profiling of medulloblastoma allows robust subclassification and improved outcome prediction using formalin-fixed biopsies. Acta Neuropathol 125: 359-371, 2013

106) Vladoiu MC, El-Hamamy I, Donovan LK, et al.: Childhood cerebellar tumours mirror conserved fetal transcriptional programs. Nature 572: 67-73, 2019

107) Kastellan S, Kalb R, Sajjad B, et al.: Germline biallelic BRCA2 pathogenic variants and

medulloblastoma: an international cohort study. J Hematol Oncol 17: 26, 2024
108) Sharma T, Schwalbe EC, Williamson D, et al.: Second-generation molecular subgrouping of medulloblastoma: an international meta-analysis of Group 3 and Group 4 subtypes. Acta Neuropathol 138: 309-326, 2019
109) Northcott PA, Buchhalter I, Morrissy AS, et al.: The whole-genome landscape of medulloblastoma subtypes. Nature 19; 547: 311-317, 2017
110) Schwalbe EC, Lindsey JC, Nakjang S, et al.: Novel molecular subgroups for clinical classification and outcome prediction in childhood medulloblastoma: a cohort study. Lancet Oncol 18: 958-971, 2017
111) McManamy CS, Pears J, Weston CL, et al.: Nodule formation and desmoplasia in medulloblastomas-defining the nodular/desmoplastic variant and its biological behavior. Brain Pathol 17: 151-164, 2007
112) Ning MS, Perkins SM, Dewees T, et al.: Evidence of high mortality in long term sur-vivors of childhood medulloblastoma. J Neurooncol 122: 321-327, 2015

Ⅲ Atypical Teratoid/Rhabdoid Tumor（AT/RT）非定型奇形腫様ラブドイド腫瘍

この耳慣れない名称は，ラブドイド細胞を主体とし上皮系要素や間葉系要素が混在する腫瘍，すなわち「非定型奇形腫の要素を含む示すラブドイド腫瘍」を意味する．ラブドイド細胞とは，腫瘍細胞質内に球状でライトグリーン好染性の硝子様の細胞質内封入体を有する細胞で，“rhabdoid”は棒状あるいは棍棒状を意味する．

■ WHO脳腫瘍分類第5版の定義

未分化な上皮系，神経上皮系，および間葉系細胞の間にラブドイド細胞が混じる高悪性度腫瘍で，両アレル（対立遺伝子）の染色体22q11.2に位置する *SMARCB1* 遺伝子（*hSNF5* 遺伝子，*INI1* 遺伝子と同義語）あるいは，稀（5%以下）だが，*SMARCA4* 遺伝子の不活性化変異が観察される．CNS WHO grade 4 腫瘍である．

腎臓に好発する malignant rhabdoid tumour（MRT）と強い近縁関係があり，家族性発生（“rhabdoid predisposition syndrome”）も指摘されている（☞ 463 頁）．

- 診断必須項目 essential criteria：
  - 分子生物学的に多様な表現型を有する中枢神経系胎児性腫瘍で，腫瘍細胞核でSMARCB1 あるいは SMARCA4 タンパクが染色されない（機能喪失），あるいは DNA メチル化プロファイリングにて AT/RT クラスター像を示す．
- 推奨項目 desirable criteria：
  - ラブドイド腫瘍で，*SMARCB1* 遺伝子あるいは *SMARCA4* 遺伝子の異常がある．
- Subtypes：AT/RT-SHH，AT/RT-TYR，AT/RT-MYC の 3 型がある（後述）．

■ AT/RTの概要と自然史

3歳以下（年齢中央値は1～2歳の間）の乳幼児の中枢神経（ほとんどがテント上あるいはテント下）に好発する悪性腫瘍で，剖検ではほとんどの症例で広範な髄膜播種が観察されている．

1）この腫瘍誕生の発端は，1978年 Beckwith & Palmer [1] が小児腎臓ウィルムス腫瘍の中に横紋筋肉腫（rhabdomyosarcoma）としか考えられない腫瘍群を見出し，Haas ら（1981）[2] が電子顕微鏡観察によりこの所見を確認し，“malignant rhabdoid tumor（MRT）of the kidney”と名づけたことにある．その組織学的特徴は，広い好酸性の細胞質を有する大型で多角形の腫瘍細胞のシート状増殖であり，腫瘍細胞質内に球状でライトグリーン好染性の硝子様の細胞質内封入体を有することで，その腫瘍細胞は“rhabdoid cell”と称された.

2）その後，MRT は極めて悪性の経過をたどるとともに他臓器に腫瘍を合併することが多いとの報告が散見されるようになり，1984 年 Bonnin ら[3]が 7 例の腎腫瘍（6 例が MRT）と脳腫瘍（medulloblastoma 3 例，pineoblastoma，neuroblastoma，medulloepithelioma，malignant subependymal giant-cell astrocytoma が各 1 例）の合併症例を報告し，MRT と未分化中枢神経系腫瘍との関連が注目された.

3）1995 年 Rorke & Packer ら[4]は，32 例の malignant rhabdoid cell を含む乳幼児脳腫瘍に種々の分化を示す神経上皮細胞，上皮細胞，間葉系細胞の混在を観察し，“atypical teratoma”の診断（なぜ atypical なのかの説明はないが）が妥当と考えたが，malignant rhabdoid cell が主体を占めるため atypical teratoid/rhabdoid tumor（AT/RT）の名称を提唱した. Atypical の意味するところは，teratoma と呼ぶには teratoma 要素が少なく，かつ 3 胚葉全ての要素が必ずしもそろっていないことによる. この報告で重要なことは染色体分析（形態学的 karyotype 分析）を行った 10 例中 5 例で染色体 22 番の異常（4 例は monosomy；2 個あるべき相同染色体が 1 つしかない異常）を観察したことである.

4）翌 1996 年，Rorke ら[5]は自験例を中心とした 52 例の臨床・病理像をまとめている（表 6-17）. 本腫瘍の自然史を理解するには最良の資料である. 3 歳未満の男児に多く，60% がテント下に発生している. 診断時に 34% に播種・転移があり，当時の治療では 6 ヵ月で半数が死亡している. 剖検ではほとんどの症例で広範な髄膜播種が観察されている. 染色体分析では，15 例中 9 例に染色体 22 番の異常を確認している.

表6-17　Rorke らの 52 例の臨床・病理像のまとめ[5]

年齢	生後 22 日～14.9 歳；　40 例（77%）が 3 歳未満
性	男児がやや多い；　男児 3：女児 2
部位	• テント上　14 例（27%）：大脳半球 10, 松果体部 3, トルコ鞍上部 1 （大脳半球 10 例中 8 例は左側） • テント下　33 例（63%）：小脳 29, 小脳橋角部 4 • 多発　4 例 • 脊髄髄外　1 例
徴候	頭痛 8, 嘔吐 20, 脳神経麻痺 18（第Ⅵ神経 13, 第Ⅶ神経 7 , 下位神経 1） 意識障害 9 , 運動失調 8, 半身麻痺 6, 頭囲拡大 8, など
播種・転移	検査した 41 例中 14 例（34%）（M1- 髄液細胞診陽性も含む）
CT	造影（＋）, 囊胞・腫瘍内出血
再発部位	腫瘍局所のみ 14, 髄膜播種のみ 5, 局所＋髄膜播種 26
転帰	52 例中 43 例は腫瘍死, 再発までの中央値　4.5 月, 生存期間中央値 6.0 月
剖検所見	11 剖検例全例で原発腫瘍の増大, 10 例で広範な髄膜播種

5）近年の報告でも AT/RT の自然史を垣間見る報告がある[6]．1995～2012 年（18 年間）にカナダ ATRT 登録機構に登録された 77 例（年間平均 4.2 例）において，治療計画通りに治療（intend to treat）を行えたのは 59 例（77%）で，残りの 23% はフルスケジュールの治療には耐えられていない．約 6 年の追跡で 59 例中 16 例が生存し，そのうちの 7 例で認知機能（cognitive function）検査が行われている．Full scale IQ が正常値なのは 11 例中 3 例（27%）のみで，そのうちの 1 例も 7 下位項目中 2 例で基準値を下回っていた．これらの認知機能の低下は放射線治療の有無とは無関係であったと記されている．

6）1998 年 Versteege ら[7]は，染色体 22 番の異常は 22q11.2 に座位する *hSNF5/INI1* 遺伝子（＝*SMARCB1* 遺伝子）変異によるものと報告した．この遺伝子は SWI/SNF クロマチン再構成複合体（DNA 転写，複製，修復など細胞生存に必要な活動を制御する機構の一つ）を形成するタンパク質を産生する遺伝子の一つである．この遺伝子産生タンパクである INI1 は免疫染色により正常細胞と多くの腫瘍細胞の核内に染色される（陽性）が，AT/RT では遺伝子が変異・欠失しているため INI1 タンパクは産生されず，腫瘍細胞の核内には INI1 免疫染色陽性像は観察されない[8]．

7）他の腫瘍との鑑別について，Kraus ら（2002）[9]と Judkins ら（2004, 2005）[8,10]は，medulloblastoma，PNET（当時の診断），choroid plexus carcinoma，germ cell tumor などで INI1 免疫染色が全例で陽性であったことを報告し，INI1 免疫染色（陰性所見）は AT/RT の診断には不可欠のものとなった．

8）Hasselblat ら（2011）[11]は INI1 免疫染色陽性かつ *SMARCB1/INI1* 遺伝子異常のない 1 例の AT/RT（病理診断）で，同じ SWI/SNF クロマチン再構成複合体に属する *SMARCA4* 遺伝子異常を観察した．この報告がきっかけで Johann ら[12]の多数例分析が加わり，*SMARCA4* 遺伝子異常が WHO 2016 分類で採用され，冒頭の診断基準になっている．

9）1999 年 Proust ら[13]が初めて姉妹に同時発生した AT/RT を報告し，本腫瘍の家族性発生を示唆したことに端を発し，Biegel ら（2000）[14]は生後 4 ヶ月児の脳腫瘍および腎腫瘍，さらに正常腎組織において *INI1* 遺伝子変異を観察した．これらの症例の積み重ねにより，germ line（生殖細胞系列）にて *SMARCB1* 遺伝子あるいは *SMARCA4* 遺伝子に病的バリアント（欠失あるいは不活性化）が出現している常染色体顕性（優性）遺伝疾患群である Rhabdoid tumor predisposition syndrome の存在が明らかになった（☞ 469 頁）．

■基本事項

米国 CBTRUS 統計[15]では，小児脳腫瘍（15 歳未満）の 2.1%，4 歳以下の小児 10 万人あたり 0.33 人の発生率である（Ostrom ら 2021）．我が国では，本腫瘍が全国集計対象となったのは2001年以降のため，2017年発表統計（2008年までの4年間）では17例（全脳腫瘍の0.1%，15歳未満小児腫瘍の1.6%）にすぎない．男児7例，女児10例で，15歳未満に15例，2歳までに12例である．

1）米国SEER統計（1973～2010年）[16]での174例では，男性にやや多い（56%）．診断年齢中央値は1.0歳で，3歳以下に140例（80.5%），4～19歳に31例（17.8%）で．20歳以上の成人例はわずか3例（1.7%）である．

2）さらに年齢を細かく刻んだ米国National Center Database[17]の3歳未満354例では，1歳未満児が最も多く43%，1歳～2歳未満39%，2歳～3歳未満18%で，2歳未満が82%を占めている．

3）発生部位に関しては，欧州Rhabdoid Tumor Registry（EU-RHAB）に登録された18歳未満の143例を引用する[18]．

テント下86例（60%），テント上37%，テント上下1%，脊髄3%に発生している．テント下は小脳に54例（テント下発生の63%），第四脳室21%，脳幹6%，小脳橋角部2%などである．

4）テント上53例では，大脳半球32例（60%），側脳室11%，松果体部9%，トルコ鞍部4%で，全体像の中でのトルコ鞍部発生はごく少数だが，成人では最多となる（後述）．

5）脳AT/RTに合併する他臓器のラブドイド腫瘍は9例（6%）で，腎臓に3例，その他の部位6例であった．

6）診断時の病期（stage）は，M0 70%，M1 5%，M2 5%，M3 17%，M4 3%である．

7）稀な発生部位として，2歳男児の第三脳室内[19]や4歳男児の側脳室内[20]などの報告がある．

■病理

Rhabdoid cellに加え，種々の分化度の神経上皮細胞，上皮系細胞，間葉系細胞，神経系・グリア細胞などを混じる多彩な組織像が観察される．典型像は淡好酸性～好酸性細胞質，あるいは空胞状の細胞質を有する上皮様の腫瘍細胞にラブドイド細胞が混在しながらびまん性に増殖する．腫瘍細胞には核分裂像やアポトーシス像が見られ，壊死や出血も観察される．間葉系細胞増殖は紡錘形細胞肉腫に類似し，上皮様の腫瘍細胞が腺腔様構造や乳頭状構造を形成する像が見られることもある．稀に未熟な腺上皮や重層扁平上皮，神経細胞やグリア細胞からなる分化した中枢神経組織，次項ETMRの特徴である多層性ロゼットなどが出現する[21]．

本腫瘍に特徴的な類円形のラブドイド細胞は，明瞭な偏在核と好酸性のすりガラス状の明るい細胞質をもち，典型的には細胞質内に好酸性で円形の封入体が見られる．腫瘍のほぼ全体がラブドイド細胞である症例は少なく，AT/RT全体の1割程度である．

前述のように本腫瘍は *SMARCB1/hSNF5/INI1* 遺伝子が変異・欠失しているため，この遺伝子産生タンパク抗体による免疫染色（INI1 染色）は陰性となる（染色されない）．

■分子分類

Johann ら（2016）[13] は AT/RT と診断された腫瘍群の中での多様性を検証するために 192 例の分子遺伝子検索を行っている．その結果，188 例（98%）で *SMARCB1* 遺伝子の不活性化を観察し，これらの中の 150 例で DNA メチル化状態での群分けを行ったところ，AT/RT-TYR 群，-SHH 群，および -MYC 群の 3 群（サブグループ）に分けられることを示した．残りの 4 例では *SMARCB1* 遺伝子活性は保たれていたが，そのうちの 3 例では *SMARCA4* 遺伝子の変異があった．

Holdhof ら（2021）[22] は，稀な *SMARCA4* 遺伝子不活性化の AT/RT14 例に DNA メチレーションプロファイリングを行った結果，この腫瘍のクラスターは SMARCB1 型 AT/RT，頭蓋外 SMARCA4 悪性ラブドイド腫瘍，さらには高カルシウム血症型卵巣小細胞がん（SCCOHT）とは異なった部位に分布することが明らかになった．SMARCA4-AT/RT は別個の分子サブグループとすべきとの結論である．

以下に，*SMARCB1* 遺伝子変異を共有する 3 群と *SMARCA4* 遺伝子変異群の特徴を示し，表 6-18 に要約する．*SMARCB1* 遺伝子変異 3 群に関しては，前記 Johann ら [12] の分析症例に Ho ら（2020）[23]，Frühwald ら [18]，Nowak ら（2018）[24] の症例を加えている．

1）AT/RT-TYR 群（52 例，35%）：TYR（メラニン合成に関わる酸化還元酵素である tyrosinase のスイッチ）が過剰発現している．*SMARCB1* 遺伝子異常は点突然変更あるいは局所性欠失であり，染色体 22 番は monosomy（対であるべき染色体の一つが欠落）を示す．乳児期発症が多い．診断年齢中央値は 12 ヵ月で，3 歳未満発症が 90%である．テント下発生が 75% を占める．

2）AT/RT-SHH 群（65 例，43%）：SHH シグナル経路が活性化しているほかに，*MYCN*，*GL12* 遺伝子も過剰発現し，NOTCH シグナル経路も活性化している．*SMARCB1* 遺伝子異常は点突然変更あるいは局所性欠失であり，染色体 22 番は diploid（1 対の染色体セットを 2 組）である．“よちよち歩き”年代発症が多く，3 歳未満児は 75%である（中央値 27 ヵ月）．部位はテント上，テント下，テント上下がほぼ同数で，テント上下発生は全て正中部発育（当然だが）である．

Federico ら（2022）[25] は DNA メチル化プロファイルをさらに進め，SHH 型はさらに 3 型（SHH-1A，SHH-1B，および SHH2）に分類すべきと提案している．発症年齢（各々，18 ヵ月，107 ヵ月，13 ヵ月）および発生部位（各々，88% がテ

表6-18　DNA メチル化パターンの異なる 3 群の臨床像と MRI 所見

遺伝子異常		*SMARCB1* 遺伝子 *		*SMARCA4* 遺伝子 **
サブグループ	ATRT-TYR（35%）	ATRT-SHH（42%）	ATRT-MYC（23%）	なし
臨床所見 年齢 中央値 3 歳未満	乳児が多い 12 ヵ月 90%	“よちよち歩き”多い 20 ヵ月 75%	小児年代(3 歳以上) 27 ヵ月 52%	乳児が多い 3 ヵ月 93%
臨床所見 性別	男：57%	男 55%	男 52%	男 70%
臨床所見 発生部位 *SMARCB1* 遺伝子群 ・正中部発生 50 ～ 55% ・非正中部発生 45 ～ 50%	テント上：20 ～ 25% テント下：75 ～ 80%	テント上：35% テント下：35% テント上下：30%	テント上：60 ～ 70% テント下：20 ～ 30% 脊髄 10%	テント上：67% テント下：33%
	ただし, SHH 群のテント上下進展型は全て正中部発生			記載なし
臨床所見 腫瘍サイズ	40mL 超：50%	40mL 超：47%	10 ～ 40mL：40%	記載なし
臨床所見 治療成績 (5 年 OS)***	・1 歳未満(IMR)：32.5% ・1 歳以上(SR)：71.5%	・1 歳未満(HR)：0% ・1 歳以上(IMR)：32.5%		予後極めて不良 (3 ヵ月以内死亡 64%)
DNA メチル化	高メチル化	高メチル化	低メチル化	低メチル化
家族性(germ line)発生率	27%	41%	7%	73%
MRI 所見 浮腫 (有意な群間差)	0.14 cm (ほとんどなし)	0.29 cm(軽度)	1.85 cm(強度), (脊髄腫瘍 7.0 cm)	記載なし
	テント上(1.1 cm)＞テント下(0.06 cm)＞テント上下(浮腫なし) (有意差なし)			
MRI 所見 辺縁部 cyst (有意な群間差)	94%	71%	40%	
MRI 所見 T2WI (群間差なし)	低～等	多彩 , 高 10%	多彩 , 高 20%	
MRI 所見 DWI/ADC (群間差なし)	拡散制限	拡散制限 , 高 ADC5%	拡散制限 , 高 ADC10%	
MRI 所見 Gd 造影 有	100%	71%	90%	
MRI 所見 Gd 造影 強い造影性	44%	18%	70%	
MRI 所見 Gd 造影 wavy Band-like 所見	31%	29%	20%	
MRI 所見 出血(群間差なし)	多い：82%	多い：56%,	中等度	
MRI 所見 髄膜播種 (全体で 14%)	19%	6%	20%	

* Johann ら 2016 [13], Ho ら 2020 [23], Frühwald ら 2020 [18], Nowak ら 2018 [24] の報告を総合して作成
** Holdhof ら 2021 [22] の報告より作成
*** SR: standard risk, IMR: Intermediate Risk, HR: High Risk（Frühwald ら 2020）[18]

ント上，85% がテント上，93% がテント下）が有意に異なることに加え，SHH-2 は germ line での *SMARCB1* 遺伝子変異率が 63% と高い（他の SHH-1A と 2A は 20% と 0%）ことが理由である．

3）AT/RT-MYC 群（33 例，22%）：小児年代（3 歳以上）が多く，MYC がん遺伝子

が過剰発現している．*SMARCB1*遺伝子は広汎に欠失し，染色体22番はmonosomyを示す．テント上発生が60～70%を占め，脊髄発生はこのタイプで確認されている．

4）*SMARCA4*遺伝子変異群[22]：最も若年乳児（0～46ヵ月，中央値3ヵ月）発症で，テント上に67%，テント下（主として小脳）に33%が発生する．男児（70%）に多い．約3/4（73%）が家族性発生（germ lineでの*SMARCA4*遺伝子異常）であり，この比率は*SMARCB1*変異群（TYR型27%，SHH型41%，MYC型7%）より有意に高い．

5）DNAメチル化に関しては，TYR型とSHH型はhypermethylationを示すが，MYC型と*SMARCA4*遺伝子異常群はhypomethylationを示す．

6）Chunら（2019）[26]は161例のAT/RTと140例の頭蓋外の悪性ラブドイド腫瘍（MRT）の分子生物学的検索を行ったところ，両者間には全般的なDNAメチル化の低下，HOX遺伝子など間葉系発生関連遺伝子の過剰発現などの類似性が検出され，5つのサブグループに分けることができた．Group 1はAT/RT-MYC様，2はAT/RT-TYR様，3はRTK（腎のMRT）様，4は腎以外のMRT（extra-renal MRT）様，および5はAT/RT-SHH様である．Group 1，3，4は細胞傷害性T細胞の浸潤と免疫チェックポイント制御因子の発現が見られ，DNAメチル化レベルが低い（hypomethylation）ことが明らかになっている．

7）Lerusteら（2019）[27]も，AT/RT-MYCは他のAT/RTサブグループと比較して免疫細胞浸潤が強く，MRTの一部に類似性を示したと報告している．今後の免疫療法の可能性を示す群といえる．

■症候

直径3 cmを超す腫瘍が2歳前後の乳幼児脳に急速に増大するため，頭蓋内圧亢進症状が前面に出る．そこに腫瘍発生部位の局所症状が加わる．AT/RTとして特異的な症候はない．

■画像診断（表6-18）

一般的な所見[28-31]は，腫瘍断面の最大径中央は3.5 cm前後で，石灰化（散在性），嚢胞形成，出血などを含むため，T1強調像では低～等～部分的な高信号域に，T2強調像では高～等～部分的な低信号など，多彩な信号強度を示す．

MRSでは，cholineとlactate＋lipidsのpeakが観察され，NAAとmyo inositolのpeakは見られない[20,31]．この所見はmedulloblastomaをはじめとする他の小児悪性脳腫瘍とは異なり鑑別の一助となる．

Medulloblastomaとの最大の鑑別点は診断時年齢であるが，画像上は上記に加え，脳幹浸潤像と中小脳脚への浸潤像がAT/RTの方が高い（75% vs 18%，94% vs 28%）ことが指摘されている[32]．診断時の髄液腔内播種率には差はない（31% vs 19%）．この腫瘍の強い浸潤性は時に頭蓋骨にも及ぶ[30]．

Nowakら[24]は*SMARCB1*遺伝子変異を有する3サブグループの，Holdhofら[22]は*SMARCA4*遺伝子変異腫瘍のMRIの特徴について報告している（表6-18）．

1）既述のように，最も若年発生は*SMARCA4*遺伝子変異腫瘍であり，TYR型が続くMYC型が最年長児（3歳以上52%）である．
2）テント下発生はTYR型に多く，テント上発生はMYC型と*SMARCA*遺伝子変異腫瘍に多い．SHH型はテント上，テント下，テント上下が各々1/3を占める．脊髄発生はMYC型のみに確認されている．
3）細部のMR所見は*SMARCB1*遺伝子変異を有する分子3分類には記載されているが，*SMARCA4*遺伝子変異腫瘍報告には記されていない．3群間で腫瘍サイズには有意差はない．
4）腫瘍周囲浮腫はMYC型が最も強い（平均1.85 cm）．SHH型は0.06 cm（弱い），TYR型はほとんどない（0.14 cm）．
5）嚢胞形成は腫瘍辺縁部でTYR型が最も多く（94%），MYC型は40%だが，3群間で有意な差はない．
6）腫瘍充実部のGd造影性は強弱多様で，MYC型が最も強く造影される（70%）が造影されない症例もある（SHH型では30%）．波打つような帯状の造影像（wavy band-like）が特徴とされ，各群の20～30%に見られる．
7）出血もTYR型で82%，SHH型は56%だが，これも有意差はない．
8）診断時にMRIで観察できる播種・転移像は6～20%でMYC型に最も多い．
9）細胞密度の高い腫瘍のため，DWIでは拡散制限による実質部高信号が見られADC値は低い．ADC高値例は，時にSHH型とMYC型に観察される（5～10%）．

結論として，Nowakら[24]は，MRI画像にて3サブグループの鑑別は困難と述べている．

■治療

本腫瘍は，1～2歳時に直径4 cm前後の腫瘍が脳内に発生し，画像上は限局性に見え半数近くで肉眼的全摘出が可能であるが，放射線治療や化学療法を行っても早期に局所再発あるいは広汎な髄膜播種をきたし，概ね1年以内に再発・増大し1～2年で腫瘍死（2年PFS 20%前後，2年OS 40%前後）している．Tekautzら[33]は3歳未満児の治療（2年PFS 11%）は絶望的と記している．

当然のことながら，prospective clinical studyは自己血液幹細胞移植の支援による大量化学療法プログラム（High-dose Chemotherapy with autologous stem cell rescue: HD-CMT/autoSCR）へと移行し，かつ後年の知能障害を避けるために放射線治療は化学療法無効例あるいは経過中のPG症例に用いるプロトコールが多い．しかし治療例全体では2年生存率50%前後にとどまっている．その中でAthaleら[34]は，MEDLINEで検索した147例について治療方法別の生存率を検討し，放射線治療と髄腔内化学療法の有効性を強調している．全例のMSは17.3月であるが，放射線治療に髄腔内化学療法を加えた症例の2年生存率67%，また多剤併用化学療法に同治療を加えた症例の2年生存率64%は，検討した全ての治療組み合わせより優れている．この髄腔内化学療法はウィーン大学プロトコールに採用され，少数例（9例）ではあるが5年PFS 88.9%，同OS 100%の成績をあげている[35]．また，Chiら（2009）[36]は術後の化学療法を5ステップ（放射線治療前，放射線治療と併用，地固めconsolidation化学療法，維持maintenance化学療法，継続continuation化学療法）行い，2年非再発生存率53%，同生存率70%を得て，3年生存率を50%に上げている．しかし，この2報告は，濃厚かつ大量の化学療法に放射線治療を併用することによってのみ良好な予後が得られているのであって，放射線治療回避の方向はまだ見えていない．

Maら（2020）[37]は，上記の探索的な様々な治療を受けた501例についてpooled analysisを行い，全例の1年OS 56.6%，3年OS 35.9%，5年OS 30.8%を算出している．この数字が，初診時に患者および家族に最初に説明する基準の数字であろう．治療法別の分析では，術後，通常化学療法（あるいは髄腔内化学療法）＋放射線治療を行うと3年OS 37～38%が得られている．最も良好な成績は，肉眼的全摘出（GTR）に続いて寛解導入療法から地固め療法へと進む段階で，放射線治療，通常化学療法，髄腔内化学療法，大量化学療法を適宜行った5年OS 88.2%である．

Frühwald（2020）ら[18]は，欧州のRhabdoid Tumor Registryの143症例の治療成績を分析している．臨床研究グループでないため，治療方法は一定していない．全例の5年生存率は35%で上記Maらの報告と同様である．分子分類別では，1歳以上児のTYR群の71%が最も良好で，1歳未満児の非TYR群では5年生存者はいない．

代表的な臨床研究グループの成績を紹介する．米国のCOGによるACNS study[38]では，手術後に寛解導入化学療法（HD-MTX，VCR，etoposide，CPM，CDDP），salvage surgeryを経て，放射線治療と地固め化学療法（carboplatin，thiopeta）を行っている（表6-19）．全65例の4年EFSとOSは37%と43%である．4年OSは，3歳以上児57%，あるいはGTR症例54%が良好である．分子分類別ではSHH群が56%だが，TYR群は41%，MYC群は最も不良で27%である．

カナダのSt Jude小児病院を中心としたグループ[39]は，手術摘出に続いて寛解導入療法から地固め療法へと進む段階で，乳幼児（SJYC07 study）には通常化学療法，3歳以上児（SJMB03 study）には大量化学療法，さらに年齢に応じた放射線治療を

表6-19 COG ACNS0333 studyの治療方法と治療成績[38]

治療結果

生存率		4年EFS	4年OS
全例		37%	43%
年齢	6ヵ月未満	35%	40%
	6ヵ月以上	48%	57%
発生部位	テント下	48%	54%
	テント上	27%	35%
転移有無	M0	36%	42%
	M+	39%	43%
手術摘出度	GTR	46%	54%
	NTR	36%	36%
	STR以下	31%	38%
家族性有無	Germ line +	20%	20%
	Germ line -	39%	46%
分子分類	SHH	50%	50%
	TYR	33%	41%
	MYC	20%	27%

治療方法：術後寛解導入化学療法（HD-MTX, VCR, etoposide, CPM, CDDP）を行い，その後にリスクに応じた治療を行う．

リスク分類	寛解導入化学療法後の治療
以下のいずれか • 6ヵ月未満テント下, M0 • 12ヵ月未満テント上, M0 • 年齢, 部位問わずM＋	salvage surgery →地固め化学療法[1)]→放射線治療[2)]
以下のいずれか • 6ヵ月以上テント下, M0 • 12ヵ月以上テント上, M0	salvage surgery →局所放射線治療→地固め化学療法[1)]

1）carboplatin, thiopeta
2）M0症例には局所照射，M+症例には全脳脊髄照射

行っている（表6-20）．5年OSは，3歳未満児では，転移あり（M＋）例は0%だが転移なし（M0）例は44%である．3歳以上児ではM+あるいは残存腫瘍＞1.5 cm^{2}例は18%だが，M0かつ残存腫瘍＜1.5 cm^{2}例は82%と良好である．分子分類別ではACNS studyと異なりTYR群が64%と最も良好で，SHH群が47%，MYC群はやはり不良で33%である．このグループは，治療効果はM0かつ可能な限りの腫瘍摘出が得られることが大前提であり，その上で3歳以上児には全脳脊髄照射，地固め化学療法が有効であり，3歳未満児には局所放射線治療と地固め化学療法をすすめている．

表6-20 St. Jude 小児病院の治療報告 study [39]

治療結果

年齢区分	分類	5 年 PFS	5 年 OS
3 歳未満 リスク分類	IR	31.4%	43.9%
	HR	2 年 0%	2 年 0%
3 歳未満 分子分類	TYR	35.3%	58.8%
	MYC	16.7%	16.7%
	SHH	14.4%	9.8%
3 歳以上 リスク分類	AvR	72.7%	81.8%
	HR	18.2%	18.2%

リスク別治療方法

年齢区分	リスク分類 1)	治療方法
3 歳未満 (SJYC07)	M0 症例(IR)	寛解導入 2)→ salvage surgery →地固め局所照射→維持化学療法 4)
	M＋症例(HR)	寛解導入 3)→地固め化学療法±全脳脊髄照射→維持化学療法 4)
3 歳以上 (SJMB03)	M0 & ＜1.5cm^2(AvR)	全脳脊髄照射 5)→化学療法(末梢血幹細胞支援)
	M＋ or ≧ 1.5cm^2(AvR)	全脳脊髄照射 6)→化学療法(末梢血幹細胞支援)

1) IR: intermediate risk, HR: high risk, AvR: average risk
2) HD-MTX, VCR, CTX, CDDP
3) 2)処方＋VBL
4) 経口化学療法(CPX/topotecan と etoposide を交互)
5) 全脳脊髄 23.4 Gy ＋局所合計 55.8 Gy
6) 全脳脊髄 36 ～ 39.6 Gy ＋局所合計 50.4 ～ 55.8 Gy

以上の最新の報告を見ても，現状では，治療成績向上のためには放射線治療と大量化学療法（あるいは髄腔内化学療法）が欠かせない状況である．

■成人のAT/RT, 特にトルコ鞍上部発生腫瘍

AT/RT は 5 歳以降も散発的に発生するが成人（20 歳以上）発生は稀で，米国の統計 [16] では 2% 弱である．

成人例の最初のまとまった報告は Shonka ら（2011）[40] の 31 例であるが，診断の精度に難があり，信頼性に欠けるところがある．その中で異彩を放ったのが 4 例のトルコ鞍部発生腫瘍（全員女性）であった．その後，Park ら（2014）[41] が自験 1 例を含めた 8 例の成人トルコ鞍部 AT/RT の全員が女性であったことが，脳神経外科医の大きな注目を集めた．

成人 AT/RT の病態について信頼できるのは，Chan ら（2018）[42] の文献報告 50 例の整理である．平均年齢は 36.7 歳（18 ～ 69 歳）で女性が 68% を占める．トルコ鞍部が最も多く 23 例（46%），次いで大脳半球が 16 例（32% を）占める．その他松果

表6-21　小児(Chan ら[42])と成人(Frühwald ら[18])の相違

症例背景		小児 143 例 Frühwald ら * (2020)	成人 50 例 Chan ら ** (2018)
年齢		18 歳未満(3 歳未満 86%)	平均 36.7 歳(18 ～ 69 歳)
性別		男 53%, 女 47%	男 32%, 女 68%
発生部位	テント上	53(37%)	43(86%)
	テント下	86(60%)	4(8%)
	テント上下	1(1%)	0
	脊髄	3(2%)	3(6%)

* EU-RHAB 登録症例
** MEDLINE152 報告より診断, 治療, 転帰などの記載のある 50 例

体部（6%），小脳橋角部（6%），脊髄（6%）などである．トルコ鞍部 23 例中 21 例（91%）が女性と記されている．Frühwald ら（2020）[18] が報告した小児例との病態の差について（表 6-21）にまとめる．MRI 所見は小児例と変わらないとの報告がある [43]．

Zamudio-Coronado ら（2023）[44] は 2000 年以降に報告された成人（20 ～ 73 歳）トルコ鞍部腫瘍 60 例をまとめている．女性 56 例（93%）で年齢中央値は 46 歳である．40 歳以降に 43 例（72%）が診断されている．治療方法はまちまちであるが，術後に放射線治療と化学療法を受けた症例の生存期間中央値（MS）22.5 ヵ月（≒ 2 年生存率 50%）を算出している．治療成績に関する Major ら（2022）[45] の 38 例の分析では，診断年齢中央値は 44 歳（20 ～ 69 歳）で女性 36 例（95%）を占める．全例の 1 年，2 年，5 年生存率は 60.2%，45.4%，21.9% である．術後放射線治療と化学療法を受けた患者が最も良好な予後であるが，それでも MS は 28 ヵ月（2.3 年）である．治療成績は小児例と差はない．

Johann ら（2018）[46] は 7 例の成人トルコ鞍 AT/RT の DNA メチル化分析を行い，MYC 型の特徴を有していることを示している．成人でトルコ鞍近傍 AT/RT が家族性に生じ得る稀有な症例報告もある [47]．

文献

1) Beckwith JB, Palmer NF: Histopathology and prognosis of Wilms tumors: results from the First National Wilms' Tumor Study. Cancer 41: 1937-1948, 1978
2) Haas JE, Palmer NF, Weinberg AG, et al.: Ultrastructure of malignant rhabdoid tumor of the kidney. A distinctive renal tumor of children. Hum Pathol 12: 646-657, 1981
3) Bonnin JM, Rubinstein LJ, Palmer NF, et al.: The association of embryonal tumors originating in the kidney and in the brain. A report of seven cases. Cancer 54: 2137-2146, 1984.
4) Rorke LB, Packer R, Biegel J: Central nervous system atypical teratoid/rhabdoid tumors of infancy and childhood. J Neurooncol 1995; 24: 21-28, 1995
5) Rorke LB, Packer RJ, Biegel JA: Central nervous system atypical teratoid/rhabdoid tumors of infancy and childhood: definition of an entity. J Neurosurg 85: 56-65, 1996

6) Lafay-Cousin L, Fay-McClymont T, Johnston D, et al.: Neurocognitive evaluation of long term survivors of atypical teratoid rhabdoid tumors (ATRT): The Canadian registry experience. Pediatr Blood Cancer 62: 1265-1269, 2015

7) Versteege I, Sévenet N, Lange J, et al.: Truncating mutations of hSNF5/INI1 in aggressive paediatric cancer. Nature 394: 203-206, 1998

8) Judkins AR, Mauger J, Ht A, et al.: Immunohistochemical analysis of hSNF5/INI1 in pediatric CNS neoplasms. Am J Surg Pathol 28: 644-650, 2004

9) Kraus JA, Oster C, Sörensen N, et al.: Human medulloblastomas lack point mutations and homozygous deletions of the hSNF5/INI1 tumour suppressor gene. Neuropathol Appl Neurobiol 28: 136-141, 2002

10) Judkins AR, Burger PC, Hamilton RL, et al.: INI1 protein expression distinguishes atypical teratoid/rhabdoid tumor from choroid plexus carcinoma. J Neuropathol Exp Neurol 64: 391-397, 2005

11) Hasselblatt M, Gesk S, Oyen F, et al.: Nonsense mutation and inactivation of SMARCA4 (BRG1) in an atypical teratoid/rhabdoid tumor showing retained SMARCB1 (INI1) expression. Am J Surg Pathol 35: 933-935, 2011

12) Johann PD, Erkek S, Zapatka M, et al.: Atypical teratoid/rhabdoid tumors are comprised of three epigenetic subgroups with distinct enhancer landscapes. Cancer Cell 29: 379-393, 2016

13) Proust F, Laquerriere A, Constantin B, et al.: Simultaneous presentation of atypical teratoid/rhabdoid tumor in siblings. J Neurooncol 43: 63-70, 1999

14) Biegel JA, Fogelgren B, Wainwright LM, et al.: Germline INI1 mutation in a patient with a central nervous system atypical teratoid tumor and renal rhabdoid tumor. Genes Chromosomes Cancer 28: 31-37, 2000

15) Ostrom QT, Cioffi G, Waite K, et al.: CBTRUS Statistical Report: Primary Brain and Other Central Nervous System Tumors Diagnosed in the United States in 2014-2018. Neuro Oncol 23 (12 Suppl 2): iii1-iii105, 2021

16) Lau CS, Mahendraraj K, Chamberlain RS: Atypical teratoid rhabdoid tumors: a population-based clinical outcomes study involving 174 patients from the Surveillance, Epidemiology, and End Results database (1973-2010). Cancer Manag Res 7: 301-309, 2015

17) Lu VM, Di L, Eichberg DG, et al.: Age of diagnosis clinically differentiates atypical teratoid/rhabdoid tumors diagnosed below age of 3 years: a database study. Childs Nerv Syst 37: 1077-1085, 2021

18) Frühwald MC, Hasselblatt M, Nemes K, et al.: Age and DNA-methylation subgroup as potential independent risk factors for treatment stratification in children with Atypical Teratoid/Rhabdoid Tumors (ATRT). Neuro Oncol 22: 1006-1017, 2020

19) Das JM, Abraham M, Nandeesh BN, et al.: Pediatric suprasellar atypical teratoid rhabdoid tumor arising from the third ventricle: a rare tumor at a very rare location. Asian J Neurosurg 13: 873-876, 2018

20) Lakhdar F, Benzagmout M, Arkha Y, et al.: ATRT of lateral ventricle in a child: a rare tumor at a very rare location. Asian J Neurosurg 15: 225-229, 2020

21) Nobusawa S, Yokoo H, Hirato J, et al.: Analysis of chromosome 19q13.42 amplification in embryonal brain tumors with ependymoblastic multilayered rosettes. Brain Pathol 22: 689-697, 2012

22) Holdhof D, Johann PD, Spohn M, et al.: Atypical teratoid/rhabdoid tumors (ATRTs) with SMARCA4 mutation are molecularly distinct from SMARCB1-deficient cases. Acta Neuropathol 141: 291-301, 2021

23) Ho B, Johann PD, Grabovska Y, et al.: Molecular subgrouping of Atypical Teratoid / Rhabdoid Tumors (ATRT) - a reinvestigation and current consensus. Neuro Oncol 22: 613-624, 2020

24）Nowak J, Nemes K, Hohm A, et al.: Magnetic resonance imaging surrogates of molecular subgroups in atypical teratoid/rhabdoid tumor. Neuro Oncol 20: 1672-1679, 2018

25）Federico A, Thomas C, Miskiewicz K, et al.: ATRT-SHH comprises three molecular subgroups with characteristic clinical and histopathological features and prognostic significance. Acta Neuropathol 143: 697-711, 2022

26）Chun HE, Johann PD, Milne K, et al.: Identification and analyses of extra-cranial and cranial rhabdoid tumor molecular subgroups reveal tumors with cytotoxic T cell infiltration. Cell Rep 29: 2338-2354. e7, 2019

27）Leruste A, Tosello J, Ramos RN, et al.: Clonally expanded T cells reveal immunogenicity of rhabdoid tumors. Cancer Cell 36: 597-612. e8, 2019

28）Meyers SP1, Khademian ZP, Biegel JA, et al.: Primary intracranial atypical teratoid/rhabdoid tumors of infancy and childhood: MRI features and patient outcomes. AJNR Am J Neuroradiol 27: 962-971, 2006

29）Jin B, Feng XY: MRI features of atypical teratoid/rhabdoid tumors in children. Pediatr Radiol 43: 1001-1008, 2013

30）Arslanoglu A, Aygun N, Tekhtani D, et al.: Imaging findings of CNS atypical teratoid/rhabdoid tumors. AJNR Am J Neuroradiol 25: 476-480, 2004

31）Bruggers CS, Moore K: Magnetic resonance imaging spectroscopy in pediatric atypical teratoid rhabdoid tumors of the brain. J Pediatr Hematol Oncol 36: e341-345, 2014

32）Wu HW, Wu CH, Lin SC, et al.: MRI features of pediatric atypical teratoid rhabdoid tumors and medulloblastomas of the posterior fossa. Cancer Med 12: 10449-10461, 2023

33）Tekautz TM, Fuller CE, Blaney S, et al.: Atypical teratoid/rhabdoid tumors（ATRT）: improved survival in children 3 years of age and older with radiation therapy and high-dose alkylator-based chemotherapy. J Clin Oncol 23: 1491-1499, 2005

34）Athale UH, Duckworth J, Odame I, et al.: Childhood atypical teratoid rhabdoid tumor of the central nervous system: a meta-analysis of observational studies. J Pediatr Hematol Oncol 31: 651-663, 2009

35）Slavc I, Chocholous M, Leiss U, et al.: Atypical teratoid rhabdoid tumor: improved long-term survival with an intensive multimodal therapy and delayed radiotherapy. The Medical University of Vienna Experience 1992-2012. Cancer Med 3: 91-100, 2014

36）Chi SN, Zimmerman MA, Yao X, et al.: Intensive multimodality treatment for children with newly diagnosed CNS atypical teratoid rhabdoid tumor. J Clin Oncol 27: 385-389, 2009

37）Ma XJ, Li D, Wang L, et al.: Overall survival of primary intracranial atypical teratoid rhabdoid tumor following multimodal treatment: A pooled analysis ofiIndividual patient data. Neurosurg Rev 43: 281-292, 2020

38）Reddy AT, Strother DR, Judkins AR, et al.: Efficacy of high-dose chemotherapy and three-dimensional conformal radiation for atypical teratoid/rhabdoid tumor: A report from the Children's Oncology Group Trial ACNS0333. J Clin Oncol 38: 1175-1185, 2020

39）Upadhyaya SA, Robinson GW, Onar-Thomas A, et al.: Relevance of molecular groups in children with newly diagnosed atypical teratoid rhabdoid tumor: results from prospective St. Jude multi-institutional trials. Clin Cancer Res 27: 2879-2889, 2021

40）Shonka NA, Armstrong TS, Prabhu SS, et al.: Atypical teratoid/rhabdoid tumors in adults: a case report and treatment-focused review. J Clin Med Res 3: 85-92, 2011

41）Park HG, Yoon JH, Kim SH, et al.: Adult-onset sellar and suprasellar atypical teratoid rhabdoid tumor treated with a multimodal approach: a case report. Brain Tumor Res Treat 2: 108-113, 2014

42）Chan V, Marro A, Findlay JM, et al.: A systematic review of atypical teratoid rhabdoid tumor in adults. Front Oncol 8: 56, 2018

43） Kanoto M, Toyoguchi Y, Hosoya T, et al.: Radiological image features of the atypical teratoid/rhabdoid tumor in adults: a systematic review. Clin Neuroradiol 25: 55-60, 2015

44） Zamudio-Coronado KW, Zohdy YM, Maldonado J, et al.: Sellar atypical teratoid/rhabdoid tumor in adults: survival analysis of treatment strategies. Illustrative case. J Neurosurg Case Lessons 6: CASE23287, 2023

45） Major K, Daggubati LC, Mau C, et al.: Sellar atypical teratoid/rhabdoid tumors（AT/RT）: A systematic review and case illustration. Cureus 14: e26838, 2022

46） Johann PD, Bens S, Oyen F, et al.: Sellar Region Atypical Teratoid/Rhabdoid Tumors（ATRT）in Adults Display DNA Methylation Profiles of the ATRT-MYC Subgroup. Am J Surg Pathol 42: 506-511, 2018

47） Voisin MR, Ovenden C, Tsang DS, et al.: Atypical Teratoid/Rhabdoid Sellar Tumor in an Adult with a Familial History of a Germline SMARCB1 Mutation: Case Report and Review of the Literature. World Neurosurg 127: 336-345, 2019

IV　Cribriform neuroepithelial tumor（CRINET）
篩状神経上皮性腫瘍

今回の第5版に新たに収載された腫瘍である．

そのいきさつは，2009年Hasselblattら[1]が，AT/RTと同じく*SMARCB1*遺伝子の変異があるにもかかわらず，ラブドイド細胞のない腫瘍2例を報告し，その病理組織学的な特徴である小型の未熟な神経上皮様細胞の"すだれ"状増殖よりcribriform neuroepithelial tumorと名づけたことによる．

■WHO脳腫瘍分類第5版の定義

ラブドイド細胞を含まない未熟な神経外胚葉細胞より構築される腫瘍（non-rhabdoid neuroectodermal tumor）である．腫瘍細胞は，特徴的な篩状構造をとり，SMARCB1（INI1）免疫染色は陰性を示す．CNS WHO gradeは定まっていない．

■基本事項

新しい，かつ極めて稀な腫瘍のため，Johannら（2017）の10例の報告[2]があるのみである．

- **年齢**：9例が3歳未満（生後13～24ヵ月の間に5例）で，10歳児が1例ある．
- **性**：6例が男児，4例が女児．
- **発生部位**：9例が脳室内（第三脳室3例，第四脳室4例，側脳室2例）で，1例のみ大脳実質内に発生している．

■病理

間質細胞を含まない単一の上皮細胞が索状あるいはリボン状に増殖しつつ集塊を形成し，その中にふるいの目のように複数の腺腔が開いている．細胞質は弱いエオジン好性でふるいの目を取り囲むように並ぶ細胞核は規則正しい極性を示す．核分裂像は散見される程度である．

免疫細胞学的には，EMAが強陽性，vimentin，cytokeratinも陽性だがGFAPやneurofilamentは染色されない．MIB1LIは15～25%（平均29%）である．

■遺伝子異常

染色体22番の22g11.2に座位する*SMARCB1*遺伝子の変異（exon4のhomogeneous duplication）がある．この変異は，ATRT-TYR型（☞347頁）と同一である．

Johannの10例の報告中2例ではgerm lineでの変異が確認され，その近親者に“がん”の発生が報告されている．

治療方法と治療予後

新しい腫瘍型のため治療方針は定まっていない．Johannらの報告10例は，高悪性度乳幼児腫瘍と診断され，CPT-SIOP-2000，COG-99703，あるいはELI-RHABなどの大量化学療法中心の治療が行われている．術後死の1例を除く9例の生存期間中央値125ヵ月（10年）は良好である（ATRTとは異なる）．予後良好な理由として，染色体コピー数の異常が22番の長腕（22q）のみであることがあげられている[3]．

まとめ

CRINETはSMARCB1タンパクを産出しない非ラブドイド腫瘍で，その遺伝背景はATRT-TYRと同一であるが，病理組織学的に異なり，予後も異なる（良好）な腫瘍である．

文献

1） Hasselblatt M, Oyen F, Gesk S, et al.: Cribriform neuroepithelial tumor（CRINET）: a nonrhabdoid ventricular tumor with INI1 loss and relatively favorable prognosis. J Neuropathol Exp Neurol 68: 1249-1255, 2009

2） Johann PD, Hovestadt V, Thomas C, et al.: Cribriform neuroepithelial tumor: molecular characterization of a SMARCB1-deficient non-rhabdoid tumor with favorable long-term outcome. Brain Pathol 27: 411-418, 2017

3） Gessi M, Japp AS, Dreschmann V, et al.: High-Resolution Genomic Analysis of Cribriform Neuroepithelial Tumors of the Central Nervous System. J Neuropathol Exp Neurol 74: 970-974, 2015

V　Embryonal tumor with multilayered rosettes (ETMR), C19MC-altered 多層ロゼット性胎児性腫瘍

■ WHO脳腫瘍分類第5版の定義

病理組織学的に，embryonal tumor with abundant neuropile and true rosettes（ニューロピルと真性ロゼットに富む胎児性腫瘍），ependymoblastoma（上衣芽腫），あるいは medulloepithelioma（髄上皮腫）のいずれかの像を示し，かつ染色体 19q13-42 に位置する C19MC（chromosome 19 microRNA cluster）の異常，あるいはごく稀だが *DICER1* 遺伝子変異が発現している．CNS WHO grade 4 腫瘍に属する．

- **診断必須項目 essential criteria**：定義に記載した条件を満たす．

■ ゲノム異常

Medulloblastoma の項にも記したように，胎児性腫瘍の発生には胎生期神経管の分化・発達に関与するゲノム異常の関与が多い．本腫瘍の最初のゲノム異常として報告されたのも，染色体 19q13.42 領域の増幅である [1]．この領域には神経管発生の最初の数週間に機能すると考えられている micro RNA（miRNA）のクラスター（C19MC, miRNA-372, miRNA-373 など）が存在するため，C19MC 増幅とも呼ばれる．miRNA は non-coding RNA（タンパク質にならない RNA）だが，messenger RNA（mRNA）と結合することにより遺伝子発現を調節する．C19MC の異常増殖ががん抑制遺伝子の mRNA と結合すると発がんの引き金となるとの story である．染色体 19q13.42 領域には，やはり胎生期の脳に特異的に発現する遺伝子のプロモーター役割を担う *TTYH1* 遺伝子が存在し，それが C19MC と融合（fusion）していることが判明 [2] し，C19MC の異常活動がさらに増幅されていると解釈されているが，詳細は解明されていない [3]．

本腫瘍の 90% 以上は C19MC の増幅が観察されるが，残りの 5% 前後では *DICER1* 遺伝子変異が認められている．Lambo ら（2019）[4] は 193 例中の 8 例（4%）を報告している．その多くは germ line での *DICER1* 変異症例に含まれていることが多く，ETMR の組織像を示しつつ *DICER1* 遺伝子の somatic mutation が確認された報告は少ない．Campos Mármol ら（2024）[5] は自験例（稀な 18 歳女性のトルコ鞍上腫瘍）を報告しつつ，文献報告 9 例を抽出している．年齢は 0.2 ～ 2 歳（平均 1.1 歳），女児にやや多い（6 例）．腫瘍発生部位の明らかな 7 例では，小脳 5 例，脳室内 1 例，テント上正中部 1 例である．全体的な病態は明らかではない．

■病理

核/細胞質比の高い小型の神経上皮細胞が増殖する．多層のロゼット形成が特徴である．診断確定には，C19MCの増幅（FISH法）とLIN28Aタンパク高発現（免疫染色）所見が必要である．本腫瘍はロゼットを形成する胎児性腫瘍であるembryonal tumor with abundant neuropil and true rosettes（ETANTR），ependymoblastoma（EBL），およびmedulloepithelioma（MEPL），のほとんど（>95%）がC19MCの異常を共有することより新たに定義された腫瘍であるので，ロゼットとその周囲細胞形態に各々の出自腫瘍の痕跡を観察し，以下1）～3）の3つの組織パターンが存在する．

6

免疫組織化学的特徴として，多層性ロゼットや管腔構造，乳頭状構造などを形成する腫瘍細胞を含め，未熟な腫瘍細胞はnestinやvimentinが陽性である．ETANTRの疎な領域にはsynaptophysin，neurofilamentタンパク，NeuNなどの神経細胞性マーカーが陽性となる．この腫瘍細胞には，ES細胞の多機能維持に関わるRNA結合タンパクであるLIN28Aがほぼ全例に発現（免疫染色）することも報告されている．しかし，LIN28A高発現は本腫瘍に特異的なものではなく，AT/RTでも25%前後に観察されるため，LIN28A陽性所見のみで本腫瘍の確定診断は下せない[6-8]．

1）ETANTR（ニューロピルと真性ロゼットに富む胎児性腫瘍）パターン

ETMRの大半を占める．組織学的にはニューロピル（神経網）に類似する繊維性基質を背景とし，細胞密度の高い領域と低い領域が混在する．前者には小型未分化の神経上皮様細胞が密に増殖し，核分裂像やapoptosis像が観察される．後者には小型の神経細胞やganglion cell類似の細胞が散見される．両領域に観察されるependymoblastoma rosetteが本腫瘍の特徴である．

2）EBL（ependymoblastoma, 上衣芽腫）パターン

ETANTRに見られるようなニューロピル様細線維性基質と神経細胞への分化を示す細胞からなる領域が見られず，未分化な細胞が密に増殖し，多層性ロゼットの出現を伴う．

3）MEPL（medulloepithelioma, 髄上皮腫）パターン

多列性に配列する未熟な神経上皮様細胞が，胎生期の神経管に類似した管腔構造，乳頭状構造，癒合・吻合する索状・リボン状構造を形成しながら増殖する．それぞれの構造の基底側に基底膜が存在し，周囲との境界が明瞭であることが多層性ロゼットとは異なる．部分的に多層性ロゼットを伴う症例もある．

4）その他の組織像

髄芽腫やPNET様の像が主体の胎児性腫瘍で，上記のような多層性ロゼットや神経管様構造などの特徴的構造が全く見られない症例でも，*C19MC*遺伝子増幅や*TTYH1*遺伝子との融合遺伝子形成が認められればETMR, C19MC-alteredと診断する[7]．

■基本事項

Jaramillo ら（2019）[9] は PubMed 検索にて ETMR に相当する 211 例を抽出し分析している．

- 診断年齢中央値は 27.6 ヵ月（2.3 歳）で，生後 12 ヵ月未満 14%，12 〜 24 ヵ月未満 32%，24 〜 36 ヵ月未満 26% で，93.4% が 5 歳未満で診断されている．
- 男女差はほぼない（男性 46%，女性 50%，不明 4%）．
- 発育部位は，テント上 62%，テント下 35%，テント上下 2%，不明 2% である．
- 115 例で M-stage の記載があり，M0 78%，M1 5%，M2 3%，M3 17%，M4 0% である．
- 治療は手術摘出 + 化学療法 37%，手術摘出 + 放射線治療 + 化学療法 27%，その他の治療 35% で生存期間中央値は 10 ヵ月と不良である．

von Hoff ら（2021）[10] の国際協力研究（20 病院）による 52 例の集計でも，3 歳未満児に 34 例（66%）が診断されている．女児にやや多い（56%）．テント上に 84%，テント下に 10%，テント上下に 6% が発生している．

■MRI

多数例の報告はなく，MD Anderson 病院の 7 例の報告が参考になる [11]．MRI 上の特徴は，①充実性の腫瘍で嚢胞形成や腫瘍内出血像はない，②圧排性発育像を示し，周囲組織への潤滑像は観察されない，③造影効果は強くなく，かつ一定していない，④腫瘍周囲への FLAIR 高信号域はほとんどない，などである．

■治療成績

小児の高悪性度腫瘍として種々の治療が行われてきている．基本事項に記した Jaramillo ら [9] の 211 例では，手術摘出のみ 17%，手術摘出＋化学療法 37%，手術摘出＋放射線治療＋化学療法 27%，その他の治療 19% で，生存期間中央値（MS）は 10 ヵ月と不良である．その他の集計された報告症例でも，非増悪生存期間中央値（mPFS）は 7 〜 8 ヵ月，生存期間中央値（OS）は 1 年前後である．

Rare Brain Tumor Registry [12] に登録された ETMR 159 例の治療成績の分析では，全例の 2 年 EFS 31%，2 年 OS 29% である．術後放射線治療を行わず通常化学療法のみの 2 年 EFS と OS はともに 0% であったが，肉眼的全摘出が行え，かつ high dose chemotherapy を行えた群では，放射線治療を受けていなくても 2 年 EFS 21%，2 年 OS 30% であった．GTR＋HDCT＋放射線治療群の 2 年生存率は 66% と最も良好であった．

国際協力研究（20 病院 [10] による 52 例の集計では治療方法は一定していないが，全体の mPFS 0.6 ヵ月，5 年 PFS 18% である．リスク別では M0 症例の 5 年 PFS は

25% だが，M＋症例では 8% に低下する．OS に関しては，全体では MS 1.2 年，5 年 OS 24% である．リスク別では，M0 症例の 5 年 OS は 34% だが M＋症例では 5 年 OS 8% に低下している．

2 つの prospective clinical studies が報告されている．最も良好な成績は，Juhnke ら（2020）[13] の欧州 HIT グループによる P-Hit trial（2001 ～ 2011）での 4 歳未満の ETMR 18 例に対する報告である．治療は，carboplatin（200 mg/m^2）と etoposide（100 mg/m^2）に脳室内 methotrexate（2 mg）を 4 日間続ける寛解導入療法後に，可能であれば残存腫瘍摘出（salvage surgery）を行っている．その後，carboplatin（500 mg/m^2）と etoposide（250 mg/m^2）の 4 サイクル投与後に cyclophosphamide 1,500 mg と thiotepa 300 mg の high dose chemotherapy（HDCT）を行う．その結果 5 年 PFS 35%，5 年 OS 47% の成績を上げている．この成績は，その他の治療方法も含めた 34 例の 5 年 PFS 19% と 5 年 OS 28% より優れていた．

Liu ら（2022）[14] は，カナダ St. Jude 小児病院を中心としたグループでの SJYC07 study（3 歳未満児対象）と SJMB03 study（3 歳以上児対象）の成績を発表している．治療プロトコールは 316 頁に記したが放射線治療が含まれている．ETMR 28 例の 5 年 PFS 10.7%，5 年 OS 17.9% と欧州 HIT グループ CARBO/ETO＋HDCT プロトコールより劣っている．

これらの報告からは，まだ定まった治療指針の提案には至っていない．5 年以上の稀な長期生存例において，化学療法にて 72% の腫瘍縮小が得られた後の残存腫瘍摘出組織の病理所見が腫瘍細胞の高分化転化を示していた [15]．胎児性腫瘍では稀に観察される現象とのことであり，著者らは，salvage surgery の病理所見によっては，その後はより低侵襲の化学療法でも腫瘍制御が可能ではないかと考察している．剖検例の報告 [16] でも，化学療法による腫瘍細胞の形態学的成熟化所見が示されている．

文献

1）Pfister S, Remke M, Castoldi M, et al.: Novel genomic amplification targeting the microRNA cluster at 19q13.42 in a pediatric embryonal tumor with abundant neuropil and true rosettes. Acta Neuropathol 117: 457-464, 2009

2）Kleinman CL, Gerges N, Papillon-Cavanagh S, et al.: Fusion of TTYH1 with the C19MC microRNA cluster drives expression of a brain-specific DNMT3B isoform in the embryonal brain tumor ETMR. Nat Genet 46: 39-44, 2014

3）Lambo S, von Hoff K, Korshunov A, et al.: ETMR: a tumor entity in its infancy. Acta Neuropathol 140: 249-266, 2020

4）Lambo S, Gröbner SN, Rausch T, et al.: The molecular landscape of ETMR at diagnosis and relapse. Nature 576: 274-280, 2019

5）Campos Mármol MC, Aguado M, Ramón Y Cajal T, et al.: Non-C19MC-altered embryonal tumor with multilayered rosettes in a young woman with DICER1 syndrome: case report and review of the literature. Pathologica 116: 170-175, 2024

6）Korshunov A, Ryzhova M, Jones DT, et al.: LIN28A immunoreactivity is a potent diagnostic marker of embryonal tumor with multilayered rosettes（ETMR）. Acta Neuropathol 2012; 124: 875-881, 2012

7）Spence T, Perotti C, Sin-Chan P, et al.: A novel C19MC amplified cell line links Lin28/let-7 to mTOR signaling in embryonal tumor with multilayered rosettes. Neuro Oncol 16: 62-71, 2014

8）Rao S, Rajeswarie RT, Chickabasaviah Yasha T, et al.: LIN28A, a sensitive immunohistochemical marker for Embryonal Tumor with Multilayered Rosettes（ETMR）, is also positive in a subset of Atypical Teratoid/Rhabdoid Tumor（AT/RT）. Childs Nerv Syst 33: 1953-1959, 2017

9）Jaramillo S, Grosshans DR, Philip N, et al.: Radiation for ETMR: Literature review and case series of patients treated with proton therapy. Clin Transl Radiat Oncol 15: 31-37, 2019

10）von Hoff K, Haberler C, Schmitt-Hoffner F, et al.: Therapeutic implications of improved molecular diagnostics for rare CNS embryonal tumor entities: results of an international, retrospective study. Neuro Oncol 23: 1597-1611, 2021

11）Wang B, Gogia B, Fuller GN, et al.: Embryonal Tumor with Multilayered Rosettes, C19MC-Altered: Clinical, Pathological, and Neuroimaging Findings. J Neuroimaging 28: 483-489, 2018

12）Khan S, Solano-Paez P, Suwal T, et al.: Clinical phenotypes and prognostic features of embryonal tumours with multi-layered rosettes: a Rare Brain Tumor Registry study. Lancet Child Adolesc Health 5: 800-813, 2021

13）Juhnke BO, Gessi M, Gerber NU, et al.: Treatment of embryonal tumors with multilayered rosettes with carboplatin/etoposide induction and high-dose chemotherapy within the prospective P-HIT trial. Neuro Oncol 24: 127-137, 2020

14）Liu APY, Dhanda SK, Lin T, et al.: Molecular classification and outcome of children with rare CNS embryonal tumors: results from St. Jude Children's Research Hospital including the multi-center SJYC07 and SJMB03 clinical trials. Acta Neuropathol 144: 733-746, 2022

15）Gualano FM, Hassoun P, Carter CL, et al.: Embryonal tumor with multilayered rosettes: Post-treatment maturation and implications for future therapy. Cancer Rep（Hoboken）6: e1812, 2023

16）Levine A, Hukin J, Dunham C: Pontine embryonal tumor with multilayered rosettes: An autopsy case exhibiting extensive posttreatment glial and neuronal maturation. Pediatr Dev Pathol 23: 326-331, 2020

VI CNS neuroblastoma, FOXR2-activated 中枢神経の FOXR2 活性型神経芽腫

■ WHO脳腫瘍分類第5版の定義

神経芽細胞あるいは神経細胞への分化を示す胎児性腫瘍で，染色体 X p11.21 に存在する転写因子 FOXR2 の活性化がある．高頻度に染色体 1p の増幅を伴う．WHO CNS grade 4 に属する悪性腫瘍である．

- **診断必須項目 essential criteria**：神経芽細胞あるいは神経細胞への分化を示す胎児性腫瘍で転写因子 FOXR2 の活性化がある．加えて，構造的再配列と遺伝子融合により FOXR2 遺伝子が活性化している，あるいは DNA メチル化ファイリングにより本腫瘍であることが確認できる．

■ ゲノム異常

本腫瘍は転写因子 FOXR2 の発現亢進に至るゲノム変化を特徴とする．Korshunov ら [1] は 20 例の検索を行い，*MYCN*，*PDGFRA*，あるいは *CCND2* 遺伝子の異常はないが，染色体コピー数の異常が特徴と記されている．染色体 1q 増幅（100%），16q 欠失（70%），17q 増幅などである．また転写因子発現亢進には，単一のゲノム変化ではなく複数の FOXR2 遺伝子融合によるものと指摘している．

本腫瘍の診断基準は冒頭に記したように，転写因子 FOXR2 活性化あるいは DNA メチル化プロファイリングによる確認が必要であるが，これらの診断機器は全ての施設で日常的に利用できるものではない．病理組織学，免疫染色，および FISH 解析による代替診断法の探索が行われている．その中では，Olig2 と synaptophysin の共発現，および SOX10 免疫染色が注目されている [1,2]．

■ 病態

多くは小児に発生し，やや女児に多いものの，正確な疫学情報はまだ蓄積されていない．

Tietze ら（2022）[3] は 25 例の文献報告例を整理している．

①男性 12 例，女性 13 例で，診断時年齢中央値は 4.5 歳（2.1 ～ 16 歳）である．3 歳未満 6 例，3 ～ 5 歳未満 6 例，5 ～ 8 歳未満 5 例，8 ～ 12 歳未満 6 例，12 歳以上 2 例で，12 歳までは大きな差はない．

②腫瘍発生部位：全例テント上に主座があり，1 例のみテント上下に発生していた．80% の症例が 2 脳葉以上に増大しており，前頭葉に 72%，頭頂葉に 44%，側頭葉に

36%，基底核に32%の腫瘍像が観察されている．ほとんどの症例が脳室壁に接着していた．

③腫瘍容積は10.1 mLから234 mLに分布するが，球形と仮定して計算した腫瘍直径4 cm以上が20例（80%）に達する．3 cm未満は12%にすぎない．

von Hoffら（2021）[4]の集計でも，女性が57%とやや多い．52例（83%）が3歳以上に診断されている．1例の部位不明症例を除いて51例がテント上発生である．

■病理

画像上，境界が明瞭な腫瘍を形成し，組織学的には，血管周囲性偽ロゼットやリズミカルな核の柵状配列，Homer Wrightロゼットなどの構造がみられ，神経節細胞やニューロピルに富む性質の産生を伴う．免疫組織化学による検討では，神経系マーカーであるsynaptophysinとグリア系マーカーであるOlig2を同時に発現する．一方で別のグリア系マーカーであるGFAPやvimentinはほとんどの細胞が陰性である．この腫瘍型の診断に有用なマーカーとしてSOX10とANKRD55の免疫組織化学が提唱されているが，診断にあたってはFOXR2の遺伝子再構成および融合遺伝子による活性化の確認ないしDNAメチル化分類を要する．従来，形態学的所見に基づいて分類されていたCNS neuroblastomaおよびCNS ganglioneuroblastomaの大部分が本腫瘍型に集積すると考えられるものの，定義上，完全には一致しない．

■画像診断

Tietzeら[3]の25例の詳細な所見をまとめる．病態に記したように小児のテント上腫瘍である．腫瘍全域が充実性（solid）であったのはわずか10.5 mLの小腫瘍の1例で，その他24例では，壊死巣（出血も含む），囊胞，あるいは両者を含んでいた．充実性部分のT2WIは23例（92%）が高信号に描出され，2例は等～高信号であった．Gd造影効果は23例（92%）で部分的～全領域で弱～強度に確認されている．全体の形状は分葉形（multilobulated）が16例（64%），多発性が5例（20%）であった．腫瘍周囲浮腫は概ね（15例，60%）軽度で，中等度が4例，浮腫（-）が6例と記されている．診断時に髄腔内播種が確認されたのは5例（20%）である．Shimazakiら[5]も同様の所見を報告している．

■治療

最近確立された稀な腫瘍型のため，まとまった治療成績報告はない．カナダSt. Jude小児病院のSJTC07とSJMB03プロトコールによる6例の治療結果は，5年EFS 66.7%，5年OS 83.3%である（Liuら2022）[6]．von Hoffらの63例の報告でもmPFS 8.4年，5年PFSは63%である．MSは17.6年，5年生存率は85%と他の胎児性腫瘍と比較すると良好である．ゲノム研究に用いたKorshunovら[1]の20例の5年生存率も82%である．

文献

1) Korshunov A, Okonechnikov K, Schmitt-Hoffner F, et al.: Molecular analysis of pediatric CNS-PNET revealed nosologic heterogeneity and potent diagnostic markers for CNS neuroblastoma with FOXR2-activation. Acta Neuropathol Commun 9(1):20,2021

2) Tauziède-Espariat A, Figarella-Branger D, Métais A, et al.: CNS neuroblastoma, FOXR2-activated and its mimics: a relevant panel approach for work-up and accurate diagnosis of this rare neoplasm. Acta Neuropathol Commun 11: 43,2023

3) Tietze A, Mankad K, Lequin MH, et al.: Imaging characteristics of CNS Neuroblastoma-FOXR2: A retrospective and multi-Institutional description of 25 cases. AJNR Am J Neuroradiol 43(10):1476-1480,2022

4) von Hoff K, Haberler C, Schmitt-Hoffner F, et al.: Therapeutic implications of improved molecular diagnostics for rare CNS embryonal tumor entities: results of an international, retrospective study. Neuro Oncol 23(9):1597-1611,2021

5) Shimazaki K, Kurokawa R, Franson A, et al.: Neuroimaging features of FOXR2-activated CNS neuroblastoma: A case series and systematic review. J Neuroimaging 33(3):359-367,2023

6) Liu APY, Dhanda SK, Lin T, et al.: Molecular classification and outcome of children with rare CNS embryonal tumors: results from St. Jude Children's Research Hospital including the multi-center SJYC07 and SJMB03 clinical trials. Acta Neuropathol 144(4):733-746,2022

VII CNS tumor with BCOR internal tandem duplication BCOR 遺伝子の遺伝子内縦列重複のある中枢神経発生腫瘍

2016年Sturmらの欧州研究グループは，“PNET”と診断された273例に大規模なDNAメチル化分析を行い，10例においてX染色体上の*BCOR*遺伝子3’末端におけるinternal tandem duplication（遺伝子内縦列重複；ITD）を特徴とする腫瘍型を提唱し，表記の名称をつけた[1]．*BCOR* ITDは腎明細胞肉腫や軟部肉腫の一部にもみられ，両者には形態学的類似性が指摘されている．

■ WHO脳腫瘍分類第5版の定義

*BCOR*遺伝子のexon15における遺伝子内縦列重複を特徴とする中枢神経系悪性腫瘍である．大半が5歳未満児で，大脳半球あるいは小脳に好発する．WHO CNS gradeは記載されていない．

■ 基本事項

先のSturmらの研究では，PNET診断273例中の3例（1%）であった．脳腫瘍集計調査報告（2017）ではPNETは全脳腫瘍の0.2%（約16,000例中の34例）であるので，本腫瘍はその1%という極めて稀な腫瘍である．ここでは，Ferrisらの10例の自験例に25報告例を加えた35例の整理[2]をまとめる．

- 年齢は0～22歳で5歳未満に73%が分布し，中央値は3.5歳である．
- 男性16例，女性19例で女性にやや多い．
- 発症部位（33例）は，テント上15例（大脳半球14例，基底核1例），テント下18例（小脳16例，脳幹1例，小脳橋角部1例）で，脳のあらゆる部位に発生している．脊髄発生の報告はない．テント上発生の1/3（15例中5例）は8歳以上だが，テント下発生症例の8歳以上は2例のみで，ほとんどが5歳未満である．
- 治療成績（治療方法はまちまち）：生存期間中央値は約5年だが，25%の症例は2年以内に死亡している．Ferrisらの自験10例は，中央値2年の追跡で全例生存（ただし，4例は再発）している．

■ 病理

グリア細胞に類似する線維性の星状（stellate）細胞の増殖が観察される．細胞核は円～類円型でクロマチンに濃染する．腫瘍細胞密度は様々である．基質には微細な血管網が豊富で，“chicken-wire appearance”を形成することもある．microcystic degeneration もほとんどの症例で見られる．上衣腫様の血管周囲性偽ロゼット構造，柵状壊死も認められた．

免疫組織化学的に BCOR 陽性で，GFAP や Olig2，NFP，synaptophysin などのグリア・神経細胞系マーカーが一部陽性になる．

■ 遺伝子異常

Ferris ら[2]の 10 例の検索では，全例で *BCOR* ex15. ITD が観察されている．6 例ではこの異常のみで，このうちの 5 例では染色体コピー数異常（CNA）は見られていない．4 例では 1 ～数個の遺伝子異常が併存し，当然のことながら CNA も軽度～中等度観察されている．

Bremer ら[3]は，再発を繰り返しながらも 6 年以上生存している 2 歳女児例にて，典型的な *BCOR* ex15. ITD の他に，209 番目のアミノ酸のフレームシフトをおこす 2 つ目の *BCOR* 遺伝子異常を確認している．

■ MRI（Ferrisら[2]）

腫瘍直径は 3.8 ～ 10.2 cm で他の胎児性腫瘍と同じく，大きな腫瘍として診断されている．各撮像法別の詳細な記載はないが，境界明瞭で内部が多様な腫瘍である．拡散強調画像では高信号（高い細胞密度を反映）に摘出される．

腫瘍中心部は壊死巣あるいは出血像（新旧）が見られる．Gd 造影画像では一様に造影される．診断時に画像上の播種や転移のあった症例はない．

■ 腫瘍発生についての議論

BCOR ITD は，clear cell sarcoma of kidney（CCSK），軟部組織の undifferentiated round cell sarcoma（URCS），および primitive myxoid mesenchymal tumor of infancy（PMMTI）でも特徴的な遺伝子異常として知られており，これらの 3 腫瘍の組織像は同じ所見である．しかし，脳内発生 *BCOR* ITD の組織像は前者 3 腫瘍とは異なり，神経上皮系細胞への分化（GFAP，Olig2 など陽性の satellite cell や ependymoma にみられる偽ロゼット）が見られることより，全身の *BCOR* ITD とは一線を画すとの意見がある[4]．

文献

1) Sturm D, Orr BA, Toprak UH, et al.: New brain tumor entities emerge from molecular classification of CNS-PNETs. Cell 164: 1060-1072, 2016

2) Ferris SP, Velazquez Vega J, et al.: High-grade neuroepithelial tumor with BCOR exon 15 internal

tandem duplication-a comprehensive clinical, radiographic, pathologic, and genomic analysis. Brain Pathol 30: 46-62, 2020

3）Bremer J, Kottke R, Johann PD, et al.: A single supratentorial high-grade neuroepithelial tumor with two distinct BCOR mutations, exceptionally long complete remission and survival. Pediatr Blood Cancer 67: e28384, 2020

4）Yoshida Y, Nobusawa S, Nakata S, et al.: CNS high-grade neuroepithelial tumor with BCOR internal tandem duplication: a comparison with its counterparts in the kidney and soft tissue. Brain Pathol 28: 710-720, 2018

第7章

Pineal tumors
松果体腫瘍

I　総論

松果体部に発生する腫瘍は，高分化〜中分化〜低分化腫瘍のイメージに沿った松果体実質細胞由来の pineocytoma（CNS WHO grade 1），pineal parenchymal tumor of intermediate differentiation（PPTID, grade 2-3），および pineoblastoma（grade 4），の3腫瘍がある，加えて，後交連の下部に存在する微小な subcommissural organ（交連下器官）の上衣細胞から発生すると考えられている papillary tumor of the pineal region（PTPR, grade 2-3）が前版で登録された．今改訂版において desmoplastic myxoid tumor of the pineal region, *SMARCB1*-mutant が新たに加わった．発生母地（cell of origin）は不明である．これらの5腫瘍型（加えて pineoblastoma の4 subtype）は DNA メチル化プロファイリングにより明らかに異なる腫瘍であることが t-SNE 図により示されている[1]．

■基本事項

脳腫瘍全国集計（2005 〜 2008，16,686 例）では松果体実質細胞由来腫瘍は 48 例（全脳腫瘍の 0.29%）登録されている．Pineocytoma（PC）が 25 例（52%），pineal parenchymal tumor of intermediate differentiation（PPTID）が 15 例（31%），pineoblastoma（PB）が 8 例（7%）で，papillary tumor of the pineal region は登録されていない．Germ cell tumor（GCT，359 例）の約半数が松果体部発生とすると，全松果体発生部腫瘍の 27%（約 1/4）が松果体実質細胞由来腫瘍の計算になる．

米国 CBTRUS 統計（2015 〜 2019）[2] では松果体部腫瘍は全脳腫瘍の 0.17% と記されている．松果体部腫瘍全体が日本より少ないのであろうか．松果体部発生腫瘍としては，SEER database（1975 〜 2019）[3] では，GCT 49%，本腫瘍群 41%，その他の腫瘍 10% と記されている．欧州の多施設集計[4] でも，GCT 96 例に対する本腫瘍群 76 例の比率をみると，東アジアと比較して欧米では GCT が少ないのが影響しているようである．

PC/PPTID/PB の比率に関しては（稀な papillary tumor of the pineal region は含まれていない報告が多い），日本では前述の如く 52%-15%-7% だが，フランスの報告[5] では 13%-66%-21% であり，米国（UCSF）の報告[6] では 31%-43%-17% になり，症例数の少ないこともあって一定していない．欧米の報告を見る限り，PPTID が最も多い．

表7-1 松果体実質細胞由来腫瘍の特徴

	pineocytoma	PPTID	pineoblastoma	PTPR	DMTPR
WHO grade	1	2 または 3	4	2 または 3	未定
年齢中央値	30 歳前後	30 ～ 40 歳	6 歳前後	30 歳前後	40 歳
頻度	15 ～ 30%	50% 前後	20% 前後	稀少	稀少
性：女性頻度	55%	40%	50%	55%	60%
遺伝子異常	なし	*KBTBD4*	*DICER1, DROSHA, DGCR8, MYC, FOXR2, RB1*	*PTEN*	*SMARCB1*
Ki-67 標識率	1% 以下	3 ～ 16%	20% 以上	2 ～ 10%	3%
NFP 免疫染色	陽性	陽性～陰性	陰性(～陽性)	陰性	陰性
他の免疫染色	NSE(+), SYP(+)	SYP (+), CRX(+/-)	SYP(+)	cytokeratin SPDEF	CD34 EMA
生存率	5 年 >85%	10 年 70%	5 年 50 ～ 60%	10 年 70%	情報なし

PPTID：pineal parenchymal tumor of intermediate differentiation
PTPR：papillary tumor of the pineal region
DMTPR：desmoplastic myxoid tumor of the pineal region, *SMARCB1*-mutant

表7-2 "SNO-EANO-EURACAN consensus"による推奨治療方法(Liu ら 2024)[7]

Pineocytoma：推奨治療方法		
条件	GTR	• 経過観察
	STR 以下	• 適切な時期に局所照射あるいは SRS(定位放射線治療)
Pineal parenchymal tumor of intermediate differentiation：推奨治療方法		
条件	播種(-), GTR	• grade2 腫瘍は経過観察 • grade3 腫瘍には術後局所照射(54 ～ 59.4 Gy)
	播種(-), STR 以下	• 術後局所照射(54 ～ 59.4 Gy)
	播種(+)	• 術後全脳照射 36 Gy+ 局所照射総計 54 Gy(± 化学療法)
Pineoblastoma：推奨治療方法		
条件	3 歳以上, 播種(-)	• PB-miRNA1/2 GTR/NTR：胎児性腫瘍への標準用量化学療法 + 放射線治療(CSI 23.4 Gy+ 局所 30.6 Gy) • その他の分子型：標準あるいは高用量化学療法に局所放射線治療(54 Gy まで). その際, 患者年齢などに応じて CSI(23.4 Gy または 36 Gy)を含める
	3 歳以上, 播種(+)	• CSI 36 Gy+ 局所照射(総計 54 Gy)→胎児性腫瘍 high risk 用の維持化学療法, あるいは照射前化学療法→ CSI 36 Gy+ 局所照射(総計 54 Gy)→胎児性腫瘍用の維持化学療法
	3 歳未満	• 標準治療法なく, 下記も実績に乏しい • 胎児性腫瘍用の高用量(high-dose)化学療法に局所照射追加
Papillary tumor of the pineal region：推奨治療		
条件	GTR	• 経過観察(ただし高増殖指数の場合は STR 以下に準じる)
	STR 以下	• 術後局所照射
Desmoplastic myxoid tumor of the pineal region, *SMARCB1*-mutant：推奨治療なし		

■病態と治療方針

病態は各腫瘍型により異なり，治療方針もまた異なっている．各論に詳述する病態からの各腫瘍型の特徴を表 7-1 に，治療方針を“SNO-EANO-EURACAN consensus”[7]の要約として表 7-2 にまとめた．

文献

1）Haselblatt M: Pineal tumours: introduction. In “WHO Classification of Tumours, 5 th ed. Central Nervous Tumours”, Ed. WHO Classification of Tumours Editorial Board. IARC, p.242, 2021

2）Ostrom QT, Price M, Neff C, et al.: CBTRUS Statistical Report: Primary Brain and Other Central Nervous System Tumors Diagnosed in the United States in 2015-2019. Neuro Oncol 24(Suppl 5): v1-v95, 2022

3）Li A, Bai X, Chen M, et al.: Epidemiological characteristics and prognosis model of pineal region tumors: A retrospective analysis based on the SEER database. World Neurosurg 184: e219-e227, 2024

4）Fauchon F, Jouvet A, Paquis P, et al.: Parenchymal pineal tumors: a clinicopathological study of 76 cases. Int J Radiat Oncol Biol Phys 46: 9 59-968, 2000

5）Mottolese C, Szathmari A, Beuriat PA: Incidence of pineal tumours. A review of the literature. Neurochirurgie 61: 65-69, 2015

6）Raleigh DR, Solomon DA, Lloyd SA, et al.: Histopathologic review of pineal parenchymal tumors identifies novel morphologic subtypes and prognostic factors for outcome. Neuro Oncol 19:78-88, 2017

7）Liu APY, Li BK, Vasiljevic A, et al.: SNO-EANO-EURACAN consensus on management of pineal parenchymal tumors. Neuro Oncol. 2024, online ahead of print

II　各論

1　Pineocytoma 松果体細胞腫

■ WHO脳腫瘍分類第5版の定義

よく分化した小型の腫瘍細胞は松果体細胞（pinealocyte）に類似し，特徴的な松果体細胞腫ロゼット（pineocytomatous rosettes）を有し，かつ（あるいは），多形性の神経節細胞（ganglion cell）に類似した細胞が混在する．CNS WHO grade1 に属する．

- **診断必須項目 essential criteria**：松果体部に発生する松果体細胞類似の細胞より構成され，特徴的な免疫染色所見（synaptophysin 陽性など）を示す．かつ，pineal parenchymal tumor of intermediate differentiation（PPTID，中間型松果体実質細胞腫）や pineoblastoma（松果体芽腫）ではなく，かつ核分裂像や細胞増殖指数が低い．

■ ゲノム異常

腫瘍の概念や治療方針を変えるような遺伝子情報はない．しかし，DNA メチル化プロファイリングでは確固たる腫瘍型として認識できる．

■ 基本事項

脳腫瘍全国集計（2005 ～ 2008，16,686 例）では松果体実質細胞由来腫瘍は 48 例（全脳腫瘍の 0.27%）が登録されている．Pineocytoma は 25 例（52%）である．女性が 14 例（54%）を占める．25 例中 24 例が 25 ～ 84 歳に分布する（中央値は 50 ～ 54 歳の間）．5 ～ 9 歳に 1 例登録されている．多数例の整理においても，年齢中央値は 30 歳前後，女性にやや多い（表 7-1）．

■ 病理

松果体実質細胞由来腫瘍に共通する病理学的特徴は正常松果体構造を模倣するところにあり，腫瘍基質は内分泌器官に共通な類洞構造（sinusoid）で，薄い血管壁に腫瘍細胞が密着して増殖する．特殊銀染色（Girolami's silver impregnation）陽性細胞が観察される．類洞構造血管は血管周囲の線維組織が薄層のため，手術出血時にバイポーラー止血鑷子で凝固しても線維タンパクの変性度が低く出血孔をふさぐことが容易ではない．本腫瘍や下垂体腺腫の手術での止血困難さの一因である．

Pineocytomaの組織像は繊細な膠原線維の基質に支えられた小葉構造が特徴で，薄い壁の血管が多数観察され正常松果体の組織像に類似する．腫瘍細胞は松果体細胞（pineocyte）に類似し，核は類円形で繊細な顆粒状のクロマチン（salt and pepperと表現される）を有する．Pineocytomatous rosettes，先端がゴルフクラブ状に腫大した腫瘍細胞突起club-like expansion，および免疫染色でのsynaptophysin，NSE，NFPの陽性所見が特徴としてあげられている．特にNSE（neuron specific enolase）とNFP（neurofilament protein）は，正常松果体が神経内分泌器官であると同時に光受容器であることより，特徴的に染色されるものである．腫瘍分化度が低くなるにつれてこれらの陽性度は低下する．大型の神経節様細胞や多核巨細胞の出現など多形性が見られることもあるが，悪性所見ではない．Ki-67（MIB-1）標識率は1%以下と低い．

■症状

松果体部の腫瘍は組織型を問わず胚細胞腫瘍の項に記載した症状を示す（☞403頁）．唯一の相違は，胚細胞腫瘍では上方注視麻痺は70%以上の症例で観察されるが，松果体実質細胞腫瘍では35%前後と低い[1-4]．症候性pineal cystではさらに低い（10%以下）[5]．ベッドサイドでの有力な鑑別点といえる．

■画像診断

Pineocytomaはcystと石灰化が特徴であるとの意見もあるが，両者ともに50%以下であり特徴と呼べる頻度ではない．MRI像は，T1WIでは低～等信号，T2WIでは等～高信号に描出される整形で辺縁明瞭な腫瘍で，ほとんどが充実性で均質な造影効果がみられるが，造影効果のない症例も報告されている[6-8]．囊胞形成が見られることがあり，その場合pineal cystとの決定的な鑑別点はない．石灰化がある場合は腫瘍辺縁に分布し，germinomaとの鑑別に役立つ．時に腫瘍内出血も観察する[9]．

■治療

Pineocytomaはよく分化した組織像を示し，周囲組織への浸潤も軽度で10年生存率80%以上との報告が多い．しかし，頻度の低い小児例は再発率が高いとの報告[10]と10年生存率90%との報告[4]があり，評価が定まっていない．分子診断によるpineoblastomaとの鑑別の必要もあり，今後の症例の蓄積が必要である．成人例に関しても，Clarkら（2010）[11,12]は報告論文症例168例の治療成績をまとめ，5年生存率は全摘出群84%，亜全摘群77%を算出し，手術摘出の重要性を強調する一方で，亜全摘群に対する放射線治療の効果を証明できていない．Parkらの報告[13]では，10例ではあるが5年非増悪生存期間（PFS）と全生存期間（OS）は双方100%である．生検症例が5例あり10例中6例で局所照射（2例）あるいはγナイフ（4例）が追加されている．亜全摘以下の6例のPFSは5年から10年にかけて70%に低下しており，腫瘍残存例には時期を選んでの放射線治療が必要であろう．GTR単独での信頼できる多数例の報告はない．現状では，亜全摘以上は術後治療を行わずに綿密な経過観察（年に2～3回のMRI）が妥当であろう．

松果体実質細胞由来腫瘍に対する“SNO-EANO-EURACAN consensus”[14]では，全摘出が行えれば5年PFS 100%が期待できると総括し，治療指針として，全摘出例には経過観察，亜全摘以下の症例には適切な時期の局所放射線治療あるいはSRS（定位放射線治療）をすすめている（表7-2）．

文献

1） Schild SE, Scheithauer BW, Schomberg PJ, et al.: Pineal parenchymal tumors. Clinical, pathologic, and therapeutic aspects. Cancer 72:870-880, 1993
2） Chang SM, Lillis-Hearme PK, Larson DA, et al.: Pineoblastoma in adults. Neurosurgery 37: 383-391, 1995
3） Gilheeney SW, Saad A, Chi S, et al.: Outcome of pediatric pineoblastoma after surgery, radiation and chemotherapy. J Neurooncol 89: 89-95, 2008
4） Mandera M, Marcol W, Kotulska K, et al.: Childhood pineal parenchymal tumors: clinical and therapeutic aspects. Neurosurg Rev 34: 191-196, 2010
5） Fain JS, Tomlinson FH, Scheithauer BW, et al.: Symptomatic glial cysts of the pineal gland. J Neurosurg 80: 454-460, 1994
6） Ganti SR, Hilal SK, Stein Bm, et al.: CT of pineal region tumors. AJNR 7: 97-104, 1986
7） Nakamura M, Saeki N, Iwadate Y, et al.: Neuroradiological characteristics of pineocytoma and pineoblastoma. Neuroradiology 42: 509-514, 2000
8） Kakigi T, Okada T, Kanagaki M, et al.: Quantitative imaging values of CT, MR, and FDG-PET to differentiate pineal parenchymal tumors and germinomas: are they useful? Neuroradiology 56: 297-303, 2014
9） Fang AS, Meyers SP: Magnetic resonance imaging of pineal region tumours. Insights Imaging 4: 369-382, 2013
10） D'Andrea AD, Packer RJ, Rorke LB, et al.: Pineocytomas of childhood A reappraisal of natural history and response to therapy. Cancer 59: 1353-1357, 1987
11） Clark AJ, Sughrue ME, Ivan ME, et al.: Factors influencing overall survival rates for patients with pineocytoma. J Neurooncol 100: 255-260, 2010
12） Clark AJ, Ivan ME, Sughrue ME, et al.: Tumor control after surgery and radiotherapy for pineocytoma. J Neurosurg 113: 319-324, 2010
13） Park JH, Kim JH, Kwon DH, et al.: Upfront stereotactic radiosurgery for pineal parenchymal tumors in adults. J Korean Neurosurg Soc 58: 334-340, 2015
14） Liu APY, Li BK, Vasiljevic A, et al.: SNO-EANO-EURACAN consensus on management of pineal parenchymal tumors. Neuro Oncol. 2024, online ahead of print

2 Pineal parenchymal tumor of intermediate differentiation（PPTID）中間型松果体実質細胞腫

■ WHO脳腫瘍分類第5版の定義

松果体細胞腫（pineocytoma）と松果体芽腫（pineoblastoma）の中間悪性度を示す松果体実質腫瘍で，均一な腫瘍細胞がシート状，分葉状に増殖しており，pineoblastoma より分化した形態を示す．CNS WHO grade 2 または 3 に属する．しかし，grade 2 および 3 の診断基準は明記されていない．

- **診断必須項目 essential criteria**：松果体部に発生し，病理組織学的および免疫染色にて松果体実質細胞（pineocyte）への分化があるが増殖指数が高い．しかし，松果体芽腫（pineoblastoma）の診断基準には合致しない．
- **推奨項目 desirable criteria**：*KBTBD4* 遺伝子のインフレーム変異の確認

■ ゲノム異常

今回の WHO 分類改訂における松果体実質細胞腫瘍 5 型の最大の鑑別点は，DNA メチル化プロファイリングの相違である．これらの研究を主導しているドイツの研究グループの Pfaff ら（2020）[1] は，松果体部腫瘍 195 例と正常松果体 20 例を対象として DNA メチル化プロファイリングを行い，27 例の PPTID が 2 つのサブグループ（PPTID-A および -B）に分けられることを示した．しかし現時点でこの 2 群の臨床的な意義は不明である．

Lee ら（2019）[2] は，本腫瘍（PPTID）と pineoblastoma の分子生物学的背景を分析した結果，pineoblastoma4 例では *DICER1* 遺伝子変異，あるいは *DROSHA* 遺伝子（5p13）の限局性ホモ接合性欠失が各々 2 例ずつ相互排他的に発現していることを確認し，一方，本腫瘍（PPTID）3 例には *KBTBD4* 遺伝子変異（小さなインフレーム挿入）はあるが *DICER1* 遺伝子変異や *DROSHA* 遺伝子欠失がなく，本腫瘍の診断には *KBTBD4* 遺伝子変異の確認が必要と結論した．Uchida ら（2022）[3] も，*KBTBD4* 変異は PPTID 9 例中 6 例（67%）で観察したが pineoblastoma 4 例では確認できず，Lee らの結論を支持している．なお，*KBTBD4* 遺伝子変異は medulloblastoma 一部にも発現している（☞ 333 頁）．

PPTID 診断における *KBTBD4* 変異の重要性は間違いのないところであるが，Lee らはわずか 3 例（全例で変異），Uhida らは 9 例中 6 例で，まだ多数例における変異頻度の報告はない．Rahmanzade ら（2023）[4] は PPTID 34 例を分析し，*KBTBD4* 変異は 24 例（71%）で残りの 10 例に変異はない（wildtype）ことを示した．両群の背景の相違として，年齢（44 歳 vs 41 歳）と性（両群男女差なし），および Ki-67 標識率には有意差はないが，変異群は wildtype 群と比較して小型腫瘍細胞比率が有意に高く(80% vs 20%),再発率も有意に高い(29% vs 10%).一方で,染色体13qの欠失率は有意に低い(13% vs 60%).DNAメチル化プロファイリングでは変異群とwildtype群は異なるクラスターを形成し,wildtype群はpineocytomaあるいは正常松果体のクラスターに近接していることが観察されている.著者らは結論として,PPTIDには*KBTBD4*変異の有無による2群があり,冒頭のPPTID-Aおよび-Bは変異群に含まれるため,再発率の低いwildtype群は第3のサブグループ(PPTID-C)として考えるとしている.これらのサブグループ確立には,今後多数例の分析が必要である.

■基本事項

脳腫瘍全国集計(2005〜2008,16,686例)では松果体実質細胞由来腫瘍は48例(全脳腫瘍の0.27%)が登録されている.Pineocytomaが25例(52%),PPTIDが15例(31%)である.男性が9例(60%)を占める.15例中13例が2〜69歳の間に分布する(中央値は35〜39歳の間).2例は10〜14歳である.

本腫瘍は成人好発腫瘍であり,欧州12施設の39例では15歳未満小児はわずかに3例(5歳1例,12歳2例)である[4].

■病理

かつてはpineoblastomaへの移行像がみられるとのことでmixed pineocytoma/pineoblastomaと名づけられていた.細胞形態がpineocytomaとpineoblastomaの中間の分化成熟度を示す腫瘍型との位置づけである.細胞密度がやや高く(中等度から高度),軽度の核異型もある.小型〜中型の細胞がびまん性にあるいは血管結合組織で分葉状に区分され増殖する.核分裂像も散見される.免疫染色ではsynaptophysinと松果体形成時の転写因子CRX陽性が特徴である.他にもNFP,chromogranin A陽性も観察される.Ki-67標識率は3〜16%に分布する報告が多い.

■症状

Pineocytomaの項に記したように,松果体部の腫瘍は組織型を問わず胚細胞腫瘍の項に記載した症状を示す(☞403頁).

■画像診断

Pineocytomaとpineoblastomaの中間的な像を示すとされ,特徴的な所見に乏しい.T1WIでは低〜等信号,T2WIでは等〜高信号を示し,石灰化や出血巣が時に混在する.実質部は均質に造影される.一方で周囲脳との境界が不明瞭で,かつ腫瘍陰影が均一でないと指摘する報告[5]もある.

■病態と治療

稀少腫瘍でありまとまった治療成績の報告はない．報告の多くは少数の自験例に文献報告症例を加えたreview報告で，治療方法もまちまちで今後の治療指針を示すものではない．一般的な傾向を知る資料にとどまっている．

Fauchonらの2000年の報告[6]では，grade II（27例）とIII（20例）をこの群とすると5年生存率は74%と38%である．

単施設の報告として，Parkら（2023）[7]のSeoul大学の13例では全例で放射線治療が行われており，5年PFS 39%，5年OS 62%である．Namら（2020）[8]は米国MD Anderson Cancer Center 17例（GTR 50%）の治療成績として，再発までの期間中央値（mPFS）20.9ヵ月を報告している．1例を除く全例で術後放射線治療が行われているにもかかわらず成績は上がっていない．Webbら（2022）[9]はMayo Clinicの36例（GTR 44%，術後放射線治療78%）の生存期間中央値（MS）44ヵ月（3.7年）を報告している．このMSは前述のMDACCの成績（mPFS 20.9ヵ月）とほぼ同等であろう．このような状況において，Lowら（2021）[10]は術後temozolomide（Stupp処方）併用全脳室照射（定位的boost含めて55.8～59.4 Gy）を試行し，5例中3例が治療後13～96ヵ月の非増悪期間を算出し，過去の成績を上回ると報告している（2例は22ヵ月と42ヵ月目に増悪）．

経過中の播種性再発率が高く，全脳照射あるいは全脳脊髄照射を行った報告も少なくない．Liuら（2023）[11]は術後放射線治療を行った症例報告を334例集計し，放射線治療は非増悪生存期間（PFS）の延長に有用であったが全生存期間（OS）延長への有用性は確認できなかったと結論している．ただし症例背景の分析において，WHO grade II（旧grade）で診断時播種がなく肉眼的全摘出（GTR）を行えた症例では，術後放射線治療はPFS，OS双方の延長に有用であったと述べている．放射線治療容積が記載されてあった197例では，局所照射が65%に，全脳室/全脳/全脳脊髄照射が合わせて35%に採用されていた．また，再発部位が明確な84例では，局所再発は44%で播種を伴う再発が55%であった．Mallickら（2016）[12]も24例の再発部位の検討にて，播種性再発比率が63%と報告している．ただし，彼らの127例の追跡結果（mPFS 5年，MS 14年）はにわかには信じられない好成績である．

これらを統合した治療成績の概要は，全摘出（GTR）が約半数の症例でなされており，術後放射線治療も40～50%の症例で追加されている．その状況での5年生存率は40～50%のあたりとなる．

ところが，最近Mollickの成績に近い好成績の報告がなされた．Kerezoudisら（2022）[13]は米国National Cancer Database（NCDB）に登録された103例（2005～2016年）の分析を行っている，男性が49%，年齢中央値は41歳である．肉眼的全摘出（GTR）が11%にのみ行われていた．術後放射線治療が49%，放射線治療＋化学療法が16%に施行されている．10年生存率は，手術摘出のみ75%，放射線治療単独77%，放射線治療＋化学療法80%と良好で3群間には有意な差がなかったとしている．今後の治療方針としては，全摘出を目指しつつ，術後放射線治療の適応と考える．

松果体実質細胞由来腫瘍に対する“SNO-EANO-EURACAN consensus”[14]では，現状の治療成績を5年PFS 42～82%，5年OS 38～84%と総括し，治療指針として，

①播種のない限局性腫瘍で全摘出が行えれば，grade 2腫瘍には経過観察，grade 3腫瘍には術後局所照射（54～59.4 Gy），

②播種のない限局性腫瘍でも亜全摘以下の場合，術後局所放射線治療（54～59.4Gy），

③播種症例には手術摘出度を問わず，術後全脳照射36Gy＋局所照射（±化学療法），

をすすめている（☞373頁）．

文献

1） Pfaff E, Aichmüller C, Sill M, et al.: Molecular subgrouping of primary pineal parenchymal tumors reveals distinct subtypes correlated with clinical parameters and genetic alterations. Acta Neuropathol 139: 243-257, 2020

2） Lee JC, Mazor T, Lao R, et al.: Recurrent KBTBD4 small in-frame insertions and absence of DROSHA deletion or DICER1 mutation differentiate pineal parenchymal tumor of intermediate differentiation（PPTID）from pineoblastoma. Acta Neuropathol.137: 851-854, 2019

3） Uchida E, Sasaki A, Shirahata M, et al.: Role of proliferative marker index and KBTBD4 mutation in the pathological diagnosis of pineal parenchymal tumors. Brain Tumor Pathol 39: 130-138, 2022

4） Rahmanzade R, Pfaff E, Banan R, et al.: Genetical and epigenetical profiling identifies two subgroups of pineal parenchymal tumors of intermediate differentiation（PPTID）with distinct molecular, histological and clinical characteristics. Acta Neuropathol 146: 853-856, 2023

5） Komakula S, Warmuth-Metz M, Hildenbrand P, et al.: Pineal parenchymal tumor of intermediate differentiation: imaging spectrum of an unusual tumor in 11 cases. Neuroradiology. 2011 53: 577-584, 2011

6） Fauchon F, Jouvet A, Paquis P, et al.: Parenchymal pineal tumors: a clinicopathological study of 76 cases. Int J Radiat Oncol Biol Phys 46: 959-968, 2000

7） Park TH, Kim SK, Phi JH, et al.: Survival and malignant transformation of pineal parenchymal tumors: A 30-year retrospective analysis in a single-institution. Brain Tumor Res Treat 11: 254-265, 2023

8） Nam JY, Gilbert A, Cachia D, et al.: Pineal parenchymal tumor of intermediate differentiation: a single-institution experience. Neurooncol Pract 7: 613-619, 2020

9） Webb M, Johnson DR, Mahajan A, et al.: Clinical experience and outcomes in patients with pineal parenchymal tumor of intermediate differentiation（PPTID）: a single-institution analysis. J Neurooncol 160: 527-534, 2022

10） Low JT, Kirkpatrick JP, Peters KB: Pineal parenchymal tumors of intermediate differentiation treated with ventricular radiation and temozolomide. Adv Radiat Oncol 7: 100814, 2021

11） Liu C, Carmicheal J, Baine MJ, et al.: Radiation therapy for pineal parenchymal tumor of intermediate differentiation: A case series and literature review. J Cent Nerv Syst Dis 15: 11795735231160036, 2023

12） Mallick S, Benson R, Rath GK: Patterns of care and survival outcomes in patients with pineal parenchymal tumor of intermediate differentiation: An individual patient data analysis. Radiother Oncol 121: 204-208, 2016

13） Kerezoudis P, Yolcu YU, Laack NN, et al.: Survival and associated predictors for patients with pineoblastoma or pineal parenchymal tumors of intermediate differentiation older than 3 years: Insights from the National Cancer Database. Neurooncol Adv 4: vdac057, 2022

14） Liu APY, Li BK, Vasiljevic A, et al.: SNO-EANO-EURACAN consensus on management of pineal parenchymal tumors. Neuro Oncol. 2024, online ahead of print

---

3　Pineoblastoma 松果体芽腫

■ WHO脳腫瘍分類第5版の定義

松果体実質より発生する低分化の胎児性腫瘍で，CNS WHO grade4 の悪性腫瘍である．

- **診断必須項目 essential criteria**：松果体部に発生する増殖能の高い胎児性腫瘍である．
- **推奨項目 desirable criteria**：SMARCB1（INI1）免疫染色が陽性（AT/RT を否定）で，pineoblastoma の DNA メチル化プロファイリング像を示す．
- **Subtypes**：以下の 4 型がある．
  - Pineoblastoma, miRNA processing-altered 1
  - Pineoblastoma, miRNA processing-altered 2
  - Pineoblastoma, RB1-altered（pineal retinoblastoma）
  - Pineoblastoma, MYC / FOXR2-activated

■ 分子分類：subtypesへの過程

de Kock ら（2014）[1] は pineoblastoma18 例中 4 例で *DICER1* 遺伝子変異を観察し，そのうちの 3 例（検索症例の 17%）に germ line（生殖細胞系列）でも変異を確認し，これまでの予想以上に DICER1 症候群症例が多いのではないかと考察している（☞465 頁）．

Lee ら（2019）[2] は，pineoblastoma と前項の PPTID の分子生物学的背景を分析した結果，pineoblastoma 4 例では *DICER1* 遺伝子変異，あるいは *DROSHA* 遺伝子（5p13）の限局性ホモ接合性欠失が各々 2 例ずつ相互排他的に発現していることが確認できた．一方，PPTID 3 例には *KBTBD4* 遺伝子変異（小さなインフレーム挿入）はあるが，*DICER1*，*DROSHA* 両遺伝子異常がなく，両腫瘍は異なる腫瘍型と確認している．

DICER1 遺伝子，*DROSHA* 遺伝子，*DGCR8* 遺伝子は，マイクロ RNA（miRNA）の生成過程（miRNA processing）に関与する miRNA processing 遺伝子として知られている．miRNA の機能は細胞増殖・分化やアポトーシス，発生など多岐にわたることが知られており，miRNA の発現異常はがんなどの疾患にも関わっている（☞ 360 頁）．

Pfaff ら（2020）[3] は 7 例の pineoblastoma の DNA メチル化分析を行った結果，pineoblastoma クラスターは 3 グループ（PB-Grp1A，Grp1B，Grp2）に分けられること，および新規のグループとして，PB-MYC および Pin-RB を検出した．Pin-RB は germ line に *RB1* 遺伝子変異を伴う trilateral retinoblastoma（☞ 467 頁）に伴うものである．Grp1A / 1B には *DICER1* 遺伝子変異が存在し，加えて 1A には *DROSHA* 遺伝子または *DGCR8* 遺伝子のホモ接合性欠失も観察された．この所見は Grp1B には見られない．Grp2 では染色体 14g の欠失が最も目立つ変化であり，*DICER1* あるいは *DROSHA* 遺伝子変異症例も見られた．PB-MYC は *MYC* 遺伝子活性を示し，Group3 髄芽腫との類似性が見られた．

Liu ら（2021）[4] は，国際協力研究にて松果体実質細胞腫 224 例のメチル化プロファイリングを行い，pineoblastoma を 4 つの腫瘍グループに分けている（表 7-3）．これらは Pfaffa ら [3] をはじめとする先行研究結果とほぼ一致しており，それぞれ PB-miRNA1，PB-miRNA2，PB-MYC/FOXR2，および PB-RB1 と名づけている．これらのグループ名は，既に報告されている *DICER1*，*DROSHA*，*DGCR8* 遺伝子が miRNA processing 遺伝子であることより，miRNA 形成径路の変化の観点で整理したもので，今回の改訂では subtypes として登録されている．

PB-miRNA1 腫瘍と PB-miRNA2 腫瘍には *DICER1* 遺伝子と *DROSHA* 遺伝子の異常が観察されるが，*DGCR8* 遺伝子異常は PB-miRNA1 腫瘍のみである．また，PB-miRNA2 腫瘍の *DICER1* 遺伝子異常には常に染色体 14q の欠損を伴っていた．染色体コピー数の異常では，PB-miRNA1 腫瘍は，7 番，12 番，17 番染色体の増幅が頻繁に認められ，PB-miRNA2 腫瘍は染色体 14 番の欠失が特徴である．腫瘍細胞に *DICER1* 遺伝子異常を有する pineoblastoma 患者の半数は，germ line の *DICER1* 遺伝子異常を示していた．

MYC/FOXR2 腫瘍では *MYC* 遺伝子増幅と *FOXR2* 遺伝子過剰発現，PB-RB1 腫瘍では *RB1* 遺伝子変化が観察されている．

なお，Trubicka ら（2023）[5] は，pineoblastoma8 例全例で RNA およびタンパク質レベルで BCOR の発現を確認している．しかも *BCOR* 遺伝子の内縦列重複（internal tandem duplication，☞ 368 頁）のないことより，松果体部腫瘍での BCOR 免疫染色は pineoblastoma 診断に有用と報告している．PB-miRNA1 腫瘍などの subtypes との関連は報告されていない．

表7-3　Pineoblastoma の分子 4 分類の背景（Liu 論文[4]，Figure5 を改変）

	PB-miRNA1	PB-miRNA2	PB-MYC/FOXR2	PB-RB1
年齢中央値	8.5 歳	11.6 歳	1.3 歳	2.1 歳
性別　男：女	1：1.6	1.6：1	3.3：1	1：1
播種 / 転移	M0：60%	M0：50%	M0：60%	M0：15%
遺伝性症候群	DICER1 syndrome	DICER1 syndrome	なし	Familial Retinoblastoma
腫瘍細胞遺伝子異常	*DICER1* *DROSHA* *DGCR8*	*DICER1* *DROSHA*	*FOXR2* *MYC*	*RB1* *miR-17/92*
染色体コピー数異常	7+, 12+, 17+	14-	16g-	6pt, 1p+, 16-
5 年生存率 *	70.3%	100%	19.2%	29.8%

* Liu 論文 [4] において本文と Fig.5 に記載された生存率に乖離あり．本文中の生存率を記載．

■ Liuらのpineoblastoma分子4分類の背景（表7-3）

年齢中央値は，PB-miRNA 患者 8.5 歳，PB-miRNA2 患者 11.8 歳，PB-MYC/FOXR2 患者 1.4 歳，PB-RB1 患者 2.1 歳であった．全例では男女比（男性 51%）はなかったが，PB-miRNA2 群と PB-MYC/FOXR2 群では有意に男性が多かった（各々 61% と 77%）．

診断時の播種 / 転移率は腫瘍間で有意に異なり，PB-miRNA1 腫瘍 42%，PB-miRNA2 腫瘍 16%，PB-MYC/FOXR2 腫瘍 43%，PB-RB1 腫瘍 69% であった．

■ 基本事項

脳腫瘍全国集計（2005 ～ 2008，16,686 例）では松果体実質細胞由来腫瘍は 48 例（全脳腫瘍の 0.27%）が登録されている．Pineoblastoma はわずかに 8 例（17%）で，全脳腫瘍の中では 0.05% で参考になる数字ではない．

米国 National Cancer Institute の統計 [6] によると，2000 ～ 2017 年の間に 1,133 例が登録され，人口 10 万人あたりの発生率は 0.021 人と算出されている．年齢中央値は 4 ～ 5 歳の間にある．男女差はない．この統計での生存期間中央値は，4 歳未満児で 36 ヵ月である．

■ 病理

細胞密度が高く特定の配列をとらない．小型の円形あるいは楕円形のクロマチンに富む核を有し，細胞質が疎な細胞が中心で，小脳の medulloblastoma の組織像に類似する．核分裂像は多い．時に Homer-Wright rosettes を有し，retinoblastoma への分化を示したり，胎児期の松果体構造（mosaic pattern）を観察することがある．しばしば出血巣や壊死巣をみる．時に多数の核分裂像を認める．免疫組織化学染色では，synaptophysin や NSE が陽性になる．Ki-67 標識率は高く，20 ～ 50% の報告が多い．

■画像診断

分子分類 4 腫瘍型（表 7-3）の画像診断に関する報告はまだされていないので，pineoblastoma の一般的な所見としてまとめる．

CT での石灰化の頻度は pineocytoma より低い．MRI では T1WI では低から等信号，ガドリニウムにより均質あるいは不均質によく造影される．T2WI では等～高信号のことが多い．

浸潤性格の強さを反映し，不整形で cyst（壊死）形成も多く，周囲組織への浸潤像や脳内播腫像を示すことが多い．Germ cell tumor と決定的な差はなく，両者を鑑別することは困難である[7-9]．Gener ら[10]は pineoblastoma の MRI 像の特徴として拡散制限（DWI で高信号）をあげている．

7

■治療

Pineoblastoma は CNS WHO grade 4 に属する低分化の悪性腫瘍であり，髄腔内播種あるいは中枢神経系内転移が多く，その率は診断時には 20 ～ 38%[11-13]，剖検時には 63%（8 例中 5 例）[14]の報告がある．

治療は当初から可及的多量切除と術後の放射線治療（全脳脊髄照射）が広く行われてきた．Tate ら（2012）[15]がまとめた 109 報告 299 例の 5 年生存率は，5 歳未満児 15%，5 歳以上児 57% である．欧州 12 施設の 29 例の治療成績[11]ではほとんどが 2 年前後で腫瘍死しているが，mitosis が 6 個前後の群では生存期間中央値（MS）は 38 ヵ月に延長している（mitosis の多い群は 16 ヵ月）．腫瘍径が 40 mm を超すと治療成績が不良との結果も出ている．この時代の報告のまとめとしては，SEER データベースの 95 例の 5 年生存率 63%[16]と MD Anderson Cancer Center の 31 例の 5 年生存率 69%[17]がある．

化学療法併用により治療成績は向上し，Gururangan ら（2003）[18]は寛解導入化学療法と放射線治療（全脳全脊髄照射）後に cyclophosphamide あるいは busulfan を用いた大量化学療法を 12 例に行い 4 年非再発生存率 69% を報告した．Hinkes ら（2007）[19]は cyclophosphamide と methotrexate を中心とした化学療法（HIT-SKK87, HIT91）を 11 例に行い，3 歳以上児（放射線治療併用）では MS 7.9 年の好成績を得たが，放射線治療を行わなかった 3 歳未満児の MS は 0.9 ヵ月であった．HIT-2000 study[13]は診断時に既に転移のある症例に対し術後大量化学療法を行った後に全脳脊髄照射を行い，5 年非再発（増悪）生存率（mPFS）50%，5 年生存率 67% を得て，標準化学療法を施行した非転移症例の同生存率 9% と 27% より優れていたことを報告している．

可及的多量切除―大量化学療法―放射線治療（全脳脊髄照射）が治療指針となりつつあり，5年生存率60％以上が求められてきた．

Parikhら（2017）[20]は，カナダのSt. Jude小児病院での年齢中央値5.5歳の41例（1997～2015）の治療成績として，全例の非増悪生存期間中央値（mPFS）11.3ヵ月，5歳以上，播種/転移なし，かつほぼ全摘出という条件では，生存期間中央値（MS）75ヵ月（約6年）を報告している．Parkら（2023）[21]はSeoul National Universityの20例について，全脳脊髄照射＋化学療法を18例（そのうち大量化学療法8例）に行い，全例の5年PFS 40％，5年OS 55％を報告している．

Nandoliyaら（2023）[22]は文献報告298例のメタアナリシスを行っている．男性53％，年齢中央値11.7歳で18歳未満が62％を占めている．診断時播種/転移が確認されたのは29％である．手術全摘出（GTR）は26％で行われ，放射線治療は92％に，化学療法も84％の患者に施行されている．全症例の5年生存率は43.1％であるが，条件別では全摘出例は72.6％（亜全摘以下35％），放射線＋化学療法群64.9％（化学療法のみ0％），播種/転移なし群50.2％（M＋は23.8％），3歳以上児52.1％（3歳未満児3.8％）を算出している．

以上の治療の歴史は，各治療グループが最善，かつ患者に最大負荷をかける治療を行っても，現状は5年生存率50～60％が限界のようである．

Liuら[4]の分子分類4型の治療成績を**表7-3**に示した．これらの症例はゲノム解析のために集積した症例（治療方法は一定していない）のために正確さに欠けるところはあるが，今後の治療指針の参考になることは間違いない．全例の追跡期間中央値は4年で，各群の5年PFS/OSは，PB-miRNA2群が最も優れており（86.1％/100％），PB-miRNA1群は中間の成績で56.7％/70.3％であったが，PB-MYC/FOXR2群（16.7％/23.8％）とPB-RB1群（19.2％/29.8％）は不良であった．予後因子の分析では年齢，播種/転移状態，放射線治療がPFSおよびOSに対して有意であった．手術摘出度に関しては，GTR/NTR例がSTR以下亜症例に対して有意なPFS延長効果があった．また，全脳脊髄照射の優位性はPB-miRNA1群のみで確認された．なお，この集積症例の一部はCOG ACNS0332試験（n=25）およびSJMB03試験（n=27）に登録されている．しかし両試験群では転帰に有意差は認められていない．

以上の状況を踏まえた上で，松果体実質細胞由来腫瘍に対する“SNO-EANO-EURACAN consensus”[23]は，pineoblastomaに対する標準治療はない前提の上で，現状の治療方法として以下のように提案している．

（1）3歳以上，播種（－）症例に対して，

- PB-miRNA1/2 GTR/NTR：胎児性腫瘍への標準用量化学療法＋放射線治療（CSI 23.4 Gy＋局所30.6 Gy）
- その他の分子型：標準あるいは大量化学療法に局所放射線治療（54 Gyまで）．

その際，患者年齢などに応じてCSI（23.4 Gyまたは36 Gy）を含める

（2）3歳以上，播種（＋）症例に対して，

- CSI 36 Gy＋局所照射（総計54 Gy）→胎児性腫瘍high risk用の維持化学療法あるいは照射前化学療法→CSI 36 Gy＋局所照射（総計54 Gy）→胎児性腫瘍用の維持化学療法

（3）3歳未満症例には播種の有無にかかわらず，

- 胎児性腫瘍用の大量（high-dose）化学療法に局所照射追加，

をすすめている（☞317頁）．

文献

1） de Kock L, Sabbaghian N, Druker H, et al.: Germ-line and somatic DICER1 mutations in pineoblastoma. Acta Neuropathol 128: 583-595, 2014

2） Lee JC, Mazor T, Lao R, et al.: Recurrent KBTBD4 small in-frame insertions and absence of DROSHA deletion or DICER1 mutation differentiate pineal parenchymal tumor of intermediate differentiation（PPTID）from pineoblastoma. Acta Neuropathol 137: 851-854, 2019

3） Pfaff E, Aichmüller C, Sill M, et al.: Molecular subgrouping of primary pineal parenchymal tumors reveals distinct subtypes correlated with clinical parameters and genetic alterations. Acta Neuropathol 139: 243-257, 2020

4） Liu APY, Li BK, Pfaff E, et al.: Clinical and molecular heterogeneity of pineal parenchymal tumors: a consensus study. Acta Neuropathol 141: 771-785, 2021

5） Trubicka J, Łastowska M, Karkucińska-Więckowska A, et al. BCOR expression in paediatric pineoblastoma. Folia Neuropathol 61: 121-128, 2023

6） Greppin K, Cioffi G, Waite KA, et al.: Epidemiology of pineoblastoma in the United States, 2000-2017. Neurooncol Pract 9: 149-157, 2022

7） Ganti SR, Hilal SK, Stein Bm, et al.: CT of pineal region tumors. AJNR 7: 97-104, 1986

8） Nakamura M, Saeki N, Iwadate Y, et al.: Neuroradiological characteristics of pineocytoma and pineoblastoma. Neuroradiology 42: 509-514, 2000

9） Kakigi T, Okada T, Kanagaki M, et al.: Quantitative imaging values of CT, MR, and FDG-PET to differentiate pineal parenchymal tumors and germinomas: are they useful? Neuroradiology 56: 297-303, 2014

10） Gener MA, Conger AR, Van Gompel J, et al.: Clinical, pathological, and surgical outcomes for adult pineoblastomas. World Neurosurg 84: 1816-1824, 2015

11） Fauchon F, Jouvet A, Paquis P, et al.: Parenchymal pineal tumors: a clinicopathological study of 76 cases. Int J Radiat Oncol Biol Phys 46: 959-968, 2000

12） Schild SE, Scheithauer BW, Schomberg PJ, et al.: Pineal parenchymal tumors. Clinical, pathologic, and therapeutic aspects. Cancer 72: 870-880, 1993

13） Friedrich C, von Bueren AO, von Hoff K, et al.: Treatment of young children with CNS-primitive neuroectodermal tumors/pineoblastomas in the prospective multicenter trial HIT 2000 using different chemotherapy regimens and radiotherapy. Neuro Oncol 15: 224-234, 2013

14） Borit A, Blackwood W, Mair WGP: The separation of pineocytoma from pineoblastoma. Cancer 45: 1408-1418, 1980

15） Tate M, Sughrue ME, Rutkowski MJ, et al.: The long-term postsurgical prognosis of patients with pineoblastoma. Cancer 118: 173-179, 2012

16） Selvanathan SK, Hammouche S, Smethurst W, et al.: Outcome and prognostic features in adult pineoblastomas: analysis of cases from the SEER database. Acta Neurochir（Wien）154: 863-869, 2012
17） Farnia B, Allen PK, Brown PD, et al.: Clinical outcomes and patterns of failure in pineoblastoma: a 30-year, single-institution retrospective review. World Neurosurg 82: 1232-1241, 2014
18） Gururangan S, McLaughlin C, Quinn J, et al.: High-dose chemotherapy with autologous stem-cell rescue in children and adults with newly diagnosed pineoblastomas. J Clin Oncol 21: 2187-2191, 2003
19） Hinkes BG, von Hoff K, Deinlein F, et al.: Childhood pineoblastoma: experiences from the prospective multicenter trials HIT-SKK87, HIT-SKK92 and HIT91. J Neurooncol 81: 217-223, 2007
20） Parikh KA, Venable GT, Orr BA, et al.: Pineoblastoma-The experience at St. Jude Children's Research Hospital. Neurosurgery 81: 120-128, 2017
21） Park TH, Kim SK, Phi JH, et al.: Survival and malignant transformation of pineal parenchymal tumors: A 30-year retrospective analysis in a single-institution. Brain Tumor Res Treat 11: 254-265, 2023
22） Nandoliya KR, Sadagopan NS, Thirunavu V, et al.: Post-surgical prognosis of patients with pineoblastoma: A systematic review and individual patient data analysis with trends over time. Cancers（Basel）15: 3374, 2023
23） Liu APY, Li BK, Vasiljevic A, et al.: SNO-EANO-EURACAN consensus on management of pineal parenchymal tumors. Neuro Oncol. 2024, online ahead of print

---

4 Papillary tumor of the pineal region（PTPR）松果体部乳頭状腫瘍

WHO脳腫瘍分類第5版の定義

乳頭状および充実性に増殖する神経上皮系腫瘍である．免疫染色でcytokeratin陽性を示す．CNS WHO grade 2または3と規定されているが，両者の形態学的診断基準は明記されていない．発生部位と乳頭状構造より，ependymomaとchoroid plexus papillomaとの鑑別が必要になる．

- **診断必須項目 essential criteria**：松果体部に発生する神経上皮系腫瘍で乳頭状増殖を示す．かつ，免疫染色にてcytokeratin，SPDEF，あるいはCD56に陽性所見がある．かつ，DNAメチル化ファイリングにより本腫瘍を確認する．

ゲノム異常

ゲノム異常に関する最初の報告[1]は，染色体10番の欠損と，4番，8q，9p，12pの増加である．染色体10番の欠失に関連して，Goschzikら（2014）[2]も本腫瘍13例中3例でPTEN遺伝子の欠失あるいは点突然変異を確認し，PI3K/Akt/mTOR経路の活性化を指摘した．

Heim ら（2016）[3] のハイデルベルグ研究グループはPPTR 24例の詳細な分析を行っている．染色体コピー数の変化を検討した13例すべてで10番染色体の欠失が見られ，染色体3番と22qの欠失（54%），8p（62%）と12番の増幅（46%）も再確認された．DNAメチル化プロファイリングでは，PTPRは中分化の松果体実質腫瘍および同じ乳頭状構造のependymomaと異なるクラスターを形成し，さらにグループ1と2の2つのサブグループに分けられることを示した．両群の間には，年齢，性別，核分裂像の多寡やKi-67標識率，染色体コピー数異常度，などに有意差はない．唯一の有意な相違はグループ2（全体の73%）の方がグローバルなメチル化が高く，無増悪生存期間が短いことのみである．また，ependymomaと比較してPTPRに過剰発現している遺伝子として，げっ歯類の交連下器官に発現している*SPDEF*遺伝子に注目し，SPDEFタンパクの発現をPTPR 19例中15例に観察している．画像の項に記した本腫瘍の出自（発生部位）を探る上での貴重な報告である．当然，他の腫瘍ではこの所見はほとんど観察されず，ependymomaでは2/36例，choroid plexus tumorでは2/19例の低頻度で，その他の脳腫瘍23例では皆無であり，SPDEF免疫染色は鑑別診断での有用なツールの一つである．

2024年に発表されたWuらの報告[4]は，米国National Cancer Centerの76症例のDNAメチル化プロファイリング結果であり，Heimらのgroup 2がさらに2つのグループに分けられると述べている．本腫瘍の真の姿を見るには，さらなる発展を待たねばならない．

■基本事項

稀な腫瘍であるので十分な情報がない．日本脳腫瘍全国集計調査報告（2005～2008）ではPTPRへの登録症例はゼロである．フランスの松果体部発生腫瘍統計[5]では，松果体実質細胞腫と胚細胞腫がともに27%，glioma17%の次に本腫瘍8%が登録されている．

Poulgrainら（2011）[6]の文献報告89例のまとめでは，年齢中央値は34歳（5～67歳）でやや女性に多い（53%）．症状は，頭痛79%，視力障害61%，歩行困難27%で，頭蓋内圧亢進症状が主体を占めている．腫瘍径の中央値は27 mm（5～50 mm）である．Heimら[7]の24例の年齢中央値は24歳で，やはり女性がやや多い（54%）．Ki-67標識率10%以上の症例が40%を占めている．成人好発腫瘍であることには諸家の報告は一致している．15歳以下は10%前後と報告されている[8,9]．

■病理

境界明瞭な充実性腫瘍で，後交連の下部に存在する微小なsubcommissural organ（交連下器官）の上衣細胞から発生すると考えられている．組織学的には類円形の核をもつ上皮様細胞が増殖し，血管周囲で乳頭状構造や偽ロゼットを形成する．免疫組織染色ではcytokeratinが強陽性になる．SPDEF染色も特徴の一つである．その他，S-100，vimentin，NSE，なども染色される．Ki-67標識率は10%以下の報告が多いが，前記Heimらの報告[7]では10%以上の症例も少ない．

■MRI

MRIでは嚢胞を含む腫瘍が基本で，T1強調画像での高信号が本腫瘍の特徴であり，他の腫瘍との鑑別点である[10,11]．理由として，胎生期のsubcommissural organの上衣細胞には分泌能があり，腫瘍細胞に反映されていると考えられているが詳細は不明である[12,13]．実質部は不均質に造影される．閉塞性水頭症を伴う症例が多い．診断時の脊髄播種率は44例中1例の報告がある[9]．

■治療成績

症例数が少なく臨床研究も行われていない．そのため，治療成績に関する議論は報告論文を分析した報告がほとんどである．当然，報告論文の対象症例が重複している可能性が高く，その内容に大きな差が出ていない．

2010年代に報告されたFauchonら（2013）[9]の44例，Edsonら（2015）[14]らの8例，Heimら（2014）[7]の21例，Yamakiら（2019）[15]の71例のまとめ（症例の重複は存在）では，手術全摘出を行っても再発は必至で，放射線治療を併用しても5年PFSは50～60%である．WHO grade 2～3扱いも納得できる．

ところが，2020年のLanciaら[16]の84報告例のまとめでは，72%の症例に時期はまちまちであるが放射線治療が行われている．興味深いことは，診断後5年以内に60%が再発しているにもかかわらず，10年生存率が72.5%と高いことである．再発治療が有効なことは，Boßelmannらの1例（17ヵ月目に再発も80ヵ月以上生存中）からもうかがわれる[17]．残念ながら今までの報告論文からは今後の指針として信頼できる情報はない．5年以内の再発率が50%以上は間違いのないことで，全摘出が行えても綿密な追跡と適切な時期の放射線治療が必要であろう．

松果体実質細胞由来腫瘍に対する“SNO-EANO-EURACAN consensus”[18]では，全摘出例が好成績につながっている現状を総括し，治療指針として，全摘出例には経過観察，亜全摘以下の症例，あるいは増殖指数の高い症例には術後局所放射線治療をすすめている（☞373頁）．

文献

1）　Gutenberg A, Brandis A, Hong B, et al.: Common molecular cytogenetic pathway in papillary tumors of the pineal region (PTPR). Brain Pathol 21: 672-677, 2011

2) Goschzik T, Gessi M, Denkhaus D, et al.: PTEN mutations and activation of the PI3K/Akt/mTOR signaling pathway in papillary tumors of the pineal region. J Neuropathol Exp Neurol 73: 747-751, 2014
3) Heim S, Sill M, Jones DT, et al.: Papillary tumor of the pineal region: a distinct molecular entity. Brain Pathol 26: 199-205, 2016
4) Wu Z, Dazelle K, Abdullaev Z, et al.: Papillary tumor of the pineal region: analysis of DNA methylation profiles and clinical outcomes in 76 cases. Acta Neuropathol Commun 12: 117, 2024
5) Mottolese C, Szathmari A, Beuriat PA: Incidence of pineal tumours. A review of the literature. Neurochirurgie 61: 65-69, 2015
6) Poulgrain K, Gurgo R, Winter C, et al.: Papillary tumour of the pineal region. J Clin Neurosci18: 1007-1017, 2011
7) Heim S, Beschorner R, Mittelbronn M, et al.: Increased mitotic and proliferative activity are associated with worse prognosis in papillary tumors of the pineal region. Am J Surg Pathol 38: 106-110, 2014
8) Abela L, Rushing EJ, Ares C, et al.: Pediatric papillary tumors of the pineal region: to observe or to treat following gross total resection?. Childs Nerv Syst 29: 307-310, 2013
9) Fauchon F, Hasselblatt M, Jouvet A, et al.: Role of surgery, radiotherapy and chemotherapy in papillary tumors of the pineal region: a multicenter study. J Neurooncol 112: 223-231, 2013
10) Chang AH, Fuller GN, Debnam JM, et al: MR imaging of papillary tumor of the pineal region. AJNR Am J Neuroradiol 29: 187-189, 2008
11) Rosa Junior M, da Rocha AJ, Zanon da Silva A, et al.: Papillary Tumor of the Pineal Region: MR Signal Intensity Correlated to Histopathology. Case Rep Neurol Med 2015: 315095, 2015
12) Rodríguez EM, Oksche A, Montecinos H: Human subcommissural organ, with particular emphasis on its secretory activity during the fetal life. Microsc Res Tech 52: 573-590, 2001
13) Jouvet A, Fauchon F, Liberski P, et al.: Papillary tumor of the pineal region. Am J Surg Pathol 27: 505-512, 2003
14) Edson MA, Fuller GN, Allen PK, et al.: Outcomes After Surgery and Radiotherapy for Papillary Tumor of the Pineal Region. World Neurosurg 84: 76-81, 2015
15) Yamaki VN, Solla DJF, Ribeiro RR, et al.: Papillary tumor of the pineal region: Systematic review and analysis of prognostic factors. Neurosurgery 85: E420-E429, 2019
16) Lancia A, Becherini C, Detti B, et al.: Radiotherapy for papillary tumor of the pineal region: A systematic review of the literature. Clin Neurol Neurosurg 190: 105646, 2020
17) Boßelmann CM, Gepfner-Tuma I, Schittenhelm J, et al.: Papillary tumor of the pineal region: a single-center experience. Neurooncol Pract 7:384-390, 2020
18) Liu APY, Li BK, Vasiljevic A, et al.: SNO-EANO-EURACAN consensus on management of pineal parenchymal tumors. Neuro Oncol. 2024, online ahead of print

5 Desmoplastic myxoid tumor of the pineal region, SMARCB1-mutant SMARCB1遺伝子変異を示す松果体部線維形成性粘液様腫瘍

WHO脳腫瘍分類第5版の定義

今回の改訂で採用された新しい腫瘍型である．

線維形成性かつ粘液様変性を伴う松果体部に発生する腫瘍で，染色体22q11の*SMARCB1*遺伝子異常を示す．組織学的悪性所見は見られない．CNS WHO gradeは定まっていない．

- **診断必須項目 essential criteria**：線維形成性，かつ粘液様変性があり，その他の病理学的悪性所見を伴わない．かつSMARCB1タンパクが産生されていない（INI1免疫染色陰性），かつDNAメチル化プロファイリングで本腫瘍のクラスターに該当する．

本腫瘍型確立の経緯と病態

Thomasら（2020）[1]が7例の松果体部腫瘍として報告した．男性3例，女性4例で診断年齢中央値は40歳（15～61歳）である．全例INI1染色陰性で，全例で*SMARCB1*遺伝子異常（6例が欠失，1例が重複duplication）があった．DNAメチル化プロファイリングではHeidelberg Brain Tumorメチル化分類のいずれの既知のクラスターと一致せず，本腫瘍独自の位置を示した．治療予後に関しては，約4年の追跡にて3名が腫瘍死している．

Thomasらの報告以降3例[2-4]の報告がある．合計10例のまとめでは，女性にやや多い（6名）．成人の腫瘍で年齢は15～61歳に分布しているが，24～61歳の間に8例（80%）が診断されている．症例が少なく，画像上の特徴や治療成績に関する信頼すべき情報はない．

病理

組織学的には，腫瘍細胞は小型～中型で卵円形～紡錘形の上皮様細胞だが，厚い膠原線維の中に埋まっている．腫瘍細胞は束状，渦巻状に配列する．核分裂像はほとんどみられない．Ki-67標識率は約3%．免疫染色ではSMARCB1（INI1）陰性で，CD34やEMAはしばしば陽性を示す．

治療

極めて稀な腫瘍型であるので，現時点では参考になる治療成績の報告はない．

文献

1) Thomas C, Wefers A, Bens S, et al.: Desmoplastic myxoid tumor, SMARCB1-mutant: clinical, histopathological and molecular characterization of a pineal region tumor encountered in adolescents and adults. Acta Neuropathol 139: 277, 2020
2) Wang YE, Chen JJ, Wang W, et al.: A case of desmoplastic myxoid tumor, SMARCB1 mutant, in the pineal region. Neuropathology 41: 37-41, 2021
3) Matsumura N, Goda N, Yashige K, et al.: Desmoplastic myxoid tumor, SMARCB1-mutant: a new variant of SMARCB1-deficient tumor of the central nervous system preferentially arising in the pineal region. Virchows Arch 479: 835-839, 2021
4) Manoranjan B, Starreveld YP, Nordal RA, et al.: Desmoplastic myxoid tumor of pineal region, SMARCB1-mutant, in young adult. Free Neuropathol 2: 2-14, 2021

第8章

Germ cell tumours of the CNS
胚細胞腫

■概念

Germ cell tumor（胚細胞腫，生殖細胞腫）とは，生殖器（睾丸，卵巣）を中心とし，生殖器以外にも体軸正中線上に位置する後腹膜，縦隔，脳などにも好発する多彩な組織像を呈する腫瘍群の総称である．腫瘍群を構成する腫瘍は，受精および着床により生じる組織の構成細胞に類似する細胞により構成される（図8-1）．すなわち，①精祖細胞あるいは卵母細胞に類似するgerminoma（ジャーミノーマ），②胎児（embryo）を構成する3胚葉成分を有するteratoma（奇形腫），③卵黄嚢の組織構築に類似するyolk sac tumor（卵黄嚢腫瘍），④栄養膜細胞（trophoblast）へ分化を示すchoriocarcinoma（絨毛がん），⑤胎児（embryo）を構成する未熟な組織要素より成り，上掲の②～④への分化能をもつ未熟な腫瘍embryonal carcinoma（胎児性がん），および⑥上記基本5型の組織要素を混じるmixed germ cell tumor（混合型胚細胞腫），である．腫瘍型により，病態，治療方法，治療予後はまちまちであり，組織診断を確認してからの治療が原則である．

なお，germinomaの和名として日本脳神経外科学会用語集には“ジャーミノーマ”と“胚腫”の2つが記載されている．本来，germinomaに適切な訳語がないため長年にわたって“ジャーミノーマ”が使われている．他方の“胚腫”は病理学会で用いられた訳語であるが胚細胞腫と紛らわしく，かつ胚（embryo）の語源からも適切な訳とはいえない．以上の状況から，故佐野圭二教授は“ジャーミノーマ”の採用を強く主張しておられた．同じ意味で“germ cell tumor”の和訳も胚細胞腫より生殖細胞腫の方が適切であるが，矛盾を承知で前者の幅広い定着率を支持する．

■WHO脳腫瘍分類第5版の定義

生殖器およびその他の部位に発生する同腫瘍と共通の多彩な病理組織像と臨床病態

図8-1　胚細胞腫の概観

胚細胞腫を構成する腫瘍は，受精および着床により生じる組織の構成細胞に類似する細胞により構成される．

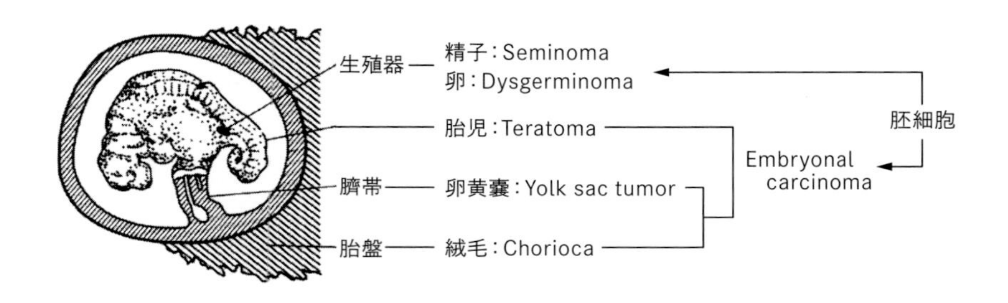

表8-1 胚細胞腫を構成する腫瘍型の概要

病理診断	概　要
Germinoma	適切な放射線治療（±化学療法）にて10年生存率90%前後が得られる．しかし治療後15年までは予期できぬ再発・転移があり得る．
Teratoma	3歳以上児では，全ての構成細胞が十分に分化している成熟型（mature T）は稀と考えられている．一部に未分化な細胞を含むimmature teratoma，あるいは一部の細胞ががん化 / 肉腫化したteratoma with somatic-type malignancy*が大半である．
Embryonal carcinoma Yolk sac tumor Choriocarcinoma	3型とも悪性度の高い腫瘍で，局所制御はもとより，転移制御が困難である．現時点では10年生存率50%を超えない．
Mixed germ cell tumor	上記の5要素が混合している腫瘍型．大半がgerminomaあるいはteratomaが主成分となっている． 最も多いのは，teratomaとgerminomaの2成分型である．治療予後は含まれる要素の悪性度によって異なる．

* 従来はteratoma with malignant transformationと呼ばれた．

を示す腫瘍群（family）である．CNS WHO gradingは定まっていない．この腫瘍群には表8-1に示す腫瘍型が含まれる．各腫瘍型の概要も示す．

本腫瘍の分子生物学的研究は広く行われているが（後述），現時点で日常臨床での診断マーカーとなる，あるいは治療法選択に必須のゲノム異常は報告されていない．一方でこの神秘的（mysterious）な腫瘍の本態に迫る成果が次々と発表されている．本稿の後半（☞427頁）に記載する．

■ 頻度

本腫瘍群の地域別頻度を表8-2に示す．日本[1]，韓国[2]，台湾[3]，中国[4]などでは小児脳腫瘍の10～15%を占める．しかし，米国[5]とアルゼンチン[6]では4%前後である．また同じアジアとはいえ，タイやインドでは4%を下回る[7]．本腫瘍は東アジアに多い腫瘍といってよい．カナダの統計[8]でもgerm cell tumorはアジア系住民に多い．

この傾向が顕著に表れているのがgerm cell tumorの基底核部発生頻度で，東アジア諸国では全germ cell tumorの10%に対し，欧米は1～2%である（表8-3）．ただし，欧米の数字は症例が少ないが故に治療成績論文ではその他の発生部位として記載，あるいは治療プロトコール対象外扱いの可能性があり，過小評価かもしれない．

■ 基本事項（脳腫瘍全国集計2005～2008）

頻度：351例が登録され，全脳腫瘍の2.1%，小児脳腫瘍の14.7%を占める．組織学的には，germinoma 249例（71%），teratoma 44例（13%），mixed tumor 34例（9%），

表8-2　小児脳腫瘍での胚細胞腫の頻度

国	日本 [1]	韓国 [2]	台湾 [3]	中国 [4]	米国 [5]	アルゼンチン [6]
年齢域	≦ 14 歳	≦ 16 歳	≦ 18 歳	≦ 17 歳	≦ 14 歳	小児期 *
割合（%）	14.4%	11.2%	14.6%	7.9%	3.7%	4.0%

* 具体的な記載なし

表8-3　地域別の胚細胞腫発生部位：2,283 報告文献の整理[9]

地域	松果体部	神経下垂体	Bifocal*	基底核	その他 **
東アジア	42.4%	28.2%	8.2%	10.5%	10.7%
その他のアジア	54.8%	26.1%	3.4%	4.2%	11.5%
欧州	54.3%	26.7%	13.4%	1.6%	4.0%
北米	52.6%	33.4%	7.3%	2.1%	4.6%
その他の地域	50.0%	34.0%	10.6%	1.1%	4.3%

* 松果体部と神経下垂体部の両部位に発生　　** 視床, 多発, など

純型悪性型腫瘍（embryonal carcinoma, yolk sac tumor, choriocarcinoma）24 例（7%）である．

年齢：小児期（15 歳未満）に 44.7%，5 ～ 29 歳の間に 87% が集中する．さらにしぼり込んだ好発年齢層は 10 ～ 24 歳（66%）で，5 歳未満は 4.6%，30 歳以上は 8.3% にすぎない．平均診断年齢は 18 歳前後である．

性：男性（82%）に圧倒的に多い．

部位：Germinoma 249 例（HCG 産出 25 例を含む）について部位別発生率が記載されている．松果体部発生（60%）が最も多く，トルコ鞍上部発生（44%）と基底核部（8.0%）が続く．鞍上部発生腫瘍は，MRI [10] および剖検所見 [11,12] より視床下部ー下垂体茎ー下垂体後葉を結ぶ線上（神経下垂体部：neurohypophysis）に発生することが明らかとなった．診断時の汎下垂体機能低下 [13-15] も合わせ考えると，suprasellar という表現よりは neurohypophyseal germ cell tumor（神経下垂体部胚細胞腫）と呼ぶ方が理にかなっている．最近では欧米の文献報告 [16] でも散見されるようになったが，残念ながら今回の WHO 脳腫瘍分類第 5 版では採用されていない．

松果体部発生 germinoma は同部の腫瘍全体の 60% を占めるが，トルコ鞍近傍発生腫瘍は下垂体腺腫と頭蓋咽頭腫が大半（92%）を占めるため，同部の全腫瘍のわずか 3.1% である．基底核部腫瘍では，悪性リンパ腫と glioma に続く第 3 位（7%）になる（表 8-4）．

現在まで病理診断の確定した多数例のまとめてとして，Jennings ら [17]，Bjornsson ら [18]，Hoffman ら [19]，Ho ら [20]，および東京大学の報告 [21] がある．最近では，厚生省（旧）治療研究版の報告 [22]，我が国の Intracranial Germ Cell Tumor Genome

表8-4 胚細胞腫 Germ cell tumor 好発部位での発生頻度

全国脳腫瘍集計調査報告 12 版, 2009 での部位記載のあった germ cell tumor 1,298 例より

	松果体部 (n=1,256)	下垂体部 (n=10,978)	基底核部 (n=1,404)
胚細胞腫	708 (54.5%)	335 (3.1%)	103 (7.3%)
その他の腫瘍	・松果体細胞腫 (13.2%) ・dermoid/epidermoid (1.5%)	・下垂体腺腫 (76.4%) ・頭蓋咽頭腫 (15.7%)	・glioma (59.8%) ・悪性リンパ腫(20.0%)

表8-5 組織診断確定症例での各組織型の頻度

	全国集計調査報告	厚生省(旧)治療研究班 [22]	iGCT consortium [23]	東アジア協同研究 [24,25]	Mayo Clinic [9]
症例数(男性比率)	351(82%)	228(82%)	190(84%)	641(65%)	80(85%)
germinoma	71%	71%	60%	65%	59%
teratoma	13%	4%	16%	8%	11%
Highly malig, GCT	7%	5%	7%	11%	14%
mixed tumor	9%	18%	17%	9%	2%
組織型不明	0%	2%	0%	7%	14%

Analysis Consortium (iGCT) 報告 [23], 東アジア諸国の共同研究報告 [24,25], および米国 Mayo Clinic の報告 [9] がある. さらにその他の組織診断確定 387 症例を筆者がまとめた文献報告集計 (表 8-6, 表 8-7 ; 引用は多すぎるため省略) を加えて以下の記述を構成する.

Germ cell tumor の特徴は,

①男性が概ね 70% を占めるが, 松果体部腫瘍では男性比率はさらに高くなり (90% 以上), 逆に鞍上部 (神経下垂体部) では男性比率は 50% を下回る.

② Germinoma が最も多く (60 ～ 70%), teratoma を含む腫瘍が 15% 前後である (表 8-5).

③発生部位は松果体部 (50% 前後) ―鞍上部 (30% 前後) ―基底核の順である (表 8-3).

④平均診断年齢は 10 ～ 25 歳の間が最も多く, 組織型間の年齢には有意な差がない (表 8-6).

⑤腫瘍型が異なるとはいえ, germ cell tumor は germinoma あるいは teratoma の組織要素を含む症例がほとんどである (表 8-7). Germinoma の組織要素は全腫瘍の 65% に観察され, teratoma 要素は 20 ～ 40% に, 両要素のいずれかは全腫瘍の 80 ～ 90% に観察されている. 裏を返せば, 純系の choriocarcinoma などの悪性腫瘍群は 10% 強といえる (表 8-6). 混合型腫瘍においては, germinoma 要素と teratoma 要素は 3/4 の腫瘍に存在し, 全混合型腫瘍ではいずれかの要素が

表8-6　平均診断時年齢

	文献報告集計 *(症例数)		東京大学(症例数) [21]	
germinoma	16.6 歳	(172)	18.1 歳	(55)
HCG 産生 germinoma	14.4	(28)	16.5	(8)
teratoma, mature	14.0	(15)	11.6	(19)
teratoma, immature	13.5	(13)	16.1	(7)
teratoma with malignant transformation	14.8	(8)	31.0	(4)
embryonal carcinoma	13.0	(20)	11.8	(3)
yolk sac tumor	13.6	(30)	13.3	(5)
choriocarcinoma	12.3	(26)	14.0	(3)
mixed tumor	12.1	(75)	15.0	(49)
合　計		(387 例)		(153 例)

* 組織診断確定症例のまとめ. Jennings, Bjornsson, Hoffman, Ho らの多数例報告は含まれていない.

表8-7　Germ cell tumor に含まれる組織要素

組織要素	全組織型		混合型腫瘍
	東京大学(n=153) [21]	文献報告(n=387)	東京大学(n=49) [21]
Germinoma (G)	100(65%)	247(64%)	37(76%)
Teratoma (T)	66(43%)	88(23%)	36(73%)
G または T	142(93%)	304(79%)	49(100%)

観察されている（表 8-8）. 両要素以外の腫瘍で形成される混合型腫瘍（例えば choriocarcinoma と yolk sac tumor）の報告はない. 4 要素（embryonal carcinoma, yolk sac tumor, germinoma, teratoma）を含んだ混合腫瘍の報告がある [26].

■病理

1. Germinoma（ジャーミノーマ）

頭蓋内発生腫瘍に対して用いられる名称で，睾丸 seminoma および卵巣 dysgerminoma と同一の組織像を示す. 他の腫瘍型に比し，松果体部が少なく（50% 以下），鞍上部（神経下垂体部）に多い. 組織学的特徴は，大型の上皮様明細胞とリンパ球様小型暗細胞の 2 要素より成り，両者の特徴的な共存状態は “two-cell pattertn” あるいは “moxaic pattern” と表現されている. 核小体の明瞭な明るい大型の円形腫瘍細胞が髄様に増殖し，比較的巾の広い線維性中隔により小葉状に分画される. 各小葉内間質も線維性微束より成り，血管壁周辺には常に線維性要素が介在し，vascular connective tissue stroma としての特徴的な所見を呈する. したがって，血管壁と腫瘍細胞群とは直接に接着しない [27,28]. 一方，鑑別すべき腫瘍である pineocytoma は，内分泌器官である松果体由来のため，腫瘍基質は類洞構造（sinusoid）で，うすい血管壁に腫瘍細胞が密接して増殖する[28]．両腫瘍の特徴的な血管周囲構造は，渡銀染色により明瞭に識別できる．

リンパ球浸潤は反応性（T-cell 由来）のもので，主として線維性中隔域内に留まり，腫瘍細胞間に増殖巣を形成することはほとんどない．このT-cell 由来のリンパ球浸潤は抗腫瘍作用の反映と考えられ，リンパ球浸潤域が広いほど予後は良好であるとの指摘がある[29]．

大型円形腫瘍細胞には，免疫組織化学により胎盤性アルカリフォスファターゼ（placental alkaline phosphatase: PLAP）が高率に検出され，補助的組織診断法として欠かせないものとなっている[30]．この酵素は発生学研究において，yolk sac endoderm および gonadal ridge の primordial germ cell を同定するために用いられてきたものである[31]．したがって，PLAP の陽性所見は，germinoma が primordial germ cell 由来であるとの説を強く支持する．その他には，c-kit（CD117）[32]，D2-40（podoplanin）などが陽性に染色される．

Germinoma に human chorionic gonadotropin（HCG）を産生する亜型がある．免疫組織学的検索により，HCG は随伴する syncytiotrophoblast 様の atypical giant cell に染色され，germinoma with syncytiotrophoblastic giant cells（STGC）と呼ばれる．Cytotrophoblastic cell は存在しないので，choriocarcinoma の混在とは解釈せず，germinoma の亜型として扱われている．しかし，HCG（-β）の検出精度が上がり，かつ多くの biopsy 組織では STGC の確認が困難となり，結果として血清 HCG（-β）が高値でありながら STGC が存在しない症例が増えた．このような事情から，現在では HCG（-β）産生 germinoma と呼ばれる．

Germinoma の細胞増殖指数（中央値）は medulloblastoma に匹敵するほど高く，BUDR LI 25%[33]，MIB-1 LI 23%[34]，KI-67 LI 56%[35]らの報告がある．このような高い指数にもかかわらず治療感受性が高く腫瘍制御が良好なのは，apoptosis 機構が他の悪性脳腫瘍より強いためと考えられている（後述）．

2. Teratoma（奇形腫）

Mature teratoma は分化した組織要素（軟骨，骨，粘液腺，各種上皮，筋など）のみより構成され，松果体部にほとんどが発生する．稀な部位として鞍上部（神経下垂体部）[36,37]，第四脳室[38]，小脳橋角部[39]，シルビウス裂[40]などの報告がある．組織学的悪性所見に乏しいが増殖能力を保持しているため，術後残存腫瘍はほとんど再増大を示す．

Immature teratoma は未熟な胎児組織成分を含むものと規定され，含有される組織要素は極めて多彩である[41]．臨床的には増殖が速く治療抵抗性で，悪性性格を示すことが多い．Mature teratoma 内に成人型の悪性腫瘍（癌腫あるいは肉腫）混在を認めた場合は，teratoma with somatic-type malignancy（旧名 mature teratoma with malignant transformation）とする．この2型を合わせて malignant teratoma と呼ぶことが多い（なお，teratocarcinoma なる名称は，かつて embryonal carcinoma と teratoma の混合腫瘍を意味したが，現在ではこの診断名は使用されない）．

3. Choriocarcinoma（絨毛がん）

胎盤絨毛にみられる cytotrophoblast と syncytiotrophoblast に類似した細胞からなる二細胞性構造をとる腫瘍であり，大小の出血，壊死を伴う．核小体の明瞭な円形核と境界のはっきりとした淡明な胞体をもつ細胞が種々の大きさの集塊を形成し，その表面をクロマチンに富む核をもつ不整形の大型多角細胞が覆っている．前者が cytotrophoblast で後者が syncytiotrophoblast である．HCG は主に syncytiotrophoblast に一致して陽性となる．

4. Yolk sac tumor（endodermal sinus tumor）〔卵黄嚢腫瘍（内胚葉洞腫瘍）〕

ラット胎盤の endodermal sinus の組織学的特徴である円柱上皮により構成される多彩な乳頭構造に類似していることにより，かつては endodermal sinus tumor と呼ばれた腫瘍である．現在では yolk sac tumor が正式名称である．多彩な組織像を示し，内胚葉洞型，多嚢性卵黄型，類肝細胞型，腺型などに分けられる．最も高頻度に認められる内胚葉洞型では，立方状～扁平な細胞が網目状や乳頭状あるいは充実性の増殖を示す．時に，腫瘍細胞が血管を軸に配列し，腎糸球体に類似した構造（Schiller-Duval body）を示す．また，エオジン好性，PAS 陽性の円形の硝子様小体（hyaline body）がしばしばみられる．

5. Embryonal carcinoma（胎児性がん）

Embryonal carcinoma の定義は必ずしも明確ではなく，上皮様の embryonal cell より構成されるという極めて曖昧な規定で，その内容範囲にかなりの幅がある．Embryonal cell とは，胎児性および胎児外性組織（臍帯，胎盤など）への潜在的な分化能を有する最も未熟な胚細胞である．腫瘍細胞は多角～類円形のやや大型の細胞であり，胞体は両染性から淡明で，クロマチンの粗い水泡状の核と明瞭な核小体をもっており，管状，乳頭状あるいはシート状に充実性の増殖を示す．

純型の embryonal carcinoma は稀であり，yolk sac tumor，teratoma および choriocarcinoma が種々の比率で合併する．Yolk sac tumor への分化傾向を示すと血清 alpha-fetoprotein（AFP）値が陽性になり，choriocarcinoma への分化傾向を示すと血清 HCG 値が上昇する．組織像の多様性は，転移，播種巣で時に原発巣と異なる組織型として発現することにも現れる．

6. Mixed germ cell tumor（混合型胚細胞腫）

文字通り germ cell tumor を構成する 5 基本要素が様々な割合で混在する腫瘍である．最も多いのは germinoma と teratoma（immature teratoma が多い）の組み合わせで，germinoma＋他要素，teratoma＋他要素がそれに続き，全ての混合型腫瘍において germinoma あるいは teratoma の成分のいずれかが観察される（表 8-7）．また teratoma 要素のほぼ 80% が immature teratoma である．現在まで 5 つの組織要素全てを含む報告はないが，4 要素を含む症例報告[26,42]はある．宮町ら[43]は第三脳室内 3 個の腫瘍の一つが embryonal carcinoma，他の 2 つは mature teratoma の症例を報告している．germinoma と choriocarcinoma の混合型の報告はない（後述）．混在要素により治療予後が異なる（後述）．

■ 症状（表 8-8）[21]

松果体部腫瘍による神経症侯は，中脳水道閉塞による内水頭症（頭蓋内圧亢進）と，腫瘍が中脳四丘体を圧迫あるいは同部に浸潤するための四丘体症候群，すなわち，共同上方視麻痺（Parinaud's sign），共同下方視麻痺や Argyll Robertson 瞳孔（対光反射は消失するが調節に伴う瞳孔収縮は保存）で，稀には中枢性難聴も見られる[21,44]．何らかの頭蓋内圧亢進症状はほぼ全例で観察されるが，Parinaud's sign や Argyll-Robertson 瞳孔は教科書記載（ほぼ必発）ほど多くはない[21,45]が，pineocytoma よりは多く鑑別の一助となる（☞ 376 頁）．

神経下垂体部（鞍上部）に発生した場合は尿崩症，視力・視野障害，下垂体前葉不全をその 3 徴とし，特に尿崩症はほぼ全ての症例に見られ，しかも初発症状となることが多い．視力・視野障害も 80 ～ 100% の症例にみられ，治療前視力が 0.2 以下の場

表 8-8　腫瘍発育部位と神経症状[21]

	松果体部腫瘍（79 例）	鞍上部腫瘍（50 例）	両部位（7 例）
頭蓋内圧亢進	95%	22%	57%
Parinaud's sign	72	4	71
Argyll Robertson 瞳孔	42	2	29
複視	24	0	0
尿崩症	3	86	86
視力視野障害	3	85	29
無月経	1	93*	0
発育遅延	4	30**	0
思春期早発症	18***	9***	14***
聴力低下	4	0	0

* 12 歳以上の女性例（13/14）．** 15 歳以下の症例（10/33）．*** 10 歳以下の症例（各 4/22, 1/11, 1/7）．

表8-9　鞍上部（神経下垂体部）腫瘍の下垂体前葉機能

	Aida ら（17 例）[14]	Sklar ら（8 例）[13]	Saeki ら（12 例）[15]
GH 低下	100%	100%	83%
TSH 低下	100	63	33
FSH/LH 低下	94	未検	100
ACTH 低下	60	43	75
ADH 低下	100	100	75
PRL 上昇	71	63	記載なし

合視力回復の可能性は低い[46]．下垂体前葉機能障害は成長停滞，無月経，肥満などを主徴とし，前葉ホルモン測定では GH，TSH，LH，FSH は低値を示すことが多く，PRL は正常ー高値を示す（表 8-9）[13-15]．血清コルチゾールは正常ー低値を示す．時に高 Na 血症を随伴することがある．これらの変化は腫瘍が神経下垂体部を浸潤・破壊したために生ずるもので，腫瘍が治療により消失しても回復しないことが多い．松果体部と鞍上部（神経下垂体部）に腫瘍のある場合は，両部位の特徴的な症状を示す．現在は，"bifocal germ cell tumor" の呼称が定着している．

特定の腫瘍に特徴的な症状として，HCG 産生腫瘍における precocious puberty（思春期早発症）がある．Choriocarcinoma に限らず HCG（-β）産生 germinoma でも報告[47]がある．思春期直前の大量の血中 HCG の存在は男児においては容易に二次性徴を発現させるが，妊娠させる能力に欠ける pseudo-precocious puberty である．視床下部 hamartoma における true precocious puberty とは対照的である．HCG は LH とアミノ酸配列が似ているため LH 作用があり，血中の大量の HCG の存在は下垂体 LH，FSH の分泌を抑制し，その一方で精巣，卵巣には LH として作用する．男児では HCG は精巣の Leydig cell に作用し testosterone の分泌を促し二次性徴を発現させるが，FSH が欠如しているため精子形成は行われない．一方女児では，卵巣における androgen から estradiol の変換の際に FSH が必要なため，通常，二次性徴の発現はない[48]．事実，女児 HCG 産生腫瘍での precocious puberty は極めて稀である．しかし，この考察が必ずしも正しくないと考えられる HCG 産生未熟奇形腫の女児例が報告[49]されている．その症例では HCG が LH 作用のみならず弱いながらも FSH 作用を有していることが指摘され，女児においても precocious puberty が起こり得ることを示している．germ cell tumor が女性に少ないため，女児の HCG 産生腫瘍はさらに少なく，見かけ上 HCG 産生腫瘍が女児に precocious puberty を起こさないような印象を与えている可能性がある．また，HCG 産生腫瘍では choriocarcinoma と同じく腫瘍出血で発症することが少なくない[47]．

■画像診断

MRIによる腫瘍存在診断の確立は，他の脳腫瘍の場合と同様に極めて高い．組織型との相関では，germinomaは境界明瞭で造影効果の強い均質なhigh density massとして描出される．teratomaは形状不整境界明瞭で，石灰化や嚢胞を有し，不均質に造影される．他の悪性型は不整形不均質を特徴とするが，各々の腫瘍型についていまだ十分な情報がない．拡散制限（DWI）でも有意な特徴は抽出されていない[50]．MRI（およびCT）所見のみでは組織型の推測は容易ではない[51]．ほとんどの腫瘍型で嚢胞を含むことが多く，石灰化（特に松果体部）も散見される．

基底核，視床に発生した場合は患側大脳半球の萎縮などが観察されることが多く，術前診断に有用である（後述）．

■血清腫瘍マーカー，HCGとAFP

Germ cell tumorの一部の症例では，血清中あるいは髄液中のα-fetoprotein（AFP），およびhuman chorionic gonadotropin（HCGおよびそのβ-subunit）が病期に一致して増減し，腫瘍の増大，縮小に反映する鋭敏な検査手段として有用性は高い．

免疫組織学的手法によるAFPの腫瘍内局在は，①yolk sac tumor組織中のendodermal sinus構造の上皮性腫瘍細胞内および腫瘍細胞内外のPAS陽性顆粒，②未熟な内胚葉組織の細胞に認められる．HCGは，syncytiotrophoblastおよび同細胞類似のatypical giant cell内に観察される[52,53]．したがって，AFP産生はyolk sac tumor以外でも，また，HCG産生はchoriocarcinoma以外でもあり得る．

組織診断と腫瘍マーカーとの関係を最初に提示したのは東京大学のグループである（表8-10）[21]．当時（1900年代）の最大の関心事は，HCGとAFPの値により組織型を特定できるかであった．結果（表8-10）は，yolk sac tumor（YST）を主体とする腫瘍7例のうち6例ではAFP値は2,700 ng/mL以上，choriocarcinoma（CC）を主体とする腫瘍4例のHCG値は2,120 mIU/mL以上であった．一方，germinoma with STGC，malignant teratoma，embryonal carcinomaなどでは，AFP，HCGともに1,000 ng/mLあるいは1,000 mIU/mL以下である．これらの結果より当時は以下の提言がなされた．①成熟型奇形腫を除いて，全ての組織型のGCTにおいてAFP，あるいはHCGの異常高値はあり得る．②治療上最も重要な高悪性度腫瘍であるCCのHCG値，およびYSTのAFP値の下限値は，前者が2,000 mIU/mL以上，後者は2,000 ng/mL以上であり，各々がこの値以上であれば，病理診断がなくてもこれら2腫瘍要素の存在があると判断してよい．③逆に，両マーカーが正常値ゆえにgerminomaあるいはembryonal carcinoma（EC）を疑う根拠はない．これらの所見が，その後の我が国での臨床試験におけるリスク分類の根拠の一つとなっている．

最近の考察として，TakamiらのiGCT Consortium症例の分析2報告がある（表

表8-10 組織型別の血清 AFP と HCG 値（東京大学シリーズ[21]）

組織型	AFP または HCG		AFP (ng/mL)	HCG (mIU/mL)
	正常範囲	異常高値		
ジャーミノーマ（36）	29 例	7(19%)例	正常範囲	40 ～ 690
奇形腫, 成熟型（7）	7 例	0(0%)例	正常範囲	正常範囲
奇形腫, 悪性 *（11）	6 例	5(45%)例	7.5 ～ 500	30 ～ 590
混合型(G+T)(11)	8 例	3(27%)例	7.3 ～ 143	61
混合型(G または T に少量の悪性要素を含む)(8)	0 例	8(100%)例	9.0 ～ 1,810	770
CC あるいは CC 主体腫瘍（4）	0 例	4(100%)例	正常範囲	2,120 ～ 32,000
YST あるいは YST 主体腫瘍（6）	0 例	6(100%)例	2,700 ～ 9,500	正常範囲
EC あるいは EC 主体腫瘍（9）	6 例	3(33%)例	58 ～ 700	83

* immature teratoma あるいは teratoma with malignant transformation

略号：G：germinoma, T：teratoma, CC：choriocarcinoma, YST：yolk sac tumor, EC：embryonal carcinoma

表8-11 組織型別の血清 AFP と HCG 値（iGCT Consortium[54,55]）

腫瘍型	total HCG 値(IU/L)	AFP(ng/mL)
germinoma	21 例中 16 例：5 IU/L 以下 4 例：10 ～ 99 IU/L 1 例：105 IU/L	33 例中 22 例：10 ng/mL 以下 1 例：85 ng/mL
immature teratoma	6 例中 4 例：5 IU/L 以下 1 例：17.2 IU/L 1 例：10,000IU/L	7 例中 6 例高値 1 例：10,481 ng/mL 5 例：74 ～ 192 ng/mL
Germinoma ＋teratoma	8 例中 2 例：18, 64 IU/L	11 例中 6 例：10 ng/mL 以下 5 例：74 ～ 392 ng/mL
Choriocarcinoma あるいは Yolk sac tumor 要素含む	7 例全例高値：6,390 IU/L 以上	13 例中 4 例：10,000 ng/mL 以上 6 例：1,000 ～ 9,999 IU/L 3 例：10 ～ 99 IU/L

8-11，表 8-12，表 8-13）[54,55]．ほぼ東大シリーズの結論と変わりはなく，血清 total HCG≧100 IU/L および AFP≧10 ng/mL を異常値とした場合，全ての腫瘍型で異常値を示す症例がある．Germinoma は total HCG 値が 2 桁はあり得るが，AFP 値が 10 ng/mL を超えるのはほとんどない．血清の total HCG と AFP が 3 桁を超えた場合は CC，あるいは YST 要素が含まれている疑いが濃厚である．マーカー異常値からその腫瘍に悪性要素（CC, EC, YST）が含まれているかに関する感度と特異度の検討では，HCG あるいは AFP，もしくは両者が異常高値であっても，悪性要素（CC あるいは YST）が含まれる確率は 50% 台である．なお，髄液値の検討は全ての腫瘍例で可能なものではないので，現時点では参考値に留まっている．Germinoma の 1 例で，total

表8-12 腫瘍マーカーの評価[54,55]

腫瘍マーカー	Sensitivity（感度）	Specificity（特異度）	PPV（陽性適中率）	NPV（陰性適中率）
HCG ≧ 100 IU/L	61.5%	82.1%	53.3%	86.5%
AFP ≧ 10 mg/mL	83.3%	78.0%	57.7%	92.9%
両者高値	94.7%	52.8%	51.4%	95.0%

PPV（positive predictive value）：陽性と判定された場合，真の陽性である確率
NPV（negative predictive value）：陰性と判定された場合，真の陰性である確率

表8-13 手術摘出（生検ではない）が行えた55例の腫瘍マーカー高値と病理悪性所見の一致率[54,55]

腫瘍マーカー高値	悪性病理所見	症例数	一致率
あり	あり	18	18/35（51.4%）
あり	なし	17	
なし	あり	1	19/20（95%）
なし	なし	19	

腫瘍マーカー高値：血清 total HCG ≧ 100 IU/L および AFP ≧ 10 ng/mL を異常高値とする
悪性病理所見：choriocarcinoma, embryonal carcinoma, あるいは yolk sac tumor の要素を含む腫瘍とする.

HCG 値 3,267 IU/L（血清値は欠落）の症例がある.

Germinoma 細胞には，免疫組織学的手法で胎盤性アルカリフォスファターゼ（PLAP）が高率に証明され，確定診断に有用である．PLAP 髄液値も germinoma では上昇するとの報告があるが，まだ一般的な検査としては定着していない.

■自然史と臨床病態

1. Germinoma（ジャーミノーマ）

1）松果体部と神経下垂体部腫瘍

小松ら（1971）[56] と DeGirorami ら（1973）[57] の松果体部 germinoma の剖検所見をまとめると，肉眼的には境界不明瞭な腫瘍（手術所見も同様）であり，腫瘍は第三脳室の脳室上衣下層を進展し，視床間橋を経て第三脳室前半部の神経下垂体部に至る．内視鏡手術でも脳室上衣下層には複数の小腫瘍結節が観察されている．腫瘍側壁から視床への浸潤像が観察できる．当然，腫瘍後下方の第四脳室上衣下層に進展し，また中脳水道から中脳被蓋，脳幹にかけてのくも膜下腔にも細胞浸潤が見られる.

神経下垂体部腫瘍の剖検所見は Kageyama（1971）[11]，Fukushima（1958）[12] ら以外にも貴重な報告[58-60] がある．本質的には松果体部腫瘍と同様であり，腫瘍は同じく境界不明瞭で神経下垂体（視床下部，下垂体茎，下垂体後葉）内を浸潤性に発育する．下垂体前葉，視神経，視交叉にも容易に浸潤し，時には海綿静脈洞内に及ぶ.

このように松果体部および神経下垂体部germinomaの本質は局所浸潤性腫瘍であり，第三脳室内およびその密着器官（神経下垂体，側脳室，中脳，第四脳室上部，視床）への浸潤は日常的に観察される．松果体と神経下垂体部の両部位発生腫瘍，いわゆる“bifocal” germinoma，あるいは両部位のいずれかに加えて第三脳室や側脳室内の多発性脳室上衣下小結節を伴う腫瘍型の存在は，上記の所見からは当然の発育形態である．したがって，放射線照射範囲は腫瘍部に加えて松果体部，トルコ鞍，第三脳室および側脳室を完全に含む全脳室照射が必要であるが，全脳，全脊髄照射は原則的には不必要である（後述）．

2）基底核部germinoma

全腫瘍型が発生するがgerminomaが占める割合が極めて高く，かつ男性発生比率も95%以上である．欧米では稀少腫瘍（表8-3）であるため，剖検を含めた重要な病態報告は全て東アジア諸国から発表されているといっても過言ではない．剖検報告[61-63]では，境界不明瞭な腫瘍が患側大脳半球，大脳脚，脳幹の萎縮を伴いつつ前頭葉，側頭葉，側脳室，対側大脳半球，脳幹，小脳へ浸潤している．腫瘍の本質は局所浸潤性腫瘍であるが，発生部位が大脳半球を基盤として神経伝達路上にあるため，その浸潤域は松果体部や小面積の神経下垂体部発生germinomaよりははるかに遠隔に及ぶ．腫瘍発生起点は，MRI観察よりレンズ核発生[64,65]と尾状核発生[66]の報告がある．

基底核は大脳皮質と視床，脳幹を結びつけている神経核の集まりであり，運動調節（錐体路系，錐体外路系），認知機能，感情，学習能力など様々な機能に関連する．したがってこの部の破壊性・浸潤性germinomaは基底核そのものの機能不全症状に加えて，浸潤先の機能不全症状も加わる．その中で全例に観察されるのは錐体路系片麻痺であり[67]，程度の差はあるが頭痛も多い．異常行動（粗暴，羞恥心欠除，抑制欠除など）や精神症状（知能低下，注意力低下，落ち着きなし，幼稚性未成熟，不安など）[61,63,67]が次に続き，けいれん発作[61,68]，異常運動（不随運動，dystonia，hypokinesiaなど）[68,69]など多彩である．稀な症状として体温異常[70]，crossed cerebellar diaschisisによる小脳症状[71]，などが報告されている．当然予測されることであるが，germinoma長期生存者の認知機能追跡では，基底核腫瘍患者が他の部位の患者より有意に低下している[72]．

MRI（CT時代から）では，患側大脳半球萎縮が組織型を問わず基底核germ cell tumorに共通の最大の特徴である．Phiら（2010）[67]らは患側萎縮を3型に分け，大脳脚萎縮（88%）と尾状核頭萎縮（側脳室前角軽度拡大）（82%）が多く，大脳半球全体萎縮はむしろ少数（6%）と記載している．典型像は強く造影される境界明瞭な腫瘍陰影であるが，一部の症例（10～20%？）ではFLAIRあるいはT2像での淡い高信号域のみが唯一の陽性所見であり，germinomaとの診断を下すことはもとよ

表8-14 基底核 germinoma 71 例の放射線治療方法と再発率

照射方法	日本報告 文献*(1)～(7)	東アジア報告 文献*(8)～(10)	再発数(%)	再発部位
全脳（n=26）	20	6	0 %	—
全脳室＋局所（n=24）	15	9	7（29%）	局所(2) 照射野外(5)
局所（n=21）	14	7	11（52%）	局所(1) 照射野外(10)

文献*：文献頁末尾(☞ 437 頁)の［表 8-14 文献］にまとめて記載

り，腫瘍浸潤域の推測が困難な症例がある[73-76]．FDG-PET[67]ではグルコースの取り込みは観察されていない．一方，メチオニン PET が有用との報告[75,76]もあるが日常的に行える検査ではない．このような難解な症例でも前記患側脳の部分的萎縮が信頼できる手がかりである．局所照射では再発が多く全脳照射が薦められているのは，この腫瘍の不明瞭な腫瘍境界と広い浸潤性に対する先人の智恵であり，報告例集計の再発率は，局所照射 52%，拡大局所照射（脳室照射）29%，全脳照射 0% である（表 8-14）．なお，通常の検査法にて検出される HCG あるいは βHCG を産生する germinoma は他部位に比べて基底核部に有意に多い．

3）延髄の germinoma

極めて稀な発生部位であり，筆者の自験例と相談例からの印象は成人女性に多いこと，2 例の経験にすぎないが，治療にて造影性は消失したが腫瘍域は T1 低信号としていつまでも残存していたことである．

Sato ら（2024）[77]は文献報告 29 例を整理している．男性 15 例（44%），女性 19 例（56%）が含まれ，年齢中央値は 22 歳（9 ～ 50 歳）であった．組織型は，26 例（76%）が germinoma であり，他の 4 例（12%）は混合型 GCT，残りの 4 例（12%）は未熟奇形腫と診断されている．Germinoma 26 例で整理すると，女性 17 例（65%）で約 2/3 を占める．また年齢（12 ～ 33 歳）も，20 歳以上の女性が 9 例で女性 17 例の半数を占める．やはり延髄 germinoma は成人女性に多い．治療方法はまちまちであるが，germinoma の 5 年 PFS と OS はともに 86% で他部位の germinoma の成績と差はない．経過中に腹腔シャントを必要とした症例はなかった．再発 2 例は局所再発で，死亡 3 例（再発例 1 例）は腫瘍死ではなく呼吸不全死であった．Non-germinoma の死亡 4 例中 3 例も呼吸不全である．以上の整理から，著者らは延髄 germinoma には全脳照射や脊髄照射は不要であること，一方で死因は呼吸不全死が多いことより延髄腫瘍であることの影響を否定できず，綿密な生活指導が必要と注意を喚起している．

Sato らの報告以前に Hao ら[78]の 15 例のまとめがあり，Yip ら[79]の 1 例を加えた 16 例の病態を示す．1 例は Klinefelter syndrome に合併していた（☞ 469 頁）．最も多い症状は下位脳神経麻痺（8例）で，呼吸困難（5例），運動失調（4例），吃逆（しゃっくり），嗄声などである．大半は延髄背側から大槽へ突出する発育を示していた．治療経過は，2例が呼吸困難からの肺炎死と記録されているが，残りの14例は放射線治療±化学療法にて腫瘍陰影は消失（CR）している．

4）脊髄髄内原発 germinoma

極めて稀な腫瘍で論文報告は30例程度と推察する．Kinoshitaら（2010）[80]，Yamagataら（2009）[81]の症例報告を含めた髄内germ cell tumor 29例を整理した．男性（17例，59%）に多く年齢中央値は24歳（5～43歳）である．10歳未満2例，10～19歳4例，20歳以上23例の内訳になる．23例がgerminoma（3例はKlinefelter syndromeに合併），3例がHCG産生germinoma，残りの1例が混合型腫瘍である．発生部位は頚髄2例，胸髄13例（上部2例，中部6例，下部5例），胸腰髄8例，腰仙髄6例で，胸髄下部から腰仙髄にかけて2/3の19例（66%）が発生している．症状は脊髄レベルに応じた運動障害，感覚障害，膀胱直腸障害であるが，共通しているのは背部痛（頚部～腰部）である．稀有な例として，11歳女児のTh4～6レベルの限局性脊髄萎縮が初回MRI所見であったgerminomaの報告[82]と，髄内腫瘍出血が初発症状であったgerminoma＋teratomaの混合腫瘍報告[83]がある．また，発生学上あり得ないと考えていたgerminoma＋choriocarcinoma混合腫瘍の髄内（L1～2）発生報告[84]や，C3～T1にかけてMRI上多発性髄内germinomaの報告[85]もある．真の多発か転移かは不明であるが，頭蓋内と脊髄髄内（神経下垂体部とL1～2髄内）のgerminomaを同時期に診断した報告[86-88]もある．

大阪医科薬科大学から興味ある1例が報告されている[89]．45歳女性，初発症状は左足底の異常感覚が徐々に悪化し，重度の感覚障害，起立困難，膀胱直腸障害に至っている．発症後，MRI検査を繰り返したが異常所見はなく，発症41ヵ月後のMRIにてTh11～12レベルに初めて腫瘍性病変を認め，手術によりgerminomaを確認している．著者らはspinal germinomaの既報例の中から，正確な診断に症状発現から1年以上を要した10症例を抽出している．男性4名，女性6名で年齢層は11～45歳である．8例が18～35歳で，中央値は28歳である．初発症状から診断までは12～45ヵ月に分布し，7例が24ヵ月以上である．腫瘍発育部位は，上位胸髄1例，中位胸髄3例，下位胸髄5例，腰髄1例である．Germinomaの中に，発症早期には腫瘍を示唆する画像所見がなく，時間の経過とともに明らかになるものを“occult germinoma”と呼び，神経下垂部germinomaがよく知られている．学童期または青年期に尿崩症を発症し，発症初期には脳画像上明らかな病変を認めなかったが，数ヵ月後または数年後に脳MRIで下垂体茎の腫大と視床下部，下垂体茎または下垂体後葉の腫瘤性病変を認める病態である．著者らは，脊髄原発germinomaの中にも，“occult germinoma”の概念に含まれる症例があると考察している．

なお，前項の延髄発生例も加え，希有な発生部腫瘍の4例がKlinefelter syndromeに合併していたことは興味深い．GCTの同じ遺伝性腫瘍症候群であるDown syndromeでは基底核発育yolk sac tumorが多いことも参考になる（☞470頁）．

5) Germinomaの自然退縮（spontaneous regression）

Germinomaは治療前の診断過程中に縮小することがある[90-92]．その状態での摘出標本はgerminoma組織を保持しており壊死巣はなく，頭蓋内圧亢進症状に対するステロイド剤投与や診断X線（CT，血管撮影）が腫瘍細胞にapoptosisを招いたものと考えられている．Mizoguchiら[34]はgerminomaとglioblastoma（GBM）においてTUNEL染色（apoptosisによる断片化DNAを染色），Bcl-2染色（apoptosis阻害）およびBAX染色（Bcl-2阻害）を検索し，germinomaではGBMよりはるかにapoptosis機構が強く働いていると観察し，術前退縮や放射線治療と化学療法に高い感受性を示す理由と推察している．

6) ジャーミノーマの再発・播種および二次性脳腫瘍

Germinomaには放射線治療が極めて有効で10年生存率90%前後が報告されている．長期生存者が多く，再発部位や死亡者の死因についての報告は乏しい．筆者は適切な放射線治療と化学療法によって再発は5%以下になるものと期待している．再発のほとんどは治療5年以内（2～3年が多い）におこるが，そのほとんどは不適切な放射線照射範囲，あるいは生検診断はgerminomaであったが実体はmixed tumorであった症例である．ごく稀に内視鏡生検後に，その経路上でかつ脳室照射の範囲外の脳表皮質下に転移性再発した報告がある[93]．筆者も同様の症例を経験し，照射野外再発であってもcarboplatinとetoposide併用化学療法は施行されていたことより，germinoma細胞はたとえ少数でもこの化学療法では制御できないと考えざるを得ない．事実，化学療法単独でgerminomaを治療した試みは全て失敗（治療後2～3年で30%以上が再発）している．米国のThe International CNS Germ Cell Tumor Study Groupは化学療法単独治療を2つの前向き試験で行ったが，各々49%と42%の再発を示し，不成功と結論している[94,95]．

治療後10年以上経ての中枢神経系内遠隔転移（脊髄播種）の報告が散見され，転移なのか，あるいはmulticentricな腫瘍の新病変出現かが議論されるが結論はついていない．脊髄硬膜内髄外腫瘍は転移の可能性が高いが，髄内の場合は転移か否かは疑問である．神経内視鏡による第三脳室内観察でも，脳室上衣下の小結節と脳室壁にへばりつくような腫瘍小片の2型があり，前者は多中心性（解剖所見参照）を思わせ，後者は髄液を介した播種を思わせる．これらは再治療により多くは再び制御可能であるが，その分quality of lifeが低下するのは避けられない．Ohnoら（2016）[96]は治療後7年後と9年後に胸椎下部および腰椎の髄外転移（生検でgerminoma確認）例を報告し，germinomaでは5年以上寛解であっても再発（特に脊髄髄外転移）し得ると注意喚起を行っている．脊髄転移率を分析した Shikama ら（2005）[97] は，17 例の脊髄転移のうち 14 例は 5 年以内であったが，3 例は 5 年を経てからのものと報告している．10 〜 15 年の間に脊髄転移を生じた報告も散見される [98-100]．Kanamori ら（2021）[101] は，多施設協同後方視的研究にて，germinoma 診断時に脊髄 MRI で異常なし症例 66 名に関して，髄液細胞診が陽性 25 名と陰性 41 名について中央値 10 ヵ月の追跡を行った．脊髄転移出現率は，髄液細胞診陽性群，陰性群ともに 2 例（8.0% と 4.9%）で有意差はない．結論として，診断時髄液細胞診が陽性でも脊髄 MRI に異常がなければ脊髄照射は不要としている（後述）．この研究での 1 つの成果は，陰性群の 4.9%，すなわち，germinoma の自然経過として，脊髄播種が 5% 生じていたことである．一方，Koh ら [25] の東アジア諸国での 418 例の germinoma の治療予後調査（後述）では，診断時の播種 / 転移（髄液細胞診陽性も含む）が 20.1% の高率である．我が国の臨床試験では治療前の髄液細胞診を必須とせず，脊髄 MRI で異常がなければ脊髄照射を不要としている．それでも脊髄転移が 5% 以下という事実は，髄液細胞診陽性＝脊髄転移ではないとの傍証であろう．

このような自然史からは，germinoma は治療後 15 年まで追跡することが望ましい．5 年目を大過なく経過した症例には無症状でも 10 年前後，および 15 年の節目で脊髄 MRI をおすすめする．経過中，軽い背部痛，腰痛，あるいは上肢，下肢の知覚異常や痛みを訴えた場合は直ちに脊髄 MRI を撮影すべきである．さらに長期を考えれば，おそらく 1%前後の頻度であるが二次がん（脳腫瘍）の危険がある．筆者も治療後 18 年を経て二次性 glioblastoma で医療スタッフとして活躍していた germinoma 治癒者を失っている．Tsukamoto ら（2023）[102] は治療後 glioblastoma の二次発生 14 例の文献報告例を整理している．12 例が男性，germinoma 治療時年齢は 5 〜 20 歳に分布し，10 例が 10 〜 20 歳である．診断時からの年数は，7 〜 10 年 5 例，11 〜 15 年 3 例，20 〜 30 年 4 例と報告している．

極めて稀ではあるが全身転移による死亡報告 [103] や診断時既に唾液腺に転移していた稀有例の報告がある [104]．Germinoma が再発した場合に malignant transformation（悪性転化）をおこすかについての結論は出ていない．germinoma 生検後比較的早期（8 ヵ月後と 3 年後）に悪性型として再発した報告 [105,106] はあるが，もともと mixed tumor であった可能性を否定できない．Germinoma の臨床診断・治療後 10 年目にトルコ鞍上に AFP と HCG がともに高値の embryonal carcinoma が生じた報告 [107] は，どのように解釈するのであろうか．

7）Germinoma 自然史のまとめと治療への演繹

かつて germinoma 治療において広く採用されていた全脳照射は，本腫瘍の多発性格より脳内広汎転移・播種を予防するとの意図で 10 年生存率は 90% を超す．しかし剖検例の示すところは，多発のほとんどは松果体部と神経下垂体の 2 ヵ所発生，およびこの部位に加えて第三脳室あるいは側脳室の壁内多発結節を伴う多発発生，すなわち第三脳室あるいは側脳室内多発性腫瘍であり，脳室外脳内多発腫瘍は稀である．頭蓋内胚細胞腫全体での脳室外脳内多発腫瘍の頻度は，東京大学シリーズで15%[21]，後述の厚生省（旧）がん研究助成金による班研究登録症例（252例）では11%にすぎない[22]．特にgerminomaに限れば，後者のシリーズ（142例）で3例（2.1%）と少なく全脳照射を採用する根拠に乏しく，脳室照射が適切である．また，全脊髄照射に関しても，germ cell tumorの中の高度悪性群では脊髄播種がしばしば観察されるために，同じgerm cell tumorに属するgerminomaも高い頻度であるだろうとのやはり科学的根拠に乏しい推測に基づいたものである．しかし，germinomaの治療前に脊髄播種が確認された症例は，東京大学シリーズ[21]および厚生労働省がん研究助成金による班研究登録症例[22]（後述）において皆無である．また，治療後の脊髄播種・転移に関しても，Rogersら（2005）[108]は1988年以降に報告された754例のlocalized germinomaの治療成績を分析し，脊髄播種予防に関しては全脳全脊髄照射の利点はないことを報告している．Shikamaら（2005）[97]も同様の結論である．生存率に関する全脳室照射と全脳照射の優劣については無作為比較試験がなく結論は得られていないが，我が国の治療成績の報告では，再発率，生存率ともに明らかな差はなく[97,109]，最近では小児～青年期の脳への全脳照射障害を考慮し，国際的に全脳室照射を採用する傾向にある．

2. Teratoma（奇形腫）

Mature teratomaは組織学的良性腫瘍であるが増殖を停止したhamartomaではなく，依然として増殖力を保持している新生物（neoplasm）である．かつてこの診断のつく症例は少なからず存在したが，病理学者の本腫瘍群に対する認識が高まった現在ではmature teratoma症例が激減しimmature teratomaあるいはteratomaを含むmixed tumorの診断名がほとんどである．Mature teratomaは乳児例のみに存在する腫瘍（先天性奇形腫）と解釈するのが妥当であろう．完全な全摘出が行えた場合は治癒が得られるが残存腫瘍は間違いなく再増大する[21]．放射線治療（radiosurgeryも有用か？）により再発を防止するか，手術の繰り返しが必要になる．Immature teratomaおよびteratoma with somatic-type malignancy（teratoma with malignant transformation）は臨床的にも増殖力の面でも，悪性腫瘍として治療しなければならない．

3. Choriocarcinoma, Yolk sac tumor, Embryonal carcinoma（高度悪性胚細胞腫群）

1）Choriocarcinoma（絨毛がん）

胚子（embryo）の胚盤形成に関与するcytotrophoblast（細胞性栄養膜細胞）とsyncytiotrophoblast（合胞性栄養膜細胞）の両細胞によって構成される．胎盤は血管網（胚

8

表8-15　Choriocarcinoma の剖検所見（n=22）

死亡時期	死因(数)	浸潤・転移	文献 *
急性死(周術期)(10)	腫瘍内出血（5）	なし	(1)〜(5)
	腫瘍急速増大（4）	なし	(6)〜(9)
	全身状態悪化（1）	肺	(10)
診断後 6 ヵ月以内(7)	腫瘍内出血（2）	脳内びまん性	(11)(12)
	腫瘍増大（5）	CNS 外転移	(13)〜(17)
診断後 7 〜 24 ヵ月(5)	腫瘍増大＋腫瘍内出血（2）	なし	(18)(19)
	腫瘍増大（3）	CNS 外転移	(20)〜(22)

文献 *：文献頁末尾(☞ 437 頁)の［表 8-15 文献］にまとめて記載

子―胎児血流の源）により構成されるといっても過言ではなく，両細胞は脈管に対し強い親和性（裏を返せば侵襲性）をもち，腫瘍内出血と血行性他臓器転移（特に肺転移）の頻度が最も高い．治療前あるいは治療中の急性頭蓋内圧亢進，あるいは突然死の原因のほとんどは腫瘍内出血である．出血は治療中（放射線治療や化学療法）でも起こり得るので，本腫瘍には他の germ cell tumor よりも細やかなベッドサイド観察が求められる．治療中の腫瘍出血に対する最大の予防策は出血する組織を最小限にする，すなわち初回手術での可及的多量摘出である．

剖検報告（22 例，表 8-15）をまとめると，周術期の急性死の死因は腫瘍内出血と腫瘍急速増大→脳ヘルニアがほぼ同数である．初期治療終了後は血行性転移（肺が最多）が多くなる．当然，原発部腫瘍増大も伴っており，治療の力よりは腫瘍増大力が優った結果である．Shinoda ら（2004）[110] は，それまでに報告された 66 例（ほとんどが放射線治療）を整理し，22 例（33%）に腫瘍内出血を，死亡 34 例中 13 例（38%）に血行性転移を観察している．死亡例の 77% は 1 年以内であり，2 年以内に 84% が死亡している．なお，この 66 例の内訳は，男性 45 例（68%），女性 21 例，平均年齢 12.1 歳である．発生部位は松果体部 29 例（44%），神経下垂体 28 例（42%），両部位（bifocal）1 例，基底核 5 例（8%），脳室壁 2 例，透明中隔 2 例と記載されている．Chan ら [111] も systemic metastasis の率として 31% を報告している．

2）Yolk sac tumor（卵黄囊腫瘍）

Choriocarcinoma と対照的に局所発育を主体とし，終末期においても腫瘍浸潤は中枢神経内に留まるのがほとんどである．Ho ら [112] は 14 例の剖検報告の中で脊髄播種は 3 例（21%）と記しているが，井原ら [113] の文献報告 24 例の整理では，死亡者 11 例全例に脊髄播種が見られている．その他にも脊髄播種や腹腔内転移の報告 [114-116]，小脳発生例の報告がある [117,118]．松果体部に発生した場合は他の腫瘍型より女性が多い（30 〜 50%）との報告がある [119,120]．剖検報告 15 例のまとめ（表 8-16）では，腫瘍増大に伴う脊髄転移あるいはシャント経由の腹腔内転移を伴っている例が多い．

表8-16 Yolk sac tumor の剖検所見（n=15）

死亡時期	死因（数）	浸潤・転移	文献
診断後 6 ヵ月以内死亡（4）	腫瘍増大（3）	局所増大	(1)～(3)
	腫瘍増大＋転移（1）	脊髄	(4)
	腫瘍増大＋転移（1）	脊髄＋腹腔内	(5)
診断後 7～12 ヵ月死亡（4）	腫瘍増大（3）	局所増大	(6)～(8)
	腫瘍増大＋転移（2）	脊髄＋腹腔内	(9)(10)
	腫瘍増大＋転移（1）	腹腔内	(11)
診断後 13～24 ヵ月死亡（4）	腫瘍増大（1）	局所増大	(12)
	腫瘍増大＋転移（2）	脊髄	(13)(14)
	腫瘍増大＋転移（1）	脊髄＋腹腔内	(15)

文献*：文献頁末尾(☞ 437 頁)の［表 8-16 文献］にまとめて記載

表8-17 Embryonal carcinoma の剖検所見（n=8） 文献*(1)～(8)

項目	内容	例数
性別	男性 7, 女性 1	
部位	松果体部 5, 神経下垂体部 1, その他 2	
死因	脳病変のみ	2 例
	原発腫瘍増大＋髄膜播種	3 例
	CNS 浸潤・転移＋全身転移	1 例
	脊髄転移, 原発腫瘍増悪なし	1 例
	CNS 外転移, 原発腫瘍増悪なし	1 例

文献*：文献頁末尾(☞ 437 頁)の［表 8-17 文献］にまとめて記載

3）Embryonal carcinoma（胎児性がん）

報告症例数が少なく病態は明らかではない（表 8-17）．終末期には髄腔内播種がほとんど必発[121]で，肺転移[122]や全身転移の報告[123]もある．

4）Choriocarcinoma, yolk sac tumor および embryonal carcinoma

剖検所見から明らかなように血行性転移，髄腔播種に進展することが多く，従来の手術＋放射線治療という局所治療のみでは一次効果に関してはそれなりの効果（AFP, HCG 値の低下や腫瘍縮小）をあげてきたが，ほとんどが 1～2 年に再発あるいは転移・播種し，良好な予後は得られない．頭蓋内胚細胞腫瘍治療研究会（松角ら 1986）[124]に登録された放射線治療のみの 43 例の 2 年生存率は 46.5% である．播種あるいは転移率は 44% と記録されている．Jennings ら[17]の文献考察報告でも 39 例の悪性群の 50% 生存期間は 2 年以内であり，東京大学グループの成績[21]も 5 年生存率は純型悪性型で 27.3%，混合型で 9.3% である（表 8-18）．悪性 germ cell tumor は手術＋放射線治療という局所治療では制御できない．

生殖器原発の同腫瘍に対する化学療法の有効性を学び，頭蓋内悪性 germ cell tumor

表8-18 胚細胞腫の放射線治療主体治療成績（生存率）〔東京大学（134例）[21]シリーズ〕

組織型(例数)		生存率(%)		3群分類の10年生存率
		5年	10年	
Germinoma (50)		95.6	92.7	Germinoma 群 92.7%
Germinoma with STGC (7) 1)		86.6	83.3	中等度悪性群 63.4%
malignant teratoma (11) 2)		70.7	70.7	
混合型	germinoma+teratoma (17)	84.7	70.6	
	germinoma または teratoma 主体(10)	52.5	35.5	
	高度悪性群主体(12)	9.3	−	高度悪性群 ＜10%
高度悪性群(11) 3)		27.3	−	
Mature teratoma (16)		92.9	92.9	対象外 4)

1)7例中3例再発したため治療強化が必要と考えて中等度悪性群に含める

2)malignant teratoma: immature teratoma および teratoma with malignant transformation の両者

3)高度悪性群：choriocarcinoma, embryonal carcinoma, yolk sac tumor

4)病理学者の本腫瘍群に対する認識が高かった現在では4歳以上児の mature teratoma 症例が激減し immature teratoma あるいは teratoma を含む mixed tumor の診断名がほとんどであるため，本来は中等度悪性群に属する腫瘍型が多いとの判断.

にも cisplatin, vinblastine, bleomycin の3者併用療法（PVB療法）の有効性の検定が行われた[124]．PVB療法群の2年生存率67.7%は放射線治療群の46.5%より有効ではあったが，精巣腫瘍の治療成績と比べると十分な効果とはいえなかった．その後，etoposide（VP-16）や carboplatin の開発普及につれて，プロトコールの変更が行われ，国際的に臨床試験が行われているが，稀少腫瘍でもあり，いまだ指針となる有効な処方は確立していない．

4. Mixed germ cell tumor（混合型胚細胞腫）

文字通り germ cell tumor を構成する5基本要素が様々な割合で混在する腫瘍であり，生物学的動態は量の多寡にかかわらず混在する要素の最も悪性度の高い腫瘍型に左右される．Choriocarcinoma を含む腫瘍は腫瘍内出血に加え肺転移に代表される systemic metastasis が多い[125-128]．Yolk sac tumor は局所浸潤・増大型[112,129,130]であり，embryonal carcinoma は局所浸潤に髄腔内播種を示す[122,131]．含まれる組織要素別に分けると，germinoma と teratoma の混合型の5年生存率84.7%に対して，germinoma あるいは teratoma が主体では52.5%，純型悪性型主体は9.3%と有意差が見られた（表8-18）[21]．構成要素の正確な分析が本腫瘍群の治療に不可欠である．

剖検報告は極めて少ない．Ikura ら（1996）[132]の6例の報告では，腫瘍は肉眼的には境界明瞭であるが，顕微鏡的には浸潤性である．一部の腫瘍組織をもって混在する組織要素の全てを見通すことは困難である．付け加えて，これら6例の髄液細胞診ではgerminoma細胞のみが観察されていて，混在する他の腫瘍型の細胞は見られていない．このことは，髄液細胞診，髄液PLAP値，あるいは髄液βHCG値が陽性との所見のみで，腫瘍がgerminoma（pure）であると臨床診断を下すのは早計であることを警告している．

5. 自然史からの治療病態と治療3群分類

一般に悪性腫瘍の治療予後は，より未熟な細胞で構成される腫瘍ほど不良である．Germ cell tumor各型とその発生母細胞がembryogenesisの過程において出現するとの仮説（Sano 1999）[133]に従うと，trophpblast（→ choriocarcinoma）が最も早期に出現し，yolk sac endoderm（→ yolk sac tumor），胎児発育途上の多機能細胞（→ embryonal carcinoma），胎児の分化に与る細胞（→ teratoma），そしてprimordial germ cell（→ seminomaまたはgerminoma）とつづく．東京大学[21]あるいは,Jenningsら[17]の治療成績はこの順に治療成績がよくなり，腫瘍原則論に一致している．また，この仮説に従えば，germinomaとchoriocarcinomaの2要素のみよりなる混合型はあり得ないことになる．

以上の分析より，東京大学グループ[21]は，germ cell tumorは治療成績より3群に分けられることを示し（表8-18），群別の治療方法を行うべきと主張している．この治療成績による3群分類は，Sawamuraら（1998）[134]による北海道大学の101例の検討でも同様であり，我が国の放射線治療施設での検討[135,136]でも3群間の有意な成績の差が確認され，厚生労働省（当時の厚生省）がん研究助成金による班研究[22]を経て，現在進行中の多施設共同研究の基礎となっている．

8

MEMO　Growing teratoma syndromeについて

Teratomaあるいはmixed germ cell tumorが急速に増大し，手術摘出すると病理診断がmature teratomaであったとする現象を“growing teratoma (syndrome)”と呼ぶことがままあるが，実のところこのsyndromeは明確に定義されていない．おそらく文献上はじめてこの名称を用いたLogothetis (1982) [1]の報告から世に広まったものであろう．この原著を要約は，MD Anderson Cancer Centerでの精巣胚細胞腫（GCT）の肺転移315例中6例（1.9%）の報告である．全例肺転移巣が化学療法により腫瘍陰影がいったん消失（CR）した後，5例は3～8ヵ月後，1例のみ18ヵ月後に同部に新しい病巣が出現し，手術したところ病理組織像は“mature teratoma”であった．その後，抗腫瘍治療を行わなかったが，全例1年目を再々発なく経過した．この論文から本症候群の条件を引き出すと，

1）Seminoma以外のGCT転移巣が治療（化学療法）により消失する（CRになる）．
2）ところが，3～7ヵ月の間に急速にCRとなった治療部に腫瘍が出現する（ほとんど

元の大きさ）．その速さは再発とは思えないほどに速い．
3）その腫瘍を摘出すると mature teratoma であり，悪性成分はない．
4）その後，抗腫瘍治療（放射線治療や化学療法）を行わなくても腫瘍は再び増悪しない．

この 4 条件での key words は，“転移巣治療”，“一度治療により CR になる”および“再発とは思えないほど速い増大”である．約 10 年後，Jeffery ら[2] は精巣の non-seminoma 群の転移巣の 7.6% で同現象を確認している．

中枢神経系胚細胞腫（CNSGCT）でこの現象は出現するのであろうか？上記条件をそのまま当てはめると，CNSGCT では精巣腫瘍と異なり，転移巣の治療はほとんどが無為に終わっている点でまず対象外となる．CNS 腫瘍では百歩譲って“再発腫瘍”，あるいは”初期治療後残存腫瘍“とすることは許されるであろう．さらに最大の問題は再発との鑑別であり，“再発とは思えないほど速く元の大きさまで増大する”ところにある．中枢神経系の悪性胚細胞腫は 6 ヵ月で再発があり得る．従って再発期間は 6 ヵ月以内が妥当であろう．対象治療に手術（salvage surgery）を含めることも許容されるであろう．

以上の状況から，筆者は CNSGCT 治療における“Growing teratoma syndrome 疑い”症例の適合条件を下記のように考えている．

1）初発時の病理診断は germinoma（HCG 産生も含む）と teratoma 成分のみの腫瘍型以外の腫瘍，具体的には混合型 GCT と高度悪性 GCT である．
2）初発症例の場合に初期治療（salvage surgery を含む）終了時に CR，再発（あるいは初期治療後残存腫瘍）治療の場合は化学療法あるいは放射線治療（併用および salvage surgery も含む）により CR，となっている．
3）CR 確認後，6 ヵ月以内に元の大きさに近くなるまで増大する．
4）増大腫瘍が手術全摘出され，かつ病理診断が mature teratoma である．

この条件には，mature teratoma 確認後は抗腫瘍治療を行わないとの条件を付加していない．CNS non-germinoma の手術＋放射線治療（±化学療法）後の残存腫瘍に salvage surgery を行うと，組織が mature teratoma であることはしばしば経験していることであり，決して珍しい病態ではない．ところがこのような症例を，組織診断が mature teratoma だという理由でそのまま経過観察すると例外なく再発する．一時期米国のある脳神経外科医がこのような症例は経過観察方針を採るべきだと学会で声高に主張したことがあるが，その後同意見を聞かないところを見ると，再発症例が続出したものと考えられる．この経験より，CNSGCT においては mature teratoma 確認後抗腫瘍治療を行わなくてもよいとの信頼すべき報告がないため，適合条件からはずしている．この点で Logothetis らの条件に合わない部分があるので“疑い症例”条件とした．

筆者自身，今までの治療歴＋他院よりの相談症例の中で，上記 CNS 版条件に合致する症例を経験していない．また現在まで渉猟した文献報告でも上記条件に合致するものはなく，非常に稀な病態と考える．

文献

1） Logothetis CJ, Samuels ML, Trindade A, et al.: The growing teratoma syndrome. Cancer 50: 1629-1635, 1982
2） Jeffery GM, Theaker JM, Lee AH, et al.: The growing teratoma syndrome. Br J Urol 67: 195-202, 1991

■治療

1. 我が国の治療の歴史（基本方針）

組織型により治療方法と予後が異なる．治療の第一歩は組織診断の確定であり，可及的腫瘍多量摘出の後に，組織型に合った治療を選択する．手術成績は飛躍的に向上し mortality は 1% 以下である．内視鏡 biopsy は経験十分な術者が行えば危険はなく，髄液腔内播種の危険はない[137,138]．開頭手術でも脳室内に腫瘍細胞散布があり得るが，術後の髄液内播種の危険は報告されていない．Germinoma が疑われる場合は手術による危険を避け放射線治療のみで治療を行うとの意見も一面の説得力をもつが，既に記したように，CT/MRI の画像と AFP/HCG 値から germinoma を確診する根拠はない．現在までの報告では，少なくとも 20% 前後の誤診の危険がある[139-141]．欧米では，松果体部と神経下垂体部の両部に腫瘍（bifocal）があり，かつ腫瘍マーカーが陰性であれば germinoma と診断しているが，我が国の調査では 5.5% の誤診率である[142]．この腫瘍が治癒可能な腫瘍だけに，組織確認をして治癒を前提とした生活設計を立てさせることも重要である．

Germinoma の術後治療は 1990 年代前半までは全脳に放射線治療を行うのが標準治療（10 年生存率 90% 以上）であり，数字だけ見れば優れた成績をあげている[134-136,143-145]．その中で，東京大学グループ[21]は拡大局所照射（≒全脳室照射）により全脳照射と同成績（表 8-18）を報告し，我が国での脱全脳照射のきっかけを作った．その後，cisplatin の登場に伴う生殖器胚細胞腫瘍の治療方法の進歩に伴い，頭蓋内胚細胞腫に対しても化学療法の併用が積極的に行われるようになった．我が国では欧米に先駆けて化学療法の併用を開始し，cisplatin 導入に伴っての PVB 療法の検討（頭蓋内胚細胞腫瘍治療研究会[124]）にはじまり，東京大学シリーズ症例のサブ解析[146]，cisplatin と etoposide 併用療法試験[147]を経て 1995 年から 2003 年にかけて当時の厚生省のがん研究助成金による班研究による多施設協同研究が行われた．前記の東京大学の治療成績（表 8-18）を基礎としたものである．

2. 厚生省（旧）がん研究助成金による班研究（多施設協同研究）の成果[22]

治療方法（図 8-2）[22,148]は，手術切除（組織診断確定）後組織型（WHO）により good prognosis 群，intermediate prognosis 群，poor prognosis 群の 3 群に分け，carbo-platin-etoposide（CARE）療法あるいは ifosfamide-cisplatin-etoposide（ICE）療法による化学療法と放射線治療（拡大局所照射あるいは全脳脊髄照射）併用療法を行った．

228 例においてほぼ 20 年（中央値 18.5 年）の長期追跡を行えている[22]．この間，全体で 56 例が再発し，39 例が死亡している．死因は，腫瘍再発 20 例，二次発生腫瘍 3 例（膠芽腫 2 例，血管肉腫 1 例），治療合併症 8 例，原因不明の突然死 4 例，自殺 2 例である．

図8-2　厚生労働省班研究の治療計画図

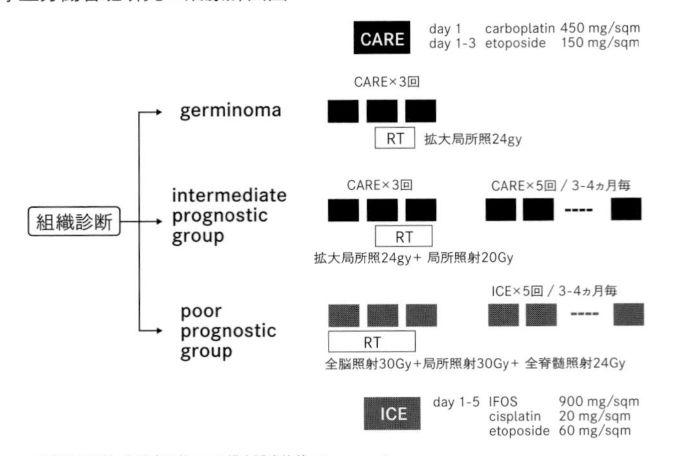

腫瘍局所照射：化学療法前のMRI描出腫瘍体積+2 cm margin
拡大局所照射：上記腫瘍局所照射に加え，松果体部，トルコ鞍，第三脳室，側脳室を含む

3 治療グループの 20 年無イベント生存率（EFS）と全生存率（OS）は，germinoma 群 73% と 92%，中等度悪性群 66% と 70%，高度悪性群 49% と 53% である（表 8-19）．なお，プロトコールでは HCG 産生 germinoma は中等度悪性群に属するが，HCG 産生＋－両群での生存率に有意差がないことより，最終評価においては HCG 産生 germinoma 37 例が germinoma 群に含まれることになっている．

この study の評価としては，① germinoma は CARE 療法併用により，放射線治療容積の縮小（全脳照射から拡大局所照射）と線量の半減（50 Gy から 24 Gy）を行っても，従来の治療成績（放射線治療単独 50 Gy 前後）に劣らない．② HCG 産生 germinoma の治療成績は純型 germinoma と同様で，また全ての germinoma は微量ながらも β HCG を産生していることが判明し [149-151]，両腫瘍群を分けて治療する必要はないと考えられる．③中等度悪性群においても，CARE 療法の併用により放射線治療容積を縮小（全脳照射から拡大局所照射）しても従来の放射線治療単独治療より良好な生存が得られる．④ 上記 2 腫瘍群に対しては，化学療法（CARE 療法）が有用かつ安全であることを示唆した．⑤ 高度悪性群においても，ICE 療法の併用により従来の放射線治療単独治療より良好な生存が得られた．

しかしながら同研究では，①照射容積（拡大局所照射）の徹底が不十分であったこと，②基底核部 germinoma のうち，MRI での腫瘍進展範囲の同定が困難例に適正な照射範囲が認定されていなかったこと，および③高度悪性群において脊髄照射による骨髄抑制と ICE 療法による骨髄抑制が重なることを怖れ，放射線治療と ICE 療法の同時開始が 41% の症例でしか行われなかった，などの問題点が抽出された．この反

表8-19　厚生省(旧)がん研究助成金班研究の生存率[22]

治療分類		EFS (Event-free Survival)			OS (Overall Survival)		
		5年	10年	20年	5年	10年	20年
Germinoma 群(160例)		87%	82%	73%	98%	97%	92%
中等度悪性群(38例)		84%	76%	66%	92%	87%	70%
高度悪性群(28例)		61%	49%	49%	61%	61%	53%
COG, SIOP 条件分類		5年	10年	20年	5年	10年	20年
COG 条件	Germinoma 群	87%	82%	72%	98%	96%	91%
	NGGCT 群	74%	64%	60%	77%	76%	65%
SIOP 条件	Germinoma 群	87%	82%	72%	98%	96%	91%
	NGGCT 群	72%	61%	59%	75%	74%	65%

省のもとに，次項に記す「初発の頭蓋内原発胚細胞腫に対する放射線・化学療法第II相臨床試験」が2010年より新たに開始された．

周知のように，欧州（EORTC）[152,153]と米国（COG）[154,155]では，腫瘍マーカー値によりgerminomaとnon-germinomatous germ cell tumor（NGGCT）の2群に分けた治療を行っている．国際学会においては我が国の3群分類との整合性がとれないため，治療成績の議論が常にかみ合わない状況が続いてきた．その状況を受けて，今回の228症例をEORTCとCOGの診断基準に合わせた生存率を計算した（表8-19）．その結果，両グループでの基準に合わせたNGGCTの5年EFSとOSはともに75%前後であり，SIOP[153]の5年EFS76%，COG[155]の3年PFS77.3%と同等のものであることが判明した．SIOP，COGはtumor marker値がある基準を超えるとNGGCTとして治療されるために，我が国での中等度悪性群のほとんどが含まれることになり，それらの症例には結果として過剰治療が施行されている．

3．初発の頭蓋内原発胚細胞腫に対する放射線・化学療法第II相臨床試験（図8-3）

前回試験の治療計画と異なる主要点は，①3腫瘍群（ジャーミノーマ群，中等度悪性群，高度悪性群）において，一次治療の放射線治療と化学療法は同時に開始する，② Germinoma治療はHCG（-β）産生能にかかわらず同一の治療方法とする，③中等度悪性群において一次治療にて腫瘍が消失した場合は治療完了とする，④高度悪性群においては放射線治療と化学療法同時開始による骨髄抑制を防ぐため，放射線治療は局所照射より開始し，全脳脊髄照射へ展開する，の諸点である（図8-3）．この研究においては，放射線治療は1回1.8 Gy，週5回の投与計画としている．

具体的には，①ジャーミノーマ群には，HCG（あるいはβHCG）産生能にかかわらず放射線治療（総量23.4 Gy/13 fr.）開始と同時にcarboplatin-etoposide（CARE療法）を4週毎に3サイクル行い，これで治療を終了する．照射範囲は腫瘍部位により

図8-3　「初発の頭蓋内原発胚細胞腫に対する放射線・化学療法第II相臨床試験」の治療計画図

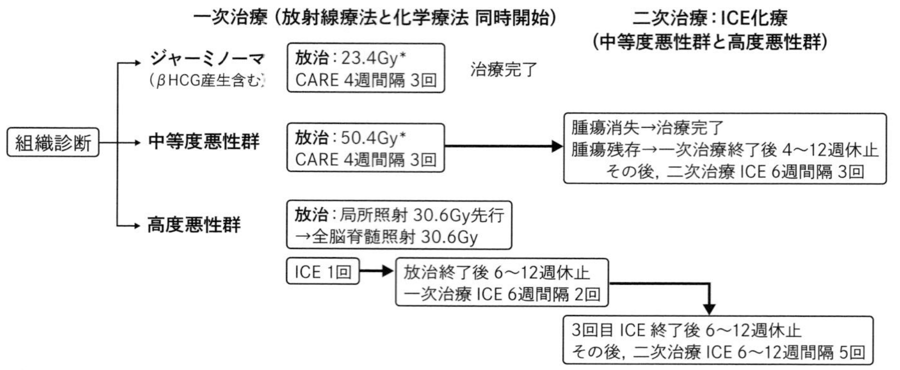

＊放射線治療照射容積と線量

		全脳室	腫瘍局所	全脳
ジャーミノーマ	脳室内・周囲，単発・多発	23.4Gy		
	基底核，脳内多発			23.4Gy
中等度悪性群	脳室内・周囲，単発	23.4Gy	27.0Gy	
	脳室内・周囲，多発	50.4Gy		
	基底核，脳内多発		23.4Gy	27.0Gy

化学療法処方

CARE	day1	carboplatin	450mg/m^2
	day1-3	etoposide	150mg/m^2
ICE	day 1-5	IFOS	900mg/m^2
		cisplatin	20mg/m^2
		etoposide	60mg/m^2

異なる．なお，ここで用いている23.4 Gyの根拠は，CARE 3サイクル効果を照射20～25 Gy（本腫瘍を画像上消失させる最小線量）相当[147]と考えれば，小児の正常下垂体機能を保護する最大線量24 Gy照射[156]を加えることにより，従来の放射線治療単独での有効線量（45～50 Gy）を担保するとの考えである．②中等度悪性群には手術全摘出を目指す．一次治療として，放射線治療（腫瘍総線量は50.4 Gy/28 fr.）の開始とともにCARE療法を4週毎に3サイクル行う．一次治療後腫瘍陰影消失例（CR例）には二次治療を行わない．一次治療後腫瘍残存例には，可能ならば残存腫瘍のsalvage surgeryを行い，全摘出例（CR）には二次治療は行わない．一次治療後（salvage surgeryの有無にかかわらず）腫瘍残存例には，二次治療として6週毎にICE療法（ifosfamide-cisplatin-etoposide）を3サイクル行う．③高度悪性群には，一次治療として放射線治療開始と同時にICE療法を1サイクル行う．放射線治療の詳細は

図8-3に示す．放射線治療終了後，骨髄機能の回復のため治療休止期間をおき，その後，ICE療法を6週間毎に2サイクル追加し，一次治療終了とする．可能ならば一次治療終了後 腫瘍残存例に salvage surgery を行う．二次治療は，一次治療終了後骨髄機能の回復を待って，ICE療法を1サイクル12週（約3ヵ月）として5サイクル行う．

本臨床試験は，2025年に10年追跡の長期治療経過報告を行う予定になっている．

4. 諸外国の臨床試験

北米（ACNS1123試験）では，germinoma と non-germinoma（NGGCT）に分けての臨床試験が行われている[154,155]．適応腫瘍条件と治療法は表8-20に記す．Germinoma は化学療法後の腫瘍縮小程度により放射線治療内容を規定したもので，適応症例では3年 PFS 93.7%，OS 93.7% が得られている．NGGCT に対しては，germinoma 以外の組織型腫瘍，あるいは HCG が 50IU/L 以上あるいは AFP 10 ng/mL 以上のいわゆる secreting non-germinoma を対象としている．中間報告では3年 PFS 87.8%，OS 92.4% が得られていたが，脊髄照射を回避した計画のため脊髄転移が多発し，試験は中断している．この反省から NGGCT を対象に新たに開始された ACNS2021 では，化学療法の反応性に応じて脊髄照射あるいは全脳脊髄照射を採用している．

欧州でも germinoma と NGGCT に分けての臨床試験（SIOP CNS GCT 96）が行われている[152,153]（表8-20）．Germinoma には化学療法を先行し全脳照射を回避した放射線治療を行うプロトコールと，放射線治療単独治療（全脳脊髄照射 24 Gy＋腫瘍部 16 Gy）を比較するものである．化学療法 + 放射線治療の5年 PFS と OS は各々 88% と 96%，放射線治療単独群は 97% と 95% で有意差はない[152]．Metastatic germinoma は両治療群ともにほぼ同じ成績で5年 PFS と OS は 98% と 98% である．この結果を受けて現在進行中の SIOP CNS GCT Ⅱ の localized germinoma では先行化学療法の効果により，CR症例には全脳室照射 24 Gy のみ，PR/SD には同全脳室照射＋腫瘍局所 16 Gy/24 Gy が採用されている．NGGCT に対しては，転移の有無により局所照射のみと全脳脊髄照射の選択を行っている．転移（−）例の5年 PFS 72%，5年 OS 82%，および転移（＋）例の5年 PFS 68%，5年 OS 75% が報告[153]されている．

欧米以外の報告として，Koh ら（2022）[25]と Hong ら（2022）[24]は東アジア諸国（韓国，台湾，シンガポール，日本は1施設）の国際協力にて，1995〜2015年の間に治療された418例の germinoma と251例の NGGCT の治療予後を後方視的に検討している．表8-21に詳細を記す．Germinoma 418例の10年 PFS 86.9%，10年 OS 96.2%，NGGCT 251例では10年 PFS 75.0%，10年 OS 82.6% である．後者には成熟奇形腫と HCG 産生 germinoma が合わせて 19% 含まれていることが好成績につな

8

表8-20　COG および SIOP の治療分類，治療法，生存率

		COG-ACNS1123 [154,155]	SIOP CNS GCT 96 [152,153]
Germinoma	条件	• 病理診断確定（生検含む） or • 単発で βHCG＜50IU/L （50 ～ 100 IU/L は組織診断必要） or • bifocal で βHCG＜100 IU/L	• 病理診断確定（生検含む） or • βHCG＜50 IU/L, かつ, AFP＜25 mg/mL
	治療	CE4 サイクル後に放射線治療 ① CR → WV18 Gy＋L12 Gy（減量） ② PR/SD だが小腫瘍残存, かつマーカー正常化 → WV24 Gy＋L12 Gy ③非 CR, かつマーカー正常化 →腫瘍摘出, 腫瘍細胞なし→① ④非 CR, 摘出後腫瘍残存→終了 ⑤ PG →治療終了	非転移症例：患者希望で以下を選択 ① CE＋EI を交互に 2 サイクル （CE → CEI → CE → CEI） → L40 Gy（WB 回避, かつ減量） or ② CSI24 Gy＋L16 Gy （古典的照射単独, しかし減量） 転移（＋）症例： ③ CE+EI を交互に 2 サイクル → CSI24 Gy＋L16 Gy
	転帰	全例：3 年 PFS: 94.5%, OS: 100% ①②③：3 年 PFS: 93.7%, OS: 93.7%	① 5 年 PFS: 88%, OS: 96% ② 5 年 PFS: 99%, OS: 95% ③ 5 年 PFS: 100%, OS: 98%
	評価	両グループ：化学療法併用により, 全脳照射回避, かつ照射線量減量	
NGGCT	条件	• 病理診断確定（生検含む） （CC, EC, YST, mixed GCT） or • βHCG ≧ 100 IU/L or • AFP ≧ 10 mg/mL	• 転移の有無は問わず • NGGCT の病理診断確定 or • βHCG＞50 IU/L or • AFP ≧ 25 mg/mL
	治療	CE と CEI を交互に 6 サイクル （各 3 サイクル）後に放射線治療 ① CR/PR → WV30.6 Gy+L23.4 Gy ② SD/PD →腫瘍摘出 → CR/PR なら上記放射線治療 ③ SD/PD で摘出不可なら終了	PEI 療法 4 サイクル後, ①マーカー正常化なら放射線治療 • 転移（－）→ L54 Gy • 転移（＋）→ CSI 30 Gy+L 24 Gy ②マーカー正常化（－）なら治療終了
	転帰	全例：3 年 PFS: 77.3%, OS: 88.4% ①②：3 年 PFS: 87.8%, OS: 92.4%	転移（－）：5 年 PFS: 72%, OS: 82% 転移（＋）：5 年 PFS: 68%, OS: 75%
	評価	脊髄播種例多く中止	化学療法併用により治療成績向上

• 両グループとも, germinoma は localized（bifocal を除き MRI で単発, かつ髄液細胞診陰性）を対象
• 化学療法剤略号：C: carboplatin, E: etoposide, I: ifosfamide, P: cisplatin
• 放射線治療：1 回線量：1.8Gy, WV: 全脳室照射, L: 腫瘍部極小, CSI: 全脳脊髄照射

表8-21 東アジア諸国(韓国，台湾，シンガポール，日本は1施設)の国際協力研究[24,25]

Germinoma	基本情報	症例数：418例, 男性76.6%, 診断年齢中央値14.4歳
	腫瘍局在	神経下垂体部34%, 松果体部31%, bifocal 17%, 基底核13%, 他6%
	生存率	追跡中央値8.9年：10年PFS 86.9%, 10年OS 96.2%
	再発50例	• CSI照射(173例)後12例(6.9%), • CSI以外の照射(245例)後38例(15.5%) • 脊髄再発17例(4.1%)：CSI照射後1例, 非CSI照射後16例(6.5%)
	死亡19例	腫瘍再発死7例, 化学療法副作用死5例, その他7例(二次がん1名, 脳出血1例, 事故死1例, 電解質異常1例, 心不全1例, 不明2例)
	二次がん	4例(1%)：meningioma 2例, glioma 1例, 悪性リンパ腫1例
NGGCT	基本情報	症例数：251例, 男性79%, 診断年齢中央値12歳
	腫瘍局在	神経下垂体部27%, 松果体部48%, bifocal 6%, 基底核14%, 他5%
	病理診断	高度悪性腫瘍(CC, EC, YST)29%, mixed GCT 22%, 奇形腫群20% HCG産生germinoma 11%, 不明18%
	生存率	追跡中央値8.5年：10年PFS 75.0%, 10年OS 82.6%
	二次がん	9例(18%)：meningioma 4例, 白血病2例, 肉腫1例, 甲状腺がん1例

がっている可能性がある．

Lianら（2019）[157]はPeking Union Medical Collegeでのgerminoma170例の治療成績を報告している．化学療法併用は22%で大半は放射線治療単独（全脳+腫瘍部照射）で治療されている．10年PFSとOSは78.1%と91.3%で，脊髄転移は3.4%と記している．βHCG産生の有無はPFSには影響していない．

国内からは，広島大学からのgerminoma 69例の報告がある[158]．10年と20年OSが各々98%と89%の数字であるが，二次がんが5例（7.6%）発生している．膠芽腫，glioma，外耳道がん，耳下腺がん，蝶形骨洞悪性腫瘍，各1例である．著者らのグループは，汎下垂体機能不全を示す神経下垂体部germinoma患者への成長ホルモン投与が腫瘍増殖をも促進するのではないかの危惧の検証を行い，成長ホルモン治療を行った16例を綿密に追跡し，同剤の投与は腫瘍増殖には影響なかったと結論している[159]．

5. 今後の展望

現在まで国際的に展開されている治療プラグラムの結果は，germinomaにしろNGGCTにしろ，ほぼ同成績が得られている．今後の問題は，germinomaでは晩期の脊髄播種/転移と二次がんをいかにして少なくするかであろう．短絡的には放射線治療容積と線量の縮小になるが，併用する化学療法との兼ね合いもあり解決は容易ではない．高度悪性胚細胞腫に関しても，約半数は治癒していると考えられるが，全脳脊髄照射と化学療法の負担で，有意義な社会生活までは担保できていない．治療負担を軽減しつつの治療成績向上を目指さなくてはならない．我が国でも 2022 年より新たな臨床研究「JCCG CNSGCT2021 初発中枢神経原発胚細胞腫瘍に対する化学療法併用放射線治療に関するランダム化比較試験」が開始されている（表 8-22）[160]．

■ ゲノム異常

頭蓋内 germ cell tumor（GCT）の分子生物学的研究は，Sakuma ら（2004）[161] による c-kit タンパク陽性（免疫染色）germinoma 16 例中 4 例における *c-kit* 遺伝子の点突然変異報告に始まる．*c-kit* 遺伝子変異は消化管間質腫瘍（gastrointestinal stromal

表8-22　JCCG CNSGCT2021 初発中枢神経原発胚細胞腫瘍に対する化学療法併用放射線治療に関するランダム化比較試験[160]

Germinoma	目的	化学療法を強化することにより，照射線量を減量できることの検証
	条件	• ジャーミノーマとの病理組織診断 • 血清 AFP＜10 ng/mL，かつ，血清 HCG＜200 mIU/L • 脊髄播種を認めない（脳室内病変および脳表病変のみの症例は適格）
	標準治療	• CE 療法と PE 療法を交互に 4 コース（CE-PE-CE-PE）後に放射線治療 • 放射線治療：病巣に応じて全脳もしくは全脳室照射 23.4 Gy/13 回 • 放射線治療後に適応があれば腫瘍摘出術を行う
	試験治療	• CE 療法と PE 療法を交互に 4 コース（CE-PE-CE-PE）後に放射線治療 • 放射線治療：病巣に応じて全脳もしくは全脳室照射 18 Gy/13 回 • 放射線治療後に適応があれば腫瘍摘出術を行う
悪性胚細胞腫	目的	化学療法の強化，かつ救済高用量化学療法を準備しての全脳脊髄照射回避
	条件	• 病理組織診断で悪性胚細胞腫瘍（卵黄嚢腫，胎児性がん，絨毛がん），または悪性胚細胞腫瘍が混在する混合腫瘍 or　• 血清 AFP ≧ 250 ng/mL，または血清 HCG ≧ 500 mIU/mL • 腫瘍の原発部位が 1 部位のみである（多病巣性病変は不適格） • 播種（脳室内病変，脳表病変，脊髄病変）を認めない
	標準治療	• PCE 療法 5 コース後に放射線治療 • 放射線治療：全脳全脊髄照射 23.4 Gy/13 回，局所照射 30.6 Gy/17 回 • 放射線治療後に適応があれば腫瘍摘出術を行う
	試験治療	• （PCE＋髄注 MTX* 療法）5 コース後に局所放射線治療 54 Gy/30 回 • 照射後に残存腫瘍（salvage surgery 後の viable 腫瘍組織の残存も含む）がある場合は，自家幹細胞移植支援による高用量化学療法を行う

化学療法処方
- CE 療法（carboplatin 560 mg/m^2 day1, etoposide 150 mg/m^2 day1-3）
- PE 療法（cisplatin 90 mg/m^2 day1, etoposide 150 mg/m^2 day1-3）
- PCE 療法（cisplatin 90 mg/m^2 day1, etoposide 150 mg/m^2 day1-3, cyclophosphamide　1 g/m^2 day1, 2）
- 自家幹細胞移植支援による高用量化学療法（thiotepa 200 mg/ m^2 day-12, -11, -5, -4, melphalan 70 mg/ m^2 day-11, -5, -4, peripheral blood stem cell transplantation day 0）

* MTX 髄注は全脳脊髄照射の代替治療としての効果を期待

tumor: GIST）で観察されることがよく知られている．この報告以来，GCTの遺伝子異常に関しての報告は一時期鳴りを潜めていた感があるが，2010年以降，米国のLau Cらと日本との共同研究グループ，および日本のIntracranial Germ Cell Tumor Genome Analysis Consortium（iGCT Consortium）がこの分野でいくつかの重要な報告をもたらしている．

Wang & Lawら（2014）[162]は分析したgerm cell tumorの50%においてKIT / RAS signaling pathwayに変異があることを報告した．少し遅れてFukushimaら（2014）[163]は65例の頭蓋内GCTの分析より，germinomaにおいてMAPK（mitogen-activated protein kinase）伝達経路に関わる*c-kit*遺伝子変異と*RAS*遺伝子変異が相互排他的に出現（germinomaの60%）し，一方germinoma以外のNGGCTではその出現率が8.6%と有意に低率であることより，germinomaにおいてはMAPK pathwayが活性化していることを指摘している．一方で，c-kit/RAS遺伝子変異や染色体不安定性を示さないgerminomaもあり，この群の治療成績は典型例よりも良好との報告がある．

Ichimuraら（2016）[164]は頭蓋内GCT 124例を分析し，MAPK pathway（48.4%）およびPI3K pathway（12.9%）に含まれる遺伝子が相互排他的に変異していることを報告した．すなわち，c-kit遺伝子変異がMAPKおよびPI3K伝達経路のいずれかを活性化させている所見である．染色体異常としては1q，8q，12p，21q，Xの染色体全体にわたる増加と，13qの欠失が高頻度に見られている[163,165]．

一方NGGCTにおいても，*c-kit*を含め，頻度は低いが同じMAPK pathwayおよびPI3K pathwayに関わる遺伝子変異が観察されており，GCT全体として同じ伝達径路の遺伝子変異を有する共通の起源細胞から発生する可能性が示された．このことは，混合性腫瘍に含まれるgerminomaとteratomaの遺伝子変異状態が同一（相違は前者が低メチル状態，後者は高メチル状態〜後述）であったことも傍証となっている[166]．

Germinomaと NGGCTとの相異についてFukushimaら（2017）[166]は，古くからGCTの起源細胞として考えられているprimordial germ cell（PGC：原始胚細胞）のメチレーション状況（profile）を比較したところ，germinomaとPGCは双方低メチル化状況にあり，NGGCTは精巣や血液細胞と同じく高メチル化状況にあることが明らかになった．このことは，胎児形成に関わるPGCの分化の異なる段階において，germinomaとNGGCTが発生する可能性を示したものである．

Takami（2022）ら[167]はこの研究をさらに発展させ，遺伝子異常とDNAメチル化状況の両面から腫瘍起源に関する研究を報告している．メチル化の面からは，低メチル化状態のgerminomaと高メチル化のNGGCTは明らかに異なる腫瘍といえる．Germinomaには減数分裂（meiosis），有糸分裂（mitosis），および多分化能（pluripotency）に関連する極めて未熟・未分化な細胞に特徴的な遺伝子が発現している．一方NGGCTには，臓器形成（organogenesis）や体節形成（homeobox）などに関連する細胞分化に特徴的な遺伝子が発現していた．Germinoma は，まだ特定の器官を形成するべく動き始める前の PGC の特徴を有し，NGGCT は器官形成の途についた embryonic stem cell（ESC：胚性幹細胞）の特徴を示していることになる．これらの生物学的特徴が，GCT としてまとめられている各腫瘍型の臨床病態にどのように関わっているかは極めて興味深いところであるが，現時点では明らかではない．

Satomi ら（2022）[168] は，精巣 GCT の type Ⅱに染色体 12p の増幅が特徴的なことより CNS GCT 82 例について同 12p の増幅の有無を検証したところ，germinoma 42 例中 5 例（12%），NGGCT 20/40（50%）で 12p 増幅を確認している．染色体 12p の増幅は，悪性要素を有する NGGCT 28 例中 18% 例（64%）で観察されたのに対し，同要素を含まない 12 例ではわずかに 2 例（11%）にとどまり，本所見は悪性成分を有する NGGCT の特徴の 1 つとして位置づけている．12p の増幅の有無による OS，PFS に関しては，germinoma では有意差はないが，NGGCT（40 例）では 12p 増幅症例は非増幅例と比べて有意に不良な 5y PFS（71% vs 90%）および 5y OS（71% vs 90%）を示していた．Germinoma においては，*c-kit* 遺伝子変異と 12p 増幅は相互排他的に観察されている．また，1 例の混合型 NGGCT において，構成する germinoma と他要素の双方で 12p 増幅が観察され，混合型 NGGCT の成因を探る上で興味深い．

Takami ら（2022）[167] は，脳 GCT 84 例と精巣 GCT 134 例について病理像とゲノム像を比較している．病理分類では germinoma（51%）と seminoma（48%）は同頻度だが，脳 GCT の方が混合型（23% vs 12%）は多い傾向にあり，逆に NGGCT（26% vs 40%）が少ない傾向にある．MAPK 伝達経路関遺伝子変異頻度は，両臓器の GCT 間で有意な差はない．染色体コピー数の異常にはパターンとしての差はないが，染色体 7, 8, 12p の増幅（gain）および 4, 5, 10, 11, 13, 18 の欠失（loss）の程度がともに精巣 GCT の方が強く，脳 GCT よりも染色体不安定性が強い．しかし，全体として見れば脳 GCT と精巣 GCT のゲノム異常パターンは同一であり，共通の起源細胞よりの発生と考えられる．

臨床的に重要な報告は，Takami ら（2015）[150] の脳胚細胞腫全組織型において HCG-β の messenger RNA が正常成人脳や精巣よりも高値に発現しているとの分析である．このことは胚細胞腫を構成する細胞が HCG タンパクを産生する potential があるとことを示している．さらに，全ての germinoma における mRNA 発現値の分布が二峰性を示さなかったことより，HCG 産生能力によって germinoma を 2 群に分けるという考え方を支持しないもので，germinoma にはもともと HCG 産生機能があり，その多寡によって germinoma の治療方法を変える必要がないとの主張につながる．

これら一連の報告の中で筆者が最も惹きつけられたのは，germinoma はまだ特定の器官を形成するべく動き始める前の PGC の特徴を有し，NGGCT は器官形成の途についた embryonic stem cell（ESC, 胚性幹細胞）の特徴を示しているとの報告である．

胚細胞腫の発生に関する恩師佐野圭二教授の晩年の発生仮説[169]に一脈通じるところがあり，今後の発展に期待したい．

文献

1) The Committee of Brain Tumor Registry of Japan: Report of Brain Tumor Registry of Japan (2005-2008), 14th Edition. Neurol Med Chir (Tokyo) 57 suppl 1, 2017

2) Cho K-T, Wang K-C, Kim S-K, et al.: Pediatric brain tumors: statistics of SNUH, Korea (1959-2000). Child's Nerv Syst 18: 30-37, 2002

3) Wong T-T, Ho DM, Chang K-P, et al.: Primary pediatric brain tumors. Statistics of Taipei VGH, Taiwan (1975-2004). Cancer 104: 2156-2167, 2005

4) Zhu J, Gao Y, Zheng W, et al.: Intramedullary spinal cord germinoma: a case report. Chin Med J (Engl) 115: 1418-1419, 2002

5) Ostrom QT, de Blank PM, Kruchko C, et al.: Alex's Lemonade Stand Foundation Infant and Childhood Primary Brain and Central Nervous System Tumors Diagnosed in the United States in 2007-2011. Neuro Oncol 17(Suppl.1): x1-x36, 2015

6) Cuccia V, Alderete D: Suprasellar/pineal bifocal germ cell tumors. Childs Nerv Syst 26: 1043-1049, 2010

7) Kakkar A, Biswas A, Kalyani N, et al.: Intracranial germ cell tumors: a multi-institutional experience from three tertiary care centers in India. Childs Nerv Syst 32: 2173-2180, 2016

8) Keene D, Johnston D, Strother D, et al. Epidemiological survey of central nervous system germ cell tumors in Canadian children. J Neuro-Oncol 82: 289-295, 2007

9) Takami H, Perry A, Graffeo CS, et al.: Comparison on epidemiology, tumor location, histology, and prognosis of intracranial germ cell tumors between Mayo Clinic and Japanese consortium cohorts. J Neurosurg 134: 446-456, 2020

10) Fujisawa I, Asato R, Okumura R, et al. Magnetic resonance imaging of neurohypophyseal germinomas. Cancer 68: 1009-1014, 1991

11) Kageyama N: Ectopic pinealoma in tha region of the optic chiasma. Report of five cases. J Neurosurg 35: 755-759, 1971

12) Fukushima K: Tumors of the diencephalon and precocious puberty. Arch F Jap Chir 27: 553-578, 1958

13) Sklar CA, Grumbach MM, Kaplan SL, et al.: Hormonal and metabolic abnormalities associated with central nervous system germinoma in children and adolescents and the effect of therapy: report of 10 patients. J Clin Endocrinol Metab 52: 9-16, 1981

14) Aida T, Abe H, Fujieda K, et al.: Endocrine functions in children with suprasellar germinoma. Neurol Med Chir (Tokyo) 33: 152-157, 1993

15) Saeki N, Takami K, Murai H, et al.: Long-term outocome of endocrine function in patients with neurohypophyseal germinomas. Endocr 47: 83-89, 2000

16) Aizer AA, Sethi RV, Hedley-Whyte ET, et al.: Bifocal intracranial tumors of nongerminomatous germ cell etiology: diagnostic and therapeutic implications. Neuro Oncol 15: 955-960, 2013

17) Jennings MT, Gelman R, Hochberg F: Intracranial germ-cell tumors: natural history and pathogenesis. J Neurosurg 63: 155-167, 1985

18) Bjornsson J, Scheithauer BW, Okazaki H, et al.: Intracranial germ cell tumors: Pathological and immunohistochemical aspects of 70 cases. J Neuropath Exp Neurol 44: 32-46, 1985

19) Hoffman HJ, Otsubo H, Hendrick B, et al.: Intracranial germ cell tumors in children. J Neurosurg 74: 545-551, 1991

8

20） Ho DM, Liu H-C: Primary intracranial germ cell tumor. Pathologic study of 51 patients. Cancer 70: 1577-1584, 1992

21） Matsutani M, Sano K, Takakura K, et al.: Primary intracranial germ cell tumors: A clinical analysis of 153 histologically verified cases. J Neurosurg 86: 446-455, 1997

22） Takami K, Matsutani M, Nishikawa R, et al.: Phase II Trial of pathology-based tripartite treatment stratification for patients with CNS germ cell tumors: A long-term follow-up study. Neuro Oncol 掲載予定

23） Takami H, Fukuoka K, Fukushima S, et al.: Integrated clinical, histopathological, and molecular data analysis of 190 central nervous system germ cell tumors from the iGCT Consortium. Neuro Oncol 21: 1565-1577, 2019

24） Hong KT, Han JW, Fuji H, et al.: Outcomes of intracranial non-germinomatous germ cell tumors: A retrospective Asian multinational study on treatment strategies and prognostic factors. J Neurooncol 160: 41-53, 2022

25） Koh KN, Wong RX, Lee DE, et al.: Outcomes of intracranial germinoma-A retrospective multinational Asian study on effect of clinical presentation and differential treatment strategies. Neuro Oncol 24: 1389-1399, 2022

26） Watterson J, Priest JR: Control of extraneural metastasis of a primary intracranial nongernimonatous germ cell tumor. J Neurosurg 71: 601-604, 1989

27） Mostofi FK, Price EB: Tumors of the male genital system. AFIP, Washington D.C.,1973

28） Rubinstein LJ: Tumors of the central nervous system. AFIP, Washington D.C.,1972

29） Takami H, Satomi K, Fukuoka K, et al.: Low tumor cell content predicts favorable prognosis in germinoma patients. Neurooncol Adv 3: vdab110, 2021

30） Shinoda J, Miwa Y, Sakai N, et al.: Immunohistochemical study of placental alkaline phosphatase in primary intracranial germ cell tumors. J Neurosurg 63: 733-739, 1985

31） McKay DG, Hertig AT, Adams EC, et al.: Histochemical observations on the germ cells of human embryos. Anat Rec 117: 201-219, 1953

32） Nakamura H, Takeshima H, Makino K, et al.: C-kit expression in germinoma: an immunohistochemistry-based study. J Neurooncol 75: 163-167, 2005

33） Sano K, Matsutani M, Seto T: So-called intracranial germ cell tumors: personal experiences and a theory of their pathogenesis. Neurol Res 11: 118-126, 1989

34） Mizoguchi M, Inamura T, Shono T, et al.: A comparative study of apoptosis and proliferation in germinoma and glioblastoma. Neuro-Oncology 2: 96-102, 2000

35） Sakuma Y, Sakurai S, Oguni S, et al.: c-kit gene mutations in intracranial germinomas. Cancer Sci 95: 716-720, 2004

36） Jallu A, Rahm B, Kanaan I, et al.: Pituitary tooth: case report of a suprasellar teratoma. Child's Nerv Syst 6: 368-369, 1990

37） 小林憲夫, 坂本敬三, 伊東　宏: 斜台上方に歯牙と骨片がみられた奇形腫の1例. 小児脳神経 5: 53-59, 1980

38） Drapkin AJ, Rose WS, Pellmar MB: Mature teratoma in the fourth ventricle of an adult: case report and review of the literature. Neurosurgery 21: 404-410, 1987

39） Waters DC, Venes JL, Zis K: Case report: childhood cerebellopontine angle teratoma associated with congenital hydrocephalus. Neurosurgery 18: 784-786, 1986

40） Nishigaya K, Ueno T, Satou E, et al.: Mature teratoma incidentally found in the sylvian fissure: A report of antopsy case. Brain Tumor Pathol 11: 131-134, 1994

41） Nakamura Y, Sato Y, Nishimura G, et al.: Malignant teratoma in the brain. An immunohistochemical study. Cancer 55: 103-107, 1985

42）勇木　清, 児玉安紀, 恩田　純, 他: トルコ鞍内原発 malignat germ cell tumorの1例－PVB療法と放射線併用例. 癌の臨床 34: 2091-2095, 1988

43）宮町敬吉, 阿部　弘, 田代邦雄, 他: Embryonal carcfinomaを伴う多発性奇形腫の1例. 脳外 14: 1161-1165, 1986

44）Reger SN: Selected hearing impairment associated with pinealoma. Ann Otol Rhinol Laryngol 87: 834-836, 1978

45）Sugiyama K, Uozumi T, Arita K, et al.: Clinical evaluation of 33 patients with histologically verified germinoma. Surg Neurol 42: 200-210, 1994

46）Sano K, Matsutani M: Pinealoma（germinoma）treated by direct surgery and postoperative irradiation. A long-term follow-up. Child's Brain 8: 81-97, 1981

47）田中秀樹, 松谷雅生, 前田達浩, 他: 頭蓋内choriocarcinomaとgerminoma with syncytiotrophoblastic giant cell－HCG産生2症例の報告. 小児脳神経 14: 251-257, 1989

48）武内重二: 松果体腫瘍と思春期早発症. Neurosurgeon 4: 89-98, 1985

49）Kitanaka C, Matsutani M, Sora S, et al.: Precocious puberty in a girl with an hCG-secreting suprasellar immature teratoma. J Neurosurg 81: 601-604, 1994

50）Douglas-Akinwande AC, Ying J, Momin Z, et al.: Diffusion-weighted imaging characteristics of primary central nervous system germinoma with histopathologic correlation: a retrospective study. Acad Radiol 16: 1356-1365, 2009

51）Korogi Y, Takahashi M, Ushio Y: MRI of pineal region tumors. J Neuro-Oncol 54: 251-261, 2001

52）Javadpour N, McIntire KR, Waldmann TA: Human chorionic gonadotropin（HCG）and alpha-fetoprotein（AFP）in sera and tumor cells of patients with testicular seminoma. A prospective study. Cancer 42: 2768-2772, 1978

53）Zaloudek CJ, Tavassoli FA, Norris HJ: Dysgerminoma with syncytiotrophoblastic giant cells. A histologically and clinically distinctive subtype of dysgerminoma. Am J Surg Pathol 5: 361-367, 1981

54）Takami H, Graffeo CS, Perry A, et al.: Roles of tumor markers in central nervous system germ cell tumors revisited with histopathology-proven cases in a large international cohor. Cancers（Basel）14: 979, 2022

55）Takami H, Graffeo CS, Perry A, et al.: Impact of tumor markers on diagnosis, treatment and prognosis in CNS germ cell tumors: correlations with clinical practice and histopathology. Brain Tumor Pathol 40: 124-132, 2023

56）小松清秀, 平塚秀雄, 稲葉　穰: 松果体部腫瘍4剖検例の病理学的検討. 脳神経 23: 917-926, 1971

57）DeGirolami U, Schmidek H: Clinicopathological study of 53 tumors of the pineal region. J Neurosurg 39: 455-462, 1973

58）Lewis I, Baxter DW: Atypical teratoma of the pineal. Can Med Assoc J 89: 103-110, 1963

59）Ghatak NR, Hirano A, Zimmerman HM: Intrasellar germinomas. A form of ectopic pinealoma. J Neurosurg 31: 670-675, 1969

60）Jellinger K: Primary intracranial germ cell tumors. Acta Neuropathol（Berl）25: 291-306, 1973

61）沼部敏夫, 神岡芳雄: 異所性松果体腫の1例. 脳神経 15: 73-80, 1963

62）郭　隆, 笹生俊一, 鈴木二郎, 他: 同側大脳半球萎縮を来した異所性松果体腫瘍の1剖検例. 臨床神経 14: 623-630, 1974

63）樺島啓吉, 原田正純, 丸林　徹: 異所性松果体腫瘍の1例—経過・剖検所見—. 脳と神経 29: 453-458, 1977

64）Higano S, Takahashi S, Ishii K, et al.: Germinoma originating in the basal ganglia and thalamus: MR and CT evaluation. AJNR 15: 1433-1441, 1994

65) Wong T-T, Chen YW, Guo W-Y, et al.: Germinoma involving the basal ganglia in children. Childs Nerv Syst 24: 71-78, 2008
66) Moon WK, Chang KH, Kim IO, et al.: Germinomas of the basal ganglia and thalamus: MR findings and a comparison between MR and CT. AJR Am J Roentgenol 162: 1413-1417, 1994
67) Phi JH, Cho BK, Kim SK, et al.: Germinomas in the basal ganglia: magnetic resonance imaging classification and the prognosis. J Neurooncol 99: 227-236, 2010
68) 松本圭蔵, 大田浩石: 不随意運動を呈した視床部松果体腫瘍. 臨床神経 11: 373-379, 1971
69) Kobayashi T, Yoshida J, Kida Y: Bilateral germ cell tumors involving the basal ganglia and thalamus. Neurosurgery 24: 579-583, 1989
70) Nakasu Y, Takeuchi S, Takayama S, et al.: Poikilothermia in a female patient with a germinoma in the basal ganglia. Acta Neurochir (Wien) 120: 190-192, 1993
71) Tsuchida Y, Tsuboi K, Yanaka K, et al.: Basal ganglia germinoma with crossed cerebellar diaschisis. Case report. Neurol Med Chir (Tokyo) 33: 779-782, 1993
72) Liang SY, Yang TF, Chen YW, et al.: Neuropsychological functions and quality of life in survived patients with intracranial germ cell tumors after treatment. Neuro Oncol 15: 1543-1551, 2013
73) Sonoda T, Kumabe T, Sugiyama S, et al.: Germ cell tumors in the basal ganglia: problems of early diagnosis and treatment. J Neurosurg Pediatrics 2: 118-124, 2008
74) Sadamura Y, Sugiyama K, Uchida H, et al.: Intracranial germinoma presenting with hemiatrophy – Follow-up results and literature review. Two case reports. Neurol Med Chir (Tokyo) 51: 148-152, 2011
75) Sudo A, Shiga T, Okajima M, et al.: High uptake on 11C-methionine positron emission tomographic scan of basal ganglia germinoma with cerebral atrophy. AJNR Am J Neuroradiol 24: 1909-1911, 2003
76) Fujii Y, Saito Y, Ogawa T, et al.: Basal ganglia germinoma: diagnostic value of MR spectroscopy and 11C-methionine positron emission tomography. J Neurol Sci 270: 189-193, 2008
77) Sato D, Tanaka S, Takami H, et al.: Histopathological, demographic, and clinical signatures of medulla oblongata germ cell tumors: A case report with the review of literature. Cureus 16: e51861, 2024
78) Hao S, Li D, Feng J, et al.: Primary medulla oblongata germinomas: Two case reports and review of the literature. World J Surg Oncol 11: 274, 2013
79) Yip CM, Tseng HH, Hsu SS, et al.: Dyspnea and choking as presenting symptoms in primary medulla oblongata germinoma. Surg Neurol Int 5 (Suppl 4): S170-174, 2014
80) Kinoshita Y, Akatsuka K, Ohtake M, et al.: Primary intramedullary spinal cord germinoma – case report-. Neurol Med Chir (Tokyo) 50: 592-594, 2010
81) Yamagata T, Takami T, Tsuyuguchi N, et al.: Primary intramedullary spinal cord germinoma : diagnostic challenge and treatment strategy. Neurol Med Chir (Tokyo) 49: 128-133, 2009
82) Madhukar M, Maller VG, Choudhary AK, et al.: Primary intramedullary spinal cord germinoma. J Neurosurg Pediatr 11: 605-609, 2013
83) Yamamoto J, Takahashi M, Nakano Y, et al.: Intratumoral hemorrhage because of primary spinal mixed germ cell tumor presenting with atypical radiological features in an adult. Spine J 13: e31-38, 2013
84) Takahashi M, Koyama H, Matsubara T, et al.: Mixed germinoma and choriocarcinoma in the intramedullary spinal cord: case report and review of the literature. J Neuro-Oncol 76: 71-75, 2006
85) Wang R, Fan X, Zhang B: A rare case of multifocal intramedullary germinoma in cervical spinal cord. Spinal Cord 52 Suppl 1: S19-22, 2014
86) Hengstman GJ, Gons RA, Lenssen PP, et al.: Intracranial germinoma presenting as polyradiculopathy due to widespread spina dissemination. J Neuro-Oncol 80: 105-106, 2006

87）Rabo CS, Hashimoto N, Kagawa N, et al.: A rare case of a simultaneously detected suprasellar and intramedullary spinal cord germinoma. Brain Tumor Pathol 27: 117-120, 2010

88）Nagaishi M, Suzuki R, Tanaka Y, et al.: Pure germinoma of the pineal gland with synchronous spinal dissemination –case report-. Neurol Med chir（Tokyo）50: 505-508, 2010

89）Hoshimaru T, Takagi F, Tsuji Y, et al.: Occult germinoma of the intramedullary spinal cord: A case report. NMC Case Rep J 10: 27-32, 2023

90）Ide M, Jimbo M, Yamamoto M, et al.: Spontaneous regression of primary intracrania germinoma. A case report. Cancer 79: 558-563, 1997

91）Fujimaki T, Mishima K, Asai A, et al.: Spontaneous regression of a residual pineal tumor after resection of a cerebellar vermian germinoma. J Neuro-Oncol 41: 65-70, 1999

92）Murai Y, Kobayashi S, Mizunari T, et al.: Spontaneous regression of a germinoma in the pineal body after placement of a ventriculoperitoneal shunt. J Neurosurg 93: 884-886, 2000

93）Haw C, Steinbok P: Ventriculoscope tract recurrence after endoscopic biopsy of pineal germinoma. Pediatric Neurosurg 34: 215-217, 2001

94）Balmaceda C, Heller G, Rosenblum M, et al.: Chemotherapy without irradiation-a novel approach for newly diagnosed CNS germ cell tumors: results of an international cooperative trial. J Clin Oncol 14: 2908-2915, 1996

95）Kellie SJ, Boyce H, Dunkel IJ, et al.: Primary Chemotherapy for intracranial nongerminomatous germ cell tumors: results of the second international CNS germ cell study group protocol. J Clin Oncol 22: 846-853, 2004

96）Ohno M, Narita Y, Miyakita Y, et al.: The necessity of long-term follow-up including spinal examination after successful initial treatment of intracranial germinoma: case reports. Childs Nerv Syst 32: 547-551, 2016

97）Shikama N, Ogawa K, Tanaka S, et al.: Lack of benefit of spinal irradiation in the primary treatment of intracranial germinoma. A multiinstitutional, retrospective review of 180 patients. Cancer 104: 126-134, 2005

98）Fujikawa K, Kawahara Y, Hirano H, et al.: Germinoma with syncytiotrophoblastic giant cells recurring 13 years after radiotherapy for a pineal germinoma. Case report. Neurol Med Chir（Tokyo）43: 146-149, 2003

99）Kahn L, Fridley J, Patel AJ, et al.: Disseminated germinoma in the brain and cervical spinal cord 10 years after radiographic resolution of pineal germinoma. J Clin Neurosci 19: 1055-1057, 2012

100）Hanakita S, Takenobu A, Kambe A, et al.: Intramedullary recurrence of germinoma in the spinal cord 15 years after complete remission of a pineal lesion. J Neurosurg Spine 16: 513-515, 2012

101）Kanamori M, Takami H, Suzuki T, et al.: Necessity for craniospinal irradiation of germinoma with positive cytology without spinal lesion on MR imaging-A controversy. Neurooncol Adv 3: vdab086, 2021

102）Tsukamoto Y, Natsumeda M, Takahashi H, et al.: Clinical, imaging, and molecular features of radiation-induced glioblastomas developing more than 20 years after radiation therapy for intracranial germinomatous germ cell tumor: illustrative cases. J Neurosurg Case Lessons 6: CASE23361, 2023

103）元持雅男, 牧田康正, 鍋島祥男, 他：全身転移を示した頭蓋内Germinomaの1例. 脳外 8: 563-570, 1980

104）Peña CE, Smith WI Jr: Metastasizing cerebral germinoma. Ann Neurol 16: 94-95, 1984

105）Kon H, Kumabe T, Jokura H, et al.: Recurrent intracranial germinoma outside the initial radiation field with progressive malignant transformation. Acta Neurochir 144: 611-616, 2002

106）Kamitani H, Miyata H, Ishibashi M, et al.: Mixed germ cell tumors with abundant sarcomatous component in the temporal lobe after radiochemotherapy of neurohypophyseal germinoma: a case report. Brain Tumor Pathol 23: 83-89, 2006

107）Tsunoda S, Sasoka Y, Sakaki T, et al.: Suprasellar embryonal carcinoma which developed ten years after local radiation therapy for pineal germinoma. Surg Neurol 40: 146-150, 1993

108）Rogers SJ, Mosleh-Shirazi MA, Saran FH: Radiotherapy of localised intracranial germinoma: time to sever historical ties? Lncet Oncol 6: 509-519, 2005

109）Shirato H, Nishio M, Sawamura Y, et al.: Analysis of long-term treatment of intracranial germinoa. Int J Radiat Oncol Biol Phys 37: 511-515, 1997

110）Shinoda J, SakaiN, Yano H, et al.: Prognostic factors and therapeutic problems of primary intracranial choriocarcinoma/germ-cell tumors with high levels of HCG. A review with the description of three new patients. J Neuro-Oncol 66: 225-240, 2004

111）Chan HSL, Humphreys RP, Hendrick EB, et al.: Primary intracranial choriocarcinoma: a report of two cases and a review of the literature. Neurosurgery 14: 540-545, 1984

112）Ho KL, Rassekh ZS: Endodermal sinus tumor of the pineal region. Case report and review of literature. Cancer 44: 1081-1086, 1979

113）井原達夫, 小柳　泉, 杉本信志, 他: 頭蓋内原発 endodermal sinus tumor の頭蓋内・脊髄転移例. 自験例および文献例の検討. Neurol Med Chir（Tokyo）26: 501-509, 1986

114）中村信之, 佐藤智彦, 和田徳男, 他: 多発性転移をきたした松果体部AFP産生 Endodermal Sinus Tumor. 医学のあゆみ 116: 161-167, 1981

115）Bamberg M, Metz K, Alberti W, et al.: Endodermal sinus tumor of the pineal region--Metastases through a ventriculoperitoneal shunt. Cancer 54: 903-906, 1984

116）Asano N, Oka H, Takase K, et al.: Intracranial and intraspinal dissemination from pineal yolk sac tumor treated by PVB therapy. Case report. Neurol Med Chir（Tokyo）30: 483-488, 1990

117）Takeda Z, Maeda H, Itoh H, et al.: Yolk sac tumor in the cerebellum - a case report -. Kobe J Med Sci 31: 63-72, 1985

118）田鹿妙子, 青木信彦, 水谷　弘, 他: 小脳半球 endodermal sinus tumor の1例. 小児脳神経 13: 225-228, 1988

119）Everts TJ, Ransburg RC: Primary intracranial endodermal sinus siums tumor. J Neurosurg 50: 246-252, 1979

120）Itoyama Y, Kochi M, Yamamoto H, et al.: Clinical study of intracranial nongerminomatous germ cell tumors producing α-fetoprotein. Neurosurgery 27: 454-460, 1990

121）Packer RJ, Sutton LN, Rorke LB, et al.: Intracranial embryonal cell carcinoma. Cancer 54: 520-524, 1984

122）Sakata K, Yamada H, Sakai N, et al.: Extraneural metastasis of pineal tumor. Surg Neurol 3: 49-54, 1975

123）Tsuchiyama M, Miyamoto M, Sakurai M, et al.: Intracranial germ cell tumor indicating a high level of alphafetoprotein（AFP）. Acta Pathol Jpn 31: 521-526, 1981

124）松角康彦, 阿倍　弘, 田中隆一, 他: 頭蓋内germ cell tumorに対するcisplatin-vinblastine-bleomycin3者併用療法. 癌の臨床 32: 1387-1393, 1986

125）阿部弘昌, 阿部啓一, 津金沢政治: 肺に転移をおこした脳 Teratoid Tumorの1剖検例. 医療 26: 49-52, 1972

126）Nishizuka Y, Morii S, Ojima A, et al.: Three autopsy case of testicular and intracranial choriocarcinoma in the male. Acta Pathol Jpn 6 Suppl: 841-849, 1956

127）岩田金次郎, 中島典英, 中島正光, 他: 肺転移を起こした松果体部腫瘍の症例. 脳神経 14: 815-818, 1962

128）Giuffre R, Lorenzo ND: Evolution of a primary intrasellar germinomatous teratoma into a

choriocarcinoma. Case report. J Neurosurg 42: 602-604, 1975
129) Nakasu S, Handa J, Hazama F, et al.: Suprasellar yolk-sac tumor in two sisters. Surg Neurol 20: 147-151, 1983
130) Naganuma H, Inoue H, Misumi S, et al.: Intracranial germ-cell tumors. Immunohistochemical study of three autopsy cases. J Neurosurg 61: 931-937, 1984
131) Wang LC, Yang LH, Lee EJ, et al.: Primary embryonal cell carcinoma of cerebellopontine angle. Acta Neurochir (Wien) 139: 476-477, 1997
132) Ikura Y, Sasaki M, Ohgami M, et al.: Mixed germ-cell tumor of the brain. Pathologic study of six autopsy cases. Pathol Res Pract 192: 595-603, 1996
133) Sano K: Pathogenesis of intracranial germ cell tumors reconsidered. J Neurosurg 90: 258-264, 1999
134) Sawamura Y, Ikeda J, Shirato H, et al.: Germ cell tumours of the central nervous system: treatment consideration based on 111 cases and their long-term clinical outcomes. Eur J Cancer 34: 104-110, 1998
135) Ogawa K, Toita T, Nakamura K, et al.: Treatment and prognosis of patients with intracranial nongerminomatous malignant germ cell tumors. A multiinstitutional retrospective analysis of 41 patients. Cancer 98: 369-376, 2003
136) Ogawa K, Shikama N, Toita T, et al.: Long-term results of radiotherapy for intracranial germinoma: A multi-institutional retrospective review of 126 patients. Int J Radiat Oncol Biol Phys 58: 705-713, 2004
137) Shono T, Natori Y, Morioka T, et al.: Results of a long-term follow-up after neuroendoscopic biopsy procedure and third ventriculostomy in patients with intracranial germinomas. J Neurosurg 107 (3 Suppl): 193-198, 2007
138) Luther N, Stetler WR Jr, Dunkel IJ, et al.: Subarachnoid dissemination of intraventricular tumors following simultaneous endoscopic biopsy and third ventriculostomy. J Neurosurg Pediatr 5: 61-67, 2010
139) Jenkin RDT, Simpson WJK, Keen CW: Pineal and suprasellar germinomas--results of radiation treatment. J Neurosurg 48: 99-107, 1978
140) Salazar OM, Gastro-Vita H, Bakos RS, et al.: Radiation therapy for tumors of the pineal region. Int J Radiat Oncol Biol Phys 5: 491-499, 1979
141) Linstadt D, Wara W, Edwards M, et al.: Radiotherapy of primary intracranial germinomas: the case against routine craniospinal irradiation. Int J Radiat Oncol Biol Phys 15: 291-297, 1988
142) Kanamori M, Takami H, Yamaguchi S, et al. So-called bifocal tumors with diabetes insipidus and negative tumor markers: are they all germinoma? Neuro Oncol 23: 295-303, 2021
143) Haddock M, Schild SE, Scheithauer BW, et al.: Radiation therapy for histologically confirmed primary central nervous system germinoma. Int J Radiat Oncol Biol Phys 38: 915-923, 1997
144) Aoyama H, Shirato H, Kakuto Y, et al.: Pathologically-proven intracranial germinoma treated with radiation therapy. Radiother. Oncol 47: 201-205, 1998
145) Shibamoto Y, Sasai K, Oya N, et al.: Intracranial germinoma: radiation therapy with tumor volume-based dose selection. Radiology 218: 452-456, 2001
146) Matsutani M, Sano K, Takakura K, et al.: Combined treatment with chemotherapy and radiation therapy for intracranial germ cell tumors. Child's Nerv Syst 14: 59-62, 1998
147) Yoshida J, Sugita K, Kobayashi K, et al.: Prognosis of intracranial germ cell tumours: effectiveness of chemotherapy with cisplatin and etoposide (CDDP and VP-16). Acta Neurochir (Wien) 120: 111-117, 1993
148) Matsutani M, Ushio Y, Yamashita J, et al; Japanese Pediatric Brain Tumor Study Group: Combined chemotherapy and radiation therapy for central nervous system germ cell tumors: preliminary results

8

of a Phase II study of the Japanese Pediatric Brain Tumor Study Group. Neurosurg Focus 5: e7, 1998

149）片上秀喜, 橋田誠一, 山口秀樹, 他：超高感度 HCG-β測定法によるCNS胚細胞腫の診断と治療経過. ホルモンと臨床 51増刊号: 196-206, 2003

150）Takami H, Fukushima S, Fukuoka K, et al.: Human chorionic gonadotropin is expressed virtually in all intracranial germ cell tumors. J Neurooncol 124: 23-32, 2015

151）Fukuoka K, Yanagisawa T, Suzuki T, et al.: Human chorionic gonadotropin detection in cerebrospinal fluid of patients with a germinoma and its prognostic significance: assessment by using a highly sensitive enzyme immunoassay. J Neurosurg Pediatr 18: 573-577, 2016

152）Calaminus G, Kortmann R, Worch J, et al.: SIOP CNS GCT 96: final report of outcome of a prospective, multinational nonrandomized trial for children and adults with intracranial germinoma, comparing craniospinal irradiation alone with chemotherapy followed by focal primary site irradiation for patients with localized disease. Neuro Oncol 15: 788-796, 2013

153）Calaminus G, Frappaz D, Kortmann RD, et al.: Outcome of patients with intracranial non-germinomatous germ cell tumors – lessons from the SIOP-CNS-GCT-96 trial. Neuro Oncol 2017; 19: 1661-1672, 2017

154）Bartels U, Onar-Thomas A, Patel SK, et al.: Phase II trial of response-based radiation therapy for patients with localized germinoma: a Children's Oncology Group study. Neuro Oncol 24: 974-983, 2022

155）Fangusaro J, Wu S, MacDonald S, et al.: Phase II trial of response-based radiation therapy for patients with localized CNS nongerminomatous germ cell tumors: A Children's Oncology Group study. J Clin Oncol 37: 3283-3290, 2019

156）Rappaport R, Brauner R: Growth and endocrine disorders secondary to cranial irradiation. Pediat Res 25: 561-567, 1989

157）Lian X, Hou X, Yan J, et al.: Treatment outcomes of intracranial germinoma: a retrospective analysis of 170 patients from a single institution. J Cancer Res Clin Oncol 145: 709-715, 2019

158）山崎文之, 木下康之, 碓井　智, 他: 中枢神経原発胚細胞性腫瘍の治療成績と長期予後. 小児の脳神経 45: 346-350, 2020

159）Kinoshita Y, Yamasaki F, Taguchi A, et al.: Influence of growth hormone therapy on germinoma survivors. Pituitary 25: 854-860, 2022

160）臨床研究ポータルサイト, 国立保健医療科学院ホームページ. https://rctportal.niph.go.jp/s/detail/um?trial_id=jRCTs051220066#Germinoma

161）Sakuma Y, Sakurai S, Oguni S, et al.: c-kit gene mutations in intracranial germinomas. Cancer Sci 95: 716-720, 2004

162）Wang L, Yamaguchi S, Burstein MD, et al.: Novel somatic and germline mutations in intracranial germ cell tumours. Nature 511: 241-245, 2014

163）Fukushima S, Otsuka A, Suzuki T, et al.: Mutually exclusive mutations of KIT and RAS are associated with KIT mRNA expression and chromosomal instability in primary intracranial pure germinomas. Acta Neuropathol 127: 911-925, 2014

164）Ichimura K, Fukushima S, Totoki Y, et al.: Recurrent neomorphic mutations of MTOR in central nervous system and testicular germ cell tumors may be targeted for therapy. Acta Neuropathol 131: 889-901, 2016

165）Terashima K, Yu A, Chow WYT, et al.: Genome-wide analysis of DNA copy number alterations and loss of heterozygosity in intracranial germ cell tumors. Pediatr Blood Cancer 61: 593-600, 2014

166）Fukushima S, Yamashita S, Kobayashi H, et al.: Genome-wide methylation profiles in primary intracranial germ cell tumors indicate a primordial germ cell origin for germinomas. Acta Neuropathol 33: 445-462, 2017

167) Takami H, Elzawahry A, Mamatjan Y, et al.: Transcriptome and methylome analysis of CNS germ cell tumor finds its cell-of-origin in embryogenesis and reveals shared similarities with testicular counterparts. Neuro Oncol 24: 1246-1258, 2022

168) Satomi K, Takami H, Fukushima S, et al.: 12p gain is predominantly observed in non-germinomatous germ cell tumors and identifies an unfavorable subgroup of central nervous system germ cell tumors. Neuro Oncol 24: 834-846, 2022

169) Sano K, Matsutani M, Seto T: So-called intracranial germ cell tumors: personal experiences and a theory of their pathogenesis. Neurol Res 11: 118-126, 1989

［表8-14文献］

1) Soejima T: Neuroradiology 29: 366, 1987, 2) Shibamoto Y: Int J Radiat Oncol Biol Phys 37: 505, 1997, 3) Nakamura H: Acta Oncol 45(4): 476, 2006, 4) Sonoda T: J Neurosurg Pediatrics 2: 118, 2008, 5) Kawabata Y: J Neurooncol 88: 161, 2008, 6) Jinguji S: J Neurosurg Pediatr 11(4): 454, 2013, 7) Matsutani: 未発表データ, 8) Wong T-T: Childs Nerv Syst 24 : 71, 2008, 9) Phi JH: J Neurooncol 99 (2): 227, 2010, 10) Chen YW: Cancer 118(10): 2752, 2010

［表8-15文献］

1) Bjornsson J: Clin Neuropathol 5(6): 242, 1986, 2) Chan HSL: Neurosurgery 14: 540, 1984, 3) Fujii T: J Neurosurg 55(3): 484, 1981, 4) 三宅清雄: 京府医大誌 65: 1025, 1959, 5) Naganuma H: J Neurosurg 61(5): 931, 1984, 6) Hirano T: Acta Path Jap 26: 97, 1976, 7) Kawakami Y: J Neurosurg 53: 369, 1980, 8) Tabuchi K: Acta Med Okayama 27: 125, 1973, 9) Tominaga I: No to Shinkei 30: 165, 1978, 10) Page R: J Neurol Neurosurg Psychiat 49: 93, 1986, 11) 阿部弘昌: 医療 26(1): 49, 1972, 12) 木村伯子: 癌の臨床 28(1): 34, 1981, 13) Shinoda J: J Neuro-Oncol 66(1-2): 225, 2004, 14) Furukawa F: Acta Pathol Jpn 36: 773, 1986, 15) Giuffre R: J Neurosurg 42(5): 602, 1975, 16) Jennings CD: Neurosurgery 16(1): 9, 1985, 17) Yamagami T: Surg Neurol 19: 469, 1983, 18) Bruton OC: J Pediat 59(5): 719, 1961, 19) Hasegawa H: Med J Osaka Univ 25(1-2): 63, 1974, 20) 岩田金次郎: 脳神経 14(9): 815, 1962, 21) 増田俊和: 埼玉医大誌 10(5): 293, 1983, 22) 新村富士夫: 癌の臨床 29(7): 832, 1983

［表8-16文献］

1) Naganuma H: J Neurosurg 61(5): 931, 1984, 2) Bestle J: Acta path microbiol scand 74(2): 214, 1968, 3) Ho KL: Cancer 44(3): 1081, 1979, 4) Tavcar D: Cancer 45(10): 2646, 1980, 5) Itoyama Y: Neurosurgery 27(3): 454, 1990, 6) Naganuma H: J Neurosurg 61(5): 931, 1984, 7) Bruyland M: Eur Neurol 25(3): 172, 1986, 8) 村田高穂: 脳外 12(1): 83, 1984, 9) 中村信之: 医学のあゆみ 116(2): 161, 1981, 10) Wilson ER: Neurosurgery 5(3): 356, 1979, 11) Bamberg M: Cancer 54(5): 903, 1984, 12) Arita N: J Neurosurg 53(2): 244, 1980, 13) Asano N: Neurol Med Chir (Tokyo) 30(7): 483, 1990, 14) Yoshiki T: Cancer 37(5): 2343, 1978, 15) 木村伯子: 癌の臨床 28(1): 34, 1981

［表8-17文献］

1) Arita N: Surg Neurol 9:198, 1978, 2) Jellinger K: Acta Neuropathol 15:176, 1970, 3) Packer RJ: Cancer 54:520, 1984, 4) Sakata K: Surg Neurol 3:49, 1975, 5) Samii M: Neurosurgery 16:696, 1985, 6) Tsuchiyama M: Acta Pathol Jpn 31:521, 1981

第9章

Genetic tumor syndromes of the nervous system
遺伝性（家族性）腫瘍症候群

I 総論

文字通り，生誕時より体内の全ての細胞（生殖細胞系列）に，“腫瘍に罹患しやすい形質を生まれながらに保有している”方々が腫瘍を発症した場合につけられる診断名である．当初は，悪性腫瘍（がんと肉腫）を中心として議論されたため，“Cancer predisposition syndrome がん形質症候群”，“Familial cancer syndrome”，あるいは“Hereditary cancer syndrome”などの名称で議論されてきたが，今回のWHO改定では表記の名称がつけられた．

ここで，日本遺伝学会の用語改訂について触れる．従来，「Germ lineでの*TP53*遺伝子変異によるLi-Fraumeni症候群」と記載されてきた表現が，「*TP53*遺伝子の病的variantバリアント」と記載されるようになった．そもそも遺伝子のバリアント（多様性）とは，1個人の遺伝子の約99.9%は他人と同じDNAの塩基配列をもっている，残りの0.1%が個人ごとに異なり，その個人の特徴（瞳や毛髪の色，など）を形成する独自の塩基配列（バリアント）をもっている．この多様性の中の，特定の疾患の病因に関係しているものを病的バリアントと表現する．DNAレベルでのバリアントの種類には，置換（substitusion），欠失（deletion），重複（duplication），挿入（insertion），逆転（inversion），などがある．

従来“変異（mutation）”と呼ばれたものも，遺伝子のDNAの塩基配列がその他大勢の人と異なる部分を指し，1塩基の違いから，複数の遺伝子を含む染色体領域の変化まで，様々な形を含んでいる．しかし変異と表現することである特定の異常を示すものと誤解されがちなため，総称的に表現する“病的バリアント”が適切との判断に至った措置である．このような生まれつきもっている遺伝子配列の検査には，通常は血液のリンパ球を用い，germ line（生殖細胞系列）の遺伝子検査（分析）と呼ぶ．

■遺伝性腫瘍の発生

1. 家族内腫瘍（がん）発生

現在の長寿国日本では，生涯に何らかのがんに罹患するリスクは男性で65%，女性で51%，おおざっぱに2人に1人と算出され（がんの統計2019年度版），がんが死因となる率は，男性が4人に1人，女性は6人に1人（がんの統計2022年度版）である．祖父母や両親，その同胞を家族（あるいは血縁者）と見なすと，家族の中にがん罹患者が数人いても不思議ではない．しかし，40歳未満（小児を含む）のがん罹患者が数人いたり，特定のがん罹患者が多い状況は異常である．

この場合の，家族あるいは血縁者の定義は曖昧で定まったものはない．病歴が把握

表9-1　血縁者の名称（本人を基準とする）

	分類	血縁者
遺伝学（遺伝子共有比率による）分類	第1度近親者（first degree relative） 遺伝子を1/2共有	親, 子, 兄弟姉妹, 二卵性双生児
	第2度近親者（second degree relative） 遺伝子を1/4共有	祖父母, 孫, 伯父叔母, 姪・甥, 異父母兄弟
	第3度近親者（third degree relative） 遺伝子を1/8共有	曾祖父母, 従兄弟, 曾孫
日本の民法が定める親族範囲（6等親まであり）	1等親	父母, 子
	2等親	祖父母, 孫, 兄弟姉妹
	3等親	曽祖父母, 曽孫, 伯父・叔母, 甥・姪
	4等親	高祖父母, 玄孫, 従兄弟姉妹, など

備考：配偶者は自己と同列に扱われる規定があり, 配偶者の父母, この配偶者は1等親, 配偶者の祖父母などは2等親として扱われる.

できる範囲という意味で2等親（親, 祖父母, 兄弟, 子, 孫）に3等親の一部（おじ・おば, 甥・姪）を含むことが多い（国際的には遺伝学用語である第2度近親者以内と記す, 表9-1）. この議論の中では「家系」なる用語は不適切である. 家系とは家の系譜（家系図）を意味し, 家が超世代的に存在することが前提とされた社会において, その系譜（出自と血縁）が社会の維持のために重要視（良きにせよ悪しきにせよ）された時代の社会学的用語（平安時代の藤原家や江戸時代の松平家）であり,「がん家系」という用語は科学的ではない.

本症候群は, 1つの特殊な遺伝子（ほとんどががん抑制遺伝子）の生まれつき（germ line）の異常（病的バリアント）が親から子へ伝わることにより, 遺伝的（運命的）に腫瘍（ほとんどが病理学的悪性腫瘍）に罹患しやすい形質（素因）が形成され, それをもとに腫瘍が発症する症候群である. この場合の腫瘍はほとんどが病理学的悪性腫瘍（広義のがん）であるが, NF1やNF2のように病理学的良性腫瘍も含まれるため, 今回のWHO改訂では“Genetic tumor syndromes”と標記されている. 本書では, 病態の理解のために, “Genetic cancer syndromes”の意味合いで“がん”の使用をお許し願いたい.

これらの症候群は一般的には3つの特徴, ①若くしてがんに罹患した方がいる, ②家族（血縁者）内に何回もがんに罹患した方がいる, ③家族（血縁者）内に特定のがんが多く発生している, を示すとされている. 脳腫瘍の分野では, 神経線維腫症Ⅰ型（NF1）における pilocytic astrocytoma, Gorlin 症候群における medulloblastoma, Li-Fraumeni 症候群における choroid plexus carcinoma と medulloblastoma, Tuberous Sclerosis における subependymal giant cell astrocytoma などがよく知られている（後述）.

2. 腫瘍（がん）発生機転

正常細胞にはがん（腫瘍）を抑制する遺伝子（がん抑制遺伝子）があり細胞のがん化を防いでいる．この遺伝子は細胞内の一対の染色体の双方にあり，片方の染色体のがん抑制遺伝子がその役割を停止（病的バリアントの出現）しただけでは細胞はがん化しないが，もう一方の染色体のがん抑制遺伝子にも異常が起こると細胞はがん化へと向かう．

遺伝子異常には，親から受け継ぐ先天的なものと生まれた後に起こる後天的なものとがある．先天的な異常は個体を構成する全ての細胞の遺伝子に見られる現象で，その個体の誕生のもととなった受精卵の時点で変異が存在するため，生まれ出た個体の全ての細胞がその異常（病的バリアント）をもつ．すなわち，遺伝子の異常が生殖細胞（germ cells; 子供を作るのに必要な精子あるいは卵子）に存在し，親から子へ，世代から世代へと受け継がれていくこととなり，生殖細胞系列異常（変異）（germ line alternation/mutation）と呼ばれる．それに対して，身体を構成する生殖細胞（精子あるいは卵子）以外の細胞の遺伝子に後天的に異常（変異）が起こることを体細胞異常（変異）（somatic alternation/mutation）という．既に分化しつくした組織を構成する1つの細胞が2つに分かれる細胞分裂の際に，DNA 複写過程などに偶然のミスが生じ引き起こされる．放射線や毒物といった外部環境からの要因も原因となる．この体細胞異常（変異）は身体組織の一部の細胞 DNA の中で個別に起こり，異常が起こった細胞に由来する細胞のみに受け継がれて子孫には伝わらない．

基本的に，親から子へ受け継がれる遺伝子は，1個の細胞に父と母からの遺伝子が1個ずつ入る．仮に父・母どちらかの生殖細胞の一方の染色体のがん抑制遺伝子に異常があると，その異常は1/2の確率で子どもに受け継がれる（メンデルの法則）．この異常を受け継いだ個体では，対立する1つの健全ながん抑制遺伝子のみで人生の間に頻繁に起こり得る細胞がん化への内的・外的脅威から細胞を守ることになり，健全がん抑制遺伝子は疲弊し（遺伝子不安定化と呼ぶ）傷害され，最終的には双方のがん抑制遺伝子が異常をきたした細胞となりがん化への道をたどる．このように一対の染色体の一方のみのがん抑制遺伝子の異常だけでは細胞がん化に直接的にはつながらないために，この状態は劣性のがん遺伝子変異として扱われる．しかし，胎生期に染色体の双方にがん抑制遺伝子異常がある胎児は誕生できないため（胎生期死亡），生殖細胞系列のがん抑制遺伝子異常をもつ親からは，2つの健全ながん抑制遺伝子を受け継ぐ個体と，2つのがん抑制遺伝子のうち一方が異常をきたした個体の2種類しか生まれてこない（50%確率）．当然，遺伝子異常を受け継いだ個体の方ががんに罹患しやすいため，見かけ上顕性（優性）遺伝形式で伝わると解釈され，がん抑制遺伝子が親から子へ受け渡されるほとんどの Genetic tumor syndromes（遺伝性腫瘍症候群）は常染色体顕性（優性）遺伝疾患群（autosomal dominant cancer syndrome）として扱われている．なお，メンデル遺伝学の訳語である「優性」と「劣性」は遺伝子の特徴の現れやすさの表現にすぎないが，優れている，劣っているという語感のために誤解されやすいことが長年指摘されていた．2022年日本遺伝学会は用語改訂を行い，「優性」は「顕性」，「劣性」は「潜性」に変更すると定めたことにより，本書では顕性（優性）遺伝，潜性（劣性）遺伝と記す．

3．がん抑制遺伝子

がん抑制遺伝子として初めて同定されたのは網膜芽細胞腫の遺伝子 *RB1* である（Friend ら 1986）[1]．*Rb1* は片方の対立遺伝子が正常であれば Rb タンパク質を作り出すことができるが，残された正常遺伝子にも損傷が起きると（ヘテロ接合性の消失：Loss of heterozygosity）Rb1 タンパク質の機能が失われ，網膜芽細胞腫の発生につながる．Knudson (1971) [2] はこの現象の解析からがんの“2 ヒット理論”を提唱した．

Rb1 に次いでがん抑制遺伝子として同定されたのが *TP53* 遺伝子である．*TP53* 遺伝子ノックアウトマウスはほぼ正常に誕生するにもかかわらず，成長後に多くの組織でがんを発症することがわかり，がん抑制遺伝子のがん発生における重要性が確認された（Donehower ら 1992）[3]．また，ヒトの腫瘍の多くに *TP53* 遺伝子の変異が認められる（Ko ら 1996）[4] ことから，*TP53* 遺伝子は現在までに同定された中では最も重要視されるがん抑制遺伝子となっている．最新の IARC（International Agency for Research on Cancer）のデータベースでは腫瘍によって 14 ～ 43% に腫瘍細胞で *TP53* 遺伝子変異（somatic mutation）が観察されている [5]．脳腫瘍分野で *TP53* 遺伝子変異（somatic mutation）の重要性を指摘したのは Kleihues らの“Primary & secondary glioblastoma”論文（1997）[6] である．

文献

1）Friend SH, Bernards R, Rogelj S, et al.: A human DNA segment with properties of the gene that predisposes to retinoblastoma and osteosarcoma. Nature 323: 643-646, 1986

2）Knudson AG Jr: Mutation and cancer: statistical study of retinoblastoma. Proc Natl Acad Sci USA 68: 820-823, 1971

3）Donehower LA, Harvey M, Slagle BL, et al.: Mice deficient for p53 are developmentally normal but susceptible to spontaneous tumours. Nature 356: 215-221, 1992

4）Ko LJ, Prives C: p53: puzzle and paradigm. Genes Dev 10: 1054-1072, 1996

5）International Agency for Research on Cancer, WHO. IARC TP53 Database. http://p53.iarc.fr

6）Kleihues P, Ohgaki H: Genetics of glioma progression and the definition of primary and secondary glioblastoma. Brain Pathol 7: 1131-1136, 1997

II 各論

I 主としてmedulloblastoma（髄芽腫）発生に関わる症候群

1 Li-Fraumeni syndrome（LFS）リ・フラウメニ症候群

■ WHO 脳腫瘍分類第5版の定義

がん抑制遺伝子の一つである *TP53* 遺伝子（染色体17番p13.1）の病的バリアントがgerm line（生殖細胞系列）に存在している常染色体顕性（優性）遺伝疾患である．年齢を問わず多発性の腫瘍（がん）が発生する．それらは主として，LFSコア（core）腫瘍と呼ばれる軟部組織肉腫，骨肉腫，閉経前乳がん，脳腫瘍（choroid plexus carcinoma，medulloblastoma，gliomaなど），副腎皮質がん，である．生涯にわたり高率にがんを発症する遺伝性腫瘍症候群である．

- **診断必須項目 essential criteria**：Germ line（生殖細胞系列）でのP53遺伝子の病的バリアント（変異，再配列，部分的あるいは全欠失など）を検出する．
- **診断推奨項目 desirable criteria**：記載されていない

本腫瘍群の理解には，厚生労働省科学研究費補助金事業により作成された診療ガイドライン[1]が有用である．一読をおすすめする．

■ 本症候群の誕生

1969年Li & Fraumeni[2]は，30歳未満で乳がん罹患歴のある母親から生まれた子供に肉腫が多発している4家族を報告した．その後同様の報告が相次ぎ，一時期は“Sarcoma, breast, leukemia and adrenal gland（SBLA）syndrome”と呼ばれ，1988年に同氏らは国立がん研究所のがん家族登録の中に，若い患者に肉腫，乳がん，脳腫瘍，副腎皮質がんなどの新生物が常染色体顕性（優性）遺伝形式で遺伝している24の家族を抽出し，古典的“Li-Fraumeni syndrome”診断基準（表9-2）[3]を示した．1990年，Malkinら[4]が“Li-Fraumeni syndrome”の5家族の全員で生殖細胞系列での *TP53* 遺伝子変異を確認し，LFSの原因遺伝子であることを示した．

■疫学

一般人における *TP53* 生殖細胞系列病的バリアント保持者は，5,000 人～ 20,000 に 1 人（0.005 ～ 0.02%）といわれていたが，最近の米国の調査[5]では約 64,000 人のうちの 131 人（0.2%）の 10 倍の保持者率が報告されている．

■診断

LFS を疑った患者に対する germ line での *TP53* 遺伝子病的バリアントの検出により診断が確定する．LFS 疑診は古典的 LFS 基準あるいは Chompret（ションプレ）基準 -2015（表 9-2）[6,7]に該当する症例である．また，上記基準に記載されたがんの家族歴がなくても，*TP53* 遺伝子の germ line での病的バリアントがあれば LFS と診断する（発端者としての発症，de novo mutation，と解釈する）．この Chompret 基準では，第 3 項「家族歴の有無を問わず，発端者が副腎皮質がん（adrenocortical cancer: ACC）もしくは脈絡叢がん（choroid plexus carcinoma: CPC）と診断されている」が脳腫瘍治療医にとっては衝撃である．これは，家族歴がなくても ACC 罹患児の 67 ～ 80%が germ line で *TP53* 遺伝子変異を有する可能性がある[8,9]との報告，および CPC の既往歴または家族歴がある 9 人の患者全員が，germ line での *TP53* 遺伝子変

表9-2 Li-Fraumeni 症候群(LFS)を積極的に疑う臨床診断基準[6,7]

発端者 proband とは,最初に当該家族における遺伝的問題に気づく契機となった罹患者を指し,今 LFS を疑っている個人を指すものではない

古典的 LFS 基準[3]（以下の全てを満たす場合）
- 発端者が 45 歳未満で肉腫と診断された
- 第 1 度近親者が 45 歳未満でがんと診断された
- 第 2 度近親者以内に 45 歳未満で診断されたがん患者,あるいは肉腫患者(診断時の年齢問わず)がいる

Chompret 基準-2015[6]（以下の 4 腫瘍発生パターンのいずれかに当てはまる場合）

[家族性(血縁者)の腫瘍発生]
- 発端者が 46 歳未満で LFS 腫瘍(軟部組織肉腫,骨肉腫,閉経前乳がん,脳腫瘍,副腎皮質腫瘍,白血病,細気管支肺胞上皮がん)に罹患し,かつ第 1 度あるいは第 2 度近親者に 56 歳未満で LFS 腫瘍(発端者が乳がんの場合は乳がん以外)がある,あるいは多発性腫瘍がある.

[多発性腫瘍が発生]
- 発端者が多発性腫瘍(多発性乳腺腫瘍を除く)に罹患し,そのうち 2 つが LFS コア腫瘍であり,かつ最初の腫瘍発生が 46 歳未満である.

[特異的稀少腫瘍が発生]
- 家族歴を問わず,発端者が副腎皮質がん,脈絡叢がん,あるいは横紋筋肉腫の中の胎児性退形成亜型,と診断されている.

[若年で腫瘍が発生]
- 31 歳以前の乳がん発症

現在の科学的確定診断は,germ line の *TP53* 遺伝子の病的バリアントの確認

異を有していた[9]との報告が根拠になっている．CPCに関してはそこまでの確率ではないとの報告（☞289頁）もあるが，これら両腫瘍に関してはその存在だけで臨床的LFS診断が濃厚と考えて，家族歴などの十分な臨床情報を必要とする．

■病態

本症候群の患者は一般より若い年齢でがんを発症するリスクが高く，そのリスクは30歳までに50%，60歳までに90%以上と報告されている．また，本症候群は多発性に原発がんを生じるリスクも高く，2種のがんを発症するリスクは57%，3種のがんを発症するリスクは38%と推測されている．

Bougeardら（2015）[6]はLFSを疑われた1,730患者（1993～2013）のgerm line *TP53*遺伝子変異を検索し，215家族（83%の177家族がChompret基準に合致）の415例で同遺伝子変異を確認している．415例中322例が平均24.9歳（男性17.0歳，女性28.0歳）で最初のがんが診断されている．乳がんが最も多く（女性carrierの60%），軟部組織肉腫（27%），骨肉腫（18%），脳腫瘍（13%），副腎皮質がん（13%）の順である．小児（18歳以下）では骨肉腫（39%），副腎皮質がん（36%），脳腫瘍（34%）が多く，成人では乳がん（女性の79%），軟部組織肉腫（59%）が多い．

Hwangら（2003）[10]は56例の*TP53*遺伝子変異保持者を追跡した結果，同世代の一般人と比較して，標準疾病発症率（SIR）は軟部組織肉腫302倍，骨肉腫289倍，乳がん105倍，脳腫瘍45倍である．

■脳腫瘍の発生

上記Bougeardら[6]の調査では，脳腫瘍は42 carriersに43腫瘍が発生（glioma 19, choroid plexus carcinoma 13, medulloblastoma 8, ependymoma 3）し，小児期に多い（34名，81%）．LFSのglioma（特にglioblastoma）の*IDH-1*変異部分（position）はR132-Cで，通常（非LFS）のastrocytic tumor, *IDH-1* mut.の変異部分であるR132-Hとは異なる（☞25頁）．発生起点が異なるとの議論がある．

Kratzら（2021）[11]は*TP53*遺伝子異常に関する国際研究機関のデータベースよりLFS診断基準に合致し，かつ18歳までに腫瘍が発生した2,139例を抽出し，脳腫瘍が360例（14%）であったと報告している．乳がんが最も多く（28%），軟部組織肉腫12%，骨肉腫11%，副腎皮質がん7%である．脳腫瘍の中では，glioblastomaが最も多く（45例，12.5%），choroid plexus carcinoma（46例，12.8%），astrocytoma（43例，11.9%），medulloblastoma（41例，11.4%）が多い．組織診断不明153例（42.5%）が含まれている．

CPCがLFS患者に高頻度に出現することはLiら[3]が既に指摘している．Taboriら（2013）[12]は，トロント小児病院など3施設のCPC36例中腫瘍細胞に*TP53*変異のある18例中8例（CPC全体の22%）でgerm lineでの*TP53*遺伝子変異を認め，8例全例がLFSの基準を満たしていたと報告した．CPC症例に遭遇した場合は十分な家族歴の聴取が重要である．

Medulloblastomaは SHH群，かつ5～18歳の年齢層症例で本症候群に合致する腫瘍が多い（☞325頁）[13]．診断と治療の際には格別の配慮が必要である．胚細胞腫もLFSの一つに含まれる可能性を示唆した症例報告（*TP53*遺伝子変異carrier女性の生後6ヵ月の女児が肺のchoriocarcinomaを発症）がある[14]．

■治療上の注意

本症候群腫瘍への放射線治療選択は，全身の細胞ががん易罹患性を有しているため放射線誘発二次がんのリスクが高く，十分に慎重であらねばならない．Bougeardら（2015）の症例追跡では，放射線治療施行例の30%の症例で二次がんが発生している[6]．

文献

1） 厚生労働省科学研究費補助金(がん政策研究事業),小児期に発症する遺伝性腫瘍に対するがんゲノム医療体制実装のための研究: リー・フラウメニ症候群の診療ガイドライン2019年度版 ver. 1.1. http://jsht.umin.jp/news/download/2020032404.pdf,2020
2） Li FP, Fraumeni JF Jr: Rhabdomyosarcoma in children: epidemiologic study and identification of a familial cancer syndrome. J Natl Cancer Inst 43: 1365-1373, 1969
3） Li FP, Fraumeni JF Jr, Mulvihill JJ: A cancer family syndrome in twenty-four kindreds. Cancer Res 48: 5358-5362, 1988
4） Malkin D, Li FP, Strong LC, et al.: Germ line p53 mutations in a familial syndrome of breast cancer, sarcomas, and other neoplasms. Science 250: 1233-1238, 1990
5） de Andrade KC, Mirabello L, Stewart DR, et al.: Higher-than-expected population prevalence of potentially pathogenic germline TP53 variants in individuals unselected for cancer history. Hum Mutat 38: 1723-1730, 2017
6） Bougeard G, Renaux-Petel M, Flaman JM, et al.: Revisiting Li-Fraumeni syndrome from TP53 mutation carriers. J Clin Oncol 33: 2345-2352, 2015
7） Orr BA, Clay MR, Pinto EM, et al.: An update on the central nervous system manifestations of Li-Fraumeni syndrome. Acta Neuropathol 139: 669-687, 2020
8） Varley JM, McGown G, Thorncroft M, et al.: Are there low-penetrance TP53 Alleles? evidence from childhood adrenocortical tumors. Am J Hum Genet 65: 995-1006, 1999
9） Gonzalez KD, Noltner KA, Buzin CH, et al.: Beyond Li Fraumeni Syndrome: clinical characteristics of families with p53 germline mutations. J Clin Oncol 27: 1250-1256, 2009
10） Hwang SJ, Lozano G, Amos C, et al.: Germline p53 mutations in a cohort with childhood sarcoma: sex differences in cancer risk. Am J Hum Genet 72: 975-983, 2003
11） Kratz CP, Freycon C, Maxwell KN, et al.: Analysis of the Li-Fraumeni spectrum based on an International Germline TP53 Variant Data Set: An International Agency for Research on Cancer TP53 Database Analysis. JAMA Oncol 7: 1800-1805, 2021
12） Tabori U, Shlien A, Baskin B, et al.: TP53 alterations determine clinical subgroups and survival of patients with choroid plexus tumors. J Clin Oncol 28: 1995-2001, 2013

13）Zhukova N, Ramaswamy V, Remke M, et al.: Subgroup-specific prognostic implications of TP53 mutation in medulloblastoma. J Clin Oncol 31: 2927-2935, 2013
14）Brehin AC, Patrier-Sallebert S, et al.: Gestational choriocarcinoma associated with a germline TP53 mutation. Fam Cancer 17: 113-117, 2018

2　Familial adenomatous polyposis 1（FAP1）家族性大腸ポリポーシス症候群

本症候群は遺伝性がん症候群の中で大きな位置を占めるものであるが，脳腫瘍の発生頻度は高くない．WHO 脳腫瘍分類第 5 版でも症候群全体の記述は紹介程度にとどまり，関連脳腫瘍のみに焦点を合わせている．本稿も脳腫瘍関連事項を中心として記載する．

■WHO 脳腫瘍分類第5版の定義

Germ line にて，がん抑制遺伝子の一つである *APC*（adenomatous polyposis coli）遺伝子（5q21-22）に病的バリアント（不活性化）が出現している常染色体顕性（優性）遺伝疾患群である．遺伝性の大腸多発性ポリープが大腸がんに進展する症候群であるが，異常 APC タンパク質は Wnt シグナル伝達経路に関するため，medulloblastoma（WNT 活性型）を主体とする脳腫瘍の発生があり，brain tumor polyposis syndrome 2（BTP2）とも呼ばれてきた．

- **診断必須項目 essential criteria**：FAP1 症候群の患者で脳腫瘍（典型例では WNT 活性型 medulloblastoma）を発生している．あるいは，*CTNNB1* 遺伝子変異のない WNT 活性型 medulloblastoma 患者で，germ line に *APC* 遺伝子の病的バリアントが発現している．
- **診断推奨項目 desirable criteria**：記載されていない．

■病態

大腸全体に多数（少なくとも 100 個以上，数万個の報告もあり）のポリープ（腺腫）が発生し，放置すると高率に大腸がんに進展する．大腸ポリポーシスに，骨腫と体表の軟部腫瘍（類表皮嚢腫，類腱腫，脂肪腫など）を合併する Gardner（ガードナー）症候群も同じく *APC* 遺伝子変異による顕性（優性）遺伝性疾患であることが判明し，両者を合わせた疾患群となっている．ポリープが発生し始めるのは 10 歳前後であり，年月の経過とともに数と大きさが増大し，大腸がんは 15 歳前後から発生し，40 歳では 50%，60 歳ではほぼ 100% の患者に発生する．

合併する腫瘍性病変として，軟部組織のデスモイド腫瘍（デスモイド型線維腫），甲状腺がん，副腎腫瘍，肝芽腫，脳腫瘍などが発生する．非腫瘍性病変では，歯牙異常や網膜色素上皮肥大がある．

■ 診断

小児慢性特定疾患情報センターの診断基準に従うと，①大腸に100個以上の多発性腺腫を有する．家族歴の有無は問わない．あるいは，②大腸に100個に達しない多発性腺腫性ポリープが存在し，FAP1の家族歴を有する．

■ 大腸がんを基盤とし，他臓器がんを合併する遺伝性疾患の概要

家族性に遺伝する大腸がん＋他臓器がんの病態に合致する疾患群として，①本症候群であるFamilial adenomatous polyposis，②Turcot syndrome（別名：Brain tumor-colorectal polyposis syndrome），③Lynch syndrome（別名：Hereditary non-polyposis colorectal cancer），がよく知られている．①は大腸全体に多数（数百個以上）のポリープが発生し年月とともに悪化してがんになる疾患で，生殖細胞系列（germ line）での*APC*遺伝子変異がある．③は発症から大腸がんを基盤とするところで①とは異なり，germ lineでDNAミスマッチ修復遺伝子変異が原因とされるため，現在は広義のConstitutional mismatch repair-deficiency（CMMRD）syndromeに含まれている（☞471頁）．②Turcot syndromeにはDNAミスマッチ修復遺伝子の変異のあるtype Ⅰと，①の責任遺伝子である*APC*遺伝子変異のあるtype Ⅱのあることが判明し，①と③をつなぐような位置にある．この2つの特徴から，type 1はConstitutional mismatch repair-deficiency（CMMRD）syndromeに，type 2は本Familial adenomatous polyposis 1に吸収されたため，現在は“Turcot syndrome”の名称は使用されなくなっている．

■ 脳腫瘍発生

脳腫瘍発生は極めて稀と考えられている．Attardら（2007）[1]は本症候群で脳腫瘍を合併した28報告例をまとめている．Medulloblastomaが17例（60%）で最も多く，anaplastic astrocytomaとastrocytomaを合わせて4例，ependymoma3例，詳細不明4例である．Medulloblastomaは一般的な症例と異なり女性に多く（17例中12例），かつ診断時年齢は高い（中央値14.7歳）．

分子分類時代に入っての報告は少ないが，Massiminoら（2021）[2]は本症候群でのmedulloblastoma（FAP1-MB）6例中5例が，MRI上のWNT活性型MB特徴を有していたと報告している．Surunら（2020）[3]も，FAP1-MB12例中11例がWNT活性型MBに多い組織学的特徴（classic type）を示していたと報告している．両報告に共通していることは，非増悪生存期間（PFS）が孤発性のWNT活性型MBと同等で良好であるが，MB治療後にFAPに付随する二次腫瘍発生が各々6例中4例と12例

中 11 例で観察され，それらが生命予後を左右したことである．

その他の脳腫瘍の発生として，Pineoblastoma（成人）[4] と craniopharyngioma（稀な第 4 脳室発生）[5] の報告がある．

文献

1） Attard TM, Giglio P, Koppula S, et al.: Brain tumors in individuals with familial adenomatous polyposis: a cancer registry experience and pooled case report analysis. Cancer 109: 761-766, 2007

2） Massimino M, Signoroni S, Boschetti L, et al.: Medulloblastoma and familial adenomatous polyposis: Good prognosis and good quality of life in the long-term? Pediatr Blood Cancer 68: e28912, 2021

3） Surun A, Varlet P, Brugières L, et al.: Medulloblastomas associated with an APC germline pathogenic variant share the good prognosis of CTNNB1-mutated medulloblastomas. Neuro Oncol 22: 128-138, 2020

4） Ikeda J1, Sawamura Y, van Meir EG: Pineoblastoma presenting in familial adenomatous polyposis（FAP）: random association, FAP variant or Turcot syndrome? Br J Neurosurg 12: 576-578, 1988

5） Uemura H, Tanji M, Natsuhara H, et al.: The association of ectopic craniopharyngioma in the fourth ventricle with familial adenomatous polyposis: illustrative case. J Neurosurg Case Lessons 3: CASE21572, 2022

3　Turcot syndrome

前項に記したように Turcot syndrome の名称は現在は用いられていないが，過去の症例報告も多数あることより本症候群の概念を記す．

家族性腺腫性ポリポーシス（FAP）は，*APC* 遺伝子の生殖細胞系列変異を原因とし，大腸の多発性腺腫を主徴とする常染色体顕性（優性）遺伝性の症候群である．放置するとほぼ 100% の症例に大腸がんが発生する．大腸がん以外にも，消化管あるいはその他の臓器に様々な腫瘍性および非腫瘍性の随伴病変が発生する．大腸腺腫性ポシポーシスに軟部腫瘍，骨腫，歯牙異常，デスモイド腫瘍などを伴う Gardner 症候群は *APC* 遺伝子の異常が原因であることから，FAP と同一疾患として取り扱われている．*APC* 遺伝子変異を有する大腸線腫性ポリポーシスに脳腫瘍（主に小脳の髄芽腫）を伴う Turcot 症候群（type2）も FAP として取り扱う．

■ 病態の定義

WHO 脳腫瘍分類第 5 版には記載されていない．Turcot ら（1959）[1] が同胞 2 人に発生した多発性の大腸腺腫（ポリープ）と脳腫瘍（1 人は medulloblastoma，もう 1 人は glioblastoma）症例を報告したのが最初で，Brain tumor-colorectal polyposis syndrome とも呼ばれている．

■遺伝様式と病態

Hamiloton ら（1995）[2] は Turcot syndrome14 家族の遺伝子解析を行ったところ，10 家族では germ line で *APC* 遺伝子変異があり，随伴する脳腫瘍 14 例中 11 例（79%）が medulloblastoma であった．残りの 4 家族で確認された脳腫瘍は glioblastoma であり，このうちの 2 家族で germ line での DNA ミスマッチ修復遺伝子（MLH1 または PMS2）変異が確認された．これらの結果から Hamilton らは Turcot syndrome には 2 型があることを示した．Paraf ら（1997）[3] は本症候群（Brain Tumor Polyposis: BTP）に合致する 151 報告症例の検討し，Hamilton らの 2 型分類の妥当性を強調して以下の分類を提唱した．

- BTP syndrome type 1（Turcot syndrome type 1，glioma-polyposis とも呼ばれる）は典型的 Turcot 症候群であり，DNA ミスマッチ修復遺伝子（特に *MLH1*，*PMS2* 遺伝子）の germ line 変異と多数のマイクロサテライト領域の複製エラー（不安定性）が認められる．10 歳代後半で既に大腸進行がんを合併している例が多いことが最大の特徴であり，さらに大型の大腸ポリープが存在することが多い．脳腫瘍は，astrocytoma 〜 glioblastoma 群が多い．
- BTP syndrome Type 2（Turcot syndrome Type 2，medulloblastoma-polyposis）は家族性大腸腺腫症（FAP）の亜型であり，*APC* 遺伝子の germ line 変異が認められる．多数の大腸腺腫症（polyposis）が主体で大腸がんは少ない（20% 以下）．脳腫瘍は medulloblastoma が多い．
- 上記 2 例に分類できない sporadic BTP（brain tumor-polyposis）も少数あり，脳腫瘍は，悪性リンパ腫，髄膜腫，下垂体腺腫，頭蓋咽頭腫が報告されている．

9

文献

1）Turcot J, Despres JP, St Pierre F: Malignant tumors of the central nervous system associated with familial polyposis of the colon: report of two cases. Dis Colon Rectum 2: 465-468, 1959

2）Hamilton SR, Liu B, Parsons RE, et al.: The molecular basis of Turcot's syndrome. N Engl J Med 332: 839-847, 1995

3）Paraf F, Jothy S, Van Meir EG: Brain tumor-polyposis syndrome: two genetic diseases? J Clin Oncol 15: 2744-2758, 1997

4 Nevoid basal cell carcinoma syndrome (NBCCS) 基底細胞母斑症候群あるいは母斑性基底細胞がん症候群 (別名：Gorlin syndrome ゴーリン症候群)

■ WHO 脳腫瘍分類第5版の定義

Germ line にて，Shh（Sonic hedgehog signaling）シグナル伝達経路の遺伝子群，主として *PTCH1* 遺伝子（9q22.3；がん抑制遺伝子）の病的バリアントを発現している常染色体顕性（優性）遺伝疾患である．1960 年 Gorlin ら[1] によって報告された発達奇形と遺伝性高発がん性を併せもつ神経皮膚症候群である．別名 Gorlin（ゴーリン）症候群とも呼ばれる．本症候群の中での最も多い脳腫瘍は medulloblastoma，特に desmoplastic nodular type である．

- **診断必須項目 essential criteria**：別掲の診断基準に従う．

■ 遺伝様式

NBCCS と臨床診断された症例の中で *PTCH1* 遺伝子変異のない症例の中に germ line に *SUFU* 遺伝子変異のある症例が見つかり，本症候群の 1 型として認められるようになった[2]．しかし，この型の *SUFU* 遺伝子変異は *PTCH1* 遺伝子変異と排他的に見られ，かつ家族性発生の medulloblastoma（MB）例のほとんどがこの型であるので，脳腫瘍研究者はこの型を NBCCS1 型として見るよりは，MB，特に desmoplastic nodular type の predisposition として解釈し，次項の “SUFU predisposition syndrome” を別項として扱う向きが多い．

■ 病態

10 歳代で発症する場合は多発性顎骨嚢胞が前面にあり，20 歳代以降に発症する基底細胞がん（BCCs）を特徴とする．患者の約 60% は，巨頭症，前額部の突出，粗な顔貌，顔面の稗粒腫を伴う外観を有する．骨格異常（二分肋骨，楔形の椎骨など）のある患者がほとんどである．大脳鎌の石灰化も特徴の一つで，20 歳までに患者の 90% 超に認める．心臓線維腫は患者の約 2% に，卵巣線維腫は約 20% に発症する．NBCCS 患児の約 5% が髄芽腫（ほとんどが desmoplastic type）を発生する．髄芽腫の発生リスクは，*PTCH1* 病的バリアント（>2%）よりも，*SUFU* 病的バリアントをもつ患者の方が高い（33%）．発症のピークは 1 ～ 2 歳である．

■ 診断

表 9-3 の臨床診断基準に従って本症候群の臨床診断を行う．臨床的所見が決定的でない場合は，germ line での *PTCH1* あるいは *SUFU* 遺伝子の病的バリアント発現を確

表9-3　臨床診断基準

大基準	小基準
• 大脳鎌の層板状石灰化 • 顎骨角化嚢胞 • 手掌や足底の小陥凹(2 つ以上) • 多数の基底細胞がん(BCCs)(生涯で 5 つ超) • NBCCS の第 1 度近親者	• 小児期髄芽腫 • リンパ節ー腸間膜もしくは胸膜嚢胞 • 巨頭症(児頭前後径＞97 パーセンタイル) • 口唇裂・口蓋裂 • 胸部 X 線や脊椎 X 線での椎骨 / 肋骨の異常：二分肋骨 / 扁平肋骨 / 過剰肋骨, 二分脊椎 • 軸前性 / 軸後性多指症 • 卵巣 / 心臓の線維腫 • 眼の異常(白内障, 形成不全, 網膜上皮の色素性変化など)
確定診断：大基準 2 つと小基準 1 つ, または大基準 1 つと小基準 3 つを満たす	

注：臨床的所見が決定的でない場合は, germ line での *PTCH1* あるいは *SUFU* 遺伝子の病的バリアント発現を確認する.

認する.

■脳腫瘍発生

PTCH1 遺伝子は Shh 伝達経路に関わるため, 当然 medulloblastoma（MB）との関連が強い. Amlashi ら（2003）[3] の自験例を加えた 36 例の本症候群での MB 発生症例まとめでは, 男女差は 2:1, 診断時の年齢中央値は 24 月（3 歳未満 78%, 5 歳以上 8%), 組織亜型では desmoplastic type が多い. 彼らはこのまとめから, 2 歳未満の MB で desmoplastic histology 症例は本症候群の可能性が高く, 放射線治療は控えるべきと主張している.

一方, MB 全体の中での germ line での遺伝子病的バリアントの出現率は 5% 程度[4] で, その中では *ELP1* 遺伝子異常が最も多く（44%), 以下 *SUFU*（22%), *TP53*（20%）が続き, *PTCH1* は 14% と最も少ない[5]. MB 有病率（発症率）の点からも *PTCH1* 病的バリアント保有者 126 名中 3 名（2.4%）と低い[6]. オランダからの報告[7] でも, 81 例中 MB 発症者は 1 名（1.2%）である. 乳幼児への全身麻酔下 MRI の種々の有害事象を考慮すると, *PTCH1* 異常所見のみでのスクリーニング検査は不要といえる. *SUFU* 病的バリアント保有者の MB 有病率は 33.3% の報告より, 同患者には 3 歳未満までは 4 ヵ月毎, その後 5 歳までは 6 ヵ月毎の MRI スクリーニングが推奨されている.

その他の脳腫瘍は meningioma があるが, そこには悪性脳腫瘍への放射線治療後発生の症例（放射線誘発腫瘍疑い）も含まれる. Fukusimara ら（2004）[8] は 10 報告例（20 歳未満が 2 例, 40 歳以上が 5 例）をまとめ, 4 例で頭部への放射線治療歴を確認している．他には craniopharyngioma の報告[9]がある．

■治療時の注意

本症候群では全身の細胞（特に皮膚細胞）ががん易罹患性を有しているため，放射線治療被爆により皮膚の二次性基底細胞がんが発症する危険が高い．放射線治療は禁忌であり，診断放射線も極力避けることが必要である．Evans ら（1991）[10]は，放射線治療を行った18例中16例が，治療後9年間に基底細胞がんを発症したと報告している．

文献

1） Gorlin RJ, Goltz RW: Multiple nevoid basal-cell epithelioma, jaw cysts and bifid rib. A syndrome. N Engl J Med 262:908-912, 1960
2） Foulkes WD, Kamihara J, Evans DGR, et al.: Cancer Surveillance in Gorlin Syndrome and Rhabdoid Tumor Predisposition Syndrome. Clin Cancer Res 23: e62-e67, 2017
3） Amlashi SF, Riffaud L, Brassier G, et al.: Nevoid basal cell carcinoma syndrome: relation with desmoplastic medulloblastoma in infancy. A population-based study and review of the literature. Cancer 98: 618-624, 2003
4） Waszak SM, Northcott PA, Buchhalter I, et al.: Spectrum and prevalence of genetic predisposition in medulloblastoma: a retrospective genetic study and prospective validation in a clinical trial cohort. Lancet Oncol 19: 785-798, 2018
5） Waszak SM, Robinson GW, Gudenas BL, et al.: Germline Elongator mutations in Sonic Hedgehog medulloblastoma. Nature 580: 396-401, 2020
6） Evans DG, Oudit D, Smith MJ, et al.: First evidence of genotype-phenotype correlations in Gorlin syndrome. J Med Genet 54: 530-536, 2017
7） Cosgun B, Reinders MGHC, van Geel M, et al.: Lack of genotype-phenotype correlation in basal cell nevus syndrome: A Dutch multicenter retrospective cohort study. J Am Acad Dermatol 83: 604-607, 2020
8） Fukushima Y, Oka H, Utsuki S, et al.: Nevoid Basal cell carcinoma syndrome with medulloblastoma and meningioma--case report. Neurol Med Chir（Tokyo）44: 665-668, 2004
9） Tamoney HJ Jr: Basal cell nevoid syndrome. Am Surg 35: 279-283, 1969
10） Evans DG, Farndon PA, Burnell LD, et al.: The incidence of Gorlin syndrome in 173 consecutive cases of medulloblastoma. Br J Cancer 64: 959-961, 1991

5 SUFU mutation syndrome

■病態の定義

本症候群はWHO脳腫瘍分類第5版には記載されていないが，Shh（Sonic hedgehog signaling）シグナル伝達経路の遺伝子群の一つである *SUFU*（Suppressor of fused homolog）遺伝子（染色体10q24.32）が germ line で変異している常染色体顕性（優性）遺伝疾患群である[1]．SHH-medulloblastoma の desmoplastic nodular type の

predisposition（腫瘍成因形質）として理解されている．

■病態

Shh シグナル伝達経路の遺伝子群の germ line 変異疾患として最も有名な基底細胞母斑症候群（nevoid basal cell carcinoma syndrome: NBCCS，前項）あるいは Gorlin 症候群と病態が重なる部分が多く，発達奇形と遺伝性高発がん性を併せもつ．しかし NBCCS あるいは Gorlin 症候群の中では *SUFU* 遺伝子変異は *PTCH1* 遺伝子変異と排他的に観察されること，および家族性発生の medulloblastoma 例のほとんどが germ line での *SUFU* 遺伝子変異があることより，この病態は medulloblastoma，特に desmoplastic nodular type（SHH 群）の predisposition（遺伝的発生形質）として理解されている．

■脳腫瘍の発生

Guerrini-Rousseau ら（2018）[2] は，56 例の *SUFU* mutation carrier（保因者）のうち medulloblastoma（MB）を発症したのは 22 例（半数以下）であるが，14 例が 9 家族内多発症例と報告している．発生した MB は全例 3 歳未満（中央値 16.5 ヵ月）で，全例 desmoplastic nodular type（SHH 群）だが腫瘍細胞 *TP53* 変異は陰性である（Li-Fraumeni 症候群ではない）．全例で NBCCS あるいは Gorlin 症候群に見られる皮膚疾患あるいは顔面 / 頭部奇形を伴っている．5 年 PFS は 43.7%であり，SHH 群の中では予後不良群に入る．

彼らは 2022 年に SIOP（European Society for Paediatric Oncology）の研究班において 172 例の *SUFU* mutation carriers を追跡調査している [3]．117 例（68%）が少なくとも 1 つの腫瘍を発症し，多い順に medulloblastoma（MB）86 例（74%），基底細胞がん（BCC）25 例（21%），髄膜腫 20 例（17%），性腺腫瘍 11 例（9%）などである．117 例中 33 例（28%）は多発性腫瘍を有していた．初発腫瘍診断年齢中央値は MB1.5 歳，性腺腫瘍 14 歳，BCC40 歳，髄膜腫 44 歳である．*SUFU* carriers の親族における累積腫瘍発生率は，5 歳時 14.4%，20 歳時 18.2%，50 歳時 44.1% と算出されている．Germ line での *SUFU* 遺伝子病的バリアントの保因者は，5 歳未満では medulloblastoma，青年期では性腺腫瘍，成人に至って基底細胞がんあるいは髄膜腫と，生涯にわたって腫瘍発生リスクと共生することとなる．

文献

1） Taylor MD, Liu L, Raffel C, et al.: Mutations in SUFU predispose to medulloblastoma. Nat Genet 31: 306-310, 2002
2） Guerrini-Rousseau L, Dufour C, Varlet P, et al.: Germline SUFU mutation carriers and

medulloblastoma: clinical characteristics, cancer risk, and prognosis. Neuro Oncol 20: 1122-1132, 2018

3） Guerrini-Rousseau L, Masliah-Planchon J, Waszak SM, et al.: Cancer risk and tumour spectrum in 172 patients with a germline SUFU pathogenic variation: a collaborative study of the SIOPE Host Genome Working Group. J Med Genet 59: 1123-1132, 2022

6 ELP1 medulloblastoma syndrome

■ WHO 脳腫瘍分類第5版の定義と診断

生殖細胞系列（germ line）の *ELP1* 遺伝子の病的バリアントによる常染色体顕性（優性）遺伝疾患であり，小児の SHH 活性型髄芽腫（medulloblastoma）の発生素因の一つである．

- **必須項目 essential criteria**：SHH 髄芽腫（*TP53* 野生型）において生殖細胞系列で *ELP1* 遺伝子の病的バリアントを確認する．
- **診断推奨項目 desirable criteria**：摘出腫瘍組織を用いての *ELP1* 遺伝子の heterozygosity（ヘテロ接合性）の喪失の確認と，DHA メチル化プロファイリングによって SHH 髄芽腫 subgroup 3（☞ 327 頁）を確認する．

■ 遺伝様式

染色体 9q31.3 上の *ELP1* 遺伝子は，細胞骨格形成や細胞運動に与る Elongator Complex Protein 1（伸張複合体タンパク質 1）をコードする遺伝子である．この遺伝子の病的バリアント（機能喪失）の出現（step 1）により，個体の体節形成に関わる Shh（sonic hedgehog signaling）伝達経路が作動する膜受容体の *PTCH1* 遺伝子の 1 コピーの不活性化（monoallelic inactivation，step 2）から，両コピーの不活性化（biallelic inactivation，step 3）に進展し，SHH-medulloblastoma の発生につながる．このような腫瘍形成の機転を“three steps model of tumorgenesis”と呼ぶ．

Waszack ら（2020）[1] によると小児 SHH medulloblastoma の 15% を占め，ELP1 遺伝子が最も一般的な素因遺伝子となる．TP53 遺伝子や SUFU 遺伝子などを加えると，小児 SHH medulloblastoma 内の遺伝的素因を有する割合は 40%に増加する．

■ 病態

Waszak ら [1] は SHH-medulloblastoma（MB）202 例の 29 例（14%）に germ line で *ELP1* 遺伝子の機能喪失（loss of function: LoF）を観察したが，他の MB subtypes（WT, group 3/4）542 例中 *ELP1* LoF はわずか 1 例であったこと，また，成人発症の SHH-MB 51 例中ゼロであったことより，*ELP1* 遺伝子の不活性化は小児の SHH-MB に特

異的な腫瘍発生素因と結論している．SHH-MB のサブタイプ別では，28 例中 27 例（96%）が α 型であったとしている．SHH α MB は，*TP53* 遺伝子変異を含む症例が多く予後不良群として扱われているが，この 27 例では *TP53* 遺伝子の変異が見られず（相互排他的），予後良好（5 年生存率 92%）である．その他の遺伝子異常として *SUFU* 遺伝子異常，*MYCN* 遺伝子欠損，*GLI2* 遺伝子増幅などが観察されている．

Guerrini-Rousseau ら（2024）[2] のフランスグループの 29 例報告では，全例 SHH-MB であり，一方この群の MB にとって *ELP1* 遺伝子異常は最も頻度の高い腫瘍形成素因となっている．診断年齢中央値は 7.3 歳，5 年生存率 86%，5 年 EFS は 69% である．24 例が単発で 5 例は既に転移巣を有していた．死亡 5 例中 4 例は腫瘍増悪，1 例は放射線誘発二次腫瘍によるものであった．組織診断別では，desmoplastic/nodular medulloblastoma が 76%，classic type 18%，large cell/anaplastic type 6% と記されている．予後良好な点は，desmoplastic/nodular type の多いところにも表れている．しかし，Smith ら（2023）[3] によると，本症候群における SHH MB の発生頻度は一般人の medulloblastoma 発生リスクより 33 倍と高い．

文献

1） Waszak SM, Robinson GW, Gudenas BL, et al.: Germline Elongator mutations in Sonic Hedgehog medulloblastoma. Nature 580: 396-401, 2020
2） Guerrini-Rousseau L, Masliah-Planchon J, Filser M, et al.: Medulloblastomas with ELP1 pathogenic variants: A weakly penetrant syndrome with a restricted spectrum in a limited age window. Neurooncol Adv 6: vdae075, 2024
3） Smith MJ, Woodward ER, Evans DG: Perspectives on the implications of carrying putative pathogenic variants in the medulloblastoma predisposition genes ELP1 and GPR161. Fam Cancer 22: 341-344, 2023

7 Fanconi anemia（FA） ファンコニ貧血

■ 概念

Fanconi anemia（FA）は遺伝性骨髄不全症候群であり，急性白血病と固形がん発生（脳では medulloblastoma）で知られている．1972 年にスイスの小児科医 Fanconi が最初に報告したと伝えられているが原典が明らかでない．1927 年から多くの報告がなされている [1,2]．X 染色体上の *FANC* 遺伝子の異常による常染色体潜性（劣性）遺伝疾患，すなわち，X 染色体が 1 本の男性に発症しやすい．発症機転は，*FANC* 遺伝子群の異常によって DNA 鎖間架橋（interstrand crosslink）を中心とした DNA 損傷を修復できず，細胞死やゲノム不安定性が引き起こされることが発端と考えられている．

FANC 遺伝子は現在 21 個の遺伝子の集合体で，*FANC*・A ～からアルファベット順に名づけられている．我が国の登録データでは出生 100 万人あたり 5 人前後と推定されている．

Dutzmann ら（2022）[3] は，ドイツの DNA 修復障害基準検査施設において 1973 年から 2020 年の間に診断された FA 患者 421 例を分析している．小児がんは 33 例（骨髄異形成症候群 15 例，急性骨髄性白血病 7 例，リンパ腫，がん腫，髄芽腫，腎芽腫がそれぞれ 2 例，横紋筋肉腫，急性リンパ芽球性白血病，神経膠腫がそれぞれ 1 例）で，これら悪性腫瘍の標準化疾病罹患率（SIR）は 39 倍である．

WHO 脳腫瘍分類第5版の定義と診断

臨床的にもゲノム解析でも多彩な病態を示す．主たるものは多くの臓器で発達異常，骨髄不全症候群およびがんの発生である．中枢神経系には germ line での *FANCD1*（*BRCA2* とも呼ばれる）遺伝子あるいは *FANCN*（*PALB2* とも呼ばれる）遺伝子の病的バリアント発現による medulloblastoma が発生する．

- **診断必須項目 essential criteria**：白血球または線維芽細胞培養物中のジエポキシブタン曝露後の染色体切断分析陽性（ジエポキシブタン試験）所見の確認．
- **診断推奨項目 desirable criteria**：Germ line での *FANC* 遺伝子の biallelic mutation の確認．

脳腫瘍発生

FA の病因に関与する *FANC* 遺伝子は現在まで 21 個が固定されているが，その中でも *FANCD1*（*BRCA2*）と *FANCN*（*PALB2*）の両対立遺伝子変異が早い年齢での白血病および固形腫瘍（medulloblastoma，Wilms 腫瘍など）の発生に関与することが知られている [4-6]．*FANCD1*/*BRCA2* 遺伝子異常患者では 5.2 歳までに悪性腫瘍の累積発生確率が 97% と報告されている [7]．国際共同研究 [8] に登録された germ line での *BRCA2* 遺伝子変異 medulloblastoma 8 例の診断時中央年齢は 32.5 ヵ月であり，分子診断が伝えた 6 例全例が SHH medulloblastoma であった．予後は極めて不良で，生存期間中央値 4.5 ヵ月（0 ～ 21 ヵ月）と報告されている．

Sönksen ら（2024）[9] は 22 例の本症候群の病態を報告している．9 例が DNA メチル化プロファイリングにより SHH medulloblastoma である．治療は，術後化学療法のみ 11 例（50%），放射線治療を加えたのは 6 例（27%），5 例（23%）は手術のみの経過観察である．治療関連有害事象率は高く，高度の血液毒性が 91% で観察されている．1 年 PFS 26.3%，MS 1 年と予後は不良である．

文献

1) Fanconi, G: Familiäre, Infantile Perniciosähnliche Anämie (Perniziöses Blutbild Und Konstitution). Jahrbuch Kinderheilk 117: 257-280, 1927
2) Fanconi G: Anémies familiales en particulier les pancytopathies familiales constitutionnelle. Bull Acad Natl Med 151: 176-182, 1967
3) Dutzmann CM, Spix C, Popp I, et al.: Cancer in children with Fanconi Anemia and Ataxia-Telangiectasia-A aationwide register-based cohort study in Germany. J Clin Oncol 40: 32-39, 2022
4) Miele E, Mastronuzzi A, Po A, et al.: Characterization of medulloblastoma in Fanconi Anemia: a novel mutation in the BRCA2 gene and SHH molecular subgroup. Biomark Res 3: 13, 2015
5) Wagner JE, Tolar J, Levran O, et al.: Germline mutations in BRCA2: shared genetic susceptibility to breast cancer, early onset leukemia, and Fanconi anemia. Blood 103: 3226-3229, 2004
6) Hirsch B, Shimamura A, Moreau L, et al.: Association of biallelic BRCA2/FANCD1 mutations with spontaneous chromosomal instability and solid tumors of childhood. Blood 103: 2554-2559, 2004
7) Alter BP, Rosenberg PS, Brody LC.: Clinical and molecular features associated with biallelic mutations in FANCD1/BRCA2. J Med Genet 44: 1-9, 2007
8) Kastellan S, Kalb R, Sajjad B, et al.: Germline biallelic BRCA2 pathogenic variants and medulloblastoma: an international cohort study. J Hematol Oncol 17: 26, 2024
9) Sönksen M, Obrecht-Sturm D, Hernáiz Driever P, et al.: Medulloblastoma in children with Fanconi anemia: Association with FA-D1/FA-N, SHH type and poor survival independent of treatment strategies. Neuro Oncol Jun 26, Online ahead of print, 2024

8 Rubinstein-Taybi syndrome (RSTS) ルビンスタイン・テイビ症候群

■病態の定義

WHO 脳腫瘍分類第 5 版には記載されていないが，Rubinstein & Taybi（1963）[1]が“Broad thumbs and toes and facial abnormalities”と題して，精神運動発達遅滞，特異顔貌，幅広い拇指趾をもつ 7 症例を報告し，Rubinstein-Taybi 症候群（RSTS）と呼称されるようになった多発奇形症候群である．皮膚の毛母腫，髄膜腫などの良性腫瘍と白血病，悪性リンパ腫，medulloblastoma などの悪性腫瘍の発生を伴うことがある．

■遺伝様式

染色体 16p13.3 に座位する CREB -binding protein 遺伝子（*CREBBP* 遺伝子あるいは *EP300* 遺伝子）の germ line での異常が 50 ～ 80% 半数近くで確認されており，常染色体顕性（優性）遺伝疾患である．ほとんどの患者が孤発例（家族内で唯一，罹患している）で，ほとんどの症例で患者の両親は罹患していない．Hennekam ら[2]は，オランダの RSTS の出生率が出生 10 万人～ 12 万 5,000 人に 1 人と推計している．民族間での発症率に差はない．

RSTS との臨床診断がなされた症例において，上記 2 遺伝子の異常が検出できない症例は 5 ～ 20% と報告されている [3-5]．遺伝子異常が確認された症例では，*CREBBP* 遺伝子異常は 65 ～ 90%，*EP300* 遺伝子異常は 15% 前後である [3-5]．

■病態

生誕時から，特徴ある顔貌，幅広くしばしば偏位した母指趾が観察される．胎児期の成長は正常であるが，生後数ヵ月で身長，体重および頭囲のパーセンタイルは急速に低下し，精神発達遅延も顕在化する．成人期には低身長は明らかである．小児期または青年期に肥満になる可能性がある．IQ スコアは平均 35 ～ 50 であるが，発達の転帰は個人差がある．

■診断

下記の特徴的な臨床診断によるが，臨床的所見が不十分な場合は，germ line での *CREBBP* 遺伝子または *EP300* 遺伝子の病的バリアントを同定する．

従来の臨床診断は，Rubinstein & Taybi らの原著に従った①幅広の母指・幅広の母趾，②コルメラ（鼻柱）の延長，③濃い眉毛，長い睫毛，④精神発達遅滞，の 4 項目を満たした場合に RSTS と診断するものであったが，2024 年 International consensus statement が発表された（表 9-4）[3]．臨床的所見による診断が決定的でない場合，*CREBBP* または *EP300* のヘテロ接合の病的バリアントの同定を行う．

■脳腫瘍を含む腫瘍性病変の発生

Miller ら（1995）[6] は報告例を含めた 36 例の本症候群の中で 12 例の脳腫瘍を確認している．特定の腫瘍が多いわけではなく，medulloblastoma（MB）2 例，oligo-

表9-4　国際的臨床診断基準[3]

下記の項目での点数で診断： 12 点以上：確実, 8 ～ 11 点：疑い濃厚, 5 ～ 7 点：疑える, 4 点以下：否定的
1　特徴的な顔貌(6 項目中 3 項目が必要, 3 点. d か f を含めば 4 点)： a 高いアーチ状の眉(highly arched eyebrows), b 口蓋裂斜下 (downslanted palpebral fissures), c 凸状鼻隆起(convex nasal ridge), d 鼻翼より下方に伸びた鼻柱(鼻中隔下端 , columella below alae nasi), e 高いアーチ状の口蓋(highly arched palate), f 特徴的な笑顔(しかめっつらの笑顔)
2　骨格(b か c が含まれれば 3 点, a があれば 4 点)： a 曲がった手親指と足母指(一方または双方), b 幅広い手親指, c 幅広い足母指
3　成長(a か b, 双方でも 2 点)： a 小頭症(microcephary), b 誕生語の成長遅延
4　発達(2 点)：知的精神発達遅延

dendroglioma 2 例，meningioma 2 例などが目を引く．Bourdeaut ら（2014）[7] は，分子診断的には group 3 に属する MB の 1 例において本症候群の臨床的特徴があり，かつ腫瘍細胞分析で *CREBBP* 遺伝子の完全欠損を確認し，本症候群は group 3 MB の cancer predisposition syndrome の可能性を強調している．一方，Merk ら（2018）[8] は同遺伝子が小脳の発達に関わることより，成人 SHH タイプ（半球発生）MB に関連と主張している．

Boot ら（2018）[4] らは，Rubinstein & Taybi（1963）らの報告来の本症候群の 650 文献を review し，腫瘍発生例は自験例も合わせてわずか 97 症例であったと報告している．最多腫瘍は良性腫瘍である皮膚の毛母腫（pilomatricoma）29 例で，脳腫瘍は 21 例（22%）である．Medulloblastoma 6 例，meningioma 7 例，neuroblastoma 4 例，glioma 4 例と記している．脳腫瘍以外では，悪性リンパ腫 6 例，白血病 5 例，軟部組織肉腫 5 例，大腸がん，乳がんなどの悪性腫瘍が報告されている．彼らは結論として，*CREBBP* と *EP300* 遺伝子は，DNA 修復，成長，分化，アポトーシス，腫瘍抑制など，いくつかの基本的な細胞活動に関与しているために当初は悪性腫瘍の発生が警戒されたが，今回の review では 40 歳未満で悪性腫瘍のリスクが増加しているという疑いには至らなかったとしている．

■脳腫瘍治療上の注意

本症候群の手術に際しては，麻酔薬による合併症（呼吸機能，心機能）が多いので十分に注意するようにとの注意喚起があるが，出典は明らかではない．

文献

1) Rubinstein JH, Taybi H: Broad thumbs and toes and facial abnormalities. A possible mental retardation syndrome. Am J Dis Child 105: 588-608, 1963
2) Hennekam RC, Van Den Boogaard MJ, Sibbles BJ, et al.: Rubinstein-Taybi syndrome in The Netherlands. Am J Med Genet Suppl 6: 17-29, 1990
3) Lacombe D, Bloch-Zupan A, Bredrup C, et al.: Diagnosis and management in Rubinstein-Taybi syndrome: first international consensus statement. J Med Genet 61: 503-519, 2024
4) Boot MV, van Belzen MJ, Overbeek LI, et al.: Benign and malignant tumors in Rubinstein-Taybi syndrome. Am J Med Genet A 176: 597-608, 2018
5) Choi N, Kim HY, Lim BC, et al.: Genetic and clinical heterogeneity in Korean patients with Rubinstein-Taybi syndrome. Mol Genet Genomic Med 9: e1791, 2021
6) Miller RW, Rubinstein JH: Tumors in Rubinstein-Taybi syndrome. Am J Med Genet 56: 112-115, 1995
7) Bourdeaut F, Miquel C, Richer W, et al.: Rubinstein-Taybi syndrome predisposing to non-WNT, non-SHH, group 3 medulloblastoma. Pediatr Blood Cancer 61: 383-386, 2014
8) Merk DJ, Ohli J, Merk ND, et al.: Opposing Effects of CREBBP Mutations Govern the Phenotype of Rubinstein-Taybi Syndrome and Adult SHH Medulloblastoma. Dev Cell 44: 709-724, 2018

9 Ataxia telangiectasia 毛細血管拡張性運動失調症

■病態の定義

WHO 脳腫瘍分類第 5 版には記載されていないが，がん抑制遺伝子の一つである *ATM*（Ataxia telangiectasia mutated）遺伝子（11q22.3）が germ line で変異している常染色体潜性（劣性）遺伝疾患である．脳腫瘍では，medulloblastoma や glioma などが発生する．

Dutzmann ら（2022）[1] は，ドイツの DNA 修復障害基準検査施設において 1973 年から 2020 年の間に診断された AT 患者 160 例を分析している．小児は 19 例で，リンパ腫 15 例，白血病 3 例，medulloblastoma 1 例が観察されている．これら悪性腫瘍の標準化疾病罹患率（SIR）は 56 倍である．

■病態

歩き始めるころから出現する歩行失調（体幹失調），小脳性構語障害，皮膚の毛細血管拡張（6 歳までに 50%，8 歳時までにほぼ全例），免疫不全症状（血中免疫グロブリン低下，T 細胞数低下，など），悪性腫瘍発生，放射線に対する高感受性，を主徴とし，流涎，眼球運度の失行，眼振，なども伴う進行性多臓器病変を特徴とする．2 歳以上児の 95% で α-フェトプロテイン（AFP）の高値が見られる．悪性腫瘍は悪性リンパ腫，白血病，乳がんが多く，ほとんどの臓器がんの発生も報告されている．Swift ら（1991）[2] は 161 家族（Ataxia telangiectasia）の血縁者 1,599 名とその配偶者 821 名を平均 6.4 年間追跡し，悪性腫瘍の発生率は *ATM* 遺伝子変異を保有しない配偶者と比較して男性 3.8 倍，女性 3.5 倍であり，乳がんに関しては 5.1 倍に及ぶと報告している．また診断放射線（胸部 X 線など）を受けたキャリア（片方の ATM 遺伝子変異保有者）は非保有者に比べて乳がん発生率は 5.8 倍である．

■脳腫瘍の発生

Miyagi ら（1995）[3] の自験例を含む 8 例（medulloblastoma 3 例，glioma5 例）をまとめている．その後 craniopharyngioma [4] や glioneural tumor [5,6] が報告されている．しかし，medulloblastoma での *ATM* 遺伝子変異は腫瘍発生に関与していないのではないかとの論もある [7]．

■治療上の注意

本症候群は放射線に過度の感受性を示すため，悪性脳腫瘍治療の際は放射線治療線量には十分に配慮しなければならない [6]．

文献

1) Dutzmann CM, Spix C, Popp I, et al.: Cancer in children with Fanconi Anemia and Ataxia-Telangiectasia-A aationwide register-based cohort study in Germany. J Clin Oncol 40: 32-39, 2022
2) Swift M, Morrell D, Massey RB, et al.: Incidence of cancer in 161 families affected by ataxia-telangiectasia. N Engl J Med 325: 1831-1836, 1991
3) Miyagi K, Mukawa J, Kinjo N, et al.: Astrocytoma linked to familial ataxia-telangiectasia. Acta Neurochir (Wien) 135: 87-92, 1995
4) Masri AT, Bakri FG, Al-Hadidy AM, et al.: Ataxia-telangiectasia complicated by craniopharyngioma--a new observation. Pediatr Neurol 35: 287-288, 2006
5) Amariglio N, Hirshberg A, Scheithauer BW, et al.: Donor-derived brain tumor following neural stem cell transplantation in an ataxia telangiectasia patien. PLoS Med 6: e1000029, 2009
6) DeWire MD, Beltran C, Boop FA, et al.: Radiation therapy and adjuvant chemotherapy in a patient with a malignant glioneuronal tumor and underlying ataxia telangiectasia: a case report and review of the literature. J Clin Oncol 31: e12-14, 2013
7) Liberzon E, Avigad S, Cohen IJ, et al.: ATM gene mutations are not involved in medulloblastoma in children. Cancer Genet Cytogenet 146: 167-169, 2003

Ⅱ その他の胎児性腫瘍の発生に関わる症候群

10 Rhabdoid tumor predisposition syndrome (RTPS)

WHO 脳腫瘍分類第5版の定義と概要

Germ line にて *SMARCB1* 遺伝子（染色体 22q11.2）あるいは *SMARCA4* 遺伝子（19q13.2）に病的バリアント（欠失あるいは不活性化）が出現している常染色体顕性（優性）遺伝疾患群である．頭蓋内の atypical teratoid/rhabdoid tumor（AT/RT）（☞ 343 頁）と腫瘍頭蓋外の軟部組織に malignant rhabdoid tumor（MRT：悪性ラブドイド腫瘍）を中心とした腫瘍が発生する．

- **Subtypes：**
  - Rhabdoid tumor predisposition syndrome 1（RTPS1）：*SMARCB1* 遺伝子異常群（>98%）
  - Rhabdoid tumor predisposition syndrome 2（RTPS2）：*SMARCA4* 遺伝子異常群
- **診断必須項目 essential criteria：**Malignant rhabdoid tumor（悪性ラブドイド腫瘍）あるいは AT/RT 患者の germ line での *SMARCB1* 遺伝あるいは *SMARCA4* 遺伝子の異常の確認．
- **診断推奨項目 desirable criteria：**多発性の悪性ラブドイド腫瘍あるいは AT/RT 患者

で，同胞（兄弟姉妹）または血縁者に悪性ラブドイド腫瘍あるいはAT/RT罹患者がいることの確認.

■RTPS概念確立までの経緯

1）1999年Proustら[1]が初めて姉妹に同時発生したAT/RTを報告し本腫瘍の家族性発生を示唆した．同年Biegelら[2]は*INI1*（= *SMARCB1*）遺伝子のhomozygous deletionあるいはmutationを確認できた29例のAT/RT（脳発生は18例）のうち，乳幼児の4例で同遺伝子のgerm line mutationを確認した．彼らはこれらの所見より，*INI1*遺伝子は腫瘍抑制遺伝子であり，AT/RTの発生に大きく関与すると結論した.

2）Sévenetら（1999）[3]は3家系において同胞の2～3人が乳幼児悪性脳腫瘍（medulloblastoma, choroid plexus carcinoma, AT/RT）に罹患し，それらの患児では脳腫瘍組織および血液細胞にて*INI1*遺伝子変異を確認し，"rhabdoid predisposition syndrome"の名称を提案した.

3）Bruggersら[4]は家族性発生2例と孤発性発生8例のAT/RTをまとめ，家族性発生症例中検索できた9例全例で腫瘍および血液で染色体22番の異常を確認している．診断年齢中央値は前者が4.8月と後者（13.0月）より有意に低く，かつテント下発生率は前者が有意に高い（75% vs 38%）．診断時の転移率は25%と33%で差はなく，追跡期間が短いため生存期間に関する有意な情報は得られていない.

■病態

本症候群は胎生期発達段階での遺伝子転写に関わる遺伝子異常によるために，悪性腫瘍以外に多発奇形と精神遅延症候群（Nicolaides-Baraitser syndrome，Coffin-Siris syndromeなど）が随伴する．診断年齢中央値は生後4～7ヵ月で，非遺伝性MRTの18ヵ月より有意に低い.

European Rhabdoid Registry（EU-RHAB）に登録された384例では，頭蓋内AT/RTが最も多く244例（64%），腎臓以外の軟部組織（頭頚部，肝，膀胱，腹膜など）MRTが89例（23%），腎臓MRTが18例（5%），不明34例である[5].

1）Rhabdoid tumor predisposition syndrome 1（*SMARCB1* carrier）：この群にAT/RTの発生が多い．Bourdeautら（2011）[6]は脳を含む様々な臓器に発生した家族内発生のないmalignant rhabdoid tumor（MRT）症例を検索し，そのうちの脳AT/RT 16例を含む26例（36%）で*SMARCB1*遺伝子のgerm line mutationを確認している．Germ line mutation群の診断年齢中央値は6ヵ月と非mutation群の18ヵ月（1.5歳）より有意に低く，2年生存率も有意に悪い（7% vs 29%）．この群では小児期にAT/RT，choroid plexus carcinoma，多臓器MRTらの多発が見られる．その他の神経系腫瘍として，schwannoma, malignant peripheral nerve sheath tumor, multiple meningioma などの発生も見られる．

2）Rhabdoid tumor predisposition syndrome 2（*SMARCA4* carrier）：2% 以下の稀な subtype である．AT/RT の発生は少なく，頭蓋外 MRT，肺の小細胞がん，small cell carcinoma of the ovary, hypercalcemic type（SCCOHT，高カルシウム血症を随伴する卵巣小細胞がん）などが特徴と記載されている．

文献

1） Proust F, Laquerriere A, Constantin B, et al.: Simultaneous presentation of atypical teratoid/rhabdoid tumor in siblings. J Neurooncol 43: 63-70, 1999
2） Biegel JA, Zhou JY, Rorke LB, et al.: Germ-line and acquired mutations of INI1 in atypical teratoid and rhabdoid tumors. Cancer Res 59: 74-79, 1999
3） Sévenet N, Sheridan E, Amram D, et al.: Constitutional mutations of the hSNF5/INI1 gene predispose to a variety of cancers. Am J Hum Genet 65: 1342-1348, 1999
4） Bruggers CS, Bleyl SB, Pysher T, et al.: Clinicopathologic comparison of familial versus sporadic atypical teratoid/rhabdoid tumors（AT/RT）of the central nervous system. Pediatr Blood Cancer 56: 1026-1031, 2011
5） Frühwald MC, Nemes K, Boztug H, et al.: Current recommendations for clinical surveillance and genetic testing in rhabdoid tumor predisposition: a report from the SIOPE Host Genome Working Group. Fam Cancer 20: 305-316, 2021
6） Bourdeaut F, Lequin D, Brugières L, et al.: Frequent hSNF5/INI1 germline mutations in patients with rhabdoid tumor. Clin Cancer Res 17: 31-38, 2011

11 DICER1 syndrome ダイサー1症候群

■ WHO 脳腫瘍分類第5版の定義

Germ line で染色体 14q にコードされる *DICER1* 遺伝子の病的バリアントが発現している常染色体顕性（優性）遺伝疾患群である．2009 年 Hill らの家族性胸膜肺芽腫の報告が最初である[1]．

- **必須項目 essential criteria**：Germ line での *DICER1* 遺伝子病的バリアントの確認
- **推奨項目 desirable criteria**：記載されていない．残っている対立染色体の *DICER1* 遺伝子を含む体細胞変異の確認

■ 遺伝様式

DICER 遺伝子は遺伝子の発現を調節する miRNA（microRNA）に関わる．miRNA は 20 から 25 塩基長の微小 RNA であるが，最初は数百～数千塩基長の長鎖 RNA で

あるprimary miRNAとして発現し，核内で切断されて約70塩基長precursor miRNAとなり，核外に輸送された後，細胞質内でRNaseIIIファミリータンパク質であるDicer（ダイサー；野菜・果実を賽の目に切る調理器具より命名）酵素による適正長に切断される．miRNAは標的とするmRNAに結合しその翻訳反応を物理的に阻害することで，様々な遺伝子発現を抑制し，細胞のがん化を促進する．このDicer酵素をコードしているのが*DICER1*と*2*の2つの遺伝子である．

■病態

多臓器に多彩な腫瘍性病変を発生するが，主たるものは胸膜肺芽腫（pleuropulmonary blastoma）である．この腫瘍は6歳以下（平均3～4歳，男女比は1：1）の小児に好発し，肺内（胸膜に近い末梢肺内）と肺外（胸腔内）のいずれからも発生する稀な胎児性悪性腫瘍である．肉眼所見から，type I（嚢胞性），type II（嚢胞性＋充実性），type III（充実性）に分けられている．その他には，cystic nephroma，生殖器のSertoli-Leydig cell tumors，甲状腺腫（multinodular goiter）らが発生する．発症すると引き続いてがんを多発する傾向があり，稀に脳腫瘍が含まれる．

■脳腫瘍発生

詳細はde Kock（2020）の総説[2]をおすすめする．

1）胸膜肺芽腫の脳転移：type IIとIIIの235例中26例（11%）の大脳転移報告がある．type Ⅰからの転移報告はない．胸膜肺芽腫診断後は3ヵ月毎の脳MRIチェックが推奨されている．

2）胸膜肺芽腫術後の腫瘍細胞脳塞栓：摘出術直後の神経脱落症状（急性期脳梗塞症状）とMRI所見より診断する．経過を観察すると1年前後で腫瘍細胞塞栓子が増殖/増大し，脳転移巣を形成することもある．

3）Pituitary blastoma：2歳以下の乳幼児の下垂体部に発生し，鞍内から鞍上に進展し嚢胞性あるいは実質生腫瘍像を示す．病理組織像は胎生期の下垂体原基の細胞構築を模倣する．Cushing症候群が主症状で，眼痛，汎下垂体機能低下，尿崩症などを示す．血中ACTHは高値を示すが他の前葉ホルモン値は低下する．

4）Pineoblastoma（☞382頁）：多くはgerm lineでの*RB1*遺伝子変異症候群（☞467頁）に含まれる腫瘍であるが，germ lineでの*DICER1*遺伝子あるいは*DROSHA*遺伝子（*DICER1*遺伝子の上流にあり）の変異例でも報告されている．

5）Ciliary body medulloepithelioma：3～10歳の小児眼杯毛様体に発生する．

6）Primary DICER1 associated sarcoma：小児（4～12歳）の髄膜腫瘍として発生する．病理組織像は一般sarcoma像を示す．

7）ETMR（embryonal tumor with multilayered rosettes，☞360頁）：胎児性腫瘍の一つ

であるETMRは90%以上の症例がC19MCの増幅が観察されるが，増幅のない5%程度の症例で*DICER1*遺伝子変異が確認されている．Germ lineでの*DICER1*遺伝子変異が確認される症例[3]と，体性変異（somatic mutation）の症例の両者がある．

8）Review論文からは，Schultzら（2018）[4]がまとめたgerm lineでの*DICER1*遺伝子異常者682例中，脳腫瘍発生はわずかに9例（1.3%）である．Glioblastoma, meningeal sarcoma, optic gliomaが各1例，pineoblastomaとPNETが各2例，と記載されている．Vuongら（2022）[5]は，本症候群での118悪性脳腫瘍症例（pineoblastoma 30例，頭蓋内sarcoma 52例，pituitary blastoma 27例，ETMR 9例）を抽出している．

文献

1）Hill DA, Ivanovich J, Priest JR, et al.: DICER1 mutations in familial pleuropulmonary blastoma. Science 325: 965, 2009
2）de Kock L, Priest JR, Foulkes WD, et al.: An update on the central nervous system manifestations of DICER1 syndrome. Acta Neuropathol 139: 689-701, 2020
3）Uro-Coste E, Masliah-Planchon J, Siegfried A, B et al..: ETMR-like infantile cerebellar embryonal tumors in the extended morphologic spectrum of DICER1-related tumors. Acta Neuropathol 137: 175-177, 2019
4）Schultz KAP, Williams GM, Kamihara J, et al.: DICER1 and Associated Conditions: Identification of At-risk Individuals and Recommended Surveillance Strategies. Clin Cancer Res 24: 2251-2261, 2018
5）Vuong HG, Le MK, Dunn IF: A systematic review of the clinicopathological features and prognostic outcomes of DICER1-mutant malignant brain neoplasms. J Neurosurg Pediatr 30: 308-315, 2022

12 Familial retinoblastoma 家族性網膜芽腫

WHO脳腫瘍分類第5版の定義

がん抑制遺伝子の一つである*RB1*遺伝子（13q14）がgerm lineで変異している常染色体顕性（優性）遺伝疾患で，幼児の網膜に発生する．網膜芽腫の約30%が該当するが，家族性が確認されるのはその1/4である．残りの約70%は散発性（非遺伝性）でgerm lineでの遺伝子変異はない．Retinoblastoma syndrome，あるいはTrilateral retinoblastoma syndromeとも呼ばれる．

- **診断必須項目 essential criteria**：眼球内の網膜芽腫の存在とgerm lineでの*RB1*遺伝子病的バリアントの確認
- **診断推奨項目 desirable criteria**：両側眼球＋頭蓋内（松果体部）の3ヵ所の腫瘍発

生（trilateral retinoblastoma）

■病態

眼症状で発症する．約1/3が両眼性で遺伝子変異のある症例が多い．診断時平均月齢は15ヵ月，片眼性は24ヵ月である．初発症状は白色瞳孔が最も多く，斜視，視力障害，角膜混濁，結膜充血と散瞳が典型的である．適切な治療により5年生存率は90%以上である．進行すると，緑内障が続発し，腫瘍が眼窩まで浸潤し，放置すると視神経や血管を介して脳，肝臓など全身に転移する．また二次腫瘍として，骨・軟部組織にsarcoma，鼻腔・眼窩・皮膚のがん，などが発生年齢中央値15～17歳で発生する[1]．

■脳腫瘍の発生

Germ lineに*RB1*遺伝子変異のある症例の大半は両側性発症であるが，その4～5%に頭蓋内の腫瘍（主として松果体部のpineoblastoma，時にトルコ鞍近傍のPNET様腫瘍）を随伴する[1]．腫瘍発育部位が両側眼球＋頭蓋内の3ヵ所とのことから，このような症例をtrilateral retinoblastomaと呼んでいる．

de Jongら（2015）[2]の分析によると，1995年以前の治療例の5年生存率は6%であったが化学療法の進歩により1995年以降の治療症例の5年生存率は57%に改善している．全ての両側性症例，家族性発症例，あるいはgerm lineでの*RB1*遺伝子異常症例には，頭蓋内の定期的なMRI検索が必要である．その時期についてde Jongら（2022）[3]は，網膜芽腫診断時では89%の症例で後に診断された松果体腫瘍を検出できなかったことを見出し，初回脳MRIが異常なくても定期的な撮影が必要と述べている．彼らの調査では，生後29ヵ月目での脳MRIは無症候の松果体腫瘍の53%を検出している．

文献

1） Kamihara J, Bourdeaut F, Foulkes WD, et al.: Retinoblastoma and neuroblastoma predisposition and surveillance. Clin Cancer Res 23: e98-106, 2017

2） de Jong MC, Kors WA, de Graaf P, et al.: The Incidence of trilateral retinoblastoma: A systematic review and meta-analysis. Am J Ophthalmol 160: 1116-1126, 2015

3） de Jong MC, Shaikh F, Gallie B, et al.: Asynchronous pineoblastoma is more likely after early diagnosis of retinoblastoma: a meta-analysis. Acta Ophthalmol 100: e47-e52, 2022

III 主としてgerm cell tumor（胚細胞腫）発生に関わる症候群

13 Klinefelter's syndrome クラインフェルター症候群

■症候群の定義と概要

本症候群はWHO脳腫瘍分類第5版には記載されていないが，男性の性染色体にX染色体が1つ以上多い性分化異常による奇形疾患ある．外性器・内性器ともに男性型だが，四肢細長，思春期来発遅延，精巣委縮，無精子症などを主徴とする．女性化乳房を認める場合もある．男性の乳がんとgerm cell tumor（GCT）（CNS発生も含む）の発生率が有意に高く，cancer predisposition syndromeの一つである[1,2]．GCT以外の脳腫瘍の発生は極めて稀とされるが，malignant lymphoma[3]とglioblastoma[4]の報告がある．

■Germ cell tumor発生

Bonouvrieら（2020）[5]は本症候群に発生したGCT 141例を文献渉猟により抽出し整理している．診断年齢中央値は17.3歳で5～29歳の間に81%が分布している．発生部位は縦隔（mediastinum）が最も多く64%，中枢神経系は16%，精巣11%の順である．

Williamsら（2018）[6]は米国Children's Oncology Groupに登録された男性GCT 433例中本症候群は13例（3%）で，縦隔が最も多く（69%），中枢神経系はわずか1例（3%）と報告している．

文献

1）Hasle H, Mellemgaard A, Nielsen J, et al.: Cancer incidence in men with Klinefelter syndrome. Br J Cancer 71: 416-420, 1995

2）Nakata Y, Yagishita A, Arai N: Two patients with intraspinal germinoma associated with Klinefelter syndrome: case report ana review of the literature. Am J Neuroradiol 27: 1204-1210, 2006

3）Liang R, Woo E, Ho F, et al.: Klinefelter's syndrome and primary central nervous system lymphoma. Med Pediatr Oncol 18: 236-239, 1990

4）Sasayama T, Mizukawa K, Sakagami Y, et al.: Glioblastoma multiforme associated with Klinefelter syndrome. Neurol Med Chir（Tokyo）49: 532-535, 2009

5）Bonouvrie K, van der Werff Ten Bosch J, et al.: Klinefelter syndrome and germ cell tumors: review of the literature. Int J Pediatr Endocrinol 2020: 18, 2020

6）Williams LA, Pankratz N, Lane J, et al.: Klinefelter syndrome in males with germ cell tumors: A report from the Children's Oncology Group. Cancer 124: 3900-3908, 2018

14 Down syndrome ダウン症候群

■症候群の定義と概要

本症候群はWHO脳腫瘍分類第5版には記載されていないが，体細胞の21番染色体が1本余分に存在し，計3本（トリソミー症）をもつことによって発症する新生児に最も多い遺伝子疾患である．特徴的な顔貌（眼瞼裂斜上，鼻根部平坦，内眼角贅皮，舌の突出），手掌単一屈曲線，筋緊張低下を主徴とする．先天性心疾患（心内膜床欠損症や心室中隔欠損症など）や消化器疾患（十二指腸閉鎖や鎖肛など）の他に白血病，けいれん発作なども随伴する．

悪性腫瘍合併は，germ cell tumor（CNS発生も含む），リンパ腫，retinoblastomaの発生率は有意に高いが，GCT以外の脳腫瘍発生は有意に低い[1]．それでも稀なastrocytoma[2]やmedulloblastoma[3,4]の報告がある．

■Germ cell tumor発生

Harrisら（2022）[5]は，CNS germ cell tumor（GCT）を合併した本症候群42例を報告している．診断年齢中央値は9.9歳，男性61%である．Germinomaは39%と一般GCTより低頻度である．発生部位も特異的で，基底核が32%を占める．彼らは自験例の10例の治療後経過として，5例の感染症と1例の心機能低下を経験し，本症候群は治療後合併症が多いことに警告を発している．症例報告では，基底核発育yolk sac tumorが多い[6-8]．

文献

1）Satgé D, Sasco AJ, Lacour B: Are solid tumours different in children with Down's syndrome? Int J Cancer 106: 297-298,2003

2）Satgé D, Monteil P, Sasco AJ, et al.: Aspects of intracranial and spinal tumors in patients with Down syndrome and report of a rapidly progressing Grade 2 astrocytoma. Cancer 91: 1458-1466, 2001

3）Satgé D, Stiller CA, Rutkowski S, et al.: A very rare cancer in Down syndrome: medulloblastoma. Epidemiological data from 13 countries. J Neurooncol 112: 107-114, 2013

4）Baroni LV, Muñoz Cassina T, Fernández Ponce N, et al.: Medulloblastoma and Down syndrome: An extremely rare association. J Pediatr Hematol Oncol 44: 415-418, 2022

5）Harris MK, Graham RT, Cappellano AM, et al.: Multi-institutional analysis of central nervous system germ cell tumors in patients with Down syndrome. Pediatr Blood Cancer 69: e29830, 2022

6）Chik K, Li C, Shing MM, et al.: Intracranial germ cell tumors in children with and without Down syndrome. J Pediatr Hematol Oncol 21: 149-151, 1999

7）Maeda Y, Yoshikawa K, Kajiwara K, et al.: Intracranial yolk sac tumor in a patient with Down syndrome. J Neurosurg Pediatr 7: 604-608, 2011

8）Sugimoto K, Ideguchi M, Sadahiro H, et al.: Yolk sac tumor of the bilateral basal ganglia in a patient with Down syndrome. Brain Tumor Pathol 30: 247-252,2013

Ⅳ　主としてglioma発生に関わる症候群

15　Constitutional mismatch repair-deficiency syndrome（CMMRD）体質性（生まれながらの）ミスマッチ修復欠損症候群
（MEMO：Lynch syndrome，リンチ症候群）

本章に含まれる遺伝性がん症候群のほとんどが常染色体顕性（優性）遺伝疾患群であるのに対し，本疾患群は常染色体潜性（劣性）遺伝疾患群である．

■WHO脳腫瘍分類第5版の定義

Germ lineにて，4つのDNAミスマッチ修復遺伝子（*MLH1*，*PMS2*，*MSH2*，*MSH6*）のうちの1つの遺伝子において，対立する2本の染色体双方に変異（biallelic mutationあるいはhomozygous mutationとも呼ぶ）のある常染色体潜性（劣性）遺伝疾患群である．非常に深刻な遺伝子異常と考えるのが普通であるが，不思議なことに発病しない個体もあり，病態は十分には解明されていない．発生する腫瘍には，乳幼児から若年青年期にかけての悪性glioma，胎児性脳腫瘍，および様々な他臓器がんが含まれる．

- **必須項目essential criteria**：4つのDNAミスマッチ修復遺伝子（*MLH1*，*PMS2*，*MSH2*，*MSH6*）のうちの1つの遺伝子での対立する2本の染色体双方変異（biallelic mutation）の確認．
- **推奨項目desirable criteria**：ゲノムプロファイリングにより，CMMRDに特徴的な変異所見をもつ超高変異遺伝子型（ultra-hypermutation）の確認と，免疫組織化学染色にて，腫瘍細胞および正常細胞の両方でミスマッチ修復遺伝子タンパク抗体染色の陰性所見（ミスマッチ修復遺伝子の不活性化）．

■遺伝様式

DNAミスマッチ修復（DNA mismatch repair）とは，DNAの複製や遺伝的組換え時に生じる核酸塩基のミスマッチ（誤対合や塩基の誤挿入，欠失など）を校正（修復）するシステムの一つである．このDNAミスマッチ修復遺伝子として，第3番染色体上の*MLH1*遺伝子（3p21.3），第2番染色体上の*MSH2*（2p21-p22）と*MSH6*（2p16）遺伝子，第7番染色体上の*PMS2*遺伝子（7p22）の4遺伝子が早々と同定され，最近ではポリメラーゼ校正（proofreading）関連遺伝子である*POLE*遺伝子（12q24.3）と*POLD1*遺伝子（19q13.33）が注目されている．これらの修復機能が低下すると，

DNAの中で1～数塩基の塩基配列が繰り返すマイクロサテライト部分においてDNA複製時の繰り返し回数（反復回数）にエラーが生じやすくなり，腫瘍部位と非腫瘍部位でマイクロサテライトの反復回数に違いが生じる．これをマイクロサテライト不安定性（Microsatellite Instability: MSI）と呼び，Lynch syndrome（後述）では90%近くで検出される．

遺伝子変異は，*MLH1*あるいは*MSH2*遺伝子変異のある群と，*MSH6*あるいは*PMS2*遺伝子変異のある2群に分かれ，前者は血液腫瘍（46%）と脳腫瘍（33%）が多く（発症年齢中央値は4歳），後者はLynch症候群関連腫瘍（68%）の脳腫瘍（55%）が多い（9歳）．

なお，同じようにDNAミスマッチ修復遺伝子異常を特徴とするLynch syndrome（リンチ症候群，後述）は本症候群と似て非なるものである．Lynch syndromeは1本の染色体での遺伝子（heterozygous）異常による常染色体顕性（優性）遺伝症候群で，発生腫瘍の種類（Lynch syndromeでは大腸がんや子宮がんが主体）や発症年齢が異なる．

■病態

小児の多臓器にわたる悪性腫瘍とカフェオレ斑café au lait spot（70%以上）を特徴とするが，この記載はNF1の特徴とも一致する．ただしこのカフェオレ斑はNF1に見られるものとは色素沈着程度，境界の鮮明度，分布などが微妙に異なっている．

Wimmerら（2010, 2014）[1,2]が整理した91家族，146腫瘍の内訳は，結腸直腸がんなどリンチ症候群関連腫瘍88例（60%, 発症年齢中央値17歳），中枢神経系悪性腫瘍81例（55%，同9歳），リンパ腫と白血病などの血液腫瘍48例（33%, 同6歳），その他の腫瘍8例（5%），の4群に分けられ，リンチ症候群とは異なる疾患スペクトラムであった．

非腫瘍性徴候ではカフェオレ斑が70%以上の患者に観察され，トロント小児病院を中心とするCMMRD Consortium[3]では，血縁者にCMMRD罹患者がいて18歳未満でカフェオレ斑があれば本症候群と診断している．加えて，皮膚の色素脱失，免疫グロブリンの低値（ただし重症感染症の報告はない），血管腫などがある．診断的にはリンチ症候群に有用なマイクロサテライト不安定性検査は必ずしも陽性には出ない．

■脳腫瘍発生

Wimmerら[2]の146腫瘍中，脳腫瘍は81例（55.5%）でリンチ症候群関連腫瘍（88例）とほぼ同数である．High grade gliomaは58例（glioblastomaは34例）で診断時年齢中央値9.5歳は異常に若い．PNET（8例，8歳），medulloblastoma（7例，7歳）

は逆に一般診断年齢よりは高く，先天性乳幼児腫瘍のイメージではない．その他（5例）の腫瘍は sarcoma や ganglioglioma などである．

欧州の“European Care for CMMRD（C4CMMRD）”の登録87例中49例（56%）で95個の悪性腫瘍が発生し，その中での脳腫瘍は56例（59%）である[4]．内訳は glioblastoma 40例，anaplastic glioma 7例，medulloblastoma 5例，その他4例と記されている．脳腫瘍の診断年齢中央値は9.2歳（1.1～40.6歳）である．Shlien ら（2015）[5]は本症候群の脳腫瘍の10例（glioblastoma 6含む）が ultra-hypermutation（平均249変異/Mb）の状態であると報告している．

文献

1） Wimmer K, Kratz CP: Constitutional mismatch repair-deficiency syndrome. Haematologica 95: 699-701, 2010
2） Wimmer K, Kratz CP, EU-Consortium Care for CMMRD（C4CMMRD）: Diagnostic criteria for constitutional mismatch repair deficiency syndrome: suggestions of the European consortium 'care for CMMRD'（C4CMMRD）. J Med Genet 51: 355-365, 2014
3） Bakry D, Aronson M, Durno C, et al.: Genetic and clinical determinants of constitutional mismatch repair deficiency syndrome: report from the constitutional mismatch repair deficiency consortium. Eur J Cancer 50: 987-996, 2014
4） Guerrini-Rousseau L, Varlet P, Colas C, et al.: Constitutional mismatch repair deficiency-associated brain tumors: report from the European C4CMMRD consortium. Neurooncol Adv 1: vdz033, 2019
5） Shlien A, Campbell BB, Biallelic Mismatch Repair Deficiency Consortium: Combined hereditary and somatic mutations of replication error repair genes result in rapid onset of ultra-hypermutated cancers. Nat Genet 47: 257-262, 2015

MEMO

Lynch syndrome（リンチ症候群）あるいは Hereditary non-polyposis colorectal cancer（HNPCC：遺伝性非ポリポーシス大腸がん）

1．遺伝様式

がん抑制遺伝子の一つである DNA ミスマッチ修復遺伝子（90% が *MSH2* あるいは *MLH1* 遺伝子）が germ line で変異している常染色体顕性（優性）遺伝疾患である．1966年に Lynch らが大腸がんや子宮内膜がんが多発する複数の家族を報告した．

2．病態

家族性に，大腸がん（男性54～74%，女性30～52%），子宮内膜がん（28～60%），胃がん（6～13%），卵巣がん（6～13%），胆道がん（1.4～2.0%），膵がん（0.4～3.7%），脳腫瘍（2.1～3.7%），小腸がん，腎盂・尿管がん，皮膚腫瘍など多彩な悪性腫瘍（関連腫瘍）が発生する．本症候群の遺伝的素因をもつ carrier の一生を通じての大腸がん発症（平均年齢44歳）の可能性は80%で，女性では一生を通じての子宮内膜がん発症（平均年齢46歳）は30～50%である．大腸がんと子宮内膜がんの両方を発症した女性のうち半数は子宮内膜がんが先行している．関連胃がんの発症平均年齢は 56 歳で，卵巣がんの平均発症年齢は 42.5 歳である．

3. 臨床診断

「遺伝性大腸癌診療ガイドライン」（大腸癌研究会）に従う．

4. 脳腫瘍の発生

Therkildsen ら[1]は，288 家族のうち 41 家族（14%）で脳腫瘍を確認している．平均年齢は 41.5 歳，組織診断確認 32 例では glioma 系（glioblastoma 16 例，astrocytoma 7 例など）が 27 例を占め，medulloblastoma, PNET は各々 1 例である．*MSH2* 遺伝子変異群に有意に多い．Rodríguez-Hernández ら[2]は本症候群に発生した 96 例の astrocytoma 系腫瘍を検索し，MSH2 機能喪失症例は low grade astrocytoma が多いと指摘している．

脳腫瘍の発生頻度に関する 2020 年の報告[3]では，*MSH2* あるいは *MLH1* 遺伝子異常をもつ Lynch carriers 1808 例中の 25 例（1.4%）の低頻度である．

文献

1）Therkildsen C, Ladelund S, Rambech E, et al.: Glioblastomas, astrocytomas and oligodendrogliomas linked to Lynch syndrome. Eur J Neurol 22: 717-724, 2015

2）Rodríguez-Hernández I, Garcia JL, Santos-Briz A, et al.: Integrated analysis of mismatch repair system in malignant astrocytomas. PLoS One 8: e76401, 2013

3）Dominguez-Valentin M, Sampson JR, Seppälä TT, et al.: Cancer risks by gene, age, and gender in 6350 carriers of pathogenic mismatch repair variants: findings from the Prospective Lynch Syndrome Database. Genet Med 22: 15-25, 2020

16　Neurofibromatosis type 1（NF1）
神経線維腫症 1 型

WHO 脳腫瘍分類第5版の定義

Germ line にてがん抑制遺伝子の一つである *NF1* 遺伝子（17q11.2）の病的バリアントが発現している常染色体顕性（優性）遺伝疾患群で，カフェオレ班，末梢の神経線維腫，を主徴とし，皮膚，神経系，眼，骨などに多種の病変が年齢の変化とともに出現し，多彩な症候を呈する全身性母斑症である．Neuro-Oncology の範囲では，optic glioma（pilocytic astrocytoma），脳神経および脊髄神経の schwannoma（neurofibroma）などが含まれる．

1982 年にドイツの病理学者 von Recklinghausen により最初の報告がなされたため，von Recklinghausen 病（レックリングハウゼン病）とも呼ばれる[1]．3,000 ～ 4,000 人に 1 人の頻度で発生する．

■病態

カフェオレ斑 café-au-lait macules と神経線維腫を主徴候とし，骨病変（脊柱・胸郭の変形，四肢骨の変形，顔面骨の骨欠損など），眼病変（虹彩小結節，視神経膠腫など），神経腫瘍，その他の皮膚病変（雀卵斑様色素斑，有毛性褐青色斑，貧血母斑，若年性黄色皮腫など），などが年齢とともに出現し多彩な症候を呈する．

カフェオレ斑と頭蓋骨 / 顔面骨の欠損は出生時に既に出現しているため，罹患した親から NF1 を受け継いだ幼児は通常 1 歳以前に診断することができる．両親に NF1 症候がなくても多発性のカフェオレ斑を有する乳幼児は，NF1 に罹患していることが強く疑われる．乳幼児の段階で，四肢骨の変形 / 骨折，雀卵斑様色素斑，知的障害 / 注意障害などが明らかになる．皮膚あるいは神経の神経線維腫（neurofibroma）は学童期から思春期にかけて診断される [2]．

■診断

日本皮膚科学会の診断基準 2018 [2] を引用する（表 9-5）．

■脳腫瘍発生

視神経路の pilocytic astrocytoma を合併することが少なくない（20% 程度）．より少数であるが，脳神経と脊髄神経の神経線維腫，髄膜腫，glioma なども発生する．

Lucas ら（2022）[3] は NF1 患者 46 名に発生した glioma を分析し，29 腫瘍は *NF1* 遺伝子の 2 塩基性不活性化のみ（分子的低悪性度群）であったが，17 例は *NF1* 遺伝子不活性化に加えて *CDKN2A* 遺伝子，*ATRX* 遺伝子，*PIK3CA* あるいは *PIK3R1*，*TP53* 遺伝子などの突然変異や欠失を観察し，“分子的高悪性度群” と名づけている．前者は診断年齢中央値 12.4 歳，腫瘍は pilocytic astrocytoma（PA）に類似する高分化型 glioma であるのに対し，後者は診断年齢 28.3 歳で，anaplastic PA あるいは

表9-5 神経線維腫症 1 型の診断基準 2018 [2]

1）遺伝的診断基準：Germ line（生殖細胞系列）での *NF1* 遺伝子の病的バリアントが確認されれば診断は確定される．

2）臨床的診断基準：下記の 7 項目のうち，2 項目以上が該当すれば本症候群と診断できる．
1. 6 個以上のカフェオレ斑
2. 2 個以上の神経線維腫（皮膚あるいは末梢神経発生）またはびまん性神経線維腫
3. 腋窩あるいは鼠径部の雀卵斑様色素斑（freckling）
4. 視神経膠腫（optic pathway glioma）
5. 2 個以上の虹彩小結節（Lisch nodule）
6. 特徴的な骨病変（脊柱・胸郭の変形，四肢骨の変形，頭蓋骨・顔面骨の骨欠損）
7. 第 1 度近親者（親，子，兄弟姉妹，二卵性双生児）に NF1 罹患者がいる

high grade astrocytoma の像を呈していた．DNA メチル化プロファイリングによると分子的低悪性度群は独自のクラスターを構成し，PA，ganglioglioma，dysembryoplastic neuroepithelial tumor などの高分化 glioma クラスターの近傍に位置していたが，分子的高悪性度群はクラスターを作らず，glioblastoma の各型や G34 diffuse hemispheric glioma，diffuse midline glioma のクラスター内に散在していた．これらの所見より著者らは，NF1 glioma は生物学的に多彩であり，適切な治療のためには DNA メチル化プロファイリングを行うことを提案している．

文献

1） von Recklinghausen FD: Uber die multiplen Fibrome der Haut und ihre beziehung zu den multiplen Neuromen. Monograph, Berlin: Hirschwald, pp3-18, 1982
2） 吉田雄一, 倉持　朗, 太田有史, 他: 神経線維腫症1型（レックリングハウゼン病）診療ガイドライン2018. 日皮会誌 128: 17-34, 2018
3） Lucas CG, Sloan EA, Gupta R, et al.: Multiplatform molecular analyses refine classification of gliomas arising in patients with neurofibromatosis type 1. Acta Neuropathol 144: 747-765, 2022

17 Cowden syndrome（CS） カウデン症候群（多発性過誤腫症候群）

■WHO 脳腫瘍分類第5版の定義

Germ line で，がん抑制遺伝子の一つである *PTEN* 遺伝子（10q23）に病的バリアントが発現している常染色体顕性（優性）遺伝疾患である．多発性の過誤腫（特に消化管の過誤腫性ポリープ）の発生を特徴とし，顔面に小丘疹，四肢に角化性丘疹，口腔粘膜に乳頭腫などを生じる．乳腺，甲状腺，子宮，大腸 / 直腸，泌尿器の悪性腫瘍合併率が高い．脳腫瘍の発生頻度は低く，ほぼ唯一の腫瘍として Lhermitte-Duclos disease（小脳の dysplastic gangliolglioma 小脳異型性神経節細胞腫）が報告されていたが，最近はその他の脳腫瘍発生の報告がある．

- **診断必須項目 essential criteria**：別項の診断基準を参照.

■病態

口腔内粘膜乳頭腫症，顔面の外毛根鞘腫，四肢末端角化症，掌蹠角化症などの特徴的な皮膚粘膜病変，および，全消化管にポリポーシスが認められ，ポリープが大きくなると消化管出血をきたし，貧血・下血・血便が生じる，などの多彩な症状が特徴である．

加えて，高率に脂肪肝，脂肪性肝炎及び肝硬変を合併し，肝がんを併発することもある．また，B リンパ球の成熟障害により，気管支喘息，薬物アレルギーなどのアレルギー疾患や自己免疫性溶血性貧血，橋本病，などの自己免疫疾患を合併する．泌尿生殖器の奇形，巨頭症，知的障害，自閉症などの合併も見られる．

腫瘍性病変として，乳がん，甲状腺がん，子宮がんに加えて，小脳腫瘍の一つであるLhermitte-Duclos diseaseの合併が多い．

代表的な臨床症状は，診断基準にまとめる（表9-6）．

■診断

国際的な診断基準が確立している．和訳の診断基準を表9-6，表9-7に示す．

■脳腫瘍発生

*PTEN*遺伝子は脳腫瘍（特にglioma）の発生との関連が深いため本症候群での脳腫瘍発生が強く疑われたが，Lhermitte-Duclos diseaseの発症報告にとどまっていた[1,2]．その根拠の一つがLaugéら（1999）[3]の報告である．彼らは既知の遺伝性乳がん症候群が否定されていて，かつ家族性に乳がんが多発し，さらに本人あるいは第2近親度までの家族メンバーに脳腫瘍（glioblastoma, meningioma, medulloblastoma）の既往をもつ20名について，germ line *PTEN* mutationを検索した．結果は1例も変異例はなく，彼らは本症候群の*PTEN*変異はglioma発生には関与していないと結論した．

しかしYakubovら（2016）[4]は，germ lineでの*PTEN*遺伝子変異が確認されているCowden syndrome（CS）症例109例を整理し，随伴腫瘍群の中では脳腫瘍（20.18%）は乳がん（37.61%）に次いで第2位の頻度であること，脳腫瘍の中ではgangliocytoma（全体の9.2%，Lhermitte-Duclos disease含む）とmenigioma（8.3%）が随伴腫瘍群の5,6位を占めることより，CS診断基準の主要因子（major criteria）に両腫瘍を加えるべきと主張している．Albrechtら（2022）[5]は，ごく稀にmedulloblastoma（MB）が発生すると警告を発している．自験例を含めた5例の症例は全例2歳以下の乳幼児で，分子検索を行えた4例中3例がSHH活性型MBである．彼らは，乳幼児SHH-MBで*PTCH1*遺伝子あるいは*SUFU*遺伝子異常がなかった場合は，*PTEN*遺伝子検索をすすめている．

さらに稀な腫瘍として，meningiomaとglioblastomaが共存した症例[6]やpituitary carcinoma発生の報告[7]がある．

文献

1） Derrey S, Proust F, Debono B, et al.: Association between Cowden syndrome and Lhermitte-Duclos disease: report of two cases and review of the literature. Surg Neurol 61: 447-454, 2004

2） Tan TC, Ho LC: Lhermitte-Duclos disease associated with Cowden syndrome. J Clin Neurosci 14: 801-805, 2007

3） Laugé A, Lefebvre C, Laurent-Puig P, et al.: No evidence for germline PTEN mutations in families with breast and brain tumours. Int J Cancer 84: 216-219, 1999

表9-6　診断に必要な臨床所見

1. 特徴的基準	
• 成人型 Lhermitte-Duclos 病（LDD, 小脳異形成神経節細胞腫） • 粘膜皮膚病変：顔面・外毛根鞘腫, 四肢末端角化症, 乳頭腫様病変	
2.　臨床的診断基準	
A. 大基準	B. 小基準
• 乳がん • 甲状腺がん（乳頭がんまたは濾胞性甲状腺がん） • 巨頭症（巨大頭蓋症）・子宮内膜がん	• 他の甲状腺病変（腺腫, 腺腫様甲状腺腫） • 知的障害（IQ ≦ 75） • 消化管過誤腫 • 乳腺線維嚢胞性疾患 • 脂肪腫 • 線維腫 • 泌尿生殖器腫瘍（例：子宮筋腫, 腎細胞がん） • 泌尿生殖器奇形

表9-7　診断確定条件

家族歴のない症例の診断判定
1.　特徴的基準の粘膜皮膚病変のみで, 以下のうちどれかを認める場合 （a）顔面に 6 つ以上の丘疹を認め, そのうちの 3 つ以上が外毛根鞘腫 （b）顔面皮膚丘疹と口腔粘膜乳頭腫症 （c）口腔粘膜乳頭腫症と四肢末端角化症 （d）6 ヵ所以上の掌蹠角化症
2.　大基準を 2 つ満たし, そのうち 1 つが巨頭症である, または大基準 2 つを満たし, 特徴的基準の Lhermitte-Duclos 病を有する
3.　大基準を 1 つ, 小基準を 3 つ満たす
4.　小基準を 4 つ満たす
本症候群の家族歴のある患者, もしくは本症候群患者の家族を診断する場合. 以下のいずれかを満たす.
1.　特徴的基準を 1 つ満たす 2.　大基準を 1 つ, 小基準はあってもなくてもよい. 3.　小基準を 2 つ満たす 4.　バナヤン・ライリー・ルバルカバ症候群 * と診断された既往がある.

* Bannayan-Riley-Ruvalcaba syndrome：巨頭症, 過誤腫性大腸ポリポーシス, 脂肪腫および陰茎亀頭の色素斑を特徴とする先天性疾患.

4）　Yakubov E, Ghoochani A, Buslei R, et al.: Hidden association of Cowden syndrome, PTEN mutation and meningioma frequency. Oncoscience 3: 149-155, 2016

5）　Albrecht S, Miedzybrodzki B, Palma L, et al.: Medulloblastoma and Cowden syndrome: Further evidence of an association. Free Neuropathol 3: 3-1, 2022

6）　Prieto R, Hofecker V, Corbacho C: Coexisting lipomatous meningioma and glioblastoma in Cowden syndrome: A unique tumor association. Neuropathology 43: 110-116, 2023

7）　Zhang H, Li J, Lee M, et al.: Pituitary carcinoma in a patient with Cowden Syndrome. Am J Case Rep 23: e934846, 2022

18 Tuberous sclerosis complex (TSC) 結節性硬化症

■ WHO 脳腫瘍分類第5版の定義

Germ line において，がん抑制遺伝子での *TSC1* 遺伝子（9q34）あるいは *TSC2* 遺伝子（16p13.3）の病的バリアントが発現している常染色体顕性（優性）遺伝疾患である．中枢神経を含む全身臓器に過誤腫や良性腫瘍が発生する．

- 必須項目 essential criteria と推奨項目 desirable criteria：診断の項に記載

■ 病態

全身性疾患で，葉状白斑，てんかん，精神発達遅滞の 3 つを特徴（3 主徴）とする他に，皮膚，神経系，腎，肺，骨などの多臓器に良性腫瘍が発生する．皮膚にあざのような母斑が出ることから，神経皮膚症候群あるいは母斑症のグループとして扱われたこともある．年齢によって症状は異なり，新生児期には心臓横紋筋腫，乳児期にはてんかん発作や知的障害，学童期からは顔面血管線維腫が表面に出る．脳腫瘍（SEGA，後述）や腎臓腫瘍（血管筋脂肪腫）も発生する．予後に関して Shepherd ら（1991）[1] は本症候群 355 例のうち死亡した 40 例の死因を検証し，腎疾患 11 例，脳腫瘍 10 例，肺のリンパ脈管筋腫症（lymphoangiomyomatosis）4 例，重度精神発達異常に伴うてんかん重積症あるいは肺炎 13 例と報告している．

■ 診断

国際的な診断基準 [2] が提示されている．表 9-8 に日本語訳を示す．

■ 脳腫瘍発生

脳皮質の脳回が固くなり突出する病変（cortical dysplasia/tuber）と subependymal nodule が代表である．前者は“固い隆起 / 結節”という意味合いから本症の名称“tuberous sclerosis”の所以となっている．本症候群の 90% 近い症例に観察される．後者は，cortical tuber を構成する大型細胞がより密に増殖し腫瘍に近い形態をとったもので，80% の症例に見られる．明確な subependymal giant cell astrocytoma（SEGA，上衣下巨細胞性星細胞腫）の形を取る症例は 5 ～ 15% である．*TSC1/2* 遺伝子産物である hamartin と tuberin は mTOR pathway を抑制しているため，両遺伝子の機能が低下している本疾患群では mTOR pathway が活性化し，mTOR 阻害薬の治療が有効である（☞ 199 頁）．

9

表9-8　結節性硬化症の診断基準[2,3]

1. 遺伝学的診断基準	
Germ line で *TSC1* または *TSC2* 遺伝子の病的バリアントを検出する．	
2. 臨床的診断基準	
A. 大症状（major features）	B. 小症状（minor features）
1. 脱色素斑（長径 5 mm 以上の白斑 3 つ以上）	1. 金平糖様白斑
2. 顔面血管線維腫（3 つ以上）または前額線維性局面	2. 歯エナメル小窩（3 つ以上）
3. 爪線維腫（2 つ以上）	3. 口腔内線維腫（2 つ以上）
4. シャグリンパッチ（粒起革様皮）	4. 網膜無色素斑
5. 多発性網膜過誤腫	5. 多発性腎嚢胞
6. 皮質結節または放射状大脳白質神経細胞移動線＊1	6. 腎以外の過誤腫
7. 上衣下結節（2 つ以上）	7. 骨硬化性病変
8. 上衣下巨細胞性星細胞腫	
9. 心横紋筋腫	
10. 肺リンパ脈管筋腫症	
11. 血管筋脂肪腫（2 つ以上）＊2	

注釈	＊1：皮質結節と放射状大脳白質神経細胞移動線の両症状を同時に認める時は 1 つと考える． ＊2：肺リンパ脈管筋腫症と血管筋脂肪腫の両症状がある場合は確定診断するには他の症状を認める必要がある．
診断	Definite1：遺伝学的診断基準を満たす． Definite2：臨床的診断基準のうち大症状 2 つ，または，大症状 1 つと 2 つ以上の小症状． Probable：大症状 1 つ，または小症状 2 つ以上のいずれかが認められる．

文献

1）Shepherd CW, Gomez MR, Lie JT, et al.: Causes of death in patients with tuberous sclerosis. Mayo Clin Proc 66: 792-796, 1991

2）Northrup H, Krueger DA; International Tuberous Sclerosis Complex Consensus Group: Tuberous sclerosis complex diagnostic criteria update: recommendations of the 2012 Iinternational Tuberous Sclerosis Complex Consensus Conference. Pediatr Neurol 49: 243-254, 2013

3）難病情報センター：結節硬化症（指定難病）の診断基準　https://www.nanbyou.or.jp/entry/4385

19　Melanoma-astrocytoma syndrome

■ WHO 脳腫瘍分類第5版の定義

Germ line でのがん抑制遺伝子 *CDKN2A* 遺伝子の病的バリアントによる常染色体顕性（優性）遺伝疾患である．この遺伝子は細胞周期に関わる p16INK4a タンパクと p14ARF タンパクをコードする．本症候群は，皮膚のメラノーマ，astrocytoma，神経鞘腫，膵がん，咽頭の扁平上皮がんなどの発生素因の一つとなっている．

- **診断必須項目 essential criteria**：Astrocytoma 患者において，germ line での *CDKN2A* 遺伝子の病的バリアントの確認.
- **診断推奨項目 desirable criteria**：
  - 本人あるいは家族に異型性母斑と神経鞘腫，膵がん，咽頭の扁平上皮がんなどの腫瘍が発生.
  - 摘出腫瘍において野生型 *CDKN2A* 対立遺伝子の体細胞不活化の確認.

■病態

発生頻度が低く，報告症例が少なく詳細な病態は不明である.

Chan ら（2017）[1] は diffuse astrocytoma，pleomorphic xanthoastrocytoma および schwannoma を呈した若年男性の家族において，悪性黒色腫，glioblastoma および口腔扁平上皮がんの多発を報告している．本症候群に含まれる腫瘍は低悪性度から高悪性度にわたるのが特徴の一つである．Astrocytic tumor も多様性に満ちており，diffuse astrocytoma ～ glioblastoma 系列の腫瘍の他に，pleomorphic xanthoastrocytoma も含まれる.

Sargen ら（2023）[2] の米国と欧州各 2 施設からの 26 症例では，本症候群の発生頻度は 170,503 ～ 39,149 人に 1 人の稀なものである．10 歳代～ 80 歳までの幅広い年齢で発症し，女性にやや多い（50 ～ 60%）．脳腫瘍は 26 例中 8 名で発症しており，glioblastoma 3 例，astrocytoma 1 例，gliosarcoma 1 例，その他の glioma 3 例である．併存する他臓器腫瘍では，末梢神経の悪性神経鞘腫，悪性黒色腫瘍が多い.

現時点では本症候群の astrocytic tumor と sporadic（偶発的）に発生する同腫瘍との間に組織学的な相違はない．神経鞘腫もまた，sporadic な schwannoma や neurofibroma と病理学的に異なる所見はない.

示唆に富む症例報告[3] があり，悪性黒色腫瘍診断 15 ヵ月に glioblastoma が診断された 63 歳男性例において，germ line での *CDKN2A* 遺伝子異常が観察されていない．偶発的併存症例か，あるいは家族性を否定できない症例なのかが議論されている.

文献

1） Chan AK, Han SJ, Choy W, et al.: Familial melanoma-astrocytoma syndrome: synchronous diffuse astrocytoma and pleomorphic xanthoastrocytoma in a patient with germline CDKN2A/B deletion and a significant family history. Clin Neuropathol 36: 213-221, 2017

2） Sargen MR, Kim J, Potjer TP, et al.: Estimated prevalence, tumor spectrum, and neurofibromatosis type 1-like phenotype of CDKN2A-related melanoma-astrocytoma syndrome. JAMA Dermatol 159: 1112-1118, 2023

3） Orzan OA, Giurcăneanu C, Dima B, et al.: Cutaneous melanoma and glioblastoma multiforme association-Case presentation and literature review. Diagnostics（Basel）13: 1046, 2023

V　主として神経鞘腫（schwannoma），髄膜腫（meningioma），血管芽腫（hemangioblastoma）発生に関わる症候群

20　Neurofibromatosis type 2（NF2）神経線維腫症 2 型

■ WHO 脳腫瘍分類第5版の定義

Germ line にて，がん抑制遺伝子の一つである *NF2* 遺伝子（22q12.2）の病的バリアントが発現している常染色体顕性（優性）遺伝疾患である．両側性の前庭神経鞘腫を主徴とし，その他の神経系腫瘍（脳神経と脊髄神経の神経鞘腫，髄膜腫，脊髄上衣腫，など）や皮膚病変（皮下や皮内末梢神経鞘腫，色素斑），若年性白内障などが合併する．*NF2* 遺伝子の産生タンパクは merlin と呼ばれ腫瘍抑制因子として作用している．

- **診断必須項目 essential criteria：**

①下記の臨床的診断基準に従う

あるいは

② Germ line での *NF2* 遺伝子の病的バリアントの検出に加えて，下記臨床的診断基準の 1 つの項目の確認

■ 臨床的診断基準

1．両側前庭神経鞘腫（聴庭神経鞘腫）がある（画像診断も可）．

あるいは,

2．第 1 度近親者（親，子，兄弟姉妹，二卵性双生児）に NF2 患者がおり,

かつ，a）片側性の前庭神経鞘腫がある,

あるいは, b）神経鞘腫・髄膜腫・上衣腫（脊髄）・後嚢下白内障のうち 2 つがある．

あるいは,

3．片側の前庭神経鞘腫があり，かつ，神経鞘腫・髄膜腫・上衣腫（脊髄）・後嚢下白内障のうち 2 つがある．

あるいは,

4．多発性髄膜腫があり,

かつ，a）片側性の前庭神経鞘腫がある,

あるいは，b）神経鞘腫・上衣腫（脊髄）・後嚢下白内障のうち 2 つがある．

■ 病態

脳および脊髄腫瘍による症状を除けば，皮膚症状として皮下および皮内の神経鞘

腫，神経線維腫，カフェオレ斑が見られるが，NF 1の場合よりも少ない．若年者の白内障も特徴の一つであるが，NF2患者は成人発症型疾患のため，皮膚腫瘍や眼疾患が初発となる小児では診断が遅れる傾向にある．

■脳腫瘍発生

NF2患者には頭蓋内および脊髄に腫瘍（多くはschwannoma）が発生する．両側第Ⅷ脳神経鞘腫schwannoma（☞754頁）は90%に，その他の末梢神経のschwannomaは70%近く，meningiomaは50%前後（このうち20%前後は小児発生），ependymoma（脊髄）は30%前後，と集計されている[1]．成人型astrocytoma系列のglioma発生は稀である．

文献

1） Bachir S, Shah S, Shapiro S, et al.: Neurofibromatosis Type 2（NF2）and the implications for vestibular schwannoma and meningioma pathogenesis. Int J Mol Sci 22: 690, 2021

9

21 Schwannomatosis 多発性神経鞘腫症

■WHO脳腫瘍分類第5版の定義

Germ lineにて*SMARCB1*遺伝子（22q11）あるいは*LZTR*遺伝子（22q11）の病的バリアントが発現する常染色体顕性（優性）遺伝子疾患である．*NF2*遺伝子の異常（不活性化）は腫瘍細胞で観察されるが，germ lineでは異常はない．主に脊髄や末梢神経に多発性神経鞘腫を生ずる．少数だがmeningiomaも発生する．NF2症例との鑑別点として，両側前庭神経鞘腫とgerm lineでの*NF2*遺伝子変異を伴わない点が重要とされる．しかし，片側の前庭神経鞘腫，頭蓋内の非前庭神経鞘腫，脊髄腫瘍，末梢神経鞘腫，皮下腫瘍といった症状がNF2症例と重複するため，診断は必ずしも容易ではなく，新たな分類の議論が行われている[1]．

- 診断必須項目 essential criteria：
  - 2つ以上のschwannomaが発生しているが両側前庭神経鞘腫はない．
  - あるいは，schwannomaあるいはmeningiomaがあり，かつ第1度近親者に本症候群の既往がある．
- 診断推奨項目 desirable criteria：
  - 染色体22番のヘテロ接合性の消失，および2つの異なる*NF2*遺伝子変異がある．
  - germ lineでの*SMARCB1*遺伝子あるいは*LZTR*遺伝子の変異確認.

- 疼痛症状，病理組織学的な neurofibroma と schwannoma の混成所見，および多発性の末梢神経 schwannnoma 発生の確認.

■ 遺伝様式

Germ line で *SMARCB1* 遺伝子異常のない臨床的 schwannomatosis 診断症例の 8 例中 7 例で，*SMARCB1* 遺伝子と同じ 22q11.23 に位置する *LZTR1* 遺伝子変異が同定された[2]．Paganini ら（2015）[3] らも同じ所見を報告している．このような症例では，腫瘍細胞において LZTR1 産生タンパクが消失しており，*LZTR1* 遺伝子が本症候群の腫瘍発生機序に関与していることが判明した．

神経鞘腫の腫瘍分析では，*SMARCB1* 遺伝子と *NF2* 遺伝子の両方に不活性化変異が存在することから，*SMARCB1* 遺伝子と *NF2* 遺伝子の両方が関与する機序が本疾患の発症に関与している可能性がある．しかしながら，ほとんどの症例において未同定の神経鞘腫症遺伝子が関与しているとの推測もある．

■ 病態

本症の神経鞘腫は脊髄神経に多発性に発育するのが特徴であり脳神経に発生する率は低い．特に，第 8 脳神経（前庭神経）には発生しないことが診断基準の一つとなっている．

北京 Tian Tan 病院の Li ら（2016）[4] は，本症の脊髄神経鞘腫 65 例を，NF2 患者および孤発（sporadic）発症例と比較している（表 9-9）．本症の脊髄腫瘍は，壮年男性に多く，腰椎領域に好発している．

Meningioma の発生は本症の 5% 程度と報告されているが，詳細の報告はない．van den Munckhof ら（2012）[5] は，germ line での *SMARCB1* 遺伝子異常保有者（carrier）11 名中 7 名に 1 つ以上の falx meningioma を確認し，本症に伴う meningioma は falx（大脳鎌）発生が多いのではないか，との疑問を投げかけている．

■ 診断

Ferner ら[6] の臨床的診断基準が広く用いられている（表 9-10）

表9-9 脊髄発生神経鞘腫の特徴（北京 Tian Tan 病院[4]）

	NF2	孤発（sporadic）	Schwannomatosis
症例数	102	831	65
男性発症	54.0%	27.3%	72.3
初回手術時年齢	24.7 歳	44.8 歳	44.4 歳
好発部位	なし	Cl-3, T12-L3	T12-L5

表9-10 Ferner らの臨床的診断基準[6]

確定診断
• 30 歳以上, 2 個以上の非皮内神経鞘腫があり, 少なくとも 1 個は組織学的に確認. かつ, MRI 検査で前庭腫瘍の証拠がなく, 既知の NF 変異がない. • または, 1 個の非前庭神経鞘腫と第 1 度近親者に神経鞘腫症あり.
疑い濃厚診断
• 30 歳未満または 45 歳以上で, 腫瘍条件は上記に同じ • または非皮内神経鞘腫と第 1 度近親者に神経鞘腫症あり.

文献

1) Plotkin SR, Messiaen L, Legius E, et al.: Updated diagnostic criteria and nomenclature for neurofibromatosis type 2 and schwannomatosis: An international consensus recommendation. Genet Med 24: 1967-1977, 2022
2) Piotrowski A, Xie J, Liu YF, et al.: Germline loss-of-function mutations in LZTR1 predispose to an inherited disorder of multiple schwannomas. Nat Genet 46: 182-187, 2014
3) Paganini I, Chang VY, Capone GL, et al.: Expanding the mutational spectrum of LZTR1 in schwannomatosis. Eur J Hum Genet 23: 963-968, 2015
4) Li P, Zhao F, Zhang J, et al.: Clinical features of spinal schwannomas in 65 patients with schwannomatosis compared with 831 with solitary schwannomas and 102 with neurofibromatosis Type 2: a retrospective study at a single institution. Neurosurg Spine 24: 145-154, 2016
5) van den Munckhof P, Christiaans I, Kenter SB, et al.: Germline SMARCB1 mutation predisposes to multiple meningiomas and schwannomas with preferential location of cranial meningiomas at the falx cerebri. Neurogenetics 13: 1-7, 2012
6) Ferner RE, Huson SM, Ebans GR: Neurofibromatoses in clinical practis. Springer London, 2011

22 Familial paraganglioma syndrome 家族性パラガングリオーマ症候群

脳腫瘍治療医（neuro-oncologists）が扱う腫瘍としては極めて稀なものであり，脳腫瘍 textbook に一章を与えられていることに戸惑いがある．

■ WHO 脳腫瘍分類第5版の定義

家族性に神経節細胞腫 paraganglioma（褐色細胞腫 pheochromocytoma を含む）が発生する症候群，とのみ定義されている．

- **診断必須項目 essential criteria**：多発性の paraganglioma の発生と germ line での発生関連遺伝子の病的バリアントの確認
- **診断推奨項目 desirable criteria**：SDHB 抗体による免疫染色での陰性（染色されない）所見の確認

■ Familial paraganglioma syndromeの理解

家族性に paraganglioma（pheochromocytoma を含む）を発生する症候群で，Familial（hereditary）paraganglioma-pheochromocytoma syndrome とも呼ばれる．

褐色細胞腫（pheochromocytoma: PCC）は交感神経節由来の腫瘍で副腎皮質に発生し，カテコールアミン（アドレナリン，ノルアドレナリンなど）を過剰産生する．この腫瘍はクロームが含まれる病理組織診断染色液で褐色に染色されるためこの名称がつけられた．同じ交感神経節由来腫瘍が稀に副腎の外（大動脈周囲，膀胱，心臓，縦隔などに発生）の神経節に発生することがあり，paraganglioma（PGL：パラガングリオーマ）と呼ばれたが，やはりクローム染色で褐色を呈するため，副腎外褐色細胞腫と呼ばれた時期もある．一方，副交感神経節由来の paraganglioma も頭蓋底や頭頸部に発生し，これらはカテコールアミンを産生しない非機能性腫瘍のため，PCC と同じ group か否かの議論があった．現在では，頭頸部 PGL も免疫組織学的にアセチルコリン合成酵素である choline acetyltransferase が陽性であることより，アセチルコリン産生腫瘍であることが明らかとなった．このような経過から，"WHO Classification of Tumours of Endocrine Organs, 2022" では，Tumours of the adrenal medulla and extra-adrenal paraganglia として "Pheochromocytoma" と併記された "Extra-adrenal paraganglioma" の中に，extra-adrenal paraganglioma（head and neck paraganglioma）と sympathetic paraganglioma（thracoabdominal paraganglioma）の2型が含まれている．一言で表現すれば，本症候群は "カテコラミン産生腫瘍群" と考えれば理解しやすい．詳細は，日本語の総説2編をおすすめする[1,2]．

■ 遺伝様式

2000年から2003年にかけて，本症候群の germ line での責任遺伝子としてコハク酸脱水素酵素をコードする *SDH*（succinate dehaydrogenase）遺伝子が同定され，現在では4つのサブユニット（*SDHA*～*SDHD*）が検出されている[3-5]．これらを含めて，本腫瘍群の発生に関わる遺伝子は現在17種類確認されている[6]．それらを列挙すると *RET*（10q11.2），*VHL*（3p25.3），*NF1*（17q11.2），*SDHA*（5p15.33），*SDHB*（1p36.13），*SDHC*（1q23.3），*SDHD*（11q23），*SDHAF2*（11q12.2），*TMEM127*（2q11.2），*MAX*（14q23.3），*FH*（1q43），*EPAS1*（2p21），*EGLN1*（1q42.2），*EGLN2*（19q13.2），*MDH2*（7q11.23），*KIF1B*（1p36.22），*MEN1*（11q13）．これらの中には，褐色細胞腫が発生する VHL（von Hippel–Lindau）症候群や MEN（multiple endocrine neoplasia）症候群の責任遺伝子である *VHL* 遺伝子と *RET* 遺伝子など，本症候群関連腫瘍の腫瘍関連遺伝子が含まれている．

■診断

本症候群は，多発性，多巣性，再発性，または若年発症，そして家族歴のあるparagangliomaまたは褐色細胞腫がある患者で強く疑われる．遺伝性の診断は，germ lineでの上記17遺伝子のうち，適切なものを検索する．

■病態

本症候群の症状は，腫瘍占拠部位の局所圧迫症状，およびカテコールアミン過剰産生である持続性または発作性の血圧上昇，頭痛，一時的な大量発汗，激しい動悸，蒼白，心配あるいは不安感，などである．

副腎外交感神経由来paragangliomaの発生部位は通常縦隔下部，腹部，および骨盤に限局している．一方，副交感神経由来のparagangliomaは主に頭蓋底，頭頚部および縦隔上部にみられる．

■脳腫瘍発生

頭蓋底や脊柱管内外の神経節より発生する腫瘍のため，頭蓋内/脊柱管内髄外腫瘍の診断で脳神経外科手術の対象になり得る．中枢神経実質内に発育する腫瘍は報告されていない．

ところが，1952年Iversen[7]がpheochromocytomaに合併した末端肥大症患者を報告し，その後本症候群に下垂体腺腫の合併例の報告が相次いでいる（詳細☞495頁）．

文献

1） 木村伯子: 褐色細胞腫・病理学治験のupdate 2022. 内分泌外会誌 39; 99-104, 2022
2） 竹越一博, 磯部和正, 川上　康: 褐色細胞腫の遺伝子診断. 日内分泌会誌 94: 182-189, 2008
3） Niemann S, Muller U: Mutations in SDHC cause autosomal dominant paraganglioma, type 3. Nat Genet 26: 268-270, 2000
4） Astuti D, Latif F, Dallol A, et al.: Gene mutations in the succinate dehydrogenase subunit SDHB cause susceptibility to familial pheochromocytoma and to familial paraganglioma. Am J Hum Genet 69: 49-54, 2001
5） Astuti D, Hart-Holden N, Latif F, et al.: Genetic analysis of mitochondrial complex II subunits SDHD, SDHB and SDHC in paraganglioma and phaeochromocytoma susceptibility. Clin Endocrinol (Oxf) 59: 728-733, 2003
6） Asa SL, Mete O, Perry A, et al.: Overview of the 2022 WHO Classification of Pituitary Tumors. Endocr Pathol 33: 6-26, 2022
7） Iversen K: Acromegaly associated with phaeochromocytoma. Acta Med Scand 142: 1-5, 1952

23　BAP1 tumor predisposition syndrome

■WHO 脳腫瘍分類第5版の定義

Germ line の *BAP1* 遺伝子（がん抑制遺伝子 3p12.1）の病的バリアントによる常染色体顕性（優先）遺伝疾患群である．ぶどう膜悪性黒色腫，中皮腫，皮膚悪性黒色腫，腎細胞がんなどが発生する．頻度は低いが，髄膜腫，基底細胞がん，胆管がんも発生する．

- 必須項目 essential criteria：Germ line での *BAP1* 遺伝子病的バリアントの確認．
- 推奨項目 desirable criteria：記載されていない．

■遺伝様式

Shankar ら（2017）[1] は 27 例の rhabdoid meningioma のうち 6 例でがん抑制遺伝子 *BAP1* の不活性化を観察した．そのうちの 2 例では germ line に同遺伝子の変異を確認している．また，*BAP1* 腫瘍発生素因症候群の 3 家族において meningioma の発生が記録されている [2-4]．

■脳腫瘍発生

本症候群の中で最も多いのはぶどう膜悪性黒色腫瘍であり，以下中皮腫，皮膚の悪性黒色腫瘍と続く．Meningioma の発生は稀で，全 meningioma 中では 1% 以下 [5] で，稀少な rhabdoid meningioma（WHO grade 3）の 15% 程度に観察されている．Shankar らの報告 6 例の非憎悪期間中央値（26 ヵ月）は，*BAP1*-wildtype の rhabdoid meningioma より有意に予後不良といえるほどではない．しかし本症候群の家族性の多発腫瘍発生を考えれば，rhabdoid meningioma に遭遇し免疫染色での BAP1 タンパクの不活性化（染色されない）を観察した場合は，germ line での *BAP1* 遺伝子不活性化を確認すべきである．また家族歴の十分な聴取も必要である [6]．

文献

1） Shankar GM, Abedalthagafi M, Vaubel RA, et al.: Germline and somatic BAP1 mutations in high-grade rhabdoid meningiomas. Neuro Oncol 19: 535-545, 2017

2） Abdel-Rahman MH, Pilarski R, Cebulla CM, et al.: Germline BAP1 mutation predisposes to uveal melanoma, lung adenocarcinoma, meningioma, and other cancers. J Med Genet 48: 856-859, 2011

3） Cheung M, Kadariya Y, Talarchek J, et al.: Germline BAP1 mutation in a family with high incidence of multiple primary cancers and a potential gene-environment interaction. Cancer Lett 369: 261-265, 2015

4） Wadt KA, Aoude LG, Johansson P, et al.: A recurrent germline BAP1 mutation and extension of the BAP1 tumor predisposition spectrum to include basal cell carcinoma. Clin Genet 88: 267-272, 2015

5） Santagata S, Wesseling P: BAP1 tumor predisposition syndrome. In: WHO Classification of Tu-

mours・5th Ed, Central Nervous System Tumours, Eds. WHO Classification of Tumours Editorial Board, IARC, 2021
6) Shankar GM, Santagata S: BAP1 mutations in high-grade meningioma: implications for patient care. Neuro Oncol 19: 1447-1456, 2017

24 von Hippel–Lindau syndrome (VHL) フォン・ヒッペル・リンドウ症候群

WHO 脳腫瘍分類第5版の定義

Germ line にてがん抑制遺伝子の一つである *VHL* 遺伝子（3p25-26）の病的バリアントが誘因となる常染色体顕性（優性）遺伝疾患群で，中枢神経や網膜での血管芽腫や腎臓での明細胞がん，褐色細胞腫などの腫瘍が多発する．Von Hippel（1904）[1] が網膜の多発血管腫例やその家族例があることを報告し，Lindau（1926）[2] が網膜のみでなく中枢神経系にも血管腫を多発する家族例の病理検索所見を報告したことより，von Hippel-Lindau 病と名づけられている．

Subtypes として，VHL 1 型，2A 型，2B 型，2C 型がある（後述）．

- **必須項目 essential criteria**：臨床的診断基準に合致し，かつ germ line での *VHL* 遺伝子の病的バリアントの確認．
- **推奨項目 desirable criteria**：記載されていない．

病態

我が国での本症候群患者数は 200 家族で，600 ～ 1,000 人と推定される．

発症する主な腫瘍の頻度を**表 9-11** [3] にまとめる．主なものとして脳や脊髄の血管芽腫（発症頻度～ 72%），網膜血管腫（～ 70%），腎細胞がん（～ 50%），副腎褐色細胞腫（～ 20%），膵臓腫瘍（10%前後）などがある．褐色細胞腫の合併の有無によって，VHL 病 1 型（褐色細胞腫合併なし），VHL 病 2 型（褐色細胞腫合併あり）に分類され，2 型はさらに腎腫瘍の合併の有無で，2A 型（腎腫瘍なし），2B 型（腎腫瘍あり）に分類される．褐色細胞腫のみを発症し他の病変の発症を伴わないものを 2C 型としている．発症する年齢も各々の腫瘍で異なっており，脳脊髄の血管腫，網膜血管腫は 10 歳代以下より 60 歳以上，腎細胞がんは 20 ～ 60 歳に発症している．

腫瘍はいずれも若年発症が多く，多発性かつ再発性の特徴があり，最も頻度の高い中枢神経系の血管芽腫（hemangioblastoma）では，再発のくり返しにより患者の ADL と QOL は著しく低下する．

表9-11 VHL症候群で発症する腫瘍[3]

臓器		病変	発症年齢	頻度
網膜		血管腫	1～67歳	40～70%
脳脊髄	小脳	血管芽腫	9～78歳	44～72%
	脳幹			10～25%
	脊髄			13～50%
内耳		内耳リンパ嚢腫	12～50歳	11～16%
膵臓		嚢胞	13～80歳	17～61%
		神経内分泌腫瘍	16～68歳	8～17%
腎臓		嚢胞	15～歳	60～80%
		がん	20～60歳	25～50%
副腎/パラガングリオン		褐色細胞腫	3～60歳	10～20%
精巣上体(男性)		嚢腫	思春期以降	25～60%
子宮広間膜		嚢腫	16～46歳	～10%

■診断

我が国の診療ガイドライン（表9-12）[4]に従う．

■腫瘍発生機転

*VHL*遺伝子はがん抑制遺伝子に分類される．家族性のVHL患者は，出生時に既に片側のVHL遺伝子の不活性化が起こっており，(1-hit)，その後対立alleleに体細胞変異（somatic mutation）が起こることで（2-hit），*VHL*遺伝子機能が完全に消失し腫瘍を発症する．すなわち，Knudsonが提唱した2-hit仮説の機構で2つのアレル(allele）の両方に変異が起こることでその機能が消失し細胞の腫瘍化の原因となる．臨床的にVHL病と診断された患者の80～90%でVHL遺伝子の病的バリアントが検出されている．

*VHL*遺伝子のがん抑制機構には，転写調節因子である低酸素環境適応因子HIF(hypoxia inducible factor）の関わりが判明した．ヒトをはじめとする好気性生物の代謝恒常性の維持にはO_2の安定供給は必要不可欠であり，O_2供給の変動を感知しそれに応答するために，高度で複雑な生化学的なメカニズムが備わっている．その一つがHIF複合体であり，現在HIF-1複合体は低酸素応答のマスターレギュレーターとして広く認知されている．

HIFにより転写される遺伝子群はこれまでに100以上が知られており，①血管新生，②グルコースの取り込み/嫌気的解糖系の促進，クエン酸回路の抑制，③細胞接着性の低下，運動性/転移能の促進，など様々な機能に関わり，その中には*TGFA*などのoncogeneも含まれる．*VHL*遺伝子産生タンパクはHIFタンパクの分解制御に関

表9-12 VHL 症候群の診断基準

フォン・ヒッペル・リンドウ(VHL)病診療の手引き, 2024 年版 [4]

診断基準	①〜②いずれかに該当するものを, VHL 病と診断する
① VHL 病の家族歴あり	以下の(a)〜(g)のいずれか病変以上を発症 a. 中枢神経系血管芽腫 b. 網膜血管腫 c. 腎細胞がん d. 褐色細胞腫 / パラガングリオーマ e. 膵腫瘍(膵神経内分泌腫瘍または多発膵嚢胞) f. 精巣上体嚢胞腺腫 g. 内リンパ嚢腫瘍(内耳)
② VHL 病の家族歴なし, または不明	以下の 1 〜 2 のいずれかを満たすもの 1. 上記(a)〜(g)のいずれか 2 病変以上を発症, ただし(a)中枢神経系血管芽腫または(b)網膜血管腫のいずれかを必ず含む 2. 上記(a)〜(g)のいずれか 1 病変以上を発症し, かつ, VHL 遺伝子に生殖細胞系列のヘテロ接合性病的バリアントを認める
遺伝学検査の必要性	①および, ② -1. の場合は VHL 病の臨床診断基準に合致し, VHL 病との臨床診断に至る. 同症例における遺伝学的検査の必要性については VHL 病診療の手引き [4] の「遺伝学的検査の適応の項」を参照する.

わっているため, *VHL* 遺伝子の異常は HIF タンパクの異常につながり, 全身の細胞の代謝恒常性の維持に支障をきたし発がんに至ると考えられている. 現在は転写因子 HIF-2 が VHL 関連腫瘍の driver (発生要因) として注目され, HIF-2 阻害薬の臨床応用が行われている (☞ 619 頁) [5].

文献

1) Von Hippel E: Ober eine sehr seltene Erkrankung der Netzhaut. Graefes Arch Clin Exp Ophthalmol 59: 83-106, 1904.

2) Lindau A: Studien über Kleinhirncysten. Bau, Pathogenese und Beziehungen zur Angiomatosis retinae. Acta Pathol Microbiol Scand (Suppl): 1-128, 1926.

3) Lonser RR, Glenn GM, Walther M, et al.: von Hippel-Lindau disease. Lancet 361: 2059-2067, 2003

4) 令和4-5年度厚生労働科学研究費難治性疾患政策研究事業「フォン・ヒッペル・リンドウ病における実態調査・診療体制構築とQOL向上のための総合的研究班」: フォン・ヒッペル・リンドウ(VHL)病診療の手引き(2024年版): https://www.vhl-japan.com/medical/

5) Jonasch E, Donskov F, Iliopoulos O, et al.: Belzutifan for renal cell carcinoma in von Hippel-Lindau disease. N Engl J Med 385: 2036-2046, 2021

Ⅵ　主として下垂体腫瘍発生に関わる症候群

下垂体腺腫の5%程度が，germ lineの遺伝子異常に伴う遺伝性症候群に伴って発生する．発生要因としては，がん抑制遺伝子の不活性化変異，がん遺伝子の活性化変異，視床下部からのホルモンシグナルの関与などである．WHO脳腫瘍分類第5版にはCarney complex（カーニー複合）のみが記載されているが，Multiple endocrine neoplasia（MEN：多発性内分泌腺腫症），Familial isolated pituitary adenoma，X-linked acrogigantism，McCune-Albright syndromeなどや，他臓器腫瘍が主たる症候群であるDICER1 syndromeやFamilial paraganglioma syndrome（別名Pheochromocytoma/Paraganglioma/Pituitary adenoma Syndrome）などからも下垂体腫瘍が発生する．第14章下垂体腫瘍の遺伝性下垂体腫瘍の項目（☞707頁）を参照いただきたい．

25　Carney complex（CNC）カーニー複合

■概念

皮膚の色素沈着異常，心職や皮膚などの粘液腫，内分泌腫瘍や機能亢進，などによって特徴付けられる多発性腫瘍症候群で，1985年Carneyらが報告した[1]．我が国では指定難病232に認定され，国内での登録症例は50例程度と報告されている（海外では750例以上）．

■WHO脳腫瘍分類第5版の定義

粘液腫，内分泌疾患，および皮膚の色素沈着異常を特徴とする常染色体顕性（優性）遺伝疾患である．神経系（主として末梢神経）を侵す主たる疾患は，malignant melanotic nerve sheath tumor（悪性黒色神経鞘腫）であり，脳神経外科の対象となる疾患は先端巨大症（GH産生下垂体神経内分泌腫瘍）である．70%以上の患者で*PRKAR1A*遺伝子のヘテロ接合性不活性化病的変異体が発現している．

■診断：必須および推奨項目（essential & desirable criteria）

症状，徴候は生下時に出現していることもあるが，診断時の平均年齢は20歳過ぎが多い．合併する内分泌疾患（クッシング症候群，先端肥大症，女性化乳房，思春期早発症，内分泌腺腫瘍など）の診断を契機として診断に結びつくことが特徴の一つと

表9-13 カーニー複合の診断基準[2,3]

診断基準：以下の，主要徴候(A)の2つがある，あるいは主要徴候(A)1つと補足診断項目(B)の1つがあれば本症候群と診断する．この基準では，*PRKAR1A* 遺伝子の不活化変異の確認を必須条件とはしていない．

A. 主要徴候
1. 点状皮膚色素沈着(口唇，結膜，眼角，外陰部)
2. 粘液腫(皮膚，粘膜)
3. 心粘液腫
4. 乳房粘液腫症，または脂肪抑制 MRI で乳房粘液腫症を疑わせる所見．
5. 原発性色素性結節状副腎皮質病変(primary pigmented nodular adrenocortical disease: PPNAD)，またはデキサメサゾン負荷試験(Liddle 法)における尿中グルココルチコイドの奇異性陽性反応．
6. 成長ホルモン産生腺腫による先端肥大症．
7. 大細胞石灰型セルトリ細胞腫，または精巣超音波検査での石灰化像．
8. 甲状腺がん，または若年者における甲状腺超音波検査での低エコー多発結節．
9. 悪性黒色神経鞘腫
10. 青色母斑，類上皮性青色母斑(多発性)
11. 乳管腺腫(多発性)
12. 骨軟骨粘液腫
B. 補足診断項目
1. 第1度近親者にカーニー(Carney)複合罹患者の存在
2. *PRKAR1A* 遺伝子の不活化変異の確認

なお，我が国の診断基準[4]は *PRKAR1A* 遺伝子の不活化変異を必須としており，A の1項目＋B-2の確認を確実診断の条件としている．疑い濃厚診断条件として，A の2項目，あるいは A の項目＋B-1，としている．

もいわれている．

2001年に Stratakis, Carney らから発表された表 9-13 の診断基準[2,3]が，現在も欧米では用いられている．

遺伝様式

報告症例の約半数が常染色体顕性（優性）遺伝形式で，残りは孤発例である．原因遺伝子座位として染色体 2p16（CNC type 2）あるいは 17q2（CNC type 1）との連鎖が示唆されている．CNC type 1 の原因遺伝子として *PRKAR1A*（*protein kinase A regulatory subunit 1-α*）遺伝子変異が 2000 年に同定されている．この遺伝子変異が腫瘍抑制性因子である PRKAR1A タンパクを不活性化し，ホルモン産生や腫瘍形成を促進すると考えられている．CNC type 2 の原因遺伝子はいまだ同定されていない．

下垂体神経内分泌腫瘍発生

先端巨大症（GH 産生下垂体神経内分泌腫瘍）が主であるが，ACTH 産生腫瘍も

9

稀に発生する[5-7].

文献

1) Carney JA, Gordon H, Carpenter PC et al. The complex of myxomas, spotty pigmentation, and endocrine overactivity. Medicine（Baltimore）64: 270-283, 1985
2) Stratakis CA, Kirschner LS, Carney JA: Clinical and molecular features of the Carney complex: diagnostic criteria and recommendations for patient evaluation. J Clin Endocrinol Metab 86: 4041-4046, 2001
3) Kamilaris CDC, Faucz FR, Voutetakis A, et al.: Carney Complex. Exp Clin Endocrinol Diabetes 127: 156-164, 2019
4) 難病情報センター Hp:　https://www.nanbyou.or.jp/entry/4754
5) Hernández-Ramírez LC, Tatsi C, Lodish MB. et al. Corticotropinoma as a component of carney complex. J Endocr Soc 1: 918-925, 2017
6) Kiefer FW, Winhofer Y, Iacovazzo D. et al. PRKAR1A mutation causing pituitary-dependent Cushing disease in a patient with carney complex. Eur J Endocrinol 177: K7-K12, 2017
7) Okamoto A, Wajima D, Tei R. et al. A case of a pituitary adenoma diagnosed as carney complex syndrome in an older female patient. No Shinkei Geka 45: 225-231, 2017

26　Multiple endocrine neoplasia（MEN）多発性内分泌腺腫症

■病態の定義

本症候群は WHO 脳腫瘍分類第 5 版には記載されていないが，複数の内分泌臓器および非内分泌臓器に異時性に良性，悪性の腫瘍が多発する症候群で，責任遺伝子として *MEN-1* 遺伝子と *MEN-2* 遺伝子に加えて，最近では *MEN-4* 遺伝子も報告されている．常染色体顕性（優性）遺伝疾患である．

詳細は 707 頁に記載してある．

27　Familial isolated pituitary adenoma（FIPA）家族性単発性下垂体腺腫

■病態の定義

本症候群は WHO 脳腫瘍分類第 5 版には記載されていないが，他臓器腫瘍を伴わず下垂体腺腫のみが近縁者も含む家族内に 2 人以上発生し，生殖細胞系（germ line）に染色体 11 番（11p13.3）に位置する *AIP*（aryl hydrocarbon receptor interacting protein）遺伝子変異が確認される．GH 産生腫瘍が 80% を占める．Vierimaa ら（2006）[1] が最初に記載した．*AIP* 遺伝子変異の浸透率は 20 ～ 30% と低く，家族歴のない下垂体腺腫患者でも3～4%の頻度で検出されている.
詳細は707頁に記載してある.

文献

1) Vierimaa O, Georgitsi M, Lehtonen R, et al.: Pituitary adenoma predisposition caused by germline mutations in the AIP gene. Science 312: 1228-1230, 2006

28 Pheochromocytoma/Paraganglioma/Pituitary adenoma syndrome（別名 Familial paraganglioma syndrome）

■病態の定義

本症候群はWHO脳腫瘍分類第5版ではFamilial paraganglioma syndromeとして記載されている. Pheochromocytoma（褐色細胞腫）, paraganglioma（傍神経節膠腫）およびpituitary adenomaが1個体に多発し, その要因が生殖細胞系の*SDH*（succinate dehydrogenase, コハク酸脱水素酵素）遺伝子変異に起因する症候群である. 当初はpheochromocytomaとparagangliomaの併存例として注目されていたが, 1952年Iversen [1] がpheochromocytomaに合併した末端肥大症患者を報告し, その後家族性のpheochromocytoma/paraganglioma症例に下垂体腺腫の合併例の報告が相次いだ. 2015年Xekoukiら [2] が168例の下垂体腫瘍の遺伝子解析を行い, 家族発生症例22例のうち2腫瘍を合併している4例中3例に*SDH*遺伝子のサブユニットのいずれかに変異があることを見出した（有病率1.8%）.
詳細は485頁に記載してある.

文献

1) Iversen K: Acromegaly associated with phaeochromocytoma. Acta Med Scand 142: 1-5, 1952
2) Xekouki P, Szarek E, Bullova P, et al. Pituitary adenoma with paraganglioma/pheochromocytoma（3PAs）and succinate dehydrogenase defects in humans and mice. J Clin Endocrinol Metab 100: E710-719, 2015

29 DICER1 syndrome ダイサー1症候群

■病態の定義

本症候群は既に465頁に詳細を記載してあるので参照されたい. 染色体14qにコードされる*DICER1*遺伝子が生殖細胞系で変異している常染色体顕性（優性）遺

伝疾患群である．多臓器に多彩な腫瘍性病変を発生するが，主たるものは胸膜肺芽腫（pleuropulmonary blastoma）である．その他には，cystic nephroma，生殖器の Sertoli-Leydig cell tumors，甲状腺腫（multinodular goiter）らが発生する．稀に脳腫瘍が含まれ，その代表が pituitary blastoma である．

30 X-linked acrogigantism (XLAG) X染色体連鎖先端肥大巨人症

■病態の定義

本症候群は WHO 脳腫瘍分類第5版には記載されていないが，Trivellin ら[1]が 2014年に初めて報告したX染色体の異常を伴う幼児の先端巨大一巨人症症候群である．X染色体の長腕26.3領域（Xq26.3）に少量の遺伝物質が異常にコピー（重複）される遺伝的変化（Xq26.3 微小重複）が特徴で，その領域にある *GPR101* 遺伝子の過剰発現が原因とされている．

詳細は711頁に記載してある．

文献

1） Trivellin G, Daly AF, Faucz FR, et al.: Gigantism and acromegaly due to Xq26 microduplications and GPR101 mutation. N Engl J Med 371: 2363-2374, 2014

31 McCune-Albright syndrome（マッキューン・オルブライト症候群）あるいは Fibrous dysplasia（線維性骨異形成症）

■病態の定義

本症候群は WHO 脳腫瘍分類第5版には記載されていないが，0～10歳で発病する稀な疾患で，線維性骨異形成・皮膚カフェオレ斑・ゴナドトロピン非依存性思春期早発症が3主徴である．内分泌所見として，成長ホルモン分泌亢進と新生児高コルチゾール症があり，その結果として巨人症，ゴナドトロピン非依存性思春期早発症，Cushing 症候群などが発症する．原因遺伝子は20番染色体長腕の13.32，領域の *GNAS1* 遺伝子と考えられている．

詳細は712頁に記載してある．

第10章

Hematolymphoid tumors involving CNS
リンパ造血器組織由来腫瘍

I　悪性リンパ腫の基礎知識

■ 悪性リンパ腫とは

悪性リンパ腫（malignant lymphoma）は血液の構成成分であるリンパ系組織から発生する非上皮性悪性腫瘍の総称で，リンパ系組織（リンパ節，胸腺，脾臓，扁桃腺など）はもとより全ての臓器に発生する．リンパ節以外（中枢神経など）から発生すると節外性リンパ腫と呼ぶ．発生部位により特異的な組織型・臨床的特徴・進展様式・治療戦略があるため，治療対応は多様である．この疾患群は全て“悪性”であるため欧米では単に“lymphoma”と記されるが，我が国では“悪性リンパ腫 malignant lymphoma”の名称が定着している．

1832 年，当時英国で最も著名な病理医であった Thomas Hodgkin [1] がリンパ節と脾臓を侵した 7 疾患の解剖報告を行い，後世の研究者はホジキン病と名づけた．その後，Carl Sternberg，Dorothy Reed らは顕微鏡観察によりホジキン病に出現する特徴的な巨細胞を Reed-Sternberg 細胞 [2] と名づけ，現在では単核の細胞を Hodgkin 細胞，2 核以上の多核の細胞を Reed-Sternberg 細胞と呼び，両者を合わせて Hodgkin/Reed-Sternberg（HRS）細胞と称している．当初，ホジキン病は“感染症”として捉えられていたが，肉腫の一つであるとの理解のもとに Reticulum cell sarcoma（RCS）の名称に変わった．近年の免疫化学的検査，分子遺伝子学的検査の発展により，RCS 細胞がクローン性に増殖する成熟 B 細胞（特に胚中心細胞分化段階の B 細胞）由来の腫瘍細胞であることが確認（98%以上）され，「ホジキンリンパ腫」が誕生した．一方，上記の特徴的な巨細胞を観察しないリンパ腫の存在も明らかとなり，現在ではホジキンリンパ腫（Hodgkin's lymphoma: HL）と非ホジキンリンパ腫（non Hodgkin's lymphoma: NHL）に大別され，さらにリンパ球の分化・成熟段階の特徴を示す腫瘍型が確認されている．現在の WHO2022 分類（第 5 版）では大きく B 細胞リンパ腫，T/NK 細胞リンパ腫，およびホジキンリンパ腫の 3 群に分けている．

■ リンパ球

リンパ球（lymphocyte）は生体防御に関わる免疫担当細胞群の総称である白血球の 5 つの構成成分の一つ（他の 4 つは好中球・好酸球・好塩基球・単球）で，末梢血白血球の 20 ～ 40%ほどを占める．骨髄の造血幹細胞から未熟な状態のまま産出され，そのまま骨髄で分化した B 細胞，胸腺に移動しそこで分化した T 細胞，およびナチュラルキラー細胞（NK 細胞）に分類される．NK 細胞は，腫瘍細胞やウイルス感染細胞を殺す際にT細胞と異なり事前に感作させておく必要がないということから，生まれつき（natural）の細胞傷害性細胞（killer cell）という意味で名づけられた．形態的特徴から大形顆粒リンパ球と呼ばれることもある．これらのリンパ球が成熟すると，リンパ節をはじめとする末梢性リンパ組織に分布しそこで熟成・増殖する．幹細胞からの誕生期，分化の過程，さらには成熟・増殖過程を経て，抗体（免疫グロブリン）などを使って体内に侵入したあらゆる異物に対して攻撃する役目を担う．リンパ球の分化・成熟・熟成の複雑な過程においてがん化が起こると，その phenotype（表現型）は，分化・成熟過程の形態と細胞表面抗体の組み合わせにより多岐にわたり，多数の腫瘍型が存在することとなる．

なお，他の白血球成分との仕事分担としては，リンパ球はウイルスなどの小さな異物や腫瘍細胞に対しての防衛中心となっている．体液性免疫，抗体産生に携わるのはB細胞とそれをサポートするヘルパーT細胞，腫瘍細胞やウイルス感染細胞の破壊など細胞性免疫に携わるのはキラーT細胞やNK細胞と捉えられている．

造血器細胞（白血球，赤血球，血小板など）の表面にはそれぞれ特異的な抗原レセプターや，特異的ではないが細胞接着分子，サイトカインレセプター，補体レセプター，Fcレセプターなどの種々の分子が存在し機能を果たしている．これらの分子に対するモノクローナル抗体が作製され，それらをフローサイトメーターや免疫組織学的に検出することにより細胞の起源を検索することができ，免疫細胞抗原検査と呼ばれている．リンパ球についても多くのモノクローナル抗体が作製され，国際ワークショップ（International Working on Human Leukocyte Differentiation Antigen）によってこれらを cluster として同じ種類同士に整理し，それに統一的な CD（cluster of differentiation）番号をつけて分類したのが CD 分類である（表 10-1）．

■発生要因

悪性リンパ腫の病因として議論されているのは，ゲノム異常，ウイルス感染，慢性炎症，免疫不全，である．

1) ウイルス感染性リンパ腫として，EBV（Epstein-Barr virus）とバーキット（Burkitt）リンパ腫（BL），HTLV（Human T-lymphotropic virus）-1 ウイルスと成人T細胞白血病/リンパ腫，Human immuno-deficiency virus（HIV）と AIDS リンパ腫との関連がよく知られている．

   Burkitt リンパ腫は赤道直下の地域に発生する流行地型（endemic BL）とその他の地域に発生する sporadic BL の2型があり，前者の90%以上に EBV が検出されると報告されている．我が国の BL はほとんどが sporadic type である．EBV は diffuse large B-cell lymphoma（DLBCL）の10%前後，ホジキンリンパ腫やT細胞リンパ腫の一部で検出される．免疫不全症を背景とした腫瘍では検出率は高い．

表10-1 リンパ球の系統とCD番号

細胞分類	モノクローナル抗体のCD番号	対応細胞
B細胞	CD19, CD20, CD22, CD79a, PAX5	汎Bリンパ球系抗原
	CD10	前駆/胚中心Bリンパ球
	bcl 6	胚中心Bリンパ球
	MUM1	非胚中心Bリンパ球
	CD21, CD23	濾胞樹状細胞
	CD38, CD138	形質細胞
T細胞	CD2, CD3, , CD5, CD7,	汎Tリンパ球系抗原
	CD1a,	胸腺Tリンパ球
	CD4	ヘルパーTリンパ球
	CD8	細胞傷害性Tリンパ球
NK細胞	CD16, CD56	汎NK抗原
	CD57	NK細胞
全般	CD45	白血球共通抗原
	CD34	造血幹細胞マーカー
	CD38	形質細胞マーカー
	CD30	ホジキンリンパ腫

日本に多い成人T細胞白血病/リンパ腫の発症には，HTLV-Iウイルスの感染が強く関連する．特に九州・沖縄地区ではT細胞リンパ腫が全体の30～40%（全国では25%前後）を占め，そのうちの55～60%が成人T細胞白血病/リンパ腫である[3]．

2）粘膜関連リンパ組織型節外性濾胞辺縁帯リンパ腫（MALTリンパ腫；;リンパ腫の7%前後）は自己免疫疾患（シェーグレン症候群や橋本病）や慢性感染症（胃のヘリコバクター・ピロリ菌感染など）と関連して発生する．胃MALTリンパ腫では約90%の患者でピロリ菌感染が認められ，除菌療法が有効である．

3）免疫不全状態で発症するリンパ腫は，免疫抑制剤を必要とする臓器移植患者と細胞性免疫機能が低下しているAIDS（acquired immune-deficiency syndrome）患者の脳悪性リンパ腫が該当する（☞522頁）．

4）リンパ腫発生の分子生物学的研究は多々あるが，まだ本質に迫ってはいない．

文献

1） Hodgkin T: On some morbid experiences of the absorbent glands and spleen. Med Chir Trans 17: 69-97, 1832

2） Reed DM: On the pathological changes in Hodgkin's disease with especial reference to its relation to tuberculosis. Johns Hopkins Hosp Rep 10: 133-196, 1902

3） Aoki R, Karube K, Sugita Y, et al.: Distribution of malignant lymphoma in Japan: analysis of 2260 cases, 2001-2006. Pathol Int 58: 174-182, 2008

II　中枢神経に発生する悪性リンパ腫

1　Primary diffuse large B-cell lymphoma of the CNS（CNS-DLBCL）中枢神経系の大型 B 細胞リンパ腫

WHO 2016 分類以降，中枢神経原発リンパ腫は diffuse large B-cell リンパ腫（DLBCL）に限っている．一方で，現在まで PCNSL（primary CNS lymphoma）の表題の下に診断・治療に関する多くの報告がなされている．これらの報告においては，PCNSL の 80% 以上が DLBCL とはいえ，一部に他のリンパ腫も含まれていることは否定できない．しかし現実論として，中枢神経内の DLBCL と他のリンパ腫との間に診断・治療成績で大きな差はないことも事実である．本章では DLBCL に限っての記載を中心とするが，PCNSL としてまとめられた重要な報告はそのまま引用する．結果として本文の中に CNS-DLBCL と PCNSL の 2 名称が混在することになっているがご容赦願いたい．

■ WHO脳腫瘍分類第5版の定義

中枢神経系に限局した DLBCL である．その細胞学的特徴および分子学的特徴の多くは，全身性の違いはない．

- **診断必須項目 essential criteria**：
  - 生検材料にて large B-cell lymphoma の像を示し，1 つ以上の B-cell marker（CD20，CD19，CD22，CD79a，PAX5）陽性を確認する．
- **診断推奨項目 desirable criteria**：
  - 免疫組織診断にて late germinal-center の B-cell 由来であるとの所見である IRF4（MUM1）陽性，BCL6 陽性または陰性，および CD10 陰性を確認する（ただし，CD10 が陽性であっても DLBCL を否定することにはならない）．
  - 免疫組織診断にて BCL2 と MYC の陽性を確認する．
  - EB V関連マーカーが陰性である．
  - 病理組織診断が不確定な場合は，分子生物学的に clonal B-cell の存在を確認する．

■ ゲノム異常

PCNSL では特徴的な高頻度の体細胞性遺伝子変異や異常な体細胞超変異（somatic hypermutation: SHM），遺伝子構造変化，発現異常，メチル化などが報告されている[1-3]．その中で機能活性化をもたらすB細胞受容体（B-cell receptor: BCR）経路の*CD79B*変異（41～83%），*CARD11*変異（10～30%）と，Toll-like receptor（TLR）の中心に位置する*MYD88*変異（58～85%）が極めて高頻度で認められ，これらの経路が集約するNF-kBシグナルの異常活性化が，PCNSLにおける重要かつ中心的変異と考えられている．また，最近のDLBCLにおいて提唱されている分子分類では，MCD/C5サブタイプに属する．ブルトン型チロシンキナーゼ（Bruton's tyrosine kinase: BTK）はBCRおよびTLRからNF-kBに通ずる経路に位置する中間キナーゼであり，PCNSLを含めたリンパ系悪性腫瘍に対する標的分子として阻害薬が開発されている．その他BCR経路の下流にあるPI3K/AKT/mTOR経路の阻害薬も注目されている．また，免疫チェックポイントに関与する*PDL1/L2*遺伝子座の増幅や遺伝子再配列が報告されている．

■ **基本事項**：脳腫瘍全国集計調査報告（2005～2008）の749例より

頻度：Malignant lymphoma, B-cell typeとして749例が登録されている．全脳腫瘍の4.5%を占め，膠芽腫の37%である．

年齢：50歳以上が676例（90.2%）を占め．年齢中央値は65～69歳の間にある．最近の各国臨床研究報告でも年齢中央値は65歳前後である．1990年から10年毎（2000年，2009年，2017年）の全国集計報告での推移を見ると，全脳腫瘍に占める割合は1.1%，2.7%，3.1%，4.5%と増加し，年齢中央値は，50～54歳，60～64歳，60～64歳，65～69歳と膠芽腫と同じく老年層での増加が観察される．膠芽腫との割合も1990年報告ではわずかに11%であった．

性：男性に多い（54.2%）．

加えて，T-cell lymphoma 15例とその他のlymphomaとして50例が登録されている．T-cell lymphomaは1例（20歳代）を除き45歳以上である．男性が圧倒的に多い（87%）．

腫瘍数（全リンパ腫814例）：孤発（単発）が56%，多発40%，脳内播種性3%，髄腔内播種0.4%，と登録されている．多発病変の頻度は30～40%の報告が多いが，MRI性能向上につれて高くなり50%の報告も散見されるようになってきた[4,5]．

部位：多発性をも含めた腫瘍局在は，大脳半球（脳梁を含む）88.8%，基底核15.8%，傍脳室・脳室内10.4%，脳幹8.0%，眼窩内2.2%である．大脳半球では前頭葉が最も多く，一般の転移性腫瘍が中大脳動脈領域に多いことを考えると，この疾患群が脳内原発である傍証になる．

症候：最も多くみられたのは局所巣症状（55%）で，意識障害・変容（27%），頭痛（20%）と続く．けいれん発作は5%である．無症候はわずかに7例（1.4%）で，膠芽腫と同じく発がん後は深く静かに潜行し，一気に神経症状を出しながら表に現れる腫瘍といえる．

治療後 KPS（全リンパ腫 814 例）：社会活動可能な 80 以上が 46%，自宅生活可能な 60 ～ 70 が 24%，30% は 50 以下の脳機能低下者である．

再発：再発部位が報告されている 283 例中，局所再発は 59%，新病変出現が 59% である．合わせて 100% を超えるのは，再発＋新規病変が含まれている．

■ 病理

中枢神経系の悪性リンパ腫の最大の病理学的特徴は非ホジキンリンパ腫 (non Hodgkin's lymphoma: NHL) の中の B-cell リンパ腫がほとんどであり，Hodgkin 病は極めて稀である．B-cell リンパ腫の中では DLBCL が 80 ～ 90% を占め，T-cell lymphoma が 3% 前後，marginal zone lymphoma が 0 ～ 1%，その他の B-cell リンパ腫が 5 ～ 10% である [6-9]．なお，我が国では全体の T-cell リンパ腫が欧米より多いことを反映して中枢神経系でも多いとの報告（放射線治療グループの集計の 8.5%）がある [10]．韓国の報告はさらに高頻度（16.7%）である [11]．

DLBCL の腫瘍細胞は楕円形～多角形で，明瞭な核小体とクロマチンをもつ大型核（マクロファージ核と同等以上，あるいは小型リンパ球の 2 倍以上）を有する大型リンパ芽球様形態を示す．腫瘍細胞は密に充実性に増殖し，特に血管周囲性に細胞増殖が著明である．腫瘍中心部は小血管の全壁が腫瘍細胞に置きかわり，“perivascular concentric cuffing” と称される．血管周囲の細胞増殖域では膠原線経がよく発達し，鍍銀染色での層状，網目状増成が観察される．周囲脳実質へは小集塊状の浸潤が強く，特に Virchow-Robin 腔への浸潤，進展は特徴的である．

免疫組織化学検索では，B 細胞マーカーである CD20，CD79a が陽性になる．CD10 の陽性率も高い．T 細胞マーカー（CD3，CD4，CD5，CD8）は陰性になる．

Systemic lymphoma の脳実質への転移は 5% 前後の稀な現象である．逆に中枢神経系 1ymphoma の他臓器転移も少ない．眼内リンパ腫 (ocular lymphoma) は別項で記す．

発症原因として，ゲノム異常，ウイルス感染，慢性炎症，免疫不全，などがあげられている．

■ 画像診断

MR 画像の特徴を Küker ら（2005）[12] の 100 例，Hardorsen ら（2009）[13] の 75 例，および Mansour ら（2014）[14] の 21 例を合わせて記す．MRI での典型像は，腫瘍細胞の高密度を反映して T1WI にて等～低信号（99%），T2WI は等～高信号（96%），DWI では高信号で ADCmap は低信号になる．Gd にてほぼ全例が造影される．腫瘍全域がべったりと強く造影される場合がほとんど（85 ～ 90%）であり，ごく稀に造影されない症例がある．これらの非造影症例の一部は lymphomatosis cerebri（大脳リ

10

ンパ腫症）の可能性がある（☞ 533 頁）．孤立性腫瘍が 50 ～ 70%，脳内多発性腫瘍が 30 ～ 50% であり，少数に dissemination type がある（後述）．腫瘍局在としては前頭葉を中心とする大脳白質発生が 50 ～ 70% を占め，深部灰白質（基底核・視床）あるいは正中構造（脳梁）が 30 ～ 40%，テント下が 10% 前後との報告が多い．

死亡直前の CT 所見と剖検所見を比較した新潟大学の報告 [15] では，造影増強領域（単純 CT では低または高吸収域）は高密度の腫瘍細胞で占められており，微小血管増殖は観察されない．リンパ腫における造影増強効果は血液脳関門の破綻が主体であると考えられる．腫瘍内石灰化の報告はない．腫瘍内壊死像は 6% に報告されるが小さなもので，壊死像が広くリング状を呈するのは AIDS リンパ腫あるいは脳トキソプラズマ症の特徴である．小出血の痕跡を 8% に観察したとの報告 [13] はあるが，膠芽腫のような stroke 様腫瘍内出血の報告はない．微小出血の検出は 3T-MRI の susceptibility weighted imaging（SWI）を用いると 53%の症例で確認できたとの報告 [16] がある．しかし別の報告では SWI の微小出血は T-cell lymphoma に限られ，DLBCL ではなかったとの報告 [17] もある．症例の蓄積が必要である．腫瘍周囲浮腫も著明ではあるが Gd 造影域の 2 ～ 4 倍の広さの中等度浮腫が 70% を占める [12]．7 ～ 23%では浮腫はほとんどないと報告されている．広汎な浮腫のみで腫瘍塊を観察できない場合は “Lymphomatosis cerebri”，あるいは種々の要因（AIDS を含む）による leukoencephalopathy を考慮する．

■自然史

直径 2.5 ～ 3.5 cm の腫瘍 [13,18,19] が多発性に発育し，初期治療により 60 ～ 70% 前後が画像上腫瘍陰影は消失するが，2 ～ 3 年で広く脳内を浸潤再発し，5 年前後で全脳病変の姿で腫瘍死する．

剖検所見より PCNSL の病態解析を試みる．この分野での新潟大学の功績は大きい．最初の剖検報告は Schaumburg ら（1972） [20] らによるもので，systemic reticulum cell sarcoma（RCS）の脳病変（13 例）と原発性の脳 RCS（16 例）の報告である．脳原発巣は軟らかく，色調は greyish-pink で境界は不明瞭と記載している．少なくとも腫瘍の一端はくも膜あるいは脳室壁に接している．中心壊死は稀で，腫瘍内出血例はなく，石灰化もないとしている．systemic RCS 13 例（121 RCS 中の 11%）の中枢神経内病変は，脊椎管内硬膜外転移 6 例，頭蓋内硬膜外転移 3 例，トルコ鞍内～蝶形骨にかけての腫瘤 2 例で，脳内転移はわずかに 2 例（121 例中の 2%弱）である．Nakhleh ら（1989） [21] も systemic lymphoma の脳内転移と PCNSL の剖検から，両者は病理学的に本質的な差はなく，双方ともに脳内を diffusely あるいは multifoccally に進展すると述べている．

剖検報告 [15,20-23] で共通していることは，大脳白質，基底核，全脳幹，小脳にかけて広汎な腫瘍細胞の浸潤である．死亡直前のMRIと比較したLaiら（2004）[23]の剖検報告によると，腫瘍細胞浸潤はGd造影領域をはるかに超えており全脳病変といえる．脳実質内では血管周囲性に細胞増殖が著明で，辺縁部ではintraluminal massが観察される．当然，Virchow-Robin腔を経てのくも膜下腔浸潤・播種が必発との印象があり，事実Kieweら[24]は63例中7例（11%）で局所性meningeal disseminationを報告し，Taylorら[25]は17%を算出している．両報告ともに浸潤の有無と生存率とは無関係としている．脊髄転移病変はHenryらの83剖検報告[22]では4例（4.8%）であり，局所性髄膜浸潤を除けば広汎な髄液腔内播種は稀との考えが支配的である．一方，Kawasakiら[26]は14剖検中4例（28.5%）に脊髄髄内あるいは脊髄くも膜下腔への播種を観察し，脊髄転移・播種率は予想より高いと述べている．しかし臨床現場では終末期に脊髄症状を呈する症例は多くなく，Henryらの数字（5%前後）が妥当であろう．

新潟大学Ondaら[27]の26例の貴重な剖検報告がある．そのうちの6例は積極的な抗腫瘍治療（手術摘出，放射線治療，化学療法など）を行わないままに脳腫瘍との臨床診断時より6月以内に腫瘍死している．5例では脳内全域（脳幹を含む）に広く腫瘍細胞浸潤があり，PCNSLは全脳病変との概念に一致する．1例は脳内腫瘍塊は小さいながらも脊髄を含む全中枢神経のくも膜下腔浸潤が観察されている．組織学的検索では，腫瘍細胞の血管周囲浸潤により血管腔は狭まり，またくも膜下腔への浸潤が広がると当然の結果としてくも膜下腔を走行する動静脈腔も狭まる．全脳組織内に小さな虚血巣が広く散在する結果となる．このような状況下で放射線照射が加わると，照射による血管壁傷害が加わり随所に虚血性壊死巣が形成される．これが照射後の脳機能低下（neurotoxicity，後述）の一因と考えられる．また，5例（19%）で下垂体後葉に腫瘍細胞浸潤があり従来の報告よりはるかに多い．不思議なことに生前尿崩症は観察されていない．臨床例での検証が望まれる．

■ 現在までの治療法とその評価

無治療あるいは対症療法のみでの生存期間について，1960年代解剖症例[22]の臨床データは平均生存期間3.3月と記録している．1970年代の悪性リンパ腫は，glioblastomaに匹敵する速い増殖力，激しい脳内浸潤性格を有し，放射線治療単独では2年以上の生存は困難であった．本腫瘍は診断時多発症例が半数近く，経過に伴って全脳に浸潤する性格をもつため放射線治療は全脳が必要であり，化学療法薬は血液脳関門（blood-brain barrier: BBB）を通過するものでなければならない．この方針に沿った大量メトトレキサート療法（high-dose methotrexate: HD-MTX）と全脳照射により生存率は向上し，さらにcytarabine（キロサイド®，AraC），rituximab（リツキサン®，RTX），などの様々な化学療法剤の併用が試みられてきた．並行して自家幹細胞移植（autologous stem cell transplantation: ASCT）による大量化学療法の効果も得られるようになってきた．

なお，標準治療であるHD-MTX療法と放射線治療の併用療法では，HD-MTX療法を先行し，その後に全脳照射を施行する方がMTXの治療効果の判定が可能となることと，遅発性中枢神経障害の発生リスクを軽減すると考えられている（DeAngelis ら 1990）[28]．

1. 手術摘出

CT時代より約1/3（現在では半数近く）の症例が多発であるため手術摘出の必要性は大きな話題にならなかった．それらの根拠として，Henry ら[22]の剖検64例の臨床資料から手術摘出例のみのMS 4.6月は無治療例の3.3月と変わらないとの報告，Bataille ら[7]（248例の分析）のgross total removal（GTR）の1年生存率56.6%は生検例の48.6%と差のないことの指摘，DeAngelis ら（1990）[28]の手術合併症発生率が無視できないとの意見，などがあげられる．これらの報告より“PCNSLは無理して摘出する必要はない”との考えが支配的になり，手術摘出の意義に関する臨床研究はなされていなかった．しかし，ドイツ多施設によるG-PCNSL-SG1 study（後述）のGTR/STR群と生検群の比較[29]では，mPFSは11～15月 vs 6月，OS（全生存率）は31～32月 vs 18月でともに有意差（HR 1.39と1.33）が検出されており，安全にSTR以上が行える可能性があるならば積極的な手術摘出を検討すべきとの議論が出たが，一方でGTR/STR群には単発病変が多かったことより再分析が行われ，OS延長の有意性は消失した．積極的な手術摘出の是非は今後の課題として持ち越されている．

2. 放射線治療

放射線治療単独時代の代表的報告はNelson ら（1992）[30]のRadiation Therapy Oncology Groupによるもの（RTOG 8315）で，41例の脳原発悪性リンパ腫（AIDS症例を除く）に全脳40 Gy＋局所20 Gyを照射し，全例がPR以上（CR 62%，有効率100%）になったが1年生存率48%である．良好な一次効果は生存率に反映されていない．再発28例中25例（89%）が全脳照射野内再発で，そのうちの22例（79%）が局所boost内（原発部）再発であることから，本腫瘍は60 Gyでは制御できないとの結論を下している．

Watanabe ら[15]は死亡直前のCTと剖検所見（7例）を対比し，放射線壊死の1例を除く全例で原発部に腫瘍細胞を認めた．また，治療（放射線照射，化学療法）にて造影部分が低吸収域に変化しても腫瘍細胞が生残していることを観察し，放射線治療では制御できないとのNelson ら（RTOG study）の結論を裏付けている．事実，

Merchut ら[31]の 338 例の文献検討でも 5 年生存は 26 例（7.7%）にすぎない．

3. 放射線治療に伴う Neurotoxicity（神経有害事象）

放射線治療単独時代から PCNSL に特徴的な病態として指摘されてきた．放射線治療により腫瘍が画像上消失し神経脱落症状が改善しても，照射終了後まもなく活動性が低下し周囲への関心が薄れ，食欲低下から臥床状態に進行し，全身合併症で死亡する病態である．現在は，treatment-related neurotoxicity（治療関連神経有害事象）あるいは leukoencephalopathy（白質脳症）として議論されている．

脳が様々な有害物質（化学薬品，放射線照射，抗がん剤，など）にさらされた結果，白質の脱髄，照射血管壁肥厚，gliosis などが生じ，高次脳機能に関わる神経線維連絡網が損傷され，集中力低下，記憶障害，認知障害，意識障害など多彩な神経・精神徴候を示し重症例は死に至る[32,33]．脳腫瘍治療では，放射線治療（特に全脳照射）と化学療法薬（methotrexate が代表格で，BCNU，cisplatin，carboplatin，cytarabine など）が主因となる．MRI では T2WI と FLAIR での白質内広範囲の高信号域と灰白質萎縮が特徴とされる．この病態は本腫瘍と同じ悪性度の膠芽腫，あるいは同じく全脳照射を汎用する多発性脳転移症例よりはるかに多く観察される．その要因の一つは，白質内に広く浸潤した腫瘍細胞の血管周囲浸潤が血管腔を狭め，照射による血管障害がより強く出ることであろう（[自然史] 参照）．

Doolittle ら[34]ドイツのグループは，2 年以上（中央値 5.5 年）“CR（無病）”の状態で生存している PCNSL80 症例を治療内容より 4 群〔HD-MTX + WBRT（whole brain radiation therapy）群と WBRT を行っていない 3 群〕に分け，認知機能，QOL（EORTC QLQ-C30），および MRI 所見を検討している．その結果，認知機能検査の 4 項目（Attention/Executive function，Verbal memory，Motor skills，Composite）全てにおいて WBRT 群が他の 3 群より有意に低下していた．QOL の低下も同様である．WBRT 群の T2WI 高信号域容積 5,600 mm^3（平均）は，他の 3 群（1,800 ～ 2,100 mm^3）より有意に大きく，かつこの異常信号域増大は前記認知機能低下と相関している．なお，この病態は化学療法単独治療症例でも頻度は低いが起こり得る[4]．

4. 化学療法

1）CHOP 療法

放射線治療に明らかな限界があることより化学療法の併用が行われた．最初の候補は当然のことながら当時全身の NHL に有効とされた CHOP 療法（Cyclophosphamide エンドキサン®，Hydroxydaunorubicin アドリアマイシン，Oncovin® ビンクリスチン，Prednisolone）であった．しかし，CHOP を構成する抗腫瘍薬剤全ては血液脳関門を通過しないため，試験的に施行された study では放射線単独治療を凌駕するものではなかった．

2）Methotrexate

次に登場したのがDNA合成に必須の葉酸に拮抗作用のあるmethotrexate（MTX，メトトレキサート）である．MTXは本来BBBを通過しないが大量（3 g/m^{2}以上）投与によりBBBを通過し，かつ髄液内でも抗腫瘍効果に必要な0.5 μg/Lが得られることが判明した．しかしこの量では正常の分裂細胞にも悪影響を及ぼすために，葉酸製剤であるロイコボリン®を併用して正常細胞への毒性を軽減する処置が必要になる（メトトレキサート・ロイコボリン救援療法）．最初の臨床報告はSkarinら[4]によるもので，彼らは20例のadvanced NHL 20例に対してMTX 1～7.5 g/m^{2}を投与し腫瘍縮小率60%を観察した．特に2例の再発PCNSLはCRが得られ，そのうちの1例は15月以上生存した．この報告をきっかけに，high-dose MTX with leucovorin rescue（HD-MTX）はPCNSLの治療法として注目された．

Glassらの最初の報告（1983年治療開始）[5]はMTXを大量（3.5 g/m^2）に投与した後に照射（全脳30 Gy＋局所20 Gy）を行い，90%以上の腫瘍縮小率80%とMS 33月（2.8年）を得ている．これ以降，大量MTXを数回投与後に放射線治療（全脳照射WBRT±局所boost照射）を行うHD-MTX→WBRTは広く普及し，MS 3年近くが得られるようになった．我が国では1990年初頭から開始され，Hiragaら[35]はmPFSほぼ3年の優れた成績を発表している．

MTXの至適投与方法および注意点として，①腎障害，肝障害，腹水・胸水貯留のある症例は原則禁忌である．②少なくとも3 g/ m^{2}を3時間以内に投与し，3週を超えない間隔で少なくとも4サイクル繰り返す処方が推奨されている[35-37]．③放射線治療をMTXに先行する，あるいは同時に投与する方法は神経有害事象（neurotoxicity）が増加するため推奨されない．③MTXに併用注意の薬剤として，NSAIDs，ペニシリン，酵素誘導型抗けいれん薬，などがある[36]．薬剤添付文書を参照していただきたい．④MTXに加えて種々の抗腫瘍薬により，B型肝炎ウイルス（hepatitis B virus: HBV）キャリアおよび既感染者のHBV再活性化の危険がある．スクリーニング（全例）としてHBs抗原，HBc抗体，HBs抗体測定が必要である．

次のstepとして，さらに治療成績を向上させるためHD-MTXに他の抗腫瘍薬を併用し治療を強化する動きと，神経有害事象を軽減するため全脳照射を回避する試みがほぼ同時に行われるようになった．これらへの橋渡し的な2報告がある．Herrlingerら[38]のNOA-03 studyはMTX 8 g/ m^{2}を6回投与後CR症例は経過観察，非CR症例はランダム化を行い全脳照射あるいはPCV療法を行うものである．結果は教訓的で，①30%はCRになったがmPFSは10月，②非CR全脳照射群では60%がCRになり効果持続中央値は33月（2.7年），③MTXのみの長期生存者でも軽度～中等度の認知障害，が観察された．Holdfoffら[38]はMTX 8 g/ m^{2}時代とMTX 8 g/ m^2＋リツキサン®時代の成績を比較し，後者が mPFS，OS ともに優る報告をした．なお，MTX 8 g/ m^2 が最も汎用される 3 ～ 4 g/ m^2 に優るとの確証は現時点では得られていない[39]．

後年になっての retrospective な分析であるが，Correa ら（2012）[40] は Memorial Sloan-Kettering Cancer Center（MSKCC）の治療症例（1985 ～ 2010 年）において HD-MTX → WBRT 治療症例は HD-MTX 単独群に比して有意に認知機能（cognitive function）が低下したことを報告している．また，Morris ら（2013）[41] は，R-MPV-A 療法，HD-MTX に procarbazine（PCZ）および vincristine（VCR）を併用した MPV 療法に rituximab（R）を加えた処方にて全脳照射線量を 23.4 Gy に減量することにより神経有害事象を防いだと報告している．この R-MPV-A 療法が後述のように現在最も広く行われている治療法である．

3）HD-MTX based CMT → WBRT

HD-MTX に他の抗腫瘍薬を加える HD-MTX based CMT →全脳照射（WBRT）により治療成績を向上させる臨床試験が次々と行われた．それらの中でその後の布石となったいくつかをとりあげる．Ferreri（2009）ら[42] は，75 歳以下を対象として MTX 3.5 g/m^2 単独 vs MTX＋cytarabine (AraC) → WBRT の第 2 相比較試験を行い，AraC 併用群が有意な CR 率（46% vs 18%）と 3 年 PFS（無増悪生存率）(38% vs 21%) を得ている．この study は MTX に併用する AraC の有効性を示したものであり，DeAngelis ら[43] も，地固めとして WBRT に加えて AraC を追加することにより，60 歳未満症例では，MS 50 月を報告している．Ekenel ら[44] は 1983 ～ 2005 年に MSCC で行われた HD-MTX based CMT で CR になった症例の consolidation therapy 評価を行い，WBRT＋HD-Ara が最も効果的で有意に PFS を延長させたと報告している．ただし，OS の延長には貢献していない．

先に触れた Morris ら[41] の試験は，MTX 3.5g に RTX，VCR，PCZ を加えた治療を 5 サイクル行った後に，CR 症例には WBRT 23.4 Gy を照射するものであり，mPFS 7.7 年の極めて優れた成績である．照射量を減量したことにより神経有害事象がなかったことを強調している．

Kasenda ら（2015）[45] は，ASCT（自家幹細胞移植）支援の多剤併用化学療法で PR 以上症例に WBRT で地固めをしたところ，プロトコール完遂例では 5 年 PFS 79% を得ている．しかし，全脳照射による神経障害も 19% に認められている．後述する ASCT 支援療法は，現在最も優れた成績をあげている．

4）全脳照射回避 HD-MTX based CMT

次いで，HD-MTX based CMT を強化することにより放射線治療を回避する臨床試験が積極的に行われている[19,46-55]．しかし mPFS が 2 年を超した試験は少数で，2 年以上の PFS 確保には全脳照射が必要な印象であった．

Omuroら(2011)[55]はintensive CMTでWBRTを行わなかったところPFSは低下(12月)したが，WBRTを追加することによりMS 63月(約5年)を得て，長期生存を目的とするならWBRTは省けないのではないかと結論している．Gerstnerら(2008)[46]も，HD-MTX 8 g/m^2でWBRTを行わずCR 62%，mPFS 12.8月，MS 55月を得ているが，salvageとしてWBRTを行う症例が増加している．Rubensteinら(2013)[53]は，2-steps intensive regimenと称して寛解導入としてMTX 8 g/m^2(D1)，Ritux 375 mg/m^2(D3)，TMZ 150 mg/m^2(D7-11)を7サイクル行いCR 60%を得て，地固め療法としてetoposide 5 mg/kg，cytarabine 2 g/m^2，を8サイクル行った．最終的にはMS 5年以上を得たが，mPFSは2.4年にとどまっている．

ここでも，Omuroら[55]のASCT支援療法の効果は抜群で，追跡中央値45月(3.8年)で，mPFS，MSともに未到達，かつ5年生存率81%を得て，神経有害事象を認めていない．

なお，いくつかの治療計画で脳室内MTXあるいはAraCが用いられているが，効果にエビデンスがなく，局所感染の危険もあり現在ではほとんど用いられない．

5) Temozolomide(テモゾロミド，TMZ)の効果

膠芽腫の治療薬であるテモゾロミド(TMZ)は血液脳幹門を透過するアルキル化薬であり，PCNSLに対しての有効性が期待された．再発PCNSLへの腫瘍縮小効果が得られたことより，2つの単アーム第2相試験がTMZを初期寛解導入療法に組み込んだレジメンで実施された．CALGB50202試験[53]では，MT-R(MTX+TMZ+リツキシマブ)療法5サイクルによる導入後，CR例で全脳照射を回避し，CYVE(エトポシド+AraC)療法による地固め療法を行った．主要評価項目のMT-R後のCR割合は66%，2年PFSは全体で57%，CYVE地固めを完了した患者群では77%であった．

RTOG 0227試験[56]では，MT-R併用による寛解導入療法後に全脳照射(36Gy)を行い，その後TMZ単独による維持療法(10サイクル)を行う単アーム第1/2相試験が実施された．主要評価項目の2年OSは80.8%，2年PFS 63.6%，ORR 85.7%，Grade 3/4の有害事象は照射前に66%，照射後治療は45%であった．この結果は，RTOGによるPCNSLに対する過去の試験と比較し最も優れた成績であった．

Omuroら[57]は，60歳以上のPCNSLに対するMPV-A療法とMTX+TMZ(MT)療法を比較するランダム化第2相試験(ANOCEF-GOELAMS)を実施した．95例をMT群48例(年齢73歳)，MPV-A群47例(同72歳)に割り付け，主要評価項目の1年PFSは，MT群，MPV-A群ともに36%と有意差を認めなかったが，mPFSは各6.1ヵ月，9.5ヵ月，mOSは各14ヵ月，31ヵ月，ORRは各71%，82%とMPV-A療法群が良好な傾向がみられた．

我が国では，Japan Clinical Oncology Group(JCOG)脳腫瘍グループが70歳以下の

初発 PCNSL を対象に，HD-MTX 療法を 3 サイクル後，全脳照射（CR 例で 30 Gy，非 CR 例では 30 Gy+ 局所照射 10 Gy）に TMZ を併用し，照射後に維持 TMZ 療法を 2 年間継続する試験治療群を，TMZ を用いない標準治療群を比較するランダム化第 2 相試験を先進医療 B 下で実施した（JCOG 1114C 試験）[58]．中間解析の結果，TMZ の PFS および OS への上乗せ効果は示されなかった．

6）高齢者と非高齢者の治療成績

高齢者成績を通覧すると mPFS 1 年前後あるいは 3 年 mPFS 50%以下で非高齢者より明らかに劣る．一般に高齢者の悪性腫瘍治療では PS が不良なこと，化学療法の副作用が強いこと，闘病意欲に乏しいこと，などが成績を下げている要因として指摘されている．本腫瘍においては，小血管周囲細胞浸潤に起因する脳循環動態の低下がこれらの要因にさらに拍車をかけているのであろう．

Kasenda ら（2015）[59] は自験例と文献報告例を合わせて 60 歳以上 783 例を分析している．全例の成績は追跡中央値 40 月で，mPFS 10 月，MS 19 月と不良である．高齢者においても HD-MTX based CMT が有効であり，全脳照射例は照射していない症例に比して有意に 2 年生存率が高い（59% vs 46%）．しかし，当然のことながら照射による神経有害事象も高くなっている．高齢者患者に化学療法のみで治療する 1 つの工夫として，Pulczynski ら（2015）[60] は HD-MTX を含めた 8 剤の化学療法で寛解導入療法の際，66 歳以上患者には一部薬剤の減量あるいは省略（言葉を換えれば軽い処方）をして，追跡期間は短い（22 月）が 65 歳以下患者とほぼ同等の 2 年 PFS44% を得ている．

5．ステロイド療法

悪性リンパ腫は一般的にステロイド剤に反応して縮小することがあり，縮小率（CP＋PR）40%程度との報告がある [61]．縮小効果は概ね 1 週間以内に確認できるが，効果持続時間は短く数ヵ月以内に腫瘍の再増大を観察し，最終的な予後には影響しない．極めて稀だが副腎皮質ステロイド剤のみで 2 年 6 ヵ月間寛解が得られたとの報告がある [62]．副次的な効果であるが，ステロイド剤に対する迅速な反応性はほかの腫瘍（glioblastoma や転移性脳腫瘍）との鑑別に有用なことがある．しかし炎症を伴う疾患ではステロイドにより病変が減退することが多く，ステロイド反応性にて lymphoma と確定診断とするのは危険であり，腫瘍生検（髄液細胞診を含む）を行うべきである．しかしステロイド投与例での stereotactic biopsy では腫瘍細胞の変形が著しく，lymphoma との確診が得られたのは半数（48%）との報告 [63] がある．

術前のステロイド投与は，標的病巣の急速な縮小により，生検による腫瘍細胞検出が困難となることがあり，また病理組織像も修飾を受けるため，術前にはできるだけステロイド投与を控えることが肝要である．ただし，強い脳浮腫や腫瘍の mass effect

を伴うような場合など，臨床上必要と考えられる場合は治療開始前の病状安定化目的のため，ステロイド使用もやむを得ない．

なお，初発PCNSLでステロイドに対する治療反応を示した症例と反応がみられなかった症例との比較では，前者で生存期間中央値が17.9ヵ月であったのに対し，後者では5.5ヵ月にすぎなかったとの報告もあり，初発時のステロイド反応性は予後良好因子である可能性が指摘されている[64]．

6. リツキシマブ（rituximab）

本剤は抗CD20モノクローナル抗体薬であり，全身のDLBCLに対し標準治療に組み込まれている．当初は血液脳幹門の透過性が乏しいことよりPCNSLへの適用は疑問視されていた．しかし，病初期にはPCNSLは強く造影増強される病変として存在することから腫瘍塊部では血液脳幹門は破綻していると考えられ，初期治療における寛解導入への効果を期待し，近年の初発PCNSLに対する薬物療法試験においてはリツキシマブを併用したレジメンが主流となっている．エビデンスとしては，2016年に報告された欧州でのMATRix試験（IESLG 32試験）[65]では，リツキシマブのHD-MTX+大量シタラビン（HD-AraC）併用療法への上乗せによる生存期間延長効果の傾向が示され，リツキシマブの寛解導入療法での併用の可能性が示唆された．一方，2019年に報告されたオセアニアとオランダで実施されたHOVON 105試験（ランダム化第3相）[66]では，リツキシマブの寛解導入療法への上乗せ効果が示されず，科学的検証がさらに待たれる．

■現時点の治療方法の紹介

1. 治療用語（glioma治療と異なる）

悪性リンパ腫は血液腫瘍の一つであるため，臨床腫瘍学（medical oncology）では血液腫瘍治療の枠組みで悪性リンパ腫治療も語られることが多い．代表的な表現は，リンパ腫は全身に発生するというその性質から，治療を行ってもがん細胞が完全に消えたことを証明することはできない．そのため「完治あるいは治癒」という表現はせず，腫瘍を検出できなくなった時点で「寛解」したと表現する．白血病と同様である．また，組織診断確定後に行われるhigh dose MTX治療のことを“remission induction therapy，寛解導入療法”と呼び，CRになった症例に対してその後に行う放射線照射あるいは化学療法などを“consolidation therapy，地固め療法”，PR症例の残存腫瘍に対する治療を“salvage治療”と呼ぶ．Prospective studyでは，不変（SD）と増悪（PD）症例はプロトコール・オフとなる．

2. 治療前評価と治療効果判定

治療開始前にPCNSLの進行度や進達度を評価し，また治療後にその治療効果を判定するためには，国際的な基準[67]を用いることが望ましい．International PCNSL Collaborative Group (IPCG) が2005年に取りまとめた治療効果判定（評価）基準には，①眼科的精査（スリットランプ検査含む），②ガドリニウム造影脳MRI，および安全に施行できる際に腰椎穿刺による脳脊髄液（cerebro-spinal fluid : CSF）採取（悪性細胞の検出），③脊髄症状のある症例に対しての脊髄MRI，④全身性悪性リンパ腫の除外のための臨床諸検査（リンパ節，体幹・骨盤CT，骨髄検査，精巣検査）⑤HIV感染の有無，が含まれる．適切な治療方針の選択，治療効果の判定や臨床試験の登録には，これらの腫瘍関連因子の精査・記録が科学的な解析には必須であり，日常診療においても可能な限り施行すべきである．また，全身病変の検索にはPET検査の有用性が報告されている．なお，治療効果判定は原則としてガドリニウム造影脳MRIにて行う．また，PCNSLの治療経過上重要な晩発性認知機能障害を評価する上で，治療前の認知機能の客観的な評価が必須であり，治療前の自立度（peformance status: PS）と神経症状・認知機能を記録することが必要である．PSの評価基準には通常KPSが使用される．また，認知機能評価の基準としては，IPCGでも推奨されているMini Mental State Examination（MMSE）を使用することが望ましいが，長谷川スケール（HDS-R）を代替スケールとして用いてもよい．

10

3. R-MPV-A (rituximab+MTX/procarbazine/vincristine+AraC) 療法（図10-1）

生検による病理組織診断確定後の大量methotrexate（high-dose methotrexate, HD-MTX）治療を基盤とし，地固め療法を担うAraC投与も含めた処方になっている．ここには，本腫瘍に有効性が確認された治療方法の全てが含まれており，かつ全てが保険適用下で投与できるため，広く我が国で用いられている治療法である．

R-MPV-A療法[41,68]は，MTXと経口アルキル化剤であるprocarbazine（PCZ）およびvincristine (VCR) を併用したMPV療法にrituximab (R) を加えた寛解導入療法（2

図10-1　R-MPV-A療法プロトコール

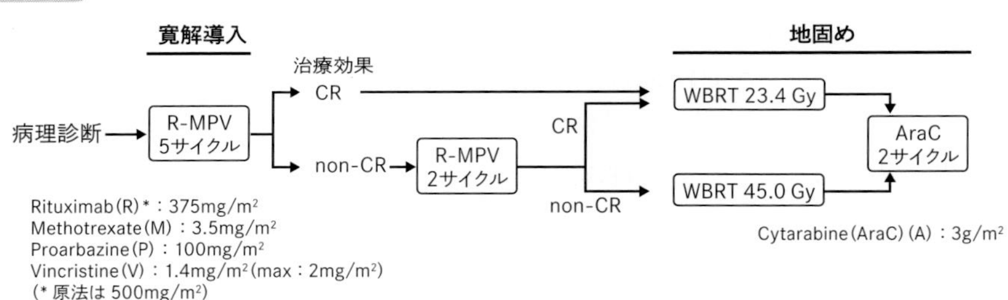

週間毎に5～7サイクル）と，地固め治療としての大量cytarabine（AraC）療法（2サイクル）からなる．寛解導入療法でCRが得られた場合，23.4 Gy/13分割に減量した地固め全脳照射（WBRT）を行う．原則的には，地固め療法が終了すれば維持化学療法は行わない．

米国Memorial Sloan-Kettering Cancer Center（MSKCC）で施行された第2相試験[41]（52例，年齢中央値60歳，最高79歳，KPS中央値70）で，R-MPV後CRとなり減量照射を施行した30例（60%）の2年無増悪生存（PFS）率は77%，mPFSは7.7年，mOSは未到達であり，報告時点までは認知機能障害や白質障害の出現は少なかった．全登録52例でもmPFSは3.3年，mOSは6.6年と良好であった．我が国でも，Sasakiら[68]が39例の初発PCNSLに対して70歳超では非照射とするR-MPV-A療法の後方視的解析を行い，寛解導入部のR-MPV療法でのCR率が74.4%と同療法導入前に使用していたHD-MTX＋WBRTによるCR率の15.4%と比較し有意に良好であり（P＜0.001），追跡期間中央値42.4ヵ月で再発・難治例は30.8%のみ，84.6%が生存中と報告している．R-MPV-A後の照射量減量の有効性を検証するランダム化第2相試験（RTOG 1114）[69]が高齢者も含む初発例を対象に実施されており，PFSは減量WBRT群でも良好であったとの学会報告はなされているが，まだ公式の報告はない．

寛解導入→地固め療法に用いる放射線治療の原則は，照射野は眼球進展がない症例では眼球後半部を含んだ全脳照射，眼球進展がある症例では全眼球を含んだ全脳照射とする．その際，眼球への線量は30～36 Gyとする．

寛解導入療法後の線量に関しては下記を参考にする．

① CR後の地固め照射：全脳23.4～36 Gy（1回線量1.5～2.0 Gy）．

② PR以下症例：全脳30～45 Gy（1回線量1.5～2.0 Gy），腫瘍床への強化照射を加えて総線量36～45 Gy程度の照射．

③ HD-MTXを基盤とする寛解導入療法が適応にならない症例：全脳30～50 Gy（1回線量1.5～2.0 Gy），腫瘍床への強化照射を加えて総線量は40～50 Gy.

④緩和照射：全脳30～36 Gy程度（1回線量2.5～3.0 Gy）．

治療後の晩期放射線障害（認知機能低下）を避けるため，地固め療法の放射線治療の代わりに自家幹細胞移植（autologous stem cell transplantation: ASCT）を併用した大量化学療法（HDC）がHD-MTXを基盤とする寛解導入化学療法後の地固め療法として行われ，全脳照射なしで長期無増悪生存を維持する可能性がある治療と考えられている．

4. 自家幹細胞移植による大量化学療法

自家幹細胞移植（autologous stem cell transplantation: ASCT）を併用した大量化学療

法（HDC/ASCT）がPCNSLの初発例，再発例ともに試みられている．

目的の一つは，HD-MTXを基盤とする寛解導入化学療法後の地固め療法として，全脳照射なしで長期無増悪生存を維持する可能性を求めるものである．

2015年Omuroら[70]，2016年Illerhausら[71]の先駆的な第2相試験は優れた結果を示し，前者の2年生存率は81%，後者の3年生存率は81%であった．

地固め療法としてのHDC/ASCTと全脳照射の有用性を比較するランダム化第2相試験が2つ公表された．いずれも自家移植群は全脳照射群と比較して，少なくとも同程度の無増悪生存期間（PFS）を獲得し，認知機能に及ぼす影響も軽度であることを示している．IELSG 32試験（MATRix試験）[72]では，寛解導入療法でSD異常の治療効果が得られた患者が全脳照射群（36 Gy＋boost 9 Gy）とHDC/ASCT群（BCNU＋チオテパ）に無作為に割り付けられた．2年PFSは全脳照射群80%，HDC/ASCT群69%で有意差は認められなかった（p=0.17）．治療後と2年後の認知機能，QOLの評価で，全脳照射群と比較してHDC/ASCT群で改善が認められている．

フランスの研究グループANOCEF-GOELAMS[73]は，R-MBVP 2サイクル＋R-HD-AraC 2サイクルの寛解導入療法後，治療効果にかかわらず全脳照射群（40Gy）とHDS/ASCT群にランダムに割り付けするPRECIS試験を実施した．2年PFSは全脳照射群58%，HDC/ASCT群70%，2年OSは全脳照射群75%，HDC/ASCT群66%であった．地固め療法後の認知機能はHDC/ASCT群で不変あるいは改善傾向であったが，全脳照射群では悪化が認められた．HDC/ASCTは，全脳照射と少なくとも同等の治療成績で，認知機能の及ぼす影響は軽度との結論である．

このようにHDC/ASCTは，全脳照射に代わる地固め療法として期待できる治療成績を示してきたが，0～10%の治療関連死が報告されていることに留意しなければならない．また，HDC/ASCTが自家移植を伴わない強力な化学療法による地固め療法と比較して，優れていることを直接示す根拠はまだない．

5. 予後規定因子

Ferreriら[74]は，多国48施設から378例のHIV陰性PCNSLを集積し，解析データが揃う105例をもとに予後因子解析を行った．その結果，①年齢（60歳より高齢）[p=0.0001, オッズ比（odds ratio: OR）=1.02]，②PS（WHO PS 2以上）（p=0.001, OR=1.64），③血清LDH値（高値）（p=0.05, OR=1.41），④髄液タンパク濃度（高値）（p=0.03, OR=1.71），⑤深部脳病巣（脳室周囲，大脳基底核，脳幹，小脳）（p=0.007, OR=1.45）の5項目が独立した有意な予後不良因子として抽出している．さらに，これら5項目を陽性の場合に各1点として合計した総点数を0～1点の群（予後良好群），2～3点の群（予後中間群），4～5点の群（予後不良群）の3群に分類するInternational Extranodal Lymphoma Study Group（IELSG）scoring systemを提唱した．

2年生存率は，順に80%±8%，48%±7%，15%±7%（p=0.00001）と有意に差が認められた．

その後，Memorial Sloan Kettering Cancer Center（MSKCC）のAbreyら[75]が，より簡便な予後分類システムとして，年齢とPSのみからなるrecursive partitioning analysis（RPA）scoring systemを提唱しており，連続338例のPCNSL症例中282例のデータを用いて予後因子を解析し，クラス1（50歳未満），クラス2（50歳以上かつKPS 70%以上），クラス3（50歳以上かつKPS 70%未満）の3群に分類した．生存期間中央値はクラス1，2，3で各8.5年，3.2年，1.1年（p＜0.001），治療無失敗生存期間（failure-free survival : FFS）は各2.0年，1.8年，0.6年（p＜0.001）と群間で有意な差が認められている．

6. 新規の治療法（分子標的薬）

ブルトン型チロシンキナーゼ（BTK）はBCRおよびTLRからNF-κBに通ずる経路に位置する中間キナーゼであり，PCNSLを含めたリンパ系悪性腫瘍に対する標的分子として阻害薬が精力的に開発されている．

我が国ではBTKへの選択性をより高めた第2世代BTK阻害薬tirabrutinibが開発され，我が国で実施された第1/2相試験（ONO 405902）[76]では計44例の再発PCNSLに対しTIR単独療法が行われ，全体の奏効割合64%，mPFS 2.9ヵ月であったが，承認用量の480 mg/日 空腹時服用群では奏効割合53%，CR割合35%，mPFS 7.4ヵ月，mOS未到達と一定の有効性が認められた．奏効が認められるまでの期間は中央値0.9ヵ月と短く，1年以上の長期治療継続例が34%に達した．高頻度にみられた有害事象が皮疹（32%），好中球減少（23%），リンパ球減少（18%）であった．この結果をもって2020年3月に再発PCNSLに対し我が国で承認され，既に700例以上で投与されている．

■再発/増悪（relapsed or progressed）症例の治療

再発/増悪症例に対する治療とは，前治療のCR症例が再発したものとPR症例が増大したものに対するもので，SD/PG症例に対するsalvage治療とは異なる．

Jahnkeら[77]はドイツでのHD-MTXを主剤とする化学療法によりCRになった143例中52例（36%）が中央値10月で再発し，種々の再発治療を行ったが再々発までの中央値は4.5月と報告している．Nayakら[78]は1983～2004年の間にMSKCCで治療したPCNSL 378例中，初期治療によるCR 268例（71%）中の230例（85%）が再発し，そのうちの治療開始5年以降の“late relapse”10例（4%）の治療成績を報告している．彼らは9例に化学療法を行ったところ8例が生存しており，初期治療での化学療法への反応がよかった症例（PFSが長い）が再発化学療法も効果がよいことを強調している．

再発治療報告[79-88]を通覧すると，全脳照射（WBRT）を行った2報告では80%近いCR+PR率が得られているが半数は1年前後で死亡している．CR症例では3年以上の生存が期待できるが，神経有害事象も20%前後ある．TMZ単独，RTX単独，あるいは両者併用では安定した成績は得られていない．むしろHD-MTX再投与(rechallenge)[85,86]ではmPFS 1.5～2年が得られている．自家幹細胞移植支援による多剤併用大量化学療法の2報告[87,88]は圧倒的な好成績，MS 5年前後を報告している．

文献

1) Fukumura K, Kawazu M, Kojima S, et al.: Genomic characterization of primary central nervous system lymphoma. Acta Neuropatho 131: 865-875, 2016
2) Nayyar N, White MD, Gill CM, et al.: MYD88 L265P mutation and CDKN2A loss are early mutational events in primary central nervous system diffuse large B-cell lymphomas. Blood Adv 3: 375-383, 2019
3) Cristian M, Aşchie M, Mitroi AF, et al.: The impact of MYD88 and PIM1 in mature large B-cell non-Hodgkin lymphomas: Defining element of their evolution and prognosis. Medicine (Baltimore) 103: e36269, 2024
4) Skarin AT, Zuckerman KS, Pitman SW, et al.: High-dose methotrexate with folinic acid in the treatment of advanced non-Hodgkin lymphoma including CNS involvement. Blood 50: 1039-1047, 1977
5) Glass J, Gurber ML, Cher L, et al.: Preirradiation methotrexate chemotherapy of primary central nervous system lymphoma: long-term outcome. J Neurosurg 81: 188-195, 1994
6) Ferreri AJ, Reni M, Foppoli M, et al; International Extranodal Lymphoma Study Group (IELSG): High-dose cytarabine plus high-dose methotrexate versus high-dose methotrexate alone in patients with primary CNS lymphoma: a randomised phase 2 trial. Lancet 374: 1512-1520, 2009
7) Bataille B, Delwail V, Menet E, et al.: Primary intracerebral malignant lymphoma: report of 248 cases. J Neurosurg 92: 261-266, 2000
8) Kiewe P, Fischer L, Martus P, et al.: Meningeal dissemination in primary CNS lymphoma: diagnosis, treatment, and survival in a large monocenter cohort. Neuro Oncol 12: 409-417, 2010
9) Thiel E, Korfel A, Martus P, et al.: High-dose methotrexate with or without whole brain radiotherapy for primary CNS lymphoma (G-PCNSL-SG-1): a phase 3, randomised, non-inferiority trial. Lancet Oncol 11: 1036-1047, 2010
10) Hayabuchi N, Shibamoto Y, Onizuka Y: Primary central nervous system lymphoma in Japan: a nationwide survey. Int J Radiat Oncol Biol Phys 44: 265-272, 1999
11) Choi JS, Nam DH, Ko YH, et al.: Primary central nervous system lymphoma in Korea: comparison of B- and T-cell lymphomas. Am J Surg Pathol 27: 919-928, 2003
12) Küker W, Nägele T, Korfel A, et al.: MRI features at presentation in 100 patients. J Neurooncol 72: 169-177, 2005
13) Haldorsen IS, Kråkenes J, Krossnes BK, et al.: CT and MR imaging features of primary central nervous system lymphoma in Norway, 1989-2003. AJNR Am J Neuroradiol 30: 744-751, 2009
14) Mansour A, Qandeel M, Abdel-Razeq H, et al.: MR imaging features of intracranial primary CNS lymphoma in immune competent patients. Cancer Imaging 14: 22, 2014
15) Watanabe M, Tanaka R, Takeda N, et al.: Correlation of computed tomography with the

10

histopathology of primary malignant lymphoma of the brain. Neuroradiology 34: 36-42, 1992

16) Sakata A, Okada T, Yamamoto A, et al.: Primary central nervous system lymphoma: is absence of intratumoral hemorrhage a characteristic finding on MRI? Radiol Oncol 49: 128-134, 2015

17) Kim EY, Kim SS: Magnetic resonance findings of primary central nervous system T-cell lymphoma in immunocompetent patients. Acta Radiol 46: 187-192, 2005

18) Shibamoto Y, Sumi M, Onodera S, et al.: Primary CNS lymphoma treated with radiotherapy in Japan: a survey of patients treated in 2005-2009 and a comparison with those treated in 1985-2004. Int J Clin Oncol 19: 963-971, 2014

19) Omuro A, Correa DD, DeAngelis LM, et al.: R-MPV followed by high-dose chemotherapy with TBC and autologous stem-cell transplant for newly diagnosed primary CNS lymphoma. Blood 125: 1403-1410, 2015

20) Schaumburg HH, Plank CR, Adams RD: The reticulum cell sarcoma--microglioma group of brain tumours. A consideration of their clinical features and therapy. Brain 95: 199-212, 1972

21) Nakhleh RE, Manivel JC, Hurd D, et al.: Central nervous system lymphomas. Immunohistochemical and clinicopathologic study of 26 autopsy cases. Arch Pathol Lab Med 113: 1050-1056, 1989

22) Henry JM, Hgeeffner RR Jr., Dillard SH, et al.: Primary malignant lymphomas of the central nervous system. Cancer 34: 1293-1302, 1974

23) Lai R, Abrey LE, Rosenblum MK, et al.: Treatment-induced leukoencephalopathy in primary CNS lymphoma: a clinical and autopsy study. Neurology 62: 451-456, 2004

24) Kiewe P, Fischer L, Martus P, et al.: Meningeal dissemination in primary CNS lymphoma: diagnosis, treatment, and survival in a large monocenter cohort. Neuro Oncol 12: 409-417, 2010

25) Taylor JW, Flanagan EP, O'Neill BP, et al.: Primary leptomeningeal lymphoma: International Primary CNS Lymphoma Collaborative Group report. Neurology 81: 1690-1696, 2013

26) Kawasaki K, Wakabayashi K, Koizumi T, et al.: Spinal cord involvement of primary central nervous system lymphomas: histopathological examination of 14 autopsy cases. Neuropathology 22: 13-18, 2002

27) Onda K, Wakabayashi K, Tanaka R, et al.: Intracranial malignant lymphomas: clinicopathological study of 26 autopsy cases. Brain Tumor Pathol 16: 29-35, 1999

28) DeAngelis LM, Yahalom J, Heinemann MH, et al.: Primary CNS lymphoma: combined treatment with chemotherapy and radiotherapy. Neurology 40: 80-86, 1990

29) Weller M, Martus P, Roth P, et al.: Surgery for primary CNS lymphoma? Challenging a paradigm. Neuro Oncol 14: 1481-1484, 2012

30) Nelson DF, Martz KL, Bonner H, et al.: Non-Hodgikin's lymphoma of the brain: can high dose, large volume radiation therapy improve survival? Report of a prospective trial by the Radiation Therapy Oncology Group (RTOG): RTOG 8315. Int J Radiat Oncol Biol Phys 23: 9-17, 1992

31) Merchut MP, Haberland C, Naheedy MH, et al.: Long survival of primary cerebral lymphoma with progressive radiation necrosis. Neurology 35: 552-556, 1985

32) Filley CM, Kleinschmidt-DeMasters BK: Toxic leukoencephalopathy. N Engl J Med 345: 425-432, 2001

33) Omuro AM, Ben-Porat LS, Panageas KS, et al.: Delayed neurotoxicity in primary central nervous system lymphoma. Arch Neuro 62: 1595-1600, 2005

34) Doolittle ND, Korfel A, Lubow MA, et al.: Long-term cognitive function, neuroimaging, and quality of life in primary CNS lymphoma. Neurology 81: 84-92, 2013

35) Hiraga S, Arita N, Ohnishi T, et al.: Rapid infusion of high-dose methotrexate resulting in enhanced penetration into cerebrospinal fluid and intensified tumor response in primary central nervous system lymphomas. J Neurosurg 91: 221-230, 1999

36） Joerger M, Huitema AD, Illerhaus G, et al.: Rational administration schedule for high-dose methotrexate in patients with primary central nervous system lymphoma. Leuk Lymphoma 53: 1867-1875, 2012

37） Reni M, Ferreri AJ, Guha-Thakurta N, et al.: Clinical relevance of consolidation radiotherapy and other main therapeutic issues in primary central nervous system lymphomas treated with upfront high-dose methotrexate. Int J Radiat Oncol Biol Phys 51: 419-425, 2001

38） Herrlinger U, Küker W, Uhl M, et al.: NOA-03 trial of high-dose methotrexate in primary central nervous system lymphoma: final report. Ann Neurol 57: 843-847, 2005

39） Holdhoff M, Ambady P, Abdelaziz A, et al.: High-dose methotrexate with or without rituximab in newly diagnosed primary CNS lymphoma. Neurology 83: 235-239, 2014

40） Correa DD, Shi W, Abrey LE, et al.: Cognitive functions in primary CNS lymphoma after single or combined modality regimens. Neuro Oncol 14: 101-108, 2012

41） Morris PG, Correa DD, Yahalom J, et al.: Rituximab, methotrexate, procarbazine, and vincristine followed by consolidation reduced-dose whole-brain radiotherapy and cytarabine in newly diagnosed primary CNS lymphoma: final results and long-term outcome. J Clin Oncol 31: 3971-3979, 2013

42） Ferreri AJ, Reni M, Foppoli M, et al.: International Extranodal Lymphoma Study Group（IELSG）: High-dose cytarabine plus high-dose methotrexate versus high-dose methotrexate alone in patients with primary CNS lymphoma: a randomised phase 2 trial. Lancet 374: 1512-1520, 2009

43） DeAngelis LM, Seiferheld W, Schold SC, et al.: Combination chemotherapy and radiotherapy for primary central nervous system lymphoma: Radiation Therapy Oncology Group Study 93-10. J Clin Oncol 20: 4643-4648, 2002

44） Ekenel M, Iwamoto FM, Ben-Porat LS, et al.: Primary central nervous system lymphoma: the role of consolidation treatment after a complete response to high-dose methotrexate-based chemotherapy. Cancer 113: 1025-1031, 2008

45） Kasenda B, Schorb E, Fritsch K, et al.: Prognosis after high-dose chemotherapy followed by autologous stem-cell transplantation as first-line treatment in primary CNS lymphoma--a long-term follow-up study. Ann Oncol 26: 608-611, 2015

46） Gerstner ER, Carson KA, Grossman SA, et al.: Long-term outcome in PCNSL patients treated with high-dose methotrexate and deferred radiation. Neurology 70: 401-402, 2008

47） Zhu JJ, Gerstner ER, Engler DA, et al.: High-dose methotrexate for elderly patients with primary CNS lymphoma. Neuro Oncol 11: 211-215, 2009

48） Juergens A, Pels H, Rogowski S, et al.: Long-term survival with favorable cognitive outcome after chemotherapy in primary central nervous system lymphoma. Ann Neurol 67: 182-189, 2010

49） Hoang-Xuan K, Taillandier L, Chinot O, et al.: Chemotherapy alone as initial treatment for primary CNS lymphoma in patients older than 60 years: a multicenter phase II study（26952）of the European Organization for Research and Treatment of Cancer Brain Tumor Group. J Clin Oncol 21: 2726-2731, 2003

50） Gerard LM, Imrie KR, Mangel J, et al.: High-dose methotrexate based chemotherapy with deferred radiation for treatment of newly diagnosed primary central nervous system lymphoma. Leuk Lymphoma 52: 1882-1890, 2011

51） Chamberlain MC, Johnston SK: High-dose methotrexate and rituximab with deferred radiotherapy for newly diagnosed primary B-cell CNS lymphoma. Neuro-Oncology 12: 736-744, 2010

52） Omuro AM, Taillandier L, Chinot O, et al.: Temozolomide and methotrexate for primary central nervous system lymphoma in the elderly. J Neurooncol 85: 207-211, 2007

53） Rubenstein JL, Hsi ED, Johnson JL, et al.: Intensive chemotherapy and immunotherapy in patients with newly diagnosed primary CNS lymphoma: CALGB 50202（Alliance 50202）. J Clin Oncol 31:

3061-3068, 2013

54) Kiewe P, Fischer L, Martus P, et al.: Primary central nervous system lymphoma: monocenter, long-term, intent-to-treat analysis. Cancer 112: 1812-1820, 2008

55) Omuro A, Taillandier L, Chinot O, et al.: Primary CNS lymphoma in patients younger than 60: can whole-brain radiotherapy be deferred? J Neurooncol 104: 323-330, 2011

56) Glass J, Won M, Schultz CJ, et al.: Phase I and II Study of Induction Chemotherapy With Methotrexate, Rituximab, and Temozolomide, Followed By Whole-Brain Radiotherapy and Postirradiation Temozolomide for Primary CNS Lymphoma: NRG Oncology RTOG 0227. J Clin Oncol 34: 1620-1625, 2016

57) Omuro A, Chinot O, Taillandier L, et al.: Methotrexate and temozolomide versus methotrexate, procarbazine, vincristine, and cytarabine for primary CNS lymphoma in an elderly population: an intergroup ANOCEF-GOELAMS randomised phase 2 trial. Lancet Haematol 2: e251-259, 2015

58) Mishima K, Nishikawa R, Narita Y, et al.: Randomized phase III study of high-dose methotrexate and whole-brain radiotherapy with/without temozolomide for newly diagnosed primary CNS lymphoma: JCOG1114C Neuro Oncol 25: 687-698, 2023

59) Kasenda B, Ferreri AJ, Marturano E, et al.: First-line treatment and outcome of elderly patients with primary central nervous system lymphoma (PCNSL)--a systematic review and individual patient data meta-analysis. Ann Oncol 26: 1305-1313, 2015

60) Pulczynski EJ, Kuittinen O, Erlanson M, et al.: Successful change of treatment strategy in elderly patients with primary central nervous system lymphoma by de-escalating induction and introducing temozolomide maintenance: results from a phase II study by the Nordic Lymphoma Group. Haematologica 100: 534-540, 2015

61) DeAngelis LM, Yahalom J, Heinemann MH, et al.: C Primary CNS lymphoma: combined treatment with chemotherapy and radiotherapy. Neurology 40: 80-86, 1990

62) Singh A, Strobos RJ, Singh BM, et al.: Steroid-induced remissions in CNS lymphoma. Neurology 32: 1267-1271, 1982

63) Önder E, Arıkök AT, Önder S, et al.: Corticosteroid pre-treated primary CNS lymphoma: a detailed analysis of stereotactic biopsy findings and consideration of interobserver variability. Int J Clin Exp Pathol 8: 7798-7808, 2015

64) Mathew BS, Carson KA, Grossman SA: Initial response to glucocorticoids. Cancer 106: 383-387, 2006

65) Ferreri AJ, Cwynarski K, Pulczynski E, et al.; International Extranodal Lymphoma Study Group (IELSG): Chemoimmunotherapy with methotrexate, cytarabine, thiotepa, and rituximab (MATRix regimen) in patients with primary CNS lymphoma: results of the first randomisation of the International Extranodal Lymphoma Study Group-32 (IELSG32) phase 2 trial. Lancet Haematol 3: e217-227, 2016

66) Bromberg JEC, Issa S, Bakunina K, et al.: Rituximab in patients with primary CNS lymphoma (HOVON 105/ALLG NHL 24): a randomised, open-label, phase 3 intergroup study. Lancet Oncol 20: 216-228, 2019

67) Abrey LE, Batchelor TT, Ferreri AJ, et al.; International Primary CNS Lymphoma Collaborative Group: Report of an international workshop to standardize baseline evaluation and response criteria for primary CNS lymphoma. J Clin Oncol 23: 5034-5043, 2005

68) Sasaki N, Kobayashi K, Saito K, et al.: Consecutive single-institution case series of primary central nervous system lymphoma treated by R-MPV or high-dose methotrexate monotherapy. Jpn J Clin Oncol 50: 999-1008, 2020

69) Omuro AMP, Deangelis LM, Karrison T, et al.: Randomized phase II study of rituximab, methotrexate (MTX), procarbazine, vincristine, and cytarabine (R-MPV-A) with and without

low-dose whole-brain radiotherapy（LD-WBRT）for newly diagnosed primary CNS lymphoma（PCNSL）. J Clin Oncol 38 15 suppl: 2501, 2020
70）Omuro A, Correa DD, DeAngelis LM, et al.: R-MPV followed by high-dose chemotherapy with TBC and autologous stem-cell transplant for newly diagnosed primary CNS lymphoma. Blood 125: 1403-1410, 2015
71）Illerhaus G, Kasenda B, Ihorst G, et al.: High-dose chemotherapy with autologous haemopoietic stem cell transplantation for newly diagnosed primary CNS lymphoma: a prospective, single-arm, phase 2 trial Lancet Haematol 3: e388-397, 2016
72）Ferreri AJM, Cwynarski K, Pulczynski E, et al.: Whole-brain radiotherapy or autologous stem-cell transplantation as consolidation strategies after high-dose methotrexate-based chemoimmunotherapy in patients with primary CNS lymphoma: results of the second randomisation of the International Extranodal Lymphoma Study Group-32 phase 2 trial. Lancet Haematol 4: e510-e523, 2017
73）Houillier C, Taillandier L, Dureau S, et al.; Intergroupe GOELAMS–ANOCEF and the LOC Network for CNS Lymphoma: Radiotherapy or Autologous Stem-Cell Transplantation for Primary CNS Lymphoma in Patients 60 Years of Age and Younger: Results of the Intergroup ANOCEF-GOELAMS Randomized Phase II PRECIS Study. J Clin Oncol 37: 823-833, 2019
74）Ferreri AJ, Blay JY, Reni M, et al.: Prognostic scoring system for primary CNS lymphomas: the International Extranodal Lymphoma Study Group experience. J Clin Oncol 21: 266-272, 2003
75）Abrey LE, Ben-Porat L, Panageas KS, et al.: Primary central nervous system lymphoma: the Memorial Sloan-Kettering Cancer Center prognostic model. J Clin Oncol 24: 5711-5715, 2006
76）Narita Y, Nagane M, Mishima K, et al.: Phase I/II study of tirabrutinib, a second-generation Bruton's tyrosine kinase inhibitor, in relapsed/refractory primary central nervous system lymphoma. Neuro Oncol 23: 122-133, 2021
77）Jahnke K, Thiel E, Martus P, et al; German Primary Central Nervous System Lymphoma Study Group: Relapse of primary central nervous system lymphoma: clinical features, outcome and prognostic factors. J Neurooncol 80: 159-165, 2006
78）Nayak L, Hedvat C, Rosenblum MK, et al.: Late relapse in primary central nervous system lymphoma: clonal persistence. Neuro Oncol 13: 525-529, 2011
79）Nguyen PL, Chakravarti A, Finkelstein DM, et al.: Results of whole-brain radiation as salvage of methotrexate failure for immunocompetent patients with primary CNS lymphoma. J Clin Oncol 23: 1507-1513, 2005
80）Hottinger AF, DeAngelis LM, Yahalom J, et al.: Salvage whole brain radiotherapy for recurrent or refractory primary CNS lymphoma. Neurology 69: 1178-1182, 2007
81）Reni M, Zaja F, Mason W, et al.: Temozolomide as salvage treatment in primary brain lymphomas. Br J Cancer 96: 864-867, 2007
82）Batchelor TT, Grossman SA, Mikkelsen T, et al.: Rituximab monotherapy for patients with recurrent primary CNS lymphoma. Neurology 76: 929-930, 2011
83）Enting RH, Demopoulos A, DeAngelis LM, et al.: Salvage therapy for primary CNS lymphoma with a combination of rituximab and temozolomide. Neurology 63: 901-903, 2003
84）Nayak L, Abrey LE, Drappatz J, et al.: Multicenter phase II study of rituximab and temozolomide in recurrent primary central nervous system lymphoma. Leuk Lymphoma 54: 58-61, 2013
85）Plotkin SR, Betensky RA, Hochberg FH, et al.: Treatment of relapsed central nervous system lymphoma with high-dose methotrexate. Clin Cancer Res 10: 5643-5646, 2004
86）Pentsova E, Deangelis LM, Omuro A: Methotrexate re-challenge for recurrent primary central nervous system lymphoma. J Neurooncol 117: 161-165, 2014
87）Soussain C, Choquet S, Fourme E, et al.: Intensive chemotherapy with thiotepa, busulfan

and cyclophosphamide and hematopoietic stem cell rescue in relapsed or refractory primary central nervous system lymphoma and intraocular lymphoma: a retrospective study of 79 cases. Haematologica 97: 1751-1756, 2012

88) Korfel A, Elter T, Thiel E, et al.: Phase II study of central nervous system（CNS）-directed chemotherapy including high-dose chemotherapy with autologous stem cell transplantation for CNS relapse of aggressive lymphomas. Haematologica 98: 364-370, 2013

2 Immunodeficiency-associated CNS lymphomas 免疫不全関連中枢神経系リンパ腫

■WHO 脳腫瘍分類第5版の定義と概略

CNS リンパ腫で，かつ遺伝性または後天性の免疫不全患者に発生する．AIDS に起因する場合が最も多く，その場合，AIDS 関連リンパ腫（AIDS related diffuse large B-celll lymphoma）と呼ばれることもある．AIDS 以外には，長年にわたり免疫抑制剤を服用せざるを得ない臓器移植者に発生する．

■AIDSに合併する脳悪性リンパ腫

AIDS（acquired immune deficiency syndrome：後天性免疫不全症候群）は，Human immuno-deficiency virus（HIV：ヒト免疫不全ウイルス）が免疫細胞に感染，破壊して後天的な免疫不全を引きおこし，それに起因する感染症，悪性腫瘍，および多彩な臓器病変により宿主を死に至らしめる．我が国では発生報告が義務づけられている第5類感染症である．

HIV は，霊長類を自然宿主とするサル免疫不全ウイルス（simian immuno-deficiency virus: SIV）が突然変異によってヒトへの感染性を獲得したものである．CD4 分子をもつ細胞に親和性があり，同分子をもつヘルパー T 細胞に感染して死滅させ，宿主の免疫機能を低下させると考えられている．現在は塩基配列の相違から HIV-1 と HIV-2 の 2 型に分けられており，広く世界に分布しているのが HIV-1 で，HIV-2 感染は西アフリカ地域に集中している．1981 年に AIDS と正式に認定できた第 1 例（米国の同性愛男性）が報告されたが，疑わしき症例は 1950 年代から中部アフリカ各地で「やせ病」（slimming disease）という疾患群として報告されていた．また，カリフォルニア大学からも 1979 年から 1984 年の“AIDS 患者 315 名の神経病変”の報告[1]がなされている．我が国では，1985 年に最初の AIDS 患者が確認された．当初は，大半が凝固因子製剤による感染症例（薬害エイズ）である．

国立感染症研究所（http://www.nih.go.jp/niid/ja/）の報告では，2016 年末時点での世界の HIV 感染者数は 3,670 万人と推定される．新たな感染および死亡者数は減少傾向にあるものの，2016 年の 1 年間に新たに 180 万人が HIV に感染し，100 万人がエイズ関連疾患で死亡した．そしてエイズの流行が始まって以来およそ7,610万人がHIVに感染し3,500万人がエイズ関連の疾病で死亡したと考えられる．

我が国では，2016年の新規報告数は1,448件（新規HIV感染者が1,011例，新規エイズ患者は437例）となり，日本人国籍男性の同性間性的接触による感染が約6割を占めている．調査を開始してからの累計報告数（凝固因子製剤による感染例を除く）は2.7万件を超えた．

新規報告数が毎年増加していた2000年代前半と比較して新規報告数は横ばいの状態が続いている．一方でHIV感染症は無症候期の長い慢性感染症であるため，生体内でHIV感染が成立してもが受診・検査行動に結びつかない場合は，感染者として把握・報告されない．実際，エイズ発症により初めてHIV感染が判明する例（いわゆる「いきなりエイズ患者」）が毎年400件以上（新規HIV報告数の約3割）報告され，実際の国内HIV感染者数は報告件数を大幅に上回っているのではないかと懸念されている．

なお，最近は複数の抗HIV-1薬を症状・体質に合わせて組み合わせて投与し，ウイルスの増殖を抑え後天性免疫不全症候群の発症を防ぐHAART（highly active anti-retroviral therapy）の普及により，生存率も含む病態は変化しつつある．

1. AIDSによる神経系障害病変

1980年代の臨床例の分析より神経系病変は3型に分けられることが明らかにされた[2]．①免疫不全状態による日和見感染症，②腫瘍性病変，③HIVの神経系への直接感染，である．これらの神経病変の頻度に関して，AIDS患者148例[3]および230例[4]解剖報告が1992年に発表されている．内容はほぼ同じであり，死因か否かは別として解剖例の90%前後に脳病変が観察されている．最も多いのは日和見感染脳症（60%前後）で，HIV脳症15%前後，悪性リンパ腫瘍は数%である．日和見感染症の中では，トキソプラズマ脳症（toxoplasmosis）が約半数，続いてクリプトコッカス脳症（cryptococcosis），サイトメガロウイルス脳炎（cytomegalovirus encephalitis），進行性多巣性白質脳症（progressive multifocal leukoencephalopathy: PML）が続く．HIV-1の直接障害とされているHIV脳炎も10%前後である．

AIDS患者485例にスクリーニング脳MRIを行った報告がある[5]．何らかの神経症状を呈した327例では58例（19%）でMRI異常を観察したが，無徴候の158例ではわずか3例（2%）の異常（トキソプラズマ脳症2例，PML 1例）で，これらの症例にはスクリーニングMRIは不要と結論している．神経症状患者の脳病変の内訳は，HIV脳症17例（29%），トキソプラズマ脳症10例（17%），PML 7例（12%）で悪性リンパ腫は3例（5%）である．

2. AIDS脳悪性リンパ腫

AIDS患者の中での脳リンパ腫の頻度は前記解剖所見では数%である．Uldrickら[6]はSan Frnascisco AIDS registry（1990～2000）に登録された17,709名中209名（1.2%）に中枢神経系リンパ腫を確認している．一般的に，脳内単発腫瘍は20～30%で多発・播種型は70～80%を占める．Loureiroら[7]の20例の剖検報告では，8例のリンパ腫は脳内のみであったが，12例は脳を含めた全身他臓器にリンパ腫を観察している．

AIDS患者の脳悪性リンパ腫の特徴として，平均発症年齢は35～39歳（AIDS好発年齢）でPCNSLの65～70歳より有意に若い．精神障害や意識障害（53%）が最も多く，巣症状（31%），けいれん発作（20%），脳神経麻痺（18%）などがつづく．頭蓋内圧亢進症状は少ない．組織学的には1980年代の報告[8]（現在のWHO分類以前）ではimmunoblastic sarcoma, B-cell typeが多く，一部にnon-cleaved follicular center cell lymphomaと報告されている．WHO2008分類時代では，Haldorsenら[8]は29例全てDLBCLと報告している．Epstein-Barr virusは85%の症例で検出されている[9]．

MRIでは，腫瘍陰影はリング状に造影され周囲に浮腫を伴う多発性腫瘤（80%）として描出され，トキソプラズマ脳症との鑑別は困難である．両者の鑑別にはかってはTl-201 SPECT[10]が汎用されたが，現在ではFDG-PETでの代謝亢進（リンパ腫）あるいは低下（トキソプラズマ脳症）にて鑑別する[11]．PET撮影が困難な場合は，MRI-DWIでのADC値が有用で，1.6以上はトキソプラズマ脳症，1.0以下はリンパ腫の可能性が高い．1.0～1.6では両者があり得る[12,13]．AIDS-lymphomaとしては非定型的所見として，非造影病変が27%，腫瘍出血が25%の報告[7]がある．

脳リンパ腫患者は併存する種々の感染症のため全身状態は悪いため診断からの生存率は極めて低い．Baumgartnerら[14]は1980年代55症例をまとめ，全脳照射40 Gy群のMS 119日（3.9月），非治療群ではわずか27日を報告している．Haldorsenら[8]の1996～2003年治療例ではMS 2.3月と1年生存率7%，Gopalら[15]の2000～2010年症例ではMS 2.4月，最長生存期間1.5年である．最近は早期発見，全身管理の向上，さらにはHAARTの普及により生存率は向上し，Gopalら[16]は5年生存率22.8%を報告している．我が国ではNagaiら[17]が2002～2008年の23例に全脳照射30 Gyを行い3年生存率64%を得ている．

■臓器移植患者に発生する脳悪性リンパ腫

腎臓，膵臓，心臓，肺，などの臓器移植者は長年にわたり免疫抑制剤を服用せざるを得ず細胞性免疫機能が低下する．そのために感染症や悪性腫瘍が生じ得る．悪性腫瘍の代表は悪性リンパ腫である．

Clarkeら[18]は，US Scientific Registry of Transplant Recipients（1987～2008）の追

跡結果により1%の移植者（1,665名）に悪性リンパ腫罹患を確認している．NHLが97%，DLBCLが73%を占める．臓器移植者での悪性リンパ腫罹患率は一般罹患率と比較して，NHL全体では6.2倍，HLは3.6倍，DLBCLでは13.5倍の高さである．20歳以下の移植者に有意に多い．Gibsonら[19]もTransplant Cancer Match Studyに登録された96,615名の移植者のうち，321名（0.3%）にDLBCLの発生を報告している．肺移植者に多く，移植1年以内の発症が最も多い．治療は原疾患の管理を行いつつ，PCNSLの治療に準ずる．

文献

1） Levy RM, Bredesen DE, Rosenblum ML: Neurological manifestations of the acquired immunodeficiency syndrome（AIDS）: experience at UCSF and review of the literature. J Neurosurg 62: 475-495, 1985
2） Helweg-Larsen S, Jakobsen J, Boesen F, et al.: Neurological complications and concomitants of AIDS. Acta Neurol Scand 74: 467-474, 1986
3） Matthiessen L, Marche C, Labrousse F, et al.: Neuropathology of the brain in 174 patients who died of AIDS in a Paris hospital 1982-1988. Ann Med Interne（Paris）143: 43-49, 1992
4） Chimelli L, Rosemberg S, Hahn MD, et al.: Pathology of the central nervous system in patients infected with the human immunodeficiency virus（HIV）: a report of 252 autopsy cases from Brazil. Neuropathol Appl Neurobiol 18: 478-488, 1992
5） Nishijima T, Gatanaga H, Teruya K, et al.: Brain magnetic resonance imaging screening is not useful for HIV-1-infected patients without neurological symptoms. AIDS Res Hum Retroviruses 30: 970-974, 2014
6） Uldrick TS, Pipkin S, Scheer S, et al.: Factors associated with survival among patients with AIDS-related primary central nervous system lymphoma. AIDS 28: 397-405, 2014
7） Loureiro C, Gill PS, Meyer PR, et al.: Autopsy findings in AIDS-related lymphoma. Cancer 62: 735-739, 1988
8） Haldorsen IS, Kråkenes J, Goplen AK, et al.: AIDS-related primary central nervous system lymphoma: a Norwegian national survey 1989-2003. BMC Cancer 8: 225, 2008
9） DeAngelis LM, Wong E, Rosenblum M, et al.: Epstein-Barr virus in acquired immune deficiency syndrome（AIDS）and non-AIDS primary central nervous system lymphoma. Cancer 70: 1607-1611, 1992
10） Licho R, Litofsky NS, Senitko M, et al.: Inaccuracy of Tl-201 brain SPECT in distinguishing cerebral infections from lymphoma in patients with AIDS. Clin Nucl Med 27: 81-86, 2002
11） Westwood TD, Hogan C, Julyan PJ, et al.: Utility of FDG-PETCT and magnetic resonance spectroscopy in differentiating between cerebral lymphoma and non-malignant CNS lesions in HIV-infected patients. Eur J Radiol 82: e374-379, 2013
12） Camacho DL, Smith JK, Castillo M: Differentiation of toxoplasmosis and lymphoma in AIDS patients by using apparent diffusion coefficients. AJNR Am J Neuroradiol 24: 633-637, 2003
13） Schroeder PC, Post MJ, Oschatz E, et al.: Analysis of the utility of diffusion-weighted MRI and apparent diffusion coefficient values in distinguishing central nervous system toxoplasmosis from lymphoma. Neuroradiology 48: 715-720, 2006
14） Baumgartner JE, Rachlin JR, Beckstead JH, et al.: natural history and response to radiation therapy in 55 patients with acquired immunodeficiency syndrome. J Neurosurg 73: 206-211, 1990

15） Gopal S, Martin KE, Richards KL, et al.: Clinical presentation, treatment, and outcomes among 65 patients with HIV-associated lymphoma treated at the University of North Carolina, 2000-2010. AIDS Res Hum Retroviruses 28: 798-805, 2012

16） Gopal S, Patel MR, Yanik EL, et al.: Temporal trends in presentation and survival for HIV-associated lymphoma in the antiretroviral therapy era. J Natl Cancer Inst 105: 1221-1229, 2013

17） Nagai H, Odawara T, Ajisawa A, et al.: Whole brain radiation alone produces favourable outcomes for AIDS-related primary central nervous system lymphoma in the HAART era. Eur J Haematol 84: 499-505, 2010

18） Clarke CA, Morton LM, Lynch C, et al.: Risk of lymphoma subtypes after solid organ transplantation in the United States. Br J Cancer 109: 280-288, 2013

19） Gibson TM, Engels EA, Clarke CA, et al.: Risk of diffuse large B-cell lymphoma after solid organ transplantation in the United States. Am J Hematol 89: 714-720, 2014

3 Lymphomatoid granulomatosis リンパ腫様肉芽腫症

■ WHO 脳腫瘍分類第5版の定義と概略

稀な Epstein-Barr ウイルス（EBV）が関連する全身性血管破壊性リンパ球増殖性疾患であり，EBV 陽性の異型 B 細胞からなる多形リンパ球浸潤を特徴とする．

■ 本リンパ腫の概念

男性は女性の 2 倍の頻度で罹患し，40 ～ 60 歳代の成人に多い．肺病変が最も頻度が高いが，皮膚，中枢神経系，腎臓および肝臓などに病変が見られている．通常は進行性かつ致死的であり，診断からの生存期間中央値は 14 ヵ月である．死因は通常，肺実質の広範な破壊であり，呼吸不全，敗血症，時には大量喀血を引き起こす．

■ 中枢神経系発生腫瘍

報告例は少ない．Patsalides ら [1] は本リンパ腫 25 例へのスクリーニング脳 MRI にて 13 例（52%）に異常陰影を観察し，そのうちの 4 例で腫瘍形成を確認している．血管親和性のある疾患のためか，経過中 7 例（28%）がラクナ梗塞を発症している．

Kim ら [2] は本症の胸椎髄外腫瘤を報告している．

文献

1） Patsalides AD, Atac G, Hedge U, et al.: Lymphomatoid granulomatosis: abnormalities of the brain at MR imaging. Radiology 237: 265-273, 2005

2） Kim I: Lymphomatoid granulomatosis with spinal involvement after childhood acute lymphoblastic leukemia. Korean J Spine 9: 32-36, 2012

4 Intravascular large B-cell lymphoma 血管内大細胞型 B 細胞リンパ腫

■ WHO 脳腫瘍分類第5版の定義と概略

全身臓器の小血管，特に毛細血管および毛細血管後静脈の内腔内でのリンパ腫細胞の増殖を特徴とする節外性 NHL の極めて稀な病型で，中枢神経に約 30 〜 40% が発生する．表面抗原である CD29 と CD54 を欠く lymphoma cell が intravascular space に親和性が強く，この病型が成立する．リンパ節腫脹や骨髄機能異常で発症しないため診断が困難で，剖検診断によることが多い．放置した場合は数ヵ月で死に至る．CNS WHO grade は明記されていない．

■ 病態

中枢神経に発生すると，腫瘍細胞増殖による脳血管閉塞性症状で発症するが，その病態は多彩で脳内の腫瘍存在を暗示する場合はほとんどない．既に悪性リンパ腫の既往があるかあるいは緊急開頭術を要するような mass effect を示す症例でない限り診断は困難である．Kawai ら [1] は近代機器（MRI，MRS，PET）を駆使しても診断できず生検が必要と述べている．Glass ら [2] は 114 例の分析で神経症状を示した 72 例中生前診断は 22 例（31%）と報告している．彼らによれば主たる神経症状は，①急性 stroke 症状（76%），②脊髄および神経根血管障害症状（感覚障害，疼痛，失禁など，38%），③亜急性脳症症状（意識変容，けいれんなど，16%），および④脳神経と末梢神経症状（vaso nervorum への浸潤，21%）に分けられる．

Fonkem ら [3] は 431 報告論文から 740 例を抽出して病態解析を行っている．発生部位は中枢神経 41%，皮膚 20%，骨髄 17%，脾臓 17%，肺 7% などである．男女比はほとんどなく（51% vs 49%）年齢中央値は 64 歳である．アジア人症例が 42% を占めている（アジアに多い？）．病理分類では，B-cell 88%，T-cell 6%，NK-cell 2%，分類不能 4% と記録されている．半数が剖検時診断である．治療を行えた症例（生前診断）の治療開始時からの MS は，中枢神経発生例 14 月，他臓器例 19 月である．MTX と Rituximab 併用が有効との報告 [4] がある．

頭部 MRI 画像においては，脳の微小血管の梗塞に起因すると考えられる虚血性変化を認めることが知られている．

文献

1）　Kawai N, Okada M, Haba R, et al.: Insufficiency of positron emission tomography and magnetic resonance spectroscopy in the diagnosis of intravascular lymphoma of the central nervous system. Case Rep Oncol 5: 339-346, 2012

10

2） Glass J, Hochberg FH, Miller DC: Intravascular lymphomatosis. A systemic disease with neurologic manifestations. Cancer 71: 3156-3164, 1993
3） Fonkem E, Lok E, Robison D, et al.: The natural history of intravascular lymphomatosis. Cancer Med 3: 1010-1024, 2014
4） Kebir S, Kuchelmeister K, Niehusmann P, et al.: Intravascular CNS lymphoma: Successful therapy using high-dose methotrexate-based polychemotherapy. Exp Hematol Oncol 1: 37, 2012

5 MALT lymphoma of the dura 硬膜 MALT リンパ腫

■ WHO 脳腫瘍分類第5版の定義と概略

硬膜に発生する稀な辺縁帯（リンパ濾胞の辺縁部）B 細胞からなる粘膜関連リンパ組織（mucosa-associated lymphoid tissue: MALT）由来の低悪性度リンパ腫である．時に形質細胞分化を示す．

PCNSL は基本的には脳実質内発生のため，本硬膜リンパ腫は PCNSL に含まれないとの意見もあるが，従来から PCNSL として扱われることが多い．Memorial Sloan Kettering Cancer Center（MSKCC）でも 335 例の PCNSL 中 8 例（2.4%）と記されている[1]．また，以前は硬膜に発生する辺縁体 B 細胞リンパ腫（marginal zone B-cell lymphoma: MZL）とも呼ばれていたが，MZL は胃腸管に好発するため“mucosa-associated lymphoid tissue（MALT）lymphoma”とも呼ばれていた．今回の WHO 改訂では，硬膜の MALT リンパ腫名が正式となっている．

■ 病態

Tu ら[2] の 15 例，Iwamoto ら[1] の自験 8 例を含めた 56 例のまとめでは，本腫瘍の最大の特徴は女性優位（男性の 4 倍）である．年齢は PCNSL よりやや若く 50 歳前半が多い．硬膜発生部位は convexity が最も多く，falx，tentorium，sella / parasellar 周辺などが続く．en plaque 発育や dural tail sign を示すものもあり，menigioma との鑑別は容易ではない．MSKCC の 8 例では 4 例が多発性である．症状は発生部位の局所症状に加えて，けいれん，頭痛がある．時に頭蓋底の脳神経に浸潤して脳神経症状を出すことがある．

治療は手術摘出が第一歩となるが，真の全摘出は困難なことが多い．多発性，浸潤性，en plaque 発育などのためである．放射線治療に感受性が高く 20 ～ 30 Gy で CR が得られる．逆に HD-MTX の実績はなく，現時点では真の全摘出以外は放射線治療が妥当である．Iwamoto ら[2] の 8 例では全脳照射 ± 局所照射（全脳症 30 Gy 5 例，20 Gy 2 例，45 Gy 1 例）で全例生存している（追跡中央値 2 年）．しかし，3 例が中央値6.8年で頭蓋外に再発している．Ayanambakkamら（2018）[3]の文献報告70例のまとめでも，平均追跡期間23ヵ月で，再発3例，死亡1例である．Sunderlandら（2020）[4]は多施設共同後方視研究にて26例の2年無増悪（PFS）率59%，全生存率（OS）80%を報告している．2年PFS60%以下は低悪性度リンパ腫の期待を裏切っている．長期追跡報告が待たれる．

Nomaniら（2020）[5]は，中枢神経系の辺縁帯リンパ腫（MZL＝MALTリンパ腫）12例の臨床病理検索にて，7例は硬膜発生腫瘍であったが，5例は脳実質内の血管周囲浸潤巣であったと報告している．MALTリンパ腫は実質内でも腫瘍形成の可能性があり，長期予後に影響を与えかねない可能性がある，貴重な報告である．

文献

1） Iwamoto FM, Abrey LE: Primary dural lymphomas: a review. Neurosurg Focus 21: E5, 2005
2） Tu PH, Giannini C, Judkins AR, et al.: Clinicopathologic and genetic profile of intracranial marginal zone lymphoma: a primary low-grade CNS lymphoma that mimics meningioma. J Clin Oncol 23: 5718-5727, 2005
3） Ayanambakkam A, Ibrahimi S, Bilal K, et al.: Extranodal marginal zone lymphoma of the central nervous system. Clin Lymphoma Myeloma Leuk 18: 34-37, 2018
4） Sunderland AJ, Steiner RE, Zahrani MA, et al.: An international multicenter retrospective analysis of patients with extranodal marginal zone lymphoma and histologically confirmed central nervous system and dural involvement. Cancer Med 9: 663-670, 2020
5） Nomani L, Cotta CV, Hsi ED, et al.: Extranodal Marginal Zone Lymphoma of the Central Nervous System Includes Parenchymal-Based Cases With Characteristic Features. Am J Clin Pathol 154: 124-132, 2020

6　Other low-grade B-cell lymphoma of the CNS

■WHO脳腫瘍分類第5版の定義と概略

発症時にCNSに限局しているリンパ腫で，組織学的に全身性低悪性度B細胞リンパ腫のいずれかの型に相当すると定めている．節外辺縁帯リンパ腫，小リンパ球性リンパ腫，リンパ形質細胞性リンパ腫，などもあり得る．当然，低悪性度B細胞リンパ腫NOS（not otherwise specified）と診断されたものが含まれる．

10

7　Anaplastic large cell lymphoma（ALK+/ALK−）
退形成性大細胞リンパ腫（ALK 遺伝子変異型，非変異型）

■WHO 脳腫瘍分類第5版の定義と概略

退形成性大細胞リンパ腫で，CD30＋のT細胞リンパ腫に属する．*ALK* 遺伝子の変異を伴うもの（ALK＋）と伴わないもの（ALK－）の2型がある．中枢神経系に発生することは稀とされている．CNS WHO grade は明記されていない．

■Anaplastic large cell lymphoma（ALCL）の病態

ALCL は，anaplastic lymphoma kinase（ALK）遺伝子に変異（変化）があるかどうかで2つに分類される．*ALK* 遺伝子変異があれば“ALK 陽性”ALCL，変異がなければ“ALK 陰性”ALCL と呼ばれる．

ALK 陽性 ALCL は主として10歳代前，思春期，20～30歳代の成人に発症し，男性に多い．急速に増殖するが化学療法によく反応する．ALK 陰性 ALCL は主に60歳以上の人に発症し，やはり男性に多い[1]．

■頭蓋内発生報告

Colamaria ら（2023）[2]は自験1例を含めた ALK＋の文献報告17例を整理している．男性に多く（14例，82%），12例（71%）が10～30歳の間に幼児期（2～5歳）に3例が発症している．発生部位は大脳半球14例，小脳1例，松果体部1例，側脳室1例である．

ALK－の症例報告[1]も17例あり，男女差はほとんどない（9例と8例）．診断年齢が大きく異なり，中央値62.5歳で50歳以上が13例（76%）を占めている．

文献

1）Brady AL, Fuller CE, Patel S, et al.: Primary CNS ALK-negative anaplastic large cell lymphoma: A case report and review of the literature. Radiol Case Rep. 19: 393-399, 2023

2）Colamaria A, Leone A, Carbone F, et al.: Primary Anaplastic-Lymphoma-Kinase-Positive Large-Cell Lymphoma of the Central Nervous System: Comprehensive Review of the Literature. J Clin Med 12: 7516, 2023

8 T-cell and NK/T-cell lymphoma T細胞リンパ腫とNK/T細胞リンパ腫

■WHO 脳腫瘍分類第5版の定義と概略

中枢神経系に原発する末梢T細胞リンパ腫（PTCL）およびNK/T細胞リンパ腫（鼻腔型）を指す．

前者（PTCL）は胸腺での分化・成熟を経て末梢臓器に移動したT細胞に由来する種々のリンパ系腫瘍の総称であり，月単位で進行するaggressiveリンパ腫に分類される．我が国では欧米より高頻度に発症し，“adult T-cell lymphoma”としてよく知られている．

NK/T細胞リンパ腫（鼻腔型）もaggressive typeに属する．鼻腔や咽頭に初発し，顔面正中部に沿って進行する浸潤性の壊死性肉芽腫性病変を主体とする．鼻腔初発が多いため“nasal”の形容詞をつけたり，（鼻腔型）と付記する場合が多い．両リンパ腫ともにアジア地域に多発している．

CNS WHO gradeは明記されていない．

■T-cell lymphoma（T細胞リンパ腫）の病態

我が国ではNHLのほぼ1/4を占める．中枢神経内発生率も欧米（3%前後）より多く8～15%との報告がある．韓国では16.7%と報告されている[1]．Shenkier（2005）ら[2]はInternational PCNSL Collaborative Groupで45例を収集し，臨床像を整理している．男性が圧倒的に多く（78%），年齢平均は59.5歳である．大脳半球に64%，正中深部構造33%，小脳7%，髄膜1%，脊髄4%である．多発29%はDLBCLと差はない．眼内リンパ腫合併例は1例（4%）である．大脳半球での発生部位は皮質下が多く，DLBCLと比して嚢胞形成や腫瘍内出血が珍しくない．

成人のT-cell lymphoma（adult T-cell leukemia-lymphoma: ATL）はヒトT細胞白血病ウイルスI型（human T-cell leukemia virus type I: HTLV-1）感染に惹起され発症するT細胞腫瘍として疾患概念が提唱され，九州地方を中心とした西南日本に多発する．HTLV-1感染者は全世界で約1,000～2,000万人存在し，日本をはじめとして，アフリカ，中南米，カリブ海近辺，オーストラリア，メラネシアなどがendemic areaといわれている．日本のHTLV-1キャリアは108万人と報告されているが，現在は減少傾向にある．

日本血液学会ガイドラインによると，HTLV-1キャリアが生涯にATLを発症する割合は2～5%と考えられており，年間約1,000人近くの人が発症する．病態としては，異常リンパ球の増多を伴う白血球増多症のほか，リンパ節腫脹，肝脾腫，皮疹，高LDH血症，高カルシウム血症，日和見感染症などの多彩な症状が出現する．

Menonら[3]は18例について分子生物学的分析を行い，14例でT細胞クローンを確認している．そのうちの5例（36%）で，*DNMT3A*，*KRAS*，*JAK3*，*STAT3*，*STAT5B*，*GNB1*，および*TET2*遺伝子などの変異が観察され，PCNSTLは組織学的にも遺伝子学的にも不均一であり，表現型異常が頻繁に認められると総括している．

■NK/T-cell lymphomaの病態

Natural killer T cellが腫瘍化した悪性リンパ腫で，鼻腔や咽頭に初発し，顔面正中部に沿って進行する浸潤性の壊死性肉芽腫性病変を主体とする．肺，皮膚，消化管などの他臓器への浸潤やリンパ腫関連血球貪食症候群（lymphoma associated hemophagocytic syndrome: LAHS）が高頻度に出現し，予後不良な疾患である．腫瘍内にはリンパ球，白血球，形質細胞などの炎症性細胞浸潤が混在（polymorphism）し，高範囲に壊死や肉芽組織を伴い，血管の細網線維の増生が激しく，所々に血管壁内浸潤がみられる（angiocentric infiltration）のが特徴である．この高度の壊死像と細胞浸潤のため，HE染色では病理組織学的に確定診断が困難で，免疫組織学的にNK細胞の表面抗原（CD56）陽性腫瘍細胞の同定で診断が確定する．また，腫瘍細胞にはEBウイルス感染細胞に発現するEBER1も陽性となる．

鼻腔に発生する浸潤性腫瘍のため頭蓋内への進展が想定され，Tababiら[4]経過観察中12例中2例で確認している．Miyazakiら（2022）[5]は鼻腔内限局型の155例を治療後中央値8.4年間追跡し，5年PFS 64%，同OS 71%であるが，10例（6.5%）で頭蓋内再発（浸潤）を確認している．両著者ともに頭蓋内への浸潤/再発へ注意を喚起している．

文献

1） Kim EY, Kim SS: Magnetic resonance findings of primary central nervous system T-cell lymphoma in immunocompetent patients. Acta Radiol 46: 187-192, 2005

2） Shenkier TN, Blay JY, O'Neill BP, et al.: Primary CNS lymphoma of T-cell origin: a descriptive analysis from the international primary CNS lymphoma collaborative group. J Clin Oncol 23: 2233-2239, 2005

3） Menon MP, Nicolae A, Meeker H, et al.: Primary CNS T-cell Lymphomas: A Clinical, Morphologic, Immunophenotypic, and Molecular Analysis. Am J Surg Pathol 39: 1719-1729, 2015

4. Tababi S, Kharrat S, Sellami M, et al.: Extranodal NK/T-cell lymphoma, nasal type: report of 15 cases. Eur Ann Otorhinolaryngol Head Neck Di 129: 141-147, 2012

5. Miyazaki K, Suzuki R, Oguchi M et al.: Long-term outcomes and central nervous system relapse in extranodal natural killer/T-cell lymphoma. Hematol Oncol 40: 667-677, 2022

9 Lymphomatosis cerebri 大脳リンパ腫症

WHO 脳腫瘍分類第 5 版には記載されていない稀なリンパ腫である．

“Gliomatosis cerebri” と同じ概念で，大脳全域にびまん性にリンパ腫細胞が浸潤するが腫瘤塊を形成しない．症状は脳炎様で，つかみどころのない認知機能低下で発症することが特徴とされる．MRI では Gd では通常は造影されないが，稀に弱く造影される場合がある．剖検でも肉眼的に腫瘍塊を認識できない．

1999 年 Bakshi ら[1]（UCLA Medical Center）は，MRI にて大脳灰白質および白質に広汎な異常陰影を呈し，脳高次脳機能の急速増悪を示した 2 例を報告した．1 例は剖検で，1 例は生検により B-Cell lymphoma を確認し，“lymphomatosis cerebri “と名づけた．全脳に広範に浸潤する B-cell lymphoma で CD20 抗体に反応する．腫瘤形成は見られない．その後，Rollins ら[2]は同様の 3 症例を経験し，特徴的な“脳炎”様細胞浸潤を報告した．なお，Bakashi らの報告に先立ち，Carlson ら（1996）[3]は progressive encephalopathy 症状の 76 歳男性患者の前頭葉病変を生検（large B-cell lymphoma）し，“diffusely infiltrating lymphoma without significant BBB disruption” と本質を捉えた表現をしている．

Izquierdo ら[4]は自験 7 例と文献報告 35 例の計 42 例の病態報告を行っている．年齢中央値 58 歳，男性が 1.2 倍と通常の PCNSL と同じである．3 例は免疫低下症（AIDS 2 例，腎移植 1 例）であった．臨床症状は認知機能低下（60%）と行動異常（50%）が前面に表われ，神経脱落巣症状は 38% と一般 PCNSL の 70% に比べると低い．MRI では明確な腫瘤形成はなく全脳にわたる高信号域（T2WI）が特徴で，時に斑状（patchy）の造影像が観察されている．異常高信号域はテント上下にわたるもの 55%，テント上のみ 45% で，95% では両側大脳半球にまたがっている．50% では基底核にも及んでいる．診断が困難でかつ症状進行が速いために，リンパ腫に対する十分なフルコース治療を行える症例は多くない．彼らの追跡し得た 39 例の MS はわずか 2.95 月である．それでも HD-MTX を行えた場合は MS 13.8 月が得られている．

文献

1） Bakshi R, Mazziotta JC, Mischel PS, et al.: Lymphomatosis cerebri presenting as a rapidly progressive dementia: clinical, neuroimaging and pathologic findings. Dement Geriatr Cogn Disord 10: 152-157, 1999

2） Rollins KE, Kleinschmidt-DeMasters BK, et al.: Lymphomatosis cerebri as a cause of white matter dementia. Hum Pathol 36: 282-290, 2005

3） Carlson BA: Rapidly progressive dementia caused by nonenhancing primary lymphoma of the central nervous system. AJNR Am J Neuroradiol 17: 1695-1697, 1996

4）Izquierdo C, Velasco R, Vidal N, S et al.: Lymphomatosis cerebri: a rare form of primary central nervous system lymphoma. Analysis of 7 cases and systematic review of the literature. Neuro Oncol 18: 707-715, 2015

10 Primary leptomeningeal lymphoma 原発性髄膜リンパ腫

WHO 脳腫瘍分類第 5 版には記載されていない稀なリンパ腫である．

The International Primary CNS Lymphoma Collaborative Group が提唱した腫瘍型で，脳実質内リンパ腫はもとより多臓器リンパ腫も存在しないのに，髄膜がリンパ腫細胞浸潤を受けている病型と定めている[1]．診断根拠は，髄液細胞診陽性，髄液 flow cytometer における B-cell マーカーの検出，あるいは髄膜生検による．48 例のまとめでは，組織型は B-cell lymphoma 62%，T-cell lymphoma 19%，その他 19% である．症状は細胞浸潤を受けた髄膜局所の症状が主体で，脳局所症状，脳神経症状，脊髄神経症状，排尿障害，頭痛，けいれんなどが記されている．様々な治療の結果は，mPFS 8 月，MS 24 月である．

なお，primary ではなく脳実質内リンパ腫による meningeal dissemination は PCNSL の 15% 前後に観察される．髄液細胞診陽性の場合は陰性症例より予後は悪い[2,3]

文献

1）Taylor JW, Flanagan EP, O'Neill BP, et al.: Primary leptomeningeal lymphoma: International Primary CNS Lymphoma Collaborative Group report. Neurology 81: 1690-1696, 2013

2）Fischer L, Martus P, Weller M, et al.: Meningeal dissemination in primary CNS lymphoma: prospective evaluation of 282 patients. Neurology 71: 1102-1108, 2008

3）Kiewe P, Fischer L, Martus P, et al.: Meningeal dissemination in primary CNS lymphoma: diagnosis, treatment, and survival in a large monocenter cohort. Neuro Oncol 12: 409-417, 2010

11 Ocular lymphoma 眼内リンパ腫

WHO 脳腫瘍分類第 5 版には記載されていないが重要なリンパ腫である．

眼球を構成する全ての組織より発生するリンパ腫の総称である．発生する組織により組織亜型，免疫形質などが異なる[1]．脳の悪性リンパ腫（PCNSL）の診断・治療において重要なことは，PCNSL の 15 ～ 25% は経過中（診断時も含めて）に ocular lymphoma の併発があり，また ocular lymphoma の 56 ～ 90%（平均的には 80%）は経過中に PCNSL に発展する[2,3]．したがって PCNSL の治療にあたっては，治療前，治療終了時にocular lymphomaの有無をチェックしなければならない.

最も多いのはretina（網膜）に発生するもので，1968年にVogelら[4]により"Reticulum cell sarcoma invading the retina"として発表されている．その後，Charら（1988）[5]がprimary intraocular lymphomaの名称を提唱し，現在では高率にvitreous（硝子体）浸潤を伴っていることよりprimary vitreoretinal lymphoma（PVRL）と呼ばれている．米国では1年間に300～380例程度と推測されている．症状はかすみ目（霧視），視力低下，飛蚊症などであり，また硝子体も混濁している．これらは，炎症性のぶどう膜炎（uveitis）と類似しているため，多くの症例はぶどう膜炎の診断のもとに副腎皮質ホルモンの点眼や内服治療が行われている．これらの治療に反応しない場合に初めて本症が疑われることになるが，そこに至るまで1～2年を要する症例も少なくない[2]．本症の眼科診断には豊富な経験を有する眼科医による細隙灯顕微鏡（スリットランプ）検査が不可欠とされている．確認診断は硝子体biopsyあるいはocular fluid（眼房水）細胞採取によるリンパ腫細胞の確認である．60～90%は両眼に病変がある[1,3]

確定した治療方針はないが，"International Primary Central Nervous System Lymphoma Collaborative Group Symposium"は以下の提言を行った[6].

① CNS浸潤なく，かつ他臓器リンパ腫が確認されていない症例
  a. 単眼病変：局所療法を行った後に定期的な経過観察（PCNSLへの発展チェック）を行う．局所療法は硝子体へのMTXとRituximabの局所注入投与に，状況によって局所照射（30～35Gy）を加える.
  b. 両眼病変：上記局所療法に加えて，全身化学療法を考慮する.

② CNS浸潤を併発症例：PCNSLに対するHD-MTX based chemotherapy（可能ならrituximab）に加えて前記局所療法を行う．なお化学療法施行に支障のある場合は，全脳照射と眼部局所照射を行う.

PVRLの予後はPCNSL併存の有無に左右されるとはいえ，一般には不良で1年生存率25～40%と報告されている．International PCNSL Collaborative GroupはCNS病変を併存しているPVRL176例の治療成績[7]をまとめ，治療方法はまちまち（ほとんどが上記局所療法に全身化学療法あるいは全脳照射）ながら，mPFS 18月，MS 31月を報告している．死亡症例の死因は84%がPCNSL全脳浸潤，9%は治療関連事象，6%が他因，となっている.

PVRL以外のリンパ腫は極めて少数ではある．primary choroidal lymphoma（脈絡膜）はlow grade B-cell lymphomaの一つであるmarginal zone B-cell lymphomaが多くCNS浸潤に発展しないことが特徴である．Iris（虹彩）のリンパ腫は極めて稀で，B-cell, T-cell両者が発生し得る[1].

文献

1) Coupland SE, Chan CC, Smith J: Pathophysiology of retinal lymphoma. Ocul Immunol Inflamm 17: 227-237, 2009
2) Peterson K, Gordon KB, Heinemann MH, et al.: The clinical spectrum of ocular lymphoma. Cancer 72: 843-849, 1993
3) Chan CC, Rubenstein JL, Coupland SE, et al.: Primary vitreoretinal lymphoma: a report from an International Primary Central Nervous System Lymphoma Collaborative Group symposium. Oncologist 16: 1589-1599, 2011
4) Vogel MH, Font RL, Zimmerman LE, et al.: Reticulum cell sarcoma of the retina and uvea. Report of six cases and review of the literature. Am J Ophthalmol 66: 205-215, 1968
5) Char DH, Ljung BM, Miller T, et al.: Primary intraocular lymphoma (ocular reticulum cell sarcoma) diagnosis and management. Ophthalmology 95: 625-630, 1988
6) Chan CC, Sen HN: Current concepts in diagnosing and managing primary vitreoretinal (intraocular) lymphoma. Discov Med 15: 93-100, 2013
7) Grimm SA, McCannel CA, Omuro AM, et al.: Primary CNS lymphoma with intraocular involvement: International PCNSL Collaborative Group Report. Neurology 71: 1355-1360, 2008

12 Primary spinal cord lymphoma 原発性脊髄悪性リンパ腫

WHO 脳腫瘍分類第5版には記載されていない稀なリンパ腫で，病態は明らかではない．

我が国の Lymphoma Study Group の報告書（1994）[1] に11報告例がまとめられている．CT 以前の報告も多く，剖検で確診された例が多い．頚髄から馬尾までどの部位にも発生している．剖検時には髄液を介して播種し，脳神経や脳幹，脳室周囲へ転移していることが多い．また，脊髄を上行性浸潤し holocord tumor となった例もみられる．ほとんどは急速な臨床経過をたどり，1年以内に死亡している．

Flanagan ら [2] は Mayo Clinic での14例を報告している．2例は免疫不全者の発生である．脊髄内多発が9例（64%），8例（57%）が脊髄円錐部あるいは馬尾を主座としている．脳内腫瘍合併が7例あり CNS 内多発リンパ腫と考えられる．組織学的には，DLBCL 5例，intravascular B-cell lymphoma 3例， 他の B-cell lymphoma 4例，T-cell lymphoma 2例である．MRI 診断上の特徴として Gd enhancement 像が長期（2月以上）にわたって観察できる"persistent enhancement"をあげている．HD-MTX を主体として11例が化学療法のみで治療を受けているが，MS 16.5月である．

文献

1) CNS Lymphoma Study Group: New Lecture 4. 中枢神経系悪性リンパ腫. 篠原出版, 東京, 1994

2) Flanagan EP, O'Neill BP, Porter AB, et al.: Primary intramedullary spinal cord lymphoma. Neurology 77: 784-791, 2011

13 Radiation-induced primary malignant lymphoma of the brain 放射線誘発性頭蓋内悪性リンパ腫

WHO 脳腫瘍分類第 5 版には記載されていない稀なリンパ腫である．

放射線誘発二次性脳腫瘍は，meningioma，glioma，sarcoma の順に多い．照射野内の細胞（髄膜細胞，グリア細胞など）が放射線によって腫瘍化した結果である．しかし成人頭蓋骨には造血能力はなく，また血液細胞は常に流動しているため特定の細胞（群）が継続して放射線に曝露されることはなく，理論上頭蓋内に放射線による二次性リンパ腫が発生する確率はゼロに近い．しかし，極めて例外的な症例報告[1]がある．anaplastic meningioma に 35 Gy 照射した 8 年後に多発性脳内腫瘍での発症である．生検で large B-cell lymphoma と診断された．剖検では脳以外の他臓器にリンパ腫は確認されていない．

10

文献

1) Reyes CV, Min H: Radiation-induced primary malignant lymphoma of the brain. Clinical Geriatrics 14: 14-16, 2006

III　組織球性腫瘍

組織球は骨髄起源の造血幹細胞に由来し，抗原提示細胞である樹状細胞と，抗原貪食細胞である単球ーマクロファージに大別される．樹状細胞が増殖する疾患の代表として Langerhans（ランゲルハンス）細胞組織球症（LCH）がある．非ランゲルハンス細胞組織球症として，若年性黄色肉芽腫（Juvenile xanthogranuloma: JXG），エルドハイム・チェスター病（Erdheim-Chester disease: ECD），ロサイ・ドルフマン病（Rosai-Dorfman disease: RDD），histiocytosis が含まれる．

1　Langerhaus cell histiocytosis（LCH）
ランゲルハンス細胞組織球症

かつて，Hand-Schuller-Christian 病（ハンド・シューラー・クリスチャン病），eosinophilic granuloma（好酸球性肉芽腫），あるいは Letterer-Siwe 病（レテラー・ジーベ病）と呼ばれた疾患が組織球（histiocyte）由来であることが判明し，まとめて histiocytosis X と呼ばれた経緯がある．そして，その組織球がランゲルハンス細胞であるということが判明し，1987 年にランゲルハンス細胞組織球症（LCH）という病名が確立した．Hand-Schuller-Christian 病あるいは histiocytosis X という病名は，ある程度の経験を有する脳神経外科医にとって，下垂体後葉腫瘍，リンパ球性下垂体炎，あるいは神経下垂体部胚細胞腫との鑑別でお馴染みの疾患である．

■ WHO 脳腫瘍分類第5版の定義と概略

中枢神経系（髄膜を含む）のランゲルハンス細胞組織球症は，ランゲルハンス細胞のクローン性増殖であり，多彩な症状を示す．病理学的には他の部位に発生症例と相違はない．CNS WHO grade は明記されていない．

小児に多く，15 歳未満児おける LCH の年間発生率は 100 万人あたり約 5 〜 9 人，15 歳以上者は 100 万人あたり 1 人程度とされる．小児が 85% 前後を占める計算になる．家族性 LCH の稀な症例が報告されているが，これまでに遺伝的素因は確認されていない．

■ 疾患の概要

病態生物学：Langerhans cell（ランゲルハンス細胞）は骨髄にて産生され生体防御の

役割を担っている．何らかの理由で骨，皮膚，リンパ節，脳などに異常に集族し，その際，生態防御反応の一環として集まってきたリンパ球，好酸球，マクロファージ，破骨細胞様多核巨細胞などとともに腫瘤を形成したのがLCHの本態である．これら集族した細胞は互いに刺激し合って高度の炎症が生じ，その部の組織は破壊され，様々な症状を生じさせる．

病巣の病理組織学的所見は，ランゲルハンス細胞の他にリンパ球，好酸球，形質細胞，xantoma細胞などの浸潤像である．ランゲルハンス細胞は核膜がくびれている楕円形核と淡明で広い細胞質をもち，免疫染色ではS-100，CD1a，vimentin，CD207が陽性になる．

2010年，本疾患のほぼ半数で*BRAF*遺伝子変異（BRAF V600E）が観察[1,2]され，その後*BRAF*遺伝子変異のない症例で*MAP2K1*遺伝子変異が確認された．この遺伝子変異は*BRAF*遺伝子変異と相互排他的に発現しており，LCHの発生に発がん性MAPKシグナル伝達経路が関連していることが示唆された[3]．これらの遺伝子異常所見は，LCHは“がん”細胞に似た状態であることが明らかである．しかしLCH細胞では遺伝子変異はただ一つだけであること，また，自然消退があることより，LCHは“炎症性腫瘍病変”として捉えるとの考えが支配的である．現在，BRAF阻害薬およびMEK阻害薬療法の開発が行われている．

臨床病態：一つの臓器に限局した単独臓器型（Single-system型：SS型）と，複数臓器をおかす多臓器型（Multi-system型：MS型）に分類される．単一臓器型の場合ほとんどは骨病変で，皮膚やリンパ節に病変がみられる例も少数ある．多臓器型の場合，皮膚と骨病変の頻度が高く，肝，脾，肺，胸腺，骨髄など様々な臓器にも病変が存在する．LCHの病変が，肝臓・脾臓または造血器（貧血，白血球数減少あるいは血小板減少）にある場合死亡率が高いため，この3つをリスク臓器と呼んでいる．単一臓器型や前記リスク臓器に病変がない場合，本症が直接死因となる確率はほぼ0%である．

■脳神経外科領域病変

Prayerら[4]はLCH患者163人の脳MRIを健常対照者55名と比較検証を行っている．LCH患者では，頭蓋顔面または頭蓋骨の骨病変が56%に，髄膜病変が29%に，脈絡膜叢病変が6%に認められた．視床下部－下垂体領域では，50%に視床下部肥厚，10%に顕著な視床下部腫瘤病変，29%に視床下部萎縮がみられた．松果体は28%に嚢胞様の外観を呈し，松果体腫大（10 mm以上）は14%に認めている．健常対照者との有意な相違（P<.001）は，非特異的な副鼻腔－副鼻腔または乳様突起の開大（LCH 55% vs 対照者20%）とVirchow-Robin空隙（70% vs 27%）であった．白質脳症様所見は36%に，血管分布の増強病変は5%観察されている．神経変性病

変（後述）を示唆する灰白質の変化は，40%に小脳歯状核に，26%にテント上基底核に，そして大脳萎縮は8%にみられている．結論として，LCH患者のMRI所見の特徴は，①頭蓋顔面骨および頭蓋底の病変，②視床下部－下垂体領域，髄膜，脳室周囲臓器の異常陰影，③白質と灰白質の変性所見，および④大脳萎縮，としている．

1）頭蓋骨病変：皮膚表面からは膨隆を触知するが，骨破壊性病変のため頭部単純レントゲン像では頭蓋骨に穴があいたような“抜き打ち像（punched out lesion）”と呼ばれる頭蓋骨欠損像として描出される．頭部3DCTでは，頭蓋骨外板と内板でずれがある所見（beveled edge）が観察される．

2）トルコ鞍上～視床下部病変：尿崩症や下垂体機能不全をきたす．下垂体後葉腫瘍，リンパ球性下垂体炎，あるいは神経下垂体部胚細胞腫との鑑別が必要である．

3）神経変性中枢性病変（neurodegenerative CNS disease in LCH）：発症から数年以上経過し初期病変が消失した時期に，小脳失調や高次脳機能障害が非可逆的に進行する中枢神経変性症（neurodegeneration，ND）が出現することが少なくない．Wnorowskiら（2008）[5]らの報告では，LCH全体の約50%で放射線学的に中枢神経変性病変（小脳歯状核または大脳基底核の両側対称性病変；T1/T2WIおよびFLAIRで高信号）を認め，そのうちの半数（全体の25%）で経過中に明らかな神経症状が認められている．神経症状は，意図振戦，小脳失調，構音障害，運動障害，集中力障害，精神運動遅延，重度の頭痛，および精神病LCH診断からMRI異常所見まで中央値3年，そこから臨床診断まで6年である．Héritierら[6]はフランスの小児LCH登録センターでのLCH患者1,897人の登録資料を分析し，36人（1.9%）が本症であり，10年累積罹患率4.1%を算出している．本症発症患者は非発症者と比較して下垂体，皮膚，頭蓋底/眼窩骨病変の頻度が高く（各々，86.1% vs 12.2%，75.0% vs 34.2%，63.9% vs 28.4%）．また，これらの部位に病巣を有するLCH患者（有リスク患者）の10年発症リスクは7～8%に対し，これらの部位に病変をもたない患者では0%であったとしている．加えて有リスク患者群の中でも，*BRAF*V600E遺伝子変異があれば10年発症リスクは33.1%に上昇（非変異群2.9%）していた（p=0.002）．

文献

1） Badalian-Very G, Vergilio JA, Degar BA, et al.: Recurrent BRAF mutations in Langerhans cell histiocytosis. Blood 116: 1919-1923, 2010

2） Sahm F, Capper D, Preusser M, et al.: BRAFV600E mutant protein is expressed in cells of variable maturation in Langerhans cell histiocytosis. Blood 120: e28-34, 2012

3） Brown NA, Furtado LV, Betz BL, et al.: High prevalence of somatic MAP2K1 mutations in BRAF V600E-negative Langerhans cell histiocytosis. Blood 124: 1655-1658, 2014

4） Prayer D, Grois N, Prosch H, et al.: MR imaging presentation of intracranial disease associated with

Langerhans cell histiocytosis. AJNR Am J Neuroradiol 25: 880-891, 2004
5）Wnorowski M, Prosch H, Prayer D, et al.: Pattern and course of neurodegeneration in Langerhans cell histiocytosis. J Pediatr 153: 127-132, 2008
6）Héritier S, Barkaoui MA, Miron J, et al.: Incidence and risk factors for clinical neurodegenerative Langerhans cell histiocytosis: a longitudinal cohort study. Br J Haematol 183: 608-617, 2018

2 Erdheim-Chester disease エルドハイム・チェスター病

■ WHO 脳腫瘍分類第5版の定義

病巣内には，脂質を含む泡沫状の組織球が増殖し，Touton 型巨細胞やリンパ球などを伴う．約半数に *BRAF* V600E 変異が観察される．CNS WHO grade は明記されていない．

■ 病態

非ランゲルハンス細胞系の組織球細胞が異常増殖をきたし，骨，中枢神経系，心血管系，肺，腎臓，皮膚などを中心に全身に浸潤して様々な症状を呈する．年齢層は主に 40 ～ 70 歳代で，男性に多く，ランゲルハンス細胞組織球症との合併症例が約 10% 程度に認められる．

症状は極めて多岐にわたるが，腫瘍発生部位の局所症状の他に，全身症状としては発熱，倦怠感，体重減少，寝汗などがある．組織球細胞が浸潤した臓器によって非常に様々な合併症を呈するが，主に影響を受けるのは骨格系，後腹膜，眼窩，心血管系，呼吸器，神経系，内分泌系などである．骨合併症としては骨膜炎，骨融解などが，後腹膜への浸潤としては尿路閉塞や水腎症，腎血管閉塞による腎血管性高血圧，腎不全などがあげられる．心血管系としては，心筋梗塞や心膜炎，心タンポナーデなどを引き起こす．呼吸器系へ浸潤すると肺線維症による拘束性換気障害，拡散障害などが出現する．後述のように頭蓋内では視床下部－下垂体柄に発生することが多く，下垂体機能低下症や性腺機能障害の原因となる

■ 脳神経外科領域病変

頭蓋内には ECD 患者の約 40% に発生し，早期死亡の原因となっている．Parks ら[1]は 53 例を分析している．診断年齢中央値は 55 歳で男性に多い（62%）．発生部位はテント上実質内 21 例，テント下実質内 17 例，眼窩内 13 例，および硬膜発生 6 例である．テント上では 17 例（評価可能症例の 43%）が視床下部－下垂体柄に発生しており，下垂体柄腫大 16 例，視床下部狩猟 1 例であった．本腫瘍の特異的な発生部位

の可能性がある．

眼窩後軟部組織に発生すると眼球突出（しばしば両側性）を発症し上顎洞と蝶形骨洞へ浸潤することが多い．

文献

1）　Parks NE, Goyal G, Go RS, et al.: Neuroradiologic manifestations of Erdheim-Chester disease. Neurol Clin Pract 8: 15-20, 2018

3　Rosai-Dorfman disease（RDD）ロザイ・ドルフマン病

■ WHO 脳腫瘍分類第5版の定義と概略

中枢神経系（髄膜も含む）のロザイ・ドルフマン病（RDD）は，S-100 タンパク陽性大型組織球のクローン性増殖を示す疾患である．神経系外発生症例と病理学的な相違はない．

CNS WHO grade は明記されていない．

1969 年に Rosai と Dorfman により「巨大リンパ節腫脹を伴う組織球症」として報告され非腫瘍性組織球増殖性疾患で，リンパ節で組織球が過剰に産生している．発症年齢は 0 ～ 74 歳（平均 20.6 歳）と幅広く，男女比は 6：4 とやや男性に多い．

典型例では，発熱，体重減少，寝汗を伴う両側性の巨大な無痛性頚部リンパ節腫脹を呈する．約 43% の症例は結節外病変を合併する．部位は，皮膚（10%），鼻腔（11%），骨（5%～ 10%），眼窩組織（11%）および中枢神経系（5%，主に硬膜）である．中枢神経系病変は髄膜腫類似の腫瘤を形成する．

ゲノム異常として，KRAS，MAP2K1，NRAS，ARAF，CSF1R 遺伝子の変異が確認されている．BRAFV600E 変異が発現した症例報告もある．

■ 脳神経外科領域病変

髄膜付着する腫瘤を形成する．髄膜腫との鑑別は時に困難である．Yang ら [1] は文献報告 219 例を分析している．男性 143 例（65%）で，単発 180 例（82%），多発 39 例（18%）である．頭蓋内硬膜発生 174 例（79%），脊髄硬膜 12%，両者に発生 9% と記している．

文献

1）　Yang X, Liu J, Ren Y, et al.: Isolated intracranial Rosai-Dorfman disease mimicking petroclival meningioma in a child: Case report and review of the literature. Medicine（Baltimore）96: e8754, 2017

4 Juvenile Xanthogranuloma 若年性黄色肉芽腫

■ WHO 脳腫瘍分類第5版の定義と概略

泡沫状の細胞質を有する組織球が小児の皮膚に増殖する非ランゲルハンス細胞組織球症である．しばしば Touton 型多核巨細胞が出現する．髄膜を含む中枢神経系にも発生する．CNS WHO grade は明記されていない．

典型的には幼児期の疾患で，生後 2 年以内に頭部，頚部または体幹上部に，単発性の，赤味または黄色味を帯びた皮膚丘疹または結節として診断される．皮外型や全身型は極めて稀である．

■ 脳神経外科領域病変

Serrallach ら[1] は 14 例分析を行っている．全例脳実質内発生であり，大脳，小脳，脳幹など脳実質のあらゆる部位に発生していた．多発（全例 2 ヵ所以上）9 例，単発 5 例である．治療内容と予後の情報は得られていない．

Chalard ら[2] の 11 例では脳実質発生は 2 例で，他の 9 例は頭皮および顔面皮膚，頭蓋骨，眼窩内，などである．

文献

1) Serrallach BL, Kralik SF, Tran BH, et al.: Neuroimaging in pediatric patients with juvenile xanthogranuloma of the CNS. AJNR Am J Neuroradiol 43: 1667-1673, 2022
2) Chalard F, Nguyen T, Morel B, et al.: Juvenile xanthogranuloma of the head and neck: imaging findings in 11 cases. Pediatr Hematol Oncol 46: e368-e380, 2024

5 Histiocytic sarcoma 組織球肉腫

■ WHO 脳腫瘍分類第5版の定義と概略

腫瘍細胞は組織球の形態学的および免疫表現型の特徴を示すが，分化の徴を欠く悪性腫瘍である．腫瘍細胞は多形性を示し，核分裂像が見られる．多核巨細胞も出現する．CNS WHO grade は明記されていない．

■ 病態

組織球肉腫（HS）はリンパ節，腸管，皮膚，軟部組織に好発する稀な悪性腫瘍である．頭蓋内の報告は散見されるのみである．頭蓋内病変の症例の予後は極めて不良

10

で6ヵ月前後で死亡するとの報告が多い.

■脳神経外科領域病変

May ら[1] は31報告症例を分析している.男性17例女性14例で年齢中央値は45歳である.15歳以下の小児は5例にすぎない.髄膜に限局していたのは3例のみで,他の28例は脳実質内発生である.19例が死亡しており,そのうちの18例は1年以内,11例は術後6ヵ月以内の死亡である.

文献

1) May JM, Waddle MR, Miller DH, et al.: Primary histiocytic sarcoma of the central nervous system: a case report with platelet derived growth factor receptor mutation and PD-L1/PD-L2 expression and literature review. Radiat Oncol 13: 167, 2018

第11章

Meningioma
髄膜腫

1 総論・基本事項・病理

くも膜およびくも膜顆粒の表層細胞（arachnoid cap cell, meningothelial cell）より発生する組織学的良性腫瘍で，髄膜のある部位ではどこからでも発生し得る[1]．臨床的悪性度によりWHO grade 1，2，および3の3群に分けられる．通常，くも膜外層のarachnoid cap cellは1層だが，arachnoid villi，あるいはarachnoid（Pacchionian）granulation部においては密集して8～10層となり，時に石灰化，whorl形成，硝子化などが観察され，meningothelial meningiomaと類似の組織像を示す．直下のfibroblastを含む疎な基質と明確な境界なしに移行する．髄液を血中へ排出するため，villiあるいはgranulationはdural sinus内に突出する．また，arachnoid cap cell clusterはchoroid plexusの基質内部にも観察される（特に側脳室後角部に多い）．これらのarachnoid cap cellの局在より，meningiomaがsagittal sinusあるいは側脳室に発生することが理解できる．

■WHO脳腫瘍分類第5版の定義

髄膜を構成するくも膜（arachnoid mater）のmeningothelial cellより発生する腫瘍群で，CNS WHO grade 1，2あるいは3に分布する．

Subtypesとして，以下の15型が登録されている．

① meningothelial meningioma（以下，meningiomaは省略），② fibrous,
③ transitional，④ psammomatous，⑤ angiomatous，⑥ microcystic，⑦ secretory,
⑧ lymphocyte-rich，⑨ metaplastic，⑩ atypical，⑪ chordoid，⑫ clear cell,
⑬ rhabdoid，⑭ papillary，⑮ anaplastic（malignant）
（WHO grade 1：①～⑨，grade 2：⑩～⑫，grade 3：⑬～⑮）

■基本事項（表11-1, 図11-1, 図11-2, 図11-3）

- **頻度**：脳腫瘍全国集計（2005～2008）には3,973例（全脳腫瘍の23.8%）が登録され，そのうちWHO grade 1が3,649例（91.8%），2が262例（6.6%），3が62例（1.6%）である．米国SEER統計[2]も，各gradeの割合として94.3%，4.2%，1.5%と同様の数字を算出している．おおざっぱにいえば，93%，5%，2%であろうか．
- **年齢**：成人の腫瘍で50～74歳に好発する（67%）．中央値は60歳前後になる．年齢層を40～79歳まで拡大すると88%が入る．逆に，40歳未満は10%強となり，小児期（15歳未満）は5年間でわずかに23例（0.6%）にすぎない．高齢者といわれる70歳以上は23%になる．

SEER統計[2]の51,065例より年齢調整罹患率（age adjusted incidence rate）で

表11-1 脳腫瘍全国集計(2005 ～ 2008, 髄膜腫 3,973 例)での組織型別頻度

WHO grade 1 (3,649 例, 91.8%)			WHO grade 2 (262 例, 6.6%)		
組織型(症例数)	髄膜腫中頻度	腫瘍内女性比	組織型(症例数)	髄膜腫中頻度	腫瘍内女性比
meningothelial (1,272)	32.0%	71%	atypical (237)	5.9%	51%
fibrous (404)	10.2%	80%	clear cell (8)	0.2%	50%
transitional (548)	13.8%	72%	chordoid (17)	0.4%	41%
psammomatous (76)	1.9%	88%	WHO grade 2 全体		50%
angiomatous (111)	2.8%	54%	WHO grade 3 (62 例, 1.6%)		
microcystic (42)	1.1%	52%	anaplastic (48)	1.2%	44%
secretory (26)	0.7%	69%	rhabdoid (5)	0.1%	100%
lymphocyte-rich (6)	0.2%	33%	papillary (9)	0.2%	33%
metaplastic (2)	0.1%	100%	WHO grade 3 全体		47%
meningioma* (1,162)	29.2%	72%			
WHO grade 1 全体		71.9%	WHO grade 2/3 全体		49.6%
全髄膜腫 3,973 例					70.1%

* 組織診断が明記されていない登録症例. 確率的に grade 1 が 95% 以上と考える.

図11-1 Grade I meningioma の年齢分布(実線：男性, 破線：女性)

日本脳腫瘍全国集計調査報告 2014

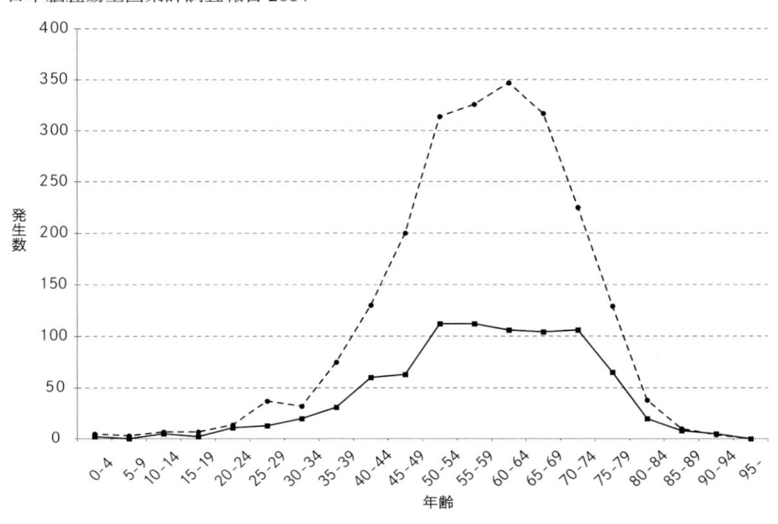

も, 20 歳以下では人口 10 万人につき 1 年間に 0.14 人の発症だが, 55 ～ 64 歳では 14.63 人, 65 歳以上では 41.05 人と年齢を重ねる毎に増加している.

- **性差**：女性に多く (2,784 例, 70%) 男性 (1,188 例, 30%) の 2.3 倍にあたる.

図11-2　Grade II meningiomaの年齢分布(実線：男性，破線：女性)
日本脳腫瘍全国集計調査報告 2014

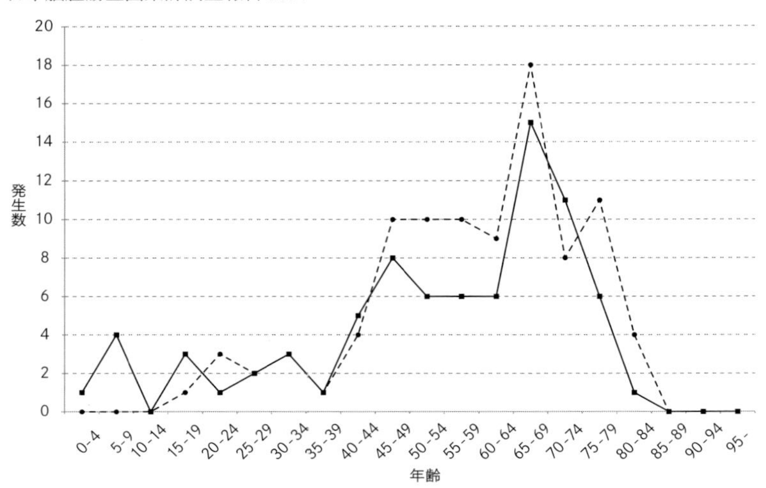

図11-3　Grade III meningiomaの年齢分布(実線：男性，破線：女性)
日本脳腫瘍全国集計調査報告 2014

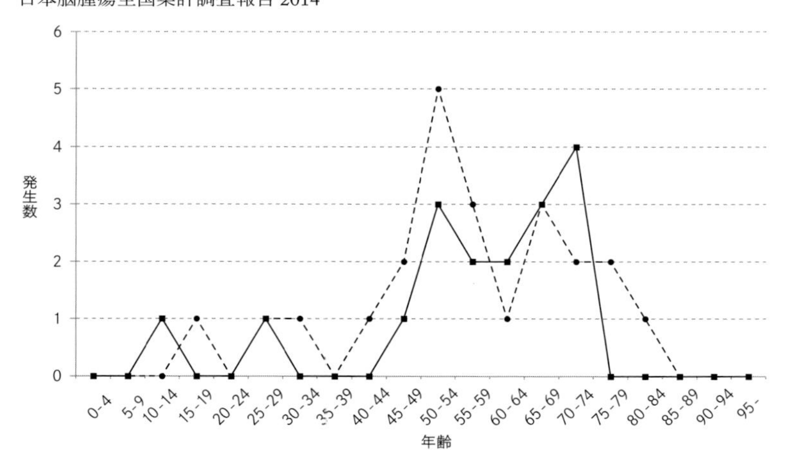

SEER統計[2]でも女性は男性の2.7倍と記載されている．WHO gradeが上がるにつれて男性比率が高くなり，grade 3腫瘍では男女比はほぼ同数，あるいは男性がやや上回る．

- **部位**(表11-1)：円蓋部(24%)，傍矢状洞部(11%)，蝶形骨縁(11%)，大脳鎌(10%)の順に多い．諸家の報告もほぼ同様である．テント上に約80%が発生する．

- **多発腫瘍**：脳腫瘍全国集計では96.6%が単発腫瘍で，多発腫瘍は130例（全例中の3.4%）である．多発性腫瘍頻度はWHO grade 1腫瘍の3.3%，2腫瘍の2.3%，3腫瘍の8.1%を占め，grade 3腫瘍に多い傾向がある．

Toronto Western Hospitalの133例のまとめ[3]では，女性が78%でmeningioma一般の女性比率（65%前後）より有意に多い（諸家の報告も同様）．WHO grade 3腫瘍が4%（grade 1腫瘍78%，2腫瘍18%）を占め，やはり一般のgrade 3腫瘍2%前後より多い．腫瘍数は2個が45%，3個が33%で合わせて74%である．

Erson-Omayら[4]は6例のゲノム分析を行い，5例が単一細胞由来（monoclonal growth）だが1例の2個の腫瘍は異なるゲノム背景をもつindependent growthとしている．また，染色体22番の欠失とNF2遺伝子変異を基盤とする5個の多発性腫瘍の一つが*SMARCB1*遺伝子変異を示した例をあげ，monoclonal多発腫瘍でも多発発育の過程で腫瘍内heterogeneityを獲得することを強調している．Shengら[5]は2個の腫瘍のうち，1個は*SMARCB1*遺伝子変異を伴う*NF2*遺伝子変異腫瘍，もう一方は，1つの腫瘍の中では相互排他的に発現しない*TRAF7*遺伝子と*KLF4*遺伝子変異を示した症例を報告している．これらの報告は，多発性腫瘍の個々の腫瘍に対して個別の治療戦略が必要であることを示唆している．

■病理

今回の第5版では，組織学的所見により15型のsubtypeを登録している．各組織型の頻度では，meningotheliallとtransitional meningiomaが最も多く，両者を合わせて60～80%を占める（表11-1）．

肉眼的には腫瘍は硬膜に付着し，軟膜に保護された脳表との境界は鮮明なはずである．しかし，腫瘍が直径2 cmを超すと腫瘍が接する脳表軟膜は破壊され，脳皮質は直接腫瘍に圧排され損傷・壊死に陥り，腫瘍－脳境界は鋭利ではなくなり判然としなくなる．腫瘍の色調は暗赤色で表面は平滑，あるいは大小の結節状隆起を示す．硬さはゴム様硬（elastic hard）と表現されることが多い．多くは球状（直径中央値3 cm）あるいは半球状に発育するが，時に皿状（en plaqueまたはcarpet-likeと表現）増大を示すものもある．

免疫組織学的にarachnoid cap cellはvimentinとEMA（epithelial membrane antigen）に陽性である．したがって，meningiomaでも両者が高率に陽性となる．

CNS WHO grading：基本的にはgrade1腫瘍であるが，組織型と臨床経過によってgrade2あるいは3と定められたものがある．Chordoid meningiomaとclear cell meningiomaは再発率が高いためgrade 2，rhabdoid meningiomaとpapillary meningiomaは悪性経過をたどるためgrade 3と規定されている．また，腫瘍名からうかがえるように，atypical meningiomaはgrade 2，anaplastic meningiomaはgrade 3である．なお，

grade 1 腫瘍でも，下記の細胞形態所見があれば grade 2 あるいは 3 と診断する．

grade 2：以下のいずれかの所見がある．
- 核分裂像が 4 ～ 19 個（HPF* 10 視野）
- 明らかな脳実質内浸潤
- 5 項目のうちの 3 項目以上
  ①細胞密度が高い　②核 / 細胞質似の高い小型腫瘍細胞　③明瞭な核小体
  ④シート状発育　⑤壊死巣

grade 3：以下のいずれかの所見がある
- 核分裂像 20 個以上（HPF 10 視野）
- 明らかな anaplasia 所見（sarcoma 様，carcinoma 様，melanoma 様）
- *TERT* promoter 変異
- *CDKN2A* あるいは *CDKN2B* 遺伝子の homozygous deletion（ホモ接合型欠失）

＊ HPF（高倍率検鏡）：通常対物レンズ 40 倍，接眼レンズ 10 倍（＝400 倍）

以下に各組織型の特徴を記す．脳腫瘍全国集計（2005 ～ 2008）における頻度を表 11-1 にまとめた．なお，meningioma のゲノム異常は次項にまとめて記載する．各腫瘍型に記すゲノム異常は，その腫瘍に特徴的なものである．

1. WHO grade 1 腫瘍（9 腫瘍）

1) Meningothelial meningioma（syncytial meningioma と呼ばれたこともある）（髄膜皮性髄膜腫）

紡錐～多角形細胞が髄膜皮細胞の集団に似た胞巣状の構造を作りつつ密に増殖する．核内空胞（intranuclear-vacuole）は特徴的な所見の一つである．“syncytial 合胞性”の語は，光顕にて細胞間境界が不明であたかも数個の細胞が合体融合しているかのような外観を呈するためにつけられた形容詞であるが，電顕観察では明瞭に個々の細胞膜は識別される．ただし，細胞膜同士が極めて複雑なジグソーパズル様の interdigitation を作りながら接するために，光顕観察では“合胞性”にみえる．whorl 形成も特徴の一つである．腫瘍細胞（あるいは正常の arachnoid cell）が自らを包みこむように渦巻き状となる中心性（求心性）構造で，その中心部は腫瘍細胞である場合や，血管あるいは膠原線維であることもある．石灰化，硝子化あるいはアミロイド沈着がしばしば観察される．Whorl 全体が石灰化した場合を psammoma body と呼ぶ．meningioma の最も基本的な型で，全体の 40 ～ 50%，後述の transitional type を加えると両者で全体の 60 ～ 80% を占める（表 11-1）．

最も多い subtype だが *NF2* 遺伝子変異は少なく，同遺伝子関連の染色体 22q の欠失も少ない．多いのは，“非 NF2 遺伝子群”と呼ばれる *AKT1* 遺伝子，*TRAF7* 遺伝子，

SMO 遺伝子，*PIK3A* 遺伝子変異であり，*NF2* 遺伝子変異と相互排他的に発現する．DNA メチル化パターンは secretary meningioma に似る．これらのゲノム特徴のある meningioma は他の subtype より頭蓋底に発生しやすい．

2）Fibrous meningioma（線維性髄膜腫）

細長い短紡錐性の fibroblast（線維芽細胞）様の細胞が双極性の細胞突起を伸ばし，平行に波打つように増殖する．花むしろ状に配列することもある．膠原線維の形成はなく真の fibroblast とはいえない．電顕観察でも meningothelial cell の特徴がみられることがほとんどで，病理学者によっては meningothelial meningioma with greatly elongated cell forms としている．時に，細胞間に豊富に膠原線維を認める場合もあり，この場合のみ fibroblastic meningioma と呼ぶべきとの主張もある．石灰沈着はしばしば見られるが，whorl 形成や psammoma body は少ない．

染色体 22q の欠失と *NF2* 遺伝子変異が多い．この所見と DNA メチル化所見は transitional および psammomatous meningioma と類似し円蓋部（convexity）に発育することが多い．

3）Transitional meningioma（移行性髄膜腫）

Meningothelial meningioma に次いで多い．光顕的に，epithelial meningothelial area と elongated spindle cell area（fibroblastic）との共存を観察する場合に上記の診断となる．毛細血管を中心（核）とする whorl 形成をしばしば観察する．Whorl の一部は石灰沈着を伴い砂粒体となる．染色体 22q の欠失と *NF2* 遺伝子変異が多い．

4）Psammomatous meningioma（砂粒腫性髄膜腫）

Psammoma body（whorl の石灰化したもの）が全面に観察される場合につけられる．多数の psammoma body の共存は腫瘍全体の緩徐な発育を示し，このタイプよりの悪性化は極めて稀である．どの部の meningioma にもこのタイプはあるが，特に脊髄の meningioma に多い．染色体 22q の欠失と *NF2* 遺伝子変異が多い．

5）Angiomatous meningioma（血管腫性髄膜腫）

Cushing & Eisenhardt の時代より多くの議論の対象となった腫瘍である．豊富な血管は腫瘍性増殖なのか反応性増殖なのか？　hemangioblastoma あるいは hemangiopericytoma 類似の組織像を示すものは，それらの腫瘍がたまたま硬膜と付着し meningioma と同様の外観を示しただけのものか，あるいは，meningioma の変容なのか？　などである．

現在大方の一致するところでは，meningothelial meningioma の中の大部分に極めて豊富な血管増生を観察した場合に angiomatous meningioma と名づける．angioblastic なる形容詞は現在（WHO 分類）は用いられない．画像上の特徴として，secretary meningioma や microcytic meningioma と同じく，腫瘍周囲浮腫が強い．

染色体 5 番の増幅（gain）が特徴（Sahm 分類の MC-ben 3 に相当，後述）であり，

microcystic および metaplastic meningioma も同様所見がある．

6）Microcystic meningioma（微小嚢胞性髄膜腫）

文字通り大小の microcyst が細胞間に多数共存し，細胞は cyst を囲むように細長い突起を伸ばしてクモの巣状の網目構造を作っている．whorl や psammoma body はほとんどみられない．嚢胞腔内部には組織液を含み，好酸性の硝子滴が見られることもある．腫瘍間質には硝子化を伴う血管がよく発達する．染色体 5 の増幅（gain）が特徴である．

7）Secretory meningioma（分泌性髄膜腫）

Meningothelial あるいは transitional cell を基本とし，一部に上皮様の分化を示す．細胞質内に腔が形成され，PAS 陽性の pseudopsammomoa body と呼ばれる好酸性の分泌物が見られる．

KLF4 遺伝子と *TRAF7* 遺伝子双方の変異が観察される．*KLF4* 遺伝子変異のみの症例も少数だが報告されている．

8）Lymphoplasmacyte-rich meningioma（リンパ球・形質細胞に富む髄膜腫）

稀な subtype である．通常の meningioma 内にリンパ球と形質細胞が高度に浸潤し，腫瘍細胞は目立たない．リンパ濾胞や形質細胞内 Russell 小体が観察される．

稀少髄膜腫であり，かつ腫瘍細胞数が少ないためかまとまった遺伝子検索報告はない．

9）Metaplastic meningioma（化生性髄膜腫）

Meningioma はほかの間葉系組織への metaplasia（化生）を示す．Lipoblastic，xanthomatous，myxoid，chondromatous，などと表現される．これらは部分像として種々の間葉系組織を含み，その量によって osseous（骨形成性），cartilaginous（軟骨形成性），lipomatous（脂肪腫性），myxoid（類粘液性），xanthomatous（黄色腫性）meningioma と呼ばれることがあるが，これらの腫瘍名は CNS WHO 5 に登録されていない．

染色体 5 の増幅（gain）が特徴である．

2. WHO grade 2 腫瘍（3 腫瘍）

1）Atypical meningioma（異型性髄膜腫）

核分裂像を強拡大 10 視野あたり 4 〜 9 個あり，組織学的に脳内浸潤を認め，さらに次の 5 項目のうち 3 項目以上の所見を認めるもの：細胞密度の増加，核細胞質比（N/C 比）の高い小型腫瘍細胞，明瞭な核小体，シート状（pattern-less）の増殖様式，地図状壊死，と定義されている．

TERT promoter 変異，*CDKN2A* 遺伝子あるいは *CDKN2B* 遺伝子のホモ欠失が見られる．10 〜 20%では H3K27me3（トリメチル化）の消失（☞ 558 頁）も観察されている．

2）Chordoid meningioma（脊索腫様髄膜腫）

Chordoma に似た好酸性の，時には細胞内空胞を含む細胞が小葉構造を作りつつ髄膜腫内に増殖する．細胞間に mucin 陽性の好酸塩基性粘液様物質を観察する．空胞を含むことが多い．

3）Clear cell meningioma（明細胞髄膜腫）

特定の構造（配列）を示さない多角形細胞の密な増殖を示す．細胞質は明るく pas 陽性である．Whorl あるいは psammoma body はみられない．間質には球状あるいは柱中の膠原線維束が豊富である．小児や若年成人の小脳橋角部，馬尾に好発する．

SMARCE1 遺伝子変異がしばしば観察される．

3. WHO grade 3 腫瘍（3 腫瘍）

1）Anaplastic（malignant）meningioma（退形成性髄膜腫）

明らかな細胞学的悪性所見（癌腫，肉腫，メラノーマに匹敵する所見）が明瞭で，核分裂像の増加（10 / HPF 以上）に加えて Ki-67 指数が 20% 以上を伴う最も異型度が高いものと定義されている．報告例によっては atypical meningioma との区別はしばしば曖昧であり，治療成績の整理には両者をまとめて“malignant”とすることが多い．

TERT promoter 変異，*CDKN2A* あるいは *CDKN2B* のホモ欠失が観察される．また，ヒストン H3 K27me3（トリメチル化）も認められる．

2）Rhabdoid meningioma（ラブドイド髄膜腫）

異型性の強い髄膜腫内にラブドイド細胞のシート状増殖部を認める．ラブドイド細胞は，類円形で好酸性の細胞質と核小体の明瞭な偏心性の核を有している．細胞質に小球状の繊維状ないし硝子様の封入体様構造（vimentin 強陽性）を認めることが特徴的である．しばしば分裂像が観察される．

BAP1 遺伝子変異あるいは欠失も観察されている．

3）Papillary meningioma（乳頭状髄膜腫）

血管周囲に腫瘍細胞が乳頭状に配列する．非上皮性腫瘍での乳頭状構造は奇異な感を受けるが，meningioma と同じ間葉組織由来の mesothelioma, synovial sarcoma, rhabdomyosarcoma などでは時に観察される．全体が papillary pattern で占められることは少なく，通常は meningothelial meningioma や angiomatous meningioma の一部に papillary pattern が観察される場合が多い．

PBRM1 遺伝子の変異あるいは欠失が見られ，rhabdoid meningioma にも見られる *BAP1* 遺伝子変異あるいは欠失も観察されている．

2 Meningiomaのゲノム異常

■総論

今回のWHO 2022改訂では，meningiomaは1つの腫瘍型として規定されている．しかし，oligodendrogliomaの*IDH 1/2*遺伝子変異および染色体1p/19q共欠失のように，このゲノム異常があればmeningiomaと確診できるようなものは，まだ見つかっていない．

Meningiomaのゲノム異常として最も頻度が高い（40～60%）のは，22番染色体の欠失（loss）であり，次いで同じ部位にある*NF2*遺伝子の変異（非活性型突然変異による機能喪失）が続き，WHO gradeを問わず幅広く観察される．この2者は関連して生じる現象なのか，あるいは平行して作動する異なるプロセスなのかはまだわかっていない．染色体異常はほとんどの遺伝子変異よりも腫瘍発生進化の早い段階でおこると考えられているため，染色体22qの欠失に端を発した染色体の異常が細胞に異常をもたらし，*NF2*や別の遺伝子変異をひきおこすと考える研究者が多い[6]．

Meningiomaで観察される異常遺伝子[7]を表11-2に示す．また，ドイツがん研究所の臨床部門を担うHeidelberg大学病理からのDNAメチル化分析に基づいたSahmら[8]分類を表11-3に示す．最近の発表論文の多くがこの分類（MC分類，Molecular

表11-2　Meningiomaに発現する代表的遺伝子とその異常出現頻度

	出現頻度	備考
NF2	45%	
SAMRCB1	6%	
TRAF7	20～30%	
AKT1	10～15%	PI3K伝達経路
KLF4	6～10%	
SMO	6%	Hedgehog伝達経路
PIK3CA	1～3%	PI3K伝達経路
SUFU	6%	Hedgehog伝達経路
PRKAR1A		
POLR2A	6%	
CDKN2A/B	5%	
BAP1	稀	rhabdoid meningioma
SAMRCE1	稀	clear cell meningioma
TERT promotor		WHO grade 2/3 meningioma

Mawrinら[7] Table 1改変

表11-3 DNA メチル化状況による分類(MC: methylation classification)

Sahm ら[8] Figure 6 を改変

	MC ben-1 (n=112)	MC ben-2 (n=118)	MC ben-3 (n=73)	MC int-A (n=105)	MC int-B (n=47)	MC mal (n=4)
10y PFS	80% 前後	80% 前後	80% 前後	45% 前後	40% 前後	5y PFS ほぼ 0%
22q loss	95%	なし	‹50%	84%	89%	80%
染色体不安定性	22q 除きなし	なし	あり, 5p 増幅	強い, loss:1p (70%)	強い, 1oss:1q, 10, 各 89%	強い
NF2 変異	63%	＜10%	＜50%	84%	89%	80%
TRAF 変異	稀	49%	少数	稀	稀	なし
AKT1 変異	なし	33%	少数	稀	なし	なし
KLF4 変異	なし	20%	少数	なし	なし	なし
TERT 変異	なし	なし	なし	＜10%	＜10%	＜10%
他遺伝子変異	なし	SMO 7%	なし	*PIK3CA* 少数	*SUFU* 5%	*CDKN2A* 70%, *SUFU* 6%
該当腫瘍	fibroblastic tansitional atypical	secretary transitional meningothelial	angiomatous transitional atypical	fibroblastic transitional atypical	atypical anaplastic	anaplastic

ben: benign, int: intermittent, mal: malignant

非分析対象腫瘍(稀少)：microcystic, psammomatous, metaplastic, chordoid, clear cell meningioma

コメント：

- WHO grade 1 腫瘍の少数が, MC int-A,B, および MC mal に相当
- atypical meningioma (grade 2) は, かなりの部分が MC ben-1 が妥当
- rhabdoid meningioma と papillary meningioma は MC mal に該当せず, MC int A あるいは MC ben に相当
- anaplastic meningioma (grade 3) は, MC mal と MC ben に二分

Classification) に言及している. これ以外にも, Patel ら[9] の分類と Lee ら[10] の分類も発表されている.

本腫瘍のゲノム異常による分類は大別して3群に分けられる (表11-4). 1と2は, WHO grade 1 腫瘍における *NF2* 遺伝子変異群と, 非 NF2 群遺伝子変異群で, 両群は相互排他的に発現する. この非 NF2 群の遺伝子異常は概ね grade 1 腫瘍のみに観察され, grade 2/3 腫瘍では発現しない. 3つめは grade 2/3 腫瘍のゲノム異常で, 22番染色体の欠失 (loss) が 85% に上がり, それにつれて *NF2* 遺伝子変異率も 50% を超え, 染色体コピー数の異常に加え, 悪性腫瘍に一般的に出現する *TERT* promotor 変異や *CDKN2A/B* 遺伝子欠失などが関わってくる.

NF2 遺伝子は, 22番染色体 (22q12.2) に存在する神経線維腫症2型 (neurofibromatosis type 2: NF2) の原因遺伝子である. NF2 患者のほぼ 45% に meningioma が発生することが知られている. 一方, meningioma 全体から見れば, NF2 患者は数%

表11-4 WHO grade 別の典型的ゲノム異常パターン

WHO grade	ゲノム異常パターン
1	下記の①, ②. ③のいずれか(互いに相互排他的) ① *NF2* 遺伝子変異＋染色体 22q 欠失 時に, *SMARCB1* あるいは *SMO* 遺伝子変異を伴う. ② *TRAF7* 遺伝子, *KLF4* 遺伝子, あるいは *AKT1* 遺伝子の変異が単独もしくは相互混在, あるいは *SMO, PIK3* 遺伝子変異を伴う. ただし, *TRAF7*＋*KLF4* 変異と *TRAF7*＋*AKT1* 変異は相互排他的 ③ *POLR2A* 遺伝子の単独変異
2, 3	染色体 22q 欠失率が 80% を超え, 1p 欠失を中心とした染色体コピー数の異常度が高くなり, *NF2* 遺伝子変異率も grade 1 腫瘍より高い(30 ～ 60%). TERT 遺伝子変異の参画が, 頻度は低いが特徴の一つ. (grade 1 腫瘍のようにパターン化は困難. 腫瘍別特徴として本文記載)

である．*NF2* 遺伝子欠失が生じると産生タンパクの merlin（moesin-ezrin-radixin-like protein）の不活性化が生じ，meningioma の発生全般に深く関与していると考えられている．Merlin は，シュワン細胞，髄膜，神経などに高発現しており，細胞増殖と抑制の制御や成長因子受容体により活性化される RAS/RAF/MEK/ERK pathway，Hippo や PI3K/Akt pathway などの活性の抑制にも関与している．

NF2 遺伝子変異腫瘍では，同じ染色体 22q に存在する *SMARCB1* 遺伝子（*INI1/hSNF5* とも呼ばれる）変異を伴うことが多い．この遺伝子はクロマチン再構成に関連した腫瘍抑制遺伝子であり，胎児性腫瘍の AT/RT での異常が知られている（☞ 343 頁）．また，遺伝性 schwannomatosis の原因遺伝子[11] でもあり，同疾患でも多発性の meningioma（大脳鎌に多い）が発生する．しかし，非 NF2 者の孤発性（sporadic）多発 meningioma 47 例の germline での遺伝子解析では 1 例も異常は検出されず，schwannomatosis を伴わない例での predisposing factor としての頻度は極めて稀であろうと推察されている[12]．Smith ら[13] は，同じ family に属する *SMARCE1* 遺伝子（17q21.2）が germ line で変異している 3 家系で脊髄に meningioma が多発していることを見出し，さらに頭蓋内 meningioma に検索の枠を拡げ，この遺伝子が変異しているのは全て clear cell meningioma であったと記している[14]．

WHO grade 1 meningioma で *NF2* 遺伝子変異のない腫瘍では，前記の“非 NF2 遺伝子群”の変異が観察される．それらは，腫瘍壊死因子（TNF）受容体関連因子である *TRAF7*（TNF receptor associated factor 7）遺伝子，転写因子の Kruppel ファミリーに属する *KLF4*（Kruppel like factor 4）遺伝子，*P13K* シグナル伝達経路に関わる *AKT1* あるいは *PIK3CA* 遺伝子，Hedgehog（HH）シグナル伝達経路（medulloblastoma に大きく関わる）に属する *SMO*，*SUFU*，*PRKAR1A* 遺伝子，および RNA ポリメラーゼⅡに関わる *POLR2A* 遺伝子などである．これらの非 NF2 群の遺伝子異常はほとんどがWHO grade 1腫瘍にのみ発現し，grade 2/3腫瘍では観察されない．また，*NF2*遺伝子変異のある腫瘍に発現することはない（相互排他的，mutually exclusive）．Berghoffら[15]は，*TRAF7*，*AKT1*，*KLF4*，*SMO*遺伝子変異の一つでも確認された症例の93%が，前記MC分類の“良性”群（表11-3，WHO grade 1相当）に入り，5年PFS（非増悪生存率）90%を報告している．

なお，同じHH群に属していても，*SMO*遺伝子変異はWHO grade 1腫瘍に，*SUHU*遺伝子変異はgrade 2/3腫瘍に発現する傾向がある．

■WHO grade 1腫瘍に特徴的なゲノム異常

Clarkら（2013）のgrade 1腫瘍197例の分析結果が明快である[16]．*NF2*遺伝子変異は80例（41%）で，その他は*TRAF7*遺伝子変異が68例（35%），*AKT1*遺伝子の単独変異35例（18%）で，3者で94%を占める．基盤となる染色体22q欠失は107例（54%）にすぎない．なお，68例の*TRAF7*遺伝子変異は，*KLF4*遺伝子変異（30例），あるいは*AKT1*遺伝子変異（23例）や*SMO*，*PIK3*遺伝子変異を伴っていた．*KLF4*と*AKT1*は相互排他的に出現する．これらの多彩なゲノム異常は，概ね3パターンに集約できる（表11-4）．

1）染色体22q欠失と*NF2*遺伝子変異が特徴であり，しばしばSW I/SNF複合体の構成要素である*SMARCB1*遺伝子変異を伴う．時にHHのSMO遺伝子変異を伴う．
2）*NF2*遺伝子変異がなく，明らかな染色体の増幅（gain）/欠失（loss）もない．その代わり*TRAF7*遺伝子変異が*KLF4*遺伝子変異，あるいは*AKT1*遺伝子変異を伴って発現している．加えて，先に非NF群遺伝子として列挙した*PIK3CA*，*SMO*，*POLR2A*遺伝子などの変異が観察されている．
3）RNAポリメラーゼⅡの触媒サブユニットをコードする*POLR2A*遺伝子の単独変異が，WHO grade 1腫瘍の6%程度に報告されている[17]．先に述べた1，2の遺伝子異常とは相互排他的に発現している．grade 2/3腫瘍には見られない．

発生部位によるゲノム異常パターンは明らかでないが，円蓋部/脊髄では*NF2*染色体変異型が多く，頭蓋底外側/後頭蓋症例でも同様の傾向であった．一方，頭蓋底内側例では非NF2遺伝子群異常型が多く，特に*SMO*異常型では全例が前頭蓋底内側例であった．

■WHO grade 2/3腫瘍に特徴的なゲノム異常

Grade 1腫瘍より悪性性格を有しているため，悪性腫瘍全般に広く観察されるゲノム異常を発現している．1つは染色体22q欠失（85%の症例）とそれに連れての*NF2*遺伝子変異（50%症例），および1p欠失を中心とした染色体コピー数の異常（染色体不安定性）である．2つ目は*TERT*遺伝子のpromoter変異である．*TERT*遺伝子は，染色体末端の telomere が分裂時に短縮したものを再伸展させる酵素である telomerase の活性を制御する．Goutagny ら [18] は，telomerase の活性亢進が WHO grade 1 腫瘍で 10%，grade 2 腫瘍で 50%，grade 3 腫瘍で 95% と悪性度と相関することを観察し，さらに同酵素の活性を制御する *TERT* 遺伝子の promoter 領域が変異を示した症例では悪性化が 83% に生じていたが，変異のない症例では悪性化は 19% しか生じていなかったと報告している．さらに，*NF2* 遺伝子と同じ染色体 22q に存在する *SMARCB1* 遺伝子とこの遺伝子と同じ family に属する *SMARCE1* 遺伝子（17q21.2）変異が確認されることもある．Boström ら [19] は，膠芽腫で発現する *CDKN2A/2B* 遺伝子変異が grade 2（3%）より grade 3（43%）の方が高頻度であることを報告している．この遺伝子変異は，同一症例で悪性転化（grade 3 への進展を示した）をした paired samples にて，最も高頻度であることも報告された [18]．Patel らは [9] 細胞周期のマスターレギュレーターである DREAM 複合体に属する *FOXM1* 遺伝子が高度悪性群で発現していることを報告している．

最近注目されているのが，ヒストン H3 のトリメチル化消失である．Meningioma は一般的に H3K27me3 トリメチル化状態 [20] であるが，5 〜 15% でトリメチル化の消失が報告されている．WHO grade が高くなるほど消失率は上がり，grade 3 では 20 〜 30% に達し，再発の独立した危険因子になっている [21-23]．また，ゲノム異常ではないが，MIB-1 あるいは Ki-67 などの増殖因子が再発リスク因子としてあげられている．

ここまで記した meningioma の遺伝子異常としての型にはまらないものでは，*NF2* 遺伝子変異や *TRAF* 変異のない clear cell meningioma（WHO grade 2）での *SMARCE1* 遺伝子変異 [24] や，rhabdoid meningioma の *BAP1* 遺伝子変異 [25] などがある．なお，WHO grade 1 腫瘍に発現する非 NF2 群遺伝子（*AKT1* 遺伝子など）の変異は観察されない．

以下に，WHO grade 2/3 に属する各腫瘍のゲノム異常をまとめる．

1）Atypical meningioma（WHO grade 2）

NF2 遺伝子変異（30 〜 40%）あるいは *SMARCB1* 遺伝子変異に加えて 5 〜 10% に *PIK3CA* 遺伝子変異や *SUFU* 遺伝子変異が見られる [8]．染色体 1p 欠失（70 〜 80%），22q 欠失（80 〜 90%）を中心とした染色体不安定性は強く，grade 1 腫瘍と比較すると，14q, 10q, 10p, 1p, 6q の欠失（loss）は有意に多い．NF2 遺伝子変異のない症例では染色体コピー数は比較的安定し，予後は grade 1 に近い [26]．

2）Clear cell meningioma（WHO grade 2）

NF2 遺伝子変異はないが *SMARCE1* 遺伝子変異が特徴であることは Smith ら [13,14,27] の報告がある．Sievers ら（2021）[24] は，本腫瘍 42 例中 41 例で *SMARCE1* 遺伝子変

異を報告し，DNAメチル化プロファイル分析では他のmeningioma各型とは異なった地位にあることを示した．この変異はナンセンスあるいはフレームシフト突然変異のため遺伝子産物は合成されない．したがって，本腫瘍の診断にはSMARCE1免疫染色での陰性所見（染色されない）が高感度の診断法をして推奨されている[28]．他のmeningiomaに発現している*NF2*，*AKT1*，*KLF4*，*TRAF7*などの遺伝子異常はなく，*TERT*プロモーター変異もない．彼等は234報告症例を整理し，平均45ヵ月間の再発率45%をもってgrade2相当腫瘍と結論している．

3）Chordoid meningioma（WHO grade 2）

5年PFS60%前後のgrade 2相当腫瘍であるが，ゲノム異常の報告はほとんどない．Daoudらの11例の報告[29]では，染色体22q欠失は2例で，1p欠失が7例，2p欠失が3例である．*NF2*遺伝子変異1例，*TERT*遺伝子変異3例で，大半はgrade 1腫瘍相当の変化である．逆にクロマチン再構成遺伝子であるEP400遺伝子変異が8例，KMT2CおよびKMT2D遺伝子変異が各々4例で確認されているが，生物学的な関連性は不明である．

4）Rhabdoid meningioma（WHO grade 3）

本腫瘍の病態を理解するに十分なゲノム検索の報告がない．病理学的にはrhabdoid bodyの存在が診断基準になっているが，anaplasiaの有無で治療成績が異なることが報告されている[30]．SahmらのDNAメチル化分析では染色体多型性に乏しく，高度悪性腫瘍群には入っていない[8]．一方，Shankarら（2017）[25]は47例中6例（13%）で*BAP1*遺伝子の変異があり，そのうちの2例ではgerm cell line（生殖細胞系）でも同変異が確認されている．6例のmPFSは26ヵ月と不良でWHO grade 3腫瘍に相当するが，13%の少数症例である．全体像を把握するに十分な資料はない．

5）Anaplastic meningioma（WHO grade 3）

*NF2*遺伝子変異，*TERT*遺伝子変異，染色体22q，1p, 10, CDKN2Aなどの欠失がある[8]．Meningioma中，最も悪性経過をたどる腫瘍として多彩な異常を示している．

6）Papillary meningioma（WHO grade 3）

*PBRM1*遺伝子の変異あるいは欠失が見られ，rhabdoid meningiomaにも見られる*BAP1*遺伝子変異あるいは欠失も観察されているが，その他の情報に乏しく，ゲノム異常の全体像を把握できない[31,32]．

■放射線治療誘発meningiomaのゲノム異常

589頁に記載する．

3　画像診断

くも膜表層細胞が腫瘍起源細胞とはいえ，腫瘍塊が形成された段階で硬膜と一体化し硬膜腫瘍の外観を呈する．腫瘍は接する頭蓋骨および腫瘍部位から続く硬膜の一部に反応性あるいは腫瘍浸潤性変化を及ぼしつつ，脳組織を圧迫しながら増大する．脳表面は頭蓋骨から離れる方向に圧迫されるので，腫瘍周囲の拡大したくも膜下腔，軟膜の血管構造などがMRI（T1WI）で低信号のリング状帯（low intensity band）として描出され，“脳実質外腫瘍”としての特徴を示す．原則的には，MRIをはじめとする診断画像において組織型を推察することは困難である．

1. 頭蓋骨の変化（CT，X線）

腫瘍発生部位に接する頭蓋骨に観察される変化として，骨増殖（hyperostosis）と骨破壊（osteolysis）がある．前者の方が頻度が高く（30%前後）[33]，骨肥厚部内に腫瘍細胞浸潤がみられることもある．そのほか，硬膜血管拡張による血管溝の拡大や，長期の頭蓋内圧亢進によるトルコ鞍の変形，および腫瘍内石灰化像の観察などがmeningiomaに伴う頭蓋骨の変化である．一般に25～45%の症例でこれらの変化が観察される．特に，頭蓋底髄膜腫での過骨性変化は重要で，肥厚部の骨内に96%の症例で腫瘍細胞が観察されている[34]．

2. CT画像

外来でのスクリーニングCTで発見されるmeningiomaは，境界明瞭で辺縁が整形な高吸収域として描出され，造影剤にてほぼ一様に強く増強される．約1/4の症例に様々な程度の石灰化が観察される．周囲低吸収域も程度の差こそあれほぼ全例でみられる．腫瘍発生部位を併せ考えると，90%以上の症例でCTスキャンのみでmeningiomaとの診断をつけることができる．

CTでの石灰像は，砂腫状（psammomatous），斑状（patchy），結節状などと表現する．石灰化の同定率はCTで62%，MRIで8%である[35]．石灰化髄膜腫は一般に増大速度が遅いため，偶然発見された髄膜腫の治療方針決定に有用である．

3. MRI画像

MRIの典型像は，T1WIでは白質よりは低く，灰白質と同等ないしは低い信号強度を示す．冒頭に記した腫瘍と脳との境界部低信号帯（low intensity band）が特徴である．T2WIでは高信号を示す．線維成分の多いfibrous（fibroblastic）meningiomaなど硬い腫瘍ではT2WIの信号強度は低下する．また，腫瘍内の石灰化や豊富な腫瘍血管などは低信号ないしは無信号となるために，全体として信号強度は低下する．一方，軟らかい腫瘍ではより高信号となる．T2WIの信号強度は，腫瘍増大速度の予測の一要素である．

Gd造影により均等で著明な増強効果が認められる．ほぼ半数の腫瘍で近接する硬膜に肥厚を伴って増強効果がみられ，meningeal signあるいはdural tail signと呼ばれる[36,37]．硬膜の反応性の変化と考えられているが，腫瘍浸潤が観察されることもある．稀ではあるが他の腫瘍でも報告されており，meningiomaに特徴的ではあるが特異性は高くない．

Dural tail signに関してのQiらの報告[38]を紹介する．彼らは円蓋部腫瘍のdural tail signを平滑型，結節型，混合型の3型に分けて，腫瘍細胞の有無を検討している．その結果，平滑型は全てWHO grade I腫瘍で長いdural tail signを示すことが多いが，腫瘍細胞は腫瘍塊辺縁から1.5 cm以内にとどまり，その先は炎症や血液のうっ滞による硬膜の肥厚である．結節型では結節内に腫瘍細胞を認め，WHO grade 2/3髄膜腫に多かった．混合型が最多（31.8%）であり，やはり腫瘍細胞は結節部まででそれより以遠は炎症や反応性の肥厚であった．この結果からは，平滑型では腫瘍辺縁より1.5 cmの硬膜切除は必要であり，結節型では，結節を含めた硬膜切除が必要であろう．

T2強調画像や磁化率強調画像（SWI）での腫瘍内低信号域は，石灰化あるいは腫瘍内出血を示す．石灰化は20～50%にみられ,腫瘍内出血は微小出血も含めると15%に認められる[39-41]．

Grade 2/3腫瘍のMRI像の特徴は，①周囲脳組織との境界が不明瞭で時に脳内へ葉状進展像が観察される[42]．②腫瘍内に壊死あるいは嚢胞形成が見られる．③腫瘍本体より脳表や大脳鎌に沿う進展像（mushrooming pannus）が観察される，④腫瘍内石灰化は見られない，⑤発生部位の広範な骨破壊を伴う場合がある，などである．一方でこれらの画像上の悪性所見を示さず，grade 1腫瘍と鑑別のつかないMRI像症例も多い．

4. MRI所見と手術所見

Nakasuら（1990）[43]は腫瘍と周囲脳との境界面（interface）がT1WIおよびT2WIで低信号のものは軟膜血管のflow-voidあるいは厚い結合組織，T1WI低信号かつT2WI高信号は髄液帯（low intensity band），この2つ以外の場合は脳表の軟膜は腫瘍により破壊され，腫瘍の脳実質浸潤の可能性が高いことを報告している．

Smithら（2017）[44]は腫瘍と小脳脚のT2WIでの信号比が1.41以下の場合に感度81.9%，特異度84.8%で硬い腫瘍と判断できるとした．また細胞密度が上昇すると細胞間隙が狭小化し水分子の動きが制限されDWIで高信号となるため，この所見があればgrade 2以上の髄膜腫の可能性がある[45]．

個別の情報としては，辺縁が不明瞭であればlymphocyte-rich meningioma[46]，

chordoid meningioma は拡散強調画像（DWI）が低信号かつ ADC 値が高値などがある[47,48].

5. 血管撮影

大部分の腫瘍は外頚動脈硬膜枝より血液供給を受け，sun-burst 像（小血管の腫瘍内放散像）や毛細血管相から静脈相へかけての腫瘍陰影が観察される．大きい腫瘍では脳表血管が伸展し腫瘍辺縁をとりまく像（marginal vessels）となり，さらに大きくなると脳表血管より血液供給を受けることになる．これらの供給血管と腫瘍脳内進展とは相関する．側脳室，大脳鎌後端，嗅窩，小脳テントより発生する腫瘍は内頚動脈より血液供給を受ける．angiomatous meningioma では腫瘍内血管影がさらに著明となるほかに，蛇行，拡張した血管や A-V shunt 像も観察される．

6. 腫瘍周囲浮腫（peritumoral edema）像

T2WI の高信号域として約半数の髄膜腫で観察される．腫瘍部位，大きさ，浮腫の範囲など多数の因子が関連しているため浮腫の影響を明確な形では示すことは困難である．以下に報告されている浮腫関連事象を列挙する．

①腫瘍が接する脳実質の軟膜が破壊され，腫瘍細胞が実質内に浸潤している可能性がある．

②術前および術後のてんかん発作の頻度が高い．

③腫瘍増大速度が速い．

7. 再発あるいは再増大診断

RANO（Response Assessment in Neuro-Oncology）Working Group の基準[49]によると，残存腫瘍の PD（progressive disease）診断は，腫瘍面積の 25% 以上増大あるいは腫瘍容積の 40% 以上の増大である．また，画像上で腫瘍を可視できなかった領域に明らかに腫瘍陰影を確認できれば，それは再発（再増大）診断となる．可視腫瘍のサイズは問われていない．

腫瘍面積の 25% 以上あるいは腫瘍容積の 40% 以上の増大を日常追跡 MRI でどう判定するかについては，MRI ソフトにて容積を自動的に計算できる環境が最善である．さもなければ，腫瘍の最大面での直径の比較となる．腫瘍を球形と仮定して，腫瘍面積あるいは腫瘍容積の RANO 基準増大とそれに伴う腫瘍直径の伸長度を計算した（表 11-5）．当然のことながら，両基準計算による直径伸長度は同一であり，この表を参考にすれば RANO 基準判定に概ね一致した診断が可能と考えてよい．この計算では，直径 20 mm が 22.36 mm に大きく（＋2.4 mm）なれば“再発”である．もちろん，この時点で何らかの治療を行うか否かは別判断になる．

表11-5 RANO 診断基準[49]による再発定義での腫瘍直径概算

Meningioma の容積を球形と仮定しての計算（4/3 π r³）

診断時（球形と仮定）		再発定義：容積 40% 増大			再発定義：最大径断面の面積が 25% 拡大		
直径（mm）	容積（cm³）	再発時容積（cm³）	再発時直径（mm）	直径伸長度（mm）	再発時最大面積（cm³）	再発時直径（mm）	直径伸長度（mm）
2	4.2	5.88	2.3	0.3	1.25	1.24	0.48
3	14.1	19.6	3.3	0.3	2.81	3.35	0.35
5	65.5	91.7	5.6	0.6	7.81	5.59	0.59
10	523.6	733.0	11.2	1.2	31.25	11.18	1.18
15	1767	2473.8	16.8	1.8	70.3	16.77	1.77
20	4189	5865	22.4	2.4	125.0	22.36	2.36
25	8181	11453	28.0	3.0	195.3	27.98	2.98
30	14137	19792	33.6	3.6	281.25	33.54	3.54
35	22449	31429	39.1	4.1	382.8	39.14	4.14
40	33510	46914	44.7	4.7	500.0	44.72	4.72

8. 放射線治療後の pseudoprogression（pPG：偽再発）

Meningioma の放射線治療後の pseudoprogression（pPG）の報告はない．pPG は，放射線照射に感受性の高い未熟な腫瘍血管を有する膠芽腫に高線量照射（90 Gy 相当の TMZ 併用 60 Gy 分割照射，100 Gy 以上の効果のある術中照射や密封小線源治療）を行った際に出現する現象として注目されたものである．したがって，分化型腫瘍である髄膜腫への 60 Gy 単独分割照射での出現確率は低いと考えられていた．

Wirsching ら（2021）[50]は，スイス，チューリッヒ大病院での 1,235 髄膜腫のうち，152 例の照射症例を追跡した結果，68 例で造影病変の増大を観察したが全て“再増大”であり，pPG は 1 例もなく，放射線治療後の造影病変拡大は再発と考えてよいと結論している．

4 発生部位（表 11-6）と症状，および手術摘出率

1. Convexity meningioma（円蓋部髄膜腫）

Meningioma の 20 ～ 30% を占める．大脳半球円蓋部くも膜（硬膜）のどの部位からでも発生し得るが，正中近く（parasagittal），冠状縫合直下，前頭－側頭葉境界などに多く，後頭部に少ない．前頭部腫瘍では精神症状（60%）と片麻痺（63%）が最も多く，頭頂部腫瘍では片麻痺が 70% にみられ，焦点性けいれん（46%）と感覚障害（36%）

表11-6　部位別およびWHO grade 別の発生頻度（全国脳腫瘍集計調査報告 2005 ～ 2008）

部位	全髄膜腫中頻度	WHO grade 1	WHO grade 2	WHO grade 3
円蓋部	970（24.4%）	861（23.6%）	89（34.0%）	20（32.3%）
傍矢状洞部	451（11.4%）	393（10.8%）	46（17.6%）	12（19.4%）
蝶形骨縁	437（11.0%）	401（11.0%）	29（11.1%）	7（11.3%）
大脳鎌	391（9.8%）	362（9.9%）	26（9.9%）	3（4.8%）
小脳橋角部	324（8.2%）	312（8.6%）	8（3.1%）	4（6.5%）
鞍結節部	293（7.4%）	280（7.7%）	12（4.6%）	1（1.6%）
斜台 / 錐体斜台部	237（6.0%）	232（6.4%）	4（1.5%）	1（1.6%）
テント	212（5.3%）	202（5,5%）	8（3.1%）	2（3.2%）
嗅窩部	138（3.5%）	131（3.6%）	5（1.9%）	2（3.2%）
中頭蓋窩	101（2,5%）	88（2.4%）	9（3.4%）	4（6.5%）
蝶形骨平面	79（2.0%）	76（2.1%）	2（0.8%）	1（1.6%）
脳室内	78（2.0%）	69（1.9%）	5（1.9%）	4（6.5%）
小脳円蓋部	73（1.8%）	69（1.9%）	3（1.1%）	1（1.6%）
海綿静脈洞部	70（1.8%）	66（1.8%）	4（1.5%）	0
大孔	56（1.4%）	54（1.5%）	2（0.8%）	0
視神経鞘	25（0.6%）	25（0.7%）	0	0
その他	129（3.2%）	113（3.1%）	13（5.0%）	4（6.5%）
計	3,973（100%）	3.649（100%）	262（100%）	62（100%）

がそれに続く．全身けいれん発作は発生部位を問わず 20 ～ 30% に出現する[51]．

腫瘍直上の頭蓋骨が反応性に，あるいは腫瘍浸潤に肥厚することが少なくない．極端な場合は，骨腫瘍として触知できることもある．

Alvernia ら[52]の 100 例および Hasseleid ら[53]の 391 例では，WHO grade 1 腫瘍が 90 ～ 95% を占めるが，Sanai ら[54]の 141 例では 75% と記載されている．3 報告ともに Simpson grade Ⅰ手術がほぼ 90% で行われている．ただし，WHO grade 1 腫瘍で Simpson grade Ⅰ手術が行えても 5 ～ 10 年間で 2 ～ 4% の再発が報告されている[52,54]．

2. Parasagittal meningioma（傍矢状洞部髄膜腫）

Parasagittal meningioma は上状矢静脈洞壁より発生し，脳内にはまり込むように発育する．10 ～ 15% を占める．静脈洞壁深部に浸潤し，時には静脈洞内に進展し静脈洞を閉塞する．腫瘍が大きくなると画像上も発生起源となる付着部の正確な同定が困難となり，円蓋部あるいは大脳鎌髄膜腫などとの鑑別が困難となる．円蓋部の骨肥厚（円蓋部髄膜腫に多い）や上矢状洞の狭小化や閉塞（傍矢状洞髄膜腫に多い），あるいは腫瘍上部に大脳組織が介在する（大脳鎌髄膜腫にみられる）などの所見を参考に鑑別する．

Sughrue ら[55]は上矢状静脈洞への浸潤を 45%（135 例中 61 例）の症例で観察して

いる．通常は静脈洞を3つの部分（前，中，後）に分けて記載する．前1/3はcrista galli（鶏冠）からcoronal sutureまで，中1/3はcoronal sutureからlambdoid sutureまで，そして，後1/3はlambdoid sutureからtorcular（静脈洞交会）までである．中1/3が最も多い．前1/3発生の場合は静脈洞を含めた全摘出（Simpson grade Ⅰ）が可能であるが，そのほかの部位で全摘出を行うには静脈洞形成術が必要である．発生部位の静脈洞壁の電気凝固のみでは再発は避けられない．

Sindouら[56]は傍矢状洞部壁への腫瘍浸潤を6型に分類し，浸潤静脈洞壁摘出—静脈洞再建による腫瘍全摘出成績を報告している．Type Ⅰは静脈洞壁に浸潤していないもの，Type Ⅱは静脈洞上壁が円蓋部硬膜に移行する部分に浸潤する（側壁一部浸潤型）．摘除後の縫合による静脈洞開存率は100%である．Type Ⅲは側壁を全体的に浸潤し，静脈洞内に腫瘍が進入しているもの，Type Ⅳは静脈洞上壁（天井）も腫瘍に浸潤されているもの，Type Ⅴは静脈洞内を腫瘍が充満している型を指す．これらのType Ⅲ～Ⅴでは筋膜による再建を行う（開存率87%）．対側の静脈洞壁をも浸潤する全体浸潤型（Type Ⅵ）では自家静脈による再建（開存率64%）を行い，摘出率の向上で長期再発率を3%に抑制可能と記している．

一方，Razaら（2010）[57]は静脈洞壁浸潤部をあえて摘出せず，その部へ定位放射線治療を追加する保存的治療を推奨している．全摘率は81%に低下するが静脈梗塞3.6%，死亡率0.9%と合併症も低下し，再発率も11%にとどまっている．

11

3. Falx meningioma（大脳鎌髄膜腫）

大脳鎌（falx）より発生し上矢状静脈洞への浸潤のないものとして扱われている．欧米ではparasagittal meningiomaとまとめて報告することが多く，両者を合わせた頻度は25～35%である．両側性（亜鈴型，dumbbell type）に発育することが少なくない．前および中1/3に多い．症状はparasagittal meningiomaの症状と類似する．ただし，本腫瘍型の方が下肢障害の程度が強く，両側性にみられることに注意する．前1/3に発生した時は片麻痺と精神症状が多く（81%），中1/3では焦点性あるいはジャクソン型けいれんが59%にみられる．両側性の場合は，下肢の痙性麻痺や排尿障害で発症し，脊髄病変を疑われることがある．後1/3発生例は多くないが，視野障害が半数以上に観察されている[51]．

本腫瘍単独での治療成績報告は少ない．Seoul National Universityからの報告（68例，全髄膜腫の9%）[58]では，85%で全摘出が行われ，非全摘出例も含めて87%で神経症状の悪化なく局所制御が行われている．一般に上矢状静脈洞壁への浸潤が少ないためparasagittal meningiomaより全摘出率は高い．

4. Sphenoid ridge meningioma（蝶形骨縁髄膜腫）

全 meningioma の 10 〜 20% を占める．従来，発生部位を外，中，内 1/3（outer, middle, innner third）に分けて考えてきたが，典型的外 1/3 および内 1/3 を除いては明確に識別し得ない．むしろ，視神経や内頚動脈に接触あるいは圧迫がある内側型か，それより外側で蝶形骨肥厚が問題となる外側型かが実質的な検討点である．

外 1/3 型は，pterion 部（前頭骨，側頭骨，頭頂骨および蝶形骨大翼の結合点）に発生する．腫瘍は板状（meningioma en plaque）となり頭蓋内に進展し，他方では蝶形骨縁の硬膜および骨に広範に浸潤する．硬膜浸潤は cavernous sinus に及び，上眼窩裂を経て眼窩内へ進展する．骨浸潤は蝶形骨縁を肥厚させ眼球突出の原因となる．さらに副鼻腔へ浸潤，進行する場合もある．通常は頚動脈をまきこむことはない．長年にわたる眼球突出を主徴とする症例が少なくない [59]．Mirone ら [60] は 71 例中 59 例（83%）で全摘出ができたと報告しているが，6 年の追跡で 3 例が再発している．

内 1/3 型は前床突起（ant clinoid process）から発生し，clinoidal meningioma あるいは spheno-cavernous meningicma とも表現され，前者と比べて例外なく半球状の腫瘍塊を形成する．内頚動脈，中大脳動脈を高率にまきこみ，cavernous sinus 浸潤も多い．しかし，画像にて頚動脈をまきこみ，かつ同動脈の狭細化が観察されても腫瘍浸潤は筋層までであり，内層へは及ばない [61]．骨浸潤は軽度で clinoid process が侵される程度である．視神経，視交叉，あるいは視索を圧迫することも稀ではない．Sughrue ら [62] は内 1/3 型は有意に視神経管内伸展・浸潤，内頚あるいは中大脳動脈の巻き込み率が高いことを報告している．

全体を通じて，眼球突出は，蝶形骨縁の骨浸潤，cavernous sinus 浸潤，および眼窩内進展例で観察される．眼球運動障害は cavernous sinus 浸潤，および眼窩内進展例にみられる．骨浸潤が強く広範になると全摘出率は低くなる．再発は眼窩内進展や副鼻腔進展となり摘出困難な広がりを示す．進行期（advanced stage）には頑固な疼痛性眼球突出，鼻出血，さらには呼吸困難など悲惨な症状を示す．

5. Tuberculum sellae meningioma（鞍結節髄膜腫）

トルコ鞍結節あるいはトルコ鞍隔膜から発生し，視神経管への進展・浸潤と視神経・視交叉を上側方へ圧排するため視力・視野障害がほぼ全例でみられる．視神経管内進展も多く，Sade ら [63] によると術前視力低下では 85%，視力低下のない症例の 40% で観察されている．障害の程度に左右差があるのが通常である．患者が視力異常に気づいて診断されるため，半数が直径 3 cm 以下で次項の嗅溝部腫瘍（6 cm 以上）より有意に小さい．全摘出率は高く（95% 以上），術前の視力障害が軽度な場合は術後回復が十分期待できるが，予想外の術後視力悪化も 10% 程度報告されている [64,65]．腫瘍診断時に下垂体前葉機能不全が前面に出るのは稀である [65]．

最近では，経鼻内視鏡手術も積極的に行われている．Yangら[66]は，経鼻手術と開頭術の治療成績を比較した8研究のmeta-analysisを行い，大きさが3 cm未満の鞍結節部髄膜腫では総合的に経鼻内視鏡手術の治療成績が優ると結論している．同報告の最大ポイントは視力の維持・改善率（85.7%）が開頭手術（55.1%）より優れていたことであるが，髄液漏（8.6%）や嗅覚障害率（21.9%）が開頭例（2.1%と7.1%）より高いことが問題視された．しかし，最近の開頭症例のみの報告では術後視力の維持・改善率は95%以上と非常に良好であり，手術方法の選択には慎重な判断が必要となる[67-69]．

6. Olfactory groove meningioma（嗅溝部髄膜腫）

鶏冠（crista galli）から師板（lamina cribrosa）にかけての硬膜から発生するものを指すが，蝶形骨平面（planum sphenoidale）から発生するものも含む場合が多い．髄膜腫中の頻度は3～10%と報告により差がある．全例に嗅覚低下（脱失）がみられ，これが唯一の症状のため患者が異常に気づくのが遅く，腫瘍は多くの場合大きく両側にまたがり直径が6 cmに近くなる[70]．時に精神症状（前頭葉症状）がみられる．視力・視野障害は約半数の症例にみられる[71]．

腫瘍摘出量が多い（Simpson grade Ⅰ / Ⅱ）ほど予後がよいとの報告[72]は多く，1980年代でもSimpson grade Ⅱ以上の手術は75～85%行われている[33,73]．しかし高率（75%）に副鼻腔（特に篩骨洞）に浸潤しているとの報告[74]や，大きな腫瘍に積極的な摘出術を行った場合術後脳浮腫がより強くなる危険も報告[75]されており，手術全摘出方針には格別の配慮が必要である．全摘出が行えなかった症例では，10年再発率の平均は23%と報告[76]されている．

7. Tentorial meningioma（テント髄膜腫）

全meningiomaの7%を占める．テントのどの部位よりも発生し得るが，transverse sinus, torcularあるいはsuperior petrosal sinusに接する場合が多い．テント上下に発育し得るが，テント下により大きく発育するのが通常である．テントがpetrous ridgeに接する部に発生するmedial tentorial typeが最も多く，transverse sinusとsigmoid sinusの分岐部に接するlateral typeがそれに次ぐ[77,78]．Falcotentorialに少数発生する．上方注視麻痺の低値（5%程度）が他の松果体実質細胞腫や胚細胞腫との臨床的鑑別点である．

多くの腫瘍が静脈洞壁に浸潤しているため，全体を通じての全摘出率は64%[79]，74%[80]，および88%[81]などと報告されている．全摘出率が特に低いのはfalco-tentorial typeで，50%以上の症例がSimpson grade Ⅳ以下で，かつ合併症率（59%）も高い[82]．

8. Cerebello-pontine angle meningioma (小脳橋角部)

全髄膜腫の6%前後を占める．錐体骨の硬膜より発生する．内耳道開口部の前方に位置する前方型（premeatal type）と後方（retromeatal type）の場合がある．前庭神経鞘腫と同じく，聴力障害，三叉神経障害，顔面神経麻痺，小脳半球症状を呈するが，同鞘腫より三叉神経，顔面神経症状が多い．60%に内耳道への伸展・浸潤があり，それらの症例では伸展・浸潤のない症例より有意に聴力低下率が高い（67% vs 22%）[83]．

画像診断上の前庭神経鞘腫との鑑別点は，①内耳道の拡大，破壊が少ないか軽度，②錐体骨の破壊あるいは骨過形成，③しばしば石灰化を伴う，④錐体骨縁に広く接着し半球状となる[84]．⑤T2*での出血（腫瘍内微小出血）は本腫瘍より神経鞘腫を疑う．耳科的検査では感音性聴力低下がみられ，カロリックテストも異常となる[85]．

手術全摘出に伴う聴力保存率と顔面神経保存率は概ね90%以上で良好である[86,87]．

9. 側脳室 meningioma

髄膜腫全体の1%程度の頻度でほとんどが側脳室三角部に発生する．脈絡叢に随伴するくも膜が発生母地である．比較的若年者（30歳代）に多く，奇妙なことに左側に多い．石灰化が47%で観察されている．MRIでは不規則な分葉状で均一な造影効果を示し，周囲脳への浮腫も見られる[88]．脳室内を充満する3 cm以上の腫瘍（70%以上）が錐体路を圧迫し，片麻痺（60～80%）および視放線障害による視野障害（47～67%）が多い．手術はparietooccipitalあるいはtemporoparietal routeで行うが，全摘出率は高く予後は良好である[89,90]．

10. 第三脳室 meningioma

第三脳室脈絡組織より発生する（稀）．前半部腫瘍は小児期[91]に，後半部腫瘍は若年成人[92]に多い．約1/3に石灰化が観察される．上方注視麻痺は20%前後と低頻度である[93]．

11. Cerebellar convexity meningioma (小脳半球円蓋部)

1～2%の頻度である．transverse sinusやsigmoid sinusに接して発生する場合が多い．巣症状に乏しいため，かなりの大きさになるまで診断されないことが多い．

12. Petroclival meningioma (錐体斜台部)

Basal posterior fossaに発育するmeningiomaは，近年のCT/MRIによる画像分析とmicrosurgeryの進歩によりpetroclival lineに硬膜付着部を有するものが最も多いことが指摘され，“petroclival meningioma”なる新しい概念が確立した．このgroupのmeningiomaは，Meckel腔ー頚静脈孔の線より内側（三叉神経より内側）で，かつ斜台上部2/3の部分までに硬膜付着部をもつものを総称する．Almefty ら[94]は42例では直径2.5 cm以上の腫瘍が90%を占め，Li ら[95]は259例の平均直径を4.3 cmと記している．

脳神経麻痺が最も多く（90%以上），小脳失調（70%）がそれに次ぐ，脳神経麻痺は第V，VII，VIII脳神経に多く，不思議なことに高率に腫瘍にまきこまれている第III，IV，VI脳神経麻痺は少ない[94-96]．

手術全摘出（Simpson grade I/II）の頻度として，Almefty ら[94]は76%，Li ら[95]は52%と報告している．

13. Foramen magnum meningioma

稀なmeningiomaである．foramen magnum前部あるいは前外側部に発生する．clivus下端発生のものも含める．George ら（1991）[97]の定義では，正中前面は斜台の下1/3から下方でC2椎体の上縁まで，側方は頚静脈結節より下方でC2椎弓まで，後方は後頭骨後頭鱗の前縁からC2棘突起までの硬膜から発生する腫瘍を指す．全髄膜腫の2～3%を占め，潜伏性に進行し症状がわかりにくく，多発性硬化症，筋萎縮性側索硬化症，脊髄空洞症，頚椎症などが疑われることがある．後頭部痛や頚部硬直を訴え，非対称性の四肢麻痺へ進展する．同側の上肢麻痺が最も強く出る[98]．時に中心性脊髄障害を示唆する解離性感覚障害が23%にみられる．脳神経障害に関しては舌咽神経と迷走神経の障害が68%でみられ嚥下障害が47%と最も多い[99]．一方で，副神経麻痺，C2領域の知覚低下，早期からの手指巧緻運動障害（書字やボタンはめが苦手になるcold clumsy hand）などは診断的価値が高い．

14. Cavernous sinus meningioma（海綿静脈洞髄膜腫）

発生母地はMackel's caveのくも膜と考えられている．一方で海綿静脈洞内を走行する脳神経はくも膜に覆われていないため腫瘍圧迫・浸潤により容易に障害され，動眼神経麻痺34～62%，滑車神経麻痺14～27%，三叉神経症状17～22%，外転神経麻痺44～55%，などが報告[100,101]されている．したがって積極的な腫瘍摘出手術を行うと，当然のことながら脳神経障害率が増加し，日常生活に大きな妨げともなっている．

Sindou ら[102]は100例の自験例より，手術結果を3群（ほぼ全摘出群：group I，静脈洞外全摘出＋静脈洞内部分摘出：group II，静脈洞外全摘出のみ：group III）に分けて結果を検討している．再発率（8.3年追跡）はgroup I：0%，II：18%，III：11%だが有意差は得られておらず，逆に視力障害は33%—19%—18%，第III脳神経麻痺25%—37%—29%，第IV脳神経麻痺33%—22%—9%，第VI脳神経麻痺33%—22%—13%，第V脳神経麻痺33%—30%—21%である．結論として海綿静脈洞内腫瘍の積極的な摘出の意義はないとしている．最近でも，脳神経症状の改善と摘出度が必ずしも一致しないことが指摘されている[103]．一方で，部分摘出でも再発率は全摘出率と有意な差はないとの報告や，定位放射線治療による5～10年の腫瘍制御率が90%以上との報告もあり，保存的治療方針をとる治療医が増加している．

Sughrueら[104]も文献報告2,065例の治療成績を，全摘群，非全摘群，定位放射線群の3群で検討し，脳神経合併症率は前2群で59%，定位放射線群で26%，また再発率は3群でそれぞれ11.8%，11.1%，3.2%（平均44～59ヵ月の追跡期間）と報告し，定位放射線群で再発率が有意に低いことを示している．現時点での手術適応は，進行する視力障害や眼球運動障害，年齢の若い症例で腫瘍が内頚動脈を部分的に取り囲む場合，さらにradiosurgery施行のために腫瘍容積を減じる必要がある症例に限られるようである．

しかし，Amelotら[105]の53例の平均10年間の経過観察では，画像上の無増大率は5年90%，10年82%，20年でも70%とそもそも極めて増大しにくく，また無症候の10例はいずれも無症候のままであったとした．さらに脳神経症状があっても比較的単純なステロイドとカルバマゼピンの投与で動眼神経麻痺や顔面痛の70%は制御可能だったことから，内科的治療の有効性を強調している．ごく一部の増大の早い腫瘍などでは脳神経症状も増悪しやすいであろうが，腫瘍の経時的な変化も踏まえた上での治療適応が望ましく，安全性を最優先した減圧手術と定位放射線治療の組み合わせによって腫瘍制御と機能改善の両立の可否が今後の課題である[106]．

15. Sylvian fissure meningioma（シルビウス裂髄膜腫）

円蓋部髄膜腫がシルビウス裂に入りこむように発育する場合と，シルビウス裂内のくも膜より発生する場合がある．後者は極めて稀．シルビウス裂近傍に腫瘍ができると，けいれん発作，片麻痺，優位半球では失語などがみられる．

16. Optic nerve sheath meningioma（視神経鞘髄膜腫）

視神経を覆う髄膜より発生する稀なもので全国集計では1%以下である．Clarkら[107]によれば，腫瘍増大に2つの型がある．1つは神経鞘の前部，ちょうど眼球の後ろに生じるもの．この部では腫瘍は硬膜によって完全に制約をうけることなく早い時期から硬膜外に広がっていき，視神経を直接圧迫したり浸潤したりしないので視力を保持することができる．眼窩内で大きくなっていくと段々と眼球突出が起こってくる．もう1つの型はより後部に発生するもので，視神経を覆う硬膜内に存在する．硬膜鞘内で大きくなると，視神経およびその血液供給は慢性的に障害され，視神経萎縮をきたし著明な視力障害をきたしてくる．この場合でも腫瘍は神経自体に浸潤していない．

増強CT水平断ではtram tracks（電車の線路），冠状断ではドーナッツまたは標的（target）形を示す．MRIでは眼窩内脂肪が邪魔になるので，Gd増強画像と脂肪抑制画像を併用することで診断率は向上する[108]．

治療方針は腫瘍部位および視力によって異なる．腫瘍が前方にあり小さい場合には視力を保持しながら腫瘍摘出を行う．後方にある場合には視力を救うことは難しく生検で診断する．視力が完全に失われている場合は視神経を眼球から視神経孔まで切断する．必要なら眼球摘出を行う．

Microsurgeryの進歩により手術摘出率は向上しているが術後の視力保存は困難である．Turbinら[109]は光覚弁以上の56例の治療後視力を，経過観察のみ，手術摘出のみ，手術＋放射線治療，放射線治療のみの4群で比較し，放射線治療のみの群は有意な視力低下をきたさなかったが他の3群は全て視力が低下しており，しかも放射線治療のみの18例中腫瘍増大は2名のみ（10年追跡）であったと報告し，放射線治療の有用性を強調している．Bermanら[110]は文献報告150例を整理し，軽度の視力低下症例は経過観察，中等度以上症例は多分割（fractionated）定位放射線治療が適切（視力保持あるいは改善効果あり）と結論している．Paulsenら[111]は，54 Gyの照射で5年腫瘍制御率98%，視力保全率89%を報告している．

17. Jugular foramen meningioma（頚静脈孔髄膜腫）

稀な腫瘍で，Al-meftyらは2002年の時点での論文報告例は40例以下と記している[112]．NF2患者に多い[113]．神経鞘腫，paraganglioma，脊索腫，軟骨肉腫，真珠腫，血管周皮腫，内リンパ嚢腫瘍などが鑑別となる（Tangら2016）[113]．画像上浸潤性の発育を示すことが多く，側頭骨の骨破壊を伴う．頭蓋内ではen plaque型の進展を示し下位脳神経に癒着し，また頭蓋外進展もみられ頚動脈浸潤や頚静脈の閉塞などをきたす．下位脳神経障害より聴力低下で発症することが多く，また症状としても最も頻度が高い．小脳橋角部に腫瘤を形成するタイプで側頭骨内浸潤などによる中耳性の聴力低下がなければ，一般的に聴力維持の成績は良好で改善することもある[114]．手術摘出が第一選択ではあるが，頚静脈孔髄膜腫は特に下位脳神経障害に関しては他の腫瘍より成績が不良であり，術後に60%以上で神経学的合併症が生じるリスクの高い髄膜腫である[113]．

18. Primary intraosseous meningioma（原発性骨内髄膜腫）

1979年Pearlら[115]が骨破壊を呈した頭蓋骨内髄膜腫を報告した．髄膜腫全体の2%で，原発性かあるいは硬膜発生髄膜腫の骨浸潤か否かの鑑別は難しい[116]．

症状は頭痛あるいは頭蓋骨の隆起が主訴となっている．画像上は造骨性（osteoblastic）が多く溶骨性（osteolytic）は20%程度である．多くは外頚動脈系から栄養動脈が入る．組織学的には meningothelial type と transitional type で約 90% を占めるが，Lang ら（2000）[116] は，頭蓋冠型の 30%，頭蓋底型の 46% が WHO grade Ⅱ / Ⅲ meningioma であり，high grade meningioma の率が高いと報告している．治療は可及的最大の摘出と整容目的の頭蓋形成となるが，再発した場合の放射線治療の効果について信頼できる多数例の報告はない．

5 治療

■症候性髄膜腫の治療総論

髄膜腫は局所圧排性発育を主体とし，95% 以上は単発性であり，遠隔部転移は極めて稀な腫瘍である．したがって，WHO grade を問わず，発生部位の局所浸潤域（硬膜，静脈洞，骨など）も含めた真の全摘出が行えれば治癒を期待できるが，現実には局所浸潤域の摘出が多くの場合困難であり，肉眼的全摘出（gross total removal: GTR）にとどまる．それでも，WHO grade 1 腫瘍で Simpson grade Ⅰ / Ⅱの摘出が行えれば，10 年非再発生存率 90% 以上の報告が多い（表 11-7 [117-120]）．逆にいえば，上記の好条件でも 10 年で 10% 未満だが再発があることになる．手術摘出後の再発率とその時期は，残存腫瘍量と腫瘍細胞の異型度（WHO grade 1-3），および腫瘍細胞の増殖能，さらには同じ病理診断でもゲノム異常程度に依存する．再発要因は再発時期によっても異なる．Lüthge ら [121] は 1,218 例（WHO grade 1：88%，2/3：12%）の多変量解析を行い，有意な再発リスク要因として，3 年未満再発（再発率 10%）は Simpson grade Ⅳ以上，頭蓋底腫瘍，および WHO grade 2/3 の 3 要因，3 ～ 5 年（＋6%）および 5 ～ 10 年（＋10%）の再発は頭蓋底腫瘍および WHO grade 2/3 の 2 要因とし，10 ～ 15 年（＋4%）後の再発に関してはは有意要因なし，との報告を行っ

表11-7 Simpson の手術摘出 grade と再発率[117]および最近の報告

Grade	手術内容	原著再発率（Simpson）	10 年再発率（最近の報告 *）
Ⅰ	肉眼的全摘出＋硬膜付着部および異常骨の切除	9%	1 ～ 10%
Ⅱ	肉眼的全摘出＋硬膜付着部の電気凝固	19%	15 ～ 20%
Ⅲ	肉眼的全摘出だが，硬膜付着部や硬膜外進展部（静脈洞や骨増殖部）に電気凝固などを行わない	29%	22 ～ 23%
Ⅳ	部分切除	44%	16 ～ 60%
Ⅴ	減圧術のみ（±生検）	記載なし	

* 最近の報告：Oya ら（2012）[118]，Sughrue ら（2010）[119]，Hasseleid ら（2012）[120]

ている．3 年までの再発率が最も高く，他の報告もほぼ同様である．後述する NRG Oncology/RTOG 0539 prospective study が，3 年 PFS を primary endpoint にしているのはこのような報告からであろう．

1. WHO grade 1 腫瘍の治療

脳腫瘍全国集計（2005 ～ 2008）の治療成績（表 11-8）では，WHO grade 1 腫瘍（3,627 例）では約半数の症例で肉眼的全摘出（GTR）が行われ，5 年 PFS は 98.1% である．WHO grade Ⅰ腫瘍の手術成績として，Oya ら（240 例）[118] は Simpson grade Ⅰ，Ⅱ，Ⅲ，Ⅳの 5 年 PFS として 97%，88%，84%，57% を報告し，grade Ⅰ～Ⅲ間に有意差を認めていない．同じく Sughrue ら [119] もⅠ～Ⅳの 5 年 PFS が 95%，85%，88%，81% と記している．

1）再発率と再発要因：いわゆる“再発”には 2 型ある．手術時に確認できない，あるいは術後 MRI にて描出していない mg 単位の残存腫瘍が明らかに再見できるよ

表11-8 WHO grade 別，手術摘出度別生存率（脳腫瘍全国集計 2005 ～ 2008, 3,950 例）

WHO grade	治療内容		症例数(%)	5 年 PFS(%)	5 年 OS(%)
grade 1 3,627 例(91.8%)	手術摘出度	摘出なし	283(8%)	95.7	93.7
		Biopsy	89 (2%)	85.3	89.9
		50 ～ 75%	142 (4%)	67.7	98.5
		75 ～ 95%	419 (12%)	80.4	97.5
		95 ～ 99%)	776 (21%)	88.2	97.1
		GTR	1918 (53%)	95.6	98.1
	手術摘出のみ		3071 (85%)	91.7	91.9
	手術＋放射線治療		181(5%)	74.8	95.7
	経過観察のみ *		177(5%)	99.0	91.9
grade 2 262 例(6.6%)	手術摘出度	0 ～ 75%	18(7%)	31.2	75.0
		75 ～ 95%	52(20%)	37.0	84.3
		95 ～ 99%	65(25%)	56.5	98.1
		GTR	127(48%)	68.6	90.9
	手術摘出のみ(183)		69.8(%)	55.0	91.8
	手術＋放射線治療		57(22%)	59.0	89.3
grade 3 61 例(1.5%)	手術摘出度	0 ～ 75%	11(18%)	記載なし	記載なし
		75 ～ 95%	15(25%)	記載なし	28.1%
		95 ～ 99%	20(16%)	記載なし 43.4%	0%
		GTR	25(41%)		82.3%
	手術摘出のみ		25(41%)	60.4	69.1
	手術＋放射線治療		30(50%)	25.9	51.0

* 無症候性髄膜腫の可能性がある

表11-9　mg単位腫瘍の再発率とg単位腫瘍の再増大率（Mahmoodら1994[122]）

		再発率	
	症例数	5年	10年
mg単位（Simpson Ⅰ＋Ⅱ）	183	2%	2%
g単位（Simpson Ⅳ－Ⅴ）	71	46%	64%

うになった真の“再発recurrence”と，術中あるいは術後MRIで確認できるg単位の残存腫瘍がその量を増した“再増大progression”である．Mahmoodら[122]は，WHO grade 1meningiomaの5年および10年“再発率（術後可視腫瘍なし→腫瘍再現）”をともに2%，“再増大率（残存腫瘍の増大）”を46%（5年）および64%（10年）と報告（表11-9）し，Simpson grade Ⅰ，Ⅱの症例，すなわちGTR症例の再発確率（10年）は極めて低いことを指摘すると同時に，術後から腫瘍残存のある症例は5年前後で半数が腫瘍増大をきたすことに注意を喚起している．

2）残存腫瘍は，微小残存腫瘍の見落としと，腫瘍周囲組織への局所浸潤が考えられる．後者は，硬膜浸潤，静脈洞内浸潤，骨浸潤および腫瘍が接していた脳皮質への脳内浸潤である．Skullerudら[123]は全摘出例の手術死亡症例の剖検で，19例中4例（21%）に微小腫瘍の残存を認め，前者の可能性があり得ることを示している．Jääskeläinen[124]も657例（Simpson grade Ⅰ）の20年再発率19%を報告し，その要因として，硬膜あるいは骨浸潤部の切除不徹底，および軟らかい残存腫瘍片の見落としをあげている．Borovichら[125,126]は，14例のconvexity meningiomaの全例に周囲硬膜内に腫瘍細胞集積あるいは微小腫瘍（ミリ単位）を認め，腫瘍本体周囲4 cm以内では硬膜は多中心性に腫瘍化し得る可能性を指摘している6,7）．硬膜浸潤に関してはdural tail signも対象となる（☞561頁）．また，Kallioら[33]も935例の検討にて，再発因子の一つにhyperostosis（骨浸潤？）をあげている．

3）脳内浸潤は，腫瘍が脳表面を長期間圧迫し軟膜を破壊することによって生じ得る．手術時に腫瘍と脳表面の境界に軟膜が存在し容易に隔離できれば脳内浸潤はないと考えてよい．接触面が平滑，明瞭な頻度として，Nakasuら[127]は非手術一剖検例より74%，手術所見よりはSindouら[128]の55%とSalpietroら[129]の63%の報告がある．さらに詳細な報告として，Sindouら（1998）[130]は連続して手術を行った150例（直径3 cm以下14%，3～6 cm 57%，6 cm以上29%）の観察より，腫瘍と脳皮質の接触面の2/3以上が平滑・明瞭であった（容易に腫瘍を剥離できた）率は54.7%で，残りの45.3%は逆に接触面の1/3以上で皮質に癒着していたと記している．逆にいえば，grade Ⅰ meningiomaの手術でも軟膜を広く破壊し脳内進展を示すものが35～45%存在し，これらの症例では腫瘍細胞巣が術後に残存している可能性が高い．もちろん，これらの微小残存巣が再増殖能力をもっているか否かは別の議論となる.

軟膜破壊度は術前に腫瘍周囲浮腫と血管造影性よりある程度予測し得る. 腫瘍周囲浮腫が観察されない, もしくは局所性（円形に近い整形）の場合の軟膜下進展率は低い（9%）が, 広範な指形浮腫の場合は全例に脳内進展が確認されている[129]. また, 血管撮影にて血管支配が硬膜動脈主体の場合は接触面は高率（84%）に平滑であるが, 脳内からの血流が硬膜からの血流と同様に認められる場合は周囲浮腫も多く（71%）, 軟膜下進展確率（65%）も高い[130].

Spille ら[42] は 467 例の術中および病理所見にて, 32 例（7%）に軟膜破壊を超えての脳内浸潤を観察している. びまん性浸潤 3 例（10%）, 房状浸潤（cluster）11 例（34%）および手指状浸潤 18 例（56%）であり, WHO grade 別の頻度では, grade 1 腫瘍は 0/401, 2 腫瘍は 29/60（48%）, 3 腫瘍は 3/6（50%）である. 腫瘍細胞の異型度が高いほど, 脳内浸潤頻度も高く, また, 浸潤細胞の増殖力も強い.

4）腫瘍細胞増殖能の指標である MIB-1 Labeling Index（LI）あるいは Ki-67 LI が 4 以上の場合は, たとえ, 病理診断が WHO grade 1 であっても有意な再発リスク因子であるとの報告が多い[131-133].

5）ゲノム異常も再発要因として指摘されている. WHO grade 1 腫瘍に限れば, *NF2* 遺伝子変異腫瘍は, 同変異のない腫瘍より再発が早いとの報告は多い. しかし, *NF2* 遺伝子変異腫瘍は染色体コピー数の異常を伴い, 染色体コピー数の異常症例は増殖能の高い腫瘍が多い傾向があるため, 単変量解析では *NF2* 遺伝子変異は再発リスク要因となるが多変量解析では有意因子ではない[134].

6）再発時組織学的所見がたとえわずかでも悪化する症例は 12 ～ 38% と報告[135,136] されているが, その率は astrocytoma grade 2（70 ～ 80%）よりはるかに低く, 通常は良性性格をそのまま維持するため再手術により GTR を行えれば再び良好な予後が期待できる.

7）残存腫瘍あるいは再発腫瘍への放射線治療の試みは古くからなされているが, 元来が組織学的に良性（分化型）腫瘍であるため賛否両論があった. Barbaro ら[137] は UCSF（カリフォルニア大学サンフランシスコ校）の 135 症例について放射線治療効果を検討し, 背景因子の異ならない 2 群の比較において, 亜全摘群に対する放射線治療（再発率 31%）は非照射症例（再発率 60%）より有意に有効であることを示した. Goldsmith ら[138] は UCSF でのその後の症例を加えて, WHO grade 1 meningioma の 117 亜全摘例に対する照射成績として 5 年および 10 年の非再発生存率 89% と 77% を報告している.

亜全摘群では再発（再増大）が避けられないが, 放射線照射も全く副作用がないとはいいがたく, 腫瘍のサイズ, 形状によってはγナイフなどの定位放射線治療（SRT）も有用である[139,140]. もちろん, 局所浸潤域をどのように照射容積に含めるかが重要になる．

8）追跡間隔と追跡期間に関して，腫瘍がどのくらいの速さで成長（再発）するかの予測には，腫瘍倍増時間（tumor doubling time: TD）を用いてシミュレーションは可能である（図 11-4）．Jääskeläinen らの TD は 30 〜 1,045 日間（平均 415 日）に分布している[141]．仮に術後腫瘍残存を 1 cm^3 とすると，TD が 1,000 日以上であれば径 4 cm になるまで 13 年以上，径 5 cm では 16 年以上を要することとなり，積極的な残存腫瘍治療は必要ではない．逆に，TD が 500 日以内だと 6 年以内に，200 日以内だと 3 年以内に再手術が必要となる．平均値で計算すると，1 cm^3 の腫瘍が径 4 cm に成長するには 2,034 日（5.6 年）しか要さないことになる．

Incidental meningioma 64 例の腫瘍容積を追跡した Behbahani ら[142] の報告では，meningioma の増大様式を，直線的（linear）増大 17%，指数関数的（exponential）増大 26%，放物線様（parabolic）増大 17%，持続縮小型（continuous reduction）5% の 4 型に分けている（図 11-5 ☞ 583 頁）．最速増大型（17%）では，6 ヵ月以内に増大（容積 15% 増大）する計算になる．

上記 2 つの報告は重要な meningioma の自然増大様式であるが，手術摘出腫瘍から予想できるものではないため，これらの情報から得られる指針として下記が適切であろう．

- 術後 MRI にて残存腫瘍（－）症例
  - 術後 3 年間は 6 ヵ月毎，その後は 1 年毎を術後 10 年まで．15 年目に最終 MRI．

図11-4　髄膜腫の腫瘍倍増時間（tumor doubling time: TD）

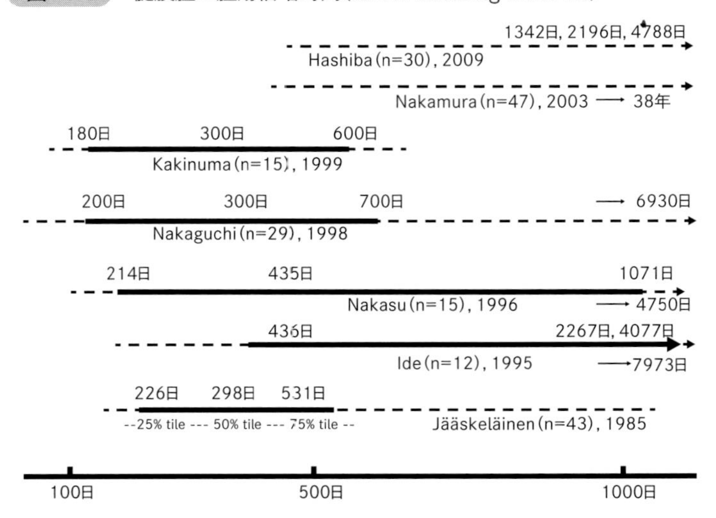

- ▸ この方針からの“治癒”判断の目安を，Jääskeläinen ら[141]の最長腫瘍倍増時間値（1,045 日）で計算する．再発腫瘍は 10 年の間には画像に描出される計算となる．
- ▸ したがって，10 年間再発のない場合はその後の 10 年間も再発する可能性は低く，15 年目に最終評価をして“治癒”とする考えがある．
- 術後 MRI にて残存腫瘍（＋）症例は，5 年以内に 40 ～ 50% が再増大の可能性がある．
  - ▸ 術後 1 年間は，3 ヵ月毎に 4 回，その後は 6 ヵ月毎に 5 年目まで．その後は 1 年毎の追跡が必要であろう．

2. WHO grade 2 / 3 腫瘍の治療

局所圧排性に発育する腫瘍であるが，WHO grade 1 meningioma と異なり，病理形態学的に細胞異型と組織悪性度が高く，MIB-1 LI などの腫瘍増殖能が高く，ゲノム異常程度も強く，局所浸潤範囲も広く，手術摘出のみでは再発率が高い，いわゆる“悪性髄膜腫”である．MRI 所見（☞ 560 頁）でも，①周囲脳組織との境界が不明瞭で時に脳内へ葉状進展像が観察される．②腫瘍内に壊死あるいは嚢胞形成が見られる．③腫瘍本体より脳表や大脳鎌に沿う進展像（mushrooming pannus）が観察される，④腫瘍内石灰化は見られない，⑤発生部位の広範な骨破壊を伴う場合がある，などの悪性腫瘍に多い所見を示している．

脳腫瘍全国集計（2005 ～ 2008）には 3,973meningioma 中，WHO grade 2 腫瘍が 262 例（6.6%），grade 3 腫瘍が 62 例（1.6%）で，合わせて 5 年間で 324 例（8.2%）にすぎない．この数字は germ cell tumor（359 例）とほぼ同数で，稀少腫瘍群といえる．これらの中では，WHO grade 2 の atypical meningioma（237 例，5.9%）が最も多く，2 位は大きく離れて grade 3 の anaplastic meningioma（48 例，1.2%）になる．その他，grade 2 の 2 腫瘍（clear cell meningioma，chordoid meningioma）と grade 3 の 2 腫瘍（rhabdoid meningioma，papillary meningioma）は 0.4% 以下の稀な発生である（表 11-1）．

現在まで広く行われてきた治療は手術摘出±放射線治療であるが，信頼できる治療経験の報告は少ない．本来は前向き比較試験によって放射線治療の効果を評価するのが王道であろうが，この症例数では 1 施設では困難である．多施設共同研究となると，ある程度の手術技術の均質性を担保し，腫瘍発生部位と病理組織像の多様性に対応し，かつ少なくとも 5 年の追跡期間を想定すると，その実施もたやすいことではない．現状では多数例の retrospective reports より，現時点での治療方法を評価せざるを得ない．

Sun ら[143]は，grade 2 治療報告 21 編，grade 3 治療報告 7 編を整理している（表

表11-10　WHO grade 別の治療報告の一覧（Sun ら[143]のまとめ）

grade	治療方法	報告数*	5年 PFS（progression-free survival）	
2	GTR のみ	6	4報告：80～90%	2報告：59%
	STR のみ	8	5報告：50～70%	3報告：30～40%
	STR 後放射線治療	3	2報告：65～80%	1報告：43%
3	GTR 後放射線治療	4	3報告：8～15%	1報告のみ 57%

＊ WHO grade 2 報告は 45 例以上, grade 3 は 20 例以上

表11-11　NRG Oncology/RTOG 0539 prospective phase II study の結果[144-146]

Risk Group	対象	術後治療	群別	PFS（%）			OS（%）		
				3年	5年	10年	3年	5年	10年
Low Risk（n=60）	• 初発 grade 1 の GTR/STR 症例	経過観察	全例	91.4	89.4	85.0	98.3	98.3	98.3
			GTR	94.3	94.3	87.6	97.1	97.1	90.4
			STR	83.1	72.7	72.7	100	100	100
Intermediate Risk（n=52）	• 初発 grade 2 の GTR 症例 • 再発 grade 1 症例（条件なし）	54 Gy 局所照射	全例	93.8	記載なし	記載なし	96.0	記載なし	記載なし
High Risk（n=53）	• 初発 grade 3 の GTR/STR 症例	60 Gy 局所照射	対象症例	64.7	58.2	記載なし	82.4	76.2	記載なし
	• 初発 grade 2 の STR 症例*		対象症例	45.0	30.0	記載なし	71.4	47.2	記載なし
	• 再発 grade 2/3 症例（条件なし）		対象症例	45.0	記載なし	記載なし	n.d.	n.d.	記載なし

* 初発 grade 2 症例には, GTR 例へ 54 Gy, STR 例へ 60 Gy の治療計画

11-10）．脳腫瘍全国集計（2005～2008）の成績とも合わせて検討すると，grade 2 腫瘍では GTR により 5 年 PFS70% 以上が期待できるが，STR では 50～60% にとどまっている．しかし STR 症例に術後放射線治療を行えば 5 年 PFS 65～80% が得られる．grade 3 腫瘍では術後放射線治療を行っても 5 年 PFS は 30% に達していない．

米国の Radiation Therapy Oncology Group は，2009 年より 3 risk 分類の設定による prospective phase 2 study を開始し，2018 年より逐次治療成績を発表している（表 11-11）[144-146]．Grade 1 腫瘍には経過観察が基本，grade 2/3 腫瘍には GTR 症例でも術後放射線治療を追加する試験である．Primary endpoint は 3 年 PFS と短い印象をもつが，再発は 3 年までが最も多いこと，また初の十分な症例での prospective phase 2 study であることより，早期の評価を行い，その結果をもとに次の step へ進んでほしいとの研究責任者の意図が感じられる．

1）Low risk 群には，初発 WHO grade 1 腫瘍の GTR および STR 症例が含まれ，10

年間の追跡を行っている．GTR症例の10年PFSは85%で期待通りの結果であろう．STR症例は3年で17%，5年で23%が再発しているが，再発時の放射線治療（intermediate risk群に移行）により10年生存率は100%である[146]．

2）Intermediate risk群には，初発grade 2腫瘍（GTR）と再発grade 1腫瘍が含まれ，前者には術後に，後者には再発時に54Gy照射が行われ，3年PFS 93.8%が得られている．報告されているGTR経過観察症例（5年PFS 70～90%）との比較は困難である[144]．

3）High risk群には，初発grade 3腫瘍のGTRおよびSTR症例と初発grade 2腫瘍（STR）が含まれ，60Gyの術後照射が行われている．Grade 3腫瘍の3年PFS 64.7%，5年生存率76.2%は放射線治療の有効性を示している．初発grade 2腫瘍（STR）へはgrade 1腫瘍より線量を上げているが（54→60 Gy），3年PFS 45%，5年生存率47.2%と期待を裏切っている．手術摘出の重要性を示す結果であろう[145]．

以下に各腫瘍型の治療報告を整理する．

1）Atypical meningioma（WHO grade 2）

Grade 2/3腫瘍の中では最多腫瘍（全国集計5年間で237例，germinoma 247例とほぼ同数）なので，それなりの症例数の治療経験が報告されている．Pub Med Databaseのメタ解析[147]では，摘出後放射線治療症例の5年PFS 76.9%である．Parkら[148]は，high risk群（STR，かつKi-67 LI≧5%，など）への術後放射線治療成績として5年PFS 92%（非照射群は57%）を，Dohmら[149]は，STR＋術後放射線治療成績として5年PFS 73%（非照射群は18%）を報告している．定位放射線治療（stereotactic radiosurgery: SRS）群には術後放射線治療の必要性を強調する報告がほとんどである．一方，GTR群には術後放射線治療の有用性は疑問との報告も少なくない[149,150]．現在，EORTC主導による本腫瘍に対する術後放射線治療の有用性を検証する第Ⅲ相比較試験（ROAM/EORTC 1308 study）が開始されている[151]．

2）Clear cell meningioma（WHO grade 2）

若年者と脊髄に好発するmeningiomaで頭蓋内発生例の報告は少ない．Taoら[152]は北京Tian Tan病院での56治療例（全14,310meningiomaの0.4%）を報告している．女性（64%）に多く一般のmeningiomaより有意に若い（平均32.3歳）．GTRが63%に行われているが，1年以内に13%が再発している．5年PFSは41.8%（5年以内に60%近くが再発），46%が平均29ヵ月で再発している．5年OSは65.8%である．多変量解析では，STR（Simpson grade Ⅲ / Ⅳ）が有意な予後不良因子だが，放射線治療はPFSを若干延ばすにとどまり，予後良好因子にはなっていない．Soniら[153]は，43例の治療成績をその他のWHO grade 2腫瘍（171例）と比較している．GTR率は各々63%と73%，術後放射線治療症例は49%と29%である．5年および10年PFS

は本腫瘍の41%と29%に対し，その他のgrade 2腫瘍は67%と59%で有意に長い．

本腫瘍のDNA分析では，他のmeningiomaと一線を画しており（☞558頁），Sieversらの報告[24]では，分析25例全例で*SMARCE1*遺伝子の変異が確認されている．他のgrade 2腫瘍より治療成績が不良[153]の一因かもしれない．

3）Chordoid meningioma（WHO grade 2）

Choyら[154]はMEDLINEなどを渉猟し本腫瘍を221例抽出して病態を整理している．平均年齢は45.5歳で女性（54%）がやや多い.80%近い症例でGross total removal（GTR）が行われ，術後放射線治療は30例（14%）のみに追加されている．5年PFSは67.5%，10年は54.4%である．Yangら[155]は北京のTian Tan Hospitalでの60治療例（全meningiomaの0.61%）を報告している．GTRは75%の症例に，術後放射線治療は32%の症例に行われている．PFS中央値は54月（4.5年），5年PFSは57%である．Jeeら[156]はソウルのSamsun Medical Centerでの16症例を分析し，Simpson grade Ⅱ / Ⅲ摘出例において放射線治療群のPFS中央値（121月，5年）は非照射群の40月（3.3年）より有意に長いことを算出し，非GTR群への放射線治療の有用性を強調している．

手術摘出と術後放射線治療による5年PFS 60%前後は“中等度悪性群”に該当する成績であるが，DNAメチル化パターン分析では，大半が良性腫瘍群に入る．Daoudら[29]は12例の本腫瘍のDNAメチル化分析を行い，Sahn分類（表11-3）の“benign 2”と診断し得る9例は10年PFS90%以上であり，一方で“intermediate-A”と“malignant”群に入った2例は3年以内に再発している．本腫瘍の病理学的診断基準には議論の余地がある．

4）Anaplastic meningioma（WHO grade 3）

脳腫瘍全国集計（2005～2008）ではgrade 3腫瘍の中で最多とはいえ，わずかに48例（5年間）である．一定の治療方針下での信頼できる報告はない．手術摘出のみでは，3年PFS 9%と5年PFS 8%の報告がある[157]．Sughrueら[158]，Adeberg[159]らは術後放射線治療を施行し，5年PFSは各々57%と27%でGTR単独を上回っていることより放射線治療の必要性を説いている．National Caner Databaseからの755例の4年生存率は，GTRのみ50%，GTRと術後放射線治療で70%，STRと術後放射線治療で40%である[160]．最近の特殊な症例（5例全例女性で側脳室発生）でも，再発までの平均期間は13ヵ月である[161]．

5）Rhabdoid meningioma（WHO grade 3）

病理学的診断基準は，“異型性の強い髄膜腫内にラブドイド細胞のシート状増殖部を認める”ことである（☞553頁）．本腫瘍の最初の報告はKepesら（1998）[162]の4例であり，MIB-1指数が高く臨床的に早期再発を示した．同年，Perryら[163]が15例を報告し，13例（87%）が再発し，8例が中央値5.8年で死亡している．これらの報告により，“WHO Pathology and Genetics of Tumours of the Nervous System, 2000”ではgrade 3 meningiomaと規定され，現在に至っている．

しかし，現実にはrhabdoid要素の少ないものは通常の髄膜腫病理学的診断基準によりgradeが付記され，一方で，病理切片で同要素が大半の領域を占めている症例では，残った少ない領域内での腫瘍細胞異型性の診断が時に困難であり，grade評価に混乱をきたしていた．Vaubelら[30]はラブドイド細胞の増殖はあるが異型所見を伴っていないrhabdoid meningioma 44例を分析し，rhabdoid領域の多寡にかかわらず5年PFSは75%前後であることより，この44例はWHO grade 2相当腫瘍であることを強調している．さらに，彼らはrhabdoid meningiomaと報告されている74症例の病理像よりgradeを再検討し，grade 1/2相当50例，grade 2/3相当7例，grade 3相当17例の5年生存率が，各々77%，53%，34%であることを示し，rhabdoid所見にとらわれない診断基準の必要性を強調している．SahnらのDNAメチル化分析（表11-3）では，少数例だが本腫瘍のほとんどがintermediate type（grade 2相当）に属し，malignant（grade 3相当）には属していない．

一方で，Shankerら[25]は，本腫瘍47例中6例（13%）に*BAP1*遺伝子変異があり，こらの症例のmPFS 26ヵ月（2.2年）はgrade 3相当であることを報告している．本腫瘍の病理診断とgradingは，先述のchordoid meningiomaと同じく再検討が必要であろう．

11

6）Papillary meningioma（WHO grade 3）

非上皮性腫瘍での乳頭状構造は奇異な感を受けるが，meningiomaと同じ間葉組織由来のmesothelioma, synovial sarcoma, rhabdomyosarcomaなどでは時に観察される．全体がpapillary patternで占められることは少なく，通常はmeningothelial meningiomaやangiomatous meningiomaの一部にpapillary patternが観察される場合が多い．

PubMed，Ovoid，Medlineなどのデータベースから渉猟しても，1938～2019年の間に19報告（67例）である[164]．若年発生（平均32.6歳）で男性（51%）にやや多い．平均3.5年の追跡で半数（54%）が死亡し，頭蓋外転移が16%に報告されている．

Pasquierら[165]の46報告では，男性に多く（57%），若年時（平均36.5歳）に発症している．テント上に多い（80%）のは他のmeningiomaと変わりない．肉眼的にはnecrosisあるいはcystを含む例が多い．周囲組織（脳，骨，頭皮など）への浸潤が76%に観察されている．26例（56.5%）に再発が確認され，かつそのうちの20例は多発性再発である．また，遠隔転移（脊髄，肺など）も10例（21.7%）に観察されている．既に23例（50%）が腫瘍死しており，そのうちの14例は5年以内の死亡である．Ludwinら[166]の17例の報告でも小児期に多い（8例，47%）のが特徴で，再発率（59%），遠隔転移率（29%）は同じである[60]．若年者に多いのはDeenら[167]も強調している（20歳以下meningiomaの9.8%）．

Wang DJ ら[168] の 13 例のほとんどは円蓋部（convexity）の発生であり，MRI では周囲脳への浸潤性を反映して，腫瘍と周囲脳との間に低信号帯がなく，周囲浮腫が強い．Gd 造影像も不均質である．GTR が行えた症例の 3 年 PFS は 66.7% である．Wang XQ ら[169] も 30 例中 18 例（60%）が中央値 17 ヵ月で再発したと報告している．

■無症候性髄膜腫（asymptomatic meningioma）の治療

頭痛，軽度な頭部外傷，脳血管障害危険因子保有者などに対するスクリーニング MRI の結果，直径 1 ～ 2 cm で偶然発見されることが多い．Incidental meningioma とも呼ばれる．当然のことながら無症候であり，治療指針の確立が求められている．

頻度に関しては，診断時には治療の介入のない腫瘍なので，一般の疾患統計には入らず，人口動態を基盤とした発生率の報告はない．脳疾患以外の剖検例での頻度として，Nakasu ら[170] らは Montefiore Medical Center での 10,033 剖検（1950 ～ 1982）中の 231 例（2.3%）と報告している．直径 1 cm 以下が 59%，2 ～ 3cm が 36%，3 cm 以上は 5% である．スウェーデンの 1 地域での 11,973 剖検例中の 172 例（1.7%）の報告もある[171]．これらの報告からは，人生の終末期を迎えた人々の少なくとも 2% 前後は，無症候性の小さな髄膜腫を抱えていると推測できる．

無症候性と診断された 2,050 例中，最終的に組織確認された 316 例の 96% が WHO grade 1 腫瘍との報告[172] がある一方で，89% との報告[173] もあり，小腫瘍とはいえ，病理学的悪性度分布は一般 meningioma と同様と考えるべきであろう．

1. 増大速度

小さいうちは exponential growth（指数関数的増大）を，ある大きさを超えると linear growth（直線的増大）を示し，最終的には増大を停止（自然退縮ではない）するのではないかとの考察がなされている[40,70]．事実，Behbahani ら[142] は，incidental meningioma 64 例の腫瘍容積を追跡し，その増大様式を，直線的（linear）増大 17%，指数関数的（exponential）増大 26%，放物線様（parabolic）増大 17%，軽度増大停止型（sigmoid/self-limited）5% の 4 型に分けている（図 11-5）．

2. 増大（成長）速度の予測

2 つの方法がある．1 つは，腫瘍倍増時間（tumor doubling time: TD）あるいは MRI による容積増大速度を用いる．両方法とも，少なくとも 2 定点（前回と今回）での腫瘍像の変化より計算する．対象症例が，既に症候性になっており手術摘出を受け，一定期間後に残存腫瘍が増大しその時点で計算した場合と，1 ～ 3 cm 前後の髄膜腫を追跡してある一定の大きさになった時点で計算した場合により，増大速度が異なる可能性は十分にある．前者はいわば症候性増大を示した前科のある腫瘍のため，増大速度

図11-5 Incidental Meningioma の増大曲線(Behbahani ら[142]の Fig2E を改変)

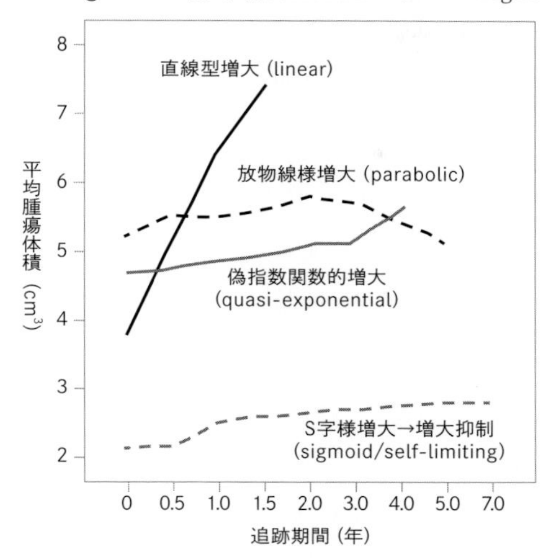

が速い可能性がある．後者に関しても，1 cm の小さな腫瘍が exponential growth（指数関数的増大）を示した時期の測定と，3 cm 腫瘍の持続停止型時期での測定とで差が生じる．実際に，TD に関する 7 報告（Jääskeläinen ら[141]，Ide ら[174]，Nakasu ら[175]，Nakaguchi ら[176]，Kakinuma ら[177]，Nakamura ら[178]，Hashiba[40]）のほとんどは再発腫瘍の追跡計算によるものと考えられ，いわば meningioma が示す多彩な TD のうち，速い値のものと考えてよい．これら 7 報告中，3 報告[141,176,177]は概ね 50% 値（median）は 300 日前後，75% 値が 500 ～ 600 日前後と推定できる（図 11-4 ☞ 576 頁）．その他の 3 報告は，極めて緩徐な発育を示す腫瘍（TD 値 10 年以上）をある割合で含んでいるためか，25% 値は 500 日前後の緩徐発育型が多いと推測できる．そこで grade 1 腫瘍としては増大速度が速いグループとして，Jääskeläinen らの 75% TD 値 521 日を採用すると，75% の症例では直径 1 cm の腫瘍が径 3 cm に増大する期間は 6.8 年，4 cm までには 8.6 年を要する計算（表 11-12）となり，“早ければこれくらいの期間で増大”との 1 つの目安となる．彼等の計算によると anaplastic meningioma の TD は 200 日（75% 値）であり，6 ヵ月で腫瘍直径は 25 以上に増大する可能性がある．

もう 1 つの増大速度予測は，臨床病態のスコアリングによる方法である．Lee ら（韓国 Asan 大学病院）[179]は 232 例の術後追跡資料より，急速増大型と緩徐増大型を分析し，臨床病態 4 項目のスコアより，急速増大の可能性 10% 以下，10 ～ 50%，および 50% 以上の 3 予想方法（Asan Intracranial Meningioma Scoring System: AIMSS）を提案している（表 11-13）．簡便な方法であり，他施設からもその有用性が報告されている[180]．

表11-12　WHO grade Ⅰ meningioma が直径 3 cm および 4 cm にまで増大する期間予測値

Jääskeläinen ら [141] による tumor doubling time からの計算

初回腫瘍直径（球形と仮定）	期間	
	直径 3 cm	直径 4 cm
1cm	6.8 年	8.6 年
2cm	2.5 年	4.3 年
3cm		1.8 年

表11-13　AIMSS（Asan Intracranial Meningioma Scoring System）[179]

各項目のスコア配分								
腫瘍直径（cm）			石灰化		腫瘍周囲浮腫		T2 強調画像	
＜2.5	2.5 ～ 4.0	≧ 4.0	あり	なし	あり	なし	低信号	等 / 高信号
0 点	2 点	6 点	0 点	2 点	1 点	0 点	0 点	2 点

合計スコアによる急速増大確率					
0 ～ 2 点		3 ～ 6 点		7 ～ 11 点	
急速増大確率	10% 未満	急速増大確率	10 ～ 50%	急速増大確率	50% 以上

3. 症状出現時期の予測

1つの資料は，脳腫瘍全国集計調査報告による髄膜腫の年次推移である（表 11-14）．1969 ～ 2001 年までの間に手術を行った髄膜腫の診断時の大きさ（最大直径）を比較すると，直径 2 ～ 4 cm の腫瘍頻度が著しく増加し，1981 年以前は 22% であったのが，最近ではほぼ半数（48%）に至っている．また，無症候性髄膜腫の頻度も約 50%に上る．この数字を腫瘍サイズ別の頻度では直径 2 ～ 4 cm 台（あるいは 4 cm 以上）が 50% 域であることと照合すると，髄膜腫は直径 3 cm を超えて 4 cm に近づくと周囲組織への圧迫症状を招来し始めると推測できる．もちろん，腫瘍局在によって，症状発現サイズが異なるのはいうまでもない．無症候性髄膜腫の発生部位は，髄膜腫全体と同じく円蓋部（convexity），上矢状静脈洞壁，大脳鎌，蝶形骨縁などが多い．これらの部位では増大した腫瘍が接する大脳皮質を圧迫し，その部の局所機能低下をもたらすには，少なくとも直径 3 ～ 4 cm 以上であろうと容易に想像できる．一方で，無症候性髄膜腫として報告されている腫瘍量の平均は $20\ \mathrm{cm}^3$ 以下（≒直径 3 cm 強），あるいは直径 3 cm 以下との報告が多い．直径 2 cm にでもなれば脳神経外圧迫症状をきたす海綿静脈洞内髄膜腫などの頻度は少ないことを考えれば，無症候性髄膜腫の平均的な腫瘍最大径は 3 ～ 4 cm と考えてよい．この大きさは脳神経外科医の感覚によく合致する．

表11-14 我が国の髄膜腫の年次推移（塗りつぶし部分は直径中央値が属するグループ）

腫瘍直径		1969 ～ 1981（3,977 例）	1982 ～ 1983（1,212 例）	1984 ～ 1987（3,225 例）	1987 ～ 1993（5,777 例）	1994 ～ 2001（17,227 例）
最大直径	＜2cm	4.8%	5.3%	5.4%	5.3%	5.3%
	2 ～ 3 cm	6.3	12.1	15.9	20.3%	19.7
	3 ～ 4 cm	16.1	21.5	26.4	29.0%	28.4
	4 ～ 5 cm	18.0	21.0	22.3	20.6%	20.8
	≧ 5 cm	54.7	40.1	30.0	24.8%	25.8
無症候性腫瘍 %		48.5	56.5	42.4%	52.0%	53.0

日本脳腫瘍全国集計調査報告 第 6 版（1969 ～ 1981），第 7 版（1969 ～ 1983），第 8 版（1969 ～ 1987），第 10 版（1969 ～ 1993），および第 12 版（1984 ～ 2000）に記載された資料を編集

表11-15 無症候性髄膜腫の治療

部位	診断後の方針	増大確認（治療必要）	治療後方針
頭蓋底以外	経過観察	手術摘出	症候性腫瘍の治療方針に準じる
頭蓋底	経過観察，あるいは SRS	手術摘出，あるいは 放射線治療（SRS 含む）	

4. 治療介入（手術時期）

症状が出てからの（腫瘍が大きくなってからの）手術では症状改善率と手術安全性が低下することより，症状出現以前に手術を行うとの考えは妥当である．しかしながら症状発現まで 5 年以上もありそうな直径 1 ～ 2 cm の小腫瘍にたとえわずかでも危険のある手術を急ぐ必要はない．無症候性髄膜腫の手術は，症状出現の直前に行うことが望ましく，それにより合併症を少なく根治率を高めることができる．

無症候性腫瘍の手術適応（手術時期）は，以上に記した長期観察報告と理論計算値を総合し，さらに前述の AIMSS score による腫瘍増大速度関連因子である．腫瘍サイズ，石灰化，腫瘍周囲浮腫，T2WI での信号強度などの情報も含め，以下の項目を考慮の上，患者本人とよく相談の上決定すべきである（**表 11-15**）．頭蓋底腫瘍の発育は遅いとの報告もあるが，多変量解析では否定する報告が多い．

1）直径 2 cm 内の腫瘍は直径 3 cm になるまで経過を観察する．最初の 1 年間は MRI 追跡は 6 ヵ月間隔が望ましい．6 ヵ月間で腫瘍直径が 25%増加する場合は悪性髄膜腫の可能性があるため直ちに手術摘出を行う．

2）直径 3 cm 前後の腫瘍は 75% の確率で 2 ～ 3 年後には症候性（直径 3 cm 以上）に増大し得る．やはり，最初の 1 年間は 6 ヵ月間隔の追跡が望ましい．直径が 25% 以上増大（RANO 基準）するならば，その後 6 ヵ月～ 1 年以内に手術摘出を考慮する．

3）直径 4 cm を超す腫瘍では早晩症候性になること，軽度な頭部外傷でも急性頭蓋内圧亢進の危険があることにより，6 ヵ月から 1 年以内に手術を行うべきであろう．

4）顕微鏡手術下での手術死亡率と合併症率の報告は少ない．日本脳腫瘍集計調査報告 7,341 症例中，初発例で手術摘出を行い，かつ診療記録が十分な 4,081 例を分析した Oya らの 2021 年の報告 [181] では，術後死亡率は症候性症例で 0.72%，無症候性症例 0.11%（901 例中 1 例）で，術後合併症率は各々 20.5% と 15.3% である．スウェーデンの全国集計（2,324 例，2019 年報告）[182] でも，術後死亡率は症候性 1.7%，無症候性 1.0% で，術後合併症率は各々 25.8% と 14.3% で，両国間の結果に差はない．無症候性症例の術後 KPS80 以上は，Oya らの報告で 90.0%，スウェーデン報告（ECOG-PS 0/1）でも 91.3% ある．逆にいえば，10% 前後の症例は PS が低下した可能性がある．無症候性症例のみの術後合併症報告として，Islim ら [172] は 533 例中の 16.5% を報告している．

5）手術摘出の代わりに定位放射線治療（SRS）も有用あり，Islim ら [172] のまとめでは，450 例の腫瘍増大防止効果は 98% である．特に直径 2 cm 以内で症状が現れる頭蓋底腫瘍に汎用されている．しかし，テント上腫瘍に関しては，SRS の特性上，腫瘍容積が小さいほどその効果は高いため，症状発現直前まで待機する方針とは相容れない（次項に記載）．

5．無症候性髄膜腫の治療の現場

Näslund ら [183]（2020）は，経過観察中の 45 例への手術摘出結果を報告している．診断時の腫瘍容積中央値は 9.3 cm^3（直径 27.8 mm）で，手術時の容積は 10.7 cm^3（15% 増）である．39 例（89%）が WHO grade 1 腫瘍，残りの 5 例が grade 2/3 腫瘍であった．術後 30 日以内の合併症が 16 例（36%）に観察され，特に 75 歳以上者では 38% に至り，その結果，術前の full-time 就労者 21 名中 5 名が職を失っている．

γナイフなどの定位放射線治療（SRS）を積極的に行っているグループがある．Sheehan ら [184] は，10 ヵ国，14 SRS 治療センターの多施設共同研究（IMPASSE study: Incidental Meningioma Progression during Active Surveillance or After Stereotactic Radiosurgery）の結果を報告している．311 例の SRS 治療群と年齢，局在，腫瘍容積をマッチさせた積極的経過観察群（311 例）の比較である．SRS 治療時の平均腫瘍体積は 3.8 cm^3（直径 19.3 mm）で，辺縁線量 13.0 Gy，中心線量 26.0 Gy の治療である．3 年後の追跡では，腫瘍制御率 99.4%（SRS 群）vs 62.1%（観察群）である．SRS 群の方が優れた制御率であるが，治療介入群と経過観察群との比較であるので，前者が有用との結果にはならない．SRS 群の MRI 上の腫瘍縮小症例は 140 例（44.4%）にとどまっており，直径 2 cm 弱の WHO grade 1 meningioma は，この線量の SRS にて MRI 上消失していない事実は重要であろう．5 年，10 年後も stable であり続けるのかが興味深い．一方の経過観察群に関しては，同条件の小腫瘍が3年間の間に38%が増大したことになる．直径が2 cm程度なら，5年くらいは不変であろうとの期待を裏切る結果でもある．

■まとめ：現在広く行われている治療方針

髄膜腫は局所圧排性発育を主体とし，95%以上は単発性であり，遠隔部転移は極めて稀な腫瘍である．したがって，WHO gradeを問わず，可能な限り発生部位の局所浸潤域（硬膜，静脈洞，骨など）も含めた腫瘍摘出が治療の基本である．しかし，現実には局所浸潤域の全摘出が多くの場合困難であり，腫瘍の肉眼的全摘出（gross total removal: GTR）にとどまる．

Meningiomaはneoplasm（新生物）である以上，残存腫瘍は再び増大するのも避けられない．治療の目標は，神経脱落症状を最小限にしつつ腫瘍死を避けることである．米国統計（CBTRUS 2014～2018）でのWHO grade 1腫瘍34万例の10年生存率は83.7%である[185]．10年PFSの記載はないが，70%前後と推定できる．

定位放射線治療（SRS）も適応を選べば有用な治療手段である．SRSの特性上target volumeに含まれた腫瘍組織は増殖を少なくとも一定期間停止することは間違いないが，volume外の腫瘍細胞に対する効果はない．Marchettiら[186]は24例のatypical meningiomaに対してMRI上のtumor volumeのみに24～32 Gy照射した結果，8例で増大を観察している．そのうちの6例は照射野外であったことより，照射範囲設定の困難さを強調している．また，前述したように，SRSにより腫瘍が消失するわけではない．効果持続期間の信頼できる報告が待たれる．

EANOのガイドライン[187]とNRG Oncology/RTOG 0539 study（表11-11）を参考にしつつ，多くの脳神経外科医が共有する経験を踏まえた治療指針の一つを提示する（表11-16）．ここで記すGTRは，gross total removal，すなわち肉眼的全摘出であり，術中に明らかな（手術顕微鏡を通して肉眼で認識できる）残存腫瘍がなく，かつ術後MRIで腫瘍残存を認めない状況を示す．Simpson grade ⅠとⅡがこの状況に合致し，時にはgrade Ⅲの一部も入る（表11-7）．

1．症候性腫瘍の治療方針

1）grade 1腫瘍：手術よる腫瘍摘出後（摘出度を問わず）は経過観察が原則であるが，残存腫瘍の局在，サイズ，神経症状，患者年齢などを考慮して放射線治療（54 Gy）を行う．SRSも小腫瘍には有効であろう．

2）grade 2腫瘍：STR症例には，術後放射線治療（54 Gy）が必要である．腫瘍局在とサイズによってはSRSも有効であろう．GTR例については，grade 1腫瘍と同様の扱いでよい．

3）grade 3 腫瘍：手術摘出の程度にかかわらず，術後放射炎治療（60 Gy）が必要である．局所浸潤域が grade 1/2 腫瘍より広く，かつ同定が困難なため SRS の使用は限定的に考える．

2. 再発腫瘍の治療：

1）grade 1/2 腫瘍の再発には，再摘出術が原則である．初回治療時に照射をしていない症例には術後照射（54 Gy）を行う．照射後再発症例には手術摘出の繰り返し（SRS の併用を模索しつつ）になる．

2）grade 3 腫瘍の再発には，再摘出術，SRS，臨床試験（分子標的薬）への参加など施行し得る手段を駆使する．

表11-16 症候性腫瘍の術後治療

WHO grade	手術摘出度	術後治療	再発時治療
1	GTR	経過観察	再摘出手術±放射線治療（SRS 含む）
	STR	経過観察，±放射線治療（SRS 含む）	
2	GTR	経過観察，±放射線治療（SRS 含む）	再摘出手術±放射線治療（SRS 含む）
	STR	放射線治療（SRS 含む）	
3	不問	放射線治療（SRS は限定的）	試験的臨床試験

■治療後患者の社会生活復帰

日本脳腫瘍集計調査報告では，全 meningioma の 5 年生存率 96.5%，同無増悪生存率 87.7%，治療による合併症率 17%，WHO grade 1 症例の治療後 KPS 70 以下 13% である．無症候性症例術後においても，新たな神経症状の出現は 9% ある [172,173]．10 年生存率が 85% 以上とはいえ，その中の 30% 前後は再発への再治療（手術が中心）を受けている．Richardson ら [188] は，再発腫瘍に対する手術摘出は腫瘍制御に関しては効果的だが，手術回数に応じて合併症率も増加していることを報告している．

Rijnen ら [189] は，手術摘出による cognitive function の低下について重要な報告を行っている．261 例に手術前，術後 3 ヵ月目と 12 ヵ月目の 3 回にわたり 7 項目（verbal memory, visual memory, processing speed など）のテストを送ったところ，術直後から確認された認知機能低下は術後 12 ヵ月にかけて改善するが，そのレベルは年齢，性をマッチさせた健康人より劣ることを強調している．

本腫瘍患者の HR-QOL も，腫瘍の存在および治療介入により，対照者（健康成人）より低下していることが報告されている [190]．

以上の状況を踏まえれば，本腫瘍治療後の復職率 60% 前後の結果 [191-193] は納得できる．この数字は，脳実質損傷である脳卒中患者（mRS 3/4）の復職率と差はない [194]．

結論として，meningioma の治療に最も有効な手術摘出において，認知機能低下あるいは神経学的運動機能の低下を避けられない場合が少なくないことを認識し，手術時期と手術方法の検討とともに，術後の神経脱落症状に対する積極的なリハビリテーションも考慮すべきであろう．決して，“Meningioma は，全摘出を行えれば良性腫瘍なので将来は心配ない”といえる現実ではない．

6 Radiation-induced meningioma (RIM) 放射線治療誘発 meningioma

主として小児期に放射線治療を受けた小児脳腫瘍患者や白血病患者が成人した際にある頻度で発生し，実際の臨床現場でも稀ならず遭遇する．放射線治療時から meningioma 診断時までの期間中央値は 23 ～ 34 年と報告されている [195-198]．成人脳腫瘍（下垂体腺腫など）への放射線治療後も頻度は低いが発生する．放射線治療誘発脳腫瘍全体に関しては 797 頁を参照されたい．

1. 放射線治療誘発 meningioma の病態

放射線治療誘発 meningioma の病態は，種々の点で，一般（sporadic）の meningioma とは異なる（vs で表示）．

①男性比率が 50% を超す報告 [195,196,199] が圧倒的に多い（vs 30% 程度）．

② WHO grade 1 の症例頻度は 50 ～ 60% [196,198,199] と低い（vs 90 ～ 95%）．

③診断時の多発性発生頻度が 18 ～ 35% [195-197] と高く（vs 3 ～ 4%），かつ経過観察中の多発化率が 50% に及ぶ報告がある [196]．

④ゲノム異常様式が異なる（後述）

2. ゲノム異常

Agnihotri ら（2017）[199] は，放射線誘発 meningioma18 例の探索研究において，全例で染色体 1p あるいは 22q の欠失を観察（両者欠失は 18 例中 16 例）している．そのうちの 2 例は多発例であるが，染色体コピー数の異常が多発を構成する各々の腫瘍で異なることから，異なる時期に異なる形で放射線照射の発がんプロセスが現れたのではないかと考察している．また，18 例中 *NF2* 遺伝子の変異は 1 例のみで，一般 meningioma の非 NF2 腫瘍で発現する *TRAF7*，*KLF4*，*AKT1* などの遺伝子変異もないことを報告している．彼らはさらに症例を増やして（31 例）検索を行ったところ，*NF2* 遺伝子の非活性型変異は 2 例（6%）であったが，別の 12 例（39%）において *NF2* 遺伝子のイントロンにゲノム再構成が生じ，産出された異常タンパクが腫瘍化の要因の一つではないかと考察している．先述の病態の相違をも考え合わせると，一般 meningioma とは異なるプロセスで腫瘍化が生じたのは間違いない.

3. 治療

一般的に放射線治療誘発 meningioma は一般 meningioma より悪性度が高いととらえられている. その根拠は, grade 1 腫瘍頻度が低いこと, MIB-1 LI が高い（平均 5.4 %）[195] こと, および増大速度が速いこと [196] による. 事実, 増大率を報告した Gillespie ら [196] の報告では, 6.2 年間の追跡期間中に 73 腫瘍中 29 腫瘍（40%）が増大し, med. PFS は WHO grade 2 相当の 78 ヵ月（6.5 年）である. しかし, 治療介入により生存率は 96% でもある. その他の報告でも, 手術摘出後の 5 年 PFS 83 ～ 89% [195,197,198], 5 年生存率 89 ～ 100% [195,196,198] の報告があり, 一概に悪性度の高い腫瘍とも言いがたい.

報告症例が限られているが, 増大速度が速いのは間違いないようである. 放射線治療誘発 meningioma を疑う症例に遭遇した場合は, たとえ無症状あるいは小腫瘍（直径 1 ～ 2 cm）であっても 3 ～ 6 ヵ月間隔の密な追跡 MRI が必要であり, 全摘出が行えても別の部位での新たな腫瘍発生の心配がある. 丁寧な術後経過観察を欠かさないことが肝要であろう. 現時点での報告では, 生存率に関しては一般 meningioma の WHO grade 1 相当と推察できる.

7 小児の meningioma

Meningioma は小児期には稀で, 脳腫瘍全国集計（2005 ～ 2008）では 15 歳未満は 26 例（0.7%）を占めるにすぎない. 年齢層を 19 歳まで延長しても 33 例（0.8%）の頻度である. このような事情なのか, 欧米からの報告は "children and adolescent" と題するのが多い.

小児期の meningioma は, DNA メチル化パターンにおける類似性を指標とした階層分析（unsupervised hierarchical clustering）を行うと, 明らかに成人 meningioma とは異なることが示されている [200].

現在までの報告例を整理すると,

1）成人例に比べて男児が多いとの報告が多い. 脳腫瘍全国集計（15 歳未満）では, 2005 ～ 2008 集計で男児 46%, 1993 ～ 1996 集計では 50% で男女ほぼ同数である. しかし 15 歳以上（2001 ～ 2004 集計）では男性はわずかに 29,8% を占めるにすぎず, やはり小児期は男児発生が多いと云える. 文献報告 121 小児例をまとめた Herz ら [201] も, 12 歳までの症例では男児と女児はほぼ同じ頻度であるが, 13 歳以降では成人例と同じく女性が優位になることを述べている.

2) 一般的には小児期のmeningiomaは成人に比してWHO grade 2/3腫瘍が多いと報告されている．脳腫瘍全国集計でも小児例（15歳未満）は全体の0.6%にすぎない中で，grade 1，2，3各群の小児例比率は0.49%, 1.5%, 1.6%と増加している．ドイツからの報告[200]でもgrade 2/3腫瘍は70%，米国[202]からは同比率50%が報告されている．
3) Neurofibromatosis 2（NF2）合併症例が多く，30%前後との報告[200,202,203]があり，それらは非NF2症例より予後が悪い[204]．
4) 多発例が30%前後報告されており，そのほとんどがNF2症例である[201,202]．
5) 時に胎生内発症と考えられるような大きな腫瘍が1歳未満の乳児にみられる[201]．
6) 発生部位に関しては報告症例数が少なく信頼性に欠けるが，円蓋部と頭蓋底に多い．側脳室と脊髄がそれに続いている[202,204]．
7) 症状は頭蓋内圧亢進と発生部位の局所症状で成人例と変らない．
8) 単純X線像で骨異常が多く，hyperostosis，石灰化，骨破壊像，頭蓋内圧亢進像などが観察される[205]．

■ゲノム異常

冒頭に記したように，DNAメチル化パターン分析では，小児期meningiomaは明らかに成人例と異なるパターンを示している．meningiomaとは異なることが示されている[200]．染色体異常では22番の欠失（60～70%）と1番の欠失（20～30%）が特徴的であり，*NF2*遺伝子変異もほぼ半数に観察されている[200,202]．これらは成人例でも確認されるが頻度が10～20%高い．全例でH3K27me3（ヒストンH3トリメチル化）が確認されているのも成人例との相違である[202]．また，*NF2*遺伝子変異のない症例（非NF2）では，成人に観察される*TRAF7*，*AKT*，*KLF4*，*PIK3*，*PIK3A*遺伝子の異常はほとんど見られず，代わりに*BRCA1*，*PGPD3*，*APC*，*TSC1*遺伝子などの変異が確認されている．非NF2症例では，HIPPOシグナル伝達経路関連遺伝子である*YAP1*融合遺伝子（染色体11q）が確認される症例もある[206]．

文献

1) Kepes JJ: Meningiomas. Biology, Pathology, and Differential Diagnosis. Masson Publishing USA,1982
2) Dolecek TA, Dressler EV, Thakkar JP, et al.: Epidemiology of meningiomas post-Public Law 107-206: The Benign Brain Tumor Cancer Registries Amendment Act. Cancer 121: 2400-2410, 2015
3) Tsermoulas G, Turel MK, Wilcox JT, et al.: Management of multiple meningiomas. J Neurosurg 128: 1403-1409, 2018
4) Erson-Omay EZ, Vetsa S, Vasandani S, et al.: Genomic profiling of sporadic multiple meningiomas. BMC Med Genomics 15: 112, 2022
5) Sheng HS, Shen F, Zhang N, et al.: Whole exome sequencing of multiple meningiomas with varying

histopathological presentation in one patient revealed distinctive somatic mutation burden and independent clonal origins. Cancer Manag Res 11: 4085-4095, 2019

6) Bi WL, Greenwald NF, Abedalthagafi M, et al.: Genomic landscape of high-grade meningiomas. NPJ Genom Med 2: 15, 2017

7) Mawrin C, Koch R, Waldt N, et al.: A new amplicon-based gene panel for next generation sequencing characterization of meningiomas. Brain Pathol 32: e13046, 2022

8) Sahm F, Schrimpf D, Stichel D, et al.: DNA methylation-based classification and grading system for meningioma: a multicentre, retrospective analysis. Lancet Oncol 18: 682-694, 2017

9) Patel AJ, Wan YW, Al-Ouran R, et al.: Molecular profiling predicts meningioma recurrence and reveals loss of DREAM complex repression in aggressive tumors. Proc Natl Acad Sci U S A. 116: 21715-21726, 2019

10) Lee S, Karas PJ, Hadley CC, et al.: The role of merlin/NF2 loss in meningioma biology. Cancers (Basel). 11: 163, 2019

11) Bacci C, Sestini R, Provenzano A, et al.: Schwannomatosis associated with multiple meningiomas due to a familial SMARCB1 mutation. Neurogenetics 11: 73-80, 2010

12) Hadfield KD, Smith MJ, Trump D, et al.: SMARCB1 mutations are not a common cause of multiple meningiomas. J Med Genet 47: 567-568, 2010

13) Smith MJ, O'Sullivan J, Bhaskar SS, et al.: Loss-of-function mutations in SMARCE1 cause an inherited disorder of multiple spinal meningiomas. Nat Genet 45: 295-298, 2013

14) Smith MJ, Wallace AJ, Bennett C, et al.: Germline SMARCE1 mutations predispose to both spinal and cranial clear cell meningiomas. J Pathol 234: 436-440, 2014

15) Berghoff AS, Hielscher T, Ricken G, et al.: Prognostic impact of genetic alterations and methylation classes in meningioma. Brain Pathol 32: e12970, 2022

16) Clark VE, Erson-Omay EZ, Serin A, et al.: Genomic analysis of non-NF2 meningiomas reveals mutations in TRAF7, KLF4, AKT1, and SMO. Science 339: 1077-1080, 2013

17) Clark VE, Harmancı AS, Bai H, et al.: Recurrent somatic mutations in POLR2A define a distinct subset of meningiomas. Nat Genet 48: 1253-1259, 2016

18) Goutagny S, Nault JC, Mallet M, et al.: High incidence of activating TERT promoter mutations in meningiomas undergoing malignant progression. Brain Pathol 24: 184-189, 2014

19) Boström J, Meyer-Puttlitz B, Wolter M, et al.: Alterations of the tumor suppressor genes CDKN2A (p16(INK4a)), p14(ARF), CDKN2B (p15(INK4b)), and CDKN2C (p18(INK4c)) in atypical and anaplastic meningiomas. Am J Pathol 159: 661-669, 2001

20) Venneti S, Santi M, Felicella MM, et al.: A sensitive and specific histopathologic prognostic marker for H3F3A K27M mutant pediatric glioblastomas. Acta Neuropathol 128: 743-753, 2014

21) Behling F, Fodi C, International Consortium on Meningiomas, et al.: H3K27me3 loss indicates an increased risk of recurrence in the Tübingen meningioma cohort. Neuro Oncol 23: 1273-1281, 2021

22) Lu VM, Luther EM, Eichberg DG, et al.: The emerging relevance of H3K27 trimethylation loss in meningioma: a systematic review of recurrence and overall survival with meta-analysis. World Neurosurg 163: 87-95, 2022

23) Nassiri F, Wang JZ, Singh O, et al; International Consortium on Meningiomas: Loss of H3K27me3 in meningiomas. Neuro Oncol 23: 1282-1291, 2021

24) Sievers P, Sill M, Blume C, et al.: Clear cell meningiomas are defined by a highly distinct DNA methylation profile and mutations in SMARCE1. Acta Neuropathol 41: 281-290, 2021

25) Shankar GM, Abedalthagafi M, Vaubel RA, et al.: Germline and somatic BAP1 mutations in high-grade rhabdoid meningiomas. Neuro Oncol 19: 535-545, 2017

26) Harmancı AS, Youngblood MW, Clark VE, et al.: Integrated genomic analyses of de novo pathways

underlying atypical meningiomas. Nat Commun 8: 14433, 2017

27）Smith MJ, Ahn S, Lee JI, et al.: SMARCE1 mutation screening in classification of clear cell meningiomas. Histopathology 70: 814-820, 2017

28）Tauziede-Espariat A, Parfait B, Besnard A, et al.: Loss of SMARCE1 expression is a specific diagnostic marker of clear cell meningioma: a comprehensive immunophenotypical and molecular analysis. Brain Pathol 28: 466-474, 2018

29）Daoud EV, Zhu K, Mickey B, et al.: Epigenetic and genomic profiling of chordoid meningioma: implications for clinical management. Acta Neuropathol Commun 10: 56, 2022

30）Vaubel RA, Chen SG, Raleigh DR, et al.: Meningiomas with rhabdoid features lacking other histologic features of malignancy: a study of 44 cases and review of the literature. J Neuropathol Exp Neurol 75: 44-52, 2016

31）Williams EA, Santagata S, Wakimoto H, et al: Distinct genomic subclasses of high-grade/progressive meningiomas: NF2-associated, NF2-exclusive, and NF2-agnostic. Acta Neuropathol Commun 8: 171, 2020

32）Williams EA, Wakimoto H, Shankar GM, et al: Frequent inactivating mutations of the PBAF complex gene PBRM1 in meningioma with papillary features. Acta Neuropathol 140: 89-93, 2020

33）Kallio M, Sankila R, Hakulinen T, et al.: Factors affecting operative and excess long-term mortality in 935 patients with intracranial meningioma. Neurosurgery 31: 2-12, 1992

34）Pieper DR, Al-Mefty O, Hanada Y, et al.: Hyperostosis associated with meningioma of the cranial base: secondary changes or tumor invasion. Neurosurgery 44: 742-746, 1999

35）Kizana E, Lee R, Young N, et al.: A review of the radiological features of intracranial meningiomas. Australas Radiol 40: 454-462, 1996

36）Schorner W, Schubeus P, Henkes H, et al.: "Meningeal sign": a characteristic findings of meningioma on contrast-enhancement. Neuroradiology 32: 90-93, 1990

37）Schubeus P, Schorner W, Rottacker C, et al.: Intracranial meningiomas: How frequent are indicative findings in CT and MRI? Neuroradiolgy 32: 467-473, 1990

38）Qi ST, Liu Y, Pan J, et al.: A radiopathological classification of dural tail sign of meningiomas. J Neurosurg 117: 645-653, 2012

39）Oya S, Kim S-H, Sade B, et al.: The natural history of intracranial meningiomas. J Neurosurg 114: 1250-1256, 2011

40）Hashiba T, Hashimoto N, Izumoto S, et al.: Serial volumetric assessment of the natural history and growth pattern of incidentally discovered meningiomas. J Neurosurg 110: 675-684, 2009

41）Zhang S, Chiang GC, Knapp JM, et al.: Grading meningiomas utilizing multiparametric MRI with inclusion of susceptibility weighted imaging and quantitative susceptibility mapping. J Neuroradiol 47: 272-277, 2020

42）Spille DC, Heß K, Sauerland C, et al.: Brain Invasion in meningiomas: incidence and correlations with clinical variables and prognosis. World Neurosurg 93: 346-354, 2016

43）Nakasu S, Nakasu Y, Matsumura K, et al.: Interface between the meningioma and the brain on magnetic resonance imaging. Surg Neurol 33: 105-116, 1990

44）Smith KA, Leever JD, Hylton PD, et al.: Meningioma consistency prediction utilizing tumor to cerebellar peduncle intensity on T2-weighted magnetic resonance imaging sequences: TCTI ratio. J Neurosurg 126: 242-248, 2017

45）Lyng H, Haraldseth O, Rofstad EK.: Measurement of cell density and necrotic fraction in human melanoma xenografts by diffusion weighted magnetic resonance imaging. Magn Reson Med 43: 828-836, 2000

46）Liu JL, Zhou JL, Ma YH, et al.: An analysis of the magnetic resonance imaging and pathology of

11

intracal lymphoplasmacyte-rich meningioma. Eur J Radiol 81: 968-973, 2011

47） Pond JB, Morgan TG, Hatanpaa KJ, et al.: Chordoid meningioma: differentiating a rare World Health Organization grade II tumor from other meningioma histologic subtypes using MRI. AJNR Am J Neuroradiol 36: 1253-1258, 2015

48） Baal JD, Chen WC, Solomon DA, et al.: Preoperative MR Iiaging to dDifferentiate chordoid meningiomas from other meningioma histologic subtypes. AJNR Am J Neuroradiol 40: 433-439, 2019

49） Huang RY, Bi WL, Weller M, et al.: Proposed response assessment and endpoints for meningioma clinical trials: report from the Response Assessment in Neuro-Oncology Working Group. Neuro Oncol 21: 26-36, 2019

50） Wirsching HG, Steiner L, Becker D, et al.: Increase in contrast-enhancing volume of irradiated meningiomas reflects tumor progression and not pseudoprogression. Neuro Oncol 23: 1612-1613, 2021

51） Giombini S, Solero CL, Morello G: Late outcome of operations for supratentorial convexity meningiomas. Report on 207 cases. Surg Neurol 22 :588-594, 1984

52） Alvernia JE, Dang ND, Sindou MP: Convexity meningiomas: study of recurrence factors with special emphasis on the cleavage plane in a series of 100 consecutive patients. J Neurosurg 115: 491-498, 2011

53） Hasseleid BF, Meling TR, Rønning P, et al.: Surgery for convexity meningioma: Simpson Grade I resection as the goal: clinical article. J Neurosurg 117: 999-1006, 2012

54） Sanai N, Sughrue ME, Shangari G, et al.: Risk profile associated with convexity meningioma resection in the modern neurosurgical era. J Neurosurg 112: 913-919, 2019

55） Sughrue ME, Rutkowski MJ, Shangari G, et al.: Results with judicious modern neurosurgical management of parasagittal and falcine meningiomas. Clinical article. J Neurosurg 114: 731-737, 2011

56） Sindou MP, Alvernia JE: Results of attempted radical tumor removal and venous repair in 100 consecutive meningiomas involving the major dural sinuses. J Neurosurg 105: 514-525, 2006

57） Raza SM, Gallia GL, Brem H, et al.: Perioperative and long-term outcomes from the management of parasagittal meningiomas invading the superior sagittal sinus. Neurosurgery 67: 885-893, 2010

58） Chung SB, Kim CY, Park CK, et al.: Falx meningiomas: surgical results and lessons learned from 68 cases. J Korean Neurosurg Soc 42: 276-280, 2007

59） Bonnal J, Thibaut A, Brotchi J, et al.: Invading meningiomas of the sphenoid ridge. J Neurosurg 53: 587-599, 1980

60） Mirone G, Chibbaro S, Schiabello L, et al.: En plaque sphenoid wing meningiomas: recurrence factors and surgical strategy in a series of 71 patients. Neurosurgery 65（6 Suppl）: 100-109, 2009

61） Kotapka M, Kalia KK, Martinez AJ, et al.: Infiltratin of the carotid artery by cavernous sinus meningioma. J Neurosurg 81: 252-255, 1994

62） Sughrue ME, Rutkowski MJ, Chen CJ, et al.: Modern surgical outcomes following surgery for sphenoid wing meningiomas. J Neurosurg 119: 86-93, 2013

63） Sade B, Lee JH: Ventral petrous meningiomas: unique tumors. Surg Neurol 72: 61-64, 2009

64） Rubin G, David UB, Gornish M, et al.: Meningiomas of the anterior cranial fossa floor. Review of 67 cases. Acta Neurochir（Wien）129: 26-30, 1994

65） Fahlbusch R, Schott W: Pterional surgery of meningiomas of the tuberculum sellae and planum sphenoidale: surgical results with special consideration of ophthalmological and endocrinological outcomes. J Neurosurg 96: 235-243, 2002

66） Yang C, Fan Y, Shen Z, et al.: Transsphenoidal versus transcranial approach for treatment of tuberculum sellae meningiomas: a systematic review and meta-analysis of comparative studies. Sci Rep 9: 4882, 2019

67) Chokyu I, Goto T, Ishibashi K, et al.: Bilateral subfrontal approach for tuberculum sellae meningiomas in long-term postoperative visual outcome. J Neurosurg 115: 802-810, 2011

68) Karsy M, Raheja A, Eli I, et al.: Clinical outcomes with transcranial resection of the tuberculum sellae meningioma. World Neurosurg 108: 748-755, 2017

69) Margalit N, Shahar T, Barkay G, et al.: Tuberculum sellae meningiomas: surgical technique, visual outcome, and prognostic factors in 51 cases. J Neurol Surg B Skull Base 74: 247-258, 2013

70) Hentschel SJ, DeMonte F: Olfactory groove meningiomas. Neurosurg Focus 14: e4, 2003

71) Solero CL, Giombini S, Morello G: Suprasellar and olfactory meningiomas. Report on a series of 153 personal cases. Acta Neurochir 67: 181-194, 1983

72) Pallini R, Fernandez E, Lauretti L, et al.: Olfactory groove meningioma: report of 99 cases surgically treated at the Catholic University School of Medicine, Rome. World Neurosurg 83: 219-231. e1-3, 2015

73) Mirimanoff RO, Dosoretz DE, Linggood RM, et al.: Meningioma: analysis of recurrence and progression following neurosurgical resection. J Neurosurg 62: 18-24, 1985

74) Pepper JP, Hecht SL, Gebarski SS, et al.: Olfactory groove meningioma: discussion of clinical presentation and surgical outcomes following excision via the subcranial approach. Laryngoscope 121: 2282-2289, 2011

75) Mukherjee S, Thakur B, Corns R, et al.: Resection of olfactory groove meningioma - a review of complications and prognostic factors. Br J Neurosurg 29: 685-692, 2015

76) Obeid F, Al-Mefty O: Recurrence of olfactory groove meningiomas. Neurosurgery 53: 534-542, 2003

77) Sekhar LN, Jannetta PJ, Maroon JC: Tentorial meningiomas: surgical management and results. Neurosurgery 14: 268-275, 1984

78) Gokalp HZ, Arasil E, Erdogan A, et al.: Tentrorial meninigomas. Neurosurgery 36: 46-51, 1995

79) Guidetti B, Ciappetta P, Domenicucci M: Tentorial meningiomas: surgical experience with 61 cases and long-term results. J Neurosurg 69: 183-187, 1988

80) Bassiouni H, Hunold A, Asgari S, et al.: Tentorial meningiomas: clinical results in 81 patients treated microsurgically. Neurosurgery 55: 108-116, 2004

81) Samii M, Klekamp J, Carvalho G: Surgical results for meningiomas of the craniocervical junction. Neurosurgery 39: 1086-1094, 1996

82) Zhao X, Belykh E, Przybylowski CJ, et al.: Surgical treatment of falcotentorial meningiomas: a retrospective review of a single-institution experience. J Neurosurg 133: 630-641, 2020

83) Kane AJ, Sughrue ME, Rutkowski MJ, et al.: Clinical and surgical considerations for cerebellopontine angle meningiomas. J Clin Neurosci 18: 755-759, 2011

84) Sekhar LN, Jannetta PJ: Cerebellopontine angle meningiomas. Microsurgical excision and follow-up results. J Neurosurg 60: 500-505, 1984

85) Martuza RL, Parker SW, Ojemann RG, et al.: Cerebellopontine angle meningiomas: clinical manifestations and diagnosis. Ann Otol Rhinol Laryngol 94: 34-38, 1985

86) Peyre M, Bozorg-Grayeli A, Rey A, et al.: Posterior petrous bone meningiomas: surgical experience in 53 patients and literature review. Neurosurg Rev 35: 53-66, 2012

87) Agarwal V, Babu R, Grier J, et al.: Cerebellopontine angle meningiomas: postoperative outcomes in a modern cohort. Neurosurg Focus 35: E10, 2013

88) Menon G, Nair S, Sudhir J, et al.: Meningiomas of the lateral ventricle - a report of 15 cases. Br J Neurosurg 23: 297-303, 2009

89) Fornari M, Savoiardo M, Morello G, et al.: Meningiomas of the lateral ventricles. Neuroradiological and surgical considerations in 18 cases. J Neurosurg 54: 64-74, 1981

90) Guidetti B, Delfini R, Gagliardi FM, et al.: Meningiomas of the lateral ventricles Clinical, Neuroradiologic, and surgical considerations in 19 cases. Surg Neurol 24: 364-370, 1985

91) Cabezudo JM, Vaquero J, García-de-Sola R, et al.: Meningioma of the anterior part of the third ventricle. Acta Neurochir (Wien) 56: 219-231, 1981

92) Lozier AP, Bruce JN: Meningiomas of the velum interpositum: surgical considerations. Neurosurg Focus 15: E11, 2003

93) Kasliwal MK, Srinivas M, Vaishya S, et al.: Posterior third ventricular meningioma masquerading a pineal tumour. J Neurooncol 78: 103-104, 2006

94) Almefty R, Dunn IF, Pravdenkova S, et al.: True petroclival meningiomas: results of surgical management. J Neurosurg 120: 40-51, 2014

95) Li D, Hao SY, Wang L, et al.: Surgical management and outcomes of petroclival meningiomas: a single-center case series of 259 patients. Acta Neurochir (Wien) 155: 1367-1383, 2013

96) Nanda A, Javalkar V, Banerjee AD: Petroclival meningiomas: study on outcomes, complications and recurrence rates. J Neurosurg 114: 1268-1277, 2011

97) George B, Clemenceau S, Cophignon J, et al.: Anterior skull base tumour. The choice between cranial and facial approaches, single and combined procedure. From a series of 78 cases. Acta Neurochir Suppl (Wien) 53: 7-13, 1991

98) Yasuoka S, Okazaki H, Daube JR, et al.: Foramen magnum tumors: analysis of 57 cases of benign extramedullary tumors. J Neurosurg 49: 828-838, 1978

99) Li D, Wu Z, Ren C, et al.: Foramen magnum meningiomas: surgical results and risks predicting poor outcomes based on a modified classification. J Neurosurg 126: 661-676, 2017

100) Knosp E, Perneczky A, Koos WT, et al.: Meningiomas of the space of the cavernous sinus. Neurosurgery 38: 434-442, 1996

101) Demonte F, Smith HK, Al-Mefty O: Outcome of aggressive removal of cavernous sinus meningiomas. J Neurosurg 81: 245-251, 1994

102) Sindou MP, Alvernia JE: Results of attempted radical tumor removal and venous repair in 100 consecutive meningiomas involving the major dural sinuses. J Neurosurg 105: 514-525, 2006

103) Nanda A, Thakur JD, Sonig A, et al.: Microsurgical resectability, outcomes, and tumor control in meningiomas occupying the cavernous sinus. J Neurosurg 125: 378-392, 2016

104) Sughrue ME, Rutkowski MJ, Aranda D, et al.: Factors affecting outcome following treatment of patients with cavernous sinus meningiomas. J Neurosurg 113: 1087-1092, 2010

105) Amelot A, van Effenterre R, Kalamarides M, et al.: Natural history of cavernous sinus meningiomas. J Neurosurg 130: 435-442, 2018

106) Gozal YM, Alzhrani G, Abou-Al-Shaar H, et al. Outcomes of decompressive surgery for cavernous sinus meningiomas: long-term follow-up in 50 patients. J Neurosurg 132: 380-387, 2020

107) Clark WC, Theofilos CS, Fleming JC: Primary optic nerve sheath meningiomas. Report of nine cases. J Neurosurg 70: 37-40, 1989

108) Hendrix LE, Kneeland JB, Haughton VM, et al.: MR imaging of optic nerve lesions: value of gadopentetate dimeglumine and fat-suppression technique. AJR Am J Roentgenol 155: 849-854, 1990

109) Turbin RE, Thompson CR, Kennerdell JS, et al.: A long-term visual outcome comparison in patients with optic nerve sheath meningioma managed with observation, surgery, radiotherapy, or surgery and radiotherapy. Ophthalmology 109: 890-899, 2002

110) Berman D, Miller NR: New concepts in the management of optic nerve sheath meningiomas. Ann

Acad Med Singapore 35: 168-174, 2006
111) Paulsen F, Doerr S, Wilhelm H, et al.: Fractionated stereotactic radiotherapy in patients with optic nerve sheath meningioma. Int J Radiat Oncol Biol Phys 82: 773-778, 2012
112) Arnautović KI, Al-Mefty O: Primary meningiomas of the jugular fossa. J Neurosurg97: 12-20, 2002
113) Tang J, Zhang L, Zhang J, et al.: Microsurgical management of primary jugular foramen meningiomas: a series of 22 cases and review of the literature. Neurosurg Rev 39: 671-683, 2016
114) Agarwal V, Babu R, Grier J, et al.: Cerebellopontine angle meningiomas: postoperative outcomes in a modern cohort. Neurosurg Focus 35: E10, 2013
115) Pearl GS, Takei Y, Parent AD, et al.: Primary intraosseous meningioma presenting as a solitary osteolytic skull lesion: case report. Neurosurgery 4: 269-270, 1979
116) Lang FF, Macdonald OK, Fuller GN, et al.: Primary extradural meningiomas: a report on nine cases and review of the literature from the era of computerized tomography scanning. J Neurosurg 93: 940-950, 2000
117) Simpson D: The recurrence of intracranial meningiomas atter surgical treatment. J Neurol Neurosurg Psychiat 20: 22-39, 1957
118) Oya S, Kawai K, Nakatomi H, et al.: Significance of Simpson grading system in modern meningioma surgery: integration of the grade with MIB-1 labeling index as a key to predict the recurrence of WHO Grade I meningiomas. J Neurosurg 117: 121-128, 2012
119) Sughrue ME, Kane AJ, Shangari G, et al.: The relevance of Simpson Grade I and II resection in modern neurosurgical treatment of World Health Organization Grade I meningiomas. J Neurosurg 113: 1029-1035, 2010
120) Hasseleid BF, Meling TR, Rønning P, et al.: Surgery for convexity meningioma: Simpson Grade I resection as the goal: clinical article. J Neurosurg 117: 999-1006, 2012
121) Lüthge S, Spille DC, Steinbicker AU, et al.: The applicability of established clinical and histopathological risk factors for tumor recurrence during long-term postoperative care in meningioma patients. Neurosurg Rev 45: 1635-1643, 2022
122) Mahmood A, Qureshi NH, Malik GM: Intracranial meningiomas: analysis of recurrence after surgical treatment. Acta Neurochir (Wien) 126: 53-58, 1994
123) Skullerud K, Loken AC: The prognosis in meningioma. Acta Neuropatho (Berl) 29: 337-344, 1974
124) Jääskeläinen J: Seemingly complete removal of histologically benign intracranial meningioma: late recurrence rate and factors predicting recurrence in 657 patients. A multivariate analysis. Surg Neurol 26: 461-469, 1986
125) Borovich B, Doron Y: Recurrence of intracranial meningiomas: the role played by regional multicentricity. J Neurosurg 64: 58-63, 1986
126) Borovich B, Doron Y, Braun J, et al.: Recurrence of intracranial meningiomas: the role played by regional multicentricity Part 2: Clinical and radiological aspects. J Neurosurg 65: 168-171, 1986
127) Nakasu S, Hirano A, Llena JF, et al.: Interface between the meningioma and the brain. Surg Neurol 32: 206-212, 1989
128) Sindou M, Alaywan M: Role of pia matter vascularization of the tumor in the surgical outcome of intracranial meningiomas. Acta Neurochir (Wien) 130: 90-93, 1994
129) Salpietro FM, Alafaci C, Lucerna S, et al.: Peritumoral edema in meningiomas: Microsurgical observations of different brain tumor interfaces related to computed tomography. Neurosurgery 35: 638-642, 1994
130) Sindou MP, Alaywan M: Most intracranial meningiomas are not cleavable tumors: anatomic-surgical evidence and angiographic predictibility. Neurosurgery 42: 476-480, 1998
131) Haddad AF, Young JS, Kanungo I, et al.: WHO grade I meningioma recurrence: identifying high risk

patients using histopathological features and the MIB-1 index. Front Oncol. 2020; 10: 1522,2020
132）Matias JG, Jusue-Torres I, Martin B, et al: Value of Ki -67 labeling index in predicting recurrence of WHO grade I cranial base meningiomas. J Neurol Surg B Skull Base 80: 287-294, 2019
133）Nowak-Choi K, Palmer JD, Casey J, et al: Resected WHO grade I meningioma and predictors of local control. J Neurooncol 152: 145-151, 2021
134）Youngblood MW, Miyagishima DF, Jin L, et al.: Associations of meningioma molecular subgroup and tumor recurrence. Neuro Oncol 23: 783-794, 2021
135）Jääskeläinen J, Haltia M, Servo A: Atypical and anaplastic meningiomas: radiology, surgery, radiotherapy, and outcome. Surg Neurol 25: 233-242, 1986
136）Randle JM, Salcman M, Corradino G, et al.: Histological and clinical characteristics of recurrent meningiomas. Neurosurgery 21: 121, 1987
137）Barbaro NM, Gutin PH, Wilson CB, et al.: Radiation therapy in the treatment of partially tesected meningiomas. Neurosurgery 20: 525-528, 1987
138）Goldsmith BJ, Wara WM, Wilson CB, et al.: Postoperative irradiation for subtotally resected meningiomas. A retrospective analysis of 140 patients treated from 1967 to 1990. J Neurosurg 80: 195-201, 1994
139）Bowden G, Faramand A, Mallella A, et al.: Does the timing of radiosurgery after grade 1 meningioma resection affect long-term outcomes? Stereotact Funct Neurosurg 99: 506-511, 2021
140）Karaaslan B, Celtikci E, Bulduk EB, et al.: Stereotactic radiosurgery after subtotal resection of critically-located grade I meningioma: a single-center experience and review of literature. Turk Neurosurg 31: 519-529, 2021
141）Jääskeläinen J, Haltia M, Laasonen E, et al.: The growth rate of intracranial meningiomas and its relation to histology. An analysis of 43 patients. Surg Neurol 24: 165-172, 1985
142）Behbahani M, Skeie GO, Eide GE, et al.: A prospective study of the natural history of incidental meningioma-Hold your horses!. Neurooncol Pract 6: 438-450, 2019
143）Sun SQ, Hawasli AH, Huang J, et al.: An evidence-based treatment algorithm for the management of WHO Grade II and III meningiomas. Neurosurg Focus 38: E3, 2015
144）Rogers L, Zhang P, Vogelbaum MA, et al.: Intermediate-risk meningioma: initial outcomes from NRG Oncology RTOG 0539. J Neurosurg 129: 35-47, 2018
145）Rogers CL, Won M, Vogelbaum MA, et al.: High-risk meningioma: initial outcomes from NRG Oncology/RTOG 0539. Int J Radiat Oncol Biol Phys 106: 790-799, 2020
146）Rogers CL, Pugh SL, Vogelbaum MA, et al.: Low-risk meningioma: initial outcomes from NRG Oncology/RTOG 0539. Neuro Oncol 25: 137-145, 2023
147）Unterberger A, Nguyen T, Duong C, et al.: Meta-analysis of adjuvant radiotherapy for intracranial atypical and malignant meningiomas. J Neurooncol 152: 205-216, 2021
148）Park CJ, Choi SH, Eom J, et al.: An interpretable radiomics model to select patients for radiotherapy after surgery for WHO grade 2 meningiomas. Radiat Oncol 17: 147, 2022
149）Dohm A, McTyre ER, Chan MD, et al.: Early or late radiotherapy following gross or subtotal resection for atypical meningiomas: Clinical outcomes and local control. J Clin Neurosci 46: 90-98, 2017
150）Jenkinson MD, Waqar M, Farah JO, et al.: Early adjuvant radiotherapy in the treatment of atypical meningioma. J Clin Neurosci 28: 87-92, 2016
151 Jenkinson MD, Javadpour M, Haylock BJ, et al.: The ROAM/EORTC-1308 trial: radiation versus observation following surgical resection of atypical meningioma: study protocol for a randomised controlled trial. Trials 16: 519, 2015
152）Tao X, Dong J, Hou Z, et al.: Clinical features, treatment, and prognostic factors of 56 intracranial

and intraspinal clear cell meningiomas. World Neurosurg 111: e880-e887, 2018

153 Soni P, Shao J, Momin A, et al.: Clear cell histology portends a worse prognosis than other WHO grade II histologies. J Neurooncol 151: 307-312, 2021

154) Choy W, Ampie L, Lamano JB, et al.: Predictors of recurrence in the management of chordoid meningioma. J Neurooncol 126: 107-116, 2016

155) Yang Y, Li D, Cao XY, et al.: Clinical features, treatment, and prognostic factors of chordoid meningioma: radiological and pathological features in 60 cases of chordoid meningioma. World Neurosurg 93: 198-207, 2016

156) Jee TK, Jo KI, Seol HJ, et al.: Clinical features and treatment outcome of chordoid meningiomas in a single institute. J Korean Neurosurg Soc 56: 194-199, 2014

157) Rosenberg LA, Prayson RA, Lee J, et al.: Long-term experience with World Health Organization grade III (malignant) meningiomas at a single institution. Int J Radiat Oncol Biol Phys 74: 427-432, 2009

158) Sughrue ME, Sanai N, Shangari G, et al.: Outcome and survival following primary and repeat surgery for World Health Organization Grade III meningiomas. J Neurosurg 113: 202-209, 2010

159) Adeberg S, Hartmann C, Welzel T, et al.: Long-term outcome after radiotherapy in patients with atypical and malignant meningiomas--clinical results in 85 patients treated in a single institution leading to optimized guidelines for early radiation therapy. Int J Radiat Oncol Biol Phys 83: 859-864, 2012

160) Orton A, Frandsen J, Jensen R, et al.: Anaplastic meningioma: an analysis of the National Cancer Database from 2004 to 2012. J Neurosurg 128: 1684-1689, 2018

161) Chen H, Lai R, Tang X, et al.: Lateral intraventricular anaplastic meningioma: a series of 5 patients at a single Iistitution and literature review. World Neurosurg 131: e1-e11, 2019

162) Kepes JJ, Moral LA, Wilkinson SB, et al.: Rhabdoid transformation of tumor cells in meningiomas: a histologic indication of increased proliferative activity: report of four cases. Am J Surg Pathol 22: 231-238, 1998

163) Perry A, Scheithauer BW, Stafford SL, et al.: "Rhabdoid" meningioma: an aggressive variant. Am J Surg Pathol 22: 1482-1490, 1998

164) Zhang GS, Zhang YY, He F, et al.: Primary intracranial papillary meningioma: Analysis of factors of prognosis and systematic review. J Clin Neurosci 91: 118-124, 2021

165) Pasquier B, Gasnier F, Pasquier D, et al.: Papillary meningioma. Clinicopathologic study of seven cases and review of the literature. Cancer 58: 299-305, 1986

166) Ludwin Sk, Rubinstein LJ, Russell DS: Papillary meningioma: a malignant variant of meningioma. Cancer 36: 1363-1373, 1975

167) Deen HG Jr, Scheithauer BW, Ebersold MJ: Clinical & pathological study of meningiomas of the first two decades of life. J Neurosurg 56: 317-322, 1982

168) Wang DJ, Zheng MZ, Gong Y, et al.: Papillary meningioma: clinical and histopathological observations. Int J Clin Exp Pathol 6: 878-888, 2013

169) Wang XQ, Chen H, Zhao L, et al.: Intracranial papillary meningioma: a clinicopathologic study of 30 cases at a single institution. Neurosurgery 73: 777-790, 2013

170) Nakasu S, Hirano A, Shimura T, et al.: Incidental meningioma in autopsy study. Surg Neurol 27: 319-322, 1987

171) Rausing A, Ybo W, Stenflo: Intracranial meningioma--a population study of ten years. Acta Neurol Scand 46: 102-110, 1970

172) Islim AI, Mohan M, Moon RDC, et al.: Incidental intracranial meningiomas: a systematic review and meta-analysis of prognostic factors and outcomes. J Neurooncol 142: 211-221, 2019

173）Näslund O, Skoglund T, Farahmand D, et al.: Indications and outcome in surgically treated asymptomatic meningiomas: a single-center case-control study. Acta Neurochir（Wien）162: 2155-2163, 2020

174）Ide M, Jimbo M, Yamamoto M, et al.: Growth rate of intracranial meningioma: tumor doubling time and proliferating cell nuclear antigen staining index. Neurol Med Chir（Tokyo）35: 289-293, 1995

175）Nakasu S, Nakasu Y, Nakajima M, et al.: Potential doubling time and tumour doubling time in meningiomas and neurinomas. Acta Neurochir（Wien）138: 763-770, 1996

176）Nakaguchi H, Fujimaki T, Matsuno A, et al.: Postoperative residual tumor growth of meningioma can be predicted by MIB-1 immunohistochemistry. Cancer 85: 2249-2254, 1999

177）Kakinuma K, Tanaka R, Onda K, et al.: Proliferative potential of recurrent intracranial meningiomas as evaluated by labelling indices of BUdR and Ki-67, and tumour doubling time. Acta Neurochir（Wien）140: 26-31, 1998

178）Nakamura M, Roser F, Michel J, et al.: The natural history of incidental meningiomas. Neurosurgery 53: 62-70, 2003

179）Lee EJ, Kim JH, Park ES, et al.: A novel weighted scoring system for estimating the risk of rapid growth in untreated intracranial meningiomas. J Neurosurg 127: 971-980, 2017

180）Brugada-Bellsolà F, Teixidor Rodríguez P, Rodríguez-Hernández A, et al.: Growth prediction in asymptomatic meningiomas: the utility of the AIMSS score. Acta Neurochir（Wien）161: 2233-2240, 2019

181）Oya S, Ikawa F, Ichihara N, et al. Nation-wide Brain Tumor Registry-based study of intracranial meningioma in Japan: analysis of surgery-related risks. Neurol Med Chir（Tokyo）61: 98-106, 2021

182）Corell A, Thurin E, Skoglund T, et al.: Neurosurgical treatment and outcome patterns of meningioma in Sweden: a nationwide registry-based study. Acta Neurochir（Wien）161: 333-341, 2019

183）Näslund O, Skoglund T, Farahmand D, et al.: Indications and outcome in surgically treated asymptomatic meningiomas: a single-center case-control study. Acta Neurochir（Wien）162: 2155-2163, 2020

184）Sheehan J, Pikis S, Islim AI, et al.: An international multicenter matched cohort analysis of incidental meningioma progression during active surveillance or after stereotactic radiosurgery: the IMPASSE study. Neuro Oncol 24: 116-124, 2022

185）Ostrom QT, Cioffi G, Waite K, et al.: CBTRUS Statistical Report: Primary Brain and Other Central Nervous System Tumors Diagnosed in the United States in 2014-2018. Neuro Oncol 23（12 Suppl 2）: iii1-iii105, 2021

186）Marchetti M, Pinzi V, Iezzoni C, et al.: Multisession radiosurgery for grade 2（WHO）, high risk meningiomas. A phase II clinical trial. J Neurooncol 157: 397-403, 2022

187）Goldbrunner R, Stavrinou P, Jenkinson MD, et al.: EANO guideline on the diagnosis and management of meningiomas. Neuro Oncol 23: 1821-1834, 2021

188）Richardson GE, Gillespie CS, Mustafa MA, et al.: Clinical outcomes following re-operations for intracranial meningioma. Cancers（Basel）13: 4792, 2021

189）Rijnen SJM, Meskal I, Bakker M, et al.: Cognitive outcomes in meningioma patients undergoing surgery: individual changes over time and predictors of late cognitive functioning. Neuro Oncol 21: 911-922, 2019

190）Zamanipoor Najafabadi AH, Peeters MCM, Dirven L, et al.: Impaired health-related quality of life in meningioma patients-a systematic review. Neuro Oncol 19: 897-907, 2017

191）Schepers VPM, van der Vossen S, Berkelbach van der Sprenkel JW, et al.: Participation restrictions in patients after surgery for cerebral meningioma. J Rehabil Med 50: 879-885, 2018

192）Thurin E, Corell A, Gulati S, et al.: Return to work following meningioma surgery: a Swedish

nationwide registry-based matched cohort study. Neurooncol Pract 7: 320-328, 2020
193) Schiavolin S, Mariniello A, Broggi M, et al.: Characteristics of patients returning to work after brain tumor surgery. Front Hum Neurosci 14: 609080, 2021
194) 松谷雅生, 出口　誠, 佐藤　章, 他: 脳卒中治療後患者に対する就労支援リハビリテーションプログラム―回復期リハビリテーション病院における取り組みと短期追跡結果の報告―. 脳卒中 44: 671-680, 2022
195) Morgenstern PF, Shah K, Dunkel IJ, et al.: Meningioma after radiotherapy for malignancy. J Clin Neurosci 30: 93-97, 2016
199) Agnihotri S, Suppiah S, Tonge PD, et al.: Therapeutic radiation for childhood cancer drives structural aberrations of NF2 in meningiomas. Nat Commun 8: 186, 2017
196) Gillespie CS, Islim AI, Taweel BA, et al.: The growth rate and clinical outcomes of radiation induced meningioma undergoing treatment or active monitoring. J Neurooncol 153: 239-249, 2021
197) Bunevicius A, Suleiman M, Patel S, et al.: Stereotactic radiosurgery for treatment of radiation-induced meningiomas: a multiinstitutional study. J Neurosurg 135: 862-870, 2021
198) Galloway TJ, Indelicato DJ, Amdur RJ, et al.: Favorable outcomes of pediatric patients treated with radiotherapy to the central nervous system who develop radiation-induced meningiomas. Int J Radiat Oncol Biol Phys 79: 117-120, 2011
200) Kirches E, Sahm F, Korshunov A, et al.: Molecular profiling of pediatric meningiomas shows tumor characteristics distinct from adult meningiomas. Acta Neuropathol 42: 873-886, 2021
201) Herz DA, Shapiro K, SChulamn K: Intracranial meningiomas of infancy, childhood and adolescence. Review of the literature and addition of 9 case reports. Child's Brain 7: 43-56, 1980
202) Toland A, McNulty SN, Pekmezci M, et al.: Pediatric meningioma: a clinicopathologic and molecular study with potential grading implications. Brain Pathol 30: 1134-1143, 2020
203) Menon G, Nair S, Sudhir J, et al.: Childhood and adolescent meningiomas: a report of 38 cases and review of literature. Acta Neurochir（Wien）151: 239-244, 2009
204) Kotecha RS, Pascoe EM, Rushing EJ, et al.: Meningiomas in children and adolescents: a meta-analysis of individual patient data. Lancet Oncol 12: 1229-1239, 2011
205) Drake JM, Hendrick EB, Becker LE, et al.: Intracranial meningiomas in children. Pediat Neurosci 12: 134-139, 1985
206) Sievers P, Chiang J, Schrimpf D, et al.: YAP1-fusions in pediatric NF2-wildtype meningioma. Acta Neuropathol 139: 215-218, 2020

第12章

Mesenchymal, non-meningothelial tumors involving the CNS
髄膜腫以外の間葉系腫瘍

I　Soft tissue tumor
軟部組織腫瘍

1　Solitary fibrous tumor（SFT）
孤立性線維性腫瘍

■WHO脳腫瘍分類第5版の定義

全身の間葉系組織に発生する中等度悪性の腫瘍で，線維芽細胞あるいは筋線維芽細胞から発生すると考えられている．頭蓋内では主として硬膜に発生する線維性腫瘍で，かつて hemangiopericytoma（HPC：血管周皮腫）と呼ばれていたが，現在ではこの腫瘍名は用いないことになった．

2013年に12番染色体長腕（12q131）における遺伝子逆位のために形成される *NAB2* 遺伝子と *STAT6* 遺伝子の融合遺伝子 *NAB2-STAT6* fusion gene（融合遺伝子）が，本腫瘍（SFT）の driver mutation であることが判明した．本腫瘍の診断確定には *NAB2-STAT6* 融合遺伝子の検出，あるいはこの融合遺伝子が産出する異常タンパク STAT6 の核内蓄積を証明する STAT6 タンパク抗体の免疫染色陽性所見が必要となる．CNS WHO grade は明記されていない．

全国脳腫瘍集計調査報告（2005 ～ 2008）では 25 ～ 79 歳の間に 24 例（全脳腫瘍の 0.14%）が登録されている．年齢中央値は 40 ～ 44 歳の間で，女性にやや多い（58%）

■形態/分子病理

病理組織学的にふたつの構成成分を観察する．1つは solitary fibrous tumor（SFT）要素であり，もう1つは hemangiopericytoma（HPC）要素である．腫瘍細胞は CD34 に陽性だが EMA や S-100 タンパクは陰性であることが診断基準の一つである．

SFT 要素は紡錘形細胞あるいは卵円形細胞の無秩序な配列（patternless pattern）からなり，細胞間にはしばしば太いロープ状の膠原線維の沈着が認められる．HPC 要素はびまん性，かつ密に増殖する中型の類円型細胞ないし短紡錘形細胞が，モザイク状あるいは樹枝上に融合して配列し，その間に毛細血管の不規則なあるいは分枝状の配列がある．増殖腫瘍細胞は毛細血管壁に密に接する（血管周皮腫と呼ばれた所以）．鍍銀染色では，増生毛細血管相互の間で細網線経は密に形成され，腫瘍細胞は毛細血管壁外性に増殖する．鹿の角（staghorn）様の血管が特徴である．

Robinson ら（2013）[1] は 44 歳の再発 solitary fibrous tumor（SFT）/hemangiopericytoma 症例で転写抑制因子である NAB2 タンパクと転写活性化因子である

STAT6 タンパクの発現を観察し，同腫瘍 51 例で real time PCR により NAB2-STAT6 融合タンパク発現を観察している．同じ journal に Chmielecki ら[2]は 17 例の SFT で *NAB2-STAT6* 融合遺伝子発現を確認し，さらに 53 例中 29 例で同融合遺伝子の variant を確認した．これらの所見から，この融合遺伝子は本腫瘍の driver 遺伝子と考えられている．

なお，通常の孤立性線維性腫瘍の基本的組織像の中に多形性を有する腫瘍細胞が出現し，かつ細胞の密な増殖，中等度から高度の細胞異型，多数の核分裂像（4/10HPF 以上），腫瘍壊死，浸潤性発育のいずれかを伴うものがあり，悪性孤立性線維性腫瘍（anaplastic solitary fibrous tumor）と呼ばれている．

■ 診断画像

MRI は T1WI で淡い低，または等信号に，T2WI で高信号に描出され，Gd にて著明に造影される．血管撮影では豊富な腫瘍血管像が観察される．髄膜腫との鑑別は困難とされているが，El-Abtah ら（2023）[3]は，髄膜腫と比較して拡散係数が高く，dural tail sign が短く（あるいは欠落），硬膜付着部が狭く，腫瘍周囲浮腫が少ないことが鑑別点と述べている．

12

■ 治療

髄膜腫と同様の発育を示すため，表存在（convexity, sagittal sinus など）の場合は全摘出が可能である．全摘出が行えても再発および転移する場合が多く，1978 年に報告された Mayo Clinic の 28 症例の再発率は，5 年 65%，15 年 85% で，生存率は 5 年 67%，10 年 40%，15 年 23% と meningioma よりは不良である[4]．10 例（36%）で他臓器転移（骨，肺が多い）が確認されている．2000 年代の報告[5-7]では 5 年生存率は概ね 90% と良好ではあるが，再発率（10 年以内）は 50% と高く，中枢神経系外転移率も 10 ～ 20% であり，髄膜腫よりは治療困難な腫瘍である．放射線治療は多くても半数にしか施行されておらず，手術全摘出のみでも再発なく 5 年生存するものも少なくない．Anaplastic type は low grade 群に比して早期（3.3 年対 10.0 年）に再発している[6]．

Ghose ら（2017）[8]の文献報告 523 例の systematic review では，10 年生存率は 40 ～ 70% に分布している．全摘出例の生存率は非全摘出例より有意に高く，術後放射線射も有意な生存期間延長効果がある点は WHO grade 2/3 髄膜腫と類似している．ただし，経過中の播種や肺・骨・肝臓などへの遠隔転移の頻度は髄膜腫より高い．転移は発症から平均 7.6 年で生じている．他臓器転移が多いことより，経過観察における PET を利用した全身検索の有効性に関する報告もある[9]．

最近の韓国 Asan 大学病院からの 76 例の報告（追跡中央値 6.5 年）[10]でも，非再発生存率は5年72%，10年/15年はともに40%である．生存率は10年54%，15年34%と低下しており，他の報告と同じく10年を過ぎると生存率は50%前後になっている．

術後残存腫瘍あるいは再発腫瘍に対してradiosurgeryは90%の腫瘍に腫瘍縮小あるいは増大防止効果を示したとの報告[6]がある一方で，縮小した腫瘍の約半数が28ヵ月以内に増大したとの報告もある[11]．手術の意義，low gradeとhigh gradeの相違，放射線治療の必要性，radiosurgeryの意義など検討項目は多い．髄膜腫よりは再発率が高く他臓器転移も多いことから，より綿密，かつ全身転移を念頭においた追跡が必要である．

なお，手術摘出は豊富な血管網からの出血制御が課題である．Fountasら[12]は平均出血量804 mLを算出し，そのうち，術前の腫瘍栄養血管閉塞術例の出血は508 mLであったが，行えなかった症例では1,160 mLと報告している．

文献

1） Robinson DR, Wu YM, Kalyana-Sundaram S, et al.: Identification of recurrent NAB2-STAT6 gene fusions in solitary fibrous tumor by integrative sequencing. Nat Genet 45:180-185, 2013
2） Chmielecki J, Crago AM, Rosenberg M, et al.: Whole-exome sequencing identifies a recurrent NAB2-STAT6 fusion in solitary fibrous tumors. Nat Genet 45:131-132, 2013
3） El-Abtah ME, Murayi R, Lee J, et al.: Radiological differentiation between intracranial meningioma and solitary fibrous tumor/hemangiopericytoma: A systematic literature review. World Neurosurg 170:68-83, 2023
4） Goellner JR, Laws ER Jr, Soule EH, et al.: Hemangiopericytoma of the meninges. Mayo Clinic experience. Am J Clin Pathol 70:375-380, 1978
5） Kim JH, Jung HW, Kim YS, et al.: Meningeal hemangiopericytomas: long-term outcome and biological behavior. Surg Neurol 59:47-53, 2003
6） Ecker RD, Marsh WR, Pollock BE, et al.: Hemangiopericytoma in the central nervous system: treatment, pathological features, and long-term follow up in 38 patients. J Neurosurg 98:1182-1187, 2003
7） Soyuer S, Chang EL, Selek U, et al.: Intracranial meningeal hemangiopericytoma: the role of radiotherapy: report of 29 cases and review of the literature. Cancer 100:1491-1497, 2004
8） Ghose A, Guha G, Kundu R, et al.: CNS hemangiopericytoma: A systematic review of 523 patients. Am J Clin Oncol 40:223-227, 2017
9） Hayenga HN, Bishop AJ, Wardak Z, et al.: Intraspinal dissemination and local recurrence of an intracranial hemangiopericytoma. World Neurosurg 123:68-75, 2019
10） Shin D-W, Kim JH, Chong S, et al.: Intracranial solitary fibrous tumor/hemangiopericytoma: tumor reclassification and assessment of treatment outcome via the 2016 WHO classification. J Neurooncol 154:171-178, 2021
11） Payne BR, Prasad D, Steiner M, et al.: Gamma surgery for hemangiopericytomas. Acta Neurochir（Wien）142:527-536, 2000
12） Fountas KN, Kapsalaki E, Kassam M, et al.: Management of intracranial meningeal hemangiopericytomas: outcome and experience. Neurosurg Rev 29:145-53, 2006

II　Vascular tumors 血管性腫瘍

1　Hemangiomas and vascular malformations 血管腫および血管奇形

総論

WHO脳腫瘍分類第5版では，この項目の下にHemangioma（血管腫），Cavernous malformation（海綿状奇形），Cerebral arteriovenous malformation（大脳脳動静脈奇形），およびCapillary telangiectasia（毛細血管拡張）の4疾患を採り上げている．しかし，Hemangiomaの発生部位の記載は，“preferentially in the spine; less frequently in the skull, and exceptionally in the CNS parenchyma”と記載され，通常の脳神経外科臨床で遭遇するhemangioma（angioma）ではない．症例紹介も脊椎椎体のMRIと病理組織像を提示している．そもそも日常脳神経外科臨床において脳内血管性病変を議論する場合，形容詞の付かないhemangioma（あるいはangioma）の疾患名を用いることはなく，cavernous angioma，venous angioma，あるいはcapillary angiomaなどの個別の疾患として病態の検討を行うのが常である．

実際に，Sarwarら[1]は4069連続剖検例中の165例に血管腫（奇形）を観察し，その頻度としてvenous angioma（63%），telangiectasia（17%），AVM（15%），cavernous angioma（10%）の順を報告している．Garnerら[2]もMRI（8,200症例）観察より血管腫と診断した100例で，venous angioma（50%）が最も多く，cavernous angioma（33%），AVM（17%）を示した．

以上の事情にて，本症はWHO脳腫瘍分類第5版の内容に沿っての記述は困難なため，以下にWHO脳腫瘍分類第5版の定義を記載し，その内容と一般脳神経外科臨床扱う血管性腫瘍と奇形病変との関連を記し，各論で詳細を記す．

■WHO脳腫瘍分類第5版の定義

1）Hemangioma（血管腫）は良性の腫瘍性血管病変であり，密集した複数の毛細血管や海綿状血管から構成される．単発性，多発性，またはPIK3CA関連過成長症候群（PIK3CA-related overgrowth syndrome: PROS）の一部として発生する．PROSとは，*PIK3A*遺伝子変異による多彩な疾患を総まとめにしたもので，巨脳症，リンパ管奇形，先天性脂肪腫性過成長などが含まれている．各論では，この定義には合致

12

しないがvenous angiomaを解説する．

2）Cavernous malformation（CM：海綿状奇形）は，血管造影上，単発性または（稀に）多巣性の血管異常である．Cavernous angiomaが相当する．組織学的には，動脈または静脈の特徴を欠く線維性壁を有する，密に詰まった複数の洞様血管からなり，中枢神経系組織をほとんどまたは全く介在しない．家族性および一部の孤発性cavernous angiomaは，*KR/T1*（*CCM1*），*CCM2* または *PDCD110*（*CCM3*）遺伝子の変異と関連している．

3）Cerebral arteriovenous malformation（AVM：大脳脳動静脈奇形）は，正常な毛細血管床の代わりに，機能不全に陥った動脈と静脈のnidus（ナイダス）または瘻孔を介した動静脈の接続からなる高速流血管異常である．AVMは一般的に散発性で，異常な血管の間にgliosis伴う脳実質が介在し，*KRAS* や *BRAF* 遺伝子の体細胞変異が頻発する．各論で詳細を記す．

4）Capillary telangiectasia（毛細血管拡張症）は，正常な脳実質を介在して，個々に持続する毛細血管型の血管の集合体である．[各論] で詳細を記す．

各論

1 Cavernous angioma（海綿状血管腫）

血管奇形の中で最も腫瘍に類似した病態を示し，時に両者の鑑別が困難なことがある．血流はlow flowのため出血と血栓化をくり返し，1回の出血量は少なく致命的にはならない．

■基本事項

頻度：中枢神経血管奇形の10%前後．

年令：成人に多い（特に30歳代）．（全年齢層にみられる．）

性：男女差はない．

発生部位：Simardら[3]の138例のまとめとYamasakiら[4]の30例の報告を整理すると，大脳半球実質（皮質下に多い）に56.4%が発生し，ついで脳室（12.1%），脳幹（7.9%）の順である．中頭蓋窩と眼窩内を主とした髄外発生が13.9%に，多発例が6.7%にみられる．

Grossら（2011）[5]の837例のまとめでは，男女差はなく平均年齢30.6歳で多発症例が19%である．テント上76%，テント下23%，テント上下1%と記されている．局在に関しては大脳半球66%，脳幹18%，大脳基底核/視床8.2%，小脳6%，テント上下1.2%，脳梁1.1%，島回0.27%である．

■ 症状

診断のきっかけとなった症状は，けいれん発作37%，出血症状23%，局所神経症状22%，その他10%である．諸家の報告もほぼ同様で，致命的な出血症例はない．

■ 病理

不規則な拡張した血管が互に接して蜂窩巣状をなす．血管の口径は様々で，壁の膠原化も観察される．筋層および弾性線維を欠く．血管相互の間に神経組織を含まないことを特徴とする．周囲脳組織とは境界明瞭であるが，辺縁部では周囲のgliosisが一部入り込むためにtelangiectasia様の外観を呈することがある．脳実質内発生例には，顕微鏡的出血を含めると，全例に出血巣（hemosiderin沈着）があるといっても過言ではなく，telangiectasiaとの鑑別点の一つである．石灰沈着を高率に認め，cystも時に観察される．一般には流入動脈や流出静脈は存在しない．海綿状血管腫，静脈性血管奇形，毛細血管拡張の3者は病理発生的に近縁関係にあり，互いに混在することが多い[6]．

1.1 脳実質内 cavernous angioma

1）**病態：**テント上，特に前頭葉と側頭葉に多い．先天性疾患のため全年令層に見られるが，30～40歳で診断される場合が多い．性差はない．けいれん発作（50%前後），巣症状（22～46%），頭痛（30%前後）にて発症する[7,8]．

特に症状がなく偶然診断される例（15%前後）もある[7]．Simardら[3]は138例のまとめを行い39例（29%）に明らかな頭蓋内出血の既往を認めている．そのうちの19例（14%）は急速に症状が悪化し，9例は死亡している．また，画像上（あるいは組織学的）の出血痕跡はほぼ全例で観察されるため，本症が診断された場合は手術摘出を行うとの意見が多い．

2）**出血頻度：**Robinsonら[7]およびdel Curlingら[8]はMRIにて診断し得た症例のnatural historyを検討した．実際に頭蓋内出血の症状を呈したものは各々7例（10.6%）と1例（3.1%）で，出血確率は1病巣にあたり0.7%/年および0.1%/年と従来の認識よりかなり低い値を算出している．これは，手術例のみをとりあげたこれまでの報告と異なり，本症のgeneral populationに近い症例をもとにした分析のためであろう．また，血管腫そのものの増大は各々3例と1例であることも強調し，合わせて従来の手術適応に疑問を投げかけている．

Grossら[5]のメタアナリシスによると，家族歴のない症例の年間出血率は2.4%/年で，家族発生例では5.1%と高い結果である．再出血は初回出血後2～3年が多く，その後は初回出血率と変わらないとの報告[9]がある．

なお，周囲低吸収縁（MRI-T2）の拡大はしばしば観察されるが，真の血管腫増大ではない.

3) 小児例をとりあげた報告は少ない. Scott ら[10]は18歳未満の19例をまとめ, 成人例と異なり神経脱落症状で発症する例が多い (14例74%) ことを報告している. 発育部位と関係があり, 頭蓋内発生18例中大脳半球発生は7例 (34%) で, 神経症状の出やすい脳幹, 傍正中部が9例 (50%) を占めている. 画像所見は同一である.

4) **画像診断**：CTとMRIの診断価値は高く, その診断基準は確立している. 頭蓋骨単純写真での異常は石灰像で, 約半数の症例に認められている.

- CT：単純CTでは低吸収域の中に石灰化 (高吸収域) を含み, 淡く造影される. 出血の痕跡を示す像を伴うこともある. CTでは全く異常影として描出されない例の報告もある.
- MRI：T2強調像が有用で低ー高信号強度が混じり合い, "網目状" あるいは "くるみ状" の領域として描出される. 内部の低信号は拡張したvascular channelを示す. 病巣の周りに低信号の細い縁が見られ, ヘモジデリンの沈着組織と考えられている. T1強調像でも低信号強度の混じりある像を示す. この多様性は, 血管成分, 石灰化, 出血巣, cystなどを含むためである. 小さい病変はT2*像で低信号として描出される.
- 血管撮影：血管撮影では異常所見のない場合が1/3～2/3の症例にありavascular massを呈する例が最も多く, その他の異常はtumor stain, early venous fillingなどである. feeding arteryあるいはdraining veinが確認された少数例の報告もある.

5) **治療**：治療の目的は出血による症状悪化の軽減, くり返す出血症例の出血予防, および本血管腫に起因するけいれん発作の制御であり, 無症候の場合は経過観察を行う. Amin-Hanjani ら[11]の手術94例では, 大脳半球63例は予後良好97%だが, 脳幹例は64%である.

脳幹発生例は巣症状を主体とし, 進行性の場合はgliomaあるいは炎症性疾患との鑑別が極めて困難である. 部位的に手術困難な例が少なくない. Gross ら (2009)[12]の文献報告745例のまとめでは, 全摘出が92%で行われているが, 症状悪化14%, 改善85%, 脂肪1.9%である.

1.2　家族性 cavernous angioma

海綿状血管腫 (CA) の多くは孤発性であるが, 家族性に発症する症例をPasyk ら (1984)[13]が初めて報告した. 1995年にDubovsky ら[14]が第7染色体上長腕q11-q22に家族性CAの責任遺伝子が存在すると報告し, *CCM1*遺伝子と名づけられている. 現在は, germ lineでの*CCM1* (別名*KRIT1*遺伝子), 染色体7q13-15の*CCM2* (*MGC4607*), および染色体3q25・2-27の*CCM3* (*PDCD10*) の3遺伝子が家族性CAの責任遺伝子として同定されている．これら3遺伝子のいずれかに有害な変異が観察される頻度は87～98%と報告されている[15]．遺伝子ごとの頻度は報告によりばらつきがあるが，*CCM1*，*CCM2*，*CCM3* でそれぞれ40～53%，15～20%，10～40%程度である[16]．臨床像の相違として，*CCM1* 変異例では皮膚病変を伴う症例が多く，*CCM3* 変異では病変数が多く，かつ早期に出血発症する頻度が他の2遺伝子変異例より高い．

一方，孤発性例はほとんどが単発例であり，*CCM1*，*CCM2*，*CCM3* 遺伝子の一塩基多型の存在[17]は観察されているが，germ lineでの遺伝子変異の発現頻度は低い[18]．

治療予後に関しては，出血率は家族性の方が高いが全生存率については孤発性と差はない．

1.3 脳実質外（extraaxial）cavernous angioma

中頭蓋窩や眼窩内に発生する．組織学的には，出血巣を除いて脳実質内発生例と全く同一である．出血することは極めて稀である．CTでも一様な等－高吸収域として描出され，ほとんどは一様に造影される．MRIでもヘモジデリン沈着像はない．

1）cavernous sinusのcavernous angioma

海綿静脈洞部から発生し中頭蓋窩にかけて増大する．古くから，手術難度の高い（易出血性のため）ことで知られている．Linskeyら[6]は53報告例を整理し，女性に圧倒的に多く（92%），人種的には日本人（53%）が最も多いことを指摘している．Lombardiら[19]は発育像を3型に分けている．①sinusから側方に進展し，sinus内および中頭蓋窩腫瘤としてdumbbel型に発育する．この型が最も多く，脳神経麻痺（III～VI）を主徴とする．②内側，トルコ鞍方向あるいは上眼窩裂方向へ進展する．前者では内分泌症状，後者では上眼窩裂症候群を呈する．この①②両型では，cavernous sinusの硬膜が腫瘍を完全に覆い，いわばsinus内発育の形をとる．③稀な形として，sinus外側壁をやぶり，中頭蓋窩硬膜内にexophyticに進展する例がある．反応性に肥厚したくも膜が腫瘍のpseudo-capsuleとなり，sinus壁破綻部近傍の脳神経麻痺を呈する．

CTでは等－高吸収域として描出され，一様に強く造影される．MRIも同様の所見である．血管撮影では腫瘍血管網が80%で観察されている．そのため手術時の出血は多く，1983年以前の報告例での手術死亡率は36%に及ぶ．近年はmicrosurgeryの発展により安全に全摘出し得る症例が多いが，それでも輸血を必要とする例が少なくない．非全摘出例には放射線治療が有効との報告が多い[20]．近年では定位放射線治療（SRT）が選択されることが多く，Wangら（2012）[21]のまとめでは59例中40例（68%）で50%以上の容積縮小を得ている．不変は4例（7%）のみである．ただし，本血管腫群は診断時に大きいサイズになっているものが多く，SRTの対象にならない場合も少なくない．

2）その他のdural sinusより発生するcavernous angioma

極めて稀だが，petrosal sinusおよびtorculaより発生の報告がある[22]．

3）眼窩内cavernous angioma

Cavernous angiomaは眼窩内を好発部位の一つとし，眼窩内腫瘍性（占拠性）病変の9～15%を占める．Harrisら[23]（66例）およびMissorisら[24]（25例）のまとめでは女性に多い．全て片側性で，proptosis，視力障害および視野障害が主徴で，うっ血乳頭を認める．レントゲン像では眼窩容積の拡大が重要所見で，単純CTでは脳実質と等吸収で，造影効果の強いmassとして描出される．手術による視力改善率は良好（74%）で再発は認められていない[23]．

2 Venous angioma（venous malformation）

静脈のみより構成される血管腫（血管奇形）で，血管腫（奇形）の中で最も多い．組織学的にはうすい壁のvenous channelが観察され，周囲脳組織にはgliosisあるいは出血の痕跡（hemosiderosis）は見られない．成熟した静脈壁から構成され，髄質静脈のvariationの強いもので奇形や腫瘍性病変を含まないことから，最近ではdevelopmental venous anomaly（DVA）と呼ばれるようになった．放射状に配列する複数の細い髄質静脈と1本の太い流出静脈を特徴とする．

手術適応となる症例は少なく，血管撮影，CT/MRIにて診断する．診断画像による100例の局在は，大脳半球72例（前頭葉42，頭頂葉24，その他6），基底核－脳室11例，小脳14例，脳幹3例である[25]．脊髄発生の報告もある．

血管撮影は静脈相にて1本あるいは複数本（この場合，特徴的な“caput medusae”を示す）の拡張した髄内静脈が中枢側の静脈につながり，深部あるいは皮質のdraining systemに流出する．動脈相では異常血管は描出されない．造影CTではvenous sinusにつながる線状の異常造影像に描出される．単純CTでの捕捉は困難で，mass effectやedemaは見られない．MRIでは，T1強調像での細い管状の低信号域として描出される．

Garnerら[25]の100例のまとめでは，頭痛36例，けいれん発作23例，神経脱落症状41例，出血6例，無症状15例である．これらの症状も，どこまでが本症によるものかは判定できない．明らかにangiomaによると考えられる出血は1例で，追跡期間を含めた計算による出血確率は0.22%/年である．しかしSarwarら[26]は29%（4/14）の，Malikら[27]は43%（9/21）の出血症例を報告しており，真の出血確率は不明である．出血は妊娠時および小脳発育例に多いとの報告もある[21]．

手術は出血症例に対しその適応を考えることになる．大脳venous angiomaの手術は安全に行えるが，小脳発育例の手術は，術後に静脈潅流不全による脳腫脹が生じ極めて危険との報告が少なくない[28]．最も多数例の整理[19]では出血確率が低いため，少なくとも未出血例は経過観測を行うのが現在の標準的な方針である．出血例でも小脳発生例は原則的には手術適応はないが，再出血例で無事に摘出し得た症例はある．

3 Cerebral arteriovenous malformation（AVM：動静脈奇形）

胎生期での脳の血管構築は，動脈，毛細血管，静脈の順に分化するため，脳静脈の発生は動脈より遅れる．AVM はこの脳血管の形成過程の異常により発生し，経時的に顕在化または増大し，臨床的に流入動脈，ナイダス，流出静脈からなる血管奇形として形成される．大小様々な異常動静脈間に直接吻合があり，脳血管撮影では動脈相の時期に静脈が造影され，同時に異常な血管塊（ナイダス nidus）がみられる．毛細血管としての機能が欠落しており動脈血は直接静脈系に移行している．80 ～ 85% がテント上に発生する．

病理学所見では，nidus（ナイダス）は異常に拡張した血管の集まりで，動脈と静脈に近いものや正常とは異なったものがある場合や，内弾性板や中膜平滑筋の発達が不十分な場合があり，血管壁に硬化性変化や石灰化がみられることがある．導出静脈側では，正常脳組織を伴わないとされているが，diffuse type では脳組織が介在する．nidus につながる周囲の血管も拡張しており壁も薄く脆弱である．

Nikolaev ら（2018）[29]は，AVM 患者の 60% 以上で *KRAS* 遺伝子の変異を確認し，内皮細胞における *KRAS* 遺伝子の活性化が AVM の病態に関与している可能性に言及している．

診断と治療の詳細については，脳血管障害の外科治療に関する成書を参照していただきたい．

4 Capillary telangiectasia（毛細血管拡張）

毛細血管拡張は，脳実質内に壁の薄い多数の毛細血管が集合した血管奇形である．剖検と MRI で 0.4% に認められ，性差はない[26,30]．海綿状血管腫などの他の脳血管奇形を合併することがある．臨床的に良性で偶然発見されることが多い．脳幹の橋（pons）に最も多く，長径 1㎝以下であることが多い．出血や増大は稀である．通常は単発性であるが，Osler-Rendu-Weber 病や ataxia telangiectasia，Sturge-Weber 病では多発性の場合もある．

臨床症状を呈することは稀で，頭痛，てんかん発作などの報告がある．画像診断では，いわゆる“angiographically occult vascular malformation”であり，脳血管撮影では描出されず，CT および通常の MRI 画像（T1WI，T2WI，FRAIR，造影 MRI）では診断できない．T2* 強調画像や磁化率強調画像（susceptibility-weighted imaging: SWI）で低信号を示すのが唯一の所見である．

治療は症状がなければ治療の必要はない．てんかん発作に抗てんかん薬を投与する．

文献

1) Sarwar M, McCormick WF: Intracerebral venous angioma. Case report and review. Arch Neurol 35: 323-325, 1978
2) Garner TB, Curling OD, Kelly DLJr, et al.: The natural history of intracranial venous angiomas. J Neurosurg 75: 715-722, 1991
3) Simard JM, Garcia-Bengochea F, Ballinger WE, et al.: Cavernous angioma: a review of 126 collected and 12 new clinical cases. Neurosurgery 18: 162-172, 1986
4) Yamasaki T, Handa H, Yamashita J, et al.: Intracranial and orbital cavernous angiomas. A review of 30 cases. J Neurosurg 64: 197-208, 1986
5) Gross BA, Lin N, Du R, et al.: The natural history of intracranial cavernous malformations. Neurosurg Focus 30: E24, 2011
6) Linskey ME, Sekhar LN: Cavernous sinus hemangiomas: a series, a review, and an hypothesis. Neurosurgery 30: 101-107, 1992
7) Robinson JR, Awad IA, Little JR: Natural history of the cavernous angioma. J Neurosurg 75: 709-714, 1991
8) del Curling OD Jr., Kelly DL Jr, Elster AD, et al.: An analysis of the natural history of cavernous angiomas. J Neurosurg 75: 702-708, 1991
9) Barker CS: Magnetic resonance imaging of intracranial cavernous angiomas: a report of 13 cases with pathological confirmation. Clin Radiol 48: 117-121, 1993
10) Scott RM, Barnes P, Kupsky W, et al.: Cavernous angiomas of the central nervous system in children. J Neurosurg 76: 38-46, 1992
11) Amin-Hanjani S, Ogilvy CS: Overall surgical results of occult vascular malformations. Neurosurg Clin N Am 10: 475-483, 1999
12) Gross BA, Batjer HH, Awad IA, et al.: Brainstem cavernous malformations. Neurosurgery 64: E805-818, 2009
13) Pasyk KA, Argenta LC, Erickson RP: Familial vascular malformations. Report of 25 members of one family. Clin Genet 26: 221-227,1984
14) Dubovsky J, Zabramski JM, Kurth J, et al.: A gene responsible for cavernous malformations of the brain maps to chromosome 7q. Hum Mol Genet 4: 453-458, 1995
15) Spiegler S, Rath M, Paperlein C, et al.: Cerebral cavernous malformations: An update on prevalence, molecular genetic analyses, and genetic counselling. Mol Syndromol 9: 60-69, 2018
16) Haasdijk RA, Cheng C, Maat-Kievit AJ, et al.: Cerebral cavernous malformations: from molecular pathogenesis to genetic counselling and clinical management. Eur J Hum Genet 20: 134-140, 2012
17) Riant F, Bergametti F, Ayrignac X, et al.: Recent insights into cerebral cavernous malformations: the molecular genetics of CCM. FEBS J 277: 1070-1075, 2010
18) Rinaldi C, Bramanti P, Scimone C, et al.: Relevance of CCM gene polymorphisms for clinical management of sporadic cerebral cavernous malformations. J Neurol Sci 380: 31-37, 2017

19) Lombardi D, Giovanelli M, de Tribolet N: Sellar and parasellar extra-axial cavernous hemangiomas. Acta Neurochir (Wien) 130: 47-54, 1994

20) Shibata S, Mori K: Effect of radiation therapy on extra-cerebral cavernous hemangioma in the middle fossa. Report of three cases. J Neurosurg 67: 919-922, 1987

21) Wang X, Liu X, Mei G, et al.: Phase II study to assess the efficacy of hypofractionated stereotactic radiotherapy in patients with large cavernous sinus hemangiomas. Int J Radiat Oncol Biol Phys 83: e223-230, 2012

22) Meyer FB, Lombardi D, Scheithauer B, et al.: ls DA: Extra-axial cavernous hemangiomas involving the dural sinuses. J Neurosurg 73: 187-192, 1990

23) Harris GJ, Jakobiec FA.: Cavernous hemangioma of the orbit. J Neurosurg 51: 219-228, 1979

24) Missori P, Tarantino R, Delfini R, et al.: Surgical management of orbital cavernous angiomas: prognosis for visual function after removal. Neurosurgery 35: 34-38, 1994

25) Garner TB, Curling OD, Kelly DL Jr., et al.: The natural history of intracranial venous angiomas. J Neursurg 75: 715-722, 1991

26) Sarwar M, McCormick WF.: Intracerebral venous angioma. Case report and review. Arch Neurol 35: 323-325, 1978

27) Malik GM, Morgan JK, Boulos RS, et al.: Venous angiomas: an underestimated cause of intracranial hemorrhage. Sug Neurol 30: 350-358, 1988

28) Biller J, Toffol GJ, Shea JF, et al.: Cerebellar venous angiomas. A continuing controversy. Arch Neurol 42: 367-370, 1985

29) Nikolaev SI, Vetiska S, Bonilla X, et al.: Somatic Activating KRAS Mutations in Arteriovenous Malformations of the Brain. N Engl J Med 378: 250-261, 2018

30) El-Koussy M, Schroth G, Gralla J, et al.: Susceptibility-weighted MR imaging for diagnosis of capillary telangiectasia of the brain. AJNR Am J Neuroradiol 33: 715-720, 2012

2 Hemangioblastoma 血管芽腫

■ WHO脳腫瘍分類第5版の定義と概念

腫瘍細胞である stromal cell（間質細胞）と豊富な小血管から成る腫瘍である．腫瘍細胞は類円形の核と広い細胞質をもつ単核細胞で，敷石状に配列している．免疫染色にて，本腫瘍細胞に特異性の高い α-inhibin や brachury の陽性になる．あるいは VHL 遺伝子変異が発現している．CNS WHO grade1 に属する．

α-inhibin（インヒビン）は形質転換成長因子 β 受容体（TGF-β）ファミリーに属する 32kD の糖タンパクで，本腫瘍の間質細胞に特異的に染色される[1]．Podoplanin（D2-40）と組み合わせて，本腫瘍と renal clear cell carcinoma（淡明細胞型腎細胞がん）の脳転移の鑑別に有用である．Brachyury（ブラキユリー）は胎生期 mesoderm および notochord に発現する転写因子で chordoma の発現も知られている．本腫瘍の間質細胞に極めて特異的（特異度 100%）に染色される[2]．

小脳に好発する成人の脳腫瘍であり，脳幹や脊髄にも発生する．全体として35〜45歳にピークがくる．ただしフォン・ヒッペル・リンドウ病（von Hippel-Lindau disease: VHL）症例では，遺伝継承していくにつれて発症年齢は若くなり，10歳代から発症する．約1/3はVHLの一部として出現し，2/3はVHLとは無関係の孤発性発生例と考えられている．VHL患者（平均32歳）の方が非VHL患者（平均42歳）より若い．VHLはがん抑制遺伝子の一つである*VHL*遺伝子（3p25-26）がgerm lineで変異している常染色体顕性（優性）遺伝疾患群で，中枢神経や網膜での血管芽腫や腎臓での明細胞がん，褐色細胞腫などの腫瘍が多発する．発症する主な腫瘍として脳や脊髄の血管芽腫（発症頻度72%），網膜血管腫（34%），腎細胞がん（50%），副腎褐色細胞腫（15%），膵臓腫瘍（10%）などがある（☞489頁）．VHL患者の最大の死因は，50%の頻度である腎がんである．

Woodwardら（2007）[3]は臨床的に孤発例（非VHL）と考えられた188例の単発性hemangioblastoma患者のVHL遺伝子変異を検索した結果，7例（3.7%，平均年齢29.3歳）にgerm-line mutationを観察し，VHLと診断している．しかし，mutation以外にVHLと診断する条件がなく，これらの患者はおそらく典型的なVHL病変には進展しないのではないかと考察している．一方mutationのなかった181例中10例（5.5%，平均年齢33歳）は追跡中にVHL診断基準に合致する病態（多発腫瘍，腎病変など）を示し，VHL遺伝子にモザイク現象（mosaicizum）が生じている可能性を論じている．

■基本事項

頻度：脳腫瘍全国集計（2005〜2008）には250例（全脳腫瘍の1.5%）が登録されているが，VHLの有無は記載されていない．診断年齢中央値は50〜54歳の間にあり，15〜75歳の間で比較的なだらかな年齢分布を示す．25歳前後に1つのピークのあるのはVHL患者の可能性がある．小児発症（15歳未満）は1例，75歳以上も9例（3.6%）にすぎない．

性差：男性にわずかに多い（55%）．

部位：小脳に88%が発生し，小脳腫瘍の中では最も多く2%を占める．2位はmeningioma（21%），以下にpilocytic astrocytoma（12%），medulloblastoma（11%）が続く．

その他：多発性腫瘍は16例（9%）と記載されている．

■VHL患者の腫瘍好発部位

Waneboら（2003）[4]は，VHL患者237名中160名（69%）に中枢神経系の血管芽腫665個を診断している．平均年齢は33.4歳で，男性81名，女性79名である．127名（79%）は多発腫瘍で，小脳，脳幹，脊髄を3領域とすると102名（80%）は2領域以上の多発腫瘍を有している．脊髄腫瘍の頻度が最も高い．臨床像を表 9-11（☞490 頁）にまとめた．VHL 患者の小脳血管芽腫に関して，Jagannathan ら（2008）[5] は 80 患者に 164 小脳腫瘍を観察している．小脳半球発生 152 例（93%）では外側尾側発生がやや多い．虫部発生は 12 例（7%）である．118 腫瘍（72%）が嚢胞性で 46 腫瘍（28%）が充実性である．嚢胞内容はやや粘稠で黄色を呈し吸引された液はゼリー状に固まる性質がある．

■ 病理

肉眼的特徴には色調は青みがかった赤色（“cherry” 状）から赤褐色で，境界鮮明な腫瘍である．通常大きな嚢胞がみられ，内容液は黄色調または褐色で，体外に排液（冷却）すると凝固する．硬さは軟らかく弾性に富んでいる．嚢胞を含まない実質性の腫瘍型もある．

組織学的には毛細血管の密な網状配列，または大きな海綿状血管から成っている．腫瘍細胞は脂肪を含んで細胞質の明るい（foamy）多形成の細胞（stromal cell，clear cell）で，毛細血管に接して密に増殖し，間質細胞（stromal cell）と呼ばれている．この stromal cell（腫瘍細胞）には血管内皮成長因子（vascular endothelial growth factor: VEGF）が強く発現し，本腫瘍の豊富な血管網を説明している．増殖は遅く核分裂はみられない．発育の仕方は，capillary loops が浸潤性に周囲脳組織内に広がり，時に軟膜，硬膜，筋肉，皮膚に浸潤していく．

12

■ 症状

発生部位により異なるが，いずれの症状もゆっくりで進行も遅い．小脳発生例では診断時には cyst も含めかなりの大きさになっているので，強度の頭蓋内圧亢進症状で診断される例も少なくない．一部の例（5 ～ 31%）では多血症（polycythemia．赤血球 500 万以上），血色素の増加（16 g/dL 以上）を伴っている．これは，腫瘍が産生するエリスロポイエチン（erythropoietin）による．

いかなる状況でも，中でも 20 ～ 30 歳代発症や多発例では，VHL 診断基準（☞491 頁）に従った全身検索と家族歴の聴取が必要である．Wanebo ら [4] の 160 症例では，随伴病変部位として腎（81%），網膜（68%），膵臓（55%），精巣上体 epididymis（30%），副腎（15%），内リンパ嚢 endolymphatic sac（9%）をあげている．

■ 画像診断

境界明瞭な腫瘍像を呈し，ほとんどが大きな嚢胞を伴い，その壁に腫瘍結節が見られる．少数だが充実性の腫瘍もある．

充実性腫瘍の MRI 像は非特異的で，T1WI で低信号域，T2WI では高信号域を示す．他の成人小脳実質性腫瘍である glioblastoma，悪性リンパ腫，転移性腫瘍（特に腎の clear cell carcinoma），および小脳内へ進展する髄膜腫との鑑別が必要になる．

嚢胞性腫瘍では，嚢胞部は T1WI で低信号域，T2WI で高信号域を示し，壁在結節部は T1，T2WI とも高信号域，または灰白質に対し T1WI で等信号域，T2WI でやや高信号域を呈し，Gd にて造影される．Cystic astrocytoma も同様の像を示すが，発生年齢が異なること，また，本腫瘍では嚢胞の大きさに比し壁在結節が小さい点が鑑別点である．また，腫瘍血管は腫瘍内または周囲に，蛇行した流体無信号徴候 flow-void sign を示す．

椎骨動脈撮影では，小脳各動脈より供血される腫瘍陰影が壁在結節または実質性腫瘍に一致してみられる．壁在結節を除去することが根治につながるので，脳血管写上の結節の部位および数を術前に確認する．壁在性結節がたとえ小さくても，また多発性であってもよく造影される[6]．

腎 clear cell carcinoma の脳転移例の MRI 像は本腫瘍と酷似し，鑑別が困難である．病理診断の際に両者を鑑別する α-inhibin や brachyury 染色を行う理由である．

■治療法

手術摘出が唯一の根治治療法である．症候性あるいは増大性の場合に手術適応があり，腫瘍が小さく無症状の場合は経過観察が原則である．詳細は厚生労働科学研究費補助金（難治性疾患政策研究事業）「フォン・ヒッペル・リンドウ病病における実態調査・診療体制構築と QOL 向上のための総合的研究班」の 2024 年版診療の手引き[7]の以下の方針に従う．この指針は非 VHL 腫瘍にも適応できる．

①中枢神経系の血管芽腫は症候性のものは脳幹深部髄内腫瘍を除いて手術摘出を行う．

②無症候性腫瘍には原則的には症候性となった時に行うが，小脳腫瘍は直径 2 cm 以上，脊髄腫瘍では 1 cm 以上，あるいは増大傾向があるものは，無症状でも手術が推奨される．

③外科手術が困難な場合は放射線治療（定位放射線治療も含む）を考慮するが，拡大する嚢胞には効果は乏しい．

VHL 患者の多発性腫瘍の手術をいつ行うかの決定は容易いことではないが，原則は前述のように症候性あるいは増大性の腫瘍である．Ammerman ら（2006）[8]は 19 例の 143 腫瘍を平均 12.2 年追跡し，そのうち 138 腫瘍（97%）に経過中の増大を観察している．増大様式はほとんどの例（97%）が段階的増大であり，直線的増大は稀である．

単発性の腫瘍は手術全摘出により治癒する．血管の多い腫瘍であるが腫瘍に切り込まずに周囲より導入血管を処理しつつ一塊として摘出すればよい．小脳腫瘍の全摘出率は高く90%以上の報告が多い[9]，脳幹腫瘍も通常は背側にあるために全摘出は困難ではない[10]．術中出血量を軽減する目的で術前腫瘍血管塞栓術が行われることが少なくないが，Ampieら（2016）[9]は文献報告を分析し，全摘出率は塞栓術群（84%）と非塞栓術手術（96%）の間に差はなく，逆に合併症率（12%）が高く推奨されないとの結論を下している．

部分摘出に終わった場合は症状再燃率が20%との報告[11]があるため，体勢を立て直して再摘出を行うか，時期をみて放射線治療を行う．また，全摘出（術者判断）でも再発はあり得る[12]．術後残存腫瘍，再発腫瘍，あるいはVHL症例での多発小腫瘍は極めて局所的で周囲への浸潤もごく軽度のため，最近ではγナイフなどの定位放射線治療（SRT）を行うことが多く好成績が得られている．

Hanakitaら（2014）[13]は21例（VHL症例は14例）のγナイフ治療による腫瘍局所制御率として，VHL症例では5年97%，10年83%，孤発例では67%と44%を算出し，VHL症例への有効性を強調している．Kanoら（2015）[14]は日本および北米の計19γナイフ治療センターでの186例の治療成績をまとめ，5年および10年腫瘍局所制御率として89%と79%を報告している．彼らの分析でもVHL症例の方が局所制御率は高い．治療合併症は1例の死亡を含む13例（7%）と記載している．

今後の治療として期待されるのは，低酸素環境適応因子HIF（hypoxia inducible factor）に属する転写因子HIF-2阻害薬である．HIF-2α阻害薬（belzutifan）は，VHL病症例でかつ進行性の腎細胞がんを対象とした第II相の臨床試験[15]にて50%近くの症例で腎細胞がんが制御でき，かつ併発した血管芽腫も60%以上の症例で縮小していた．この試験結果に基づいて米国FDA（米国食品医薬品局）は，2021年にbelzutifanをVHL病症例の腎細胞がんと血管芽腫の治療法として承認した．我が国でも本剤の保険収載が待たれる．

12

文献

1） Hoang MP, Amirkhan RH: Inhibin alpha distinguishes hemangioblastoma from clear cell renal cell carcinoma. Am J Surg Pathol 27: 1152–1156, 2003

2） Barresi V, Vitarelli E, Branca G, et al.: Expression of Brachyury in Hemangioblastoma Potential Use in Differential Diagnosis. Am J Surg Pathol 36: 1052-1057, 2012

3） Woodward ER, Wall K, Forsyth J, et al.: VHL mutation analysis in patients with isolated central nervous system haemangioblastoma. Brain 130(Pt 3): 836-842, 2007

4） Wanebo JE, Lonser RR, Glenn GM, et al.: The natural history of hemangioblastomas of the central nervous system in patients with von Hippel-Lindau disease. J Neurosurg 98: 82-94, 2003

5） Jagannathan J, Lonser RR, Smith R, et al.: Surgical management of cerebellar hemangioblastomas in patients with von Hippel-Lindau disease. J Neurosurg 108: 210-222, 2008

6） Seeger JF, Burke DP, Knake JE, et al.: Computed tomographic and angiographic evaluation of hemangioblastomas. Radiology 138: 65-73, 1981

7） 令和4年度厚生労働科学研究費難治性疾患政策研究事業「フォン・ヒッペル・リンドウ病に

おける実態調査・診療体制構築とQOL向上のための総合的研究班」：フォン・ヒッペル・リンドウ（VHL）病診療の手引き（2024年版）：https://www.vhl-japan.com/medical/, 2024

8） Ammerman JM, Lonser RR, Dambrosia J, et al.: Long-term natural history of hemangioblastomas in patients with von Hippel-Lindau disease: implications for treatment. J Neurosurg 105: 248-255, 2006

9） Ampie L, Choy W, Lamano JB, et al.: Safety and outcomes of preoperative embolization of intracranial hemangioblastomas: A systematic review. Clin Neurol Neurosurg 150: 143-151, 2016

10） Weil RJ, Lonser RR, DeVroom HL, et al.: Surgical management of brainstem hemangioblastomas in patients with von Hippel-Lindau disease. J Neurosurg 98: 95-105, 2003

11） Conway JE, Chou D, Clatterbuck RE, et al.: Hemangioblastomas of the central nervous system in von Hippel-Lindau syndrome and sporadic disease. Neurosurgery 48: 55-62, 2001

12） Lee GJ, Jung TY, Kim IY, et al.: The clinical experience of recurrent central nervous system hemangioblastomas. Clin Neurol Neurosurg 123: 90-95, 2014

13） Hanakita S, Koga T, Shin M, et al.: The long-term outcomes of radiosurgery for intracranial hemangioblastomas. Neuro Oncol 16: 429-433, 2014

14） Kano H, Shuto T, Iwai Y, et al.: Stereotactic radiosurgery for intracranial hemangioblastomas: a retrospective international outcome study. J Neurosurg 122: 1469-1478, 2015

15） Hasanov E, Jonasch E: MK-6482 as a potential treatment for von Hippel-Lindau disease-associated clear cell renal cell carcinoma. Expert Opin Investig Drugs 30: 495-504, 2021

III　Skeletal muscle tumor 筋肉腫瘍

1　Rhabdomyosarcoma 横紋筋肉腫

■ WHO脳腫瘍分類第5版の定義

横紋筋肉腫は，泌尿生殖器（膀胱，前立腺，傍精巣，子宮，膣など），鼻腔，咽頭，副鼻腔，中耳，眼窩を含む頭頸部，および四肢に発生することがほとんどで，中枢神経系に発生するのは稀である．中枢神経発生横紋筋肉腫としてのCNS WHO gradeは明記されていない．

■ 病理

International Classification of Rhabdomyosarcoma（ICR分類）は，横紋筋肉腫を胞巣構造を示す胞巣型と胞巣構造のない胎児型に分け，胎児型の亜型としてぶどう状型と紡錘細胞型を定めている．胞巣型の約70%に*PAX3/7-FOXO1*融合遺伝子が検出されるが，胎児型の原因となる遺伝子異常は判明していない．

■ 頭蓋内発生横紋筋肉腫

Zhengら（2020）[1]は，北京Tiantan病院での12例に文献報告29例を加えた41例で病態の分析を行っている．

男性28例（56%），年齢分布では10歳以下で22例（54%）が診断されており，年齢中央値は10.0歳（1.3～68歳）である．

テント上に14例（34%），テント下に27例（66%）が発生している．テント下では小脳が最も多く（10例），頭蓋底6例が続く．Pooled analysisを用いた生存期間中央値は20ヵ月，1年および2年生存率は66.7%と34.4%で膠芽腫に近い．これらの症例報告には，遺伝子変異の記載はない．

文献

1）　Zheng JJ, Zhang GJ, Huo XL, et al.: Treatment strategy and long-term outcomes of primary intracranial rhabdomyosarcoma: a single-institution experience and systematic review. J Neurosurg 133: 1302-1312, 2019

12

IV　Tumors of uncertain differentiation 由来不明腫瘍

1　Intracranial mesenchymal tumor, FET:: CREB fusion positive FET-CREB 遺伝子融合を伴う頭蓋内間葉系腫瘍

■ WHO脳腫瘍分類第5版の定義

小児と若年成人に発生し硬膜に付着する“meningioma”様の発育を示す．FET ファミリー遺伝子（通常は *EWSR1*，稀に *FUS*）と CREB ファミリー転写因子関連遺伝子（*ATF1*，*CREB1*，または *CREM*）との融合を特徴とするが，未解決の部分も多く，“暫定的腫瘍名”と記されている．かつては intracranial angiomatoid fibrous histiocytoma（頭蓋内血管腫様線維性組織球腫），あるいは intracranial myxoid mesenchymal tumor（頭蓋内粘液型間葉系腫瘍）などと呼ばれたことがある．CNS WHO grade は明記されていない．

■ 病態

硬膜あるいはくも膜に付着部する頭蓋内髄外腫瘍のため，症状は腫瘍発育部位の局所症状と頭蓋内圧亢進症状にまとめられる．Angiomatoid fibrous histiocytoma 腫瘍との類似性から血管に富み，腫瘍内出血が初発症状になった症例報告がある [1]．稀な症状として全身倦怠感と貧血が初発症状例も報告されている [2]

Sloan ら（2021）[3] の最初の報告では，20 例中 16 例が女性で，年齢中央値は 14 歳である．腫瘍発育は，円蓋部（convexity）7 例，大脳鎌 2 例，側脳室 4 例，小脳テント 2 例，小脳橋角部 2 例，脊髄 1 例であった．頭蓋外発育部位は脊髄が最も多い [4]．Mezzacappa ら（2024）[5] は自験例も含め 74 例で融合遺伝子を分析している．診断年齢中央値は 23 歳（4 ～ 79 歳）で女性がやや多い．融合遺伝子の種類として，*EWSRI-ATF1*（34%），*EWSR1-CREB1*（32%），*EWSR1-CREM*（31%），の 3 者が主体で，*FUS-CREM*，*FUS-CREM*，*EWSR1-CREB1* の組み合わせが各々 1 例であった．

Sloan らのグループはさらに検索を進め，20 例について DNA メチル化プロファイリングを行い，2 つの epigenetic subgroups に分けられると報告している [6]．16 例を占める A 群は solitary fibrous tumor（☞ 604 頁），あるいは intracranial angiomatoid fibrous histiocytosis の DNA メチル化群（クラスター）に近く，思春期～若年成人に好発する．頭蓋内の全ての部位に発生し，予後（無増悪生存期間 49 ヵ月）は B 群（同 4.5 ヵ月）より良好であった．*EWSR1-ATF1*，あるいは *EWSR1-CREB1* 遺伝子融合が多い．B

群は幼児期に多く発生し，円蓋部および脊髄に多い．融合遺伝子は *CREM* 遺伝子をパートナーとする *EWSR1-CREM* あるいは *FUS-CREM* が多い．

■治療予後

新しい腫瘍型のため一貫した治療方針の成績報告はない．Mezzacappa ら[5]の 66 例の整理では，追跡中央値 10.5 ヵ月で 40% が再発している．非増悪生存率（mPFS）は全摘出例では 60 ヵ月だが，亜全摘以下では 12 ヵ月と不良である．彼らは，本腫瘍は再発率の高い局所浸潤性腫瘍と結論している．

文献

1） Ochalski PG, Edinger JT, Horowitz MB, et al: Intracranial angiomatoid fibrous histiocytoma presenting as recurrent multifocal intraparenchymal hemorrhage. J Neurosurg 112: 978-982, 2010
2） Hansen JM, Larsen VA, Scheie D, et al.: Primary intracranial angiomatoid fibrous histiocytoma presenting with anaemia and migraine-like headaches and aura as early clinical features. Cephalalgia 35: 1334-1336, 2015
3） Sloan EA, Chiang J, Villanueva-Meyer JE, et al.: Intracranial mesenchymal tumor with FET-CREB fusion-A unifying diagnosis for the spectrum of intracranial myxoid mesenchymal tumors and angiomatoid fibrous histiocytoma-like neoplasms. Brain Pathol 31: e12918, 2021
4） Tauziède-Espariat A, Pierron G, Guillemot D, et al: An extracranial CNS presentation of the emerging "intracranial" mesenchymal tumor, FET: CREB-fusion positive. Brain Tumor Pathol 40: 35-39, 2023
5） Mezzacappa FM, Smith FK, Zhang W, et al: Potential prognostic determinants for FET::CREB fusion-positive intracranial mesenchymal tumor. Acta Neuropathol Commun 12: 17, 2024
6） Sloan EA, Gupta R, Koelsche C, et al.: Intracranial mesenchymal tumors with FET-CREB fusion are composed of at least two epigenetic subgroups distinct from meningioma and extracranial sarcomas. Brain Pathol 32: e13037, 2022

2 CIC-rearranged sarcoma CIC 遺伝子再構成肉腫

■WHO脳腫瘍分類第5版の定義と概要

小児，若年者の主に体幹，四肢の軟部組織に好発する極めて稀な高悪性度の未分化肉腫である．我が国での年間発生症例数は 10 例前後と推定されている．

組織学的には，高度に未分化な小円形腫瘍細胞は線維形成性の間質内をシート状に増殖し，一部に壊死巣を含む．がん抑制遺伝子である *Capicua*（*CIC*）遺伝子が分裂の際にパートナー遺伝子のいずれかと融合（遺伝子再構成）している特徴がある．95% の症例は *CIC* 遺伝子と *DUX4* 遺伝子が相互転座をきたした融合遺伝子 *CIC-DUX4* が発現している．その他に *CIC-FOXO4*，*CIC-LEUTX*，*CIC-NUTM1*，*CIC-NUTM2A*

といった融合遺伝子も報告されている[1]．CNS WHO grade は明記されていない．

頭頸部，後腹膜，消化管，骨，脳からも発生することが報告されているが，頭蓋内発生例の review 報告はない．

■病態

Connolly ら（2022）[1] がまとめたオーストラリアの 18 例（2014 ～ 2019 年）のまとめでは，診断時年齢中央値は 27 歳（範囲 13 ～ 56）で 10 例（56%）が男性であった．原発部位は，軟部組織 14 例（78%），内臓 3 例，骨 1 例で頭蓋内発生例はない．Antonescu ら（2017）[2] がまとめた 115 例でも，脳 / 脊髄の発生症例は含まれていない．115 例中 57 症例で臨床経過観察情報が得られているが，2 年および 5 年全生存率（OS）は 53%および 43%である．

Jacobo（2024）[3] の review では腫瘍内出血で発症する症例が少なくない．また嚢胞を含む例も多く，MRI では，内部の壊死や出血，粘液成分などが混在し多彩な信号変化を呈する．

本腫瘍の定義に合致する頭蓋内発生腫瘍で臨床病態情報が十分な報告は，渉猟しうる限り接していない．Satomi ら（2022）[4] の 40 歳男性前頭葉症例は，DNA メチル化分析では本腫瘍と同様の所見を示したが，融合遺伝子は *ATXN1-DUX4* 融合であった．Platt ら（2021）[5] も同融合遺伝子発現症例を報告している．Xu ら（2022）[6] は生後 8 週と 16 週の乳児 2 例で巨大な大脳半球肉腫例を報告している．臨床的には本腫瘍の特徴と合致しているが，*ATXN1-NUTM2A* 融合遺伝子の発現が確認されたが CIC 遺伝子融合ではなかった．しかし著者らは，*ATXN1* 遺伝子と *ATXN1L* 遺伝子は CIC 遺伝子と相互作用して転写抑制複合体を形成していため，広義の *CIC*-rearranged sarcoma であると主張している．Satomi ら[4] の主張も同じである．今後の展開が注目される．

文献

1） Connolly EA, Bhadri VA, Wake J, et al.: Systemic treatments and outcomes in CIC-rearranged Sarcoma: A national multi-centre clinicopathological series and literature review. Cancer Med 11: 1805-1816, 2022

2） Antonescu CR, Owosho AA, Zhang L, et al.: Sarcomas with CIC - rearrangements are a distinct pathologic entity with aggressive outcome: a clinicopathologic and molecular study of 115 cases. Am J Surg Pathol 41: 941-949, 2017

3） Jacobo JA：Central nervous system tumors of uncertain differentiation. World Neurosurg X 22: 100349, 2024

4） Satomi K, Ohno M, Kubo T, et al.: Central nervous system sarcoma with ATXN1::DUX4 fusion expands the concept of CIC-rearranged sarcoma. Genes Chromosomes Cancer 61: 683-688, 2022

5） Pratt D, Kumar-Sinha C, Cieślik M, et al.: A novel ATXN1-DUX4 fusion expands the spectrum of ‘CIC-rearranged sarcoma’of the CNS to include non-CIC alterations. Acta Neuropathol 141: 619-

622, 2021
6) Xu F, Viaene AN, Ruiz J, et al: Novel ATXN1/ATXN1L::NUTM2A fusions identified in aggressive infant sarcomas with gene expression and methylation patterns similar to CIC-rearranged sarcoma. Acta Neuropathol Commun 10: 102, 2022

3 Primary intracranial sarcoma, DICER1-mutant DICER1 遺伝子変異を伴う原発性頭蓋内肉腫

■ WHO脳腫瘍分類第5版の定義

本腫瘍は，好酸球の細胞質を持つ紡錘形または多形細胞が筋状に配列し，筋原性あるいは時に軟骨への分化を示す sarcoma（肉腫）である．腫瘍細胞に，*DICER1* 遺伝子変異がある．Germ line（生殖細胞系列）に *DICER1* 遺伝子変異のある DICER1 syndrome（☞ 465 頁）の 1 腫瘍として診断される場合もある．CNS WHO grade は明記されていない．

DICER1-mutant sarcoma は全身の軟部組織に発生する．もともと稀な肉腫であり，頭蓋内発生はさらに稀少であるにもかかわらず，WHO 脳腫瘍分類第 5 版では Primary intracranial sarcoma, *DICER*-mutant の項目を設けている．現時点では，診断と治療に関する情報が得られる多数例の報告はなされていない．

■ 病態

Kommoss ら（2023）[1] は，*DICER1* 遺伝子変異のある 176 腫瘍の DNA メチル化分析を行い，3 つのサブグループに分けられることを示している．“Low grade mesenchymal tumor with DICER1 alternation（LGMT DICER1）”，“Sarcoma with DICER1 alternation（SARC DICER1）”，および “Primary intracranial sarcoma with DICER1 alternation（PIS DICER1）” である．LGMT DICER1 は女性生殖器の embryonal rhabdomyosarcoma や cystic nephroma などを含む．SARC DICER1 では様々な部位の embryonal rhabdomyosarcoma，anaplastic sarcoma などが発生している．PIS DICER1 は脳原発例が含まれる．多くはテント上に発育し，髄膜から発生（髄膜腫様）する例がほとんどである．治療成績は 3 群の中で最も不良である．

■ 頭蓋内発生報告

2018 年 Koelsche ら [2] は，小児 18 例を含む 22 例の原発性頭蓋内肉腫グループについて DNA メチル化分析を行い，全例が同じメチル化プロファイルを示し，かつ *DICER1* 遺伝子の不活性化変異を有していた．この報告が本腫瘍型確立のきっかけである．

その後症例報告は散見されるが，まとまったreview分析は現在までなされていない．2019年Sakaguchiら[3]はKoelscheが提唱した呼称の横紋筋肉腫の2症例（10歳と29歳）を報告し，Edelbachら（2024）[4]は26歳男性の前頭頭頂葉内の血管豊富な1例を報告している．Kamiharaら（2020）[5]の小児患者（3～15歳）6例の腫瘍発生部位は，側頭葉，頭頂葉，前頭－頭頂葉，前頭葉分布している．術後治療として放射線療法と化学療法が行われているが，最終追跡時には3例が腫瘍死している．

Diaz Coronadoら（2022）[6]は，2005年から2018年の間に南米ペルーで診断した小児の中枢神経系原発肉腫が70例であったことを報告し，その発生率0.19人/18歳以下10万人はドイツでの発生率の30倍と記し，小児原発性肉腫の発生には地域差があるのでないかとの印象を述べている．70例中27例に*DICER1*遺伝子変異を確認している．化学療法と放射線療法を併用した非転移性疾患の患者の2年無増悪生存率は58%，2年全生存率は71%であった．

文献

1） Kommoss FKF, Chong AS, Chong AL, et al.: Genomic characterization of DICER1-associated neoplasms uncovers molecular classes. Nat Commun 14: 1677, 2023

2） Koelsche C, Mynarek M, Schrimpf D, et al.: Primary intracranial spindle cell sarcoma with rhabdomyosarcoma-like features share a highly distinct methylation profile and DICER1 mutations. Acta Neuropathol 136: 327-337, 2018

3） Sakaguchi M, Nakano Y, Honda-Kitahara M, et al.: Two cases of primary supratentorial intracranial rhabdomyosarcoma with DICER1 mutation which may belong to a “spindle cell sarcoma with rhabdomyosarcoma-like feature, DICER1 mutant. Brain Tumor Pathol 36: 174-182, 2019

4） Edelbach BM, Gospodarev V, Raghavan R, et al. Primary intracranial sarcoma, DICER-1 mutant, with hemorrhagic presentation: A case report. Surg Neurol Int 15:253, 2024

5） Kamihara J, Paulson V, Breen MA, et al.: DICER1-associated central nervous system sarcoma in children: Comprehensive clinicopathologic and genetic analysis of a newly described rare tumor. Modern Pathol 33: 1910-1921, 2020

6） Diaz Coronado RY, Mynarek M, et al.: Primary central nervous system sarcoma with DICER1 mutation-treatment results of a novel molecular entity in pediatric Peruvian patients. Cancer 128: 697-707, 2022

4　Ewing sarcoma ユーイング肉腫

■WHO脳腫瘍分類第5版の定義

主として小児や若年者の骨や軟部組織に発生する．*FET* family 遺伝子（*EWSR1* 遺伝子のことが多い）と *ETS* family 遺伝子（*FLI1* 遺伝子）の融合遺伝子が発現している．

CNS WHO grade は明記されていない．

■腫瘍発育部位

発症部位は骨が 75 ～ 80% を占め，骨盤（25%），大腿（16%），脛骨 / 腓骨（14%），胸壁（12%），上肢（8%），脊椎（8%）である．骨以外の骨外性発育部位は，傍脊椎，胸部などの軟部組織が多く，中枢神経発育は（転移も含めて）稀とされる．

■頭蓋骨および頭蓋内発育

極めて稀である．Vishnoi ら（2019）[1] は 15 例の側頭骨発生例を報告している．男性 8 例，女性 7 例で 10 歳以下 7 例，11 ～ 20 歳 7 例，68 歳例が加わっている．

Jiang ら（2020）[2] は 10 例の頭蓋内発生例をまとめている．大脳実質内 5 例，海綿静脈洞 2 例，大脳鎌 1 例，小脳橋角部，後頭蓋窩，各 1 例である．

これらの症例は，稀少例として症例報告されたもののため，治療成績の報告としての整理は困難である．

文献

1）Vishnoi JR, Kumar V, Srivastava K, et al: Primary Ewing's sarcoma of the temporal bone: a rare entity and review of the literature. BMJ Case Rep 12: e230768, 2019

2）Jiang Y, Zhao L, Wang Y, et al.: Primary intracranial Ewing sarcoma/peripheral primitive neuroectodermal tumor mimicking meningioma: A case report and literature review. Front Oncol 10: 528073, 2020

12

V　Chondro-osseous & notchordal tumors 軟骨および脊索腫瘍

1　Mesenchymal chondrosarcoma 間葉系軟骨肉腫

■WHO脳腫瘍分類第5版の定義

骨あるいは軟部組織から発生し，腫瘍組織は未分化で小型の円形または楕円形から紡錘形の腫瘍細胞の増殖相と，島状の高度に分化したヒアリン軟骨部の二相性を示す悪性腫瘍である．*HEY1* 遺伝子と *NCOA2* 遺伝子の融合が特徴的なゲノム異常である．CNS WHO grade は明記されていない．

■腫瘍の概要

Frezza ら（2015）[1] の 113 例の分析では，年齢は 11 ～ 80 歳までで，61 例（54%）が 20 ～ 40 歳の間に診断されている．中央値は 30 歳である．骨からの発生が 64%，軟部組織発生が 36% である．発生部位は，体幹 53 例（47%），四肢 45 例（40%），頭蓋顔面 15 例（13%）と記されている．

組織学的には，未熟な軟骨と小型の円形細胞または紡錘形細胞の混合物から構成される．小型の円形青色細胞（blue cells）成分は，ユーイング肉腫などの他の円形細胞肉腫を模倣し，血管増殖が著明である．免疫染色にて小型細胞成分は SOX9 で陽性，FLI-1 で陰性に染色されるため，ユーイング肉腫との鑑別が可能である．遺伝子解析にて，*HEY1-NCOA2* 遺伝子融合はほぼ 80% の症例で確認されている．

Schneiderman ら（2017）[2] は SEER data base からの 205 例（1973 ～ 2011 年）の治療成績を分析している．全生存率は 5 年 51%，10 年 43% であった．頭蓋発生症例の 5 年および 10 年生存率は 74% および 64% と算出されている．

今後の治療の方向として，*HEY1* と *NCOA2* 遺伝子融合の他に，本腫瘍の発生には PDGF/PPI3K/AKT 径路，PKC/RAF/MEK/ERK 径路，pRB 経路が関与し，さらに BCL2 の過剰発現も観察されていることより，プロテインキナーゼと BCL2 阻害薬の有効性が期待されている [3]

■頭蓋内発育腫瘍

大脳鎌からの発生 [4,5]，髄膜腫と同じように硬膜から発生し脳実質内へ圧排性発育を示すもの [6,7] など症例報告はいくつかあるが，まとまった報告はない．

文献

1) Frezza AM, Cesari M, Baumhoer D, et al: Mesenchymal chondrosarcoma: prognostic factors and outcome in 113 patients. A European Musculoskeletal Oncology Society study. Eur J Cancer 51: 374-381, 2015.
2) Schneiderman BA, Kliethermes SA, Nystrom LM: Survival in Mesenchymal Chondrosarcoma Varies Based on Age and Tumor Location: A Survival Analysis of the SEER Database. Clin Orthop Relat Res 475: 799-805, 2017
3) Dudzisz-Śledź M, Kondracka M, Rudzińska M, et al.: Mesenchymal chondrosarcoma from diagnosis to clinical trials. ancers（Basel）15: 4581, 2023
4) Bingaman KD, Alleyne CH Jr, Olson JJ: Intracranial extraskeletal mesenchymal chondrosarcoma: case report. Neurosurgery 46: 207-211, 2000
5) Chen JY, Hsu SS, Ho JT.: Extraskeletal intracranial mesenchymal chondrosarcoma: case report and literature review. Kaohsiung J Med Sci. 20: 240-246, 2004
6) Waliuddin A, Jamjoom AB, Thomas J: Intracranial extraskeletal mesenchymal chondrosarcoma. Neurosciences（Riyadh）11（3）:205-209, 2006
7) Chu J, Ma H, Wang Y, et al.: CT and MRI findings of intracranial extraskeletal mesenchymal chondrosarcoma-a case report and literature review. Transl Cancer Res 11: 3409-3415, 2022

2　Chondrosarcoma 軟骨肉腫

■ WHO脳腫瘍分類第5版の定義と概念

軟骨への分化を示す悪性間葉系腫瘍と規定され，胎生期遺残軟骨細胞から発生すると考えられる．発生部位（中心性 central と末梢性 peripheral）および腫瘍細胞の分化度（通常分化 conventional と脱分化 dedifferentiated）により4型（通常分化中心性と末梢性，脱分化中心性と脱分化末梢性）に分けている．中心性とは骨髄内からの発生腫瘍，末梢性とは骨表面からの発生腫瘍をいう．通常分化（conventional differentiation）腫瘍は異型（atypia）を伴った軟骨細胞の増殖を示す grade I（旧分類）腫瘍であるが，脱分化（dedifferentiated）腫瘍は，grade I 軟骨肉腫部分と未分化小型円形細胞が増殖する非軟骨性脱分化成分とが境界明瞭に混在する二相性を示し，grade III（旧分類）に位置づけられている．通常分化 chondrosarcoma は頭蓋底発生が最も多い．

なお脱分化腫瘍には，多発性骨軟骨腫を伴う Ollier 病や Maffucci 症候群の悪性転化したものも含まれる．極めて稀な腫瘍で，頭蓋内では，傍鞍部，斜台，小脳橋角部，錐体部などに発生する．

第5版での CNS WHO grade は通常分化型は1～3（病理参照），脱分化型は3と定めている．

■遺伝子異常

通常型の軟骨肉腫瘍では，*IDH-1*，*IDH-2* の変異が四肢末梢発症例では90% に，長管骨で53%，頭蓋底を含む平板骨で53% にみられ，Ollier 病や Maffuccci 症候群に伴う二次性軟骨肉腫瘍では，ほぼ全例に認められる．これらの変異は他の間葉系腫瘍では見られない．また，顔面骨格発生腫瘍では *IDH-1, 2* の変異の発現のないことは知られている [1]．

■基本事項

全国脳腫瘍集計（2005 〜 2008）ではわずか 18 例（全脳腫瘍の 0.1%）の登録であり，残念ながら我が国には本腫瘍の基本事項を語る資料はない．

一般的に，軟骨肉腫は骨腫瘍の中で 7.6% と比較的稀で，長管骨骨幹端部，骨盤などに発生することが多く，頭蓋部領域の発生頻度は約 10%である [2,3]．全頭蓋内腫瘍の中でわずかに 0.1 〜 0.2% を占めるにすぎない [3-5]．Sphenooccipital, sphenoethmoidal などの軟骨性骨結合部より生じやすく，傍鞍部，斜台，小脳橋角部，錐体部腫瘍として診断され，頭蓋底腫瘍の中では 6%前後を占める [3]．軟骨肉腫一般の発症年齢は 40 歳代が多いが，頭頚部では若年発症の傾向（平均 30 歳代）がある [6]．顔面では鼻腔，副鼻腔，鼻咽頭，上顎，眼窩に好発する．

Bohman ら（2014）[7] は米国 SEER 統計（1983 〜 2009）での頭蓋骨 chondrosarcoma 269 例を整理している．男女差はない．診断年齢は 18 〜 39 歳に 36%，40 〜 59 歳に 37%，60 〜 84 歳に 22% であり，18 〜 84 歳に 95% が分布している．中央帯は 40 〜 59 歳の 20 年間である．約 70% の症例の腫瘍サイズは 4 cm 以上であり，同サイズの Chordoma 患者率は 40% であるので，平均的には本腫瘍の方が chordoma より大きい．この 269 例では 5 年生存率 82%，10 年生存率 50% である．

■病理

粘液様の基質の中に星状や紡錘状の多形性を示す細胞が増殖し，軟骨小腔（ラクナ）形成や石灰沈着がみられる．核はクロマチンに富み異型を示すことが多い．核分裂像もしばしばみられる．免疫組織染色では S-100 タンパク陽性で cytokeratin は陰性である．病理組織学的に異型性に乏しい chondrosarcoma と chondroma は鑑別が困難であり，両者ともにラクナと硝子様軟骨基質を基本とする．

Evans ら（1977）[8] は，軟骨肉腫の病理組織学的な悪性度の指標として，核分裂像，細胞数，核の大きさにより grade I 〜 III に分類している．Grade I は小型の濃染する核を有する細胞が主体で，石灰化や骨化像が多い．Grade II は中型の核を有する細胞増殖で，核分裂像が 10 視野に 1 つある．Grade III は大型核を有する細胞で，核分裂像は 10 視野に 2 個以上観察される．第 5 版の grade 評価もこれに準ずる．

■画像診断

頭蓋骨撮影では stipple，finely speckled，mottled，amorphous，ring-like，などと表現される石灰化像が約 60%，骨破壊像が 50%に認められる [4,9]．CT では，石灰化，骨破壊，腫瘍進展像がより明確となり，腫瘍は軽度から中等度の造影効果を示す [4]．血管撮影では一般に avascular mass を呈するが，腫瘍血管陰影を認めたとの報告もある．

MRI では T1 強調画像で低信号，T2 強調画像で高信号強度を呈し，造影 T1 強調画像で明らかな増強効果を認める．Chordoma との鑑別には発生部位に加えて拡散強調像（ADC 値）が有用である．前者については，chordoma は 95% が正中部発育に比して chondrosarcoma は 81% が正中よりは側方に位置するように発育する [9]．ADC 値は chondrosarcoma の方が高い [10]．

■治療

頭蓋底部軟骨肉腫は組織学的に悪性度が低く発育が緩徐なために，逆に診断時には広範に進展していることが多い．治療は手術摘出を第 1 選択とし，残存腫瘍には陽子線などの放射線治療を行う．ただし一般的には軟骨肉腫は放射線抵抗性と考えられている．頭蓋顔面部の軟骨肉腫は局所再発率は高いが組織学的悪性度（grade）が低いため，比較的良好な 5 年生存率が得られている．最近の成績として，Noël ら（2004）[11] は 4 年生存率 86%，Tzortzidis ら（2006）[12] は 10 年生存率 42% がある．SEER 集計の 269 例の分析 [7] では，10 年生存率は放射線治療追加群 62%，手術のみ 41% である．一般に軟骨肉腫は血行性に肺に転移しやすいとされるが，頭蓋底発生軟骨肉腫の遠隔転移は稀である [13]．

Evans ら [8] の病理組織学的 grading による 5 年と 10 年生存率は，grade Ⅰ（旧分類）が 90% と 83%，grade Ⅱ が 81% と 64%，grade Ⅲ が 43% と 36% である．転移率は grade Ⅰ 0%，grade Ⅱ 10%，grade Ⅲ 71% であり，grade の低いほど予後は良好である．

1990 年代後半から陽子線の効果が注目されている．Noel ら（2016）[14] のまとめでは，手術との併用により 10 年局所制御率 90% 前後，10 年生存率 90 ～ 95% が得られている．また，小さな術後あるいは放射線治療後残存腫瘍に対してはγナイフも試みられている．北米のγナイフコンソウシアム [15] は 36 例（容積中央値 8.0 cm^3）に辺縁線量 15 Gy の治療を行い，10 年制御率 70% を報告している．

今後の治療指針は，通常型軟骨肉腫 grade Ⅰ で，亜全摘以上，grade Ⅱ で全摘の場合は，経過観察とする．grade Ⅱ で亜全摘の場合，grade Ⅲ の場合は全摘であっても，IMRT，陽子線治療，SRT 放射線治療を追加する [16]．

脱分化型軟骨肉腫の場合は，生検で診断がついていれば，術前化学療法（neoadjuvant chemotherapy）を行い，その後に外科的摘出，IMRT，陽子線治療，SRT といった放射線補助療法を行い，必要に応じて化学療法を追加する．生検が行われていなかった場合は，可及的に摘出を行い，その後に放射線治療，必要に応じて化学療法を追加するといった治療戦略が提唱されているが，軟骨肉腫の化学療法反応性はそれほど高くはない[16]．

通常型軟骨肉腫と脱分化型軟骨肉腫では，予後は大きく異なり，PFSは，166ヵ月と24ヵ月である．通常型では，gradeと予後が相関し，grade 2，grade 3では，放射線治療が予後を改善する[16]．淡明細胞型軟骨肉腫は，en bloc切除ができない場合の再発率は高く，肺，他の骨への転移，脱分化を起こし，高悪性度軟骨肉腫に移行することもある[17]．

文献

1） Tallegas M, Miquelestorena-Standley É, Labit-Bouvier C, et al.: IDH mutation status in a series of 88 head and neck chondrosarcomas: different profile between tumors of the skull base and tumors involving the facial skeleton and the laryngotracheal tract. Hum Pathol 84: 183-191, 2019
2） Jones HM: Cartilaginous tumours of the head and neck. J Laryngol Otol 87: 135-151, 1973
3） Cianfriglia F, Pompili A, Occhipinti E: Intracranial malignant cartilaginous tumours. Report of two cases and review of literature. Acta Neurochir（Wien）45（1-2）: 163-175,1978
4） Grossman RI, Davis KR: Cranial computed tomographic appearance of chondrosarcoma of the base of the skull. Radiology 141: 403-408, 1981
5） Seidman MD, Nichols RD, Raju UB, et al.: Extracranial skull base chondrosarcoma. Ear Nose Throat J 68: 626-632, 1989
6） Arlen M, Tollefsen HR, Huvos AG,et al.: Chondrosarcoma of the head and neck. Am J Surg 120: 456-460, 1970
7） Bohman LE, Koch M, Bailey RL, et al.: Skull base chordoma and chondrosarcoma: influence of clinical and demographic factors on prognosis: a SEER analysis. World Neurosurg 82: 806-814, 2014
8） Evans HL, Ayala AG, Romsdahl MM: Prognostic factors in chondrosarcoma of bone: a clinicopathologic analysis with emphasis on histologic grading. Cancer 40: 818-831, 1977
9） Müller U, Kubik-Huch RA, Ares C, et al.: Is there a role for conventional MRI and MR diffusion-weighted imaging for distinction of skull base chordoma and chondrosarcoma? Acta Radiol 57: 225-232, 2016
10） Yeom KW1, Lober RM, Mobley BC, et al.: Diffusion-weighted MRI: distinction of skull base chordoma from chondrosarcoma. AJNR Am J Neuroradiol 34: 1056-1061, 2013
11） Noël G, Feuvret L, Ferrand R, et al.: Radiotherapeutic factors in the management of cervical-basal chordomas and chondrosarcomas. Neurosurgery 55: 1252-1260, 2004
12） Tzortzidis F, Elahi F, Wright DC, et al.: Patient outcome at long-term follow-up after aggressive microsurgical resection of cranial base chondrosarcomas. Neurosurgery 58: 1090-1098, 2006
13） Coltrera MD, Googe PB, Harrist TJ, et al.: Chondrosarcoma of the temporal bone. Diagnosis and treatment of 13 cases and review of the literature. Cancer 58: 2689-2696, 1986
14） Noel G, Gondi V: Proton therapy for tumors of the base of the skull. Chin Clin Oncol 5: 51, 2016
15） Kano H, Sheehan J, Sneed PK, et al: Skull base chondrosarcoma radiosurgery: report of the North American Gamma Knife Consortium. J Neurosurg 123: 1268-1275, 2015
16） Raza SM, Gidley PW, Meis JM, et al.: Multimodality Treatment of Skull Base Chondrosarcomas: The Role of Histology Specific Treatment Protocols. Neurosurgery 81: 520-530, 2017
17） McCarthy EF: Clear cell chondrosarcoma. In: WHO classification of tumours of soft tissue and bone, 4th Ed. 2013

3 Chordoma 脊索腫

■ WHO脳腫瘍分類第5版の定義と概念

胎生期における脊索組織（notochordal tissue）の遺残から発生すると考えられている稀な腫瘍で，成人に好発する．組織学的には脊索組織への分化を示す大型腫瘍細胞によりなる悪性骨腫瘍で，腫瘍細胞の分化度により，典型的脊索腫（conventional あるいは classic），軟骨様の分化を示す軟骨性脊索腫（chondroid），低分化脊索腫（poorly diffrentiated），および脱分化脊索腫（dedifferentiated）の 4 腫瘍型に分けられている．各々の臨床病態の相違を表 12-1 にまとめる[1]．CNS WHO grade は明記されていない．

脊索は本来上皮系組織で魚や両生類の骨格に存在するが，人間やその他高等動物では最終的に脊椎，仙骨および頭蓋底骨となる．頭蓋骨内の脊索遺残はトルコ鞍背，斜台，下顎，上顎などにみられ，頭蓋内脊索腫はかかる部位に発生し，鼻咽頭，視交叉および大孔に広がる．脊椎では椎間板の髄核が脊索由来であり，髄核をウサギに移植し脊索腫を作った報告がある[2]．脊椎脊索腫は軸椎の歯突起および仙骨・仙尾椎に発生する．

米国 SEER 統計[3]では頭部脊索腫は 42% を占め，Mayo Clinic からの報告[4]では

12

表12-1　Chordoma 細胞の病理学的分化度による病態特徴[1]

		conventional	chondroid	dedifferentiated	poorly differentiated SMARCB1-deficient
年齢層 中央値		成人：96% 55 歳	成人：86% 45 歳	成人：96% 61 歳	小児：86% 7 歳
男女比		男 1.7 倍	男 1.1 倍	男 1.8 倍	男 0.7 倍
放治歴		なし	なし	あり（25%）	なし
発生部位		仙尾椎（55%）	頭蓋底（73%）	仙尾椎（60%）	頭蓋底（64%）
病理		classic	chordoid	classic 部分と 肉腫部分の混在	epithelioid physaliphorous cells (-)
免疫染色		SMARCB1 陰性 Brachyury + Pancytokeratin + EMA +, S-100 +	左項と同様	SMARCB1 陰性 Brachyury +/- Pancytokeratin - EMA -, S-100 -/+	SMARCB1 陽性 Brachyury + Pancytokeratin + EMA +, S-100 +/-
再発率 転移率		46% 13 %	54% 9%	65% 30%	54% 30%
予後	mPFS MS	24 ヵ月 48 ヵ月	26.5 ヵ月 43 ヵ月	6 ヵ月 15 ヵ月	4 ヵ月 13 ヵ月

仙尾骨部（50%），頭部（35%），その他の脊椎（15%）の順に多い．我が国での50例の集計[5]では頭部（50%），仙尾骨（33%），脊椎（17%）で，頭部症例が最も多い．

本質は良性腫瘍であるが，頭蓋底に浸潤性に発育するため全摘出は困難で，かつ再発腫瘍を制御できず，生存期間中央値は10年を下回る．Meningiomaよりは臨床的には悪性である．

■遺伝子異常

胎生期のmesoderm（中胚葉）およびnotochord（脊索）の形成に関与する転写因子brachyury（ブラキユリー）をコードする*TBXT*（brachyury transcription factor）遺伝子（染色体6q27）重複が高頻度にみられ，本腫瘍の発生に強く関係していると考えられている[6,7]．免疫染色でのbrachyury染色陽性率は高く，脊索腫の診断に有用である．

Tarpeyら（2017）[7]は104例の孤発性脊索腫において，*TBXT*遺伝子重複27%，PI3Kシグナル伝達経路関連遺伝子変異16%を報告している．PI13K経路関連遺伝子異常では*LYST*遺伝子不活性化変異が最も多く（10%），*PIK3CA*，*PIK3R1*，*PTEN*遺伝子らの変異も散見されている．その他にも，*EGFR*遺伝子増幅[8]，*PDGFRB*，*IGFR1*，*IGF1*などのmTOR経路関連遺伝子の異常，CDKN2AやCDKN2B遺伝子の欠失も報告されている．一方，軟骨肉腫などの軟骨系の腫瘍でみられる*IDH-1*や*IDH-2*の変異は見られない[9]．

稀なpoorly differentiated chordomaにおいて，AT/RT発生に関わる*SMARCB1*（別名INI1）遺伝子の不活性化変異（免疫染色で染色されない）が報告されている[10]．

低頻度だが家族性脊索腫の報告があり，そこではgerm line（生殖細胞系列）での*TBXT*遺伝子異常，*PALB2*遺伝子あるいは*BRCA2*遺伝子変異が報告されているが，まだ症例数が少なく責任遺伝子は確定していない[11,12]．

■基本事項

全国脳腫瘍集計（2005～2008）では77例（全脳腫瘍の0.5%）が登録されている．男性に多い（58%）．25～69歳の間に63例（82%）が分布し，年齢中央値は50～54歳の間で，70歳以上は5例（6%），18歳以下6例（8%）と少ない．

米国SEER統計（1973～2009）[3]の全脊索腫594例（男性44%と少ない）の年齢調整罹患率（age adjusted incidence rate）は，人口10万人につき年に0.09人と算出されている．平均年齢は47.5歳で30歳以上にほぼ均等に分布している．70歳以上15.2%と10歳未満4.4%は我が国と同傾向である．この資料では男性は少ないが，1973～1995年資料[13]では男性（63%）の方が多い．

Falconerら（1968）[14]は頭蓋内脊索腫を，①斜台部脊索腫（clival chordoma），②鞍部脊索腫（sellar chordoma），および③傍鞍部脊索腫（parasellar chordoma），の3群に

分けている．錐体部[15]や視床下部[16]発生例も報告されている．

■病理

肉眼的には，円形ないし分葉状の白色半透明（whitish, translucent）～赤褐色を帯びたやわらかいゼラチン様の腫瘍で，頭蓋底骨内を浸潤性に発育する．石灰化を含む固い部分，出血巣，壊死巣，嚢胞も時に観察される．海綿静脈洞，頭蓋底骨，副鼻腔への浸潤傾向は強いが，硬膜を突き破って脳組織内へ浸潤することはない[17]．

組織学的には，多形性の大型腫瘍細胞が細網線維に囲まれて分葉構造を作りながら増殖する．腫瘍細胞はクロマチンの豊富な核を有し，細胞内の泡様空胞化（bubble-like vacuole）が特徴的で“physaliphorous cell”と呼ばれる．細胞間には粘液状物質が観察される．腫瘍中心部では小さい核をもつ細胞が密集し空胞化は少ない．膠原線維を含む結合組織や骨化組織が腫瘍基質をなす．

免疫組織学的にはbrachyury染色陽性の信頼度は高く，上皮抗原（cytokeratin, epithelial membrane antigenなど），間葉組織抗原（vimentin）およびS-100にも陽性を示す（表12-1）．従来より，一部に硝子様軟骨への分化が著名なchondroid chordoma（軟骨様脊索腫）と呼ばれるものがあり，今回の分類ではサブタイプ的な扱いとなっている．

悪性化あるいは頭蓋外転移に関して，Tomlinsonら（1992）[18]は52例中照射を受けていない2例（4%）で悪性化（sarcomatous change）を報告している．また，血行性転移（肺，肝，骨）や髄腔内播種の報告（3%）もある[19,20]．

■症状

発育は緩徐で発症から診断までの平均は3年前後である[21]．

1）斜台部（clivus）chordoma：外転神経麻痺（片側あるいは両側）が最初に現われ，腫瘍の増大につれて多発性脳神経麻痺，脳幹圧迫症状，小脳橋角部症状を呈する．両側第Ⅵ脳神経障害はかなり特徴的といえる．水頭症をきたす場合もある．斜台下部の腫瘍では下位脳神経麻痺を示す．

2）鞍部（dorsum sellae）および傍鞍部（parasellar）chordoma：下垂体，海綿静動脈洞，第Ⅲ，Ⅳ脳神経に進展し，視力・視野障害，下垂体前葉機能低下，海綿静動脈洞症候群を示す．さらに斜台を破壊し蝶形骨洞および咽頭にも進展する．

ある程度大きく発育した腫瘍では，発生母地がclivusか，sella周辺かの鑑別は困難である．Favreらの症例のまとめ[19]では，複視（55%）と頭痛（50%）が最も多く，視力・視野障害（19%）がそれに次ぐ．神経学的には，脳神経麻痺が多く，外転神経麻痺（51%），動眼神経麻痺（35%），三叉神経麻痺（22%），舌下神経麻痺（21%），その他の神経麻痺（10～35%）である．視野障害（18%），小脳症状（10%），うっ血乳頭（9%）も少なくない．また，脳底部に腫瘍が発生するため交通性水頭症をきたすこともある．さらに小脳橋角部に進展すると聴覚障害，耳鳴り，めまいをきたし，鼻咽頭に伸展すると呼吸困難，鼻汁分泌，疼痛が発生する．

■画像診断

頭部X線撮影あるいはCT骨条件像にて，骨破壊，石灰化，および軟部組織陰影を観察する．骨破壊部位は，斜台破壊52%が最も多く，トルコ鞍破壊34%，錐体骨破壊30%，眼窩25%，軸椎11%，中頭蓋窩底14%，頸静脈孔7%，環椎5%，大孔2%，上顎洞2%，前頭洞2%，などが続く．骨硬化は11%にみられる．石灰化は34～86%にみられ，①微細なレースに似た網状石灰化（reticular calcification），②固形結節状腫瘤（solid nodular mass），③数個の1～2 mmほどの小さい散在性石灰斑（scattered fleck），④嚢胞の一部が石灰化により輪郭された嚢胞型（cystic type），および⑤混合型（mixed type）として②と④が合わさった型，に分けられる．軟部組織腫瘍は鼻咽頭，蝶形骨洞や篩骨洞内へ進展する．

単純CTでは低吸収域と結節状石灰化を示し，腫瘍外縁のみが増強効果を示す．

MRI T1強調画像では低信号域を示し，T2強調画像では均一な中等度から著明な高信号域を示す．Gd増強T1強調画像では著明な増強効果を受ける．Dynamic MRIでは非常にゆっくり増強効果を示してくる[22]．

浸潤性下垂体腺腫，頭蓋咽頭腫，髄膜腫，副鼻腔がんなどとの鑑別は困難なことがある．強度の骨破壊と不規則な石灰化像が唯一のよりどころである．ただし，鞍部および傍鞍部における脊索腫の発生頻度は低いので，常に第二選択としてあげるべきものかもしれない．

Tanら[23]は網状石灰化を示したトルコ鞍部脊索腫を報告し，トルコ鞍および傍トルコ鞍部に石灰化した腫瘍をみれば脊索腫を鑑別診断に入れておくべきと主張している．

Chondrosarcomaとの鑑別は629頁に記載した．

■治療

組織学的な悪性所見に乏しい腫瘍でゆっくり発育し，転移は稀であるが，骨内を浸潤性・破壊性に発育しているため真の全摘出は困難であり，Al-Mefty (1997)[24]の報告では全摘出率は43%である．その他の報告も全摘出率は60%を下回る[25-28]．最も多い斜台発生腫瘍に関して，Jahangiriら（2015）[29]はカリフォルニア大（UCSF）の50例をまとめている．腫瘍の平均直径は3.3 cmで，腫瘍容積の83%（平均）を摘出している（全摘出は26例，52%）．中央値3.5年の追跡（47例）で24例（51%）が再発している．斜台を上，中，下の3分割すると，術後腫瘍残存率は下部（63%）が上部（33%）と中部（38%）より有意に高く，当然のことながら増悪率も有意に高い（75% vs 32% vs 41%）.

手術の方法として，内視鏡を用いて摘出する“endoscopic ventral approach”が主流になっている．Komotar ら（2011）[30] は同手術を行った文献報告例をまとめ，通常の摘出術と比較して全摘出率が高い（61.0% vs 48.1%），脳神経麻痺出現率が低い（1.3% vs 24.2%），術後髄膜炎の頻度が低い（0.9% vs 5.9%），局所再発率が低い（16.9% vs 40.0%），および死亡率が低い（4.7% vs 21.6%）と，この方法の優位性を報告している．

本腫瘍は組織学的悪性所見に乏しいにもかかわらず，5 年前後で半数が再発し治療が困難な腫瘍である．そのため術後に放射線治療が追加されるようになり，Favre ら（1994）[19] の 238 報告例のまとめでは，手術＋放射線治療群の 5 年生存率 75% は手術のみの群の 33% 上回る．その他の報告を総合すると，手術＋放射線治療の 5 年生存率 50 ～ 70%，10 年生存率 40% 以下の時代が続いた．それでも治療成績は時代とともに統計的に有意（$p<0.01$）に改善し，1973 ～ 2009 年の SEER 資料では 10 年生存率は 1974 ～ 1984 年 31.0%，1985 ～ 1994 年 60.2%，1995 ～ 2004 年 63.4% と向上している [3]．

放射線治療（通常の X 線照射；LINAC）は有効とはいえその治療効果は満足すべきものではなく，よりエネルギーの高い陽子線照射や重粒子線照射，さらにはγナイフなどの定位放射線治療も施行されている．最初に注目されたのは陽子線あるいは重粒子線を用いた高 LET 照射で，5 年生存率は前者で 82%，後者で 62% と報告されている [31,32]．特に腫瘍体積 25 mL 以下の小腫瘍では 5 年の経過観察で全例局所制御が行われたとの報告がある [33]．これらの報告より，現時点では可及的多量摘出後に陽子線や重粒子線などの高 LET 照射が推奨されている．Noel ら（2016）[34] はこの方針で 64 例を治療し，3 年生存率 96%，非増悪（再発）生存率 62%，4 年生存率 87% を報告している．Sekhar のグループは全摘出を目標とし再発時に放射線治療（陽子線を含む）を行い，初回治療例（47 例）の 10 年生存率 42% および非増悪生存率 31% と報告している [35]．我が国での重粒子線照射成績（放射線医学総合研究所）は優れており，Mizoe ら（2009）[36] は 5 年生存率 100%，10 年生存率 53% を報告している．現時点の治療目標は，10 年生存率 50% であろう．

最近では radiosurgery も行われているが，Muthukumar ら（1998）[37] のγナイフ治療（16 例）では，追跡中央期間 40 ヵ月で改善 53%，不変 20%，死亡 27% で，高 LET 照射に匹敵する成績ではない．

腫瘍細胞分化度別の生存率を表に示しているが，これらは形態 / 分子生物学的検索の目的で集められた症例のため，予後情報は信頼性に欠ける．生存期間中央値（MS）は 5 年で，現在の常識的な MS10 年前後を大きく下回っている．

文献

1） Valet P, Nielsen GP, Righi A, et al.: Chordoma. In "WHO Classification of Tumours, 5 th Editon. Central Nervous Tumours", Ed. WHO Classification of Tumours Editorial Board. IARC, p335, 2021
2） Ribbert H: Über die experimentelle Erzeugung einer Ecchondrosis physalifora. Verhandl Kong inn Med 13: 455-464, 1895
3） Chambers KJ, Lin DT, Meier J, et al.: Incidence and survival patterns of cranial chordoma in the United States. Laryngoscope 124: 1097-1102, 2014
4） Heffelfinger MJ, Dahlin DC, MacCarty CS, et al.: Chordomas and cartilaginous tumors at the skull base. Cancer 32: 410-420, 1973
5） 山家健一, 他: 頭蓋底に発生する脊髄腫の1例と本邦の文献的考察. 奈良医誌 14: 241-248, 1963
6） Di Maio S, Yip S, Al Zhrani GA, et al.: Novel targeted therapies in chordoma: an update. Ther Clin Risk Manag 11: 873-883, 2015
7） Tarpey PS, Behjati S, Young MD, et al.: The driver landscape of sporadic chordoma. Nat Commun 8: 890, 2017
8） Shalaby A, Presneau N, Ye H, et al.: The role of epidermal growth factor receptor in chordoma pathogenesis: a potential therapeutic target. J Pathol 223: 336-346, 2011
9） Flanagan: Chordoma. In: WHO Classification of Tumours of Soft Tissue and Bone. IARC Press, p328, 2013
10） Martin Hasselblatt M, Thomas C, Hovestadt V, et al.: Poorly differentiated chordoma with SMARCB1/INI1 loss: a distinct molecular entity with dismal prognosis. Acta Neuropathol 132: 149-151, 2016
11） Wang KE, Wu Z, Tian K, et al.: Familial chordoma: A case report and review of the literature. Oncol Lett 10: 2937-2940, 2015
12） Xia B, Biswas K, Foo TK, et al.: Rare germline variants in PALB2 and BRCA2 in familial and sporadic chordoma. Hum Mutat 43: 1396-1407, 2022
13） McMaster ML, Goldstein AM, Bromley CM, et al.: Chordoma: incidence and survival patterns in the United States, 1973-1995. Cancer Causes Control 12: 1-11, 2001
14） Falconer MA, Bailey IC, Duchen LW: Surgical treatment of chordoma and chondroma of the skull base. J Neurosurg 29: 261-275, 1968
15） Brown RV, Sage MR, Brophy BP: CT and MR findings in patients with chordomas of the petrous apex. AJNR Am J Neuroradiol 11: 121-124, 1990
16） Commins D, Baran GA, Molleston M, et al.: Hypothalamic chordoma. Case report. J Neurosurg 81: 130-132, 1994
17） Oikawa S, Kyoshima K, Goto T, et al.: Histological study on local invasiveness of clival chordoma. Case report of autopsy. Acta Neurochir（Wien）143: 1065-1069, 2001
18） Tomlinson FH, Scheithauer BW, Forsythe PA, et al.: Sarcomatous transformation in cranial chordoma. Neurosurgery 31: 13-18, 1992
19） Favre J, Deruaz J-P, Uske A, et al.: Skull base chordomas: presentation of six cases and review of the literature. J Clin Neuroscience 1: 7-18, 1994
20） Forsyth PA, Cascino TL, Shaw EG, et al.: Intracranial chordomas: a clinicopathological and prognostic study of 51 cases. J Neurosurg 78: 741-747, 1993
21） Tewfik HH, McGinnis WL, Nordstrom DG, et al.: Chordoma: evaluation of clinical behavior and treatment modalities. Int J Radiat Oncol Biol Phys 2: 959-962, 1977
22） Ikushima I, Korogi Y, Hirai T, et al.: Chordomas of the skull base: dynamic MRI. J Comput Assist

Tomogr 20: 547-550, 1996

23) Tan WS, Spigos D, Khine N: Chordoma of the sellar region. J Comput Assist Tomogr 6: 154-158, 1982

24) Al-Mefty O, Borba LA: Skull base chordomas: a management challenge. J Neurosurg 86: 182-189, 1997

25) Gay E, Sekhar LN, Rubinstein E, et al.: Chordomas and chondrosarcomas of the cranial base: results and follow-up of 60 patients. Neurosurgery 36: 887-896, 1995

26) Maira G, Pallini R, Anile C, et al.: Surgical treatment of clival chordomas: the transsphenoidal approach revisited. J Neurosurg 85: 784-792, 1996

27) Colli BO, Al-Mefty O: Chordomas of the skull base: follow-up review and prognostic factors. Neurosurg Focus 10: E1, 2001

28) Stippler M, Gardner PA, Snyderman CH, et al.: Endoscopic endonasal approach for clival chordomas. Neurosurgery 64: 268-277, 2009

29) Jahangiri A, Chin AT, Wagner JR, et al.: Factors predicting recurrence after resection of clival chordoma using variable surgical approaches and radiation modalities. Neurosurgery 76: 179-185, 2015

30) Komotar RJ, Starke RM, Raper DM, et al.: The endoscope-assisted ventral approach compared with open microscope-assisted surgery for clival chordomas. World Neurosurg 76: 318-327, 2011

31) Austin-Seymour M, Munzenrider J, Goitein M, et al.: Fractionated proton radiation therapy of chordoma and low-grade chondrosarcoma of the base of the skull. J Neurosurg 70: 13-17, 1989

32) Berson A, Castro JR, Petti P, et al.: Charged particle irradiation of chordoma and chondrosarcoma of the base of skull and cervical spine: the lawrence berkelley laboratory experience. Int J Radiat Oncol Biol Phys 15: 559-565, 1988

33) Hug EB, Loredo LN, Slater JD, et al.: Proton radiation therapy for chordomas and chondrosarcomas of the skull base. J Neurosurg 91: 432-439, 1999

34) Noel G, Gondi V: Proton therapy for tumors of the base of the skull. Chin Clin Oncol 5: 51, 2016

35) Tzortzidis F, Elahi F, Wright D, et al.: Patient outcome at long-term follow-up after aggressive microsurgical resection of cranial base chordomas. Neurosurgery 59: 230-237, 2006

36) Mizoe JE, Hasegawa A, Takagi R, et al.: Carbon ion radiotherapy for skull base chordoma. Skull Base 19: 219-224, 2009

37) Muthukumar N, Kondziolka D, Lunsford LD, et al.: Stereotactic radiosurgery for chordoma and chondrosarcoma: further experiences. Int J Radiat Oncol Biol Phys 41: 387-392, 1998

第13章

Tumors involving the pituitary gland
下垂体前葉腫瘍と後葉腫瘍

下垂体は間脳の一部が下方に突出して形成される後葉と，発生過程で口腔上皮が陥没して形成されるラトケ嚢（後に下垂体前と中葉となる）の2つの異なる起源をもつ．本章では，前葉発生の腫瘍，Pituitary Neuroendocrine Tumor（PitNET）と後葉発生の腫瘍を記載する．前者は，長らく下垂体腺腫（Pituitary Adenoma）の名称であったが，このたびのThe 5th Edition of the WHO Classification of Endocrine and Neuroendocrine Tumorsにより，PitNETの名称を用いることになった．“Pituitary adenoma”の腫瘍名は消失したことになる．

Adenoma（腺腫）の病理学的位置づけ（定義）は圧排性発育を示す良性腫瘍であり，隣接組織へ浸潤したり血行性あるいはリンパ行性転移をおこし宿主に害を与えるものではない．しかし，従来の“pituitary adenoma”は海綿静脈洞へ浸潤（45%の症例）し，稀ながら遠隔転移もある．何よりも腫瘍細胞の機能亢進（ホルモン産生）が宿主に有害に働く．この病態が“adenoma”の名称消失の理由である[1]．

なお，下垂体腫瘍がWHO CNS Tumorに採りあげられるのは本版（第5版）が初めてのことである．

■正常下垂体の基礎知識

ヒト正常下垂体は，adenohypophysis（腺下垂体）とneurohypophysis（神経下垂体）の2つの部分よりなる（図13-1）．Adenohypophysis（＝下垂体前葉）はさらに，pars distalis，pars intermedia，pars tuberalisに3分される．

- Pars distalisは下垂体前葉で最も広い部分を占め，各種の下垂体前葉ホルモンを産生分泌する細胞とfollicular cell（濾胞細胞）が存在する．前者は多い順に，成長ホルモン（growth hormone: GH）を産生するsomatotroph（50%），乳汁分泌刺激ホルモン（prolactin: PRL）を産生するlactotroph，あるいはmammotroph（15～25%），副腎皮質刺激ホルモン（adrenocorticotropin: ACTH）産生のcorticotroph（15～20%），甲状腺刺激ホルモン（thyrotropin: TSH）産生のthyrotroph（5%程度），

図13-1　下垂体の構造

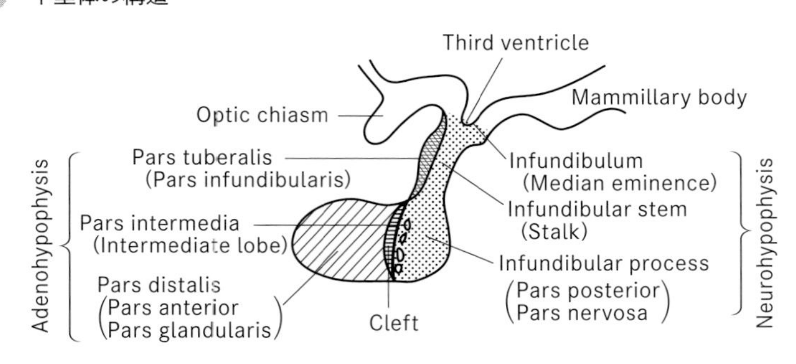

性腺刺激ホルモン（gonadotropin）〔卵胞刺激ホルモン（follicle stimulating hormone: FSH）および黄体形成ホルモン（luteinizing hormone: LH）〕産生の gonadotroph（10%）である．follicullar cell は前葉ホルモン関連の免疫染色は全て陰性で，前葉全体に分布する．

- Pars tuberalis は下垂体茎（柄）に沿って上行する前葉組織部分で隆起部とも呼ばれ，FSH および LH が染色される細胞が多く，時に ACTH，あるいは TSH 細胞がみられる．GH および PRL 細胞はみられない．
- Pars intermedius（中間部）は前葉と後葉の間の狭い部分で，ACTH，β-LPH と endorphin 染色細胞が存在する．ほかのホルモン産生細胞はみられない．
- Neurohypophysis（神経下垂体）は視床下部と直結し，supraoptico-hypophysial tract と tubeohypophysial tract が下垂体茎を経て infundibular process（下垂体後葉）に至る．

13

Pituitary neuroendocrine tumor (PitNET) 下垂体神経内分泌腫瘍

I　総論

■WHO脳腫瘍分類第5版の定義

冒頭に記したように，WHO脳腫瘍分類第5版では従来の下垂体腺腫（pituitary adenoma）の名称を廃して，下垂体神経内分泌腫瘍，Pituitary Neuroectodermal Tumor（PitNET）としてまとめる．その分類の基本は，下垂体前葉の前駆細胞が，各種のホルモン産生細胞への機能分化誘導に関わる転写因子別の整理である．したがって，この項では下垂体前葉ホルモン産生細胞に由来する腫瘍を記載し，ホルモン非産生細胞由来の腫瘍は含まない．CNS WHO gradingは定まっていない．

腫瘍の病態記載は，WHO国際がん研究機関（IARC: International Agency for Research on Cancer）から出版される“WHO Classification of Tumours of Endocrine and Neuroendocrine Tumors, 5th Edition (2022)”に沿うが，本稿執筆段階では未出版のため，Asaら[1]，およびLopesら[2]の総説に加えて，Springer社のホームページ紹介記事を参考とした．

■分類の基本

下垂体前葉細胞の機能分化誘導に関わる転写因子（TPIT，PIT1，SF1）およびその他の因子（GATA-2，estrogen receptor）の免疫組織学的発現を指標とし，さらに前葉ホルモン発現と細胞骨格に必要なケラチンの免疫組織染色を行い分類する．転写因子はDNAに特異的に結合するタンパク質の一群で，DNA上のプロモーター領域に結合し，DNAに遺伝情報をRNAに転写する過程を促進，あるいは逆に抑制する．したがって，どの転写因子（複数）が発現しているかによって細胞機能（ホルモン産生機能）を知ることができる（表13-1）．

PitNETも他の脳腫瘍と同じくtypeとsubtypeに分けられるが，typeは分化誘導転写因子の発現（免疫染色）で定める．Subtypeはsomatotroph-，lactotroph-，およびcorticotroph-tumorの3腫瘍型にのみ記載され，従来の形態病理学分類（ホルモン分泌顆粒の多寡）による，“densely granulated”，あるいは“sparsely granulated”の形容

表13-1 診断に関わる転写因子

転写因子	作用
TPIT	ACTHの前駆体タンパク質をコードするプロオピオメラノコルチン(POMC)遺伝子の発現および下垂体副腎皮質刺激ホルモン系統の最終分化に関与
PIT 1(pituitary transcription factor 1)	ソマトトロフ,ラクトトロフ,サイロトロフの分化に関与
SF1(steroidogenic factor 1)	性腺,副腎,視床下部腹内側核の形成に関与
GATA	Pit-1とGATA2は互いの発現を制御しあう.下垂体形成過程においてGATA2は下垂体源基腹側部に強く発現し,Pit-1の発現を抑制することでゴナドトロフの分化を誘導する
ER(estrogen receptor)	PRLとゴナドトロピンの発現およびPRL産生細胞の増殖に関与
NeuroD1	ACTH産生細胞への分化に必要なPOMC遺伝子の発現に関与

詞がつく．Corticotroph-PitNETのみ第3のsubtype（Crooke's cell tumor）が登録されている．ホルモン分泌顆粒の多寡によるsubtype診断には従来は電子顕微鏡観察が必要であったが，今回の分類では，前記の転写因子含めた免疫染色所見の組み合わせで診断できる（表13-2）．

診断に必要な転写因子免疫染色は，TPIT，PIT1，SF1に加えてERα（estrogen receptorα）とGATA2/3，およびNeuroD1を行う．前葉ホルモン免疫染色としては，ACTH, GH, PRL, βTSH, βFSH, βLH, およびαSU（α subunit）である．細胞個々のホルモン産生機能に応じて細胞骨格も異なるため，低分子ケラチン染色（CAM5.2，CK18，AE1/AE3，など）様式も診断に必須とされる．病態把握のためのKi-67染色も汎用されている．

本腫瘍が他の脳腫瘍（例えばglioma）のように遺伝子異常やDNAメチル化異常などのゲノム異常別の分類になっていない．下垂体前葉前駆細胞が6種の異なるホルモン分泌機能を獲得するには多くの遺伝子や他の内分泌器官からの関連因子の複雑な共同作業を必要とする．そのため，各々のホルモン産生機構を1つのゲノム異常のみで表現するのが困難なためである．結局，各々のホルモン産生能獲得に最終的に働く因子である転写因子による分類が最も信頼できるものとの判断である．

■下垂体前葉細胞の分化/成熟への道筋（図13-2）

胎生期のラトケ嚢に由来する下垂体前駆細胞（undifferentiated pituitary endocrine cell）は，時期を違えての転写活性因子とそれを抑制する因子，および隣接組織からのシグナル伝達分子など多因子の影響を受けながら移動し，到達した部位に応じて異なる径路からのシグナルを受け取りつつ成熟下垂体前葉を構成する3つの細胞系譜（TPIT- lineage，PIT-1 lineage，およびSF1 lineage）へ分化し，最終的に6つのcell

表13-2 WHO END 5 (2022)による下垂体腺腫の形態機能的な分類

Asa ら [1], Lopes ら [2], Springer 社 Hp の表を統合・改変

分化系譜による PitNET 腫瘍の "Type"		"Subtype"	転写因子	ホルモン染色	ケラチン染色	ホルモン過剰症状
PIT1 系譜	Somatotroph tumors (ST)	Densely granulated ST	PIT1	GH, αSU	核周囲	明確な Acromegaly,
		Sparsely granulated ST		GH	Fibrous body	曖昧な Acromegaly,
	Lactotroph tumors (LT)	Sparsely granulated LT	PIT1, ERα	PRL(核周囲点状)	弱い / 陰性	高 PRL 症状
		Densely granulated LT		PRL(細胞質びまん性)		
	Mammosomatotroph tumors*	なし	PIT1, ERα	GH, PRL, αSU	核周囲	Acromegaly, 高 PRL 症状↑
	Mixed somatotroph and lactotroph tumor*	なし	PIT1, ERα			
	Immature PIT1-lineage Tumor*	なし	PIT1, ERα, GATA2/3	GH, PRL, αSU, TSHβ	局在性 / 多様	Acromegaly 高 PRL 症状, 高 TSH 症状
	Mature plurihormonal PIT1-lineage tumor*	なし	PIT1, ERα, GATA3	GH, PRL, TSHβ, αSU	核周囲	Acromegaly 高 PRL 症状, 高 TSH 症状
	Acidophil stem cell tumor*	なし	PIT1, ERα	PRL, GH	Scattered fibrous body	高 PRL 症状, subclinical acromegaly
	Thyrotorph tumors	なし	PIT1, ATA2/3	αSU, TSHβ	弱い / 陰性	高 TSH 症状
TPIT 系譜	Corticotroph tumor (CT)	Densely granulated CT	TPIT NeuroD1 (β2)	ACTH および他の POMC 関連ホルモン	強い	
		Sparsely granulated CT			多様	
		Crooke cell tumor			核周囲 ring 状	
SF1 系譜	Gonadotorph tumor	なし	SF1, ERα, GATA2/3	αSU, FSHβ, LHβ		Hypogonadism (hypergonadism, 例外的)
系譜なし	Null cell tumor	なし	なし	なし	多様	なし
	Plurihormonal tumor*	なし	多因子混在	多種混在	多様	多様
分類不能	Multiple synchronous tumor of different cell lineages					
Metastatic PitNET		旧名 pituitary carcinoma. 原発 PitNET の組織悪性度を問わず, 転移の事実を確認して診断する.				

ERα : estrogen receptor α, αSU : α subunit,
POMC (proopiomelanocortin) : ACTH, βエンドルフィンなどを精製する
* 多種類のホルモンを産生する腫瘍

図13-2　下垂体前葉腫瘍の分化／成熟過程

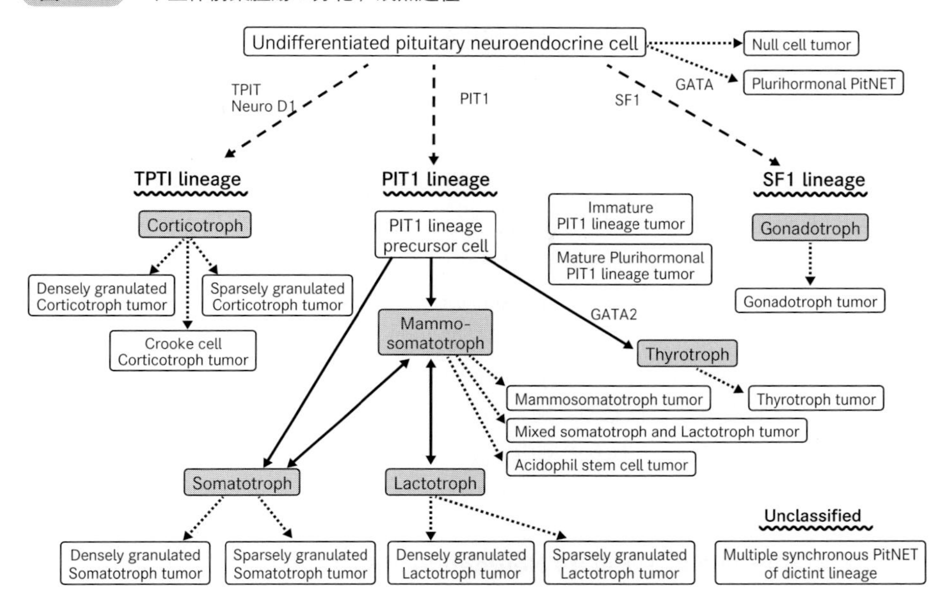

types（corticotroph，somatotroph，lactotroph，mammosomatotroph，thyrotroph，および gonadotroph）へと成熟する．

1）最初に，下垂体原基背側に移動した前駆細胞が ACTH を産生する corticotroph への分化への道を歩む．ACTH 産生には *POMC*（pro-opiomelanocortin）遺伝子の発現が必要で，それには転写因子 TPIT と Neuro D1 が不可欠である．

2）別の前駆細胞は，転写因子 PIT1 の誘導による PIT1 lineage と，PIT1 活性化を抑制する GATA-2 の介在による PIT1 非依存性 lineage に分かれるが，両者のしのぎあいが複雑な複数ホルモン産生細胞をも誕生させている．

3）転写因子 PIT1 の誘導による PIT1 lineage へ進む背側の別の前駆細胞は，somatotroph, lactotroph および thyrotroph へ分化するが，その上流に PIT1 lineage precursor cell および mammosomatotroph を想定し，この両者から GH 産生の somatotoroph，および estrogen receptor 介在下で PRL を産生する lactotroph へ分化すると考えられている．

4）一方，腹側の前駆細胞は，GATA-2 の転写因子 PIT1 活性阻害効果により，性腺，副腎，そして視床下部腹内側核の形成に重要な転写因子 SF1（steroidogenic factor 1）の介在下で gonadotroph 系へ分化し，FSH および LH を産生する．この両性腺刺激ホルモンは共通の α SU（α 鎖サブユニット）とそれぞれに特異な β SU からなるヘテロ 2 量体のホルモンであるため，gonadotroph への分化の道筋として α SU の関与

(免疫染色陽性) も見られる.

5) GATA-2の発現レベルが低くPIT1発現を抑制できない場合は, 両転写因子の共同作業としてthyrotroph分化への道を歩む.

6) 上記のように, 前駆細胞からホルモン産生成熟細胞に至るまで, 遺伝子活動を仲介する固有の転写因子, 他の内分泌器官からの関連因子などの多くの作用が複雑に絡み合っている. そのため, 正常 (非腫瘍) の前葉組織内にも複数のホルモン産生細胞 (免疫染色陽性) が存在し得る. Mitrofanovaら[3]は, 剖検下垂体10件の検討を行い, 転写因子の異なる組み合わせの複数ホルモン産生細胞をも観察している (表13-3). 彼らの報告ではmammosomatotrophに相当するGH+PRL例は記載されていない (ラットの報告は多い).

7) 想定上のundifferentiated pituitary neuroendocrine cellよりは, 前葉ホルモンおよび転写因子の発現のない細胞や, 逆に多種のホルモンを産生する細胞に分化する可能性を否定できない. それらの細胞が腫瘍化した場合は, null cell tumor, あるいはplurihormonal tumorになるのであろう.

■下垂体神経内分泌腫瘍, Pituitary Neuroendocrine Tumor (PitNET)の発生と診断基準 (図13-2, 表13-2)

前項に記した下垂体前葉細胞の最終的に分化・成熟した6つのcell typesより, 各々の細胞名を付した腫瘍が発生する. さらに腫瘍発生の常として, 分化・成熟のいくつかの分岐点における想定上の未分化/未成熟細胞よりも腫瘍が発生する. 分岐点が複雑なPIT1 lineage tumorに多い. このような腫瘍では, 複数のホルモンを分泌したり (plurihormonal tumor), あるいは未分化ゆえにホルモンを産生しない腫瘍も発生し得る (null cell tumor). 極めて稀ながら, 下垂体前葉細胞の分化・成熟図では想定できない (unclassified) 異なるlineageの複数の腫瘍 (異なるホルモン産生腫瘍) が同時期に1つの下垂体に発生することもある. Multiple synchronous tumor of different cell lineagesと名付けられている. 1つのPitNETが異なるホルモンを産生するplurihormonal tumorと混同しないように注意しなければならない.

■各腫瘍の病理と概略 (図13-2, 表13-3)

肉眼的に腫瘍は周囲の下垂体前葉よりも軟らかく淡桃色から淡褐色の色調を示す. 当初はトルコ鞍内に限局して発育するが, 増大につれてトルコ鞍の拡大, 髄膜浸潤からトルコ鞍底の破壊と蝶形骨洞内への浸潤へと進む. 海綿静脈洞へも浸潤する[4]. 浸潤の頻度として平均45% (30～60%) と報告されている[5]. 上方では視交叉や視床下部を圧迫する. 大きな腫瘍では出血, 嚢胞形成, 線維化などを伴うこともある. 時に循環障害性の出血・壊死 (下垂体apoplexy) を認める (MEMO☞656頁).

表13-3 正常下垂体前葉組織内の多種ホルモン産生細胞比率（Mitrofanova ら[3]を改変）

ホルモン分泌	陽性細胞比率	転写因子 *	まとめ **
GH/ACTH	7.32 ± 6.3 %	PIT1/TPIT	① GH with ACTH, TSH, FSH, or LH 9.5 ± 6.9 %
GH/FSH	12.8 ± 10.8 %	PIT1/SF1	
GH/LH	11.7 ± 8.4 %	PIT1/SF1	
GH/TSH	6.38 ± 5.4 %	PIT1 lineage 内の多種産生	
PRL/TSH	13.08 ± 8.9 %		② PRL with ACTH, TSH, FSH, or LH 9.6 ± 7.8 %
PRL/LH	7.7 ± 4.5%	PIT1/SF!	
PRL/FSH	8.2 ± 4.9 %	PIT1/SF1	
PRL/ACTH	9.2 ± 9.2 %	PIT1/TPIT	
TSH/FSH	1.06 ± 0.8 %	PIT1/ SF1	③ TSH with ACTH, FSH, or LH 1.0 ± 1.3 %
TSH/LH	0.86 ± 1.04 %	PIT1/ SF1	
TSH/ACTH	1.12 ± 1.4 %	PIT1/TPIT	

* 筆者追加記載. ** 有意差検定：③ vs ①あるいは②, p=0.0002　① vs ②, 有意差なし

表13-4 転写因子別の腫瘍頻度（Mete ら[6]）

転写因子別の腫瘍分類	備考
PIT1 腫瘍：30%	GH 産生腫瘍：16%
	PRL 産生腫瘍：8%
	TSH 産生腫瘍：1%
	その他の腫瘍：1%
TPIT 腫瘍：17%	（ACTH 産生腫瘍）
SF1 腫瘍：43%	（かつての非機能腺腫）
Plurihormonal 腫瘍：1%	
Null cell 腫瘍：5%	
分類不能（NOS）腫瘍：4%	

次に示す転写因子別の腫瘍各型の頻度に関しては報告施設によりかなりの差があり，万人が納得する報告には接していない．参考として，カナダトロントからの 1,055 例の頻度を表13-4 に記す[6]．かつて非機能腺腫の中に含まれていた SF1（gonadotroph）腫瘍が 43% と最多であり，PIT1 腫瘍，TPIT 腫瘍と続く．“Acromegaly” や “Prolactinoma” は Cushing 病より少ない．

1. Somatotroph tumor（GH 産生腫瘍）

転写因子 PIT1 系譜（lineage）に属し，免疫染色で PIT1 が陽性になる．PitNET の 15% 前後を占める．

概略：先端巨大症（acromegaly）や下垂体巨人症（pituitary gigantism）をきたす疾患

である．体内でのGH過剰による二次性の糖尿病や高血圧，心肥大などを合併することが多い．

病理 [7-9]：以下の2 subtypesがある．薬物治療への反応性とMRI像に相違がある．病理学的に確診できない症例が10～20%存在する（中間型あるいは分類不能と処理される）．

■ **Subtype ①**：Densely granulated somatotroph tumor（60%前後）

球形の中等度の大きさの正常somatotrophに類似する腫瘍細胞がびまん性に増殖する．HE染色では強い好酸性を示し，かつて"eosinophylic adenomaはGH産生腫瘍"と呼ばれていたグループに相当する．電顕観察では大型の分泌顆粒（直径300～450 nm）が細胞質に豊富に観察されることよりこの腫瘍名がついている．免疫染色ではGHは細胞質に強く一様（びまん性）に染色され，αSU（subunit）も染色される．核周囲のケラチン陽性染色像は本腫瘍型の特徴の一つである．

Sparsely granulated typeより分泌顆粒が多い分，血中GH値とIGF-1値は高い．見落としようのない先端巨大症を示すが，腫瘍発育は緩徐で診断年齢は50歳以上が多く，腫瘍サイズも小さい．また，ソマトスタチン類似化合物治療に高反応（65～90%）を示す．

- 分泌ホルモン陽性（免疫染色）：GH，α-subunit（αSU）
- ケラチン染色陽性（免疫染色）：核周囲
- MRI像の特徴：T2WIでの信号強度は低い．

■ **Subtype ②**：Sparsely granulated somatotroph tumor（15～35%）

腫瘍細胞の大きさや形態は多様であり，HE染色では嫌色素性の症例が多いが，軽度の好酸性を示す症例もある．免疫染色でのGH染色性は弱い．分泌顆粒は小型（直径100～250nm）で数も少ないためこの病名がついている．αSUは染色されない．細胞質内のケラチン染色陽性の中間径細線維が凝集した構造（fibrous body）が特徴の一つである．

血中GH値が高くなく先端巨大症症状がとらえにくいが，腫瘍発育は速く，より進行したステージで診断され，浸潤性の強いmacroadenomaが多い．しかし，診断年齢は50歳以下が多い．

- 分泌ホルモン陽性：GHのみ
- ケラチン染色陽性：fibrous body
- MRI像の特徴：T2WIでの信号強度は高い．

2. Lactotroph tumor (PRL産生腫瘍)

転写因子PIT1系譜（lineage）に属し，免疫染色でPIT1とestrogen receptor α（ERα）が陽性になる．全PitNET腫瘍の8～10%である．

概略：高プロラクチン血症がある．女性では乳汁分泌や無月経などの臨床症状を呈するため，我が国では 15 ～ 44 歳の間に 89% が診断される，男性はホルモン過剰症状が少ないため 40 歳以降で macrotumor（adenoma）として診断されることが多い．

病理：HE 染色で嫌色素性の腫瘍細胞がびまん性あるいは血管周囲に偽乳頭状に増殖し，免疫染色では PRL は核の周囲にスポット状に陽性所見が観察される症例が多い．PRL がゴルジ装置に貯留している所見と解釈されており，"Golgi pattern" と呼ばれる．PRL 以外のホルモンが陽性になることは少ない．ケラチン染色は弱いあるいは陰性である．2 つの subtype は somatotroph tumor と同じく薬物治療への反応性と MRI 像に相違がある [9]．

■ Subtype ①：Sparsely granulated lactotroph tumor

Somatotroph tumors とは逆で，この type が大半を占め，腫瘍細胞形態は正常 lactotroph に類似する．免疫染色では PRL が細胞質全体ではなく "Golgi pattern" として染色される．αSU は染色されない．分泌顆粒は小型（125 ～ 300 nm）でまばらに分布する．興味深いことには，女性症例では緩徐進行だが，男性症例では aggressive 症例が多い．ドパミン拮抗薬に感受性が高い．

- 分泌ホルモン陽性：PRL（核周囲）
- ケラチン染色陽性：弱い，あるいは染色されない
- MRI 像の特徴：T2WI での信号強度は高い．

■ Subtype ②：Densely granulated lactotroph tumor

少数である．HE 染色で嫌色素性の腫瘍細胞がびまん性に増殖し，細胞質は PRL に強く染色される．分泌顆粒は 500 ～ 600 nm 径と大きく，多数観察される．腫瘍サイズは大きく，血中 PRL 値は sparsely granulated type より高い．ドパミン拮抗薬に抵抗性を示す症例が多い．

- 分泌ホルモン陽性：PRL（細胞質内びまん性）
- ケラチン染色陽性：弱い，あるいは染色されない
- MRI 像の特徴：T2WI での信号強度は低い．

3. Mammosomatotroph tumor

転写因子 PIT1 系譜（lineage）に属し，同一腫瘍細胞内に GH と PRL の両者が染色される．免疫染色で PIT1 と ERα が陽性になる．

概略：他の PitNET と比較して若年男性の acromegaly（時に小児の gigantism 例も含む）が多い．血中 PRL 値は stalk effect を超える値に上昇することが多い．純粋の somatotroph tumor あるいは mixed somatotroph and lactotroph tumor と比較すると，小腫瘍の段階で高 GH 症状が見られるため診断時の腫瘍サイズは小さく，海綿静脈洞浸潤度は低く，手術全摘出率は高く，結果として長期の寛解率は高い [10]．

病理：好酸性の強いdensely granulated somatotroph tumor cellに類似する1種類(monomorphic)の腫瘍細胞より構成される(mixed somatotroph and lactotroph tumorとの相違)．同一腫瘍細胞内にGHとPRLの両者が染色され，αSUも陽性である[11]．

- 分泌ホルモン陽性：GH（優勢），PRL，αSU
- ケラチン染色陽性：核周囲（somatotrophを反映）

4. Mixed somatotroph and lactotroph tumor

転写因子PIT1系譜（lineage）に属し，somatotrophとlactotrophの2種類の細胞より構成される．

概略：臨床的にはGH産生腫瘍の病態を示し，高プロラクチン血症を伴うことがある．純粋のsomatotroph tumorあるいはmammosomatotroph tumorと比較すると，診断時の腫瘍サイズは大きく，海綿静脈洞浸潤度は高く，手術全摘出率は低く，結果として長期の寛解率は3腫瘍の中で最も低い[10]．

病理：Densely granulated somatotroph（時にsparsely granulated somatotroph）とsparsely granulated lactotrophの2種類の腫瘍細胞が混在する．

- 分泌ホルモン陽性：GH，PRL，αSU
- ケラチン染色陽性：somatotrophを反映すると核周囲陽性像が多いが，lactotrophを反映する細胞では弱く多様である．

5. Immature PIT1 lineage tumor

転写因子PIT1系譜（lineage）の最も上流に属し，腫瘍細胞は完成（成熟）したホルモン産生細胞形態を示さないが，未分化（undifferentiated）ではない．転写因子免疫染色でPIT1，ER，およびGATA2/3が陽性になる．

概略：ホルモン過剰症状を示さない症例が多い（mature typeとの相違）が，GHあるいはPRL過剰症状を示す症例もある．ほぼ全例macrotumor（adenoma）として診断され，浸潤性格が強く再発率が高い．

病理：嫌色素性細胞が主体（mature typeとの相違）で，転写因子PIT1，ER，GATA 3の陽性所見が前面に出る．局所性にGH，PRL，TSH，αSUなどの陽性細胞が観察できる．ケラチン染色は多様である．

- 分泌ホルモン陽性：GH，PRL，βTSH，αSU
- ケラチン染色陽性：局所性あるいは多様

6. Mature plurihormonal PIT1 lineage tumor

転写因子PIT1系譜（lineage）に属し，腫瘍細胞形態はmammotroph（lactotroph）tumorに類似する．転写因子免疫染色でPIT1，ER，およびGATA2/3が陽性になる．

概略：GH，PRL，あるいはTSH分泌過剰症状を示す（Immature PIT1 lineage tumorとの相違）．稀な腫瘍型である．

病理：好酸性の腫瘍細胞が主体（immature typeとの相違）で，GH，PRL，TSH，CATA2/3陽性細胞が観察される．これらに伴ってαSUも陽性となる．これらの豊富な陽性細胞像がImmature PIT1 lineage tumorとの相違である．

- 分泌ホルモン陽性：GH（優勢），PRL，βTSH，αSU
- ケラチン染色陽性：核周囲

7. Acidophil stem cell tumor（好酸性幹細胞腺腫）

転写因子PIT1系譜（lineage）に属属し，免疫染色でPIT1とERが陽性になる．以前はlactotroph tumorのfamilyとして扱われていたが，現在はsomatotrophとlactotrophの共通の前駆細胞由来と考えられている[7,12]．

概略：Lactotroph tumorに類似し高PRL症状を示すが，腫瘍サイズ（大きい）に比して血中PRL値は低い．血中GHは軽度〜中等度に上昇しacromegalyを呈することがある．高PRL症状が前面に出るためacromegalyを見落とすことがあり，“fugitive acromegaly（捉えどころのない）”と呼ばれている．通常のlactotroph tumor（prolactinoma）と比較すると臨床経過は短く，診断時にはinvasiveかつlarge tumorでaggressiveなことが多い[12]．

病理：HE染色では嫌色素性細胞の増殖が観察されるが，免疫染色ではPRLが陽性でGHは少数あるいは陰性になる．Sparsely granulated somatotroph adenomaと同じく細胞質内にfibrous bodyを観察する．

- 分泌ホルモン陽性：PRL（優勢），GH
- ケラチン染色陽性：fibrous body

8. Thyrotroph tumor

転写因子PIT1系譜（lineage）に属し，免疫染色でPIT1とGATA2あるいはGATA3が陽性になる．

概略：TSH過剰症状に乏しいため，macrotumor（adenoma）として診断されることが多い．

病理：TSHおよびPAS染色が陽性で，HE染色では嫌色素性細胞が主体の腫瘍である．GH,PRLなども染色されることがある．充実性あるいはsinusoid構造を示しつつ増殖し，間質には繊維化や砂粒体がみられることもある．分泌顆粒は直径150〜250 mnで，細胞膜直下に配列する傾向がある．

- 分泌ホルモン陽性：βTSH，αSU
- ケラチン染色陽性：核周囲

9. Corticotroph tumor（ACTH 産生腫瘍）

転写因子 TPIT 系譜（lineage）に属し，免疫染色で TPIT，NeuroD1 が陽性になる．PitNET の 17% 前後を占める．

概略：Cushing 病を呈することが多いが，ACTH 過剰症状に乏しい症例もある．

病理：血管に富む腫瘍で，HE 染色で好塩基性の腫瘍細胞がびまん性に sinusoid 構造を示しつつあるいはびまん性に増殖する．血管周囲性偽ロゼット様構造が特徴の一つである．免疫染色では ACTH，βLPH，β-endorphin が陽性になる．電顕観察では，分泌顆粒は大きさ（250 ～ 700 nm）と形が一様ではない．細胞質内には粗面小胞体がよく発達し，直径 7 ～ 10 nm の中間径細線維が核近傍で束をなすように見られる．

- **Subtype ①：**Densely granulated corticotroph tumor

光顕的には好塩基性腺腫で，細胞質は PAS 陽性である．ACTH 染色はびまん性に陽性で，ケラチン染色も核周囲に強く染色される．

- **Subtype ②：**Sparsely granulated corticotroph tumor

Macrotumor（adenoma）が多く嫌色素性腫瘍である．ACTH 染色は少数の細胞に弱陽性で，ケラチン染色は弱陽性が多いが多様である．

- **Subtype ③：**Crooke cell adenoma

極めて稀な腫瘍型である．腫瘍細胞内の著明な好酸性の Crooke 変性（硝子化，すなわちサイトケラチンフィラメントの異常蓄積）を特徴とする．通常の ACTH 産生腺腫と比較して，浸潤性 macroadenoma であることが多く，再発率も高く，治療成績が悪い．

10. Gonadotroph tumor（FSH あるいは LH 産生腫瘍）

転写因子 SF1 系譜（lineage）に属し，免疫染色で SF1，ER，GATA2/3 が陽性になる．PitNET では最多であり，45% 前後を占める．

概略：卵胞刺激ホルモン（FSH）と黄体形成ホルモン（LH）を産生するが，これらのホルモン過剰症状が出現することは稀である．高齢男性に多い．

病理：嫌色素性細胞が主体で，充実性あるいは血管周囲配列を示しながら増殖する．FSHβ，LHβ，αSU，GATA2/3 が様々な組み合わせで陽性（βFSH とβLH は，両者あるいは一方）となるが，陽性細胞が少なく，かつ微弱な陽性所見であることが多い．ホルモン染色が陰性で，SF-1 のみが陽性の症例もある．

電顕観察では，直径 100 ～ 300 nm の小型の分泌顆粒を確認し，細胞質内にミトコンドリアが豊富に含まれる症例もある．

- 分泌ホルモン陽性：βFSH，βLH，αSU
- ケラチン染色陽性：多様

11. Null cell tumor

転写因子のどの系譜にも属さない．

概略：想定上の undifferentiated pituitary neuroendocrine cell より発生し，前葉ホルモンおよび転写因子の発現のない腫瘍と規定されている．ホルモン症状を示さないので腫瘍が大きくなってから発見されることが多い．他の腫瘍と比して，女性に多く，海綿静脈洞への浸潤度が高く，再発率も高い．

病理：嫌色素性細胞がびまん性または乳頭状に増殖し，pseudorosettes を形成することがある．下垂体ホルモンあるいはその分泌に関連する転写因子などの免疫染色が全て陰性の腺腫と規定されている．

12. Plurihormonal tumor

転写因子のどの系譜にも属さない．

概略：Null cell tumor と同じく，想定上の undifferentiated pituitary neuroendocrine cell より発生すると規定されている．当然，腫瘍細胞が分泌するホルモンは多種の lineage に属するものであるべきで，多数例の信頼できる報告はない．Shi ら [13] は，535 例の下垂体腺腫中 38 例（7.1%）で lineage の異なる多種類のホルモン産生（PRL + GH + ACTH が 14 例，PRL + ACTH が 10 例）を観察，この腫瘍に該当すると考えている．Aydin ら [14] は 665 例中の 18 例（2.7%）を報告している．両報告ともに，macrotumor（adenoma）が 80% である．治療成績に関する報告はない．

13. Multiple synchronous PitNET/adenomas of different cell lineages

極めて稀な多発腫瘍で，複数の細胞系譜（lineage）をまたいでの形態（phenotype）を示す複数の腫瘍が，下垂体前葉内に多発している．複数の転写因子や前葉ホルモンが免疫染色で陽性となるために，分類困難腫瘍として扱われている．

Hagel ら [15] は，German Pituitary Tumor Registry に 2012 〜 2020 に登録された 3,660 例中 12 例（0.33%）が本腫瘍に該当すると報告している．PIT1 腫瘍と SF1 腫瘍の合併（n=4），TPIT 腫瘍合併（3），null cell tumor 合併（2），および TPIT 腫瘍と SF1 腫瘍の合併（3）である．Mete ら [6] は，トロント大学病院群の 1,055 下垂体腺腫中 13 例（1.3%）と報告している．2 腫瘍が各々のホルモン過剰症状を示す症例はさらに少なく，Collazo-Gutiérrez ら [16] は acromeagly と Cushing 病の発症症例を 2019 年に 3 例目として報告している．

病理：1 つ以上の転写因子と前葉ホルモンが染色される（GH と ACT，PRL と ACTH，LH と ACTH など）．ケラチン染色パターンも多様であり特徴に乏しい．

14. Metastatic pituitary neuroendocrine tumors（旧：下垂体がん）

下垂体前葉腫瘍が中枢神経系あるいは他臓器に転移した腫瘍であり，原発下垂体腫瘍病理診断との関連性はない．今までの分類では，転移確認の時点で“下垂体がん，Pituitary carcinoma”の診断名となっていたが，今回の分類で病態に適した改名となった．

病理：本診断の腫瘍の多くはホルモン産生腫瘍であり，PRL と GH が半数以上を占める．

MEMO 下垂体卒中

“下垂体卒中 pituitary apoplexy”とは，その名の通り脳卒中のように下垂体腺腫からの出血や梗塞などの血管障害が突然に生じ，急激な視力・視野障害，第3,4,6 脳神経麻痺，あるいは急性頭蓋内圧亢進症状などの急性の症候性病態を呈し，“endocrine emergency”の一つとして扱われている．80% の症例が下垂体腺腫との診断がついていない状態で発症している[1]．画像ではトルコ鞍部の出血像に加え，くも膜下出血像も見られることが少なくない．頭痛の中には眼球後部の雷鳴様頭痛（thunderclap pain）の形をとり，羞明，嘔吐，項部硬直といった髄膜刺激症状も伴うこともあるため，CT 診断が普及する以前は脳動脈瘤破裂によるくも膜下出血疑診で精査を受ける症例が少なからずあった．しかし現在は，軽度の頭痛のみ，あるいは無症状で MRI/CT のみでの出血像までも含まれ，“asymptomatic”あるいは“subclinical”pituitary apoplexy と呼ばれている．対照的に症候性病態を示す症例を“classical pituitary apoplexy”と呼ぶ向きが多い．したがって本病態の頻度は診断基準によって様々である．全ての腺腫に発生し得るが非機能性腫瘍と PRL 産生腫瘍に多いとされる．また，腫瘍が大きいほど発症率が高い．

1. 頻度

①人口動態における頻度としてしばしば引用されるフィンランドの統計[2]では，人口10万人あたり 0.17 人である．この統計では下垂体腺腫全体の頻度は 4.0 人なので，全下垂体腫瘍の中での頻度は 4.3% になる計算だが，最近の Goyal らの報告症例のまとめ[1]では 1.6 ～ 2.8% と計算している．

②年齢と性別：男性に多く（女性の 2 倍），壮年～老年者（50 ～ 60 歳代）の発症が多い．

③産生ホルモン別頻度：非機能性腫瘍と PRL 産生腫瘍とに多いとされる．非機能性腫瘍での apoplexy 頻度として，2010 年前後の報告では 17 ～ 23% と記されている[3-5]．Subclinical apoplexy の方が classical apoplexy より多いのが特徴で，Kinoshita ら[4]は 14.3% と 3.4%，Chen ら[5]は 13.2% と 9.6% を報告している．非機能性腫瘍に関する報告は，ゴナドトロピン（FSH，LH）産生腺腫との診断基準が十分に確立する前の報告が多く，現在の転写因子別の分類である null cell adenoma（前葉ホルモンおよび転写因子の発現のない腫瘍）での apoplexy 頻度は不明である．

Prolactin 産生腫瘍での頻度について，Sarwar ら[6]は 368 例中の 25 例（6.8%）を報告している．女性，かつ macroadenoma に多い．ほとんどが無症状の MRI 上の出血で，自然消退している.

臨床的な silent ACTH 腫瘍にも，画像にて壊死巣，出血巣，囊胞形成が見られることがある[7].

2. 誘因：下垂体卒中の半数以上は特定の誘発因子なしに発症するが，10 ～ 40% に誘発因子が推定されている[1]. その内訳は，抗血栓薬の服用，ドパミンアゴニストの服用，避妊薬（エストロゲン）の常用，脳血管撮影，手術の負担，頭部外傷，下垂体機能負荷試験（insulin 負荷，TRH 負荷，GnRH 負荷），放射線照射（γナイフも含む），生殖細胞系での AIP 遺伝子変異，などである.
3. 症状：頭痛（73%），視力低下（68%），下垂体機能低下症状（64%），視野障害（49%），嘔気嘔吐（49%），眼球運動障害（48%，第Ⅲ，Ⅳ，Ⅵ脳神経麻痺），意識障害（17%）である[7]. 通常，尿崩症は見られない. 頭痛の特徴（雷鳴様頭痛）に関しては冒頭に記した.
4. 診断：頭痛，急速な視機能障害，下垂体機能低下（強い倦怠感，血圧低下，意識障害など）の 3 主徴があれば，下垂体卒中を強く疑う.

   CT では出血に一致する高吸収域と低吸収域が鏡面像になることがある.

   MRI 像は一般脳内出血所見と同様である. 急性期出血は，T1，T2 ともに低信号か等信号を示す. 第 2 週目ごろになれば血腫は次第に信号強度を増すが，第 3 週目に入ると血腫は囊胞化し始め，T1，T2 ともに高信号を呈するようになる. 腫瘍実質は梗塞に陥っていることが多く，T1 でやや低信号で造影効果は乏しい. ただし，腫瘍辺縁部や正常下垂体組織は造影効果を示す.
5. 治療：出血の量，症状などにより外科的血腫除去を行うか保存的に経過を観察するかを決定する. 基本的には，視機能障害が悪化するもの，意識障害を示すもの，頭痛 / 嘔気などの臨床症状が強いものは，緊急で経蝶形骨洞的に血腫とともに腫瘍摘出手術を行う.
6. 治療法にかかわらず下垂体前葉機能不全が存在するのでステロイドホルモンの補充の維持は必要であり，方法は一般下垂体腫瘍摘出後のマニュアルに従う. 発症時には，下垂体前葉機能不全が重症であるかもしれないとの危機感を常にもち，必要な場合はヒドロコルチゾン（100 mg）の静脈注射を行う.

文献

1) Goyal P, Utz M, Gupta N, et al.: Clinical and imaging features of pituitary apoplexy and role of imaging in differentiation of clinical mimics. Quant Imaging Med Surg 8: 219-231, 2018
2) Raappana A, Koivukangas J, Ebeling T, et al.: Incidence of pituitary adenomas in Northern Finland in 1992-2007. J Clin Endocrinol Metab 95: 4268-4275, 2010
3) Nielsen EH, Lindholm J, Bjerre P, et al.: Frequent occurrence of pituitary apoplexy in patients with non-functioning pituitary adenoma. Clin Endocrinol（Oxf）64: 319-322, 2006
4) Kinoshita Y, Tominaga A, Usui S, et al.: Impact of subclinical haemorrhage on the pituitary gland in patients with pituitary adenomas. Clin Endocrinol（Oxf）80: 720-725, 2014
5) Chen L, White WL, Spetzler RF, et al.: A prospective study of nonfunctioning pituitary adenomas: presentation, management, and clinical outcome. J Neurooncol 102: 129-138, 2011
6) Sarwar KN, Huda MS, Van de Velde V, et al.: The prevalence and natural history of pituitary hemorrhage in prolactinoma. J Clin Endocrinol Metab 98: 2362-2367, 2013
7) Briet C, Salenave S, Bonneville JF, et al.: Pituitary apoplexy. Endocr Rev 36: 622-645, 2015

文献

1) Asa SL, Mete O, Perry A, et al.: Overview of the 2022 WHO Classification of Pituitary Tumors. Endocr Pathol 33: 6-26, 2022
2) Lopes MBS, Asa SL, Kleinshumidt-DeMasters BK, et al.: Pituitary adenoma / pituitary neuroendocrine tumor. In "WHO Classification of Tmours, 5 th Edition Central nervous System Tumours", Ed. The WHO Classification of Tmours Editorial Board, IARC, pp406-414, 2021
3) Mitrofanova LB, Konovalov PV, Krylova JS, et al.: Plurihormonal cells of normal anterior pituitary: Facts and conclusions. Oncotarget 8: 29282-29299, 2017
4) Knosp E, Steiner E, Kitz K, et al.: Pituitary adenomas with invasion of the cavernous sinus space: a magnetic resonance imaging classification compared with surgical findings. Neurosurgery 33: 610-618, 1993
5) Trouillas J, Jaffrain-Rea ML, Vasiljevic A, et al.: How to Classify the Pituitary Neuroendocrine Tumors (PitNET)s in 2020. Cancers (Basel) 12: 514, 2020
6) Mete O, Cintosun A, Pressman I, et al.: Epidemiology and biomarker profile of pituitary adenohypophysial tumors. Mod Pathol 31: 900-909, 2018
7) Akirov A, Asa SL, Amer L, et al.: The clinicopathological sectrum of acromegaly. J Clin Med 8: 1962, 2019
8) Swanson AA, Erickson D, Donegan DM, et al.: Clinical, biological, radiological, and pathological comparison of sparsely and densely granulated somatotroph adenomas: a single center experience from a cohort of 131 patients with acromegaly. Pituitary 24: 192-206, 2021
9) Dogansen SC, Yalin GY, Tanrikulu S, et al.: Clinicopathological significance of baseline T2-weighted signal intensity in functional pituitary adenomas. Pituitary 21: 347-354, 2018
10) Lv L, Jiang Y, Yin S, et al.: Mammosomatotroph and mixed somatotroph-lactotroph adenoma in acromegaly: a retrospective study with long-term follow-up. Endocrine 66: 310-318, 2019
11) Horvath E, Kovacs K, Killinger DW, et al.: Mammosomatotroph cell adenoma of the human pituitary: a morphologic entity. Virchows Arch A Pathol Anat Histopathol 398: 277-289, 1983
12) Horvath E, Kovacs K, Singer W, et al.: Acidophil stem cell adenoma of the human pituitary: clinicopathologic analysis of 15 cases. Cancer 47: 761-771, 1981
13) Shi R, Wan X, Yan Z, et al.: Clinicopathological characteristics of plurihormonal pituitary adenoma. Front Surg 9: 826720, 2022
14) Aydin S, Comunoglu N, Ahmedov ML, et al.: Clinicopathologic characteristics and surgical treatment of plurihormonal pituitary adenomas. World Neurosurg 130: e765-e774, 2019
15) Hagel C, Schüller U, Flitsch J, et al.: Double adenomas of the pituitary reveal distinct lineage markers, copy number alterations, and epigenetic profiles. Pituitary 24: 904-913, 2021
16) Collazo-Gutiérrez N, de Jesús O, Villamil-Jarauta M, et al.: Double pituitary adenomas with synchronous somatotroph and corticotroph clinical presentation of acromegaly and Cushing's disease. World Neurosurg 132: 161-164, 2019

II 臨床総論

■ **下垂体腺腫の基本事項**（脳腫瘍全国集計2005 〜 2008）（ホルモン産生能別分類）

頻度：2,891例が登録され全脳腫瘍の17.3%を占める．

年齢：成人の腫瘍で小児期（15歳未満）は11例（0.4%）である．ところが15歳から20歳にかけて3.5倍の39例（1.3%）に急増する．そのうちの30例（77%）が女性である．機能性腺腫が多く，PRL産生腫瘍が24例（56%），GH産生腫瘍とACTH産生腫瘍7例（18%）で合わせて74%を占める．逆に，60歳以上の1,014例（35%）では，695例（69%）が非機能性腺腫である．

腫瘍型により年齢（診断年齢中央値）が異なる．PRL産生腫瘍は30 〜 34歳の間（図13-3），ACTH産生腫瘍は45 〜 49歳の間である．その他の腫瘍型（GH，TSH，LH/FSH産生腫瘍）は55歳前後である（図13-4）．

性：全体としてやや女性に多い（53%，男性の1.1倍）が，これはPRL産生腺腫とACTH産生腺腫の2つが圧倒的に女性に多い（2.7倍程度）ためであり，残りの4腫瘍では男女ほぼ同数である．腺腫毎で性比は異なるので各論を参照のこと．

発生部位：下垂体部発生腫瘍（3,234例）の88.3%を占める．次に多いのは，頭蓋咽頭腫241例（7.4%），胚細胞腫70例（2.1%），髄膜腫50例（1.5%），などである．

図13-3 Prolactine産生腺腫の年齢分布（実線：男性，破線：女性）

日本脳腫瘍全国集計調査報告 2014

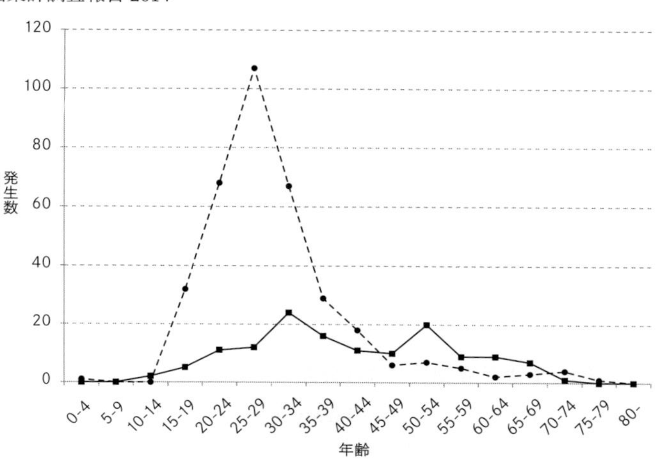

図13-4 下垂体前葉腫瘍の年齢別頻度(実線：男性，破線：女性)

日本脳腫瘍全国集計調査報告 2017

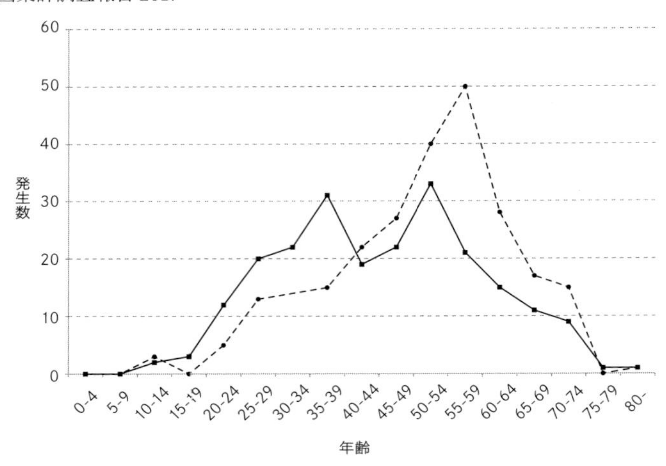

表13-5 下垂体前葉腫瘍の発生頻度 (Melmed[4])

	人口 100 万人あたり
一般剖検症例での頻度	100,000 人(10%)
臨床症状発現症例頻度	830 人
手術摘出必要症例頻度	380 人
浸潤性腫瘍頻度	53 人
下垂体がん頻度	1 人

ドイツの下垂体疾患登録資料[1]では 96.0% (3,961 腫瘍中 3,489 例) が示されている.

診断時の KPS：KPS 90 以上が 76% を占める. 80 以上では 81% になる.

発生頻度：スウェーデン[2]とフィンランド[3]の人口動態統計では, 人口 10 万人あたりの年間発生率は各々 3.9 人と 4.0 人を報告している. 症状を発していないために診断されていない不顕性腺腫はもっと多い. Melmed ら[4]の総説によると, 人口 100 万人あたり不顕性腺腫 (剖検資料) 10 万件 (10%), 治療対象件数 380 人を算出している (表 13-5). 剖検検体の 10% の高さは, 剖検 1,000 例の 17% に直径 2 cm 以上の腺腫があった Teramoto らの報告[5]や, 3,048 剖検例中 334 例 (11%) の Buurman らの報告[6]と一致する.

■ 腫瘍サイズ, 進展度, および浸潤度による分類

治療効果の判定および予測のため, Hardy 分類[7]は現在はほとんど用いられないが, Knosp ら (1993)[8] MRI 所見 (冠状断) と術中所見による 5 段階 stage は今も用

図13-5 下垂体腺腫と内頸動脈との関係（Knosp）

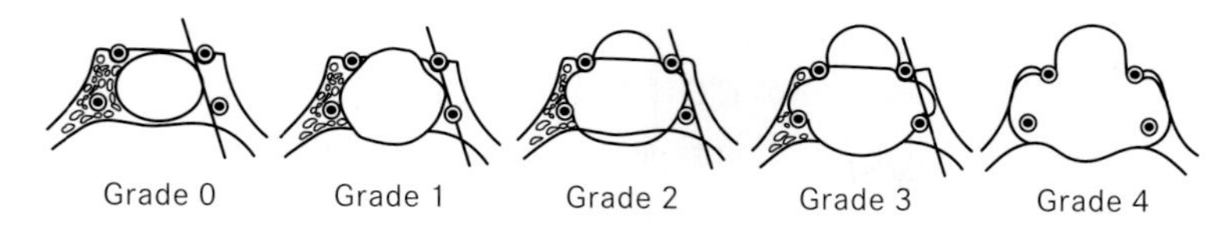

Grade 0：腺腫が内頸動脈の内側の接線を越えないもの
Grade 1：腺腫が内側の接線を越えるが，内頸動脈の中心を結ぶ中心線を越えないもの
Grade 2：腺腫が中心線を越えるが，外側の接線を越えないもの
Grade 3：腺腫が外側の接線を越えるもの
Grade 4：腺腫が内頸動脈を巻き込んだもの

いられている（図13-5，後述）．実際の治療報告例の多くはこれらの分類を参照しつつ，microadenoma（径10 mm未満）とmacroadenoma（径10 mm以上）の2つに分け論じているのが多い．

浸潤性腺腫（invasive adenoma）は，硬膜，骨，脳神経，静脈壁などに顕微鏡的細胞浸潤像（micro-invasion）あるいは肉眼的浸潤像（macro-invasion）が存在するものをいう[9]．Micro-invasionは，全症例の80%前後，macro-invasionは35～40%に観察される[9,10]．腫瘍が小さいほど頻度は低いとはいえ，トルコ鞍底の硬膜への細胞浸潤はmicroadenomaでも67%あり，suprasellar extentionを示す腫瘍では94%にも及ぶ．組織学的悪性所見に乏しく，細胞浸潤巣も周囲間葉組織で覆われ，これらのinvasionをもって悪性型とはせずに通常の腺腰として扱う．

■診断と治療の指針

我が国では1973年来，厚生省ー厚生労働省の事業としての間脳下垂体機能障害調査研究が行われており，その成果が「間脳下垂体機能障害の診断と治療の手引き」として定期的に刊行されている．我が国の診断および治療の指針は，先に記した2022年分類（転写因子分類）ではなく，平成30年度改訂版（日本内分泌学会雑誌2019）[11]の“手引き”が現在の診断と治療の指針となっている（各論に記載）．

診断の原則は，下垂体前葉ホルモンの過剰分泌とそれに伴うホルモン過剰症状，および診断画像による腫瘍存在の確認である．

■画像診断

頭部単純X線は今日では非現実的な検査ではあるが，大きな腺腫ではトルコ鞍の風船様拡大（ballooning），ないし鞍底部前方1/3の浸食（underminingまたはundercutting）が最も特徴的な変化としてみられる．鞍底部を破壊し蝶形骨洞に増大すると，鞍底部は消失する（いわゆる“ghost sella”）．腺腫増大が左右いずれかに強いと，側面像で鞍底部が二重底（double floor）にみえる．

一般外来診療において，頭痛などのCT検査にて下垂体腺腫を発見することがある．鞍上部に伸展した腺腫の単純CTは等吸収域を示すことが多いが，視交叉槽に一致する低吸収域（六角形または五角形 pentagon）の欠損が参考になる．腫瘍の造影性は高い．下垂体卒中例では，出血に一致する高吸収域と低吸収域が鏡面像になることがある．

MRIで正常下垂体前葉はT1およびT2強調画像では等信号域を示すが，腺腫ではT1強調画像で低〜等信号域，T2強調画像では中等度高信号域を示すものが多いが，必ずしも一定の信号域を示さない．Gd造影により正常下垂体の増強効果の方が強いため，微小腺腫では前葉組織内の低造影域（less enhanced area）として描出される．巨大腺腫 macroadenoma でも時に圧排された後葉組織がより強く造影されて観察されることがある．

Dynamic MRI（Gd．急速注入とともに20〜30秒ごとに7〜10画像）では，正常下垂体茎および後葉は注入後20秒，後葉と下垂体茎接合部から前葉末梢部へは注入80秒以内に徐々に増強効果がみられてくる．したがって微小腺腫の診断は，注入後60秒で正常前葉部が増強効果をうけるが，腺腫部はいまだ増強効果をうけず低信号域として描出される．

MRIは腫瘍進展度（特に海綿静脈洞進展，）の把握に有用である[8]．前述のKnospらは腫瘍と内頚動脈との関係からの海綿静脈洞への浸潤の有無を評価するもので，MRI冠状断像の，海綿静脈洞（CS）上の頭蓋内内頚動脈とCS内内頚動脈の断面の中央部を結ぶ線に腫瘍外縁が接するか否かを観察する（図13-5）．Grade 0は正常の海綿静脈洞，Grade 1は内頚動脈の内側の接線は越えるが中心線は越えないもので，これらは術中所見でも海綿静脈洞への腫瘍の浸潤はない．Grade 2の87.5%，Grade 3とGrade 4の全てで海綿静脈洞への浸潤が手術で確認されている．これらの浸潤性腫瘍ではKi-67による腫瘍成長率が有意に高かった．視障害は，視交叉の変位が矢状断で前頭蓋底と後床突起を結ぶ線の上方8 mm，冠状断で両側内頚動脈の上方13 mmを越える時にみられる．

Cavernous sinusあるいはsphenoid sinusへの浸潤性進展は，PRL産生腫瘍の62%で観察されているが，GH産生腫瘍（29%）やホルモン非活性腫瘍（8%）では少ない．PRL産生腫瘍では血清PRL値が高いほど腫瘍は大きく，かつ浸潤度も強い[12]．CSへの腫瘍浸潤の有無と程度は，MRI冠状断像の，CS上（頭蓋内）内頚動脈とCS内内頚動脈の断面の中央部を結ぶ線に，腫瘍外縁が接する時はCS内浸潤の確率は高い（図13-5）．

■治療総論

治療の原則は，プロラクチン（PRL）産生腫瘍を除いて手術摘出が第1選択である．手術後にホルモン値が正常化しない場合には，ホルモン産生を阻害する薬物を投与し，恒常的なホルモン安定を図る．

治療効果を左右する最大の要因は腫瘍サイズ，浸潤度，および増殖能であり，治療成績分析の際はこれらの腫瘍背景の相違が重要になる．現在広く汎用されているこれらの3要因の基準は，腫瘍のサイズ別の表現として，micro-（径10 mm以下），macro-（10 mm以上），giant tumor/adenoma（40 mm以上）が用いられている．海綿静脈洞浸潤度については，MRI所見（冠状断）と術中所見で検討し，内頸動脈との関係から5段階に分けるKnosp分類（図13-5），およびKi-67 3%以上である．

- **手術摘出**：内視鏡を用いた経蝶形骨洞的腫瘍摘出術（Endoscopic Transsphenoidal Surgery）が広く行われるようになっている．開頭腫瘍摘出術は，ごく特殊な状況（腫瘍出血による鞍上血腫など）にのみ適用される．全身合併症などで手術の危険性が予想される場合は，薬物療法，放射線療法を考慮する．
- **薬物療法**：腫瘍タイプにより異なる．各腫瘍の項に記載する．
- **放射線治療**：下垂体腺腫へのX線外部照射50 Gyの組織学的照射効果についての研究はほとんどされていない．著者の数少ない自験例（照射後残存腫瘍の再摘出ー病理検索）からの私見では，本来高分化腫瘍である下垂体腺腫は放射線照射に対して高い感受性をもち得ない．Sinusoidを形成する豊富な毛細血管網が照射により閉塞し，二次性虚血性壊死をきたすのが照射効果の本質と考える．腫瘍縮小効果発現に照射後6ヵ月程度を要すること，抗腫瘍効果と同時に前葉機能不全もまた顕著となることが，血管性変化であることを疑わせる．しかし，術後照射（45～50 Gy）の有効性の報告は多く，10年制御率80～90%が得られている[13-15]．前葉機能障害率は70%前後であるが，Tsangら[20]は照射前後の内分泌機能検査の検討より，明らかに照射による機能障害は20%前後と考察している．現在は定位的放射線治療（stereotactic radiotherapy: SRT）が主流である．

文献

1）Saeger W, Lüdecke DK, Buchfelder M, et al.: Pathohistological classification of pituitary tumors: 10 years of experience with the German Pituitary Tumor Registry. Eur J Endocrinol 156: 203-216, 2007

2）Tjörnstrand A, Gunnarsson K, Evert M, et al.: The incidence rate of pituitary adenomas in western Sweden for the period 2001-2011. Eur J Endocrinol 171: 519-526, 2014

3）Raappana A, Koivukangas J, Ebeling T, et al.: Incidence of pituitary adenomas in Northern Finland in 1992-2007. J Clin Endocrinol Metab 95: 4268-4275, 2010

4）Melmed S, Kaiser UB, Lopes MB, et al.: Clinical biology of the pituitary adenoma. Endocr Rev 43: 1003-1037, 2022

5）Teramoto A, Hirakawa K, Sanno N, et al.: Incidental pituitary lesions in 1,000 unselected autopsy

13

specimens. Radiology 193: 161-164, 1994

6） Buurman H, Saeger W: Subclinical adenomas in postmortem pituitaries: classification and correlations to clinical data. Eur J Endocrinol 54: 753-775, 2006

7） Hardy J: Transsphenoidal microsurgical treatment of pituitary tumors. In "Recent advances in the diagnosis and treatment of pituitary tumors（LinfoosJ ed）". Raven Press, New York, pp375-388, 1979

8） Knosp E, Steiner E, Kitz K, et al.: Pituitary adenomas with invasion of the cavernous sinus space: a magnetic resonance imaging classification compared with surgical findings. Neurosurgery 33: 610-618, 1993

9） Scheithauer BW, Kovacs KT, Laws ER Jr., et al.: Pathology of invasive pituitary tumors with special reference to functional classification. J Neurosurg 65: 733-744, 1986

10） Selman W, Laws ER Jr., Scheithauer BW, et al.: The occurence of dural invasion in pituitary adenomas. J Neurosurg 64: 402-407, 1986

11） 間脳下垂体機能障害に関する調査研究班: 間脳下垂体機能障害の診断と治療の手引き（平成30年度改訂）. 日本内分泌学会誌 95: Suppl. 1-60, 2019

12） Lundin P, Nyman R, Burman P, et al.: MRI of pituitary macroadenomas with reference to hormonal activity. Neuroradiology 34: 43-51, 1992

13） Tsang RW, Brierley JD, Panzarella T, et al.: Radiation therapy for pituitary adenoma: treatent outcome and prognostic factors. Int J Radiat Oncol Biol Phys 30: 557-565, 1994

14） Flickinger JC, Nelson PB, Martinez AJ, et al.: Radiotherapy of nonfunctional adenomas of the pituitary gland. Results with long-term follow-up. Cancer 63: 2409-2414, 1989

15） Fisher BJ, Gaspar LE, Noone B: Giant pituitary adenomas: role of radiotherapy. Int J Radiat Oncol Biol Phys 25: 677-681, 1993

III　下垂体前葉腫瘍各論

WHO 分類第 5 版，2021 に従えば，表 13-2 に記した腫瘍型（somatotroph tumor など）の病態と治療成績を記すべきであるが，現時点では新分類に沿った信頼すべき臨床像の報告はない．本書では従来のホルモン産生別の括りで記載する．

1　Somatotroph tumor〔成長ホルモン過剰分泌腫瘍（先端巨大症と巨人症）〕

■概念と基本事項

Tjörnstrand ら（2014）[1] のスウェーデンの統計によると年間発生率は人口 10 万につき 0.35 人で性差はない．下垂体腺腫の 20％前後を占める．95％以上は成人例で先端巨大症（acromegaly）を呈する．5％未満は若年者の巨人症（gigantism）である．

脳腫瘍全国集計（2001 ～ 2004）では 519 例（下垂体腫瘍の 20.1％）が登録されている．女性が男性よりわずかに多く（1.2 倍）．年齢中央値は 40 ～ 44 歳の間にある．20 歳代から 60 歳代まで広範囲に分布するが，50 ～ 60 歳の間が最も多い．70 歳以上でも診断されている（5.6％）が，巨人症（診断中央値 12 歳，症状発現年齢中央値 8 歳[2]）を示す 15 歳未満児は 7 例（1.3％）にすぎない．

ほとんど（80％前後）が macroadenoma である．

■症状

1．成長ホルモン（GH）の作用

①軟骨形成と骨形成の促進，②筋組織の成長促進，③タンパク質合成促進，④肝臓からのグルコース放出増加，⑤インスリン拮抗作用，⑥遊離脂肪酸の代謝亢進，脂肪分解作用，⑦カルシウムの消化管吸収促進，⑧カリウムとナトリウム排泄の減少，などである．

GH 過剰産生が生じると，

①骨，軟部組織，内臓の発育促進による特異な顔貌（鼻の肥大，眉弓の突出，下顎の突出，鼻唇溝の明瞭化，口唇の肥大など），軟部組織肥大（手足の肥大，指趾の肥大，かかとの肥大など），顎骨肥大と歯根のセメント質肥大（歯間解離や不正咬合）皮膚組織異常（頭皮が厚みを増し脳回状の外観，毛根発達による多毛，

13

汗腺，皮脂腺の発達による多汗・脂性，皮膚の軟性線維腫や黒色表皮腫）などが観察される（表13-6，表13-7）.

②軟骨の過形成や骨化の結果，膝/股/肩/肘/脊推などの関節症は70%で認められ，手関節部での正中神経とその周囲軟部組織の肥大は手根管症候群をもたらす.

③高GHによるインスリン抵抗性と肝からのグルコース放出の増加によって糖代謝障害が高率に合併し，糖尿病の有病率は30～40%，糖尿病診断には至らない耐糖能異常（IGT）は約20%である.高血圧も40～60%報告され，これらに伴う左室肥大，冠動脈障害などの心血管合併症も約半数に存在する．心電図では，S-T低下，伝導障害，不整脈などが高率に認められる[3-5].

④喉頭粘膜,喉頭軟骨の肥厚は声帯の固定や狭窄の原因となり，音声は独特な低音となる．口唇，舌，鼻腔粘膜，咽頭粘膜，軟部組織の肥厚は気道閉塞をもたらし，睡眠時無呼吸（50%以上）やいびきの原因となる.

⑤GHとIGF-1（後述）は種々の細胞に対して細胞増殖作用を有するため先端巨大症患者は高率に大腸ポリープを合併し，がんの有病率も高い（大腸がん，甲状腺がん，乳がん，など）.

⑥先端巨大症患者の約1/3に高プロラクチン（PRL）血症が合併する．病理の項（表13-2）で記したように，GHとPRLの両者を分泌する腫瘍型がある．大型のGH産生腫瘍では，PRL産生がなくとも下垂体茎を圧迫し，視床下部からのPIF（prolactin inhibiting factor）の下垂体への到達を阻害し血中PRLが上昇（stalk effectと呼ばれる）することもある

2. 先端巨大症 (acromegaly)

成人に発症する．この特異な症状と診断基準については表13-6に整理する．GH過剰産生による重要な身体合併症は糖尿病とそれに伴う高血圧，心疾患など血管系病変である．さらに，腫瘍の増大につれて下垂体前葉機能低下症が加わる.

3. 巨人症 (gigantism)

長管骨骨端（epiphysis）が閉じる前の若年者に発症する．GH産生腺腫のうち約5%程度である．診断年齢は各国あるいは各施設の医療事情により異なるが，10～15歳の報告が多い[6]．症状と診断基準については表13-7に整理する.

■診断

1. 先端巨大症

「間脳下垂体機能障害の診断と治療の手引き（平成30年度版）」による診断基準を

表13-6 先端巨大症の診断の手引き

Ⅰ. 主症候(発病初期例や非典型例では症候が顕著でない場合がある)
 1)手足の容積の増大
 2)先端巨大症様顔貌(眉弓部の膨隆, 鼻・口唇の肥大, 下顎の突出など)
 3)巨大舌
Ⅱ. 検査所見
 1)成長ホルモン(GH)分泌の過剰
  血中GH値がブドウ糖75 g経口投与で正常域(0.4 ng/mL)まで抑制されない
 2)血中IGF-Ⅰ(ソマトメジンC)の高値(健常者の年齢・性別基準値を参照)
 3)MRIまたはCTで下垂体腺腫の所見を認める
Ⅲ. 副症候および参考所見
 1)発汗過多
 2)頭痛
 3)視野障害
 4)女性における月経異常
 5)睡眠時無呼吸症候群
 6)耐糖能異常
 7)高血圧
 8)咬合不全
 9)変形性関節症, 手根管症候群
 10)頭蓋骨および手足の単純X線の異常(トルコ鞍の拡大および破壊, 副鼻腔の拡大, 外後頭隆起の突出, 下顎角の開大と下顎の突出など, 手X線で手指末節骨の花キャベツ様肥大変形, 足X線で足底部軟部組織厚heel padの増大 = 22 mm以上, など)
(附1)ブドウ糖負荷でGHが正常域に抑制されたり, 臨床症候が軽微な場合でも, IGF-Ⅰが高値の症例は, 画像検査を行い総合的に診断する.
[診断の基準]
確実例：Ⅰのいずれか, およびⅡを満たすもの

間脳下垂体機能障害の診断と治療の手引き(平成30年度改訂)[7]

表13-6に示す．GH産生過多による症状，血中IGF-1とGHの高値，およびMRI/CTによる下垂体腫瘍の確認をもって診断する．さらに，副症候の存在も確認し病歴に記載する．

1) GH過剰分泌：血中IGF-1値（最優先）とブドウ糖負荷試験によるGH値で評価する．IGF-1（insulin-like growth factor I）はソマトメジンCとも呼ばれるホルモンで，GHの働きにより肝臓で産生される．GH分泌状況（過剰あるいは不全）とパラレルに変動し，かつGHのように血中濃度が生理的変動に左右されにくく安定している．最も簡便かつ信頼できる検査法であるが，評価の際は年齢/性により異なる基準値との照合が必要である．

2) 経口ブドウ糖負荷試験によるGH動態：ランダム（適宜）採血されたGH値は，運動やストレス，睡眠，食事の影響による日内変動（自律性分泌）があるため信頼

表13-7　下垂体性巨人症の診断の手引き

Ⅰ.主症候
著明な身長の増加：発育期にあっては身長の増加が著明で,最終身長は男子185 cm以上,女子175 cm以上であるか,そうなると予測されるもの(年間成長速度が標準値の2.0 SD以上,なお両親の身長,時代による平均値も参考とする.発育期には必ずしも顕著ではない)
Ⅱ.検査所見
先端巨大症に同じ(表13-6)
Ⅲ.副症候
先端巨大症に同じ(表13-6)
Ⅳ.除外規定
脳性巨人症ほか他の原因による高身長例を除く
[診断の基準]
確実例：ⅠとⅡの全てを満たすもの
ただし,Ⅳ(除外規定)を満たす必要がある

性が低い．異常高値の確認には経口ブドウ糖負荷試験を用いる．GHは抗インスリンホルモンとしての機能があるため，血糖が上昇すると分泌が抑制される性質（自律性）をもっているため，GH過剰分泌による自律性分泌喪失をブドウ糖負荷によりGH値が正常域まで低下しないことで過剰分泌の診断とする．

3）MRI腫瘍像の特徴（Dogansenら）[8]：T2WIの信号強度（signal intensity）の高低が病態の特徴を表している報告が多い．多数（60%）を占めるdensely granulated somatotroph tumorは信号強度は低く（低信号）腫瘍サイズも小さい．また，ソマトスタチン類似化合物（SSA）治療に高反応（65～90%）を示す．Sparsely granulated tumor（15～35%）は高信号症例が多く，腫瘍サイズも有意に大きく，SSAによる腫瘍縮小率が有意に低い．

2. 巨人症

診断は著明な身長の増加とGH過剰産生所見（表13-7）である．身長増加基準は男子185 cm以上，女子175 cm以上となっているが，体位が向上した現在では実情に合わない．したがって2年以上にわたって標準値の2.0 SD以上の年間成長速度を示したものとの注釈がつけられている．また，両親の身長も参考とする．GH過剰診断基準は，先端巨大症と同一基準である．

■治療（表13-8）

治療方針：①GH過剰分泌状態を正常化し，②腫瘍による圧迫症状を解除し，③先端肥大症に伴う合併症を軽減（健康人の平均生命予後の確保）し，④腫瘍再発を防ぐ．

並行して，併存する下垂体ホルモン分泌障害（前葉機能低下症や中枢性尿崩症）に

対して，ホルモン補充療法を行う．

治療方法：手術療法，薬物療法，放射線療法がある．

治療効果判定：我が国の判定基準では，手術の場合は“治癒”基準であり，薬物治療と放射線治療には“コントロール”基準の名称を用いている（表 13-9）．

①血中 IGF-1 が年齢・性別基準範囲内となったか否かで判定し，治療法によってはブドウ糖 75 g 経口投与後の血中 GH 底値とともに判定する．IGF1 値は，年齢・性別・合併疾患（肝疾患，腎疾患，他の内分泌疾患，栄養障害など）により低値を示すことがあるので注意する．

②臨床的に GH 過剰（活動性）を示す症候の有無を確認する．

表13-8 先端巨大症のおよび下垂体性巨人症の治療の手引き

治療の実際

1. GH 分泌過剰症状の改善：手術療法，薬物療法，放射線療法がある．
   1）手術療法
   治療の第 1 選択は，経蝶形骨洞的下垂体腫瘍摘出術である．合併症などで手術の危険性が高い場合は，薬物療法，放射線療法を行う．術前のソマトスタチン誘導体投与により腫瘍縮小が期待されることがある．
   2）薬物療法
   手術後コントロール不良または手術により十分な腫瘍摘出ができない場合に行う．
   (1) ソマトスタチンアナログ（類似化合物）の注射
   - 酢酸オクトレオチド皮下注製剤を 1 日当たり 100 ～ 300 μg，2 ～ 3 回に分けて皮下注射
   - 酢酸オクトレオチド徐放性製剤（4 週間に 1 回，10 ～ 40 mg）を臀部筋肉内注射
   - ランレオチド酢酸塩徐放性製剤（4 週間に 1 回，60 ～ 120 mg）を臀部深部皮下注射
   - パシレオチドパモ酸塩徐放性製剤（4 週間に 1 回，20 ～ 60 mg）を臀部筋内内注射する．

   (2) GH 受容体結抗剤（注射）
   - ペグビソマント（1 日 1 回，10 ～ 30 ng）を皮下注射

   (3) ドパミン作動薬（経口投与）
   - ブロモクリプチンを 1 日当たり 2.5 ～ 15 mg，2 ～ 3 回に分けて食直後に経口投与
   - カベルゴリンも有効であるとの報告があるが，保険適応はない．
   - 単独の薬物療法でコントロールが不良の場合には併用療法についても検討する．

   3）放射線療法
   手術後寛解に至らず，薬物療法により効果が不十分な場合で，外科的切除が困難な部位に腫場が残存している場合，あるいは再発の場合で同様な条件を満たす場合に行う．
   放射線治療は定位的放射線治療（γナイフ，サイバーナイフなど）を第一選択とする．
   外科的切除が可能な部位に残存あるいは再発を認める場合には再手術を考慮する．
2. 補充療法
   下垂体前葉機能低下症や中枢性尿崩症を伴う場合には，それぞれに応じた薬剤による補充を行う
3. 合併症に対する治療
   予後に影響する以下の合併症を伴うことが多いので積極的に評価を行い適切に治療する．
   糖尿病，高血圧症，高脂血症，心疾患，変形性関節症，睡眠時無呼吸症候群，悪性腫瘍（特に大腸がん，甲状腺がん）

表13-9 GH産生下垂体腫瘍の治癒基準

治療後の患者の状態		判定基準
手術 治癒基準	(1)寛解	IGF-1値が年齢・性別基準範囲内であり，かつブドウ糖75g経口投与後の血中GH底値が0.4ng/mL未満である．また，臨床的活動性を示す症候(頭痛，発汗過多，感覚異常(手根管症候群を含む)，関節痛のうち2つ以上がない．
	(2)部分寛解	(1)および(3)のいずれにも該当しないもの．
	(3)非寛解	IGF-1値が年齢・性別基準範囲を超え，かつブドウ糖75g経口投与後の血中GH底値が0.4ng/mL以上である．また臨床的活動性を示す症候がある．
薬物治療 コントロール基準	(1)コントロール良好	IGF-1値が年齢・性別基準範囲内であり，かつGH受容体拮抗薬(注1)以外で治療を行われている場合はGH値が1ng/mL未満であり，臨床的活動性を示す症候がない．
	(2)同不良	上記以外
放射線治療 コントロール基準		手術の基準に準ずる

厚生労働科学研究費補助金　難治性疾患克服研究事業　間脳下垂体機能障害に関する調査研究班，平成22年度総括・分担研究報告書，2011

1. 手術

第1選択治療であり，治癒が得られる確率が最も高い．一般的には，microtumor (adenoma) で80～90%，macrotumor (adenoma) で50～75%が報告されている (Giustinaら)[9]．近年は内視鏡を用いた経蝶形骨洞的腫瘍摘出術 (transsphenoidal surgery) が広く行われている．当然の分析結果であるが，腫瘍サイズが小さく，GH値が低いほど手術摘出の効果は高い (Coopmansら)[10]．合併症などで手術の危険性が高い場合は，薬物療法，放射線療法を考慮する．術前のソマトスタチン拮抗薬投与により腫瘍結小が得られ，手術成績が向上するとの報告も多い (Cardinalら)[11]．摘出後に寛解基準を満たさない場合は，次項の薬物療法あるいは放射線治療を検討する．手術による治癒 (寛解) 基準を表13-9に示す．この際に注意することは，IGF-1値は術直後は不安定なため，術後3～6ヵ月の値で判定することである．また，ブドウ糖75g負荷試験による血中GH値は，キットによりGH値が異なるため，成長科学協会のキット毎の補正式で補正したGH値で判定する．

再発あるいはコントロール不良例に対する再摘出手術効果のメタアナリシスでは，ホルモン値の寛解率は47(20～74)%で初回手術と有意な差はない (Almeidaら)[12]．

2. 薬物療法

手術後コントロール不良または手術により十分な腫瘍摘出ができない場合に行う．手術摘出と異なり，1回の治療で終了するわけではなく，また腫瘍完全消失の確認が困難であるため，効果判定はIGF-1値が年齢・性別基準範囲内であるか否かの評価になる（表13-9）.

ソマトスタチン類似化合物（somatostatin analogue: SSA）製剤が第1選択である．下垂体からの成長ホルモンおよび甲状腺刺激ホルモンの分泌は，視床下部より分泌されるペプチドホルモンであるソマトスタチン（somatostatin: SST，別名：成長ホルモン分泌抑制ホルモン）により抑制される．このホルモンはランゲルハンス島からのインスリンおよびグルカゴンの産生/分泌の抑制作用もあるため，GH産生腫瘍には最適である．ソマトスタチンアナログ製剤は，腫瘍表面のソマトスタチン受容体（SSTR）に結合して効果を発する．SSTRには5つのサブタイプがあり，通常先端巨大症の腫瘍ではSSTR2とSSTR5の両方が，クッシング病の腫瘍ではSSTR5が発現している．

治療の判定にはIFG-1値とGH値を用いるが，前者の正常化がより重要である．GH受容体拮抗薬で治療する場合は，投与薬剤が測定系において交叉反応性を示すためGH値は治療効果の判定には用いないが，それ以外の薬剤で治療する場合はGH値で判定する．この際，ブドウ糖負荷試験は用いない．GH値は変動することが多く複数回の測定が必要である．また一部の症例でGH値の乖離を示す症例があり，その場合には臨床的活動性を含め総合的に判断する．

「間脳下垂体機能障害の診断と治療の手引き（平成30年度版）」[7]より下記の薬剤の用法/用量を表13-8に示した．

1）現在最もよく使用されているソマトスタチン類似化合物（somatostatin analogue: SSA）製剤のオクトレオチド（商品名：オクトレオチド皮下注，徐放性はサンドスタチンLA筋注）は，主にSSTR2に結合する薬剤であるため，SSTR2を発現する先端巨大症には有効だが，SSTR5を発現するクッシング病には効果は低い．

2）ランレオチド酢酸塩徐放性剤（商品名：ソマチュリン皮下注）は，オクトレオチドと同じSSA製剤だが，あらかじめ薬剤が注射器に充填されたプレフィルドシリンジ製剤であるため，使用しやすい利点がある．

3）パシレオチドパモ酸塩徐放性剤（商品名：シグニフォーLAR筋注）はSSTRの1～3および5に幅広く結合するため，オクトレオチドやランレオチドより効果が高いとの報告が多い（Colaoら）[13]，（Gadelhaら）[14]．しかし，有害事象としての高血糖出現率は2剤より有意に高い．本剤はSSTR5への結合性より，これまで有効な薬物治療法がなかったクッシング病への治療効果も期待されている．

4）ソマトスタチンアナログ製剤の効果が不十分であった場合は，成長ホルモン受容体拮抗薬であるペグビソマント（pegvisomant，商品名：ソマバート皮下注）を考慮する．適応は，先端巨大症のみで，外科的処置，他剤による治療で効果が不充分な場合または施行が困難な場合のみが適応とされている．1日1回就寝前に皮下投与する薬剤である．単剤でも，SSA との併用でも効果はほぼ同等である（Strasburger ら）[5]．

5）以上の記載のように，手術後コントロール不良（腫瘍残存を含む）の場合の薬物療法は，オクトレオチド→ランレオチド→パシレオチドパモ→ペグビソマントの順に投与するのが一般的である．しかし，これらの薬剤は全て皮下注あるいは筋注製剤であり，経口剤の開発が待たれていた．2022 年，欧米 10 ヵ国 29 施設においてオクトレオチド経口薬の有効性に関する無作為第 3 相試験が行われ，試験薬（経口）は SSA 徐放性注射薬効果に劣らないことが示された（Fleseriu ら）[15]．他にも，同結論の臨床試験が報告されている（Samson ら，Labadzhyan ら）[2,16]．近い将来，我が国でも使用できる日を期待したい．

6）SSA にてコントロールが良好でも，同剤の服用を中止すると，6 ヵ月以内に 57%，1 年以内には 79% の症例が再び高 GH 血症を示した報告がある．

3．放射線治療

手術後寛解に至らず，薬物療法により効果が不十分（あるいは薬物療法が困難）で，かつ外科的切除が困難な部位に腫場が残存している場合，あるいは再発の場合で同様な条件を満たす場合に行う．定位的放射線治療（γナイフ，サイバーナイフなど）を第 1 選択とする．5 年ホルモン値寛解率 45 ～ 55%，10 年寛解率 55 ～ 70% の報告がある（Liu ら）[17]．照射体積が小さくとも，新たな下垂体機能不全の出現率は 46% の報告がある．Optic neuropathy は 0 ～ 5% と低い（Albano ら）[18]．外科的切除が可能な部位に残存あるいは再発を認める場合には再手術を考慮する．

4．合併症に対する治療

本疾患群は，生命および機能予後に影響する糖尿病，高血圧症，高脂血症，心疾患，変形性関節症，睡眠時無呼吸症候群，悪性腫瘍（特に大腸がん，甲状腺がん）などの合併症を伴うことが多いので，積極的に評価を行い適切に治療する．

■長期治療予後

522 例を中央値 7.4 年追跡した González ら[19]の報告によると，手術単独あるいは手術後第 1 世代 SSR 投与によるホルモン値寛解（制御）率は 41%，血中 IGF-1 あるいはグルコース負荷 GH 値のいずれかが正常値だが他方が高値の症例 31%，両者高値（非制御）症例 28% である．治療効果によらず，糖尿病と高血圧は治療前と変わらず 30% と 37% 観察されて改善されていない．年齢 / 性をマッチさせた対照群と比較すると，糖尿病は 3 倍，高血圧は 1.4 倍の頻度である．このような過剰 GH による種々の合併症状のため，先端巨大症患者の標準化死亡比（SMR）は 1,2 ～ 3.2 と健常者に比較して高い．死因の約 50% を心・脳血管系疾患が占め，呼吸器疾患と悪性腫瘍が続く[3]．

治療により寛解を得ている患者も，原病および合併症に対する長期にわたる治療継続のため，健康関連 QOL は対照健康人よりも低下している項目が多い．Gliga ら[20] は 31 名の患者に AcroQoL（Acromegaly Quality of Life Questionnaire）などを用いて健康関連 QOL を調査している．患者の 65% は心疾患を，39% は糖尿病を，35% は前葉機能低下症を合併している背景があるが，患者が自覚する健康度スコア（0-100 点評価）は，身体健康度 56 点，精神健康度 62 点，対人関係満足度 69 点で，通常社会生活に支障をきたしている状況がうかがわれる．Kimball ら[21] は，これらの健康関連 QOL の障害は，ホルモン値非制御患者により強く表れているが，SSA などの薬剤投与や放射線治療の有無は障害の程度に影響を及ぼしていないことを報告している．

文献

1） Tjörnstrand A, Gunnarsson K, Evert M, et al.: The incidence rate of pituitary adenomas in western Sweden for the period 2001-2011. Eur J Endocrinol 171: 519-526, 2014

2） Samson SL, Nachtigall LB, Fleseriu M, et al.: Maintenance of acromegaly control in patients switching from Injectable somatostatin receptor ligands to oral octreotide. J Clin Endocrinol Metab 105: e3785-3797, 2020

3） Bogazzi F, Lombardi M, Cosci C, et al.: Identification, treatment and management of cardiovascular risks in patients with acromegaly. Expert Rev Endocrinol Metab 3: 603-614, 2008

4） Melmed S: Acromegaly pathogenesis and treatment. J Clin Invest 119: 3189-3202, 2009

5） Strasburger CJ, Mattsson A, Wilton P, et al.: Increasing frequency of combination medical therapy in the treatment of acromegaly with the GH receptor antagonist pegvisomant. Eur J Endocrinol 178: 321-329, 2018

6） Creo AL, Lteif AN: Pituitary gigantism: a retrospective case series. J Pediatr Endocrinol Metab 29: 597-602, 2016

7） 間脳下垂体機能障害に関する調査研究班: 間脳下垂体機能障害の診断と治療の手引き（平成30年度改訂）. 日本内分泌学会誌 95: Suppl. 1-60, 2019

8） Dogansen SC, Yalin GY, Tanrikulu S, et al.: Clinicopathological significance of baseline T2-weighted signal intensity in functional pituitary adenomas. Pituitary 21: 347-354, 2018

9） Giustina A, Barkhoudarian G, Beckers A, et al.: Multidisciplinary management of acromegaly: A consensus. Rev Endocr Metab Disord 21: 667-678, 2020

10） Coopmans EC, Postma MR, Wolters TLC, et al.: Predictors for remission after transsphenoidal surgery in acromegaly: a Dutch Multicenter Study. J Clin Endocrinol Metab 106: 1783-1792, 2021

11） Cardinal T, Rutkowski MJ, Micko A, et al.: Impact of tumor characteristics and pre- and postoperative hormone levels on hormonal remission following endoscopic transsphenoidal surgery in patients with acromegaly. Neurosurg Focus 48: E10, 2020

12） Almeida JP, Ruiz-Treviño AS, Liang B, et al.: Reoperation for growth hormone-secreting pituitary adenomas: report on an endonasal endoscopic series with a systematic review and meta-analysis of the literature. J Neurosurg 129: 404-416, 2018

13） Colao A, Bronstein MD, Brue T, et al.: Pasireotide for acromegaly: long-term outcomes from an extension to the phase III PAOLA study. Eur J Endocrinol 182: 583, 2020

14） Gadelha MR, Bronstein MD, Brue T, et al.: Pasireotide versus continued treatment with octreotide or lanreotide in patients with inadequately controlled acromegaly（PAOLA）: a randomised, phase 3 trial. Lancet Diabetes Endocrinol 2: 875-884, 2014
15） Fleseriu M, Dreval A, Bondar I, et al.: Maintenance of response to oral octreotide compared with injectable somatostatin receptor ligands in patients with acromegaly: a phase 3, multicentre, randomised controlled trial. Lancet Diabetes Endocrinol 10: 102-111, 2022
16） Labadzhyan A, Nachtigall LB, Fleseriu M, et al.: Oral octreotide capsules for the treatment of acromegaly: comparison of 2 phase 3 trial results. Pituitary 24: 943-953, 2021
17） Liu W, Fleseriu M: Individualized acromegaly treatment: Is stereotactic radiation therapy changing the paradigm? Front Endocrinol 13: 1034576, 2022
18） Albano L, Los M, Barzaghi LR, et al.: Gamma knife radiosurgery for pituitary tumors: a systematic review and meta-analysis. Cancers（Basel）13: 4998, 2021
19） González B, Vargas G, de Los Monteros ALE, et al.: Persistence of diabetes and hypertension after multimodal treatment of acromegaly. J Clin Endocrinol Metab 103: 2369-2375, 2018
20） Gliga MC, Reti Z, Gliga C, et al.: Associations between paraclinical parameters, symptoms and quality of life in patients with acromegaly: a cross sectional study. J Patient Rep Outcomes 6: 130, 2022
21） Kimball A, Dichtel LE, Yuen KCJ, et al.: Quality of life after long-term biochemical control of acromegaly. Pituitary 25: 531-539, 2022

2　Lactotroph tumor〔プロラクチン産生腫瘍（prolactinoma）〕

■概念と基本事項

スウェーデンの統計[1]によると年間発生率は人口10万につき1.6人（女性2.4人，男性0.9人）である．一般的には下垂体腫瘍の10%前後を占める[2]．無月経（amenorrhea）と乳汁分泌（galactorrhea）を主徴とするため女性が多く（男性の約3倍），女性の診断時年齢は低く（平均26～28歳），microadenomaが多い（65～80%前後）．男性では視力・視野障害が出現するまで自覚症状に乏しいことより診断年齢は平均40歳前後で，macroadenomaが多い（70%前後）．

脳腫瘍全国集計（2005～2008）では392例（下垂体腺腫の12%）が登録されている．女性は男性の2.8倍多い（女性73%，男性27%）．女性症例の年齢中央値は25～29歳の間にあり，15～44歳の間に89%が診断されている．対照的に男性症例の年齢中央値は45～49歳の間にあり，86%の症例は20～64歳の間に診断されている．

小児～若年成人（20歳未満）症例は10歳未満児の登録はなく，10～14歳5例，15～19歳22例（女性20例）の37例（6.9%）が登録され，女性に多い（85%）．ロンドンKing's College Hospital[3]での23年間の20歳未満の22例（13～19歳）でも女性14例（64%），男性8例（36%）である．255例（20歳未満）の報告症例まとめ[3]でも，成人例と同じく女性が多い（78%）．腫瘍サイズ分布も成人例と同様で，男性はmacroadenomaが圧倒的に多い（89%）．女性にmicroadenomaが多い（52%）のは成人例と同傾向であるが，成人（80% 前後）ほど多くない．この年齢層では女性の性早熟の個人差が診断を遅らせた可能性がある．

男性症例（成人）は女性と異なりPRL高値によるホルモン異常が前面に出ないため，large adenomaとして視力・視野障害を主徴として診断される．診断時平均年齢は40～45歳とする報告が多い．microadenoma例は極めて稀である．高PRL血症による性機能の低下は，問診や全身観察などによる陽性所見（睾丸萎縮，体毛の減退，性不能など）として60～80%に認められるが，本人が自覚している例は15%程度である[4]．女性化乳房が10～20%で，乳汁分泌が10%程度みられる[5,6]

男性例と女性例の相違を臨床像とゲノム異常の双方から比較した報告がある[7]．少数例（男性20例，女性10例）であるが，臨床像の相違は，①腫瘍サイズ：平均27 mm（男性）vs 11 mm（女性），② Ki-67標識率：2.5% vs 0.8%，③浸潤性腫瘍率：15% vs 3%，などで有意な差がある．ゲノム異常では，男性例は女性例と比較して，① *ESR1*（estrogen receptor 1）遺伝子活性が低く，それにより細胞増殖と血管新生が促進され，②染色体1, 3, 5, 11, 14, 19番の増幅あるいは欠失が有意に多く，臨床像での"aggressive"像を反映している．

剖検下垂体の10% に下垂体腺腺腫が認められるが , その22～66% が免疫組織学的にPRL陽性で , そのほとんどがマイクロアデノーマである .

巨大プロラクチノーマ（腫瘍最大径＞40 mm）はプロラクチノーマ全体の1～5%を占め，男性に圧倒的に多く（89%），症年齢が高い（中央値44歳）（Espinosaら2016）[8]．

13

■症状

性腺機能低下が主症状である．女性のmicroadenomaは全例が月経異常を主徴とし，amenorrheaが90～95%（そのうち，primary amenorrheaは5%程度）．oligomenorrheaが5～10%である．Galactorrhea（乳汁漏出）もほぼ全例で認められているが，医師に指摘されるまで自覚していない例もある．欧米では，エストロゲン製剤である経口避妊薬（ピル）服用中止後に月経再開がないことで自覚する場合が少なくない．当然，ピルがprolactinomaを発生あるいは増大させるのではないかとの議論が行われた．Prolactinoma患者中のピル服用経験者は35～89%だが，いまだ厳密な分析報告がなく両者の因果関係は不明だが，Tepermanら[9]はピル服用とprolactinomaとの間には有意な相関があるとし，逆に，Coulamら[10]は否定論を発表している．男性では性欲低下，陰萎，性腺発育不全がみられる．乳汁分泌も稀に観察される．

1）性腺機能低下の機転は，

①高PRL血症が視床下部からのゴナドトロピン刺激ホルモン（gonadotropin

releasing hormone, GnRH）分泌を減じさせ，結果としてLH放出を抑制する．また，卵巣細胞でアンドロゲンをエストロゲンに変換する酵素であるアロマターゼ活性を低下させ，エストロゲン分泌をも抑制する．

②さらに高PRL血症は，副腎と卵巣に作用してエストロゲンおよびアンドロゲンの前駆物質であるDHEA（dehydroepiandrosterone）分泌を亢進させ，女性患者の男性化（多毛など）を誘発する．DHEAは身体に対する作用はテストステロンの作用に類似し，運動能力を改善し，免疫系を刺激し，体脂肪を減少させ，筋肉を増強させる（プロスポーツ領域でのドーピング剤の一つ）．

2）乳汁漏出は，PRLの生理作用（乳腺の発育と乳汁分泌）が増強されるためである．

3）性腺機能低下の二次的症状として，女性患者では骨粗鬆症は稀ではなく，骨密度は健康対照者より10～25%減じている．

4）Macroadenomaは，視力・視野障害を主徴とする．女性では月経異常は全例で認められるが，乳汁分泌は必ずしも全例ではない．乳腺の準備状態の如何や授乳に必要なほかのホルモンが下垂体機能不全で不足するためと考察されている．

5）Prolactinomaは下垂体卒中の頻度が高く，Sarwarら[11]は368例中の25例（6.8%）を報告している．女性，かつmacroadenomaに多い．ほとんどが無症状のMRI上の出血が多く自然消退している（MEMO☞656頁）．

6）高PRL血症を放置しておいた場合（治療後も含む），不妊，骨粗鬆症の早期出現はよく知られているが，がん罹患率が高まる（1.3倍）ことも報告されている．特に上部消化管がん（3.69倍）と血液がん（3.51倍）が多い．女性の乳がんは有意な増加はなく，逆に前立腺がんは低下（0.4倍）している[12]．

■診断

「間脳下垂体機能障害の診断と治療の手引き（平成30年度版）」[13]による診断基準を表13-10に示す．主症候の一つと血中PRL基礎値の上昇を確認する．PRL値は150 ng/mL以上では腫瘍存在の可能性は高いが，100 ng/mL以下では高PRL血症をきたす病態（特に薬剤の服用）を除外する必要がある．確認すべき疾患と薬剤を表13-11，表13-12に示す．

治療前の血中PRL値と腫瘍のサイズは概ね相関関係にある．Vilarら[14]の総説では，microadenoma（444例）のPRL値165±255 ng/mL（32-525）に対しmacroadenoma（250例）のそれは1,422±3,134 ng/dL（1082-1200）を報告している．一方，薬物性高PRL血症患者のPRL値は105±73である．

■治療

「間脳下垂体機能障害の診断と治療の手引き（平成30年度版）」[13]では，薬物療法

表13-10　高プロラクチン(PRL)血症の診断の手引き[13]

Ⅰ. 主症候
　1. 女性：月経不順・無月経, 不妊, 乳汁分泌,
　2. 男性：性欲低下, インポテンツ, 女性化乳房, 乳汁分泌
　3. 男女共通：頭痛, 視力視野障害(器質的視床下部, 下垂体病変による症状)
Ⅱ. 検査所見
　血中 PRL の上昇
　複数回測定し, いずれも施設基準値以上を確認する. マクロプロラクチノーマにおける PRL の免疫測定においてフック効果(過剰量の PRL が, 添加した抗体の結合能を妨げ, 見かけ上 PRL 値が低くなること)に注意すること.
Ⅲ. 鑑別診断
　1. 薬物服用による PRL 分泌過剰(表 13-12 の該当薬があれば休薬し, 血中 PRL 基礎値を再検する)
　2. 原発性甲状腺機能低下症
　3. 視床下部―下垂体病変
　上記 1,2 を除外した上でトルコ鞍部の画像診断を行う
　　1)　異常あり
　　　視床下部・下垂体茎病変
　　　　表 13-11 の 2 の 2)を主に画像診断から鑑別する.
　　　下垂体病変
　　　　PRL 産生腺腫(腫瘍の実質容積と血中 PRL 値が概ね相関する.)
　　　　先端巨大症(PRL 同時産生)
　　2)　異常なし
　　　他の原因(表 13-11 の 6)を検討する. 該当がなければ視床下部の機能性異常と診断する.
[診断の基準]
　確実例：ⅠのいずれかとⅡを満たすもの.

厚生労働科学研究費補助金　難治性疾患克服研究事業　間脳下垂体機能障害に関する調査研究班, 平成 22 年度総括・分担研究報告書, 2019

(ドパミン作動薬) が第 1 選択であり, 手術は薬物抵抗性あるいは副作用で服用が困難な場合に適応としている (**表 13-13**). 大きな腺腫の場合で薬物の効果はあるが縮小度が不十分な場合, 薬物を中止して手術で腫瘍量を減じた後に再び薬物療法を行うこともある. 放射線治療は, 薬物療法と手術摘出を行っても制御できない場合のみ検討する.

　薬物は, カベルゴリン (カバサール®) の週 1 回服用が我が国で最も汎用されている. 連日服用のブロモクリプチン (パーロデル®) やテルグリド (チザニジン®) より腫瘍縮小効果が優れ, 副作用も軽微で何よりも簡便である[14]. ドパミン作動薬の共通した副作用は, 消化器症状 (悪心, 嘔吐, 便秘), 起立性低血圧 (立ちくらみ, めまい), 鼻閉感, 眠気などである.

　カベルゴリンの用法用量は, 上記の手引き[13]では週 1 回, 就寝前に 0.25 mg/ 回より開始し, 上限を 1 mg/ 回を推奨している. 国際的には週 2 回, 0.25 mg/ 回より開

表13-11 高PRL血症をきたす疾患[13]

1. 下垂体病変	1) PRL産生腺腫 2) 先端巨大症(PRL同時産生)
2. 視床下部〜下垂体茎病変	1) 機能性 2) 器質性 • 腫瘍(頭蓋咽頭腫・ラトケ嚢胞・胚細胞腫・非機能性腫瘍・ランゲルハンス細胞組織球症など) • 炎症・肉芽腫(下垂体炎・サルコイドーシスなど) • 血管障害(出血・梗塞) • 外傷
3. 薬物服用(腫瘍以外で最も多い:表13-12)	
4. 原発性甲状腺機能低下症	
5. マクロプロラクチン血症(注)	
6. 他の原因	1) 慢性腎不全 2) 胸壁疾患(外傷, 火傷, 湿疹など) 3) 異所性PRL産生腫瘍

(注) PRLに対する自己抗体とPRLの複合体形成による. 高PRL血症の15〜25%に存在し, 高PRL血症による症候を認めない. 診断にはゲルろ過クロマトグラフィー法, ポリエチレングリコール(PEG)法, 抗IgG抗体法を用いて高分子化したPRLを証明する.

表13-12 高PRL血症をきたす薬剤[13]

ドパミン受容体拮抗薬	クロルプロマジン, ハロペリドール, メトクロプラミド
ドパミン合成阻害薬	α-メチルドパ
降圧剤	ラベタロール, レセルピン, ベラパミル
H2受容体拮抗薬	シメチジン, ラニチジン
エストロゲン製剤	経口避妊薬
抗精神病薬	リスペリドン, クロルプロマジン, ハロペリドール, パリペリドン, オランザピン, クロザピン, アセナピン
抗うつ薬	三環系抗うつ薬(クロミプラミン, アミトリプチリン等) 選択的セロトニン再取り込み阻害薬(フルボキサミン等)
抗てんかん薬	フェニトイン
麻薬	モルヒネ, メサドン, アポモルヒネ等

始し, microadenomaには0.5〜1.0 mg/週, macroadenomaには2 mg/週が一般的である. 2 mg/週投与でPRL値が正常化しなければ薬剤抵抗性と判断し, 薬剤の増量あるいは変更, 手術摘出, あるいは放射線治療を考慮する. 女性ではPRLが正常化しない限り月経周期は回復しない.

薬剤増量に関しては, 2011年米国内分泌学会はカベルゴリン抵抗性症例への同剤の増量および同剤を用いたPRL産生腫瘍患者の不妊治療を認めた. 我が国ではOno

表13-13　PRL 産生腺腫の治療の手引き[13]

1. ドパミンアゴニストによる薬物療法が第1選択である. Cabergoline や bromocriptine あるいは terguride が用いられる.
2. 手術は, 薬物療法に抵抗する場合, あるいは副作用などで服薬できない場合に適応となる.
3. Macroprolactinoma の場合, cabergoline や bromocriptine に反応性が良好ならば, 薬物療法を継続する. しかし, 効果が不十分な場合には, 短期間で薬物を中止し, 手術によって腫瘍容積を可及的に減じた上で, 再度薬物療法を行う. 髄液鼻漏(髄膜炎)をきたす可能性があること, 妊娠中(薬物療法中断中)に腫瘍の急性増悪をきたす可能性があることに注意を要する.
4. Microprolactinoma の場合, 熟達した脳神経外科医が手術すれば治癒する可能性が十分あることを治療の選択肢として説明する(トルコ鞍内に限局し非浸潤性のものが適応となる).

厚生労働科学研究費補助金　難治性疾患克服研究事業　間脳下垂体機能障害に関する調査研究班, 平成22年度総括・分担研究報告書, 2019

らのグループ[15,16]がこの2つの課題に積極的に取り組んでいる. 彼らは同剤の半減期が43時間であることより, 週2回投与を原則として0.25 mgより開始し, PRL値の低下状況をみながら2～4週毎に0.25 mgずつ増量し, 1回投与量を最大12 mgまで増量している. この結果, カベルゴリン抵抗性26例中25例が平均5.2 mg/週（3～12 mg/週）PRL値が正常化している.

カベルゴリン治療の効果をVilarら[14]の総説よりまとめる. PRL値の正常化（endocrinological remission）は86%の症例で観察され, 効果が得られなかったのは10%である. 有害事象は22%で報告されているが治療中断に至ったのは8%にすぎない. PRL値正常化は, microadenomaで91%, macroadenomaでは83%と前者の有効率が高い. 腫瘍完全消失率は59%だが, 50%以上の縮小は80%の症例で観察されている.

しかし投与を中止するとPRL値が再上昇するため長期服用（少なくとも2年）が必要とされてきた. Dekkersら[17]は, ブロモクリプチンをも含むドパミン作動薬で寛解に至り投与を終了した743報告例について, 投与終了後のPRL値正常化継続率についてmetaanalysisを行い, microadenomaでは21%, macroadenomaでは16%にすぎないと報告している. Huら[18]はカベルゴリン治療例について同じ検討を行い, 35%の症例でPRL正常化が持続したとしている. 逆に, 65%が再上昇（内分泌的再発）したことになる. このような症例には同剤の再投与, 手術摘出, 定位放射線治療などが検討される.

カベルゴリン治療の有害事象をまとめる.

1）一般的な有害事象として, 嘔気30%前後, 嘔吐ほとんどなし, 頭痛20%前後であり, これらによる治療継続断念は3%程度である. これらの有害事象は, ブロモクリプチンと比較して大幅に減少している[19].

2）2007年ドパミン作動薬（DA）で治療したパーキンソン病患者に心臓弁膜疾患が

多発することが報告[20]され，PRL産生下垂体腫瘍への影響が大きな話題となった．しかし，Stilesら[21]はDAの投与量が絶対的少量であることより，PRL産生腫瘍でのDA治療は安全であると報告している．それでもリスクはゼロではないことより，Caputoら[22]は，1）心雑音，2）カベルゴリン投与期間が3 mg/週で5年以上，3）50歳以上（一般的に心疾患の危険あり），の3条件のうち1つでもあれば，1年に1回の心機能検査を推奨している．

3）高次脳機能への影響として，衝動性制御障害（impulse control disorder: ICD）がカベルゴリン服用者の46%に程度の差は別として観察されている（Beccutiら）[23]．ICDの症状として多いのは，強迫性性衝動（27%），衝動食い（22%），買い物依存症（18%），反復常道行動（20%）などであり，これらはカベルゴリンを服用していない下垂体前葉腫瘍患者でも低頻度であるが認められる．

4）さらに，全般性注意機能障害も報告され，高PRL血症が脳高次機能へ与える影響として注目されている[24]．

1. 手術療法

未治療症例に対する手術成績として，PRL正常化率はmicroadenomaで70%，macroadenomaで30%程度が多くの脳神経外科医より報告されている[25]．一方でカベルゴリンによる正常化率はmicroadenomaでは90%以上であるため，現在では手術は第1選択にはなっていない．薬物抵抗性症例が1つの適応ではあるが，Onoらの報告[15]によりカベルゴリン投与量増加によりPRL正常化率は99%にまで上昇している．再発症例に対しても同等の効果があり，本腫瘍に対する積極的な手術摘出の適応は極めて限られた症例のみである．

一方で，近年はendoscopic transsphenoidal surgeryの普及もあり，手術摘出効果の見直しが行われている．Zamanipoorら[26]は1,926文献を渉猟し，ドパミン作動薬治療群（3,564例）と手術摘出群（1,836例）の長期寛解率に関するメタアナリシスを行っている．分析症例の条件は，前者では投与期間中央値24ヵ月以上，投与終了からの期間中央値12ヵ月以上，後者は術後経過期間中央値22ヵ月以上での追跡である．ドパミン作動薬治療群（平均腫瘍径27.6 mm）の寛解率34%に対し手術摘出群（平均腫瘍径17.5 mm）の寛解率は67%で有意に高い．Microadenomaの寛解率は36% vs 83%，macroadenomaでは28% vs 60%で，手術摘出群が優れている．内容が異なるとはいえ，薬物の有害事象は26%，手術合併症は11%と報告されている．治療後の患者健康関連QOLは両治療群間で有意な差はない．無作為比較試験ではなくそれなりの適応を選んだ治療結果の比較であるが，長期寛解率に関する貴重な報告である．Maら[27]も809例の分析で同じ結論を述べている．

2. 放射線治療

治療総論で述べたように，本来下垂体腺腫の放射線感受性は高くない．ドパミン作動薬が登場する前のX線外部照射（LINAC）の本腫瘍に対する効果は，腫瘍増大制御率は80%前後だが，PRL値正常化率は20～30%である[28,29]．現在は，薬剤抵抗性症例あるいは万策尽きた後の再発症例に対する治療として定位放射線治療（γ knifeなど）が行われている．腫瘍増大制御（tumor control）は90～100%の症例で得られるが，PRL値正常化率は30～40%にとどまり，逆に新たな下垂体機能不全症候が12～17%で観察されている[30,31]．

■妊娠と治療の両立

Prolactinoma患者（未治療）が妊娠を希望した場合，腺腫そのものの治療を行いPRLを正常化させ妊娠を誘導すべきである．手術摘出が主体であった頃でも，Lawsら[32]は術前に妊娠を希望した患者の84%（macroadenoma例を含む）が妊娠し正常児を得たと報告している．

現在のカベルゴリン治療時代では，薬剤治療中のPRL産生腺腫患者が妊娠－出産を希望した場合，妊娠が判明した時点で同剤投与を中止する．ドパミン作動薬は胎盤を通過するため流産，多胎妊娠，先天奇形などの発生を危惧する処置であるが，実際には6,000例以上のデータ分析でその危険は否定されている．しかし，血中カベルゴリンは服用中止後も30日間は検出されるため胎児が暴露されていることは間違いない．将来，何らかの有害事象が発現する危険はゼロではない．妊娠中の腫瘍増大はあり得る．原因として，抗腫瘍薬であるDA服用中止の影響とエストロゲンの上昇が議論されている．Microadenoma症例では5%以下だが，macroadenoma症例では35%の報告がある．この場合，腫瘍サイズによるが，DA再開あるいは注意深く観察しつつの出産である．

出産率に関して，Onoら[16]はカベルゴリンを0.25～9 mg/週で投与し，挙児希望者86名中83例（97%）で出産を得ている．ブラジルからの多施設共同研究[33]では，233妊娠において89%が出産し，流産は11%であった．出産のうち，早産12%，先天奇形児4.3%，低体重新生児6%，後に発達障害が判明した児7%と報告している．我が国の全妊娠例についての集計では，流産15%と早産5%[34]，低体重児9～10%[35]，先天奇形児3.3%[36]，発達障害児6.5%[37]が報告されている．背景が異なるため科学的な比較は困難であるが，全妊娠症例での上記の異常出産率は，カベルゴリン治療妊娠者と有意な差はないようである．

出産後は25～40%症例でPRL値は正常化し，MRIでは腫瘍陰影を確認できない状態（寛解）になる[38,39]．

文献

1) Tjörnstrand A, Gunnarsson K, Evert M, et al.: The incidence rate of pituitary adenomas in western Sweden for the period 2001-2011. Eur J Endocrinol 171: 519-526, 2014
2) Saeger W, Lüdecke DK, Buchfelder M, et al.: Pathohistological classification of pituitary tumors: 10 years of experience with the German Pituitary Tumor Registry. Eur J Endocrinol 156: 203-216, 2007
3) Arya VB, Aylwin SJB, Hulse T, et al. Prolactinoma in childhood and adolescence- Tumour size at presentation predicts management strategy: Single centre series and a systematic review and meta-analysis. Clin Endocrinol (Oxf) 94: 413-423, 2021
4) Wolfsberger S, Czech T, Vierhapper H, et al.: Microprolactinomas in males treated by transsphenoidal surgery. Acta Neurochir (Wien) 145: 935-940, 2003
5) Randall RV, Laws ER Jr., Abboud CF, et al.: Transsphenoidal microsurgicsal treatment of prolactin-producing pituitary adenomas. Results in 100 cases. Mayo Clin Proc 58: 108-121, 1983
6) Franks S, Jacobs HS, Martin N, et al.: Hyperprolactinemia and impotence. Cli Endocrinol 8: 277-287, 1978
7) Wierinckx A, Delgrange E, Bertolino P, et al.: Sex-Related differences in lactotroph tumor aggressiveness are associated with a specific gene-expression signature and genome instability. Front Endocrinol (Lausanne) 9: 706, 2018
8) Espinosa E, Sosa E, Mendoza V, et al.: Giant prolactinomas: are they really different from ordinary macroprolactinomas? Endocrine 52: 652-659, 2016
9) Teperman L, Futterweit W, Zappulla R, et al.: Oral contraceptive history as a risk indicator in patients with pituitary tumors with hyperprolactinemia: a case comparison study of twenty patients. Neurosurgery 7: 571-573, 1980
10) Coulam CB, Annegers JF, Abboud CF, et al.: Pituitary adenoma and oral contraceptives: a case-control study. Fertil Steril 31: 25-28, 1979
11) Sarwar KN, Huda MS, Van de Velde V, et al.: The prevalence and natural history of pituitary hemorrhage in prolactinoma. J Clin Endocrinol Metab 98: 2362-2367, 2013
12) Berinder K, Akre O, Granath F, et al.: Cancer risk in hyperprolactinemia patients: a population-based cohort study. Eur J Endocrinol 165: 209-215, 2011
13) 間脳下垂体機能障害に関する調査研究班: 間脳下垂体機能障害の診断と治療の手引き(平成30年度改訂). 日本内分泌学会誌 95: Suppl. 1-60, 2019
14) Vilar L, Abucham J, Albuquerque JL, et al.: Controversial issues in the management of hyperprolactinemia and prolactinomas - An overview by the Neuroendocrinology Department of the Brazilian Society of Endocrinology and Metabolism. Arch Endocrinol Metab 62: 236-263, 2018
15) Ono M, Miki N, Kawamata T, et al.: Prospective study of high-dose cabergoline treatment of prolactinomas in 150 patients. J Clin Endocrinol Metab 93: 4721-4727, 2008
16) Ono M, Miki N, Amano K, et al.: Individualized high-dose cabergoline therapy for hyperprolactinemic infertility in women with micro- and macroprolactinomas. J Clin Endocrinol Metab 95: 2672-2679, 2010
17) Dekkers OM, Lagro J, Burman P, et al.: Recurrence of hyperprolactinemia after withdrawal of dopamine agonists: systematic review and meta-analysis. J Clin Endocrinol Metab 95: 43-51, 2010
18) Hu J, Zheng X, Zhang W, et al.: Current drug withdrawal strategy in prolactinoma patients treated with cabergoline: a systematic review and meta-analysis. Pituitary 18: 745-751, 2015
19) Webster J, Piscitelli G, Polli A, et al.: A comparison of cabergoline and bromocriptine in the treatment of hyperprolactinemic amenorrhea. Cabergoline Comparative Study Group. N Engl J Med 331: 904-909, 1994
20) Schade R, Andersohn F, Suissa S, et al.: Dopamine agonists and the risk of cardiac-valve

regurgitation. N Engl J Med 356: 29-38, 2007
21） Stiles CE, Lloyd G, Bhattacharyya S, et al.: Incidence of cabergoline-associated valvulopathy in primary care patients with prolactinoma using haard cardiac endpoints. J Clin Endocrinol 106: e711-e720, 2021
22） Caputo C, Prior D, Inder WJ: The need for annual echocardiography to detect cabergoline-associated valvulopathy in patients with prolactinoma: A systematic review and additional clinical data. Lancet Diabetes Endocrinol 3 :906-913, 2015
23） Beccuti G, Guaraldi F, Natta G, et al.: Increased prevalence of impulse control disorder symptoms in endocrine diseases treated with dopamine agonists: a cross-sectional study. J Endocrinol Invest 44: 1699-1706, 2021
24） Chen A, Cao C, Liu B, et al.: Hyperprolactinemia associated with attentional processing and interference control impairments in patients with prolactinomas. Brain Sci 12: 1091, 2022
25） Kreutzer J, Buslei R, Wallaschofski H, et al.: Operative treatment of prolactinomas: indications and results in a current consecutive series of 212 patients. Eur J Endocrinol 158: 11-18, 2008
26） Zamanipoor Najafabadi AH, Zandbergen IM, de Vries F, et al.: Surgery as a viable alternative first-line treatment for prolactinoma patients. A systematic review and meta-analysis. J Clin Endocrinol Metab 105: e32-41, 2020
27） Ma Q, Su J, Li Y, et al.: The Chance of permanent cure for micro- and macroprolactinomas, medication or surgery? A systematic review and neta-analysis. Front Endocrinol（Lausanne）9: 636, 2018
28） Gillam MP, Molitch ME, Lombardi G, et al.: Advances in the treatment of prolactinomas. Endocrine Reviews 27: 485-534, 2006
29） Sheplan Olsen LJ, Robles Irizarry L, Chao ST, et al.: Radiotherapy for prolactin-secreting pituitary tumors. Pituitary 15: 135-145, 2012
30） Mathieu D, Kotecha R, Sahgal A, et al.: Stereotactic radiosurgery for secretory pituitary adenomas: Systematic review and International Stereotactic Radiosurgery Society practice recommendations. J Neurosurg 136: 801-812, 2022
31） Li Y, Huang M, Liang S, et al.: Gamma Knife Radiosurgery（GKRS）for Patients with Prolactinomas: Long-Term Results From a Single-Center Experience. Med Sci Monit 26: e924884, 2020
32） Laws ER Jr., Fode NC, Randall RV, et al.: Pregnancy following transsphenoidal resection of prolactin-secreting pituitary tumors. J Neurosurg 58: 685-688, 1983
33） Sant' Anna BG, Musolino NRC, Gadelha MR, et al.: A Brazilian multicentre study evaluating pregnancies induced by cabergoline in patients harboring prolactinomas. Pituitary 23: 120-128, 2020
34） 日本産科婦人科学会ホームページ: https://www.jsog.or.jp
35） 平成30年度子ども・子育て支援推進調査研究事業: https://www.mhlw.go.jp
36） クリアリングハウス国際モニタリングセンター日本支部: 先天異常モニタリングセンター報告: https://icbdsr-j.jp
37） 文部科学省: 通常の学級に在籍する発達障害の可能性のある特別な教育的支援を必要とする児童生徒に関する調査結果について. 2012: www.mext.go.jp/a_menu/shotou/tokubetu/material/1328729.htm
38） O'Sullivan SM, Farrant MT, Ogilvie CM, et al.: An observational study of pregnancy and post-partum outcomes in women with prolactinoma treated with dopamine agonists. Aust N Z J Obstet Gynaecol 60: 405-411, 2020
39） Laway BA, Baba MS, Bansiwal SK, et al.: Prolactinoma outcome after pregnancy and lactation: a cohort study. Indian J Endocrinol Metab 25: 559-562, 2021

3　Corticotroph tumor〔adrenocorticotropic hormone（ACTH）産生腫瘍，Cushing 病〕

■概念と基本事項

全下垂体腫瘍の5%前後にみられる稀な腫瘍でCushing病とも呼ばれる．全国脳腫瘍統計（2005～2008）では162例（下垂体腺腫の7.7%）が登録されている．女性に多い（73%）．年齢中央値は50～54歳の間にある．30～69歳の間に80%がほぼ均一に分布する．20歳未満は3例（1.9%）にすぎない．

スウェーデンの統計[1,2]によると年間発生率は人口10万につき0.16人で，女性が77%を占める．同国では，1987～2013年症例で人口10万人あたり2.0人に増加している．診断効率が上がったためか，あるいは真に増加したのかは不明とのことである．

腫瘍サイズは，通常のMRIで描出されない症例が20～25%，microadenomaが40～55%，macroadenomagが25～35%である[3-5]．

本腫瘍のサブタイプは，ACTH分泌顆粒の多寡によるdensely granulated corticotroph tumor，sparsely granulated corticotroph tumor，およびCrooke cell tumorの3型に分かれるが，前2者の別個の治療成績報告は少ない．本稿では前2者を合わせた従来のACTH産生腺腫としての病態，診断，治療をまとめ，章末に現時点で報告されている2者の臨床像の相違と，Crooke cell tumor記載する．

■病態

本腫瘍では，過剰に分泌された副腎皮質刺激ホルモン（ACTH）が，糖質コルチコイド（コルチゾール）のみならず，その他の副腎皮質ホルモンをも過剰に分泌させるため，コルチゾール過剰に加えて，他のホルモン過剰症状も相乗され，複雑な身体機能変化を呈する．各ホルモンの分泌過多による主たる症状を表13-14に示し，表13-15の診断基準理解の一助とする．

本病は数十年間にわたり慢性的，持続的な副腎皮質ホルモンの過剰分泌による健康被害をもたらせている．しかも糖尿病，高血圧，心不全など生命危機に直結する症状のため，罹患者の標準化死亡比（standardized mortality ratio: SMR）は2.5倍と高い[2,6]．これらの腫瘍関連症状は診断前より持続し，その頻度は糖尿病20～47%，高血圧55～85%，心疾患23～62%，うつ病55～80%，脳萎縮86%などが報告されている[7]．

■症状

本腫瘍（Cushing病）に特徴的な症状を表13-15に列挙する．90%以上で肥満および満月様顔貌，60～70%に高血圧がみられる．精神症状も40%程度に観察される．

表13-14　副腎皮質ホルモンとその分泌過多症状

副腎皮質ホルモン	分泌過多による主たる症状
コルチゾール （糖質コルチコイド）	• 四肢骨格筋タンパク質を分解し，肝臓における糖新生を促進し，またインスリン作用に拮抗 • 弱い作用だが Na 再吸収と K 排泄促進（高血圧） • 抗ストレス作用による交感神経刺激（血圧と脈拍の上昇） • 四肢の中性脂肪分解と体幹部の皮下脂肪蓄積 • 脂質代謝の異常 • 腸管および腎での Ca 吸収を抑制し，二次性副甲状腺機能亢進を誘発し，骨からの Ca 動員を惹起する（→骨粗鬆症） • 抗炎症 / 抗免疫作用による易感染性
アルドステロン （鉱質コルチコイド）	腎尿細管での Na 再吸収調節が破綻し， • Na 体内貯留性高血圧（腎血管性），低 K 血症 • ネフローゼ症候群，心不全
アンドロゲン （性ホルモン）	• 多毛症の一方で頭髪が薄くなる • にきび，声音低下，筋肉量増加 • 女性：婦人科疾患（無月経など） • 男性：前立腺疾患など

なお，pre（sub）-clinical Cushing disease という疾患概念がある．Cushing 症候群に特有な症状はないが，ACTH 産生腺腫を有している．

■診断

間脳下垂体機能障害の診断と治療の手引き（平成 30 年度改訂，表 13-15）[8] は，ステップを追っての診断基準を記している．ステップⅠは症候確認であり，特異的症候と非特異的症候が各々 1 つでもあれば本症が疑える．Ⅱで ACTH とコルチゾールの高値を確認し，次いで（Ⅲ）ACTH の自律性分泌の証明目的でスクリーニング検査を行う．最後（Ⅳ）に診断確定検査として，副腎皮質刺激ホルモン放出ホルモン（corticotropin-releasing hormone，CRH）投与による ACTH 値の動態，一晩大量デキサメサゾン抑制試験によるコルチゾール値の動態，MRI による腫瘍存在を確認する．MRI で腫瘍が描出できない場合は，選択的下錐体静脈血サンプルリング（inferior petrosal sinus sampling: IPSS）を行い，ACTH 高値を確認する．これらⅠ～Ⅳのステップの結果を総合して本腫瘍の診断を確定する（Ⅴ）．

1.5T MRI の腫瘍診断率は 50% 前後の報告が多い．腫瘍が小さく ACTH 分泌過多量が多くなくても，長年にわたる副腎皮質ホルモン過剰症状が前面にでるため，MRI でも描出できない microadenoma が多いためである．一方で IPSS の腫瘍診断確率は 81 ～ 100% と報告され，1.5T MRI より高い．3T MRI の診断率に関して，Fukuhara ら [9] は sensitivity 80%，specificity 100% と報告しているが，macroadenoma 症例を除い

表13-15　クッシング病の診断の手引き[8]

［Ⅰ. 症候確認］および［Ⅱ. 血中 ACTH と血中・尿中コルチゾールの基準値確認］→［Ⅲ. スクリーニング検査］→［Ⅳ. 診断確定検査］→［Ⅴ. 診断確定］へと進む

［Ⅰ症候確認］と［Ⅱ血中 ACTH と血中・尿中コルチゾールの基準値確認］

Ⅰ. 主症候（サブクリニカルクッシング病では，これらの特徴所見を欠き，下垂体偶発腫瘍として発見されることが多い.）
（1）特異的症候
満月様顔貌
中心性肥満または水牛様脂肪沈着
皮膚の伸展性赤紫色皮膚線条（幅 1 cm 以上）
皮膚のひ薄化および皮下溢血
近位筋萎縮による筋力低下
小児における肥満を伴った成長遅延
（2）非特異的症候
高血圧，月経異常，座蒼（にきび），多毛，浮腫，耐糖能異常，骨粗鬆症，色素沈着，精神障害
上記の（1）および（2）の中から，それぞれ 1 つ以上を認める.
Ⅱ. 検査所見
（1）血中 ACTH とコルチゾール（同時測定）がともに高値～正常を示す（採血は早朝（8 ～ 10 時）に約 30 分間の安静の後に行う. ACTH が抑制されていないことが，副腎性クッシング症候群との鑑別において重要. コルチゾール値に関しては，約 10% の測定誤差を考慮して判断する. コルチゾール結合グロブリン（CBG）欠損（低下）症の患者では，血中コルチゾールが比較的低値になるので注意を要する.
（2）尿中遊離コルチゾールが高値を示す（原則として 24 時間尿で測定. 一般に 70 μ g/ 日以上で高値とする. ほとんどの顕性クッシング病では 100 μ g/ 日以上となる.）
上記の（1）（2）を満たせば，ACTH の自律性分泌の証明目的で，Ⅲスクリーニング検査を行う.

Ⅲ. スクリーニング検査

（1）一晩少量デキサメサゾン抑制試験：前日深夜に少量（0.5 mg）のデキサメサゾンを内服した翌朝（8 ～ 10 時）の血中コルチゾール値が抑制されない（3 μ g/dL 以上でサブクリニカルクッシング病を，5 μ g/dL 以上でクッシング病を疑う）.
（2）血中コルチゾール日内変動：複数日において深夜睡眠時の血中コルチゾール値が 5 μ g/dL 以上を示す（複数日測定での高値確認が必要）.
上記（1）と（2）を満たせば，ATCH 依存性クッシング症候群の確率が高くなり，次の異所性 ACTH 症候群との鑑別を目的に確定診断検査を行う.

Ⅳ. 確定診断検査

（1）CRH 試験：ヒト（CRH 100 μg）静注後の血中 ACTH 頂値が前値の 1.5 倍以上に増加する.（DDAVP 4 μg 静注後の血中 ACTH 値が前値の 1.5 倍以上を示すことも本疾患の診断に有用.）
（2）一晩大量デキサメサゾン抑制試験：前日深夜に大量（8 mg）のデキサメサゾンを内服した翌朝（8 ～ 10 時）の血中コルチゾール値が前値の半分以下に抑制される.（著明な高コルチゾール血症の場合，大量（8 mg）抑制試験では，血中コルチゾールが 1/2 未満に抑制されない例もある）
（3）画像検査：MRI 検査により下垂体腫瘍の存在を証明する〔微小腺腫の描出には 3 テスラ MRI を推奨する. その場合，小さな偶発腫（非責任病巣）の描出可能性を念頭に置く〕.
（4）選択的下錐体静脈洞血サンプリング（MRI にて下垂体腫瘍と診断できない場合は必ず行う）：血中 ACTH 値の中枢・末梢比（C / P 比）が 2 以上（CRH 刺激後は 3 以上）. C/P 比が 2 未満（CRH 刺激後は 3 未満）なら異所性 ACTH 症候群の可能性が高い.

海綿静脈洞血サンプリングの場合，血中 ACTH 値の C/P 比が 3 以上（CRH 刺激後は 5 以上）ならクッシング病の可能性が高い. いずれのサンプリング方法でも定義を満たさない場合には，同時に測定した PRL 値による補正値を参考とする.

Ⅴ.　診断確定

［診断基準］
・確実例：Ⅰの（1）のいずれかとⅠの（2）のいずれか，ⅡとⅢの全て，および
Ⅳの（1），（2）と，（3）あるいは（4）を満たすもの
・疑い例：ⅠのいずれかとⅡとⅢの全てを満たすもの

て分析するとspecificityは72%に低下する．それでも直径2 mm腫瘍なら描出可能である．

■ 治療方針

間脳下垂体機能障害の診断と治療の手引き（平成30年度改訂）[8]による治療方針を記す．クッシング病は治療しなければ，心血管疾患，脳血管疾患，重症感染症，骨粗鬆症などの合併症のため，致死的となる疾患である．治療の目的は，高コルチゾール血症を速やかに是正し，生命予後およびQOLを改善することである．治療手段としては，手術による腫瘍摘出，薬物療法，および放射線治療がある．第1選択治療は腫瘍摘出手術であり，摘出後も高コルチゾール血症が改善しない場合は，薬物療法を行う．放射線治療は，原則的には薬物療法が十分に効果を発揮しなかった場合の第3期治療になるが，第2期治療として行う選択肢も残されている．

なお，高コルチゾール血症が重度であり，重症感染症や自殺企図などのリスクがある場合は，診断のための検査より治療を優先させる．

■ 手術摘出

手術摘出が最も有効な手段である．寛解の診断基準は治療グループにより微妙に異なるが，間脳下垂体機能障害の診断と治療の手引き[8]では，術後1週間後の早朝血中コルチゾールが1 μg/dL未満を求めている．一般的には術後1週間以内の早期コルチゾール値が2 μg/dL（55nmol/L）未満である[10]．寛解基準に達しなくてもコルチゾール値が2～5 μg/dLであれば経過観察を行う．しかし，5 μg/dL以上であれば追加治療を必要とする．

ACTH産生腺腫の80%以上はmicroadenomaかつ1～2 mmの小さなものが多く，逆に手術で確実に切除するには豊富な経験と技術を必要とする（詳細は手術書を参照）．一般的に手術による寛解率（≒治癒率）は70～90%で，microadenomaに限れば90%以上である．逆にいえば，前記寛解基準を達成しても10年で10%前後の再発がある．

現在は，microscopic transsphenoidal surgery（TSS）からendoscopic TSSへと進化している．Broersenら（2018）[11]は，6,695手術報告症例のmeta-analysisを行い，全体評価ではmicroscopic TSS（85%の症例）とendoscopic TSS（15%）の寛解率は80%で有意差はないが，macroadenomaの寛解率（60% vs 76%）と，再発率（17.0% vs 1.5%）より後者のendoscopic TSSが今後の主流となろうと結論している．

腫瘍が完全摘出されると二次性の副腎不全が生じるため，グルココルチコイドの補充が一定期間必要となる（約1年から数年）．

MRIで腫瘍の確認が行えないMRI-negative症例が10～20%存在する[12,13]．年齢，性別，ACTHなどのホルモン異常度について，MRI確認症例との間に有意な差はない．このような症例の手術においては，IPSS（下錐体静脈洞血サンプリング）にて，高値を示したサイドの前葉組織を切開し，腫瘍を探索し，50～60%の症例で腫瘍を確認できるとの報告が多い（Sharifiら）[13]．それでも確認できなかった場合は，IPSS結果に従ってACTH値が高値のサイドを中心に1/3前葉切除（gland resection）あるいは2/3前葉切除を行う[14,15]．切除塊に腫瘍が確認できるのは30%前後である．Carrら[15]は1/3前葉切除で22例中18例（82%）で寛解（6.5年追跡）が得られているため，最終選択肢として2/3前葉切除をすすめている．一方，Yangら[16]は，症例報告のsystematic reviewの結果，IPSS結果に従った1/3前葉切除での寛解率が78%であることより，1/3前葉切除あるいは両側1/3切除をすすめている．

■薬物療法

ACTHを抑制する薬剤とコルチゾールそのものを抑制する薬剤がある．

1. 腫瘍に直接作用してACTH分泌を抑制する薬剤

手術摘出後もコントロール不良症例や，全摘出ができなかった症例に用いる．治療方法としてソマトスタチン類似化合物（オクトレオチドあるいはランレオチド）やドパミン作動薬（カベルゴリンなど）が試みられているが，限られた症例にのみ効果を認める．

1）GH産生腫瘍治療に用いるpasireotide（パシレオチドパモ酸塩徐放性製剤）の深部（臀部）筋肉内注射（4週間に1回10～40 mg）が保険適用である．効果は低く作用発現も遅いが，腫瘍縮小効果があるため軽～中等症で腫瘍残存症例には有用である．ただし，耐糖能や糖尿病の悪化が高率に見られる．

2）プロラクチン産生腫瘍に有効なドパミン作動薬（カベルゴリンなど）は，クッシング病で有効であるとする報告があるが，効果のある症例は1/3程度と考えられる．また，腫瘍縮小効果は認めにくい．我が国では保険適用はない．

2. 副腎からのコルチゾール分泌を抑制する薬剤

副腎からのコルチゾール分泌を抑制するものとして，ステロイド合成酵素阻害薬であるメチラポン，トリロスタン，ミトタンが保険適用である．

1）メチラポンは比較的即効性で効果の高い薬剤である．少量から開始し尿中遊離コルチゾールが正常化するまで増量する方法と，内因性コルチゾールを十分抑制する量を内服してヒドロコルチゾンを補充する方法がある．前者は，メチラポン1回250 mgを1日1回から開始し，数日毎に適時増量する．後者はメチラポン1回500～1,000 ngを1日3回内服し，ヒドロコルチゾン15～20 mg/日を補充する．

緊急性のある場合は後者を推奨する．メチラポンによる肝機能障害に注意が必要である．長期使用によって男性化徴候が悪化する場合がある．迅速に効果を認め効果も強い．

2）トリロスタンは1回60 mg1日3～4回内服で開始し，尿中遊離コルチゾールを指標に適時増量する（1日480 mgまで）．効果発現は緩徐である．

3）ミトタンは効果発現まで長時間が必要であり，1回250～500 mg 1日3回内服で開始し漸次増量する．効果発現には期間を要する．副腎皮質の細胞障害が進行した場合，グルココルチコイドの補充が必要である．肝臓で生体異物を代謝する酵素であるCYP3A4に影響するため，各種薬剤との相互作用に注意を要する．下垂体手術予定者には使用しない．また，長期使用によって呂律不全など神経毒性が現れることがある．

■放射線治療

LINAC 50Gyの照射にて3～5年間の寛解率50～60%が報告[10]されているが，本腺腫に対する外部照射の効果を評価した臨床研究はない．最近はSRSが主体となっており，66～78%の寛解率が報告されている[17]．しかし，外部照射でもSRSでも汎下垂体前葉機能不全が25～50%報告されており，かつ時間とともに増加する．生涯にわたって前葉ホルモン補充療法が必要になる．

■長期治療予後

手術摘出にもかかわらずコルチゾールが低下しない症例や寛解後の再発症例には，薬剤あるいは放射線治療を加えて寛解に至る努力が続けられる．スウェーデンの下垂体腫瘍登録機構からの長期追跡報告（371例，追跡中央値19.6年）[5]では，1，5，10，15，20年のホルモン値寛解率は，80，92，96，91，97%で，治療医の努力がうかがえる（表13-16）．Kaplan-Meier法による生存確率は10年から90%を下回り，20年74%である．年齢，性，居住域を一致させた対照群と比較すると，死亡リスクは2.1倍と高い．この死亡リスク比は，手術後寛解が得られた症例では1.5倍だが，寛解が得られなかった症例では5.6倍に高くなる．死亡66例の死因は，心血管疾患32例（48%），感染症12例（18%），悪性腫瘍8例（12%）の順で，前2者は標準化罹患比（standard incidence ratio: SIR）より有意に高い．

寛解の定義が国際的に統一されていないため，寛解率は報告グループにより異なる．米国の8 Pituitary Centersでの230例の追跡[18]では，最初の手術摘出によるホルモン値寛解率41%（91例）で，その後非寛解患者には種々の治療を追加した結果の最終追跡時の寛解率は49%で，非寛解者は30%に及ぶ（消息不明者21%）．

治療により寛解に至った患者群の標準化死亡比（SMR）に関する8コホート研究

表13-16 Swedish Pituitary Register(1991～2018年，追跡中央値10.6年)の長期追跡結果[5]

年次追跡者数 a)（資料取得）		Biochemical Remission*		資料(－)症例数	生存確率(Kaplan-Meier)	
		寛解数 b)（寛解率）	非寛解数 c)		クッシング病	対照1,484例
1年	313	250（80%）	63	8	（記載なし）	（記載なし）
5年	272	249（92%）	23	15	92%	98%
10年	187	179（95%）	8	12	86%	94%
15年	107	97（91%）	10	5	81%	90%
20年	62	60（97%）	2	0	74%	85%

a＝b＋c, 寛解率＝b/a
* 生化学的寛解の定義：深夜唾液コルチゾール正常値, and/or 一晩デキサメタゾン抑制試験で血中コルチゾール<50 nmol/L, and/or 24時間尿中遊離コルチゾールが正常上限以下, or 下垂体手術, 放射線治療, 両側副腎摘出術後の低コルチゾール症出現

（総計766症例）を分析したvan Haalenら[6]は，ランダム効果モデルでプール（要約）したSMRを2.5（95%CI 1.4-4.2）と算出し，同時に，生化学的な初期寛解後も死亡率が上昇すること，および，寛解状態を持続してもコルチゾールの長期過剰曝露による代謝異常病態を直接覆すことはできないことを強調している．他の報告でも，治療に至るまでの長年のコルチゾール高値持続のため，治療後寛解が得られても血管病変発生率が高く易感染性も強い．病態の項に記したように，糖尿病20～47%，高血圧55～85%，心疾患23～62%，うつ病55～80%，脳萎縮86%，などが報告されている[7,19]．

加えて重要なことは，長年寛解が得られている患者でも本人の感じるQOL（Patient Reported Outcome）は高いとはいえない[20]．現状/将来への不安（94%），身体機能低下（93%），易疲労性（89%），記憶力低下（88%）など，社会生活への参加が著しく低下している状況がうかがわれる．

■Corticotroph腫瘍のsubtype

Densely granulated corticotroph tumor，Sparsely granulated corticotroph tumor，およびCrooke cell tumorがあげられている．

1. Densely granulated corticotroph tumorとSparsely granulated corticotroph tumor

この2者は分泌顆粒の多寡による分類で，かつては電子顕微鏡観察によって診断されてきた．今回の転写因子分類では電子顕微鏡観察を必要とせず，低分子ケラチン染色が強く，かつびまん性に観察されればdensely granulated corticotroph tumorと診断する．

現時点でsubtype別の病態に関する報告が少ない中で，ワルシャワのMilitary Institute of Medicineからの277例の報告は貴重である[21].

- **症例比率**：Densely granulated corticotroph tumor（DG）189例（81%）が主体で，sparsely granulated corticotroph tumor（SG）は52例（19%）である.
- **年齢**：両者の平均は42.9歳と45.4歳で差はない
- **女性比率**：DG 84%，SG 74%で有意差はない
- **Microadenoma比率**：DGが有意に多い（57% vs 39%）
- **海綿静脈洞などへの浸潤率**：DGが有意に少ない（17% vs 38%）
- **Ki-67 LI 3%以上比率**：DGが有意に少ない（22% vs 42%）
- **手術摘出後のホルモン値寛解率**：DGが有意に多い（48% vs 28%）

以上より，Corticotroph腫瘍ではdensely granulated corticotroph tumorが主体で治療予後は良好な群といえる．Doğanşenら[22]も39例（DG 29例，SG 10例）を分析し，ほぼ同様の報告をしている.

両者の術前予測として，MRIのT2WIが有用との報告がある[23]．本腫瘍のほぼ半数（45%）がT2WIで高信号であり，有意にSGタイプが多く，必然的に腫瘍サイズが大きい．しかし，治療効果と信号強度には有意な差はない.

2. Crooke cell tumor

13

極めて稀な腫瘍型で，Crooke（1935）が初めて報告した[24]．腫瘍細胞内の著明な好酸性のCrooke変性（硝子化，すなわちサイトケラチンフィラメントの異常蓄積）を特徴とする．この所見はコルチゾールの過剰産生によるnegative feedbackの現象の一つと解釈されており，後述のように，一般のcorticotroph腫瘍（ACTH産生）の腫瘍周囲正常corticotroph細胞内にCrooke変性を観察することは多い．このことから，腫瘍細胞内のCrooke変性所見は，過剰なコルチゾール産生に対しての生体防御反応を作動したが，それにもかかわらずコルチゾール産生を続けている強かな腫瘍細胞群と解釈できる.

頻度に関して信頼できる資料はないが，Zhuら[25]は，101例のTPIT免疫染色陽性のcorticotroph腫瘍中の4例（4%）と報告している．脳腫瘍全国集計では記載はない.

全例cavernous sinusに浸潤し，3例は鞍上にも進展している．1施設からの最多数報告はMayo Clinicの36例であり，女性が75%を占め，平均年齢は一般Cushing病と同じ46歳である[26]．18例（50%）がmacroadenomaであり，16例（44%）で周囲組織への浸潤が確認されている．約7年間追跡し得た25例中，15例（60%）が再発している.

文献報告81例のまとめ[25]では，平均年齢48歳，女性が73%である．腫瘍の平均直径は33.2 mmで，トルコ鞍上進展は64%，cavernous sinus浸潤は46%と計上されて

いる．追跡結果のある63例中35例（56%）が再発している．

これらの報告から，本腫瘍は通常のACTH産生腺腫と比較して浸潤性macroadenomaであることが多く，再発率も高く，治療成績も悪い特徴がうかがわれる．

一般のcorticotroph腫瘍（ACTH産生）の腫瘍周囲の正常corticotroph細胞内にCrooke変性を観察することは多く，Akirovら[27]はcorticotroph tumor 60例中50例（83%）で確認している．Microadenomaが88%（44例）を占め，トルコ鞍上進展は3例にすぎない．約6年の追跡での寛解率は72%で再発率8%である．一方，Crooke変性が観察されなかった10例では寛解率40%，再発率50%であり，治療成績が不良との結果が出ている．一般のcorticotroph腫瘍では，非腫瘍corticotroph細胞内のCrooke変性の有無が予後予測因子の可能性がある．

文献

1） Ragnarsson O, Olsson DS, Papakokkinou E, et al.: Overall and disease-specific mortality in patients with Cushing disease: a Swedish Nationwide Study. J Clin Endocrinol Metab 104: 2375-2384, 2019

2） Ragnarsson O, Olsson DS, Chantzichristos D, et al.: The incidence of Cushing's disease: a nationwide Swedish study. Pituitary 22: 179-186, 2019

3） Guaraldi F, Zoli M, Asioli S, et al.: Results and predictors of outcome of endoscopic endonasal surgery in Cushing's disease: 20-year experience of an Italian referral Pituitary Center. J Endocrinol Invest 43: 1463-1471, 2020

4） Wagenmakers MA, Boogaarts HD, Roerink SH, et al.: Endoscopic transsphenoidal pituitary surgery: a good and safe primary treatment option for Cushing's disease, even in case of macroadenomas or invasive adenomas. Eur J Endocrinol 169: 329-337, 2013

5） Bengtsson D, Ragnarsson O, Berinder K, et al.: Increased mortality persists after treatment of Cushing's disease: A matched nationwide cohort study. J Endocr Soc 6: 1-10, 2022

6） van Haalen FM, Broersen LH, Jorgensen JO, et al.: Mortality remains increased in Cushing's disease despite biochemical remission: a systematic review and meta-analysis. Eur J Endocrinol 172: R143-149, 2015

7） Sharma ST, Nieman LK, Feelders RA: Comorbidities in Cushing's disease. Pituitary 18: 188-194, 2015

8） 間脳下垂体機能障害に関する調査研究班: 間脳下垂体機能障害の診断と治療の手引き（平成30年度改訂）. 日本内分泌学会誌 95: Suppl. 1-60, 2019

9） Fukuhara N, Inoshita N, Yamaguchi-Okada M, et al.: Outcomes of three-Tesla magnetic resonance imaging for the identification of pituitary adenoma in patients with Cushing's disease. Endocr J 66: 259-264, 2019

10） Fleseriu M, Auchus R, Bancos I, et al.: Consensus on diagnosis and management of Cushing's disease: a guideline update. Lancet Diabetes Endocrinol 9: 847-875, 2021

11） Broersen LHA, Biermasz NR, van Furth WR, et al.: Endoscopic vs. microscopic transsphenoidal surgery for Cushing's disease: a systematic review and meta-analysis. Pituitary 21: 524-534, 2018

12） Yamada S, Fukuhara N, Nishioka H, et al.: Surgical management and outcomes in patients with Cushing disease with negative pituitary magnetic resonance imaging. World Neurosurg 77: 525-532, 2012

13） Sharifi G, Amin AA, Sabahi M, et al.: MRI-negative Cushing's disease: management strategy and

outcomes in 15 cases utilizing a pure endoscopic endonasal approach. BMC Endocr Disord 22: 154, 2022
14) Andereggen L, Mariani L, Beck J, et al.: Lateral one-third gland resection in Cushing patients with failed adenoma identification leads to low remission rates: long-term observations from a small, single-center cohort. Acta Neurochir (Wien) 163: 3161-3169, 2021
15) Carr SB, Kleinschmidt-DeMasters BK, Kerr JM, et al.: Negative surgical exploration in patients with Cushing's disease: benefit of two-thirds gland resection on remission rate and a review of the literature. J Neurosurg 129: 1260-1267, 2018
16) Yang AB, Henderson F Jr, Schwartz TH: Surgical strategies in the treatment of MR-negative Cushing's Disease: a systematic review and treatment algorithm. Pituitary 25: 551-562, 2022
17) Albano L, Los M, Barzaghi LR, et al.: Gamma knife radiosurgery for pituitary tumors: a systematic review and meta-analysis. Cancers (Basel) 13: 4998, 2021
18) Geer EB, Shafiq I, Gordon MB, et al.: Biochemical control during long-term follow-up of 230 adult patients with Cushing disease: a multicenter retrospective studyEndocr Pract 23: 962-970, 2017
19) Bourdeau I, Bard C, Noël B, et al.: Loss of brain volume in endogenous Cushing's syndrome and its reversibility after correction of hypercortisolism. J Clin Endocrinol Metab 87: 1949-1954, 2002
20) Rakovec M, Zhu W, Khalafallah AM, et al.: Patient reported outcomes and treatment satisfaction in patients with Cushing syndrome. Endocrine 79: 161-170, 2023
21) Rak B, Maksymowicz M, Pękul M, et al.: Clinical, biological, radiological pathological and immediate post-operative remission of sparsely and densely granulated corticotroph pituitary tumors: A retrospective study of a cohort of 277 patients with Cushing's disease. Front Endocrinol (Lausanne) 12: 672178, 2021
22) Doğanşen SÇ, Bilgiç B, Yalin GY, et al. et al.: Clinical significance of granulation pattern in corticotroph pituitary adenomas. Turk Patoloji Derg 35: 9-14, 2019
23) Dogansen SC, Yalin GY, Tanrikulu S, et al.: Clinicopathological significance of baseline T2-weighted signal intensity in functional pituitary adenomas. Pituitary 21: 347-354, 2018
24) Crooke AC: Change in the basophil cells of the pituitary gland common to conditions which exhibit the syndrome attributed to basophil adenoma. J Pathol Bacteriology 41: 339-349, 1935
25) Zhu D, Wang Z, Tian T, et al.: Prevalence and clinical characteristics of Crooke's cell adenomas in 101 patients with T-PIT-positive pituitary adenomas: Case series and literature review. Front Endocrinol (Lausanne) 13: 947085, 2022
26) George DH, Scheithauer BW, Kovacs K, et al.: Crooke's cell adenoma of the pituitary: an aggressive variant of corticotroph adenoma. Am J Surg Pathol 27(10): 1330-1336, 2003
27) Akirov A, Larouche V, Shimon I, et al.: Significance of Crooke's hyaline change in nontumorous corticotrophs of patients with Cushing disease. Front Endocrinol (Lausanne) 12: 620005, 2021

4　Thyrotroph tumor（TSH 産生腫瘍）

■概念と基本事項

PIT1 lineage に属し，TSH と α-subunit を分泌する腫瘍と定義されている．

稀な腺腫で，1980 年代までは下垂体腺腫全体の 1% 以下とされていたが，近年その報告数は増加している．脳腫瘍全国腫瘍統計 2001 ～ 2004 年集計では，全下垂体腺腫の 1.3%, であったが，2005 ～ 2008 年集計では 1.9% に上昇している．スウェーデンの人口比発生率の報告[1]でも，1990～1994年では0.05人/100万人/年が，2005～2009年では0.26人に増えている．症例数の増加の原因としては，TSH測定方法がRIAからより高感度の1RMAやELISAなどの測定法に変わったこと，内分泌専門医の中で本病態に対する認識が高まったこと，最近の不妊外来では甲状腺機能を評価することが一般的となっていること，さらにはMRIの診断精度の向上などがあげられている．

■ 甲状腺ホルモンの基礎知識

1）甲状腺ホルモンは，トリヨードサイロニン（Triiodothyronine，略称T3）とサイロキシン（Thyroxine，略称T4）の2種類である．それらの受容体は全身のほとんどの細胞に発現しているため，甲状腺ホルモンは全身の細胞に作用して細胞代謝率を上昇させ，摂取した脂肪や炭水化物などからエネルギーを作り出す働きをもつ．これらの働きの中には交感神経の活性化も含まれる．甲状腺ホルモンは細胞代謝を促進させることで体を活発に動かすよう働きかけ，「常に前を向いて体が動いているような元気な状況（活動状態）」に体を調整している．

2）甲状腺ホルモンの過剰分泌症状は“甲状腺中毒症”と呼ばれる．よく知られている“バセドウ病（Grave病）”では，動悸・体重減少・手の震え・過剰な発汗・下痢などの身体的症状，イライラ感・不眠・落ち着きのなさ・疲労感などといった精神的症状が見られる．甲状腺ホルモンによる効果が強く出すぎると，身体の各臓器において甲状腺ホルモンの作用に対応することができなくなり，全身各種臓器にわたる症状が出現し“甲状腺クリーゼ，thyroid crisis”と呼ばれる状態になる．

3）甲状腺クリーゼ（thyroid stormとも呼ばれる）とは，甲状腺中毒症（甲状腺ホルモン過剰分泌）の状態で肺炎などの感染症，重症外傷，手術などのストレスをうけると，全身の細胞が甲状腺ホルモンの過剰な状態に耐え切れなくなり，複数の臓器機能が低下し，高熱，意識混濁，急性肝機能障害（黄疸），心拍数増加からの心機能低下，呼吸困難などが生じる．死の危険が切迫した状態（致死率10%）で，下垂体卒中や副腎皮質クリーゼなどと並ぶ，下垂体前葉腫瘍治療の過程で生じる“Endocrine Emergency 下垂体緊急症”の一つである[2,3]．

しかし，本腫瘍の周術期に生じる頻度は極めて低く，De Herdtら[4]の535例中の2例（0.4%）で，症例報告も少ない[5,6]．

■ 診断基準（表13-17）

間脳下垂体機能障害の診断と治療の手引き（平成30年度改訂）[7]によると，3症候（甲状腺中毒症状，びまん性甲状腺腫大，下垂体腫瘍存在による症状）のうちの一つ，血中甲状腺ホルモンの高値（TSH不適切分泌症候群），下垂体腫瘍画像，および

表13-17 TSH 産生下垂体腫瘍の診断基準[7]

TSH 産生下垂体腫瘍の診断の手引き

Ⅰ. 主要症候

(1) 甲状腺中毒症状(動悸, 頻脈, 発汗増加, 体重減少)を認める(軽微なものから中等症が多い).

(2) びまん性甲状腺腫大を認める.

(3) 下垂体腫瘍による症状(頭痛や視野障害)を認める.

Ⅱ. 検査所見

(1) 血中甲状腺ホルモン(遊離 T4)が高値にもかかわらず血中 TSH は用いた検査キットにおける健常者の年齢・性別基準値と比して正常値〜軽度高値を示す(syndrome of inappropriate secretion of TSH).

(2) 画像診断で下垂体腫瘍を認める.

(3) 摘出した下垂体腫瘍組織の免疫組織学的検索により TSH β ないしは TSH 染色性を認める.

Ⅲ. 参考事項

(1) TRH 試験により血中 TSH は無〜低反応を示す(頂値の TSH は前値の 2 倍以下となる)例が多い(少数例では反応を認めることがある).

(2) 他の下垂体ホルモンの分泌異常を伴い, それぞれの過剰ホルモンによる症候を示すことがある.

(3) 腫瘍圧排による他の下垂体ホルモンの分泌低下症候を呈することがある.

(4) 稀であるが異所性 TSH 産生腫瘍がある.

(5) 見かけ上の SITSH として, 家族性異常アルブミン性高サイロキシン血症, 抗 T4 抗体や抗 T3 抗体による甲状腺ホルモン高値, 抗マウス IgG 抗体などの異種抗体による甲状腺ホルモンや TSH の高値があり注意が必要である. また, アミオダロンなどヨウ素を含有する薬剤で甲状腺ホルモンが高値でも TSH が測定されることがある.

Ⅳ. 鑑別診断

甲状腺ホルモン不応症との鑑別を必要とする. 甲状腺ホルモン受容体 β の遺伝子診断が役立つ.

[診断の基準]

確実例：Ⅰのいずれかと Ⅱ の全てを満たす症例.

ほぼ確実例：Ⅰのいずれかと Ⅱ の(1), (2)を満たす症例.

摘出腫瘍組織での TSH 染色陽性所見で，確定診断となる.

1) 症状

①腫瘍から過剰に分泌された TSH による甲状腺中毒症状（甲状腺ホルモン過剰分泌症状）が主たるもので，動悸，頻脈，発汗増加，体重減少などであり，ほぼ全例でびまん性甲状腺腫大が観察される．これらの症状はバセドウ病と比較すると軽度であり，バセドウ病に特徴的な眼球突出や前脛骨粘液水腫はごく稀である．無症候性の TSH 産生腺腫は 30% 前後である.

② TSH による慢性的甲状腺刺激によるびまん性甲状腺腫大は 80% 前後で認められ，甲状腺がんの合併も報告されている．最近は少ないが，かつては約 4 割が甲状腺手術や抗甲状腺剤などの甲状腺に対する治療歴を有しており，その結果，下垂体腺腫の成長が促進されていた．実際，腫瘍の鞍上部進展は未治療群では 26% 以下と少

ないが，甲状腺治療先行群では52%で認められる．これは，ちょうどクッシング病に対する両側副腎摘出術がネルソン症状群をきたすのと同様である[8]．

③ 535例の報告症例を整理したDe Herdtら[4]とCossuら[9]の報告によると，平均診断年齢は45歳，男女比はほぼ同数，甲状腺機能亢進症状は75%，甲状腺腫大は55%で観察され，詳細の記載された91例中9例で甲状腺がんが確認されている．視野異常は25%である．バセドウ病（Graves病）は4例（0.7%）で確認されている．他の前葉ホルモン分泌症例は38%（GH 57%，PRL 42%，FSH 1%，LH ＜1%，ACTH 0）で，同じPIT1 lineageに属するホルモンが99%を占めている．Macroadenomaが77%（396例）を占めている．

2）血中甲状腺ホルモン値

①診断には，血中甲状腺ホルモン値高値が決め手になる．T3とT4は血中では大部分がタンパクと結合した型で存在し，一部は遊離した遊離T3（free T3: FT3）と遊離T4（free T4: FT4）の型で存在する．甲状腺機能診断にはタンパクの影響を受けない遊離型を測定する．本腫瘍診断では，血中甲状腺ホルモン（FT3とFT4）が高値にもかかわらず，血中TSHは正常値～軽度高値を示すTSH不適切分泌症候群（Syndrome of Inappropriate Secretion of TSH: SITSH）を示すのが特徴である．TSH不適切分泌症候群（SITSH）とは，甲状腺ホルモン（T4，T3）による甲状腺刺激ホルモン（TSH）のネガティブフィードバックの破綻により，甲状腺ホルモンの数値（FT3，FT4）が上昇しているのに，甲状腺刺激ホルモン（TSH）は抑制されずには正常あるいは軽度上昇を示す状態である．

②本腫瘍以外にSITSHを示す疾患としては，極めて稀な常染色体顕性（優性）遺伝疾患であるレフェトフ症候群（Refetoff syndrome）がある．遺伝的にβ型甲状腺ホルモン受容体（TRβ）の機能不全のため，甲状腺ホルモンの標的臓器への作用が減弱している．また，真のSITSHではないが，甲状腺炎治療中あるいは甲状腺ホルモン剤（チラーヂン®S）服薬中患者では，TSHの低下がFT3，FT4上昇に遅れることがある（pseudo-SITSH）がある．なお，未成年者の診察の際は，FT3の正常上限は成人より高値なため注意しなければならない．

3）診断

摘出した下垂体腫瘍組織の免疫組織学的検索により腫瘍細胞内にTSHβないしはTSH染色性を認めれば診断は確定する．

■治療

1）手術摘出が第1選択であるが，手術のみで内分泌的寛解が得られない時は，薬物療法あるいは放射線治療を追加する[7]．他の前葉腫瘍より固く，吸引管で吸引できずpiecemealに摘出する手術となる．しかもmacroadenomaが70～80%，海綿静脈洞浸潤が30%程度あるため，全摘出率は55〜90%と報告により異なる[9-12]．しかし全摘出ができれば治癒率は70〜85%と高い[9,11,12]．治癒判定基準は，腫瘍摘出確認（MRI）と甲状腺ホルモンの正常化，および術後TSH値が測定感度以下としているが，術前TSH値が基準内の症例では術後TSH値低下は基準とはならない．術後残存腫瘍あるいはホルモン異常が改善しない症例には薬物療法と放射線治療を計画する．

なお，上述の全摘出困難性に加えて，極めて頻度は低いが周術期の甲状腺クリーゼの回避のため，欧州では術前にソマトスタチンアナログ（類似化合物，SSA）の投与をすすめている[13]．実際，De Herdtら[4]の343例では，約半数の169例で術前SSAの投与が行われている．

2）薬物療法：本腫瘍はsomatostatin receptor 2および5をもっているため，ソマトスタチンアナログの長期投与により，70〜100%の症例で甲状腺機能は正常化し[4,13,14]，20〜70%で腫瘍サイズの縮小，75%で視機能改善，20%で甲状腺腫大の縮小が認められる．我が国ではランレオチドが投与可能である．

ドパミンD_2受容体も存在することから，ドパミン拮抗薬が治療薬として用いられることがある（我が国では保険適用外）．しかし，その効果は高くなく，ブロモクリプチン試験でTSHが低下するのは20%に過ぎない．

3）放射線治療：残存腫瘍もしくは再発腫瘍に対する多分割放射線治療は強力な腫瘍抑制効果を認めるものの，長期的には下垂体機能障害，視機能障害の可能性が高い．

4）まとめ：536例をまとめたCossuら[9]の報告では，術後の寛解率は69.7%，最終追跡時の寛解率85.8%を報告し，術後の薬物療法あるいは放射線治療の有効性を強調している．再発率として30%の報告がある[15]．これらの症例では薬物療法や放射線治療により腫瘍増大制御は可能だが，持続する続発性甲状腺中毒症状により良好な健康状態の維持は必ずしも容易ではない．ACTH高値を伴う症例では，標準化死亡比（standardized mortality ratio: SMR）1.6倍との報告がある[16]．

13

文献

1）　Ónnestam L, Berinder K, Burman P, et al.: National incidence and prevalence of TSH-secreting pituitary adenomas in Sweden. J Clin Endocrinol Metab 98: 626-635, 2013

2）　Akamizu T, Satoh T, Isozaki O, et al.: Diagnostic criteria, clinical features, and incidence of thyroid storm based on nationwide surveys. Thyroid 22: 661-679, 2012

3）　de Mul N, Damstra J, Nieveen van Dijkum EJM, et al.: Risk of perioperative thyroid storm in hyperthyroid patients: a systematic review. Br J Anaesth 127: 879-889, 2021

4）　De Herdt C, Philipse E, De Block C: Thyrotropin-secreting pituitary adenoma: a structured review of 535 adult cases. Eur J Endocrinol 185: R65-R74, 2021

5）　Page KA, Roehmholdt BF, Jablonski M, et al.: Development of thyroid storm after surgical resection of a thyrotropin-secreting pituitary adenoma. Endocr Pract 14: 732-737, 2008

6) Fujio S, Ashari, Habu M, et al.: Thyroid storm induced by TSH-secreting pituitary adenoma: a case report. Endocr J 61: 1131-1136, 2014

7) 間脳下垂体機能障害に関する調査研究班: 間脳下垂体機能障害の診断と治療の手引き(平成30年度改訂). 日本内分泌学会誌 95: Suppl. 1-60, 2019

8) Greenman Y: Management of endocrine disease: Present and future perspectives for medical therapy of nonfunctioning pituitary adenomas. Eur J Endocrinol 177: R113-R124, 2017

9) Cossu G, Daniel RT, Pierzchala K, et al.: Thyrotropin-secreting pituitary adenomas: a systematic review and meta-analysis of postoperative outcomes and management. Pituitary 22: 79-88, 2019

10) Sen HE, Ceylan EC, Atayev S, et al.: The endoscopic endonasal transsphenoidal approach for thyrotropin-secreting pituitary adenomas: single-center experience and clinical outcomes of 49 patients. World Neurosurg 167: e1275-e1283, 2022

11) Kim SH, Ku CR, Na M, et al.: Immediate postoperative measurement of thyroid-stimulating hormone as an early predictor of remission in thyroid-stimulating hormone-secreting pituitary adenomas. J Neurosurg 134: 794-800, 2020

12) Yamada S, Fukuhara N, Horiguchi K, et al.: Clinicopathological characteristics and therapeutic outcomes in thyrotropin-secreting pituitary adenomas: a single-center study of 90 cases. J Neurosurg 121: 1462-1473, 2014

13) Beck-Peccoz P, Lania A, Beckers A, et al.: 2013 European thyroid association guidelines for the diagnosis and treatment of thyrotropin-secreting pituitary tumors. Eur Thyroid J 2: 76-82, 2013

14) Illouz F, Chanson P, Sonnet E, et al.: Somatostatin receptor ligands induce TSH deficiency in thyrotropin-secreting pituitary adenoma. Eur J Endocrinol 184: 1-8, 2021

15) Kirkman MA, Jaunmuktane Z, Brandner S, et al.: Active and silent thyroid-stimulating hormone-expressing pituitary adenomas: presenting symptoms, treatment, outcomes, and recurrence. World Neurosurg 82: 1224-1231, 2014

16) Oh JS, Kim HJ, Hann HJ, et al.: Incidence, mortality, and cardiovascular diseases in pituitary adenoma in Korea: a nationwide population-based study. Pituitary 24: 38-47, 2021

---

5 Gonadotroph tumor(ゴナドトロピン産生腫瘍)

■概念と基本事項

ゴナドトロピン(LH, FSH)産生腫瘍である. 転写因子SF-1を発現し, FSH, LH, α-サブユニットの産生能を示す. ただし, その大部分(90%前後)は臨床的にゴナドトロピンの過剰分泌症状を示さない非機能性腫瘍で, 手術摘出標本にてFSH, あるいはLHが染色されて本腫瘍診断が下されている. 10%程度の機能性ゴナドトロピン産生腫瘍は大部分がFSH産生腫瘍でLH腫瘍は少ない. 免疫染色ではLHやFSH以外にこれらのホルモンを構成するα-サブユニットやβ-サブユニットが発現していることがあり, これらの抗体が単独であるいは種々の組み合わせで染色される.

かつては, 下垂体腺腫の中で最多数を占めていた非機能性腺腫の大半が, 免疫染色の普及に伴ってこの腫瘍型として登録されるようになった. したがって, 時代により本腫瘍の下垂体腫瘍の中での頻度報告は異なる. カナダのグループ[1]は42.5%

（2017年報告）だが，ドイツの報告[2]は25.2%（2007年報告）である．男性が60～70%を占め，また小児例が極めて稀な点は各報告とも一致している．脳腫瘍全国集計（2005～2008）は2008年までの症例で再染色をしていないため，159例（下垂体腺腫の7.6%）に止まっている．男性がやや多い（59%，女性の1.4倍）．年齢中央値は55～59歳の間にある．男女ともに35～74歳の間にほぼ均一に分布する．小児例（15歳未満）の登録は1例（女児）のみである．腫瘍サイズに関して，Wangら[3]は89%がmacroadenomaと報告している．臨床的に非機能性症例が多いことより当然の数字である．

■ 診断基準（表13-18）

間脳下垂体機能障害の診断と治療の手引き（平成30年度改訂）[4]による診断基準は，①患者の年齢（小児，成人男性，あるいは閉経期前の成人女性）に応じたホルモン過剰分泌症状を示すこと，②血中ゴナドトロピン高値の証明，③診断画像での下垂体部腫瘍の確認，④最後に手術摘出標本でのゴナドトロピン産生確認（免疫染色）で

表13-18　ゴナドトロピン産生腺腫の診断の手引き[4]

Ⅰ. 主症候
1. 小児：性ホルモン分泌亢進症候，思春期早発症
2. 成人男性：女性化乳房，精巣腫大，性腺機能異常
3. 閉経期前の成人女性：月経異常，不妊，乳汁分泌，卵巣過剰刺激症候群（閉経後には症状は顕性化しない）

Ⅱ. 検査所見
1. 画像診断で視床下部や下垂体に腫瘍性病変を認める．
2. ゴナドトロピン（LHまたはFSH）分泌過剰を認める．
3. 免疫組織化学的にゴナドトロピン産生を認める．

Ⅲ. 病理所見
腫瘍性病変において，免疫組織化学的にゴナドトロピン陽性所見を認める．
（注）転写因子SF-1, FSHもしくはLHのβ-サブユニット，またはα-サブユニット陽性所見も参考とする．

Ⅳ. 参考所見
下垂体ゴナドトロピン産生腫瘍では，血中FSHは高値，血中LHは低値～正常値を示すことが多い．

Ⅴ. 鑑別基準
下記の疾患を除外する．
- 原発性性腺機能低下に基づく反応性ゴナドトロピン分泌過剰
- 多嚢胞性卵巣症候群
- 薬剤による卵巣刺激症候群

［診断基準］
確実例：ⅠのいずれかとⅡの全てとⅢとⅤを満たすもの
ほぼ，確実例：ⅠのいずれかとⅡの全てとⅤを満たすもの

診断が確定する．なお，閉経後女性では症状は顕在化しないため，症状の有無は診断基準に含まれない．

血中ゴナドトロピン値については，腫瘍から分泌される血中FSHが高値で，LHは正常下垂体から分泌されるため低値〜正常値を示すことが多い．閉経後女性では時に血中FSHとLHが上昇しmicroadenomaを疑う場面があるが，閉経性性腺機能低下による代償性の正常下垂体のゴナドトロピン産生細胞の過形成によるもので注意を要する．

腫瘍組織の免疫染色では，全例で転写因子SF-1が陽性になる．ゴナドトロピン関連では，FSH，LH，αSUが種々の組み合わせで陽性になるが，FSH単独，あるいはFSHとLH双方陽性症例が90〜95%を占め，LH単独陽性例は5%前後である[5]．PRLが時に染色されるが，macroadenomaによるstalk effectと解釈する[6]．なおTSHが染色されることがあり，FSHとTSHのmixed tumorとして最近注目されている[7]．

■病態

本腫瘍は長く存続する性機能低下患者の中から診断されるが，臨床的にはnon-functioning adenomaと同じ形で診断され，性機能低下を主訴として診断される場合は少ない．そのため男女とも95%前後がmacroadenomaなので視力・視野障害が最も多い．

1）成人男性では睾丸腫大を伴うことがある．過剰産生されたFSHが精細管（seminiferous tubule）を刺激するためと考えられている．

2）成人女性（閉経前）では生理不順がほぼ必発で，中にはovarian hyperstimulation syndrome（OHSS, 卵巣過剰刺激症候群）を示す症例もある．OHSSは排卵誘導薬の有害事象として知られている病態で，FSHにより卵胞が過剰に刺激されて，卵巣が腫大することにより様々な症状を呈する．主たる症状は，腹部膨満感，腹痛，嘔気，嘔吐，腹水，胸水，呼吸困難などである[8]．FSH産生が主体の症例に特有であり，LH産生タイプでは生じない[3]．

3）閉経後の女性では，卵巣はFSHに反応しないためOHSSはおこらない．

4）極めて稀な小児例では，男女を問わずprecocious puberty（思春期早発症）を示す[7,9,10]．PPにより初潮をきたした10歳前後の女児では，その後に生理不順あるいはOHSSを示す[8]．

■治療方法と治療成績

手術摘出が第1選択であるが，90%以上がmacroadenomaであり，かつ海綿静脈洞浸潤も35%程度に存在することにより，全摘出（GTR）率は50〜60%だが，5年再発率は2.7%である[11]．9年の追跡報告として10年再発率47.8%の報告があるが，

1984～1955年症例のため手術技術が現在ほど精緻でなかったためであろう[12]. 再発あるいは内分泌的コントロールができなかった場合の薬物療法の効果には，信頼できる有用性の報告はない. Somatostatin receptor type 2（SST2）は存在するが，SST5は存在せず，somatostatin analogの効果は限定的である[6]. 再発に対しては再手術が第1選択であるが，第2選択としては放射線治療になる. 浸潤性macroadenomaには本来は通常のX線分割照射（LINAC）が適応だが，年齢，腫瘍局在によっては定位放射線治療も考慮すべきである.

文献

1） Mete O, Cintosun A, Pressman I, et al.: Epidemiology and biomarker profile of pituitary adenohypophysial tumors. Mod Pathol 31: 900-909, 2018

2） Saeger W, Lüdecke DK, Buchfelder M, et al.: Pathohistological classification of pituitary tumors: 10 years of experience with the German Pituitary Tumor Registry. Eur J Endocrinol 156: 203-216, 2007

3） Wang L, Liang H, Deng C, et al.: Functioning gonadotroph adenomas in premenopausal women: clinical and molecular characterization and review of the literature. Pituitary 25: 454-467, 2022

4） 間脳下垂体機能障害に関する調査研究班: 間脳下垂体機能障害の診断と治療の手引き（平成30年度改訂）. 日本内分泌学会誌 95: Suppl. 1-60, 2019

5） Ilie MD, Vasiljevic A, Louvet C, et al.: Gonadotroph tumors show subtype differences that might have implications for therapy. Cancers（Basel）12: 1012, 2020

6） Ntali G, Capatina C: Updating the landscape for functioning gonadotroph tumors. Medicina（Kaunas）58: 1071, 2022

7） Vargas G, Balcazar-Hernandez LJ, Melgar V, et al.: An FSH and TSH pituitary adenoma, presenting with precocious puberty and central hyperthyroidism. Endocrinol Diabetes Metab Case Rep 2017: 17-0057, 2017

8） Halupczok J, Kluba-Szyszka A, Bidzińska-Speichert B, et al.: Ovarian hyperstimulation caused by gonadotroph pituitary adenoma—review. Adv Clin Exp Med 24: 695-703, 2015

9） Ambrosi B, Bassetti M, Ferrario R, et al.: Precocious puberty in a boy with a PRL-, LH- and FSH-secreting pituitary tumour: hormonal and immunocytochemical studies. Acta Endocrinol（Copenh）122: 569-576, 1990

10） Ceraudo M, Criminelli Rossi D, Di Iorgi N, et al.: Pediatric pituitary adenoma with mixed FSH and TSH immunostaining and FSH hypersecretion in a 6 year-old girl with precocious puberty: case report and multidisciplinary management. Int J Neurosci 132: 362-369, 2022

11） Haddad AF, Young JS, Oh T, et al.: Clinical characteristics and outcomes of null-cell versus silent gonadotroph adenomas in a series of 1166 pituitary adenomas from a single institution. Neurosurg Focus 48: E13, 2020

12） Dubois S, Guyétant S, Menei P: Relevance of Ki-67 and prognostic factors for recurrence/progression of gonadotropic adenomas after first surgery. Eur J Endocrinol 157: 141-147, 2007

6 Null cell tumor

定義：どの系譜にも属さない腫瘍で，想定上のundifferentiated pituitary neuroendocrine cellより発生し，全ての下垂体前葉ホルモンおよび分泌関連転写因子が免疫染色で陰性（発現がない）の腫瘍と規定されている．「間脳下垂体機能障害の診断と治療の手引き（平成30年度改訂）」の定義も同様である．

病理：嫌色素性細胞がびまん性または乳頭状に増殖し，pseudorosettesを形成することがある．免疫染色では下垂体ホルモンあるいはその分泌に関連する転写因子などは全て陰性だが，細胞骨格を形成するケラチン染色は陽性でがその様式は多彩で特異的ではない．

病態：ホルモン過剰症状を示さないので，腫瘤が大きくなってから発見されることが多い．他の腫瘍と比して，女性に多く，海綿静脈洞への浸潤度が高く，再発率も高い．

UCSF（カリフォルニア大学サンフランシスコ校）の149例の報告[1]では，

①全下垂体前葉腫瘍（1166例）の12.8%を占める．

②診断年齢平均は58.1歳（18～93歳）で，女性に多い（62%）．

③ほとんど（96%）がmacroadenomaで，加えて海綿静脈洞浸潤率が43%のため，手術全摘出率は53%に留まり，再発率は9.3%である．

④ MIB-1 LIの平均は2.16%で他の腫瘍より高い．

Almeidaら[2]の報告（31例）でもほぼ同様の病態である．両者とも，一時代前には非機能性腺腫の代表として取り扱われていたsilent gonadotroph adenoma（術前には血中ホルモン値に異常なく，摘出組織の免疫診断で診断）と比較している．この腫瘍は，null cell tumorと比較して，海綿静脈洞浸潤率が低く，MIB-1 LIも低く，結果として再発率も低い（0～2.7%）．診断年齢とmacroadenomaの比率には差はないが，男性にやや多い（＞70%）傾向がある．

治療：非ホルモン産生腫瘍のため手術摘出が第1選択である．再発までの平均は1年半程度であり，手術の繰り返しが基本となる．再発を繰り返す場合は放射線治療が行われている．

文献

1） Haddad AF, Young JS, Oh T, et al.: Clinical characteristics and outcomes of null-cell versus silent gonadotroph adenomas in a series of 1166 pituitary adenomas from a single institution. Neurosurg Focus 48: E13, 2020

2） Almeida JP, Stephens CC, Eschbacher JM, et al.: Clinical, pathologic, and imaging characteristics of pituitary null cell adenomas as defined according to the 2017 World Health Organization criteria: a case series from two pituitary centers. Pituitary 22: 514-519, 2019

7　Multiple pituitary neuroendocrine tumors, Multiple synchronous PitNET/adenomas of different cell lineages

極めて稀な多発腫瘍で，複数の細胞系譜（lineage）をまたいでの形態（phenotype）を示す複数の腫瘍が，下垂体前葉内に多発している．複数の転写因子や前葉ホルモンが免疫染色で陽性となるために，分類困難腫瘍として扱われている．現時点では臨床病態の報告はない（病理所見☞655頁）．

8　Metastatic pituitary neuroendocrine tumors（旧：下垂体がん）

下垂体前葉腫瘍は局所性圧排性発育が基本であるが，稀に中枢神経系内や神経系外の部位に転移する場合があり，そのような腫瘍を今までは下垂体がん（pituitary carcinoma）と呼んでいた．しかし，初回手術時の腫瘍細胞に組織学的悪性所見はなく，転移巣の病理検索でも通常の腺腫所見であることが多いため，他臓器腫瘍の“がん”診断のように病理学的悪性所見ではなく，転移形成の事実により命名されていた．このような，ある意味で“がん病態一般常識”の枠外にあったため，今回の2022分類においては“Metastatic PitNET”と定められた．

以上の事情により現在までの診断時の情報により整理される様々な腫瘍統計では，本腫瘍名は記されず，予後調査統計の中で論じられる．15年間追跡した1,055例の前葉腫瘍中4例（0.4%）との報告がある[1]．

Burmanら[2]のEuropean Society of Endocrinology（ESE）の50症例のまとめでは，平均年齢は48歳，男性62%である．Macroadenomaが84%を占める．ホルモン産生腫瘍が76%（ほぼ3/4）で，内訳はACTH産生腫瘍（38%），PRL産生腫瘍（32%），GH産生腫瘍（6%）の順で，その他のホルモン産生腫瘍の登録はない．転移部位は，脳実質内42%，脊髄21%，髄膜15%，頭蓋骨23%，中枢神経系外35%（肺，肝臓が多い）である．

Pituitary carcinomaとは別に，“Aggressive pituitary tumor”との概念がある[3]．通常の腫瘍より増大が速く，手術繰り返しでも制御できず，薬剤にも抵抗性のある腫瘍群である．はっきりした定義はなく，“臨床的に悪性”との括りであり，上記ESEの121例のまとめ[2]では，ホルモン産生腫瘍が73%を占める．内訳では，pituitary carcinomaと同じくACTH産生腫瘍（26%），PRL産生腫瘍（31%），GH産生腫瘍（10%）の3者が多いが，FSH産生腫瘍やTSH産生腫瘍でも少数が登録されている．Macroadenomaは68%である．

これらの2腫瘍群は，macroadenomaが徐々に浸潤性の性質を有するようになり，最終的に転移する例と通常の下垂体腺腫の性質のままで治療抵抗性となり局所再発を繰り返す例があるとの解釈になるが，通常前葉腫瘍と異なる要因についての信頼できる報告はない．組織学的には豊富な核分裂像，微小血管増生，p53陽性所見，高いKi-67陽性率などが指摘されているが，いずれの所見も通常の前葉腫瘍と区別するカットオフ値は定められず診断根拠になっていない．

臨床像の解析や治療方法の議論では上記2腫瘍群を合わせた報告が多い．ESEのまとめ[2]では，80%の症例が初回手術時のKi-67が3%以上であることを報告している．治療法は手術の繰り返し，放射線治療，薬物投与の組み合わせになるが，glioblastomaに用いるtemozolomide（テモダール®，TMZ）が有効との報告が相次いでいる（保険適応外使用）．少数例の試行[3-5]では腺腫縮小率50%以上が得られている．先のESE報告[2]では151例に投与し，CR10%，PR30%，ST28%，PG32%を報告している．Jiら[6]はpituitary carcinoma 23例の治療成績として，TMZによる腫瘍縮小率65%，不変率17%，5年非増悪生存率36%，5年生存率56%を報告している．これらの両腫瘍群にはTMZ単独治療（3～6サイクル）が第1選択との主張もある．TMZ導入以降の生存率はそれ以前より有意に上昇しており，5年以上の長期生存例も増加している[5]．

興味あることに免疫染色でのMGMT promoter methylationが低い方が有効率が高く，glioblastomaと大きな相違を示している[3,4,7]．我が国の日本間脳下垂体腫瘍学会のグループ[7]は，TMZの効果はMGMT promoter methylationではなく，MGMTと同じくDNAミスマッチ修復酵素の一つであるMSH6の発現と相関していると報告している．

文献

1） Alshaikh OM, Asa SL Ozgur Mete N, et al.: An Institutional experience of tumor progression to pituitary carcinoma in a 15-year cohort of 1055 consecutive pituitary neuroendocrine tumors. Endocr Pathol 30: 118-127, 2019

2） Burman P, Trouillas J, Losa M, et al; ESE survey collaborators: Aggressive pituitary tumours and carcinomas, characteristics and management of 171 patients. Eur J Endocrinol 187: 593-605, 2022

3） Raverot G, Sturm N, de Fraipont F, et al.: Temozolomide treatment in aggressive pituitary tumors and pituitary carcinomas: a French multicenter experience. J Clin Endocrinol Metab 95: 4592-4599, 2010

4） Syro LV, Ortiz LD, Scheithauer BW, et al.: Treatment of pituitary neoplasms with temozolomide: a review. Cancer 117: 454-462, 2011

5） Aharon-Hananel G, Percik R, Badarna M, et al.: Lower all-cause mortality rates in patients harboring pituitary carcinoma following the introduction of temozolomide. Endocrine 65: 393-398, 2019

6） Ji Y, Vogel RI, Lou E: Temozolomide treatment of pituitary carcinomas and atypical adenomas: systematic review of case reports. Neurooncol Pract 3: 188-195, 2016

7)　Hirohata T, Asano K, Ogawa Y, et al.: DNA mismatch repair protein (MSH6) correlated with the responses of atypical pituitary adenomas and pituitary carcinomas to temozolomide: the national cooperative study by the Japan Society for Hypothalamic and Pituitary Tumors. J Clin Endocrinol Metab 98: 1130-1136, 2013

9　小児および20歳までの下垂体前葉腫瘍

年齢の線引きをどこにするかで様相が大きく異なる．脳腫瘍全国集計（2005～2008）では，15歳未満は11例に過ぎず，20歳未満に拡げると50例（全下垂体前葉腫瘍の2.4%）が登録されている．女性が37例（74%），機能性腺腫は39例（78%）である．PRL産生腺腫27例，GH産生腺腫6例，GH-PRL産生腫瘍2例，ACTH産生腺腫3例，ゴナドトロピン産生腫瘍1例の順になっている．年齢層を21歳まで拡大したワシントン大学の48例では，女性が64%を占め，macroadenomaが79%である．機能性腫瘍は33例（79%）で，やはりPRL産生腺腫が最も多く18例で，ACTH産生腺腫9例，GH産生腺腫6例が続く[1]．1990年代の3報告でも，機能性腫瘍が94～97%を占めている[2-4]．

これらの報告をまとめると，ACTH産生腫瘍では成長遅延（低身長）がほかの腺腫より顕著で60%前後に認められる．PRL産生腫瘍は成人では女性に圧倒的に多い（8倍）が，この年齢層では男性症例がやや増加し，女性は2.5～4.5倍である．amenorrheaは女性症例の83～100%に認められるが，galactorrheaは30%前後と成人に比し著しく低い．GH産生腫瘍は1990年代の3報告合わせて23例あり，15例がgigantism，7例がacromegalyを呈していた．

治療方法は成人例と変わらないが，transsphenoidal surgeryではsphenoidal sinusの形成不全のためdrillingを要する症例がある．再発率は成人例より高く，Chenら[1]は12%，Barzaghiら[5]は40%を報告している．前者は再発例の全てがKi-67LIが3%以上症例（全体の60%）であったと強調している．

文献

1)　Chen J, Schmidt RE, Dahiya S: Pituitary adenoma in pediatric and adolescent populations. J Neuropathol Exp Neurol 78: 626-632, 2019

2)　Mindermann T, Wilson CB: Pediatric pituitary adenomas. Neurosurgery 36: 259-269, 1995

3)　Dyer EH, Civit T, Visot A, et al.: Transsphenoidal surgery for pituitary adenomas in children. Neurosurgery 34: 207-212, 1994

4)　Partington MD, Davis DH, Laws ER, et al.: Pituitary adenomas in childhood and adolescence. J Neurosurg 80: 209-216, 1994

5)　Barzaghi LR, Losa M, Capitanio JF, et al.: Pediatric pituitary adenomas: early and long-term surgical outcome in a series of 85 consecutive patients. Neurosurgery 85: 65-74, 2019

13

10 Pituitary incidentaloma 下垂体偶発腫

WHO脳腫瘍分類に含まれる正式な腫瘍型ではなく，臨床の現場で遭遇する腫瘍である．一般腫瘍学用語では"asymptomatic pituitary tumors（無症候性下垂体腫瘍）"といわれるものである．剖検にて，あるいは下垂体病変疑い以外の理由で撮影したMRI/CTで偶然発見される下垂体部腫瘍でかつ腫瘍に起因する臨床症状がないものと規定されている．

剖検時に偶然発見される下垂体腺腫に関する報告としては，Buurmanら[1]によるハンブルグ（ドイツ）Marien病院からの報告が参考になる．3,048剖検（1991～2004年）中の下垂体腺腫は316（10.4%）例（多発性腫瘍17例5%を含む）で，PRL産生腫瘍が最も多い40%を占め，次いでnull cell腫瘍23%，ACTH産生腫瘍14%，oncocytoma 9%，ゴナドトロピン産生腫瘍7%，GH産生腫瘍2%，などである．生前の臨床情報では前葉ホルモン過剰分泌症候や視機能障害の記載はなく，ほぼ全例が無症候性下垂体腫瘍と考えてよい．Teramotoら[2]の1,000剖検例での検討でも，下垂体腺腫は117例（11.7%）観察されている．

臨床像の検討は厚生労働省の班研究（平成13年度）で行われ，手術を行った258例のうち209例（81%）が下垂体腺腫と記録されている．6ヵ月以上経過観察を行った残りの248例では不変70%，縮小12%，増大10%である[3,4]．この結果を受けて，「間脳下垂体機能障害の診断と治療の手引き（平成30年度改訂）[5]は以下の方針を提案している．

1. 下垂体腺腫が画像上強く疑われた場合には内分泌検査を行い，機能性下垂体腺腫と診断された場合には，それぞれの機能性下垂体腺履の治療指針に従う．
2. 機能性腺腫に該当しなかった場合は，
   1）MRI上，病変が視神経・視交叉を圧迫し視機能障害が明らかな場合は手術療法が推奨される．
   2）MRI上，病変が視神経・視交叉に接触あるいはこれを圧迫しているが，明らかな視機能障書が証明できない場合は相対的手術適応とする．
   3）上記1，2以外は原則として定期的な経過観察（前葉ホルモン値とMRI）とする．

注意すべきは生理的な下垂体過形成（肥大）であり，特に若年女性において誤信が生じやすい．Tsunodaら[6]は1,269例のMRI矢状断において下垂体の高さを計測し，①女性の平均5.35±1.12 mmは男性の平均4.93±1.05 mmより有意に高く，②20～29歳の女性の平均値は6.48±0.95 mmに上り9.0 mmまでは3SDの範囲に入る，③女性では50～59歳の間に第2の腫大期があり40～19歳の平均値から5.19±1.13

mm に高くなる，を報告している．他の 2 件の報告 [7,8] もほぼ同様の結論である．若年女性においては，9 ～ 12mm の生理的肥大も報告されているので，この年代の女性では 10 mm 前後の下垂体腫大をもって，安易に非機能性下垂体腺腫と診断することはできない [9]．一方，原発性甲状腺機能低下症における二次性下垂体過形成でも最大径が 20 mm に達するものもある．

文献

1) Buurman H, Saeger W: Subclinical adenomas in postmortem pituitaries: classification and correlations to clinical data. Eur J Endocrinol 54: 753-775, 2006
2) Teramoto A, Hirakawa K, Sanno N, et al.: Incidental pituitary lesions in 1,000 unselected autopsy specimens. Radiology 193: 161-164, 1994
3) Oyama K, Sanno N, Tahara S, et al.: Management of pituitary incidentalomas: according to a survey of pituitary incidentalomas in Japan. Semin Ultrasound CT MR 26: 47-50, 2005
4) 厚生労働科学研究費補助金難治性疾患克服研究事業　間脳下垂体機能障害に関する調査研究班　平成13年度総括・分担研究報告書, 2002年
5) 間脳下垂体機能障害に関する調査研究班: 間脳下垂体機能障害の診断と治療の手引き（平成30年度改訂）. 日本内分泌学会誌 95: Suppl. 1-60, 2019
6) Tsunoda A, Okuda O, Sato K: MR height of the pituitary gland as a function of age and sex: especially physiological hypertrophy in adolescence and in climacterium. AJNR Am J Neuroradiol 18: 551-554, 1997
7) Elster AD, Chen MY, Williams DW 3rd, et al.: Pituitary gland: MR imaging of physiologic hypertrophy in adolescence. Radiology 174（3 Pt 1）:681-685, 1990
8) Suzuki M, Takashima T, Kadoya M, et al.: Height of normal pituitary gland on MR imaging: age and sex differentiation. Comput Assist Tomogr 14: 36-39, 1990
9) Chanson P, Daujat F, Young J, et al.: Normal pituitary hypertrophy as a frequent cause of pituitary incidentaloma: a follow-up study. J Clin Endocrinol Metab 86: 3009-3015, 2001

11 遺伝性下垂体腫瘍

下垂体腺腫の 5% 程度が，生殖細胞系（germ line）の遺伝子異常に伴う遺伝性症候群に伴って発生する（☞第 9 章 492 頁）．発生要因としては，がん抑制遺伝子の不活性化変異，がん遺伝子の活性化変異，視床下部からのホルモンシグナルの関与などである [1]．表 13-19 に要点を記す．

1. Multiple endocrine neoplasia（MEN：多発性内分泌腺腫症）

複数の内分泌臓器および非内分泌臓器に異時性に良性，悪性の腫瘍が多発する症候群で，責任遺伝子として *MEN-1* と *MEN-2* に加えて，最近では *MEN-4* も報告されている．常染色体顕性（優性）遺伝疾患である．下垂体腫瘍に関してはて *MEN-1* と *MEN-4* が関連する．

① MEN-1（MEN type 1）：がん抑制遺伝子である *MEN1* 遺伝子（がん抑制遺伝子；11q13）の生殖細胞系（germ line）での変異によって引き起こされる常染色体顕性（優性）遺伝の多発性内分泌腺腫症である．有病率は 3 ～ 20 人/100 万人，腫瘍は副甲状腺（90% 以上），膵（30 ～ 75%），下垂体（50 ～ 65%）にできる．下垂体で PRL 産生腫瘍が過半数を占め，GH 産生腺腫は 10% 弱である．

② MEN-4（MEN type 4）：臨床病態は type 1 と同様であるが，がん抑制遺伝子の一つである p27 タンパクをコードする *CDKN1B* 遺伝子（12p13.1-p12）が germ line で変異している．病態はまだよくわかっていない．

2. Carney complex（CNC：カーニー複合）

皮膚の色素沈着異常，心臓や皮膚などの粘液腫，内分泌腫瘍や機能亢進，などによって特徴づけられる多発性腫瘍症候群で，1985 年 Carney らが報告した[2]．前記 3 主症候の 2 つ以上で臨床診断がなされてきた．我が国では指定難病 232 に認定され，国内での登録症例は 50 例程度と報告されている（海外では 750 例以上）．詳細な診断基準は，難病情報センターのホームページ[3]あるいは Kamilaris らの総説[4]を参照いただきたい．

報告症例の約半数が常染色体顕性（優性）遺伝形式で，残りは散発例である．原因遺伝子座位として染色体 2p16（CNC type 2）あるいは 17q2（CNC type 1）との連鎖が示唆されている．CNC type1 の原因遺伝子として *PRKAR1A*（*protein kinase A regulatory subunit 1-α*）遺伝子変異が 2000 年に同定されているが，CNC type2 の原因遺伝子はいまだ同定されていない．

下垂体機能異常[4]として，CNC 患者の最大 12%が先端巨大症を発症する一方で，約 75%は画像診断で下垂体腺腫が確認できず，無症候性の GH および IGF-I の上昇，経口ブドウ糖負荷試験異常，などの病態を示す．しばしば腺腫を取り囲む mammotroph の過形成により GH と PRL が同時に分泌される．CNC 患者の最大 64%が高 PRL 血症を示すが，PRL 産生腫瘍は稀である．稀な腫瘍として，ACTH 産生腫瘍 2 例[5,6]と，CNC と推定される患者での GH と TSH の分泌亢進を伴う下垂体腺腫の症例が報告されている[7]．また，精巣セルトリ細胞の機能亢進による思春期早発症も報告されている．

3. Pheochromocytoma/Paraganglioma/Pituitary adenoma syndrome

Pheochromocytoma（褐色細胞腫），paraganglioma（傍神経節膠腫）および pituitary adenoma が 1 個体に多発し，その要因が生殖細胞系の *SDH*（succinate dehydrogenase，コハク酸脱水素酵素）遺伝子変異に起因する症候群である．当初は pheochromocytoma と paraganglioma の併存例として注目されていたが，1952 年 Iversen[8]が pheochromocytomaに合併した先端巨大症患者を報告し，その後家族性のpheochromocytoma/paraganglioma症例に下垂体腺腫の合併例の報告が相次いだ．2015年Xekoukiら[9]が168例の下垂体腫瘍の遺伝子解析を行い，家族発生症例22例のうち2腫瘍を合併している4例中3例に*SDH*遺伝子のサブユニットのいずれかに変異があることを見出した（有病率1.8%）．一方，家族歴のない146例では*SDH*遺伝子異常はなく，本症候群の概念が確立した．彼らはこの長い症候群の名称を簡略化し，“The 3P association（3PAs）for SDHx germline mutations”と呼ぶことを提唱している．*SDHx*は*SDH*遺伝子のサブタイプ（A～Dのいずれか）を表す．なお，最近では原因遺伝子リストに*MAX*遺伝子も入っている（表13-19）．

その後，Mougelら[10]は家族歴のない孤立性下垂体腫瘍263人中12例に生殖細胞系での病原性変異体を確認している．*AIP*遺伝子変異7例，*MEN1*変異に2例，*SDHA*変異2例，*SDHC*変異1例である．家族歴のない症例でも*SDHx*変異の有病率は1.1%（3/263）であることを示した．また，*SDHx/MAX*変異を有する報告31例の

表13-19 遺伝性下垂体腫瘍（García-Guzmánら[1]のTable 1を改変）

症候群	責任遺伝子	遺伝子機能	染色体局在	浸透率(%)*	臨床像(下垂体腺腫関連のみ)
MEN1	*MEN1*	がん抑制遺伝子	11q13.1	30～40%	PRL産生腺腫，GH分泌症
MEN4	*CKDN1B*	がん抑制遺伝子	12q13.1	unknown	GH産生腺腫
Carney Complex	*PRKAR1A*	がん抑制遺伝子	17q24.2	10～15%	下垂体過形成，下垂体腺腫
Pheochromocytoma/Paraganglioma/Pituitary adenoma syndrome	*SDHA* *SDHB* *SDHC* *SDHD* *MAX*	がん遺伝子	5p15.33 1p36.13 1q23.3 11q23.1 14q23.3	＜1% ＜1% ＜1% ＜1% unknown	下垂体腺腫
DICER 1 syndrome	*DICER1*	RNA反応阻害	14q32.12	＜1%	Pituitary blastoma
FIPA	*AIP*	がん抑制遺伝子	11q13.2	15～30%	若年発症の下垂体腺腫，PRL産生腺腫
XLAG	*GPR101*	がん遺伝子	Xq26.3	100%	若年発症(4歳以下)の巨人症
McCune-Albright syndrome	*GNAS1*	がん遺伝子	20q26.3	20%	GHとPRL高値を伴う思春期早発症

* 浸透率(penetrance)：ある遺伝子に病気をもたらす変異がある人たちにおいて，その変異が関与する病気が実際に発症した人の割合．浸透率100%であれば，その変異をもつ人は必ずその病気を発症することを示す．

まとめとして，6/31例（19%）がpheochromocytoma/paragangliomaの診断前に下垂体腫瘍を発症し，8/31例（26%）が孤立性下垂体腫瘍であった．Guerrero-Pérezら[11]の10例の3PAs例の報告では，6例は女性で，平均年齢は51.6±18.0歳であった．下垂体腫瘍は，6例が先端巨大症，3例がPRL産生腫瘍，1例が非機能性腫瘍と記している．

現在まで74例の文献報告があり，22例（29.7%）が生殖細胞系での*SDHx*変異が確認され，23例（31%）が病歴および家族歴より本症候群が強く疑われ，29例（39%）が*SDHx*変異のある孤発性下垂体腫瘍例である[1]．

4. DICER1 syndrome（ダイサー1症候群）（☞詳細は465頁）

染色体14qにコードされる*DICER1*遺伝子が生殖細胞系で変異している常染色体顕性（優性）遺伝疾患群である．多臓器に多彩な腫瘍性病変を発生するが，主たるものは胸膜肺芽腫（pleuropulmonary blastoma）である．その他には，cystic nephroma，生殖器のSertoli-Leydig cell tumors，甲状腺腫（multinodular goiter）などが発生する．稀に脳腫瘍が含まれ，その代表がpituitary blastomaである．

Pituitary blastoma（下垂体芽腫）は，2歳以下の乳幼児の下垂体部に発生し，鞍内から鞍上に進展した嚢胞性あるいは実質生腫瘍である．病理組織像は胎生期の下垂体原基の細胞構築を模倣する．Cushing症候群が主症状で，眼痛，汎下垂体機能低下，尿崩症などを示す．血中ACTHは高値を示すが他の前葉ホルモン値は低下する．2008年に第1例が報告されて以来，2019年までわずか16例の報告に留まっている[12]．

5. Familial isolated pituitary adenoma（FIPA：家族性単発性下垂体腺腫）

他臓器腫瘍を伴わず下垂体腺腫のみが近縁者も含む家族内（家族の定義☞441頁）に2人以上発生し，生殖細胞系（germ line）に染色体11番（11p13.3）に位置する*AIP*（aryl hydrocarbon receptor interacting protein）遺伝子変異が確認される．GH産生腫瘍が80%を占める．Vierimaaら（2006）[13]が最初に記載した．*AIP*遺伝子変異の浸透率は20～30%と低く，家族歴のない下垂体腺腫患者でも3～4%の頻度で検出されている．

Marquesら（2020）[14]は，国際FIPA Consortiumに登録されている700症例と，家族内発生のない30歳以下発症のmacroadenomaあるいは18歳以下発症の下垂体腺腫を合わせた散発性腺腫777例のAIP遺伝子変異について報告している．前者での変異患者数は114名（16.3%），後者では53例（6.8%）である．前者の変異患者114名は37家族に属しており，そのうちの36家族内発生腫瘍（97%）はGH産生を示した．FIPA登録家族症例でも変異（－）の318家族例では，GH産生腫瘍は162家族内発生腫瘍（51%）に留まっている．

上記報告では，家族例の有無にかかわらず*AIP*遺伝子変異患者は136名，変異（−）患者は650名になる．変異（＋）患者の特徴（有意差あり）は，

①男性に多く（62% vs 51%），18歳以下での発症が多く（67% vs 25%），診断時年齢も若い（23.2歳 vs 30.2歳）．

②発症年齢を反映して巨人症（gigantism）が多い（56% vs 18%）．

③下垂体卒中の頻度が高い（8.3% vs 2.8%）が，macroadenomaの頻度（90% vs 89%）には差がない．

④トルコ鞍上進展率は高い（60% vs 46%）が，海綿静脈洞浸潤度（42% vs 36%）には差がない．また，Ki-67＞3%頻度（44% vs 36%）にも差はない．

⑤ホルモン分泌顆粒の形態はsparsely granulatedが多い（100% vs 68%）．

⑥放射線治療を受けた症例は多い（39% vs 28%）が，最終追跡時での腫瘍状態は安定（non-active）している（72% vs 57%）．

以上の分析からは，家族歴がなくても18歳未満で発症（特にGH産生腫瘍），あるいは30歳未満で診断されたmacroadenoma（GHあるいはPRL産生）では，*AIP*遺伝子変異腫瘍の疑いが高い．治療予後に関しては*AIP*遺伝子変異症例の方が良好との報告が多いが，いずれも後方視的分析のため確定した結果とは言い難い．

6. X-linked acrogigantism（XLAG：X染色体連鎖先端肥大巨人症）

Trivellinら[15]が2014年に初めて報告したX染色体の異常を伴う幼児の先端巨大一巨人症症候群で，巨人症43例中13例（4例は2家系に発症）で確認している．X染色体の長腕26.3領域（Xq26.3）に少量の遺伝物質が異常にコピー（重複）される遺伝的変化（Xq26.3微小重複）が特徴で，その領域にある*GPR101*遺伝子の過剰発現が原因としている．*GPR101*遺伝子は成長ホルモン放出ホルモンがなくともGHを分泌するG-protein-coupled orphan receptor（タンパク質共役受容体）をコードしているため，同遺伝子の過剰発現により生誕時より成長が早まるものと考えられている．この疾患児は，出生時は正常な大きさだが生後早期から異常に速い成長を引き起こし，平均1.5歳で診断されている．同じく巨人症の原因となる*AIP*遺伝子異常群（前項のFamilial isolated pituitary adenoma）および散発性（sporadic）巨人症の診断年齢13歳と14歳であるので，本疾患群の診断年齢は明らかに早い（5歳未満で巨人症と診断される[16]．Trivellinら[15]の13例も全例5歳未満に診断されている．また，性別も異なりXLAG患児は男児が29%だが，後2者は95%と78%である．

巨人症143例の遺伝子分析を行ったWise-Oringerらの報告[16]では，本疾患児は10%，*AIP*遺伝子異常群が29%，Carney Complex 1%，McCune-Albright症候群5%，MEM1 1%，遺伝子異常なし（散発性）54%である．巨人症そのものが稀少であることもあり，2020年の時点で本症の文献報告はわずか33例である[1]．

出生後急速に症状が出現するため，GH 異常高値の影響が顕著で全身に与える影響は大きく，治療（ホルモン異常の制御）は困難とされる．

7. McCune-Albright syndrome（マッキューン・オルブライト症候群）あるいは Fibrous dysplasia（線維性骨異形成症）

0～10歳で発病する稀な疾患で，男児よりも女児に多い．発症頻度は明らかではない．

線維性骨異形成・皮膚カフェオレ斑・ゴナドトロピン非依存性思春期早発症を3主徴とする疾患群で，各々，98%，85%，52%が観察されている．

原因遺伝子である *GNAS1* 遺伝子は20番染色体長腕の13.32，領域に存在しGタンパクのサブユニットであるGsαタンパクをコードしている．Gsαタンパクは，Gタンパク共役型受容体の細胞内情報伝達に重要な役割を担っている．

発生段階での *GNAS1* 遺伝子変異により変異細胞が骨・皮膚・内分泌組織を含む全身にモザイク状に分布し，各々の組織内で細胞内 cAMP が増加し，Gタンパク共役型受容体である多くのホルモン受容体が過剰に活性化し，臨床症状や重症度の多様性が生み出す結果となっている．内分泌所見として，成長ホルモン分泌亢進と新生児高コルチゾール症があり，その結果として巨人症，ゴナドトロピン非依存性思春期早発症，Cushing 症候群などが発症している．

文献

1） García-Guzmán B, Portocarrero-Ortiz L, Dorantes-Argandar AA, et al.: Hereditary pituitary tumor syndrome: genetic and clinical aspects. Rev Invest Clin 72: 8-18, 2020
2） Carney JA, Gordon H, Carpenter PC, et al. The complex of myxomas, spotty pigmentation, and endocrine overactivity. Medicine（Baltimore）64: 270-283, 1985
3） 難病情報センターホームページ（カーニー複合）: https://www.nanbyou.or.jp/entry/4754
4） Kamilaris CDC, Faucz FR, Voutetakis A, et al.: Carney Complex. Exp Clin Endocrinol Diabetes 127: 156-164, 2019
5） Hernández-Ramírez LC, Tatsi C, Lodish MB, et al.: Corticotropinoma as a component of carney complex. J Endocr Soc 1: 918-925, 2017
6） Kiefer FW, Winhofer Y, Iacovazzo D, et al. PRKAR1A mutation causing pituitary-dependent Cushing disease in a patient with carney complex. Eur J Endocrinol 177: K7-K12, 2017
7） Okamoto A, Wajima D, Tei R. et al. A case of a pituitary adenoma diagnosed as carney complex syndrome in an older female patient. No Shinkei Geka 45: 225-231, 2017
8） Iversen K: Acromegaly associated with phaeochromocytoma. Acta Med Scand 142: 1-5, 1952
9） Xekouki P, Szarek E, Bullova P, et al. Pituitary adenoma with paraganglioma/pheochromocytoma（3PAs）and succinate dehydrogenase defects in humans and mice. J Clin Endocrinol Metab 100: E710-719, 2015
10） Mougel G, Lagarde A, Albarel F, et al.: Germinal defects of SDHx genes in patients with isolated pituitary adenoma. Eur J Endocrinol 183: 369-379, 2020

11） Guerrero-Pérez F, Fajardo C, Torres Vela E, et al.: 3P association（3PAs）: Pituitary adenoma and pheochromocytoma/paraganglioma. A heterogeneous clinical syndrome associated with different gene mutations. Eur J Intern Med 69: 14-19, 2019
12） de Kock L, Priest JR, Foulkes WD, et al.: An update on the central nervous system manifestations of DICER1 syndrome. Acta Neuropathol 139: 689-701, 2020
13） Vierimaa O, Georgitsi M, Lehtonen R, et al.: Pituitary adenoma predisposition caused by germline mutations in the AIP gene. Science 312: 1228-1230, 2006
14） Marques P, Caimari F, Hernández-Ramírez LC, et al.: Significant benefits of AIP testing and clinical screening in familial isolated and young-onset pituitary tumors. J Clin Endocrinol Metab 105: e2247-2260, 2020
15） Trivellin G, Daly AF, Faucz FR, et al.: Gigantism and acromegaly due to Xq26 microduplications and GPR101 mutation. N Engl J Med 371: 2363-2374, 2014
16） Wise-Oringer BK, Zanazzi GJ, Gordon RJ, et al.: Familial X-Linked Acrogigantism: Postnatal outcomes and tumor pathology in a prenatally diagnosed infant and his mother. J Clin Endocrinol Metab 104: 4667-4675, 2019

Tumors of the pituitary posterior lobe
下垂体後葉腫瘍

ヒト正常下垂体は，adenohypophysis（腺下垂体＝下垂体前葉）とneurohypophysis（神経下垂体＝下垂体後葉）の2つの部分よりなり，下垂体後葉では2種類のホルモン，オキシトシン（oxytocin）とバゾプレッシン（vasopressin）が血管内に放出されている．この2種類のホルモンは後葉細胞が分泌するのではなく，視床下部の視索上核（nucl. supraopticus）と室傍核（nucl. paraventricularis）の神経細胞の胞体内で作られ，各々の神経軸索（無髄）の中を流れて後葉に運ばれる．この経路はsupraoptico-hypophysial tract（視索上核下垂体路）とparaventriculo-hypophysial tract（傍室核下垂体路）と呼ばれる．この神経軸索の末端は後葉内の豊富な毛細血管の周囲に小さなふくらみ（Herring bodyヘリング小体）を作って終わっている．ここに視床下部で産生されたホルモンが一時的に貯蔵され，状況に応じて毛細血管内に放出される．したがって，後葉組織は視床下部からの無髄神経軸索とそれを支えるグリア細胞であるpituicyte（下垂体細胞）よりなっており，前葉のように分泌顆粒をもつホルモン産生細胞は存在しない．

■WHO脳腫瘍分類第5版の定義

下垂体後葉腫瘍はpituicyte（下垂体細胞）由来腫瘍であり，腫瘍細胞形態によりpituicytoma（下垂体細胞腫），granular cell tumor of the sellar region（トルコ鞍部顆粒細胞腫），およびspindle cell oncocytoma（紡錘形細胞オンコサイトーマ）の3腫瘍に分かれる．共通の特徴は，免疫染色にてthyroid transcription factor 1（TTF1）が陽性になる．Leeら（2009）[1]がラット下垂体細胞に発現しているTTF1が本腫瘍群に陽性であることを報告し，本腫瘍群の診断基準となった．なお，耳慣れないoncocyte（神経病理学会用語集ではオンコサイト）とは，豊富なミトコンドリアを特徴とする上皮細胞で，HE染色では好酸性の顆粒状の細胞質が特徴である．Oncocytomaは多くの場合良性だが，悪性のこともある．

CNS WHO gradeは定められていない．また，subtypesも登録されていない．

■ゲノム異常

全脳腫瘍のDNAメチル化プロファイリングを行ったCapperら（2018）[2]の報告では，本腫瘍群は前葉腫瘍（pituitary adenoma）はもとより，その他の脳腫瘍とも異なる領域に位置している．Pituicyteはグリア細胞の一つではあるが，*IDH-1*遺伝子変

異や *BRAF-KIAA1549* 融合遺伝子は観察されていない[3].

Schmid ら[4]は 47 例のゲノム解析を行い，そのうちの 23 例について MAPK/PI3K 伝達経路の遺伝子異常が散発的に観察しているが，その頻度は低く，いずれも腫瘍型を特徴づけるものではないと結論している.

■病態

極めて稀な腫瘍で，German Pituitary Tumor Registry に登録されている下垂体腫瘍 12,565 例中 69 例（0.5%）である[5]. 脳腫瘍全国調査報告では 16 例（下垂体腫瘍の 0.6%）が登録されている.

Guerrero-Pérez ら（2019）[6]の文献報告 251 例と Qiao ら[7]の中国上海市の多施設登録症例 51 例のまとめを表 13-20 に示す. 性差はなく平均年齢は 50 歳前後である. Pituicytoma が半数近くを占め，spindle cell oncocytoma が最も少ない（20 ～ 25%）. 主徴候は視野障害が最も多い（30 ～ 60%）. 次いで，頭痛と下垂体前葉機能低下関連症状がある. 腫瘍が視床下部からの PIF（prolactin inhibiting factor）の下垂体への到達を阻害し，血中 PRL が上昇（stalk effect と呼ばれる）することもある. 後葉腫瘍でありながら，治療前の多飲多尿（尿崩症）は少ない（2.4% と 9.8%）が，術後は 30 ～ 50% で出現している.

後葉腫瘍と前葉腫瘍の共存例もあり，先の German Pituitary Tumor Registry では 69 例中 5 例（8.6%），Marco Del Pont ら[8]は pituicytoma 117 例中 5 例（4.3%）を報告している. Rubino ら[9]は 9 例の共存例での前葉腫瘍は，ACTH 産生腫瘍 6 例，GH+PRL 産生腫瘍 2 例，PRL 産生腫瘍 1 例，非機能性腫瘍 1 例と報告している. 後葉腫瘍の 5 ～ 10% は前葉腫瘍が共存していることを念頭に置いておかねばならない.

■病理

1. Pituicytoma（下垂体細胞腫）

肉眼的には境界明瞭な充実性腫瘍で，ゴム様の硬度をもち，周囲組織に強く付着している.

腫瘍細胞は短紡錘形で錯綜しながら増殖している. 核は類円形から楕円形で，核小体は目立たず，核分裂像はごく少ない. 一部の症例では核の多形性が出現する. 細胞質は広く，淡好酸性を示す. 細胞質は均一であり，好酸性顆粒や空胞はみられない. 組織壊死や微小血管増殖像は観察されない. 好酸性顆粒小体や Rosenthal 線維も認められない.

免疫染色では，腫瘍細胞は S-100 タンパク，vimentin，TTF-1 を発現している. GFAP と EMA の発現は様々で，時には強陽性を示す. NFP，synaptophysin，chromogranin，Olig2，cytokeratin は陰性である.

13

2. Granular cell tumor of the sellar region（トルコ鞍部顆粒細胞腫）

黄灰白色の充実性で軟らかい腫瘍で血管に富む．壊死や嚢胞形成は稀である．

組織学的には，小さな核と広い好酸性顆粒状の細胞質をもつ多角形あるいは紡錘形の腫瘍細胞がシート状に配列し充実性に増殖する．細胞質にはPAS陽性の微細顆粒が充満しており，ジアスターゼ抵抗性を示す．核の異型は乏しく，核小体は小さく，核分裂像はほとんどみられない．

免疫染色では，S-100タンパク，vimentin，CD68，TTF-1が陽性である．GFAPとEMAも時に陽性になる．

3. Spindle cell oncocytoma（紡錘形細胞オンコサイトーマ）

腫瘍の肉眼像は下垂体腺腫に似て，血管に富む大きな鞍内・鞍上部腫瘍である．周囲組織に癒着していることがある．

組織学的には，紡錘形ないし多角形の腫瘍細胞が錯綜しながら増殖している．核には大小不同や多態性がみられるが核分裂像はごく少ない．細胞質は広く，oncocyteの特徴である微細顆粒状で強い好酸性を示す．

免疫染色では腫瘍細胞はS-100タンパク，vimentin，EMA，Bcl-2が陽性である．GFAPはごく一部が陽性である．細胞質には抗ミトコンドリア抗体で陽性像が見られる．核はTTF-1が陽性である．

■画像所見

3腫瘍型に共通の所見として，腫瘍陰影は均質でT1WIで等信号に描出されることが多い．造影効果も概ね均質だが時に不均一な症例もある．嚢胞変性や壊死巣は見られず，また海綿静脈洞への浸潤もない[7]．前葉腫瘍と同じくトルコ鞍内限局型，鞍内～鞍上進展型，および鞍上腫瘍型に分けられるが，spindle cell oncocytomaは鞍内～鞍上進展型の頻度（72%）が他の2型（30～40%）より有意に高く，逆に鞍上腫瘍として描出される頻度は低い（11～15%）（表13-20）[6,7]．鞍内腫瘍型では，前葉組織は前下方に圧排される．

■治療成績

症例数が少なく（下垂体腺腫の1%以下），治療成績報告のほとんどが文献報告例の整理であるため，診断時の状況，治療方法などによる長期追跡結果の分析は行えていない．とりあえずの傾向のみの情報になっている．それでも多数例整理の2報告（表13-20）[6,7]では，spindle cell oncocytomaの治療成績は他の2型に比して不良である．

治療の原則は手術摘出であり，非全摘出例でも経過観察が行われている．再発時に

表13-20 文献報告例および自験例からの病態

文献報告 251 例の病態（Guerrero-Pérez ら 2019）[6]				
		pituicytoma	granular cell tumor	spindle cell oncocytoma
症例数（合計 251 例）		135（54%）	69（27%）	47（19%）
女性比率		50%	57%	49%
年齢（平均）		47 歳	47 歳	*60* 歳
症状	視野障害	50%	55%	62%
	頭痛	37%	36%	36%
	前葉機能低下	49%	35%	36%
腫瘍局在	鞍内	29%	24%	17%
	鞍上部	27%	40%	*11%*
	鞍内鞍上伸展	46%	33%	72%
	腫瘍陰影なし	2%	3%	0%
腫瘍最大径		20.0 mm	20.0 mm	*25.0* mm
Gross total removal 率		61%	49%	43%
核 TIF1 陽性率（免染）		100%	100%	100%
MIB 1 染色率（Ki-67, max）		0.5 ～ 2%（15%）	1 ～ 7%（15%）	1 ～ 8%（45%）
再発率（平均追跡期間）		5.7%/24 月	1.8%/24 月	*13.8%/14* 月

中国上海市内病院共同 Gold Pituitary Database の 51 登録症例（Qiao ら 2022）[7]				
		pituicytoma	granular cell tumor	spindle cell oncocytoma
症例数（合計 51 例）		28（55%）	11（22%）	47（24%）
女性比率		55%	54%	58%
年齢（平均）		51 歳	51 歳	51 歳
症候	視野障害	36%	36%	42%
	頭痛	29%	36%	42%
	前葉機能低下	21%	36%	8%
	尿崩症	14%	9%	0%
	無症候	21%	9%	8%
画像	平均腫瘍容積	1.7 cm^3	1.7 cm^3	2.6 cm^3
	腫瘍陰影均質	86%	91%	75%
	鞍上部腫瘍	57%	71%	*17%*
核 TIF1 陽性率（免染）		100%	100%	100%
Ki-67＞5% 症例率		0%	0%	*2%*
2 年非増悪生存率		90.9%	90.9%	*67.5%*

イタリック表示は有意差あり

は再摘出あるいは放射線治療が行われているが，現時点では信頼できる治療方針は提案されていない．

1. Pituicytoma

Wei ら（2021）[10] の 115 文献報告例の分析では，全摘出は 53% の症例に行われており，19% が再発している．再発までの期間中央値は 89.3 ヵ月（7.4 年）で，5 年非再発生存率（PFS）は 63.5% である．追跡期間平均 2 年の限りでは死亡報告はない．

2. Granular cell tumor of the sellar region

Ahmed ら（2017）[11] の文献報告例も含めた 141 例の分析では，腫瘍の大小と手術切除度によって予後が異なっている．5 年生存率は，全摘出例 95.7%，亜全摘術 88.8% である．また，直径が 2.5cm 未満では 84.7% だが，2.5cm を超すと 74.0% に低下している．症例が少ないため，放射線治療の有意な効果は得られていない．

3. Spindle cell oncocytoma の治療

Giantini Larsen ら [12] の自験 7 例を含めた 49 例の分析では，血管豊富な腫瘍像を反映して手術中の出血コントロールが容易ではなく，かつ周囲組織との癒着も強く全摘出は困難との結論である．MIB1 index 値の中央値は 3% だが，5 〜 10% が 22%，11% 以上が 11% あり，増殖速度の速い腫瘍が 33% を占めている．最終追跡時点で 39% の症例が再発している．

Borges ら [13] も 28 例中 8 例（29%）が術中の出血制御困難例であったと報告している．また 3 例（11%）が腫瘍内出血（下垂体卒中）と診断されている．

文献

1） Lee EB, Tihan T, Scheithauer BW, et al.: Thyroid transcription factor 1 expression in sellar tumors: a histogenetic marker? J Neuropathol Exp Neurol 68: 482-488, 2009
2） Capper D, Jones DTW, Sill M, et al.: DNA methylation-based classification of central nervous system tumours. Nature 555: 469-474, 2018
3） Mete O, Lopes MB, Asa SL: Spindle cell oncocytomas and granular cell tumors of the pituitary are variants of pituicytoma. Am J Surg Pathol 37: 1694-1699, 2013
4） Schmid S, Solomon DA, Perez E, et al.: Genetic and epigenetic characterization of posterior pituitary tumors. Acta Neuropathol 142: 1025-1043, 2021
5） Saeger W, von Schöning J, Flitsch J, et al.: Co-occurrence of pituitary neuroendocrine tumors（PitNETs）and tumors of the neurohypophysis. Endocr Pathol 32: 473-479, 2021
6） Guerrero-Pérez F, Marengo AP, Vidal N, et al.: Primary tumors of the posterior pituitary: A systematic review. Rev Endocr Metab Disord 20: 219-238, 2019
7） Qiao N, Cheng H, Zhang Z, et al.: Recommendation to improve the WHO classification of posterior pituitary tumors as a unique entity: evidence from a large case series. Endocr Connect 11: e220188,

2022

8） Marco Del Pont F, Villalonga JF, et al.: Pituicytoma associated with acromegaly and Cushing disease. World Neurosurg 136: 78-82, 2020

9） Rubino F, Eichberg DG, Saad AG, et al.: Synchronous posterior and anterior pituitary tumors: A case report of a hypothetic paracrine relationship. Asian J Neurosurg 18: 377-382, 2023

10） Wei LD, Li C, Li D, et al.: Treatment and prognostic factors of pituicytoma: a single-center experience and comprehensive literature review. Pituitary 24: 754-767, 2021

11） Ahmed AK, Dawood HY, Penn DL, et al.: Extent of surgical resection and tumor size predicts prognosis in granular cell tumor of the sellar region. Acta Neurochir（Wien）159: 2209-2216, 2017

12） Giantini Larsen AM, Cote DJ, Zaidi HA, et al.: Spindle cell oncocytoma of the pituitary gland. J Neurosurg 131: 517-525, 2018

13） Borges MT, Lillehei KO, Kleinschmidt-DeMasters BK: Spindle cell oncocytoma with late recurrence and unique neuroimaging characteristics due to recurrent subclinical intratumoral bleeding.J Neurooncol 101: 145-154, 2011

第14章

Craniopharyngioma
頭蓋咽頭腫

I 総論

Craniopharyngioma（頭蓋咽頭腫）は，原始口腔外胚葉板よりRathke's pouch（ラトケ嚢）が分離して下垂体を形成する過程において，Rathke's pouchに付着，遺残した口腔粘膜上皮（扁平上皮細胞巣）より発生すると考えられている．マウスを用いた実験では，胎生期におけるRathke's pouch前駆細胞にβ-カテニンの分解耐性変異型の遺伝子発現が生じると，ヒトのadamantinomatous craniopharyngioma（ACP）に酷似した下垂体腫瘍が発生している[1]．発生部位は下垂体茎のどの部でもよく，トルコ鞍内から視床下部（第三脳室前壁）の範囲にある．Papillary craniopharyngioma（PCP）の発生に関して説得力のある説はまだ発表されていない．

従来は組織亜型としてadamantinomatous type（エナメル上皮型）とpapillary type（乳頭型）に分けられていたが，各々が異なるDNAメチル化プロファイルを示すことが明らかとなり，今回の分類では両腫瘍は異なる腫瘍型と規定された．

WHO脳腫瘍分類第5版（2021年）分類に至った経緯

従来，craniopharyngiomaには，ACPとPCPの2組織亜型があるとされてきた．しかしこの2型は組織学的にも臨床病態も異なるため，1つの腫瘍の組織亜型として理解できないとの指摘があった．

2002年Sekineら[2]が本腫瘍におけるβ-カテニン遺伝子変化を検索したところ，10例のACP全例でβ-カテニン遺伝子の変異を確認した一方で，PCP6例では同遺伝子の変異は存在していないことを示し，ACPとPCPはcraniopharyngiomaの組織亜型ではなく，遺伝子変化の異なる別個の腫瘍であると結論した．2005年Fahrbuschらのグループ[3]は，下垂体腺腫58例とcraniopharyngioma 57例に対してβ-カテニン抗体を用いた免疫染色を行ったところ，β-カテニンはACPの94%に陽性であったが，PCPや下垂体腺腫では陰性であることを確認し，免疫染色でのβ-カテニン陽性はACP診断の証明になると結論した．

2014年Bratianosら[4]は，β-カテニンをコードする*CTNNB1*遺伝子変異をACP 53例中51例（96%）で確認するとともに，PCP36例中34例（94%）で*BRAF* V600E変異を見出した．これら2つの遺伝子変異は相互排他的に発現しており，ACPには*BRAF*遺伝子変異はなく，PCPには*CTNNB1*遺伝子変異はない．しかも，これらの遺伝子変異は陽性症例の全ての腫瘍細胞で確認されており，“clonal”な現象，すなわち，ACPは*CTNNB1*遺伝子，PCPは*BRAF*遺伝子という1つのがん遺伝子の変異により発症した腫瘍と結論した．この結果により，craniopharyngiomaの摘出組織に対するβ-カテニン抗体とBRAF抗体を用いた免疫染色は，ACPとPCPを容易にかつ正確に鑑別診断できる有用な診断方法となった．治療的には，β-カテニンが属するWNTシングル伝達経路の阻害薬とBRAF阻害薬が抗腫瘍治療の一つとして用いられる展望が生まれた（各論参照）．なお，ACPとPCPにおける両遺伝子変異の陽性率は，各々の遺伝子変異を特徴とする他の脳腫瘍および他臓器がんの中で最も高いものである．また，両遺伝子変異は相互排他的に出現するものであるが，ACPに極めて稀ながら両遺伝子変異が共存している例も報告されている[5]．

β-カテニン（β-catenin，catenin beta-1）は，ヒトでは*CTNNB1*遺伝子（染色体3p22.1）にコードされるタンパク質で，WNTシグナル伝達経路におけるメディエーターである．同経路が活性化すると，β-カテニン経路，平面内細胞極性（PCP）経路，Ca^{2+}経路の3種類の細胞内シグナル伝達経路が活性化される．β-カテニン経路はβ-カテニンの細胞内レベルを調節することにより遺伝子発現を介して細胞増殖や分化を制御し，β-カテニンの異常と過剰発現は，肝細胞がん，大腸がん，肺がん，乳がん，卵巣がん，子宮体がんなど多くのがんや拡張型心筋症など様々な形態の心疾患と関係している．

一方の*BRAF*遺伝子はMAPK（mitogen-activated protein kinase，細胞分裂促進因子活性化プロテインキナーゼ）経路に属する遺伝子である．MAPK経路には，4種類の主要な分岐経路，および十数種類のMAPK酵素の存在が知られており，その1つが，RTK-RAS-RAF-MEK-ERKシグナル伝達経路である．細胞表面のRTK（receptor tyrosine kinase，受容体型チロシンキナーゼ）に増殖因子が結合し，信号はRASからRAF，MEK，そして最終的にはERKへと細胞内にあるタンパク質の間で受け渡されていく．以上の経路に異変が生じると，健全な細胞機能を発揮できずがんが発生し得る．

■基本事項

脳腫瘍全国集計2005～2008には374例（全脳腫瘍の2.2%，germ cell tumor 359例とほぼ同数）が登録されているが，同じトルコ鞍近傍に発生する下垂体腺腫の13%，約1/7にすぎない．全年齢層にみられるが二峰性を示し，小児期（15歳未満）は104例（27.8%）である．小児期の中では5～14歳にその64%が発生する．30歳から70歳まで10歳の幅で35例～57例と漸増し，特に40歳から69歳の間が40%と多い．男性がやや多い（56%）．しかし，WHO脳腫瘍分類第5版に対応する組織型の情報は得られていない．

本腫瘍の高い知名度にかかわらず，WHO脳腫瘍分類第5版に沿った腫瘍全体のepidemiologyの最新の報告がない．脳腫瘍について多くの情報を提供してくれる米

図14-1 CBTRUS統計（2014～2018）[6]による craniopharyngioma 3,139例（628例 / 年）の年齢層別の症例数（発表数字を作図）

5～9歳および55～64歳の2峰性の分布となり，小児期（19歳以下）に27%，成人期（20歳以上）に73%が診断されている．

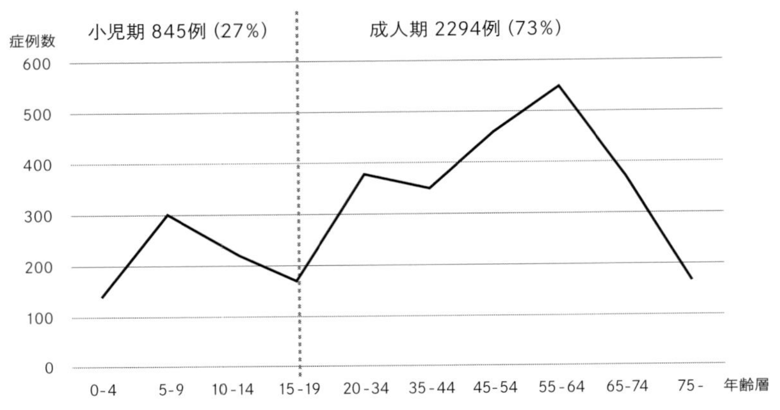

国CBTRUS統計[6]，SEER統計[7]，および単施設として最多の症例を整理した北京Tiantan病院の報告[8]から，全体像を俯瞰する．

- CBTRUS統計（2014～2018）[6]には5年間で3,139例（628例 / 年）が登録されている（全脳腫瘍の0.7%）．年齢別では，5～9歳および55～64歳の2峰性の分布となり，小児期（19歳以下）に27%，成人期（20歳以上）に73%が診断されている（図14-1）．成人の腫瘍といって過言ではない．
- SEER統計（2004～2008年の644例）[7]では，全体の発生頻度は1.7人 / 人口100万人で，CBTRUS統計と同じく好発年齢層は2つあり，0～19歳に31%の症例（1.9人 / 人口100万人）が，40歳以上に50%の症例（2.1人 /100万人）が診断されている．男性が50.3%でほぼ性差はない．
- ACPとPCPの割合（表14-1，図14-2）
  ① SEER統計では644例中244例（38%）で確定診断がなされ，ACPは191例（78%），PCPは（22%）である（表14-1）．成人180例に限るとACP 130例（72%），PCP 50例（28%）であり，この比率は同じSEER統計（2004～2012）の成人463例の資料を整理したWuら（2022）の比率と同一である[9]．
  ② 北京のTiantan病院の741例（2011～2016年，6年間）報告[8]では，小児期（15歳以下）症例数（342例）と成人期（399例）の差は，米国や日本ほどの差はない（表14-1）．ACP 622例（84%）は小児期（15歳以下）に多い（53%）が40～55歳間にもピークのある2峰性の分布を示し，小児期腫瘍342例の96%，成人期腫瘍399例の74%を占める．PCP 119例（16%）は成人期に88%が診断されている

表14-1 ACPとPCPの診断年齢（SEER統計および北京Tiantan病院）[7,8]

SEER（2004～2008）の244例		ACP（191例，78%）	PCP（53例，22%）
年齢	最多年齢層	0～19歳（32%） 40～59歳（34%）	40～59歳（55%）
	19歳以下（64例）	61例（32%）	3例（6%）
	20歳以上（180例）	130例（68%）	50例（94%）
性	男性（134例，55%）	101例（53%）	33例（62%）
北京Tiantan病院の741例		ACP（622例，84%）	PCP（119例，16%）
年齢	中央値	14歳	43歳
	15歳以下（342例）	328例（53%）	14例（12%）
	16歳以上（399例）	294例（47%）	105例（88%）
性	男性（416例，56%）	333例（54%）	83例（70%）

ACP：adamantinomatous craniopharyngioma
PCP：papillary craniopharyngioma

図14-2 北京Tiantan病院におけるACPとPCPの年齢別罹患密度率（density）と趨勢曲線（trend line）示す（Fengら[8]，Fig.1を改変]）

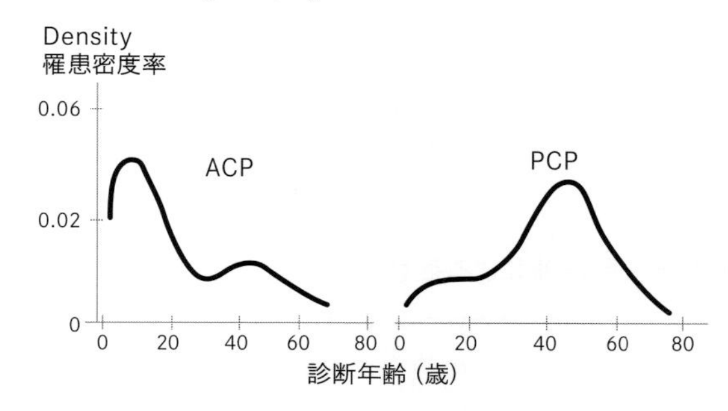

が，成人craniopharyngiomaを母数にすると26%にすぎない．小児期にこの腫瘍である確率は，342例中の14例（4%）と低い．PCPは成人（15歳以上）の腫瘍といえる．

③ ACPとPCPの比率に関しては，1990年代の2件の報告はともに84%と16%である[10,11]．これらの報告例を通覧すると，ACP 80～85%，PCP 15～20%の割合が妥当な数字であろう．

- 病理組織亜型（当時）診断症例数は，SEER統計では644例中244例（38%）で確定診断がなされ，ACPは191例（78%），PCPは（22%）である（表14-1）．成人180例に限るとACP 130例（72%），PCP 50例（28%）であり，この比率は同じSEER統計（2004～2012）の成人463例の資料を整理したWuら（2022）の比率と同一である[9]．
- 極めて稀な新生児（neonatal）発症症例が，CRANIOPHARYNGEOM studyから2

例報告されている[12]．1985年以降13例の報告がある．

■病理

肉眼観察では，表面が平滑あるいは軽度の凹凸を呈する結節状，かつ被膜を有さない境界明瞭な腫瘍が，トルコ鞍内，鞍外に圧排性，膨張性に発育する．鞍内に発生すると鞍隔膜（diaphragm）を破り第三脳室方向へ進展する．この場合，視交叉を前，上方へ押し上げる．鞍外発生型はbasal cisternに主座をおくものと，第三脳室前壁に接する部分が発育中心となる2型がある．前者は第三脳室壁を直接圧迫し菲薄化する．後者ではbasal cisternまで腫瘍が進展することは少なく，逆に第三脳室腫瘍として発育する．いずれの型も，下方進展（脳幹方向へ）や側方進展は稀である．

表面は灰白がかった暗赤色で，しばしば白色の斑状物質（石灰化の途上物質？）を含む．1つあるいは複数の嚢胞を有する症例は86%に及ぶとの報告がある[13]．典型的な嚢胞液（ACP）は黄褐色のモーター油様で，ギラギラするコレステロール結晶が浮遊する．症例によっては，赤褐色，暗赤色，出血の痕跡を認めるもの，白濁したものなど様々である[14]．水様の嚢胞液（T1WIで低信号）はPCPの特徴の一つである（後述）．全く嚢胞を有しない充実性のものもある．

病理組織学的にはエナメル上皮型adamantinomatous type（現在のACP）と乳頭型papillary type（現在のPCP）がある．詳細は各論に記す．

■腫瘍発生部位および治療侵襲による症状

冒頭に記したように，craniopharyngiomaのほとんどは下垂体茎～視床下部前底部のライン上に発生し発育する．欧米の論文で頻回に記載されている“infundibulo-tuberal region”あるいは“tubero-infundibular region”である（図14-3）．“Infundibulum”は視床下部と下垂体後葉を結ぶ径路であるが，視床下部から下方（下垂体後葉）に伸びる漏斗ではなく，下垂体後葉から視床下部へ伸びる漏斗の意味で，欧米の医学辞書においては，“Pituitary stalk is known as infundibular stalk, pituitary infundibulum, or simply, infundibulum.”と記載されている．相方はtuber cinereum（灰白隆起）である．したがって，Prietroら[15]は本腫瘍による臨床症状を，①視神経交叉を圧するchiasmal syndrome（視力・視野障害），②下垂体茎機能障害によるpituitary syndrome（性欲低下，無気力など前葉機能低下症状），③infundibulo-tuberal syndrome（尿崩症，肥満，性的未成熟，睡眠障害など），④hypothalamic syndrome（精神症状，行動異常，情緒障害，Korsakoff症候群様の記憶障害，体温以上など），⑤頭蓋内圧亢進症状，の5症候群に分けている．Castro-Dufournyら[16]も，infundibulo-tuberal syndromeの特徴として傾眠（somnolence）を指摘している．

本腫瘍の発生部位による下垂体―視床下部症状は，治療侵襲（手術と放射線治療）

図14-3 Infundibulo-tuberal region

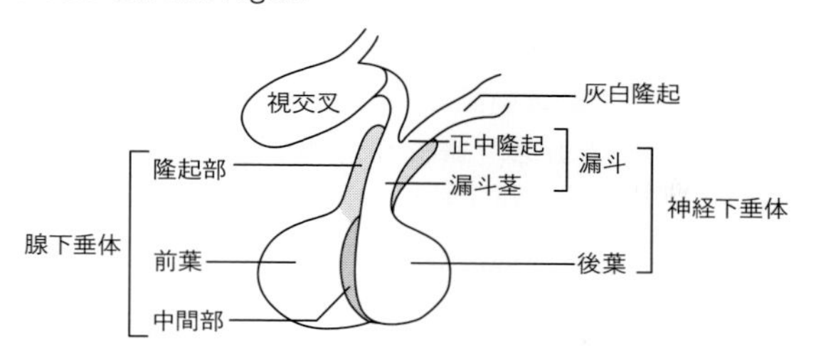

により悪化する．十分な症例数，一定の治療方針，および精度の高い追跡調査の 3 拍子そろった報告文献はなく，内分泌異常の術前から最終追跡時までの経時変化は異なる時代の異なる目的報告の中での内分泌情報の整理にならざるを得ない．

発生年齢を問わず最も高率に観察されるのは視交叉圧迫症状である視野異常（70 ～ 80%）[17,18] である．下垂体前葉機能の診断時 / 術後 / 最終追跡時の変化を表 14-2 に示す．6 報告 [19-24] をまとめたものなので信頼度は高くないが，傾向の一つとして利用していただきたい．診断時に既に成長ホルモン低下を示す症例が 70% 前後あり，副腎皮質刺激ホルモン低下は 25% 前後，甲状腺刺激ホルモン低下は 25 ～ 40%，LH/FSH 低下は 35% 前後である．尿崩症も 15 ～ 30% と報告されている．術後，これらの前葉ホルモン低下は 70 ～ 90% に上昇し，最終追跡時には 70 ～ 90% の症例で低下している．尿崩症も 70% 以上に観察される．

小児では低身長が 30 ～ 40% の症例に見られる [25-28]．成人では性不能（男性）や無月経（女性）が主訴となる [20]．

他覚的に判断できる頭蓋内圧亢進症状は，第三脳室に突出しモンロー孔を閉塞するような発育を示すタイプのみにみられるが，軽度の頭重感は問いただせばほとんどの患者に存在するとの経験談が多い．

■画像診断

頭蓋骨（X 線撮影 /CT）の異常は小児症例ではほぼ全例に，成人症例では約 2/3 に

表14-2 6 報告[19-24]をまとめた診断時からの下垂体機能不全率

機能低下	診断時	術後で照射前	最終追跡時
GH 低下	70% 前後	90% 前後	80 ～ 90%
ACTH 低下	25% 前後	70% 前後	70 ～ 80%
TSH 低下	25% ～ 40%	80% 前後	85 ～ 90%
LH/FSH 低下	35% 前後	80% 前後	62 ～ 95%
DI 症状	15 ～ 30%	90% 前後？	70 ～ 85%

観察される[29]．トルコ鞍の拡大あるいは破壊（特徴的な皿状変形 saucer-like sella を含む），および腫瘍部石灰像である．石灰像も小児例に多く（60 ～ 98%），成人例に少ない（31 ～ 54%）[17,29,30]．これは前記の病理像の特徴を考えると当然の結果である．

実質部は MRI/CT で造影される．嚢胞は T2WI で高信号を呈するが T1WI では内容液の性状（前述）により，脳組織と髄液の中間，脳組織と同等，あるいは高い信号強度を示す．高信号の場合は，血液成分を含むことが多い[14]．

Adamantinomatous craniopharyngioma（CP）と papillary CP の MRI 像の特徴は，各論に記載する．

■ 治療

本質的には良性腫瘍で境界明瞭に発育するため，手術全摘出で治癒が期待できる．加えて，非全摘例の残存腫瘍あるいは術後再増大腫瘍には放射線治療が有効で，1990 年以降に治療を受けた症例の発表論文解析では，10 年生存率は全摘出群，亜全摘＋放射線治療群，および亜全摘群（ほとんどが再発時には放射線治療）で有意な差はなく 95% 前後である．もちろん，再発までの期間は全摘出群が亜全摘（経過観察）群より有意に長い（表 14-3）[31]．ドイツの HIT- ENDO KRANIOPHRYNGEOM 2000 は，全体の 20 年の PFS 58% と OS 84% ～ 95% を算出している[32]．この数字は初期治療（全摘出であれ，亜全摘＋放射線治療であり）のみで治癒（完全寛解）を期待できるのは 40% を意味する．

良性腫瘍であるために治療後の社会復帰率が重要となるが，治療後の内分泌障害がその妨げとなっており，良好な 10 年生存率だけで満足できるものではない．放射線治療を避けるための全摘出に伴う視床下部障害と，放射線治療による同障害のどちらが軽度かに関する議論が長年行われている．治療成績は腫瘍の根治性と下垂体―視床下部機能の保全度をあわせて評価しなければならない．これらの垂体―視床下部機能異常が全身の臓器機能低下につながり，標準化罹患率（standardized incidence rate: SIR）はⅡ型糖尿病 4.4 倍，脳梗塞 4.9 倍に上昇し，標準化死亡率（standardized mortality rate: SMR）も 3 ～ 5 倍と高い[33,34]．

可能な限り術中損傷を最小限にし，腫瘍周囲の視床への放射線被曝を最小限にし，内分泌的不均衡を適切に補正するのが最適の治療戦略であるが，診断時には既に下垂体前葉ホルモンの低下や尿崩症を呈する患者がある割合で存在する（表 14-2）．内分泌補充療法は生涯必要とし，通常の社会生活は可能となるであろうが，それでも同世代の一般健康人と比較すると心身の活性度は劣り，それに伴い QOL も低下する．

1．手術療法

脳神経外科の祖，Harvey Cushing が肉眼的全摘出が可能であることを示し，小児脳

表14-3　1990年以降に治療を受けたcraniopharyngioma 442例のまとめ[31]

	GTR(256例, 58%)	STRのみ(101例, 23%)	STR＋RT(85例, 19%)
2年PFS	88%	67%	91%
5年PFS	67%	34%	69%
5年OS	98%	96%	99%
10年OS	98%	93%	95%

- GTR：gross total removal, STR：subtotal removal, RT：radiation therapy, PFS：progression free survival, OS：overall survival
- 全ての腫瘍のほとんどは，何らかの二次治療を受けている(放射線治療が最多)
- PFSはGTR例がSTRのみ例より有意に長い．OSは3群間で有意差はない．

神経外科の先駆者Matson，“Pediatric neurosurgery”を定着させたHofmannとEpsteinらが70～90%の肉眼的全摘出率を報告した[35-37]．その後，microsurgeryの導入，transsphenoidal approachからendoscopic surgeryの普及につれ，“全摘出→生存率の向上”の流れが主流を占めた．その極が下垂体茎切断術の提案である．内分泌障害を最小限にしようと下垂体茎を保存しても年月とともに内分泌障害が進行するのであれば，最初から下垂体茎を切除して根治性をあげた方がよいとの考えであり，多くの支持者を集めた．しかし，Liら（2015）[38]は文献報告420例について，Ordóñez-Rubianoら（2015）[39]は自験45例について下垂体茎切除群と温存群を比較し，糖尿病発生率，尿崩症発生率，および下垂体機能不全率がともに温存群で低く，かつ両群間で再発率の差がないことを示し，下垂体茎切除の意義がないことを示した．

Boguszら（2019）[40]は，KRANIOPHARYNGEOM 2007 studyの分析にて，視床下部前方および後方の術中損傷が術後のQOLを有意に下げていることを示し，視床下部後方温存手術（前方は腫瘍浸潤が多い）をすすめている．

常に全摘出を目的とするべき腫瘍であるが，microsurgeryとMRI時代では全摘出率は25～35%との報告が多い[7,22]．理由として，①視床下部への進展・浸潤症例が40%前後との報告[41-43]があり，積極的な腫瘍は視床下部損傷の危険がある，②周囲脳組織内に浸潤し小さな腫瘍細胞巣（islet）を作る例[37,44]があり，全摘出が困難である，③嚢胞破綻により嚢胞液が露出し周囲組織との癒着をおこしている，などがあげられている．加えて本腫瘍の特徴の一つが，腫瘍実質部分増大のない嚢胞拡大による腫瘍容積の増大である．Rajanら（1997）[45]が188例の14%に観察している．腫瘍再発を伴う嚢胞拡大例も含め，本腫瘍における嚢胞処理は後述の嚢胞内薬剤注入療法につながっている．

2．放射線治療

術後残存あるいは再発腫瘍の増大抑制には有効である．しかし幼小児への放射線治療は遅発性の脳高次機能障害を高率に招来し，成人例でも非可逆的な下垂体および視床下部機能低下の原因となるため，この治療方法も良好な生存率のみで評価できるものではない．歴史的には，3歳未満時には照射を行わず，成人例でも術後再発あるいは残存腫瘍の増大開始まで放射線治療を待機する方針が広く支持を集めていた．ドイツが主導するKRANIOPHRYNGEOM 2007 study[46]は，術後残存腫瘍に対する放射線治療時期（術直後照射 vs 増大時照射）の検証臨床試験であり，1年PFSは前者で93.3%，後者が45.0%と有意な差があったことを報告している．全摘出率に関しては照射時期による有意差はないため，この結果は，照射時期に関しては，残存腫瘍の大きさにより治療医の判断に委ねている．

放射線治療による遅発性の脳高次機能障害を避ける目的で，外部照射はphoton（光子線，X線）を用いた原体照射からproton（陽子線）照射へ進化し，γナイフを中心としたstereotactic radiosurgery（SRS）が行われるようになったのは当然の成り行きであった．

Proton照射とphoton照射との比較を行った2つの臨床研究，St. Jude小児病院でのRT2CR study[47]とKRANIOPHRYNGEOM 2007 study[48]がある．両者ともに54 Gyの腫瘍局所照射で，OS/PFSと内分泌障害率には有意差がなかったが，前者ではIQ低下度が，後者ではQOL評価が有意にproton照射群で優れていた．

SRSでは，当初から視神経障害と周囲脳組織内に浸潤した小さな腫瘍細胞巣（islet）部を照射容積に含めないことが危惧された．前者に関しては，視神経から3 mm離れた照射野が推奨され，後者には再発率（PFS）が評価点となった．Ogino & Lunsfordら（2021）[49]は53例の自験例の分析より，腫瘍と視神経の距離が3 mm未満での腫瘍の85%領域に辺線量12 Gyにて視神経障害はなく，腫瘍制御率と全生存率（OS）は，3年81%と97%，5年72%と93%，10年53%と88%を報告している．Losaら（2018）[50]も辺縁線量14.3 Gyで，5年および10年PFSとして90%と78%を算出している．使用時期を十分に考慮すれば有用な治療手段であることは間違いない．

3. 嚢胞内薬剤注入療法

本腫瘍の再発パターンとして嚢胞の拡大とともに頭蓋内圧亢進症状が出現し，緊急処置を必要とする形がある．また，先に記したように明らかな腫瘍再発像がないにもかかわらず，嚢胞拡大が繰り返し生じ，その都度緊急治療が必要な症例もある割合で存在する．長期間追跡において嚢胞拡大は無視できない病態である．嚢胞拡大に対する治療法の歴史と現状を把握するには，BartelsらのReview論文[51]をおすすめする．

繰り返される嚢胞拡大に対して，嚢胞内に何らかの薬剤を注入する局所療法として最初に臨床応用されたのは放射性同位元素の嚢胞内注入療法である．背景には，本腫瘍には放射線治療が有効であるが，嚢胞壁の腫瘍細胞層は血流が乏しく放射線の効果が限定されるため，嚢胞縮小効果が乏しいことがある．Aurum 198，rhenium 186，yttrium 90，phosphorus 32 などのβ放射性同位元素の嚢胞内注入療法は，40 年以上にわたり試行され，嚢胞縮小効果が報告されてきた．しかし，放射性同位元素を使用できる施設は限られていることより，広く普及するには至っていない．

次いで試行されたのは我が国で開発されたブレオマイシン嚢胞内注入治療であり，国際的にも支持が得られた [52,53]．完全奏効率は 29%から 67%と報告されている．当初は軽度の頭痛と一過性の発熱程度の有害事象であり，忍容性は良好と判断された．しかし，ブレオマイシンには神経毒性があり，嚢胞周囲の実質に漏出すると様々な症状（一過性および持続性の視床下部損傷，けいれんおよび片麻痺，汎下垂体炎，失明など）の危険があることが指摘され，さらには死亡例も報告され，現在では用いられなくなっている．

現在行われているのは，Jakacki ら（2000）[54] が提唱したインターフェロンの嚢胞内注入治療である．頭蓋咽頭腫の腫瘍細胞がインターフェロンが有効な皮膚の squamous cell skin carcinoma（有棘細胞がん）細胞に類似していることが根拠である．Cavalheiro らの報告 [55]（2010）では，60 例中 47 例（78%）では治療終了時に 50%以上の嚢胞縮小を得ている．インターフェロンには神経毒性がないため，トロント小児病院などで積極的に用いられている．

頭蓋咽頭腫に対する嚢胞内薬剤注入治療はそれなりの効果はあるが，その限界も明らかである．①治療効果は嚢胞性部分に限られ，固形成分部分には影響しない，②嚢胞内に注入された薬剤は，嚢胞収縮によってカテーテルの穴から，あるいは嚢胞壁の透過性の亢進により漏出し，周囲脳に有害な影響を及ぼす危惧がある，③多発性嚢胞の腫瘍には，薬剤を注入した嚢胞のみに有効である，などである．本治療法は，最善を尽くした治療の後でも再燃する嚢胞拡大症例のみが適応となる．一方で，一時的な処置，あるいは万策尽きた時の処置として Ommaya リザーバーを嚢胞内に設置し，適時嚢胞液を排除する治療があり，広く普及している．なお，この嚢胞拡大性腫瘍増大は ACP に多い．今後は IL-6R 抗体薬の治療が期待される（各論参照）．

4. 治療後の下垂体～視床下部障害

治療方法を問わず，治療後は下垂体前葉機能障害，尿崩症，視床下部障害（肥満）は増加し，80% 以上の患児は汎下垂体機能不全，尿崩症の治療を受けている（表 14-2）．St. Jude 小児病院の最新の報告では，下垂体前葉ホルモンの 10 年累積低下率は，GH 91%，TSH 92%，ACTH 71%，LH/FSH 63% である [24]．尿崩症は術後 1 週間以内に 95% が出現する [43]．

ドイツの HIT- ENDO KRANIOPHRYNGEOM 2000 は，登録された 306 例中の長期生存者の QOL と下垂体～視床下部障害度についての貴重な分析を行っている [56]．20

年生存率は治療時からの視床下部障害群が 84%，非障害群が 95% で差があり，ここには手術術式や年齢は有意な危険因子にはなっていない．障害群で最も顕著な症候は肥満であり，合併する血管障害も含めて日常生活状況（QOL）に大きな影響を及ぼしている．

視床下部障害として長期生存者の健康に最も強い影響を及ぼすのは病的肥満，すなわち body mass index（BMI, 体重 kg/ 身長 m^2）が 3SD 以上に増加する病態，である．Bogusz ら（2019）[40] は，KRANIOPHARYNGEOM 2007 study の 168 症例についての視床下部への腫瘍浸潤度と病的肥満の出現率について詳細な分析を行っている（表 14-4）．彼らは術前の MRI 所見から視床下部への腫瘍浸潤を 3 型（浸潤なし，前部浸潤，前後部浸潤）に分けると，診断時の患児 BMI の増加度（standard deviation scale: SDS）の中央値は 3 型ともに有意差なく，かつ標準範囲であった．しかし 1 年後に BMI が 3SD を超える病的肥満者は，視床下部前部浸潤者の 30% 以上，前後部浸潤者では 60% 以上に増加し，最終追跡時（中央値 6.1 年では）には視床下部前部浸潤者の半数以上，前後部浸潤者では 80% 以上が病的肥満診断となっている．浸潤がなかった症例でも最終的には少なくとも 25% が病的肥満となり，全症例では 65% 前後と推定できる．同 study グループの Hofffmann ら [57] は，診断時に視床下部浸潤を呈する症例は，頭蓋内圧亢進症状や視野 / 視力障害がなく肥満，易疲労性，集中力の低下などが主徴候のため，症状出現から診断までの期間が長いことを指摘している．手術後直ちに体重が増加する治療後肥満の危険因子として，診断時 BMI が 2SD 以上，腫瘍の視床下部進展・浸潤，および母親の BMI25 以上（日本肥満学会基準の肥満 1 度以上）があげられている [41,43]．

長期にわたる病的肥満→糖尿病→心臓および脳血管障害への進展は容易に想定されることである．既述のように標準化罹患率（SIR）は，2 型糖尿病は 4.4 ～ 5.6 倍，脳梗塞は 4.9 ～ 7.1 倍と報告されている [33,34]．Boekhoff ら（2021）[58] は KRANIOPHRYNGEOM 2007 study において登録 244 例中の 28 例（11%）に脳梗塞の発生を確認している．一時期，Sutton ら [59] が報告し注目を浴びたものに “Fusiform dilatations of the carotid artery: FDCA” がある．彼らが再発 craniopharyngioma の術中

表14-4　KRANIOPHARYNGEOM 2007 study の 168 症例についての視床下部浸潤度と病的肥満（BMI-SDS）の出現率 [40]

視床下部浸潤（MRI）	症例数	診断時 *	1 年後	最終追跡（中央値 6.1 年）時所見 **
なし	11（6%）	0.2	1.72	2.33（25 ～ 30% が 3SD 以上の増加）
前部浸潤	49（29%）	0.8	2.46	2.87（ほぼ半数が 3SD 以上の増加）
前部＋後部浸潤	109（65%）	1.0	5.2	5.74（ほぼ 80% が 3SD 以上の増加）

* グラフ読み取り値
** 概ね全例の 65% 前後が病的肥満（BMI が＋3SD）と計算できる

に内頚動脈の紡錘形拡張を観察し命名したもので，拡張による血流の滞りが塞栓形成を生み出し脳梗塞の危険因子になるとの警告である．しかし，Beckhaus ら（2024）[60]は本腫瘍治療後の血管障害を報告した 107 論文の分析にて FDCA を 44 例抽出しているが，短期間の追跡では脳梗塞に至った症例はゼロと報告している．Hoffmann ら[61]も，ドイツ国内多施設症例検討にて 583 例中 14 例（2.4%）に FDCA を観察したが，脳血管障害に進展した症例はなかったと報告している．長期の観察が必要である．

心血管疾患の発生も十分予想されることではあるが，心筋梗塞の標準化罹患率は対照一般人と比較して有意な差はない[33,34]．その原因の一つは，心血管障害の診断マーカーあるいは危険因子に関する知見が乏しいところにある．Sowithayasakul ら（2021）ら[62]は心エコー検査により，BMI は成人例では拡張期の心室隔壁の厚さと左室後壁の厚さと相関するが小児例では相関がないこと，また心機能は正常範囲であること，さらには肥満者の心エコーは時に正確な所見が得にくいことなどより，心エコー以外の精度の高い心機能評価法の確立を求めている．

肥満は QOL を低下させ，かつ精神不安定ももたらすことも指摘されている．先の Bogusz ら[40]の分析では，視床下部浸潤のない症例群は，浸潤症例群より有意に情緒関連 QOL，社会性関連 QOL，および身体機能関連 QOL が高いことを報告している．同じ study において，Sowithayasakul ら（2023）[63]は 120 例中の 84 視力障害者（70%）を追跡した結果，社会交流と自立性の低下を認め，視力障害は後年 QOL に影響を与えると結論している．一方で，Beckhaus ら（2023）[64]は同じ KRANIOPHRYNGEOM 2000/2007 study の分析にて，6 歳児未満児は非増悪期間は他の年齢層より短いが，QOL に関しては良好で，年齢が低いほど障害に適応するのではないかと考察している．

Puget ら[43]はその他の視床下部障害として温度感覚異常を指摘し，過剰熱感を 30% の患児に，過剰冷感を 14% に観察している．

女性患者の妊娠/出産に関する KRANIOPHRYNGEOM 2000/2007 study（Sowithayasakul ら 2021）[65]の報告では，451 例中妊娠可能年齢の 133 女性患者で 6 例において 9 回の妊娠一出産を確認している．帝王切開による出産 6 例，早産 3 例である．妊娠中の嚢胞拡大が追跡し得た 6 例中 2 例で確認されている．

これらの内分泌～視床下部障害の発現率は全摘出例の方が非全摘出例に比して有意に高い[19,41,43,66]．Puget ら[43]はこの障害を避けるために，視床下部進展症例には意図的に全摘出を行わず手術侵襲を軽減する prospective study を開始し，それ以前の全摘出例に比して治療後の BMI-SD 増加度が＋2.5 から 1.3 に低下したことを報告している．

14

5. 治療のまとめ

20年生存率は90%前後であるが，半数が既に再発している（再制御されているが）[56]．治療前より存在あるいは治療により出現した視床下部－下垂体系機能不全があると，生活の質（QOL）を維持するのは困難であり，また合併する身体症状により道連例の健常者より死亡率は高い．

現時点での標準治療は，治療に起因する視床下部－下垂体系機能不全を可能な限り避けるべきであろう．周囲脳組織を損傷してまでの全摘出を行うべきではない．明らかに腫瘍残存がある場合は放射線治療（50～54 Gy）を考慮すべきであるが，手術直後か再発時かについての prospective study の結果は，手術直後照射と再発時照射の間に生存率の差はない[47]．また，照射容積内の腫瘍制御に関しては極めて有効な SRS を，どの時点で投入するかについても結論は出ていない．手術後に放射線治療（可能なら陽子線照射）を行い治療終了としてその後は定期的な追跡のみとするか，再発不可避の判断のもとに，再発放射線治療の予定として，綿密に経過を観察するかの選択となる．いずれにせよ，厳格な下垂体ホルモン補充療法を欠かせない．

EANS（European Association of Neurosurgical Societies）タスクフォースは，13の勧告と4つの提案をまとめている[67]．①正中線頭蓋咽頭腫に対しては鼻内アプローチを，側方進展を示す腫瘍/純粋に脳室内腫瘍には経頭蓋的アプローチを推奨，②術式に関係なく，視床下部を温存した最大限の切除，③同様の原則を腫瘍再発にも適用，④これ以上の手術が不可能な場合は，放射線療法または嚢胞内薬剤注入療法などの代替治療を行う．

II　各論

1　Adamantinomatous craniopharyngioma（ACP）

▩ WHO脳腫瘍分類第5版の定義

充実性病変と嚢胞病変が混在した扁平上皮からなる腫瘍で，網目状構造（stellate reticulum）や好酸性角化物の集塊（wet keratin）を呈し，*CTNNB1* 遺伝子の変異が認められる．CNS WHO grade 1 腫瘍である．

▩ 基本事項（表14-1, 図14-2）

総論に記したように，craniopharyngioma の 80 ～ 85% を占める．男性がやや多い．小児期と成人期に 2 つの発生ピークがある．米国（SEER）統計では小児期 32%，成人期 68% だが，北京統計では小児期にやや多い（53%）．成人 craniopharyngioma の括りの中では，本腫瘍（ACP）は概ね 75% 程度を占め，PCP より多い．

▩ 病理

顎に発生する adamantinoma に類似することよりこの名称がつけられている．線維性の基質とその中に散在する歯原性上皮様形態の上皮細胞増殖巣よりなり，増殖巣の最外層は円柱上皮が 1 層に配列するが，内部は多角形の扁平上皮細胞が 8 ～ 20 層増殖し，全体は同心性発育構造を示す．中心部は壊死となり，真珠様角化（keratin pearl）から嚢胞形成，あるいは石灰化へと変化する．腫瘍細胞間や基質内にしばしば microcystic degeneration が観察され，これも cyst へと発展する．腫瘍周辺は長期間にわたり gliosis が存在し，0.5 cm の厚さに及ぶこともある．Rosenthal fiber が観察され pilocytic astrocytoma 様にみえることがある．しばしば突出した腫瘍細胞群が接する脳組織の反応性 gliosis にちぎられ，“浸潤細胞巣”状の小さな腫瘍細胞巣（islet）を作る性質がある．これらは真の浸潤（悪性）ではないが，腫瘍塊摘出後には残存し腫瘍再発の起点となることがある．この偽浸潤は，ACP（37%）の方が papillary craniopharyngioma（13%）より多い [37]．

免疫組織学的には，変異型の β-catenin は細胞質と核に局在する（核内移行像ないしは核内集積像と表現される）．核内移行像は腫瘍細胞が渦巻状の集塊を形成する領域で主に認められる．

組織学的に悪性所見に乏しく，我が国から極めて稀な悪性化の 2 報告がある [68,69]．

■MRI

“90% ルール腫瘍”の異名（90% 嚢胞性，90% 石灰化，90% 嚢胞壁造影）で知られている[70]．90% 以上がトルコ鞍上に発育し，充実性の部分（solid），大きな嚢胞性の部分，および石灰化部分が混在する．嚢胞を含む領域が腫瘍表面に突出するため全体の腫瘍輪郭は lobulated figure（小さな葉が重なり合った形状）を示し，和訳では小葉性とか分葉性と表現される．嚢胞壁と充実部は不均質な造影効果を示す．嚢胞液はタンパク質に富み，コレステロール，出血痕跡，微小石灰化などを含むため，T1WI, T2WI, FLAIR 像では高信号に描出される．モーターオイル様の嚢胞液と称される理由である．石灰化は 90% の症例で見られるが，MRI では T1WI で高～低信号，T2WI で低信号に描出されるため，腫瘍全体としては多彩な信号強度を示すことになる．石灰化の確定診断は，現在もなお CT 撮影がゴールドスタンダードである．腫瘍内に血管を包埋していることが多いのも特徴の一つである．

■治療

標準治療は総論に記した．分子標的治療として，adamantinomatous craniopharyngioma（ACP）の嚢胞内および腫瘍実質部に高濃度に含まれる IL-6 あるいは IL-6R ヒト化抗体薬の治療が期待されている．

冒頭に記したように，ACP の唯一の遺伝子異常は *CNTTB1* 遺伝子 exon 3 の変異であり，それにより WNT シグナル伝達経路が活性化されている．しかし現時点ではこれらの活性化経路を遮断する標的治療は実用化されていない．一方マウス ACP では，*CNTTB1* 遺伝子変異により腫瘍細胞に β カテニンが蓄積し，それにつれて炎症性メディエーターが発現している．腫瘍内嚢胞の増大は嚢胞内膜の上皮細胞よりの液体成分漏出であり，一種の炎症性あるいは免疫反応性の刺激が十分に考えられる．ヒト ACP での β-カテニンの発現と炎症性あるいは免疫調節に反応するメディエーターの関連はよくわかっていないが，同じく β-カテニン変異に関連する結腸がんなどの他臓器がんでは，β-カテニンの活性化により主要な炎症メディエーターである NF-κB が刺激されている[71]．このような背景の中で，Donson ら（2017）[72]は ACP の嚢胞液に 4 種類のサイトカイン（IL-6，IL-10，CXCL8，CXCL1）が papillary craniopharyngioma（PCP）の嚢胞液より有意に多い（特に IL-6）ことも見出した．IL-6 は receptor（IL-6R）と結合することにより腫瘍進行を促進する mediator である STAT3 を活性化させる．

ヒト化 IL-6R 抗体薬 tocilizumab（トシリズマブ）の再発 ACP に対する効果は，Grob ら（2019）[73]が 2 例を報告した．2 例ともに嚢胞の著明な縮小と実質部の縮小を得ているが，1 例目は 9 ヵ月後に再増大，2 例目も 2 年間寛解期を得たがその後再増大と記されている．de Vos-Kerkhof らの 1 例は 9 ヵ月を経ても寛解中とのことである[74]．Agostiら[75]は症例報告の整理でCR（complete remission）率28%，効果持続期間も一定していないと報告している．まだ症例報告の段階であり効果検証の臨床研究結果は発表になっていないが，投与後から観察される囊胞縮小効果は今後を期待させるに十分である．なお，我が国ではtocilizumabは商品名アクテムラ（静注用）として若年性特発性関節炎，悪性腫瘍治療に伴うサイトカイン放出症候群などに対して保険収載されている．

2 Papillary craniopharyngioma (PCP)

■ WHO脳腫瘍分類第5版の定義

充実性ないし囊胞性の扁平上皮からなる腫瘍で，主にinfundibulum（漏斗部，下垂体茎）から灰白隆起（tuber cinereum）にかけて発育する．*BRAF* V600E変異が見られることが多い．CNS WHO grade1腫瘍である．

■ 基本事項（表14-1, 図14-2）

総論に記したように，craniopharyngiomaの15～20%を占める．男性に多い（60～70%）．米国（SEER）統計，北京統計ともに成人例が90%以上を占める成人の腫瘍といえる．しかし，成人craniopharyngiomaの括りの中では，本腫瘍（PCP）は概ね25%程度である．

■ 病理

分化した扁平上皮が血管軸を有する乳頭状構造や囊胞内腔を裏打ちするように密に増生する．石灰化，角化（keratin），コレステロール沈着，線維化などを伴わず，囊胞液はモーターオイル様にはならない．線毛上皮やRathke cleft cystにみられる杯細胞（goblet cell）が観察されることがある．Crottyら[76]は48例の検索にて，周囲脳組織への浸潤像はなかったと報告している．

免疫組織学的には，*BRAF* V600Eを特異的に検出するモノクロナール抗体により細胞質に陽性像が認められる．

■ MRI[77-80]

発育部位は，トルコ鞍内限局（稀），第三脳室内に主座（約2/3），および漏斗部（下垂体茎）から灰白隆起に至る部位（tubero-infundibular region）に発育し第三脳室に進展する型（約1/3）が主たるものである．Prietoら[15]は第三脳室に主座のある腫瘍をさらに分析し，58%が第三脳室内に限局し上方に進展するが第三脳室底には浸潤せず全摘出が可能な型としている．一方，約1/3は視床下部の漏斗部から灰白隆起に至る部位にも腫瘍陰影があり，全摘出困難な部位としている．

腫瘍は球形でほぼ充実性の外観を示すが，時にmicrocystを含む．MRIの精度が上がるにつれmicrocystの頻度も高くなり，北京Tiantan病院の101例，Prietoらの350例の分析では，ほぼ半数がsolid-cystic混合所見を示している[81,82]．Cyst液はT1WIで低信号を示し，cyst内にカリフラワー状の小結節（mural nodule）を含むことがある[76]．石灰化は稀とされている．

Yueら[78]は，5つのMRI所見，①トルコ鞍上発育，②球形，③充実性，④均質な造影，⑤下垂体茎の腫大，のうち3所見があれば*BRAF*遺伝子変異腫瘍（＝PCP）の診断確率が高い（感度100%，特異度91%）と述べている．本腫瘍のもう1つの特徴として，duct-like recess（管状陥凹）があげられる．T1WIあるいはT2WIの正中冠状断あるいは正中矢状断像にて，腫瘍底部から斜め上方に伸びる細い中腔管状構造（髄液と同信号強度）で，下垂体茎と同様に斜め上の軌跡をとる．Fukushimaら（1990，福岡大）[83]が最初に報告し，Urbachら（1998）[84]が続いたが，その後注目されることはなかった．Pascualら（2022）[80]が種々のデータベース上のcraniopharyngioma 2,582例のMRIを検索し，52例（2%）でこの所見を観察し全例PCPであることより，PCP診断に有用な所見（特異度100%，感度33%）と主張している．Tsukamotoらのreview[79]にも記載されている．

■治療

標準治療は総論に記した．分子標的治療として，BRAF阻害薬とMEK阻害薬の併用治療の第2相試験が終了している．

本腫瘍は冒頭に記したように*BRAF*遺伝子変異があり，MAPKシグナル伝達経路の構成径路の一つであるRTK-RAS-RAF-MEK-ERKシグナル伝達経路に関与する．BRAF阻害薬であるvemurafenib（ベムラフェニブ）単剤投与は腫瘍縮小効果があるが早期に腫瘍再増大が観察された．*BRAF*遺伝子変異のある悪性黒色腫治療では，vemurafenibに加えてMEK阻害薬であるcobimetinib（コビメチニブ）の併用が効果的との報告[85]があり，Brastianosら（2015）[86]が本腫瘍にも上記2剤併用療法の有効性を確認した．この結果をもって，彼らはBRAF阻害薬＋MEK阻害薬の有効性を検証する第2相試験を行っている[87]．

試験対象は*BRAF*遺伝子変異のあるpapillary craniopharyngiomaのうち，放射線治療歴がなく，かつ可測性病変のある症例である．Primary endpointは4ヵ月後の腫瘍縮小率（単剤での増悪期間を考慮か？）である．治療は28日間の投与を1サイクルとし，vemurafenib錠960 mgを1日2回，28日間経口投与，加えて，cobimetinib錠60 mgを1日1回，21日間経口投与である．4サイクル後の残存腫瘍には手術摘出あるいは放射線治療としている．4ヵ月後の結果は評価照射例15例全例で70%以上の腫瘍縮小が得られている（奏効率100%）．治療開始1年後でも15例中14例では再増大は観察されていない（効果持続1年以上）．最終追跡結果として治療終了後3例（20%）で再増大が報告されているが，PCAに対してBRAF阻害薬とMEK阻害薬の併用は有効であると結論している．Chiikら（2021）[88]は自験例を含めた9例の治療結果（BRAF単剤治療4例，MEK阻害薬併用5例）として，8例で80%以上の腫瘍縮小（残りの1例も55%縮小）があり，追跡期間中の再発は1例と記している．

これらの結果を受けJannelliら（2023）[89]は，この併用治療はpapillary craniopharyngiomaへの今後の治療として有用なものであり，neoadjuvant治療の可能性も示唆している．

なお，我が国ではvemurafenibは商品名ゼルボラフ（経口薬）としてBRAF変異型悪性黒色腫に対して，またcobimetinib（一般名コビメチニブフマル塩酸塩）は切除不能あるいは転移性悪性黒色腫に対してvemurafenibとの併用条件で保険収載されている．

文献

1） Gaston-Massuet C, Andoniadou CL, Signore M, et al.: Increased Wingless（Wnt）signaling in pituitary progenitor/stem cells gives rise to pituitary tumors in mice and humans. Proc Natl Acad Sci U S A 108: 11482-11487, 2011

2） Sekine S, Shibata T, Kokubu A, et al.: Craniopharyngiomas of adamantinomatous type harbor beta-catenin gene mutations. Am J Pathol 161: 1997-2001, 2002

3） Buslei R, Nolde M, Hofmann B, et al.: Common mutations of beta-catenin in adamantinomatous craniopharyngiomas but not in other tumours originating from the sellar region. Acta Neuropathol 109: 589-597, 2005

4） Brastianos PK, Taylor-Weiner A, Manley PE, et al.: Exome sequencing identifies BRAF mutations in papillary craniopharyngiomas. Nat Genet 46: 161-165, 2014

5） Larkin SJ, Preda V, Karavitaki N, et al.: BRAF V600E mutations are characteristic for papillary craniopharyngioma and may coexist with CTNNB1-mutated adamantinomatous craniopharyngioma. Acta Neuropathol 127: 927-929, 2014

6） Ostrom QT, Cioffi G, Waite K, et al.: CBTRUS Statistical Report: Primary Brain and Other Central Nervous System Tumors Diagnosed in the United States in 2014-2018. Neuro Oncol 23（12 Suppl 2）: iii1-iii105, 2021

7） Zacharia BE, Bruce SS, Goldstein H, et al.: Incidence, treatment and survival of patients with craniopharyngioma in the surveillance, epidemiology and end results program. Neuro Oncol 14: 1070-1078, 2012

8） Feng Y, Ni M, Wang YG, et al.: Comparison of neuroendocrine dysfunction in patients with adamantinomatous and papillary craniopharyngiomas. Exp Ther Med 17: 51-56, 2019

9） Wu Y, Xu B, Hu S, et al.: Risk factors for and predictive nomogram of overall survival in adult patients with craniopharyngiomas: A SEER population-based study. Medicine（Baltimore）101: e29777, 2022

10） Adamson TE, Wiestler OD, Kleihues P, et al.: Correlation of clinical and pathological features in surgically treated craniopharyngiomas. J Neurosurg 73: 12-17, 1990

11） Weiner HL, Wisoff JH, Rosenberg ME, et al.: Craniopharyngiomas: A clinicopathological analysis of factors predictive of recurrence and functional outcome. Neurosurgery 35: 1001-1011, 1994

12） Beckhaus J, Boekhoff S, Scheinemann K, et al.: Perinatally diagnosed congenital craniopharyngiomas in the KRANIOPHARYNGEOM trials. Endocr Connect 12: e230294, 2023

13） Banna M: Craniopharyngiomas based on 160 cases: review article. Br J Radiol 49: 206-223, 1976

14） Freeman MP, Kessler RM, Allen JH, et al.: Craniopharyngioma: CT and MR imaging in nine cases. J Comp Assisted Tomography 11: 810-814, 1987

15） Prieto R, Pascual JM, Rosdolsky M, et al.: Craniopharyngioma adherence: a comprehensive topographical categorization and outcome-related risk stratification model based on the methodical examination of 500 tumors. Neurosurg Focus 41: E13, 2016

16） Castro-Dufourny I, Carrasco R, Prieto R, et al.: The infundibulo-tuberal syndrome caused by craniopharyngiomas: clinicopathological evidence from an historical French cohort（1705-1973）. Pituitary 18: 642-657, 2015

17） Carmel PW, Antunes JL, Chang CH: Craniopharyngiomas in children. Neurosurgery 11: 382-389, 1982

18） Wen B-C, Hussey DH, Staples J, et al.: A comparison of the roles of surgery and radiation therapy in the management of craniopharyngiomas. Int J Radiat Oncol Biol Phys 16: 17-24, 1989

19） Thomsett MJ, Conte FA, Kaplan SL, et al.: Endocrine and neurologic outcome in childhood craniopharyngioma: Review of effect of treatment in 42 patients. J Pediatr 97: 728-735, 1980

20） Baskin DS, Wilson CB: Surgical management of craniopharyngiomas. J Neurosurg 65: 22-27, 1986

21） DeVile CJ, Grant DB, Hayward RD, et al.: Growth and endocrine sequelae of craniopharyngioma. Arch Dis Child 75: 108-114, 1996

22） Schoenfeld A, Pekmezci M, Barnes MJ, et al.: The superiority of conservative resection and adjuvant radiation for craniopharyngiomas. J Neurooncol 108: 133-139, 2012

23） Miao Y, Fan K, Peng X, et al.: Postoperative hypothalamic-pituitary dysfunction and long-term hormone replacement in patients with childhood-onset craniopharyngioma. Front Endocrinol（Lausanne）14: 1241145, 2023

24） Merchant TE, Edmonston DY, Wu S, et al.: Endocrine outcomes after limited surgery and conformal photon radiation therapy for pediatric craniopharyngioma: Long-term results from the RT1 protocol. Neuro Oncol 24: 2210-2220, 2022

25） Hunter IJ: Squamous metaplasia of cells of the anterior pituitary gland. J Path Bact 69: 141-145, 1955

26） Hetelekidis S, Barnes PD, Tao ML, et al.: 20-year experience in childhood craniopharyngioma. Int J Radiat Oncol Biol Phys 27: 189-195, 1993

27） Hoffman HJ, Silva MD, Humphreys RP, et al.: Aggressive surgical management of craniopharyngiomas in children. J Neurosurg 76: 47-52, 1992

28） Lyen KR, Grant DB: Endocrine function, morbidity, and mortality after surgery for craniopharyngioma. Arch Dis Child 57: 837-841, 1982

29） Cabezudo JM, Vaquero J, Garcia-de-Sola R, et al.: Computed tomography with craniopharyngiomas: a review. Surg Neurol 15: 422-427, 1981

30） Sung DI, Chang CH, Harisiadis L, et al.: Treatment results of craniopharyngiomas. Cancer 47: 847-852, 1981

31） Yang I, Sughrue ME, Rutkowski MJ, et al.: Craniopharyngioma: a comparison of tumor control with various treatment strategies. Neurosurg Focus 28: E5, 2010

32） Sterkenburg AS, Hoffmann A, Gebhardt U, et al.: Survival, hypothalamic obesity, and neuropsychological/psychosocial status after childhood-onset craniopharyngioma: newly reported long-term outcomes. Neuro Oncol 17: 1029-1038, 2015

33） Wijnen M, Olsson DS, van den Heuvel-Eibrink MM, et al.: Excess morbidity and mortality in patients with craniopharyngioma: a hospital-based retrospective cohort study. .Eur J Endocrinol 178: 93-102, 2018

34） Olsson DS, Andersson E, Bryngelsson IL, et al.: Excess mortality and morbidity in patients with craniopharyngioma, especially in patients with childhood onset: a population-based study in Sweden. J Clin Endocrinol Metab 100: 467-474, 2015

35） Matson DD, Grigler JF Jr.: Radical treatment of craniopharyngioma. Ann Surg 152: 699-704, 1960

36） Hoffman HJ, Silva MD, Humphreys RP, et al.: Aggressive surgical management of craniopharyngiomas in children. J Neurosurg 76: 47-52, 1992

37） Weiner HL, Wisoff JH, Epstein FJ, et al.: Craniopharyngiomas: A clinicopathological analysis of factors predictive of recurrence and functional outcome. Neurosurgery 35: 1001-1011, 1994

38） Li K, Lu X, Yang N, et al.: Association of pituitary stalk management with endocrine outcomes and recurrence in microsurgery of craniopharyngiomas: A meta-analysis. Clin Neurol Neurosurg 136: 20-24, 2015

39） Ordóñez-Rubiano EG, Forbes JA, Morgenstern PF, et al.: Preserve or sacrifice the stalk? Endocrinological outcomes, extent of resection, and recurrence rates following endoscopic endonasal resection of craniopharyngiomas. J Neurosurg 131: 1163-1171, 2018

40） Bogusz A, Boekhoff S, Warmuth-Metz M, et al.: Posterior hypothalamus-sparing surgery improves outcome after childhood craniopharyngioma. Endocr Connect 8: 481-492, 2019

41） Regine WF, Kramer S: Pediatric craniopharyngiomas: long term results of combined treatment with surgery and radiation. Int J Radiat Oncol Biol Phys 24: 611-617, 1992

42） Tomita T, Bowman RM: Craniopharyngiomas in children: surgical experience at Children's Memorial Hospital. Childs Nerv Syst 21: 729-746, 2005

43） Puget S, Garnett M, Wray A, et al.: Pediatric craniopharyngiomas: classification and treatment according to the degree of hypothalamic involvement. J Neurosurg（1 Suppl Pediatrics）106: 3-12, 2007

44） Adamson TE, Wiestler OD, Kleihues P, et al.: Correlation of clinical and pathological features in surgically treated craniopharyngiomas. J Neurosurg 73: 12-17, 1990

45） Rajan B, Ashley S, Thomas DGT, et al.: Craniopharyngioma: improving outcome by early recognition and treatment of acute complications. Int J Radiat Oncol Biol Phys 37: 517-521, 1997

46） Eveslage M, Calaminus G, Warmuth-Metz M, et al.: The postoperative Quality of Life in children and adolescents with craniopharyngioma. Dtsch Arztebl Int 116: 321-328, 2019

47） Merchant TE, Hoehn ME, Khan RB, et al.: Proton therapy and limited surgery for paediatric and adolescent patients with craniopharyngioma（RT2CR）: a single-arm, phase 2 study. Lancet Oncol 24: 523-534, 2023

48） Friedrich C, Boekhoff S, Bischoff M, et al.: Outcome after proton beam therapy versus photon-based radiation therapy in childhood-onset craniopharyngioma patients-results of KRANIOPHARYNGEOM 2007. Front Oncol 13: 1180993, 2023

49） Ogino A, Niranjan A, Kano H, et al.: Optimizing stereotactic radiosurgery in patients with recurrent or residual craniopharyngiomas. J Neurooncol 154: 113-120, 2021

50） Losa M, Pieri V, Bailo M, et al.: Single fraction and multisession Gamma Knife radiosurgery for craniopharyngioma. Pituitary 21: 499-506, 2018

51） Bartels U, Laperriere N, Bouffet E, et al.: Intracystic therapies for cystic craniopharyngioma in childhood. Front Endocrinol（Lausanne）3: 39, 2012

52）Kubo O, Takakura K, Miki Y, et al.: Intracystic therapy of bleomycin for craniopharyngioma–effect of bleomycin for cultured craniopharyngioma cells and intracystic concentration of bleomycin（author's transl）. No Shinkei Geka 2, 683-688, 1974

53）Takahashi H, Nakazawa S, Shimura T: Evaluation of postoperative intratumoral injection of bleomycin for craniopharyngioma in children. J. Neurosurg 62, 120-127, 1985

54）Jakacki RI, Cohen BH, Jamison C, et al.: Phase II evaluation of interferon-alpha-2a for progressive or recurrent craniopharyngiomas. J Neurosurg 92, 255-260, 2000

55）Cavalheiro S, Di Rocco C, Valenzuela S, et al.: Craniopharyngiomas: intratumoral chemotherapy with interferon-alpha: a multicenter preliminary study with 60 cases Neurosurg Focus 28, E12, 2010

56）Müller HL, Gebhardt U, Etavard-Gorris N, et al.: Prognosis and sequela in patients with childhood craniopharyngioma -- results of HIT-ENDO and update on KRANIOPHARYNGEOM 2000. Klin Padiatr 216: 343-348, 2004

57）Hoffmann A, Boekhoff S, Gebhardt U, et al.: History before diagnosis in childhood craniopharyngioma: associations with initial presentation and long-term prognosis. Eur J Endocrinol 173: 853-862, 2015

58）Boekhoff S, Bison B, Genzel D, et al.: Cerebral infarction in childhood-onset craniopharyngioma patients: Results of KRANIOPHARYNGEOM 2007. Front Oncol 11: 698150, 2021

59）Sutton LN, Gusnard D, Bruce DA, et al.: Fusiform dilatations of the carotid artery following radical surgery of childhood craniopharyngiomas. J Neurosurg 74: 695-700, 1991

60）Beckhaus J, Friedrich C, Müller HL: Vascular morbidity and mortality in craniopharyngioma patients-A scoping review. Cancers（Basel）16: 1099, 2024

61）Hoffmann A, Warmuth-Metz M, Lohle K, et al.: Fusiform dilatation of the internal carotid artery in childhood-onset craniopharyngioma: multicenter study on incidence and long-term outcome. Pituitary 19: 422-428, 2016

62）Sowithayasakul P, Buschmann LK, Boekhoff S, et al.: Cardiac remodeling in patients with childhood-onset craniopharyngioma-results of HIT-Endo and KRANIOPHARYNGEOM 2000/2007. Eur J Pediatr 180: 1593-1602, 2021

63）Sowithayasakul P, Beckhaus J, Boekhoff S, et al.: Vision-related quality of life in patients with childhood-onset craniopharyngioma. Sci Rep 13: 19599, 2023

64）Beckhaus J, Friedrich C, Boekhoff S, et al.: Outcome after pediatric craniopharyngioma: the role of age at diagnosis and hypothalamic damage. Eur J Endocrinol 188: lvad027, 2023

65）Sowithayasakul P, Boekhoff S, Bison B, et al.: Pregnancies after childhood craniopharyngioma: Results of KRANIOPHARYNGEOM 2000/2007 and review of the literature. Neuroendocrinology 111: 16-26, 2021

66）Lin LL, Naqa IE, Leonard JR, et al.: Long-term outcome in children treated for craniopharyngioma with and without radiotherapy. J Neurosurg Pediatrics 1: 126-130, 2008

67）Cossu G, Jouanneau E, Cavallo LM, et al.: Surgical management of craniopharyngiomas in adult patients: a systematic review and consensus statement on behalf of the EANS skull base section. Acta Neurochir（Wien）162: 1159-1177, 2020

68）赤池光司, 高橋　宏, 石島武一, 他: 悪性化を示した頭蓋咽頭腫の一例. 脳神経外科 15: 843-848, 1987

69）福田芳郎, 和田　了, 植木利公, 他: 術後20年の経過で悪性化した頭蓋咽頭腫の一剖検例. Neuropathol 9: 65-70, 1988

70）Müller H: The diagnosis and treatment of craniopharyngioma. Neuroendocrinology 110: 753-766, 2020

71）Kaler P, Augenlicht L, Klampfer L, et al.: Activating mutations in β-catenin in colon cancer cells alter their interaction with macrophages; the role of snail. PLoS One 7: e45462, 2012

72) Donson AM, Apps J, Griesinger AM, et al.: Molecular analyses reveal inflammatory mediators in the solid component and cyst fluid of human adamantinomatous craniopharyngioma. J Neuropathol Exp Neurol 76: 779-788, 2017

73) Grob S, Mirsky DM, Donson AM, et al.: Targeting IL-6 Is a potential treatment for primary cystic craniopharyngioma. Front Oncol 9: 791, 2019

74) de Vos-Kerkhof E, Buis DR, Lequin MH, et al.: Tocilizumab for the fifth progression of cystic childhood craniopharyngioma-a case report. Front Endocrinol (Lausanne) 14: 1225734, 2023

75) Agosti E, Zeppieri M, Antonietti S, et al.: Advancing craniopharyngioma management: A systematic review of current targeted therapies and future perspectives. Int J Mol Sci 25: 723, 2023

76) Crotty TB, Scheithauer BW, Young WF, et al.: Papillary craniopharngioma: a clinicopathological study of 48 cases. J Neurosurg 83: 206-214, 1995

77) Sartoretti-Schefer S, Wichmann W, Aguzzi A, et al.: MR differentiation of adamantinous and squamous-papillary craniopharyngiomas. AJNR Am J Neur 18: 77-87, 1997

78) Yue Q, Yu Y, Shi Z, et al.: Prediction of BRAF mutation status of craniopharyngioma using magnetic resonance imaging features. J Neurosurg 129: 27-34, 2018

79) Tsukamoto T, Miki Y: Imaging of pituitary tumors: an update with the 5th WHO Classifications-part 2. Neoplasms other than PitNET and tumor-mimicking lesions. Jpn J Radiol 41: 808-829, 2023

80) Pascual JM, Carrasco R, Barrios L, et al.: Duct-like recess in the infundibular portion of third ventricle craniopharyngiomas: An MRI sign Identifying the papillary type. AJNR Am J Neuroradiol 43: 1333-1340, 2022

81) Jia Y, Cai K, Qiao N, et al.: A full view of papillary craniopharyngioma based on expanded endonasal approach: A comprehensive clinical characterization of 101 cases. J Clin Med 12: 6551, 2023

82) Prieto R, Barrios L, Pascual JM: Papillary Craniopharyngioma: A type of tumor primarily impairing the hypothalamus - A Comprehensive anatomo-clinical characterization of 350 well-described cases. Neuroendocrinology 112: 941-965, 2022

83) Fukushima T, Hirakawa K, Kimura M, et al.: Intraventricular craniopharyngioma: its characteristics in magnetic resonance imaging and successful total removal. Surg Neurol 33: 22-27, 1990

84) Urbach H, Behrens E, von Deimling A, et al.: Solides Kraniopharyngiom im III: Ventrikel-Differential-diagnostiche Aspekte. Aktuelle Radiol 8: 95-97, 1998

85) Flaherty KT, Infante JR, Daud A, et al.: Combined BRAF and MEK inhibition in melanoma with BRAF V600 mutations. N Engl J Med 367: 1694-1703, 2012

86) Brastianos PK, Shankar GM, Gill CM, et al.: Dramatic response of BRAF V600E mutant papillary craniopharyngioma to targeted therapy. J Natl Cancer Inst 108: djv310, 2015

87) Brastianos PK, Twohy E, Geyer S, et al.: BRAF-MEK inhibition in newly diagnosed papillary craniopharyngiomas. N Engl J Med 389: 118-126, 2023

88) Chik CL, van Landeghem FKH, Easaw JC, et al.: Aggressive childhood-onset papillary craniopharyngioma managed with vemurafenib, a BRAF inhibitor. J Endocr Soc 5: bvab043, 2021

89) Jannelli G, Calvanese F, Paun L, et al.: Current advances in papillary craniopharyngioma: State-Of-The-Art therapies and overview of the literature. Brain Sci 13: 515, 2023

第15章

Cranial and paraspinal nerve tumors
脳神経および傍脊髄神経腫瘍

末梢神経の神経線維束（軸索 axon）は，Schwann 細胞により作られる髄鞘（myelin）により囲まれる．Schwann 細胞そのものは基底膜でおおわれ，その周囲には膠原線維や線維芽細胞を含む神経内膜（endoneurium）がある．数本集った神経線維束は，もう一度結合組織層である神経周膜（perineurium）により包まれる．これらが数本集まって神経上膜（epineurium）に包まれ，1 本の末梢神経となる（図 15-1）．機能的には，1 本の末梢神経には求心性線維，遠心性線維，体性線維，植物性線維などが含まれる．

形態学的に神経軸索（axon）をおおう細胞は，Schwann 細胞，神経内膜と上膜を形成する fibroblast，および神経周膜を形成する fibroblast の特殊型とされる perineural fibroblast である．Schwann 細胞と perineural fibroblast は形態学的に類似し基底膜を有するが，神経内膜や上膜を形成する fibroblast には基底膜はない．

末梢神経から発生する腫瘍は，Schwann 細胞由来と考えられる schwannoma，Schwann 細胞，fibroblast および perineural cell からなる neurofibroma，および perineurioma がある．

図15-1　末梢神経の構造

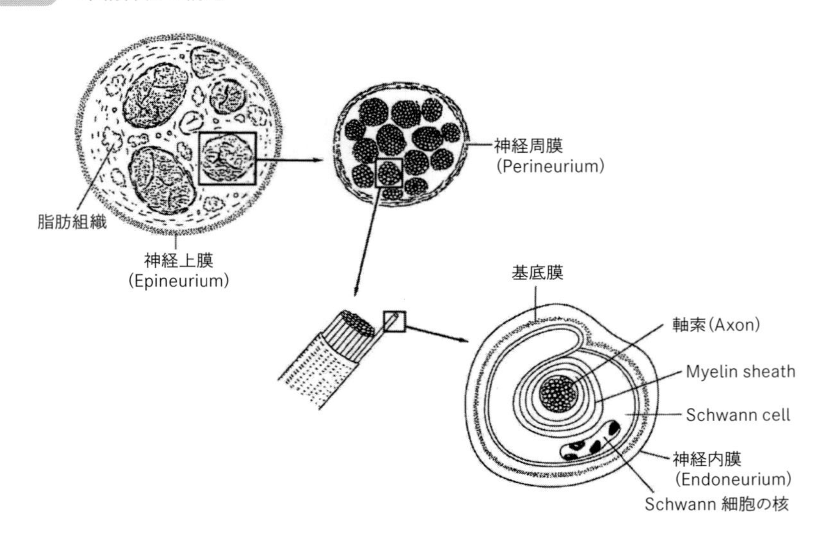

I　Schwannoma シュワン細胞腫

■WHO脳腫瘍分類第5版の定義

末梢神経鞘のSchwann細胞から発生した腫瘍で，腫瘍細胞では*NF2*遺伝子産物であるmerlinタンパク発現が失われている．全年齢層に発生し得る．ほとんどの症例は単発であり，多発の場合はneurofibromatosis type 2（NF2）合併例と考えてよい．CNS WHO grade1の良性腫瘍である．

- Subtypes：病理学的な形態の特徴によるもので，臨床診断や治療との関連は薄い．病理の項に詳述
  - Ancient schwannoma
  - Cellular schwannoma
  - Plexiform schwannoma
  - Epithelioid schwannoma
  - Microcystic / reticular schwannoma

■ゲノム異常

本腫瘍の発生に最も重要な役割を果たしているのが*NF2*遺伝子である．*NF2*遺伝子は，遺伝性疾患である神経線維腫症2型の原因遺伝子として知られており，染色体22q12.2に位置し，腫瘍抑制タンパクmerlinをコードしている．Merlinタンパクは様々なシグナル伝達系（mTORC1，13K/AKT，PAK，Rac，RAS/RAF/MEK/ERKなど）と関わり，腫瘍形成に関与する．孤発性の前庭神経鞘腫でも，60～70%でヘテロ接合性の消失，50%で遺伝子変異が認められており．腫瘍発生の原因と考えられている[1,2]．

家族性に発生するNF2症候群と多発性神経鞘腫（schwannomatosis）については482～483頁に詳述する．

■基本事項：脳腫瘍全国集計調査報告2005～2008

頻度：1,441例（全脳腫瘍の8.6%）が登録されている．Schwannnomaが1,437例，亜型のcellular schwannoma 4例，plexiform shwannomaは登録されていない．

年齢：成人の腫瘍で30歳以降に多く，30～74歳にほぼ90%が集中する．小児期（15歳未満）は1.2%にすぎない．

性：女性がやや多い（53%）．

部位：Schwannomaの81.1%が小脳橋角部に主座をもつ．

Schwannoma発生脳神経：脳神経では第Ⅷ脳神経からの発生が圧倒的に多く，200例の前庭神経鞘腫を前向きに検証した研究[3]によれば下前庭神経より発生するものが91%と多く，上前庭神経由来が6%，蝸牛神経由来が1%であった．第Ⅷ脳神経以外の神経由来の神経鞘腫としては，三叉神経鞘腫が0.8～8%[4,5]，頚静脈孔部神経鞘腫（舌咽，迷走，副神経）が2.9～4%[6,7]，顔面神経鞘腫1.9%を占める[8,9]．

■病理

第Ⅷ脳神経（聴神経あるいは前庭蝸牛神経）の前庭神経（vestibular nerve）に最も多く，vestibular schwannomaともいわれる．この神経は脳幹から相当の長さにわたって中枢性髄鞘（oligodendrogliaにより作られる）によっておおわれ，末梢性髄鞘（Schwann細胞由来）は，内耳道付近で初めて軸索を囲む．したがって，この腫瘍はこの部分に発生し，かなり早期に内耳道を拡大する．Bridgerら[10]の報告によると，内耳道開口部より中枢側に56%，開口部あるいは内耳道内に44%が発生する．ほとんどが上前庭神経に発生し，蝸牛神経に生じる率は10～30%である．

肉眼的には境界明瞭な被膜を有する腫瘍で，表面は平滑で小さな凸凹を有することがある．硬く分葉状で，割面は脂肪成分の多い黄色組織で，嚢胞形成はしばしば観察される．出血巣がみられることもある．しばしば周囲くも膜が癒着しくも膜嚢胞を形成する．圧排性膨張性に発育し，内耳道から小脳橋角部に進展し，周囲脳神経から脳幹，小脳を圧排，偏位させる．

組織学的には，細長い突起をもつ紡錘型の腫瘍細胞が密集して平行に並び，柵状配列（palisading）をとる．核は小型で濃染するクロマチンを有する（Antoni A type）．腫瘍細胞は基底膜でおおわれ，reticulin染色で確認できる．この部分から連続的に，細胞の配列が疎で，柵状配列を示さない星状の細胞群が観察される（Antoni B type）．細胞はやや大きく，細長い不規則な突起を有する．Microcystic degenerationもしばしば観察され，時に粘液変性を示す場合もある．一般にはAntoni A typeおよびB typeは共存する．Antoni A typeの優勢な細胞密度の高い亜型（cellular schwannoma）は，脊髄神経発生例に多くみられる．

免疫組織学的には，S-100タンパク，vimentinおよびLeu-7，SOX10，calretininが常に陽性となる．Ki-67標識率は低く，平均1.7%の報告がある[11]．

三叉神経発生腫瘍の肉眼的特徴は，しばしば中頭蓋窩と小脳橋角部の両部にまたがり発育（dumbbell type, hourglass typeともいう）することである．神経節発生型に多く，petrous boneの破壊が重要な所見である．

■ Subtypes：病理学的な形態の特徴によるもので，臨床診断や治療との関連は薄い

- Ancient schwannoma（陳旧性神経鞘腫）
  - 神経鞘腫の長期経過での変性による稀な亜型と考えられている．1951年にAckermanら[12]は，胸腔内に発生した神経原性腫瘍を病理組織学的に検討し，神経鞘腫のうち長い経過をとることで二次的な変性が加わり，腫瘍細胞の異型，嚢胞構造の形成，炎症細胞浸潤などがみられるものを，「陳旧性」を意味する「ancient」という言葉を用いてancient schwannomaとした．病理組織所見は，通常のschwannomaの組織所見に加え，腫瘍細胞の核異型や大小不動，管腔構造や嚢胞構造の形成，石灰化や線維化，出血や血栓像，血管壁の硝子様変性，炎症細胞浸潤などを呈す．脳神経外科の治療対象となる症例での報告は稀で，神経鞘腫の発生部として稀なolfactory groove発生例[13]，三叉神経発生例[14]と頚髄髄内発生例[15]が報告されている．
- Cellular schwannoma（細胞性シュワン細胞腫）
  - 細胞密度が高く，Antoni A領域を主体とするシュワン細胞腫である．傍脊椎性に発生することが多く，頭蓋内発生は稀である．組織学的には，紡錘形のシュワン細胞が充実性かつ密に増殖し，核の柵状配列やAntoni B領域は目立たない．S-100タンパクのびまん性陽性所見が特徴で診断には有用である．脳腫瘍全国集計（2001～2004）には7例が登録されているが部位の記載はない．NF2の合併は稀である．
  - 稀な頭蓋内発生症例20例（Johns Hopkins大学18例，Mayo Clinic 2例）の報告[16]がある．女性が12例，手術時平均年齢は37歳と記されている．発生日は第Ⅷ脳神経8例，第Ⅴ脳神経5例，第Ⅸ脳神経1例，頭蓋底4例，後頭葉内1例，大脳鎌1例である．
- Plexiform schwannoma（蔓状シュワン細胞腫）
  - 多結節状で蔓状の増殖様式を特徴とするシュワン細胞腫である．小児期（新生児も含む）に多い．それぞれの結節は，通常のシュワン細胞腫や細胞性シュワン細胞腫の組織像を示す．多くは皮膚や皮下組織に発生し，脳および脊髄神経を侵すことは稀である．脳腫瘍全国集計（2005～2008）には4例のみ登録されているが部位の記載はない．NF1の合併はあるが，NF2の合併は極めて稀とされる．
- Epithelioid schwannoma（類上皮型神経鞘腫）
  - 上皮様形態を示す細胞から成る神経鞘腫の稀な亜型であり，時に診断が困難である．
  - 組織学的に腫瘍は線維性被膜に包まれており，索状，小胞巣状，孤立性，シート状構造を示しつつ増殖．腫瘍中心部は，粘液腫様背景に腫瘍細胞は孤立性もしくは処方巣状に認められる．腫瘍辺縁部では豊富な線維性間質が認められる．腫瘍

細胞の核は一部偏在性で，小〜中型の類円形あるいは紡錘形を示し，クロマチンは微細顆粒状を示す．腫瘍細胞の細胞質は，淡好酸性，泡沫状，または空砲状を呈していた．核の不整形はあるが核分裂像は目立たず，Ki-67 標識率は 1% 未満である．脳神経外科領域では脊髄神経発生報告がある[17]．

- Microcystic/reticular schwannoma 小嚢胞性 / 網状神経鞘腫
  - 細長い核をもつ腫瘍細胞は紡錘形で好酸性細胞質に乏しく，粘液性の変性間質内に網状のマイクロカプセル様構造配列する．顕著な微小嚢胞と網目状の増殖パターンが特徴である．異型性はなく核分裂像も見られない．上部および下部の腸管に発生するが，皮下脂肪および腺腔にも発生することがある．2008 年に確立された腫瘍[18]のため，脳神経外科領域の発生報告は，唯一前頭葉発生例[19]のみである．

---

1 Vestibular schwannoma 前庭神経鞘腫

■ 症状

CT スキャン出現以前の，難聴以外の症状も出現してはじめて診断されていた時代のまとめでは，難聴 92%，耳鳴 54%，三叉神経麻痺（角膜反射の低下 82%，顔面知覚の低下 58%），顔面神経麻痺（運動障害 47%，味覚低下 82%，耳朶の知覚低下 35%），第Ⅸ , Ⅹ脳神経障害 16.3%，さらに，小脳症状が 81% で観察されている．錐体路徴候は 16.3% であった[20]．CT スキャン出現以降は，軽度の難聴あるいは耳鳴の段階で診断されるため，それ以外の症状を示す症例は少なくなっている．

聴力低下は他人の言葉がわかりにくくなる言語識別低下が純音性難聴より先行する．通常は進行性であるが，時に年余にわたり進行しない例，あるいは突発性難聴として発症するものがある．腫瘍の圧迫による迷路動脈の循環障害と考えられている．聴力低下は，solid tumor の方が cystic tumor より多い（58% vs 21%）との報告がある[21]．

■ NF2（神経線維腫症 2型）の合併

前庭神経鞘腫の約 90% は孤発例であるが，4% は NF2 に発生する[22]．診断基準（☞ 482 頁）は，CT，MRI の画像診断で両側性前庭神経鞘腫の存在が証明されれば診断は確定する．親，子供，あるいは兄弟のいずれかに NF2 が存在する状況なら，本人に片側性の前庭神経鞘腫がみられる場合，あるいは神経鞘腫，髄膜腫，神経膠腫，神経線維腫，若年性白内障のうち，いずれか 2 種類が存在する場合も NF2 と診断する．

■画像診断

単純X線/CT像では内耳道（平均上下径4.5 mm，平均後壁の長さ8.0 mm）の変化が最も診断価値が高い．①健側に比して上下径2 mm以上の差，②後壁の長さが3 mm以上の差，③内耳孔上壁の菲薄化や浸食破壊像，などである．内耳口の拡大は，朝顔形拡大（flaring），扇様拡大（fanning），あるいは漏斗状拡大などと表現される．

MRIのT1WIでは低信号に，T2WIでは高信号に描出され，Gdにて実質部は均一に造影される．内耳道内への腫瘍進展像が観察できれば聴神経発生と診断できる．しばしばmicrocystを観察する．

血管撮影では斑点状あるいは均質な腫瘍影を認めることがある．栄養血管は外頚動脈硬膜枝である．手術の際は，前下小脳動脈の走行をあらかじめ知っておくことは重要である．

■神経耳科学的・神経生理学的検査

ほとんどが前庭神経より発生する腫瘍でありながら，徐々に進行する（末梢）前庭機能障害としての“めまい”は，中枢神経系による代償作用が働くため現われにくい．むしろ蝸牛神経障害としての難聴の出現頻度の方が高い．

- 顔面神経機能検査：House-Brackmann grading（表15-1）が広く使われている．
- 前庭神経機能検査：温度眼振検査（カロリックテスト）は上前庭神経の機能を反映する検査で前庭神経鞘腫の63～95％に異常（半規管麻痺）を認める．VEMP（Vestibular evoked myogenic potentials）は，座位にて対側頚部を捻転した状態で，片側音刺激による同側胸鎖乳突筋の誘発筋電図反応をみる検査である．前庭神経鞘腫例では，反応が減弱，消失することが多い．
- 蝸牛神経検査

①純音聴力検査（pure tone audiometry）：前庭神経鞘腫の感音難聴は厳密には後迷路性難聴であり，初期には難聴のパターンも多彩であるが，進行性の場合は高音漸傾型あるいは高音急墜型の難聴像を呈することが比較的多く，突発難聴発症では500 Hzから2,000 Hzで谷型が多いことが特徴である．純音聴力検査から平均

15

表15-1　顔面神経機能の評価grading（House and Brackmann, 1985）

grade	機能障害程度	機能（％）	内容の要約
I	なし	100	異常所見なし
II	slight	80	閉眼可能．口角の軽度非対称
III	moderate	60	閉眼に努力要．口角の明らかな非対称
IV	moderately severe	40	閉眼不能
V	severe	20	静止時にても顔面非対称
VI	total（全廃）	0	全く顔面筋の動きなし

純音聴力（pure tone average）を求める．

②語音明瞭度（speech discrimination score: SDS）：一定レベルの音量で言葉の認識割合を示したもので実用聴力に大きな影響を与える．一般に内耳性難聴や後迷路性難聴では伝音難聴と比較して，語音明瞭度の低下が顕著である．

③聴力評価分類：これら 2 つの要素を用いた Gardner-Robertson 分類が聴力評価分類に用いられ，Class Ⅰ - Ⅱ（PTA 50 dB 以下かつ SDS 50% 以上）が実用的な聴力レベルとされている．

- 聴性脳幹反応（auditory-evoked brainstem response: ABR）：は腫瘍の成長に伴い変化するため，診断および術中モニター（聴力保存のための）として有用である．前庭神経鞘腫ではⅠ～Ⅴ波の潜時の延長とⅡ波以降の消失などを認めることが多い．

■自然史

本腫瘍は組織学的に良性腫瘍であり手術摘出により治療する．しかし MRI の普及により小腫瘍（直径 1 cm 前後）で発見される例が多くなり，治療時期に迷う症例が増えている．本腫瘍の自然経過について，古くは Bederson ら（1991）[23] が手術拒否 70 例を平均 26 ヵ月間追跡し，37 例（53%）は 1 年間で明らかに増大（平均 3.5 mm）したが，手術を必要とする急速増大は 9 例（13%）であり，逆に 29 例（41%）は不変，4 例（6%）は自然縮小したと報告した．Kameyama ら（1994）[24] は，術後残存腫瘍 19 例を 5 ～ 17 年間追跡し，10 例（53%）が増大，6 例（32%）が不変，3 例（16%）が自然縮小したと報告している．増大 10 例中 5 例は再治療（5 ～ 9 年後）を要したが，5 例は 13 ～ 17 年間にかけてゆっくりと増大（腫瘍倍加時間中央値 15.0 年）した．

Yamakami ら（2003）[25] は 1993 ～ 2003 年の文献検索による 903 例のメタ解析行い，51%が増大，47%が不変，4%が縮小し，平均の腫瘍増大速度は 1.87 mm/ 年と報告した．経過観察期間に腫瘍が増大し，20%の症例で手術か放射線治療を施さなければならなくなり，この群での腫瘍増大速度は．3.1 ～ 4.2 mm/ 年であった．Yoshimoto ら（2005）[26] も 1,340 例のメタ解析においても，平均 38 ヵ月の経過観察期間において 46%が増大，8%が縮小し，平均腫瘍増大速度は 1.2 mm/ 年で，18%で治療を要している．これらの報告からは，schwannoma は自然経過として増大する群，縮小する群，そして極めて緩徐に増大するため数年間の追跡では不変に見える群があるようである．

経過観察をした場合の聴力の予後について，Sughrue ら（2010）[27] は有効聴力の保たれた症例 982 例のメタ解析を行い，平均腫瘍増大速度は 2.9 mm/ 年，26 ～ 52 ヵ月の経過観察期間で聴力が保たれたのは 54%と報告した．2.5 mm/ 年以下の遅い速度で増大する群は，より早い増大を示す群より聴力温存率が高かった．彼らはこの結果を踏まえて，単一施設にて有効聴力の保たれた症例 59 例で，前向きコホート研究を行った[28]．その結果，経過観察期間のどの時期においても 2.5 mm/ 年以下の低速度で増大する群は，より早い増大を示すものより聴力温存率が高かった．有効聴力が保たれている小腫瘍の追跡において，増大速度 2.5 mm/ 年が 1 つの指標となった．

■治療

良性腫瘍であるので全摘出により治療が得られる．顕微鏡手術方法の発展，外科解剖学の進歩，術中モニタリングの進歩などにより，熟練した術者が適切な医療環境で手術を行えば，小腫瘍に関しては顔面神経の機能保存率 90%以上，有効聴力保存率 50%前後が得られる．直径 2 cm 以下となれば，有効聴力保存率は 65 ～ 78%である．一方で，低確率ながら顔面神経麻痺や聴力喪失の危険はあり，味覚障害も日常生活では重要な合併症である．現在の適切な治療方針は，むやみに全摘出を目指すのではなく，顔面神経の機能や有用な聴力を温存しながら最大限腫瘍を摘出し，再発すれば定位放射線治療あるいは再度手術摘出を行う戦略が大方の一致しているところであろう．

手術と定位放射線治療（SRT あるいは SRS）のランダム化比較試験は現在のところ行われていないが，2000 年代に 2 つの前向き比較試験の結果が報告された．82 例の 3 cm 以下の前庭神経鞘腫を対象に，36 例で手術，46 例で SRS を行い，平均 42 ヵ月追跡した比較試験では，3 ヵ月後，1 年後，最終経過観察における顔面神経機能温存率，聴力温存率は SRS 群で有意に高く，腫瘍制御率に有意差はなかった[29]．2.5 cm 以下の前庭神経鞘腫 91 例を 2 年追跡した研究においても同様の結果であった[30]．したがって小さな前庭神経鞘腫に対しては SRT も標準治療の一つとしてよいと考えられる．一方で，SRT（SRS）による一過性の腫瘍増大，水頭症，嚢胞形成などの合併症が報告されている．また，頻度は極めて低いが放射線治療の一つでもあるので，放射線誘発二次腫瘍の発生リスク（☞ 795 頁），および照射により照射対象の schwannoma が悪性転化（malignant peripheral nerve sheath tumor: MPNST）した報告もある（☞ 770 頁）．

Dhayalan ら（2023）[31] ノルウェーのグループは小腫瘍（直径 2 cm 以下）を対象として，定位放射線治療（SRT；腫瘍辺縁 12 Gy）vs 経過観察治療（W & S）のランダム化比較試験 V-REX（Vestibular Schwannoma, Radiosurgery or Expectation）を行っている．主評価項目は 4 年間追跡後後の腫瘍容積の変化である．SRT 群（48 例）の腫瘍容積は，1 年後には漸増するがその後漸減し，4 年後は照射前容積の 87% 縮小であった．経過観察中に抗腫瘍治療（手術摘出，再 SRT）を要したのは 3 例（6.3%）であった．W & C 群（50 例）では 2 年後にかけて漸増し，その後やや漸減するが試験開始前容積の 151% に増大していた（p=0.02）．観察中に増大に対して SRT 治療を要した

15

表15-2　前庭神経鞘腫に対する EANO(欧州がん治療学会)の治療ガイドライン[32]

腫瘍条件		治療方針
孤発性	小腫瘍, 無症状	経過観察あるいは SRS
	小腫瘍, 聴力障害のみ	経過観察あるいは SRS(治療後顔面神経麻痺リスクは手術より低い)
	中腫瘍, 前庭神経症状あるいは蝸牛神経症状	手術摘出あるいは SRS(優劣なし) SRS の放射線治療がリスクは低い. しかし手術摘出の放射線治療が根治率高い. 亜全摘例には SRS 追加が望ましい
	大腫瘍, 脳幹圧迫, 顔面神経麻痺, 歩行障害	手術摘出は術後の複数脳神経麻痺のリスクが高い. 手術目的は脳神経麻痺の悪化回避→亜全摘＋SRS あるいは経過観察
NF2	全身に腫瘍多発進行の状況にあることを理解する 無症候あるいは軽微症候の場合は, 6 ～ 12 ヵ月に画像追跡必要 (好発性腫瘍より増大速度は速い) 両側前庭神経鞘腫の場合は, 脳幹圧迫の減圧手術が必要 (脳神経機能保存のため腫瘍残存は不可避. 術後 SRS を考慮する) 手術摘出と SRS の効果が限界に達した場合は bevacizumab(アバスチン®)治療を考慮する(我が国では保険適応外)	

SRS(Stereotactic RadioSurgery): 定位放射線手術

のは 22 例（44%；1 年後 14 例，2 年後 6 例）である．残りの 28 例は 4 年間では治療対象になるまでは増大していないが，この研究ではその後の追跡がなされていない．この結果を今後の治療方針にどのように利用するかが今後の課題であろう．

以上の状況を踏まえて，2020 年に発表された EANO（欧州がん治療学会）の治療ガイドライン[32]の要約を表 15-2 に示す．

2　Neurofibromatosis type 2（両側前庭神経鞘腫）の臨床像と治療

染色体 22 番に責任遺伝子（NF2）のある顕性（優性）遺伝疾患に観察される病態である（☞ 482 頁）．10 歳代あるいは 20 歳代前半に聴力低下で発症し，遅くとも 30 歳代には診断される．一般の片側性前庭神経 schwannoma より明らかに若い．

病理学的には，基本構造（Antoni A，B type，nuclear atypia，whorls，scarring など）は通常の schwannoma と同様であるが，lobular growth pattern をとることが多い．逆に，血管新生像，硝子様変性像，ヘモジデリン沈着像などは少ない．MIB1 免疫組織染色による増殖能は，NF2 症例（MIB1 labeling index: 0.4 ～ 17.6，平均 2.7%）の方が，通常の schwannoma（LI：0 ～ 9%，平均 2.2%）より高い[33]．

肉眼的には前庭神経に multilobulated な発育を示し，蝸牛神経および顔面神経を圧排せずに巻き込む傾向が強く，術前・術後ともに両神経麻痺が高い[34]．腫瘍の増大につれて両側聴力喪失に至る．

NF 2 症例は最終的に聾となる可能性が高いため，治療時期や治療法の選択は慎重に行わねばならない．早期の手術による有効聴力および顔面神経機能の温存率は，それぞれ 30 ～ 65％，75 ～ 92％であり，早期手術の対象は両側とも聴力が保たれている症例に限られるべきである[35,36]．定位放射線治療（SRT）においても，治療後 5 年における腫瘍制御率は 66 ～ 85％，聴力温存率は 33 ～ 48％と孤発の前庭 schwannoma よりも治療予後は不良である[37,38]．また SRS 後の腫瘍を手術摘出する際には顔面神経機能および人工内耳の埋め込みに必要な蝸牛神経の温存が困難となることも考慮する必要がある．EANO（欧州がん治療学会）の治療ガイドライン（表 2[32]）も参照していただきたい．

本症候群では広範に腫瘍が多発するため，手術や放射線治療などの局所療法には限界があり，分子標的薬の開発が待たれている．最初に注目されたのは，免疫組織染色にて孤発性および NF2 患者の schwannoma に VEGF（vascular endothelial growth factor）が発現していることから，抗 VEGF 剤（bevacizumab，アバスチン®）の有効性が確認されたことである[39,40]．Plotkin ら（2023）[41] は，NF2 患者への寛解導入治療後の維持療法として bevacizumab 5mg/kg を 3 週毎にくり返す第 2 相試験を行い，2 年後の腫瘍制御率 89%，聴力改善率 70% を報告している．Chiranth ら（2023）[42] の systemic review では，NF2 schwannoma 200 例への bevacizumab の効果として，腫瘍縮小率 38%，聴力改善率 45% を算出している．我が国でも同剤の有効性検証の第 3 相比較試験が開始されている[43]．なお，本剤は標準治療にて制御困難な孤発性 schwannoma にも効果が報告[44] されているが，現時点では我が国では schwannoma に対しての保険適応はない．

Bevacizumab 以外では，lapatinib（ラパチニブ，HER2 過剰発現乳がんに有効）の腫瘍縮小率 6%，聴力改善率 31% の報告[42] があるが，結節性硬化症に有効な mTOR 阻害薬である everolimus（エベロリムス）については，有効との症例報告[45] はあるが，多数例での評価は定まっていない[42]．

---

3 Trigeminal nerve schwannoma 三叉神経鞘腫

全脳腫瘍の 0.3% 程度との報告が多く，schwannoma 全体の頻度（9% 前後）と換算すると，三叉神経 schwannoma は全 schwannoma の 3% 程度にすぎない．成人例がほとんどだが稀な小児例の報告もある[46]．

Samii ら（1995）[4] は発生部位より 4 型に分類している．Type A（ganglion type, 最も多い 49%）：ガッセル神経節から発生して中頭蓋窩硬膜外に発育，Type B（root type 27%）：神経根から発生して後頭蓋窩に発育，Type C（dumbbell type 24%）：中頭蓋窩硬膜外から後頭蓋窩に伸びる砂時計様，Type D（division type）：三叉神経の頭蓋外分枝より発生して頭蓋内に進展したもの，である．

初発症状としては三叉神経症状が最も一般的である．ganglion type では顔面痛が特徴的で，第 1 ～ 3 枝全領域にわたる知覚鈍麻がみられる．程度は hypesthesia にとどまり通常は anesthesia には至らない．三叉神経症状を全く示さない例も 10 ～ 20% ある [47]．Root type では顔面痛がみられず知覚鈍麻のみの所見が一般的であるが，atypical pain を主訴とする症例報告もある [48]．ganglion type では，第Ⅲ , Ⅳ , Ⅵ脳神経麻痺を伴い，root type では第Ⅶ , Ⅷ脳神経障害が発生しやすい．さらに脳幹症状，小脳症状へと広がる．中頭蓋窩から小脳橋角部へ dumbbell type で広がる場合は両者の症状を示し，ganglion type に多いとされる．出血を繰り返した症例報告もある [33]．

MRI では他部位の schwannoma と同じく T1 強調画像では低～等高信号，T2 強調画像では等～高信号を呈し，強い増強効果を示す．三叉神経の腫大を観察できれば診断は容易である．骨条件 CT での三叉神経走行に沿った骨変化（卵円孔・正円孔の拡大や，錐体尖部の骨破壊など）も特徴的な所見である．

治療は手術摘出と定位放射線治療が主体となる．全摘出率は 80 ～ 100% と報告されている [49-51]．γナイフを中心とした定位放射線治療の腫瘍制御率は，我が国から 90% 前後の治療成績が報告されている [52,53]．韓国からも定位放射線治療の報告がある．Shin ら（2020）[54] は 87 例に対するγナイフの成績として局所腫瘍制御率 90%，症状改善率 93% を報告している．症状の改善率は顔面痛 88%，顔面感覚変化 97% である．Chung ら（2022）[55] も 32 例に対する効果として局所腫瘍制御率 87%，1 年後と 2 年後の顔面率改善率として 72% と 86% を報告している．

---

4 Facial nerve schwannoma 顔面神経鞘腫

稀なものであるが，あらゆる年齢でみられ性差はない．Sherman ら（2002）[56] の 427 文献報告例のまとめによると，顔面神経麻痺 63%，聴力低下 51%，耳鳴 21%，前庭症候群 14%，内耳道内腫瘍 11%，痛み 8%，耳漏 4%，味覚障害 3%，耳下腺部腫がん 3%，顔面けいれん 2% である．Mayo Clinic からの 80 例の報告でも，聴力低下 54%，顔面神経麻痺 41%，顔面けいれん 26% である．腫瘍増大速度として 2.0 mm/年を算出している [57]．

顔面神経麻痺は耳下腺部発生腫瘍で少なく，聴力低下は内耳道内発生腫瘍に多い[58]．通常ゆっくり発症するが，時にベル麻痺のように突然発症する．顔面神経 segment のどの部位からも腫瘍は発生し得るが，Sherman ら[56]のまとめでは，geniculate segment 44%，tympanic segment 43%，vertical segment 37%，canalicular segment 24%，CP angle 18%，peripheral nerve 15%，chorda tympani 1%，nerve to stapedius 1%で，迷路部と鼓室部が多い．

治療は他の schwannoma と同じく手術摘出が第 1 選択になるが，全摘出後に神経再建（graft）を行っても顔面神経機能は House-Brackmann 分類にて III までが限界であった．そのため小型腫瘍で顔面神経機能が保たれている症例には経過観察が行われる傾向が強くなっている．Wilkinson ら（2011）[59]は悪化例に骨減圧術のみ 79% で顔面神経機能を保持したと報告している．Lee ら（2011）[60]も顔面神経本幹を温存して腫瘍のみ切除する方法にて，15 例中顔面神経機能正常 4 例，H-B Ⅱが 8 例，Ⅲが 3 例の好成績をあげている．当然 γ ナイフを中心とする定位放射線治療も適応されており，概ね 5 年の追跡にて，腫瘍制御率 90%，顔面神経麻痺改善率 10 ～ 20%，悪化率 10 ～ 20% が報告されている（Sheehan ら[61]，Hasegawa ら[62]）．聴力温存に関しては，3 年間の追跡にて 60% の報告がある[63]．

---

5 Hypoglossal nerve schwannoma 舌下神経鞘腫

感覚神経系に多い schwannoma の中では運動神経である舌下神経に発生するのは珍しい．一般に中年女性（男性の 2.6 倍）にみられ，左側に多い傾向（61：39）がある[64]．最も多い訴えは同側後頭下頭痛と嚥下障害である．著明な舌半分の萎縮および麻痺が常にみられ，脳神経障害もほとんどの例にみられる．頭蓋内圧先進症状も 40%と報告されている．そのほか小脳症状，運動・感覚障害，うっ血乳頭などをみる[65]．発育様式についての文献報告のまとめでは，頭蓋内発育型 31．5%，頭蓋内外 dumbbell 型 50%，頭蓋外発育型 18.5% である[64]．

MRI では頚静脈孔 schwannoma と似た画像を呈する．鑑別には骨条件 CT が有用であり，CT にて舌下神経管の拡大や後頭顆の破壊がより強ければ，舌下神経腫瘍を考慮する．鑑別すべきものに多発性硬化症，延髄空洞症，運動ニューロン疾患（延髄型）などがあり，これらは舌下神経を侵すことがあっても頭蓋内圧亢進を伴うことはない．

かつては，舌下神経鞘腫の手術成績は芳しくなく，40%以上が呼吸障害や嚥下障害による誤嚥で死亡していたが，早期診断が可能になり，microsurgery が行われる現在では，生活に支障をきたすような後遺症なく，他部位の schwannoma と同じく手術成績は良好である [66,67]．定位放射線治療の適応についても，Dabhi ら（2022）[68] は 12 例中 11 例で腫瘍増大制御，10 例で諸神経症状の改善を報告し，手術摘出の代替治療としての有用性を強調している．

6 Jugular foramen schwannoma 頚静脈孔神経鞘腫

舌咽，迷走および副神経は頚静脈孔より一緒に出るので，これら神経に発生する腫瘍は頚静脈孔腫瘍 jugular foramen neoplasms と呼ばれる．どの神経から発生したかを同定するのはしばしば困難である．MRI の導入後，頚静脈孔に限局した小さいものも発見されるようになってきた．頚静脈孔近辺の腫瘍としては，Paraganglioma が最も多い．Ramina ら（2005）[69] は，106 症例中 paraganglioma 61 例（58%），schwannoma 18 例（17%），meningioma 18 例（9%），chordoma と chondrosarcoma 6 例と，報告している．自覚症状は，約半数に視障害（視力障害や複視），聴力低下，または嘆下障害をみる．他覚的には約 75% に前庭神経または迷走神経障害をみる．頚静脈孔の拡大を約半数にみる．

頚静脈孔腫瘍では，症状を出している神経が腫瘍化しているとは限らないので注意しなければならない．Sanna ら（2006）[70] は 23 例をまとめ，臨床症状としては舌咽神経症状が最も多く（59%），次いで迷走神経症状（59%），副神経症状（50%），舌下神経症状（41%）を観察している．そめ他の症状としては，小脳橋角部症状が多く，聴力低下（30%），耳鳴（22%），めまい（4%）である．一般的に，初発症状として下位脳神経症状は 50 ～ 80%，聴力低下は 28 ～ 75% である．顔面神経麻痔は稀とされる．

画像上の特徴は頚静脈孔のきれいな拡大で，骨像が erosion をきたす paraganglioma や hyperostosis を示す meningioma との鑑別点となる．

進行症状が緩徐なため，治療時期に関しては患者の理解を十分に得ておく必要がある．治療は手術時全摘出が目的となる．術後の下位脳神経障害が懸念されるが現在の障害率は 10 ～ 20% 程度で，その多くは部分的であり，嘆声や嚥下障害も対側の代償により日常生活上問題となることは少ない [7,71]．定位放射線治療の効果として，Hasegawa ら（2016）は我が国の多施設協同研究で 117 例の γ ナイフ治療成績を報告している [72]．治療時点での主症状は，嗄声 39%，聴覚障害 38%，嚥下障害 36% であった．追跡期間中央値 52 ヵ月で，腫瘍縮小 53%，不変 36%，増大 11% であり，5 年無増悪生存率（mPFS）は 89% であった．多変量解析では，脳幹浮腫とダンベル型腫瘍が不良PFS因子として指摘されている．また，Kanoら（2018）[73]は，International Gamma Knife Research Foundationから84例のγナイフ治療の報告を行っている．PFSは5年87%，10年82%の好成績である．PFS不良因子として，腫瘍体積6 cm^{3}未満やダンベル型腫瘍をあげている．

7 Glossopharyngeal nerve schwannoma 舌咽神経鞘腫

舌咽神経より生ずるschwannomaは極めて稀で，Agrawalら[74]は，2007年の時点で文献報告例はわずかに39例と記している．

頚静脈孔は線維性，時に骨性中隔で2部分に分かれている・前内側部には第Ⅸ，Ⅹ，Ⅺ脳神経が下錐体静脈洞と併走し頭蓋外に出る．外側部には内頚静脈が通り，頚静脈孔の1 cm前頭側に内耳管がある．

症状は本腫瘍に特異的なものはなく，上述神経要素の機能障害に第Ⅹ，Ⅻ脳神経の圧迫障害が考えられるが，最も多いのは聴力障害である．Sweaseyら（1991）[75]の5例経験および文献的検索による27例中25例（93%）に聴力障害をみている．これは前庭神経schwannomaでの聴力障害の約70%よりも多い．味覚障害は2例に訴えられたのみ．嘆声は8例，催吐反射低下6例である．第Ⅸ脳神経障害はほとんど訴えられず，両側障害で初めてはっきりする．このため，発見された時には大きい腫瘍であり，このことが聴力障害の頻発を説明している・頚動脈洞症候群carotid sinus syndromeも1例もない．

舌咽神経由来の腫瘍であるとの確認は手術でのみ可能である．ただし，腫瘍が第Ⅸ，Ⅹ，Ⅺ脳神経を囲み，どの神経由来かの鑑別は難しいことが多い．術前症状は小脳橋角部または頚静脈孔部腫瘍としか診断できない．MRIは前庭神経鞘塵と同様所見を示す．

手術により第Ⅸ，Ⅹ脳神経障害を残さず腫瘍全摘出は困難である．

8 Oculomotor nerve schwannoma 動眼神経鞘腫

動眼神経の走行に沿っていずれからも発生し得るが，極めて稀である．Celliら（1992）[76]は脳槽型（cisternal type，44%），脳槽海綿静脈洞型（cistern cavernous type，13%），海綿静脈洞型（cavernous type，33%）の3型に分類しているが，眼窩に発生す

15

る眼窩型，11%もある[77]．半数が脳槽に存在する[78]．

症状は複視などの眼球運動神経麻痺が76～87%と最も多く，頭痛・眼窩痛13%，片麻痺10%などもみられる[78,79]．急性動眼神経麻痺で発症する例もあり，動脈瘤との鑑別に注意を要する[80]．術前診断は困難なことが多く，髄膜腫，三叉神経鞘腫，動脈瘤などとの鑑別が重要となる．

稀少例のため，治療の参考となる報告はない．Muhammadら（2019）[81]は文献報告60例を整理している．女性がやや多く（53%），平均年齢は35.2歳，症例の8%では動眼神経障害は観察されていない．残りの92%では，動眼神経の他に，第Ⅱ，Ⅳ Ⅴ，Ⅵ，神経症状を合併していた．45例に手術摘出が行われているが，73%で術後動眼神経麻痺が残存し，改善は22%であった（5%は転帰不明）．術後の眼球運動障害の頻度が高いため，適切な手術摘出と放射線治療（SRTも含む）が必要であろう．

---

9 Intracerebral schwannoma 脳内神経鞘腫

これも稀なものであり，Gaoら（2018）[82]は1966年から2016年までの間に発表された84例を整理している．男性（47例，56%）にやや多い．0.5～79歳の間に分布する．10～30歳の間に最も多く（48%），10歳未満は8例（10%弱）で，中央値は23.5歳になる．診断年齢は小児～青年期に多い点は，脳神経発生腫瘍と異なっている．テント上に61例（73%），テント下に23例（27%）が発生する．テント上では，前頭葉に最も多く（24例），以下，側頭葉（17例），頭頂葉，後頭葉，その他の順である．テント下は小脳（13例），脳幹（9例），第四脳室（1例）になる．神経線推腫症Ⅰ型との関連が示唆されている[83]．

発生母地は，脈絡組織に残存したシュワン細胞，血管周囲神経叢のシュワン細胞などが考えられているがいまだ不明である．テント上実質内（前頭葉と側頭葉）に好発するが脳室内，脳幹，後頭蓋窩にも発生する，症状はけいれんと頭痛が多い．

画像所見は前庭神経鞘腫に似るが，嚢胞を有することが多く，時に石灰化を形成するのが特徴である．Gd造影性は均一であることが多い．腫瘍周囲の浮腫（T2WIでの高信号域）も特徴である[84]．Gaoら[82]は，テント上腫瘍は脳表に接する，あるいは脳室壁に接する，のが特徴と指摘しているが，症例数が少なく今後の分析が必要である．組織学的には末梢のschwannomaと区別できないが，時にグリア成分も含むようである．免疫染色では，S～100タンパクやビメンチンのみならず，半数でGFAPが陽性である[85]．

手術摘出は脳神経のschwannomaよりは容易で，全摘出により治癒が期待できる．

文献

1) Carlson ML, Smadbeck JB, Link MJ, et al.: Next Generation Sequencing of Sporadic Vestibular Schwannoma: Necessity of Biallelic NF2 Inactivation and Implications of Accessory Non-NF2 Variants. Otol Neurotol 39: e860-e871, 2018

2) Yao L, Alahmari M, Temel Y, et al.: Therapy of Sporadic and NF2-Related Vestibular Schwannoma.. Cancers（Basel）12: 835, 2020

3) Khrais T, Romano G, Sanna M: Nerve origin of vestibular schwannoma: a prospective study. J Laryngol Otol 122: 128-131, 2008

4) Samii M, Migliori MM, Tatagiba M, et al.: Surgical treatment of trigeminal schwannomas. J Neurosurg 82: 711-718, 1995

5) Konovalov AN, Spallone A, Mukhamedjanov DJ, et al.: Trigeminal neurinomas. A series of 111 surgical cases from a single institution. Acta Neurochir（Wien）138: 1027-1035, 1996

6) Tan LC, Bordi L, Symon L, et al.: Jugular foramen neuromas: a review of 14 cases. Surg Neurol 34: 205-211, 1990

7) Samii M, Babu RP, Tatagiba M, et al.: Surgical treatment of jugular foramen schwannomas. J Neurosurg 82: 924-932, 1995

8) Symon L, Cheesman AD, Kawauchi M, et al.: Neuromas of the facial nerve: a report of 12 cases. Br J Neurosurg 7: 13-22, 1993

9) Kida Y, Yoshimoto M, Hasegawa T: Radiosurgery for facial schwannoma. J Neurosurg 106: 24-29, 2007

10) Bridger MW, Farkashidy J: The distribution of neuroglia and schwann cells in the 8th nerve of man. J Laryngol Otol 94: 1353-1362, 1980

11) Yokoyama M, Matsuda M, Nakasu S, et al.: Clinical significance of Ki-67 staining index in acoustic neurinoma. Neurol Med Chir（Tokyo）36: 698-702, 1996

12) Ackerman LV, Taylor FH: Neurogenous tumors within the thorax; a clinicopathological evaluation of forty-eight cases. Cancer 4: 669-691, 1951

13) Micovic MV, Zivkovic BM, Zivanovic JD, et al.: Ancient olfactory schwannoma - Case report and literature review. Turk Neurosurg 27: 656-651, 2017

14) Ugokwe K, Nathoo N, Prayson R, et al.: Trigeminal nerve schwannoma with ancient change. Case report and review of the literature. J Neurosurg 102: 1163-1165, 2005

15) Darwish BS, Balakrishnan V, Maitra R: Intramedullary ancient schwannoma of the cervical spinal cord: case report and review of literature. J Clin Neurosci 9: 321-323, 2002

16) D'Almeida Costa F, Dias TM, Lombardo KA, et al.: Intracranial cellular schwannomas: a clinicopathological study of 20 cases. Histopathology 76: 275-282, 2020

17) Vaubel RA, Chang HT, Fritchie K, et al.: Epithelioid schwannoma of a spinal nerve root. Can J Neurol Sci 43: 430-433, 2016

18) Liegl B., Bennett MW, Fletcher CDM: Microcystic/reticular schwannoma: a distinct variant with predilection for visceral locations. Am J Surg Pathol 32: 1080-1087, 2008

19) Pearson L, Akture E, Wonderlick J, et al.: Microcystic/reticular schwannoma of the frontal lobe: An unusual occurrence Case Rep Pathol 2017: 4728585, 2017

20) Pool JL: Suboccipital surgery for acoustic neurinomas: advantages and disadvantages. J Neurosurg 24: 483-492, 1966

21) Yokoh A, Kobayashi S, Tanaka Y, et al.: Preservation of cochlear nerve function in acoustic neurinoma surgery. Acta Neurochir（Wien）123: 8-13, 1993

22) Antinheimo J, Sankila R, Carpén O, et al.: Population-based analysis of sporadic and type 2

neurofibromatosis-associated meningiomas and schwannomas. Neurology 54: 71-76, 2000

23） Bederson JB, von Ammon K, Wichmann WW, et al.: Conservative treatment of patients with acoustic tumors. Neurosurgery 28: 646-650, 1991

24） Kameyama S, Tanaka R, Honda Y, et al.: The long-term growth rate of residual acoustic neurinomas. Acta Neurochir（Wien）129: 127-130, 1994

25） Yamakami I, Uchino Y, Kobayashi E, et al.: Conservative management, gamma-knife radiosurgery, and microsurgery for acoustic neurinomas: a systematic review of outcome and risk of three therapeutic options. Neurol Res 25: 682-690, 2003

26） Yoshimoto Y: Systematic review of the natural history of vestibular schwannoma. J Neurosurg 103: 59-63, 2005

27） Sughrue ME, Yang I, Aranda D, et al.: The natural history of untreated sporadic vestibular schwannomas: a comprehensive review of hearing outcomes. J Neurosurg 112: 163-167, 2010

28） Sughrue ME, Kane AJ, Kaur R, et al.: A prospective study of hearing preservation in untreated vestibular schwannomas. J Neurosurg 114: 381-385, 2011

29） Pollock BE, Driscoll CL, Foote RL, et al.: Patient outcomes after vestibular schwannoma management: a prospective comparison of microsurgical resection and stereotactic radiosurgery. Neurosurgery 59: 77-85, 2006

30） Myrseth E, Møller P, Pedersen PH, et al.: Vestibular schwannoma: surgery or gamma knife radiosurgery? A prospective, nonrandomized study. Neurosurgery 64: 654-661, 2009

31） Dhayalan D, Tveiten ØV, Finnkirk M, et al.: Upfront Radiosurgery vs a Wait-and-Scan Approach for Small- or Medium-Sized Vestibular Schwannoma: The V-REX Randomized Clinical Trial. JAMA 330: 421-431, 2023

32） Goldbrunner R, Weller M, Regis J, et al.: EANO guideline on the diagnosis and treatment of vestibular schwannoma. Neuro Oncol 22: 31-45, 2020

33） Aguiar PH, Tatagiba M, Samii M, et al.: The comparison between the growth fraction of bilateral vestibular schwannomas in neurofibromatosis 2（NF2）and unilateral vestibular schwannomas using the monoclonal antibody MIB 1. Acta Neurochir（Wien）134: 40-45, 1995

34） Martuza RL, Ojemann RG: Bilateral acoustic neuromas: clinical aspects, pathogenesis, and treatment. Neurosurgery 10: 1-12, 1982

35） Samii M, Matthies C, Tatagiba M: Management of vestibular schwannomas（acoustic neuromas）: auditory and facial nerve function after resection of 120 vestibular schwannomas in patients with neurofibromatosis 2. Neurosurgery 40: 696-705, 1997

36） Brackmann DE, Fayad JN, Slattery WH 3rd, et al.: Early proactive management of vestibular schwannomas in neurofibromatosis type 2. Neurosurgery 49: 274-280, 2001

37） Mathieu D, Kondziolka D, Flickinger JC, et al.: Stereotactic radiosurgery for vestibular schwannomas in patients with neurofibromatosis type 2: an analysis of tumor control, complications, and hearing preservation rates. Neurosurgery 60: 460-468, 2007

38） Phi JH, Kim DG, Chung HT, et al.: Radiosurgical treatment of vestibular schwannomas in patients with neurofibromatosis type 2: tumor control and hearing preservation. Cancer 115: 390-398, 2009

39） Hochart A, Gaillard V, Baroncini M, et al.: Bevacizumab decreases vestibular schwannomas growth rate in children and teenagers with neurofibromatosis type 2. J Neurooncol 124: 229-236, 2015

40） Plotkin SR, Stemmer-Rachamimov AO, Barker FG 2nd, et al.: Hearing improvement after bevacizumab in patients with neurofibromatosis type 2. N Engl J Med 361: 358-367, 2009

41） Plotkin SR, Allen J, Dhall G, et al.: Multicenter, prospective, phase II study of maintenance bevacizumab for children and adults with NF2-related schwannomatosis and progressive vestibular schwannoma. Neuro Oncol 25: 1498-1506, 2023

42) Chiranth S, Langer SW, Poulsen HS, et al.: A systematic review of targeted therapy for vestibular schwannoma in patients with NF2-related schwannomatosis. Neurooncol Adv 5: vdad099, 2023
43) Fujii M, Kobayakawa M, Saito K, et al.: Rationale and design of BeatNF2 trial: A clinical trial to assess the efficacy and safety of bevacizumab in patients with neurofibromatosis type 2 related vestibular schwannoma. Curr Oncol 28: 726-739, 2021
44) Karajannis MA, Hagiwara M, Schreyer M, et al.: Sustained imaging response and hearing preservation with low-dose bevacizumab in sporadic vestibular schwannoma. Neuro Oncol 21: 822-824, 2019
45) Nghiemphu PL, Vitte J, Dombi E, et al.: Imaging as an early biomarker to predict sensitivity to everolimus for progressive NF2-related vestibular schwannoma. J Neurooncol 167: 339-348, 2024
46) Ross DL, Tew JM Jr, Benton C, et al.: Trigeminal schwannoma in a child. Neurosurgery 15: 108-110, 1984
47) Pollack IF, Sekhar LN, Jannetta PJ, et al.: Neurilemomas of the trigeminal nerve. J Neurosurg 70: 737-745, 1989
48) Yonas H, Jannetta PJ: Neurinoma of the trigeminal root and atypical trigeminal neuralgia: their commonality. Neurosurgery 6: 273-277, 1980
49) Fukaya R, Yoshida K, Ohira T, et al.: Trigeminal schwannomas: experience with 57 cases and a review of the literature. Neurosurg Rev 34: 159-171, 2010
50) Wanibuchi M, Fukushima T, Zomordi AR, et al.: Trigeminal schwannomas: skull base approaches and operative results in 105 patients. Neurosurgery 70(1 Suppl Operative): 132-143, 2012
51) Chen LF, Yang Y, Yu XG, et al.: Operative management of trigeminal neuromas: an analysis of a surgical experience with 55 cases. Acta Neurochir (Wien) 156: 1105-1114, 2014
52) Sakamoto GT, Borchers DJ 3rd, Xiao F, et al.: Cyberknife radiosurgery for trigeminal schwannomas. Neurosurgery 64(2 Suppl): A14-18, 2009
53) Hasegawa T, Kato T, Iizuka H, et al.: Long-term results for trigeminal schwannomas treated with gamma knife surgery. Int J Radiat Oncol Biol Phys 87: 1115-1121, 2013
55) Chung Y, Choi MK, Park CK: Can Trigeminal Schwannoma-Related Symptoms be Controlled With Gamma Knife Radiosurgery? World Neurosurg 167: e1080-e1083, 2022
54) Shin DW, Ju C, Lee HS, et al.: Thirty-year clinical experience in gamma knife radiosurgery for trigeminal schwannomas. Sci Rep 12: 14357, 2022
56) Sherman JD, Dagnew E, Pensak ML, et al.: Facial nerve neuromas: report of 10 cases and review of the literature. Neurosurgery 50: 450-456, 2002
57) Carlson ML, Deep NL, Patel NS: Facial Nerve Schwannomas: Review of 80 Cases Over 25 Years at Mayo Clinic. Mayo Clin Proc 91: 1563, 2016
58) Chung JW, Ahn JH, Kim JH, et al.: Facial nerve schwannomas: different manifestations and outcomes. Surg Neurol 62: 245-252, 2004
59) Wilkinson EP, Hoa M, Slattery WH 3rd, et al.: Evolution in the management of facial nerve schwannoma. Laryngoscope 121: 2065-2074, 2011
60) Lee WS, Kim J: Revised surgical strategy to preserve facial function after resection of facial nerve schwannoma. Otol Neurotol 32: 1548-1553, 2011
61) Sheehan JP, Kano H, Xu Z, et al.: Gamma Knife radiosurgery for facial nerve schwannomas: a multicenter study. J Neurosurg 123: 387-394, 2015
62) Hasegawa T, Kato T, Kida Y, et al.: Gamma Knife surgery for patients with facial nerve schwannomas: a multiinstitutional retrospective study in Japan. J Neurosurg 124: 403-410, 2016
63) Remenschneider AK, Gaudin R, Kozin ED, et al.: Is the cause of sensorineural hearing loss in patients with facial schwannomas multifactorial? Laryngoscope 127: 1676-1682, 2017

64) Takahashi T, Tominaga T, Sato Y, et al.: Hypoglossal neurinoma presenting with intratumoral hemorrhage. J Clin Neurosci 9: 716-719, 2002

65) Sato M, Kanai N, Fukushima Y, et al.: Hypoglossal neurinoma extending intra- and extracranially: case report. Surg Neurol 45: 172-175, 1996

66) Tatagiba M, Koerbel A, Roser F: The midline suboccipital subtonsillar approach to the hypoglossal canal: surgical anatomy and clinical application. Acta Neurochir (Wien) 148: 965-969, 2006

67) Piccirilli M, Anichini G, Fabiani F, et al.: Neurinoma of the hypoglossal nerve in the submandibular space: case report and review of the literature. Acta Neurochir (Wien) 149: 949-952, 2007

68) Dabhi N, Pikis S, Mantziaris G, et al.: Stereotactic radiosurgery for the treatment of hypoglossal schwannoma: a multi-institutional retrospective study. Acta Neurochir (Wien) 164: 2473-2481, 2022

69) Ramina R, Maniglia JJ, Fernandes YB, et al.: Tumors of the jugular foramen: diagnosis and management. Neurosurgery 57(1 Suppl): 59-68, 2005

70) Sanna M, Bacciu A, Falcioni M, et al.: Surgical management of jugular foramen schwannomas with hearing and facial nerve function preservation: a series of 23 cases and review of the literature. Laryngoscope 116: 2191-2204, 2006

71) Bulsara KR, Sameshima T, Friedman AH, et al.: Microsurgical management of 53 jugular foramen schwannomas: lessons learned incorporated into a modified grading system. J Neurosurg 109: 794-803, 2008

72) Hasegawa T, Kato T, Kida Y, et al.: Gamma Knife surgery for patients with jugular foramen schwannomas: a multiinstitutional retrospective study in Japan. J Neurosurg 125: 822-831, 2016

73) Kano H, Meola A, Yang HC, et al.: Stereotactic radiosurgery for jugular foramen schwannomas: an international multicenter study. J Neurosurg 129: 928-936, 2018

74) Agrawal A, Pandit L, Bhandary S, et al.: Glossopharyngeal schwannoma: diagnostic and therapeutic aspects. Singapore Med J 48: e181-185, 2007

75) Sweasey TA, Edelstein SR, Hoff JT: Glossopharyngeal schwannoma: review of five cases and the literature. Surg Neurol 35: 127-130, 1991

76) Celli P, Palma L, Domenicucci M, et al.: Histologically benign recurrent meningioma metastasizing to the parotid gland: case report and review of the literature. Neurosurgery 31: 1113-1116, 1992

77) Brucoli M, Giarda M, Arcuri F, et al.: A benign isolated schwannoma of the orbit. J Craniofac Surg 22: 2372-2374, 2011

78) Ohata K, Takami T, Goto T, et al.: Schwannoma of the oculomotor nerve. Neurol India 54: 437-439, 2006

79) Hatakeyama H, Saito K, Nagatani T, et al.: Schwannoma in the crural cistern removed without permanent functional deficits--case report. Neurol Med Chir (Tokyo) 43: 95-99, 2003

80) Chewning RH, Sasson AD, Jordan LC, et al.: Acute third cranial nerve palsy from a third cranial nerve schwannoma presenting as a saccular aneurysm on three-dimensional computed tomography angiography: case illustration. J Neurosurg 108: 1037, 2008

81) Muhammad S, Niemelä M: Management of oculomotor nerve schwannoma: Systematic review of literature and illustrative case. Surg Neurol Int 10: 40, 2019

82) Gao Y, Qin Z, Li D, et al.: Intracerebral schwannoma: A case report and literature review. Oncol Lett 16: 2501-2510, 2018

83) Scott WW, Koral K, Margraf LR, et al.: Intracerebral schwannomas: a rare disease with varying natural history. J Neurosurg Pediatr 12: 6-12, 2013

84) Zagardo MT, Castellani RJ, Rees JH, et al.: Radiologic and pathologic findings of intracerebral schwannoma. AJNR Am J Neuroradiol 19: 1290-1293, 1998

85) Casadei GP, Komori T, Scheithauer BW, et al.: Intracranial parenchymal schwannoma. A clinicopathological and neuroimaging study of nine cases. J Neurosurg 79: 217-222, 1993

II Neurofibroma 神経線維腫

■ WHO脳腫瘍分類第5版の定義と概念

末梢神経から発生する良性腫瘍の一型で，腫瘍性シュワン（Schwann）細胞に加えて非腫瘍性の神経周膜細胞，線維芽細胞などから構成されるWHO grade 1腫瘍である．多くは皮膚や四肢，体幹などの末梢神経に発生し，脊髄神経からの発生は知られているが，脳神経からの報告は少ない．

ほとんどの症例はsporadicな発生で悪性化の心配はないが，多発例あるいはplexiform（蔓状）発育のものは，神経線維腫症1型（NF1）との合併が疑われる．NF1に発生する神経線維腫が悪性化すると，悪性末梢神経鞘腫瘍（MPNST）に進展し，5年全生存率は20～50%になり，早期診断と適切な治療が求められている．

現在のneurofibroma（神経線維腫）の診断/治療の大きな関心事の一つは，NF1に伴うneurofibromaからMPNSTに進展する過程の研究である．2016年のNF1の病理診断に関するコンセンサス会議では，細胞形態に異型性（atypia）がある異型性神経線維腫からMPNSTへの転化を3つに分類した．細胞学的異型性または細胞性亢進を伴う神経線維腫，生物学的可能性が不確実な非定型神経線維腫性新生物（ANNUBP），そしてMPNSTである．今回のWHO脳腫瘍分類第5版でのsubtypes構成は上記コンセンサス会議の提言[1]に沿ったものである．

■ Subtypes

- Cellular neurofibroma
- Atypical neurofibroma
- Atypical neurofibromatous neoplasm of uncertain biological potential（ANNUBP）
- Plexiform neurofibroma
- Diffuse neurofibroma; nodular neurofibroma; massive soft tissue neurofibroma

■ 病理

組織学的には，Alcian blue陽性の粘液基質の背景の中に紡錘形のシュワン細胞と線維芽細胞が増殖し，細胞密度は高くなく，細胞分裂像は稀である．腫瘍細胞は，双極性の長い突起を伸ばし，波打つような細胞束を形成するように配列するのが特徴的である．シュワン細胞腫と異なり，柵状配列やVerocay bodyはみられず，発生神経の軸索や神経線維束が離散して腫瘍内部を走行する．このため，腫瘍摘出によって神経機能は同時に失われることとなる．免疫組織学的には，S-100タンパクおよびvimentinに陽性となる．

15

- Cellular neurofibroma
  - 細胞性神経線維腫は，稀な腫瘍型高細胞密度所見が唯一の所見で，有糸分裂活性，細胞学的異型性，および神経線維腫構造の消失を伴わない．異型のみを特徴とする神経線維腫（atypical neurofibroma）と同様に，MPNST への進行リスクが高いものではない．
- Atypical neurofibroma
  - 腫瘍細胞に異型（atypia）は観察されるが，核分裂像などの悪性所見はない．MPNST への進行リスクは低い．
- Atypical neurofibromatous neoplasm of uncertain biological potential（ANNUBP：生物学的悪性度が不明な異型性神経線維腫）
  - ①核異型性，②高細胞密度，神経線維腫の構造の消失，および③核分裂数が 1/50HPP 以上で 3/10HPP 以下の神経線維腫である．組織学的評価に加えてある程度有用な因子としては，S-100 タンパク質 /SOX10 発現の低下～完全消失，および CD34 陽性線維芽細胞ネットワークの消失があげられる．
- Plexiform neurofibroma（蔓状神経線維腫，あるいは叢状神経線維腫）
  - びまん性に腫大した神経線維腫が発生し，末梢神経を腫瘍塊で置換している腫瘍性神経束を，複数まとめたような形に腫大 / 増大した神経線維腫．
- Malignant peripheral nerve sheath tumor（MPNST）
  - 本腫瘍型は 770 頁に詳記する．
  - 冒頭に記した NF1 の病理診断に関するコンセンサス会議では，MPNST を low grade と high grade の 2 型に分けている．Low grade MPNST は，ANNUBP の特徴をもち，核分裂数が 3-9/10HPP で壊死巣がないと定めている．High grade MPNST は，核分裂数が /10HPP 以上，あるいは，3-9/10HPP だが壊死巣を含むものと定めている．

文献

1) Miettinen MM, Antonescu CR, Fletcher CDM, et al.: Histopathologic evaluation of atypical neurofibromatous tumors and their transformation into malignant peripheral nerve sheath tumor in patients with neurofibromatosis 1-a consensus overview. Hum Pathol 67: 1-10, 2017

Ⅲ Perineurioma 神経周膜腫

WHO脳腫瘍分類第5版の定義

Perineurial cell（神経周膜細胞）の増殖からなる腫瘍で，神経内に発生しタマネギ状構造を特徴とする神経内型（Intraneural perineurioma）と，軟部に発生する軟部型がある．大部分は良性腫瘍で，WHO grade Ⅰに相当する．

多くは四肢・体幹の軟部や末梢神経内に発生するが，脳神経からの発生例（大脳鎌，第三脳室脈絡叢，舌下神経）が報告されている[1-3]．

ゲノム異常として，intraneural タイプでは *TRAF7* 遺伝子変異が観察されているが，soft tissue タイプでは見られない．その代わりに染色体 22q の欠失が見られる．

病理

腫瘍性の神経周膜細胞からなる良性腫瘍である．組織学的には紡錘形の腫瘍細胞が神経軸索を取り囲んで同心円状に配列する pseudoonion bulb が特徴である．免疫組織化学的に epithelial membrane antigen（EMA），claudin-1 および Glut-1 に陽性を示すが，S-100 タンパクは陰性である．

Subtypes

- Soft tissue perineurioma：軟部組織内に発生する．
- Intraneural perineurioma：末梢神経内に発生する．
- Reticular perineurioma：比較的最近特徴づけられた稀な腫瘍型で，EMA に対する免疫反応を示す神経周膜細胞で構成され，特徴的な網様体増殖パターンを示す．
- Sclerosing perineurioma（硬化性神経周膜腫）：ほとんどの症例は，手指の真皮または皮下に位置する，境界明瞭で細胞数の少ない結節として診断される．

症状

Intraneural タイプでは，発生神経が支配する領域の筋力低下が生じる．感覚障害の頻度は低い．

15

文献

1） Vajtai I, Hewer E, Andres R, et al.: Meningial perineurioma. Pathol Res Pract 207: 592-596, 2011

2） Giannini C, Scheithauer BW, Steinberg J, et al.: Intraventricular perineurioma: case report. Neurosurgery 43: 1478-1481, 1998

3） Kum YS, Kim JK, Cho CH, et al.: Intraneural reticular perineurioma of the hypoglossal nerve. Head Neck 31: 833-837, 2009

IV　Hybrid nerve sheath tumors 混成神経鞘腫

■ WHO脳腫瘍分類第5版の定義

1つの腫瘍内に2つの末梢神経腫瘍が混在する良性腫瘍である．成人中期に発生し，緩徐に進行する無痛性の表在性腫瘍である．シュワン細胞腫と神経周皮腫からなるもの，シュワン細胞腫と神経線維腫からなるもの，神経線維腫と神経周皮腫からなるもの，などが報告されている．稀に再発することが報告されている．CNS WHO grade は定まっていない．

腫瘍混在の機転は解明されていないが，neurofibroma/schwannoma では ERBB2 遺伝子変異が観察されている．

■ Subtypes

- Schwannoma/perineurioma：孤発性（sporadic）に発生する．
- Neurofibroma/schwannoma：最も多いタイプ（71%）で家族性腫瘍症候群である NF1, NF2 および schwannomatosis と強い関連がある．
- Neurofibroma/perineurioma：このタイプのみ遺伝子異常（ERBB2 遺伝子変異）が報告されている．

■ 発生部位

皮膚および皮下腫瘍として発生する．最も多いのは指に発生する hybrid schwannoma / reticular perineurioma である．稀に脳神経に発生することが報告されている．

■ 病態

Lenartowicz ら（2023）[1] は文献報告 159 例を整理している．成人期中期（中央値 38.5 歳）に発症する傾向があり，主に女性が罹患し（57%，89/156 例），無痛性の腫瘤（63%，63/100 例）または腫脹であった．10 例（10/74，14%）に神経線維腫症 1 の既往があり，2 例（2/74，3%）に神経線維腫症 2 の既往があった．症例の大部分（78%，122/157 例）は表在性に発生し，最も多かったのは下肢であった（25%，39/157 例）．病理診断では，神経周囲腫 / 神経鞘腫が最も多く報告され（86%，137/159 例），3 例が悪性であった

文献

1）Lenartowicz KA, Monie DD, Amrami KK, et al.: Hybrid tumors with perineurioma components: a systematic review of the literature and illustrative case. Acta Neurochir (Wien) 165: 935-945, 2023

V Malignant melanotic nerve sheath tumor (MMNST) 悪性メラノーマ性神経鞘腫

■ WHO脳腫瘍分類第5版の定義

脊髄神経あるいは自律神経より発生するSchwann細胞起源の極めて稀な色素性腫瘍で，脊髄神経に沿って発生する．Carney複合体（Carney complex）の一つとして発生していることもあり，極めて悪性の臨床像を示す．ゲノム異常として，*PRKAR1A*遺伝子変異とPRKAR1Aタンパクの欠失が観察される．詳細は，Hammad（2022）[1]の総説を参照されたい．

■ 病態

典型的には脊髄および/または神経根の圧迫症状を伴う傍脊椎腫瘤として発現する．神経鞘腫瘍の1%未満を占める稀な浸潤性/増殖性腫瘍で，性差はなく，概ね10〜40歳の若年成人に診断される．その他の極めて稀な原発腫瘍部位には，頭蓋内，内臓，軟部組織，および皮膚がある．Alamerら（2019）[2]は頭蓋内および脊髄髄内発生の各12例例をreviewしている．

■ 病理

腫瘍細胞は小嚢胞状またはシート状に増殖し，多角形から紡錘形まで様々な形をしており，しばしば合胞体のような外観を呈する．腫瘍細胞に含まれるメラニン色素は，粗い粒状または細かい粒状であり，部位によって異なる．MMNSTは，メラニン色素を産生する能力を有するクローン性シュワン細胞に由来する腫瘍であると理解されている．

免疫組織化学では，しばしば，S-100，SO×10およびvimentinに陽性に染色される．さらに，HMB45やMelan-Aなどのmelanocyteマーカーに陽性，GFAPに陰性に染色される傾向があり，従来のschwannomaとの鑑別が可能である．

■ 治療予後

症例数が少なく，かつ発生部位が多岐にわたるため，まとまった報告はない．

15

文献

1） Hammad RM: Malignant melanotic nerve sheath tumors: A review of clinicopathologic and molecular characteristics. J Microsc Ultrastruct 11: 125-129, 2022

2） Alamer A, Tampieri D: Brain and spine melanotic schwannoma: A rare occurrence and diagnostic dilemma. Neuroradiol J 32: 335-343, 2019

VI Malignant peripheral nerve sheath tumor (MPNST) 悪性末梢神経鞘腫瘍

■ WHO脳腫瘍分類第5版の定義と腫瘍の概要

悪性末梢神経鞘腫瘍（malignant peripheral nerve sheath tumor: MPNST）は末梢神経から発生する稀な肉腫であり，組織学的には紡錘型細胞を特徴とする．脳神経にも発生し得る．神経線維腫症1型（neurofibromatosis type 1: NF1）に合併するものと，既存の良性神経鞘腫から悪性転化したものがある．遺伝子検索では，*NF1*遺伝子の不活化変異に加えて，*CDKN2A*，*CDKN2B*，*SUZ12*，*EED*遺伝子などの変異が認められる．これは複数の遺伝子変異の累積が，MPNSTの発生に関与していることを示している．CNS WHO gradeは明記されていない．放射線治療後の発生も約10%で報告されている（後述）．

近年，EEDとSUZ12遺伝子の機能喪失変異に起因するヒストン3の発現消失（H3K27me3）は30～90%の症例で観察される．*PRC2*遺伝子の不活性化変異を伴うことも多い．H3K27me3消失の頻度は，NF1関連MPNSTよりも孤発性MPNSTや放射線治療誘発MPNSTの方が頻度が高いとの報告もある．いずれにしても，H3K27me3の消失はヒストンのメチル化異常も明らかになっており，high-gradeのMPNSTの約80%でやが観MPNSTの特異的な診断マーカーの一つになっている．

MPNSTの予後は極めて不良である．

■ 病理

肉眼的には，紡錘形や球形の腫瘤を作り，割面はクリーム色で壊死や出血を伴う．被膜は不完全で周囲組織への浸潤性増殖を示す，遠隔転移することもある．

組織像は多彩である．単紡錘形細胞が線維束を作って密に増殖する．核は細長く波打った形でその両端は尖っている．核分裂像がしばしば認められる．細胞質は好酸性で狭い．細胞はシート状，花むしろ状あるいはニシンの骨状（herringbone pattern）の配列を示す．腫瘍内には壊死巣を認めることが多い．

免疫染色では，Schwann細胞性マーカーであるS-100タンパク，Sox10などが診断上有用である．

■ 病態

成人の臀部，大腿，腋窩，上肢，傍脊柱部が好発部位である．稀に頭蓋内の前庭神経や三叉神経から発生することがあるが，脳実質内発生は例外的である．

成人を含めた神経鞘腫全体の1%程度の発生頻度と稀で，多くは神経腺腫症1型に合併して発生し，神経線維腫症 1 型の 2% から 5% に発生する．小児では極めて稀で，20 歳以後の成人に発生する．

Wilkinson ら（2024）[1] は，脳神経に発生した MPNST 53 報告例（1952 ～ 2023 年）を整理している．男性に多く（66%），3 ～ 75 歳に分布（中央値 45 歳）し，30 ～ 70 歳が 79% を占める．10 歳未満児が 5 例と記されている．発生脳神経は第Ⅱ～Ⅺ脳神経に分布するが，第Ⅴと第Ⅷ脳神経が各々 23 例（43%）で最も多い．放射線治療後の二次腫瘍としての発症 10 例も含まれている．その中には，NF2 による vestibular schwannoma あるいは NF1 による optic pilocytic astrocytoma への照射例も含まれる．死亡者の平均生存期間は 15.5 ヵ月と短い．

文献

1） Wilkinson BM, Duncan MA, Davila R, et al.: Intracranial malignant peripheral nerve sheath tumor: A case report and comprehensive literature review. Surg Neurol Int 15: 101, 2024

15

VII　Cauda equina neuroendocrine tumor (previously paraganglioma) 馬尾神経内分泌腫瘍（傍神経節細胞腫）

■ WHO脳腫瘍分類第5版の定義

脊髄馬尾〜終糸領域の神経堤細胞（neural crest cell）から発生する神経内分泌細胞腫（かつてはparaganglioma 傍神経節細胞腫と呼ばれていた）である．CNS WHO grade 1 に属する．

- **診断必須項目 essential criteria**：脊髄馬尾に発生する Zellballen 構造（後述）を示す境界明瞭な腫瘍で，腫瘍細胞は免疫染色にて synaptophysin あるいは chromogranin A が陽性になる．
- **診断要望項目 desirable criteria**：主細胞は cytokeratin 陽性，支持細胞は S-100 陽性かつ渡銀染色にて特徴的な毛細血管網が観察される．

■ 病理

肉眼的には，境界明瞭な赤褐色の軟らかい腫瘍が，馬尾・終糸部の硬膜内髄外に発生する．終糸や馬尾との付着がみられる．他の脊髄レベルでの発生はごく稀である．組織学的には，類円形の核と淡好酸性の細胞質をもつ均一な腫瘍細胞（主細胞）が“Zellballen”とよばれる胞巣構造を作りつつ増殖する．胞巣の周囲は 1 層の支持細胞によって取り囲まれている．主細胞の細胞質には Grimelius 染色で好銀顆粒が証明される．Ganglion cell が含まれる例もある．間質には毛細血管網がよく発達している．

免疫組織化学的に主細胞は synaptophysin，chromogranin A，NFP，cytokeratin などが陽性である．支持細胞は S-100 タンパク陽性である．電顕的には細胞質には直径 100 〜 400 nm の神経内分泌顆粒が証明される．

■ 病態

Ramani ら（2020）[1] は 17 例を報告している．腰痛や坐骨神経痛で発症することが多い．男性 11 例（65%），女性 6 例（35%）で，診断年齢中央値は 38 歳（21 〜 82 歳）の成人の腫瘍である．Ki-67 の中央値は 3%（1 〜 9%）で，追跡中央値 32 ヵ月で 2 例が局所再発（診断後 3 年および 29 年後），1 例が死亡（他因死）している．grade 1 相応の経過といえる．

Schweizer ら（2020）[2] は 56 例を分析している．男性 37 例（66%）で年齢が 18 〜 78 歳に分布している．Ramani らの報告[1] と同様である．37 例の追跡（中央値 5.4 年）で 2 例が死亡している（原因不明）．

■ 画像診断

MRI 画像では境界が鮮明で一部に嚢胞を伴う腫瘍として描出される．T1WI で低～等信号，T2WI で高信号であり，ガドリニウムで増強される．T2WI でみられる cap sign や salt and pepper 像が診断に役立つことがある．

■ ゲノム異常

Paraganglioma は，胎生期において全身の組織に迷入（migrate）した naural crest cells の前駆細胞（precursor cell）により発生すると考えられている．腹部（副腎が多い）に 85%，胸椎部に 12%，頭頸部に 3% が発生し，馬尾～終糸発生は極めて稀である．

DNA メチル化プロファイリングでは，馬尾の paraganglioma（CEP）は他の部位の同腫瘍とは異なったクラスターを形成する．このことはその他のゲノム変化の相違に表れている．例えば，① CEP はバランスのとれたコピー数プロファイルを示すが，その他の部位の腫瘍は染色体異常が頻繁に観察される [2]．②他部位の腫瘍にみられる SDHB の発現消失が CEP では観察されていない，ことなどである．これらの所見は，CEP が他部位の paraganglioma や pheochromocytoma とは生物学的に異なる腫瘍であることを疑わせる．家族性 paraganglioma（☞ 495 頁）は馬尾に発生する可能性は極めて低い [3]．

文献

1） Ramani B, Gupta R, Wu J, et al.: The immunohistochemical, DNA methylation, and chromosomal copy number profile of cauda equina paraganglioma is distinct from extra-spinal paraganglioma. Acta Neuropathol 140: 907-917, 2020

2） Schweizer L, Thierfelder F, Thomas C, et al.: Molecular characterization of CNS paragangliomas identifies cauda equina paragangliomas as a distinct tumor entity. Acta Neuropathol 140: 893-906, 2020

3） Masuoka J, Brandner S, Paulus W, et al.: Germline SDHD mutation in paraganglioma of the spinal cord. Oncogene 20: 5084-5086, 2001

第16章

その他の腫瘍
（WHO2021分類に記載されていない腫瘍性疾患）

WHO脳腫瘍分類第5版に掲載されていない下記の3腫瘍性疾患について記載する．

- Intracranial lipoma（頭蓋内脂肪腫）
- Hamartoma（過誤腫）
- Epidermoid and dermoid（類上皮腫と類皮腫）

1　Hypothalamic hamartoma 視床下部過誤腫

■概念

視床下部のtuber cinereum（灰白隆起）あるいはmammillary body（乳頭体）より柄をもって脚間槽（interpeduncular cistern）に突出する腫瘤性病変である．稀に第三脳室底やprechiasmatic cisternに突出する例がある．病理学的には，臓器や器官に固有の細胞や組織成分が，成熟した姿（正常細胞と同形態）のまま臓器内で過剰に発育または過剰増殖した状態と解釈する．真性の新生物（neoplasm）ではなく，視床下部の組織組成をそのまま模倣した組織奇形であり，脳腫瘍全国集計には登録項目はない．WHO 2016分類書にも記載されていない．

極めて稀な疾患でその頻度は明らかでない．国立病院機構西新潟中央病院の視床下部過誤腫センターは，国内でてんかんをもつ視床下部過誤腫の患者数を125人と推計している．真性思春期早発症とけいれん発作（笑い発作が特徴的）を主徴とする．男児に多くほとんどが2歳までに発症するが，時に6～10歳の間にも発症する症例がある．診断・治療手段が確立する以前のhamartomaの報告は，若年者の消化管出血死亡例（視床下部性潰瘍か？）の剖検により診断されている．画像診断の向上により成人例に無症状で発見されることもある[1]．中枢性の思春期早発症，特に乳幼児例では本疾患の可能性をある程度考慮しておかねばならない．Sasakiら[2]は過誤腫が側脳室内に発生した稀有な症例（12歳女児）を報告している．

■遺伝子異常

本疾患は，頭蓋内の奇形（microgyria，heterotopia，cyst，脳梁部分欠損など）や頭蓋外の奇形（多指症，顔面奇形，先天性心疾患など）をしばしば合併する．一方で，本疾患は染色体7p13の*GLI3*遺伝子異常による常染色体顕性（優性）疾患群であるパリスターホール症候群（Pallister-Hall syndrome）に合併することが知られている[3]．同症候群は，多指症，無症状二分喉頭蓋，視床下部過誤腫などの軽症型から新生児が致死に至る喉頭気管裂の重症型まで様々な奇形が特徴的である．また，顔，口腔，指の奇形を特徴とし，視床下部過誤腫を含めた脳形成異常を伴う口顔面指症候群（Oral-facial-digital syndrome type1（OFD1）は，sonic hedgehog（Shh）シグナルに重要な繊毛形成に関わる *OFD1*，*CPLANE1* が責任遺伝子である [4,5]．

このような背景の中で，過誤腫の摘出組織の検索でも，*GLI3*，*OFDI*，*PRKACA* 遺伝子など Shh 伝達経路に関与する遺伝子異常が 37% で検出されており，SHH シグナル伝達経路の異常が過誤腫発生の要因と考えられている [6,7]．

■ 病理

視床下部と同じ組織構成を示し，NSE, NFP および synaptophysin が陽性となる [8]．視床下部とは柄をもって，あるいは広い幅で連続性があり，その中には明らかな神経線維路が観察される．性早熟を示す症例では，過誤腫内の神経細胞内に LH 刺激ホルモン（LH-RH）顆粒も証明されている [9]．これらより，過誤腫そのものが視床下部機能を分担しているのではないかとの説がある．思春期早発症を示す例では過誤腫内の神経細胞や神経線維内に LH-RH 顆粒が証明されている．

■ 症状

性早熟，けいれん発作，および笑い発作が 3 徴とされ，行動異常（知能低下）を示す症例も少なくない．

過誤腫における性早熟（precocious puberty）は，HCG 産生 germ cell tumor の場合と異なり，精子形成（男児），あるいは排卵（女児）を伴う真性性早熟である．1 歳未満の女児で性器出血や乳房腫大がみられたり，同じく 1 歳前後の男性で陰茎の発達を観察する [4,5]．過誤腫が視床下部の LH-RH 分泌中枢を圧迫刺激することにより，あるいは過誤腫内の神経細胞より分泌された LH-RH が，下垂体前葉より性早熟にふさわしい量の LH と FSH を分泌させ，testosterone（精巣）と estrogen（卵巣）に作用し性早熟を招来すると考えられている．内分泌学的検査では LH と FSH が高値を示したり，LH と testosterone が高値を示した例などが報告されている [9,10]．

性早熟に隠されているが，けいれん発作とその特殊型とみなされる笑い発作が高率に随伴する．これは，mammillary body への圧迫刺激，あるいは hypothalamus-limbic system への異常神経回路のためと考えられる．発作が長期にわたり持続すると，行動異常から精神機能の低下につながる [11]．

■ 内分泌検査

内分泌学的に十分検索された症例は少ないが，LH と FSH の両者が高値を示した例，LH とテストステロンが高値を示した例などが報告されている．LH-RH 刺激に対する反応は良好で，下垂体前葉の予備能は保たれているとの報告が多い [10]．

16

■画像診断

単純CTでは，等吸収を示すほぼ円形の境界明瞭な腫瘍が，鞍上部くも膜下腔に突出し，あたかもponsが2つあるかのような像を示す．増強効果はみられない[10]．

MRI矢状断が最も診断しやすい[12]．T1強調画像では皮質と等信号域，そしてT2強調画像では高信号域を示す[13]．CT同様Gdにて増強効果をみない．

Aritaら（1999）[14]は，11例のhypothalamic hamartomaをMRI所見から2種類に分類し，Valduezaら（1994）[8]は大きさ，付着部，起源，視床下部の偏位，症状から4群に分類している．これらを総合してパリの小児脳神経外科医であるDelalandeとFohlen（2003）が現在汎用されている4分類を提唱している[15]．この論文がNeurol Med Chir（Tokyo）に掲載されていることを知る脳神経外科医は多くない．彼らの分類は，I型病変は，第三脳室底の正常位置より下の灰白隆起に水平な付着基部（柄）をもち，左右いずれかに偏している．中枢性思春期早発症の原因となる．腫瘍が大きくなるとけいれん発作も誘発する．II型病変は，第三脳室下壁に付着（柄）し第三脳室内腫瘍として診断される．III型病変はI型とII型の混合で，片側性または両側性に第三脳室底の明らかな柄をもたずに際Ⅲ脳室底の上下に進展する．IV型病変は脚間槽に進展し視床下部や乳頭体に付着する大きな腫瘍であり，当然柄をもつ進展様式ではない．

■治療

新生物でないため増大傾向を示さないので，無症状の場合は治療の必要はなく経過観察でよい．症候性の場合は治療を行わなければならない．性早熟（思春期早発症）に対してはまずGonadotropin releasing hormone analog（GnRH誘導体，リュープリン®など）で治療を開始する．この人工ホルモン剤は視床下部から分泌される自然のGnRHの数十倍から数百倍の強い生理活性をもち，投与（皮下注射）すると強力に下垂体を刺激する．投与直後は一時的に大量のGnを分泌するが，それを越えて継続使用することにより急激なGn分泌低下が起こり，卵巣が刺激されなくなり女性ホルモンが低下（down-regulation現象）する．1990年代からの治療実績がある[16-18]．無効な場合は手術摘出を行うが，視床下部と連続しているため全摘出は不可能である．半量以上の切除で症状の改善が得られている[19,20]．

過誤腫によるけいれん発作（特に笑い発作）は抗けいれん薬のみでの完全なコントロールは容易ではない．発作の軽減で満足しなければならないことが少なくない．手術摘出あるいはγナイフ治療は症例によっては発作の消失は得られているが，報告例を俯瞰すると発作消失率は高くて50%台で60%を超していない[20-25]．西新潟中央病院の視床下部過誤腫センターは定位温熱凝固術を用いて過誤腫と視床下部の接合部を凝固離断することにより，過誤腫内で発生したてんかん波が正常組織へ伝搬させないことで発作の消失を得ている．同センターのKameyamaら（2016）[26]は100例の笑い発作症例（男64%）の治療結果は，86%で笑い発作の消失を，78%でその他の発作の消失を，71%で全ての発作の消失を得ている．ただし思春期早発症合併例では早発症の改善は認めていない．

文献

1） Cheng K, Sawamura Y, Yamauchi T, et al.: Asymptomatic large hypothalamic hamartoma associated with polydactyly in an adult. Neurosurgery 32: 458-460, 1993

2） Sasaki T, Matsuno A, Inoh Y, et al.: A rare case of hamartoma in the lateral ventricle: case report. Surg Neurol 47: 23-27, 1997

3） Kang S, Graham JM Jr, Olney AH, et al.: GLI3 frameshift mutations cause autosomal dominant Pallister-Hall syndrome. Nat Genet 15: 266-268, 1997

4） Lopez E, Thauvin-Robinet C, Reversade B, et al.: C5orf42 is the major gene responsible for OFD syndrome type VI. Hum Genet 133: 367-377, 2014

5） Del Giudice E, Macca M, Imperati F, et al.: CNS involvement in OFD1 syndrome: a clinical, molecular, and neuroimaging study. Orphanet J Rare Dis 9: 74, 2014

6） Hildebrand MS, Griffin NG, Damiano JA, et al.: Mutations of the Sonic Hedgehog pathway underlie hypothalamic hamartoma with gelastic epilepsy. Am J Hum Genet 99: 423-429, 2016

7） Saitsu H, Sonoda M, Higashijima T, et al.: Somatic mutations in GLI3 and OFD1 involved in sonic hedgehog signaling cause hypothalamic hamartoma. Ann Clin Transl Neurol 24; 3: 356-365, 2016

8） Valdueza JM, Cristante L, Dammann O, et al.: Hypothalamic hamartomas: with special reference to gelastic epilepsy and surgery. Neurosugery 34: 949-958, 1994

9） Judge DM, Kulin HE, Page R, et al.: Hypothalamic hamartoma: a source of luteinizing-hormone releasing factor in precocious puberty. N Engl J Med 296: 7-10,1977

10） Frank G, Cacciari E, Cristi G, et al.: Hamartomas of the tuber cinereum and precocious puberty. Child's Brain 9: 222-231, 1982

11） Berkovic SF, Andermann F, Melanson D, et al.: Hypothalamic hamartomas and ictal laughter: evolution of a characteristic epileptic syndrome and diagnostic value of magnetic resonance imaging. Ann Neurol 23: 429-439, 1988

12） Burton EM, Ball WS Jr, Crone K, et al.: Hamartoma of the tuber cinereum: a comparison of MR and CT findings in four cases. AJNR Am J Neuroradiol 10: 497-501, 1989

13） Hahn FJ, Leibrock LG, Huseman CA, et al.: The MR appearance of hypothalamic hamartoma. Neuroradiology 30: 65-68, 1988

14） Arita K, Ikawa F, Kurisu K, et al.: The relationship between magnetic resonance imaging findings and clinical manifestations of hypothalamic hamartoma. J Neurosurg 91: 212-220, 1999

15） Delalande O, Fohlen M: Disconnecting surgical treatment of hypothalamic hamartoma in children and adults with refractory epilepsy and proposal of a new classification. Neurol Med Chir（Tokyo） 43: 61-68, 2003

16） Feuillan PP, Jones JV, Barnes K, et al.: Reproductive axis after discontinuation of gonadotropin-releasing hormone analog treatment of girls with precocious puberty: long term follow-up comparing girls with hypothalamic hamartoma to those with idiopathic precocious puberty. J Clin Endocrinol Metab 84: 44-49, 1999

17） Feuillan PP, Jones JV, Barnes KM, et al.: Boys with precocious puberty due to hypothalamic hamartoma: reproductive axis after discontinuation of gonadotropin-releasing hormone analog

therapy. J Clin Endocrinol Metab 85: 4036-4038, 2000
18）Mittal S, Mittal M, Montes JL, et al.: Hypothalamic hamartomas. Part 1. Clinical, neuroimaging, and neurophysiological characteristics. Neurosurg Focus 34: E6, 2013
19）Albright AL, Lee PA: Neurosurgical treatment of hypothalamic hamartomas causing precocious puberty. J Neurosurg 78: 77-82, 1993
20）Mittal S, Mittal M, Montes JL, et al.: Hypothalamic hamartomas. Part 2. Surgical considerations and outcome. Neurosurg Focus 34: E7, 2013
21）Likavec AM, Dickerman RD, Heiss JD, et al.: Retrospective analysis of surgical treatment outcomes for gelastic seizures: a review of the literature. Seizure 9: 204-207, 2000
22）Harvey AS, Freeman JL, Berkovic SF, et al.: Transcallosal resection of hypothalamic hamartomas in patients with intractable epilepsy. Epileptic Disord 5: 257-265, 2003
23）Procaccini E, Dorfmüller G, Fohlen M, et al.: Surgical management of hypothalamic hamartomas with epilepsy: the stereoendoscopic approach. Neurosurgery 59 (4 Suppl 2): ONS336-344, 2006
24）Ng YT, Rekate HL, Prenger EC, et al.: Transcallosal resection of hypothalamic hamartoma for intractable epilepsy. Epilepsia 47: 1192-1202, 2006
25）Régis J, Scavarda D, Tamura M, et al.: Epilepsy related to hypothalamic hamartomas: surgical management with special reference to gamma knife surgery. Childs Nerv Syst 22: 881-895, 2006
26）Kameyama S, Shirozu H, Masuda H, et al.: MRI-guided stereotactic radiofrequency thermocoagulation for 100 hypothalamic hamartomas. J Neurosurg 124: 1503-1512, 2015

2　Epidermoid（類上皮腫）と Dermoid（類皮腫）

皮膚組織の腫瘍のため，WHO CNS tumor 2021 には記載されていない．

■概念

胎生第3～4週にかけて neural tube が形成され上部をおおう ectoderm（外胚葉）から分離する際に，ectoderm の一部が迷入し分化発育をとげたものが類上皮腫（epidermoid）と考えられている．この時期においては皮膚は単に表皮（epithelium）のみであり，単純な扁平上皮のみの形成を行う（組織構成は扁平上皮細胞のみ）．胎生第3～4ヵ月になっての外胚葉組織の迷入は皮膚組織としての分化発育をとげるため，表皮のみならず，汗腺，皮脂線，毛髪などの皮膚全層にわたる組織を含む類皮腫（dermoid）となる．epidermoid の方が dermoid よりはるかに頻度が高い（10倍）．両者ともに嚢胞性変性を呈するため，epidermoid cyst，あるいは dermoid cyst とも呼ばれる．

なお，発生要因として医原性および炎症性もあげられている．前者は頻回な脳椎穿刺により脊髄に epidermoid が発生するとの報告であり，炎症説は，中耳の epidermoid（cholesteatoma 真珠腫）がしばしば中耳および乳頭突起の炎症を起因として発生することによる．

■基本事項(脳腫瘍全国集計2005〜2008)

頻度:Epidermoidが147例(全脳腫瘍の0.9%)とdermoid 25例(0.1%)が登録されている.前者は後者の7倍である.

性:Epidermoidでは女性が85例(58%)で男性(62例)よりやや多い.Dermoidでは男女がほぼ同数(12例と13例)である.

年齢:Epidermoidは25〜69歳の間に82%が診断されている.小児期(15歳未満)はわずかに5%である.年齢中央値は50〜54歳の間にある.Dermoidは2歳以降79歳までまんべんなく発生し,特徴的な好発年齢域はない.20歳以降に18例(72%)が発生している.(報告の多くは成人期に好発).

■発生部位

ともに胎生期遺残組織から発生するので,好発部位は限定される.頭蓋内ではepidermoidの方が多く,脊椎管内ではdermoidの方が多い.

Epidermoidはdermoidと比して随所に発生し,しかも正中線よりずれる場合が多い.最も多いのは小脳橋角部[1]または錐体骨先端部であり,板間層[2],メッケル腔[3],視交叉部またはトルコ鞍上部,脳梁,シルビウス溝,側脳室,第三・第四脳室[4],小脳正中部,松果体部[5],脊髄,特に腰仙部などである.大脳半球実質内発生の報告もある.

一方,dermoidは正中線に近い部分に発生する.下垂体部,橋部周辺,眼窩,小脳正中部,馬尾などである.

好発部位に関連して重要なことは,類上皮腫(程度は低いが類皮腫も)は炎症作用が強く,したがって周囲組織を溶解,破壊し大きくなっていくことである.例えば,小脳橋角部にできたepidermoidが第四脳室の外側陥凹を占拠したり,眼窩篩骨部epidermoidが側脳室前角に破れたりする.

■病理

肉眼的にはともに嚢胞を有する表面平滑で円形な腫瘍である.Epidermoidはepithelial cellの角化脱落を繰り返しつつ増大し,cell debrisの集積は嚢胞性変性をとげる.表面は白色で真珠(pearly appearance)のようにみえ,割面ではピカピカしたもろい葉状物質が1枚1枚はげるように"たまねぎの皮"状に重層して配列している.Dandyをして"the most beautiful tumor in the body"といわしめたほどで,一度経験すれば決して忘れないほど真珠に似た美しい腫瘍である.一方のdermoidは腺組織からの分泌とepithelial cellの角化脱落により増大する.表面は固く,嚢胞内部はグリース様,石けん様物質の中に毛が混じる.

組織学的には,epidermoidは扁平上皮細胞の重層よりなり,種々の程度の角化が観察される．Dermoid は，重層扁平上皮に加え，毛嚢，毛髪，汗腺，皮脂腺などがみられる．

両者ともに組織学的悪性所見に乏しいが，稀に悪性化（扁平上皮がん）が報告されている[6]．

■症状

CT/MRI の普及により，頭蓋内発生例では頭痛（非特異的？）のみで神経脱落症状を示さない症例が増加している．時に精神症状を示す症例がある．発生部位との関連では，小脳橋角部の脳神経麻痺，三叉神経痛，トルコ鞍近傍部の視力・視野障害である．頭蓋骨発生例では腫瘤を表面より触知し得る．

特徴的な症状として，腫瘍内容が自然に，また手術により髄液中に破れると，非常に強い無菌性髄膜炎および脳室炎を起こし，時に中脳水道狭窄，慢性肉芽性くも膜炎などが生じる．MRI でくも膜下腔や脳室内に点状高信号病変が確認されることがある．数年後に嚢胞壁に扁平上皮がんが発生した報告もある[7]．てんかん重積状態をきたすこともある[8]．小脳橋角部に発生し，painful tic convulsif をきたした例も報告されている[9]．手術時には腫瘍内容物を髄液腔内に漏らすことがないように注意しなければならない．

■画像診断

頭蓋骨 X 線 /CT：腫瘍発生部位に一致して著明な骨変化，錐体骨先端部の破壊（同部の類上皮腫）やトルコ鞍の平皿状変化（鞍上類上皮腫）などをみることがある．

CT：Epidermoid は低吸収域（極めて稀に高吸収域[10]）に描出される．壁在性石灰化や増強 CT による嚢胞壁の増強効果は稀で，頭蓋咽頭腫と鑑別可能である．一方，dermoid の CT は，石灰化による高吸収域がしばしばみられ，低吸収域の中にさらに房状低吸収域がみられれば，毛髪や脂肪成分である．増強 CT で増強されることは少ない．

MRI：Epidermoid の MRI は非特異的である．一般的に T1 強調画像で不均一な低信号域，そして T2 強調画像では同様に不均一な高信号域を示すが，T1 強調画像で高信号，そして T2 強調画像で低信号域を示すとの報告もある[11]．腫瘍内脂質量，さらにコレステロールやケラチン量など組織の化学成分の差や，嚢胞性であるか実質性であるかによって色々である[12]．CT で低吸収域を示し，T1 強調画像で低信号域を示す epidermoid は古典的真珠様固形腫瘍である．これに対し，CT で著明な低吸収域を示し，T1 強調画像で高信号域を示す epidermoid は嚢胞状で，脂質を含有する[12]．

Dermoid では，T1 強調画像で腫瘍部分は低信号，液成分は高信号域を示す[13]．嚢胞が破裂し内容液がくも膜下腔や脳室内に点状高信号域としてみられることが稀ならずある[14,15]．CTでは腫瘍そのものを示す低吸収域以外に，低吸収域が各髄液槽にみられる．T2強調画像では混合信号域を示す．くも膜嚢胞との鑑別は，本腫瘍のMRIでは辺縁が不規則，そしてT1強調画像での内容の信号強度が不均一であることから推測可能である．

両腫瘍の病態をGaoら[16]のまとめを参考に表16-1に示す．

■治療

良性腫瘍なので腫瘍組織（被膜をも含め）を全摘出することで治癒が得られる．しかし，Yasargilら（1989）[17]やSamiiら（1996）[18]の報告を除いて大半の報告では全摘出率は50%前後かそれを下廻る．手術の際は腫瘍内容を髄液腔にまき散らさないよう注意することが大切である．さもなければ0～20%の頻度で無菌性髄膜炎をおこし得る[17,19]．被膜の一部でも残ると再発するので，できるだけ焼却する．仮に再発しても，元来が発育緩徐なため，症状を出すまで経過を観察してよい[20]．逆に小脳橋角部やトルコ鞍近傍部発生腫瘍では，脳神経と強く癒着しているため無理な全摘出は控えるべきである[1,21]．また，脳幹周囲に両側性に進展した腫瘍では，下位脳神経の両側性機能障害が生じ誤嚥性肺炎をきたす危険もある[18]．

Samiiら（1996）[18]の40例の小脳橋角部例では，全摘出は75%，25%では嚢胞壁の一部が脳幹および周囲血管に癒着し残存した．平均5.7年の追跡結果では93%は有用な生活を送っており，嚢胞の再増殖をきたしたのは3例のみである．彼らは最近の放射線学的手技および顕微鏡的技術により嚢胞の完全摘出結果は改良され，術後死亡率は減少しているが，それでも重篤な神経学的障害を残すことなく全摘出することが

表16-1　類上皮腫と類皮腫の比較（Gaoら1992）[16]

	類上皮腫	類皮腫
頻度	多い	稀
年齢	20～60	30～50
性	男＝女	男>女
病理 　壁 　内容	 扁平上皮 ケラチン・コレステロール結晶	 扁平上皮 ケラチン・脂肪・石灰化・皮膚付属器官
好発部位	正中から偏在（CPA，中頭蓋窩） 多房性低吸収域（髄液に近い）	正中（鞍上部）に多い
CT	比較的稀に石灰化 増強効果は稀（辺縁部）	境界鮮明な正中腫瘍 脂肪のdensity
MRI	髄液に近い信号，T1で低，T2で高時にT1で高信号	増強効果をみない，破裂することがある 脂肪様の信号 増強効果なし

不可能な例がまだ存在することを指摘している．稀に長期追跡例が悪性化したとの報告がある[22,23]．

Shear ら（2019）[24] の文献報告 691 例のメタアナリシスによると，全摘出群の再発率（3%）は部分摘出群の再発率（21%）より有意に優れていた．しかし，全摘出に伴う後遺障害（主として脳神経障害）も一過性のものを含めると 43% の症例で観察されている．

文献

1） Vinchon M, Pertuzon B, Lejeune JP, et al.: Intradural epidermoid cysts of the cerebellopontine angle: diagnosis and surgery. Neurosurgery 36: 52-56, 1995

2） Ciappetta P, Artico M, Salvati M, et al.: Intradiploic epidermoid cysts of the skull: report of 10 cases and review of the literature. Acta Neurochir（Wien）102: 33-37, 1990

3） Miyazawa N, Yamazaki H, Wakao T, et al.: Epidermoid tumors of Meckel's cave: case report and review of the literature. Neurosurgery 25: 951-955, 1989

4） Lunardi P, Missori P, Gagliardi FM, et al.: Epidermoid tumors of the 4th ventricle: report of seven cases. Neurosurgery 27: 532-534, 1990

5） Sambasivan M, Nayar A: Epidermoid cyst of the pineal region. J Neurol Neurosurg Psychiatry 37: 1333-1335, 1974

6） Michael LM 2nd, Moss T, Madhu T, et al.: Malignant transformation of posterior fossa epidermoid cyst. Br J Neurosurg 19: 505-510, 2005

7） Abramson RC, Morawetz RB, Schlitt M: Multiple complications from an intracranial epidermoid cyst: case report and literature review. Neurosurgery 24: 574-578, 1989

8） van der Graaff M, Davies G: Status epilepticus due to a ruptured dermoid cyst. J Neurol Neurosurg Psychiatry 62: 222, 1997

9） Iwasaki K, Kondo A, Otsuka S, et al.: Painful tic convulsif caused by a brain tumor: case report and review of the literature. Neurosurgery 30: 916-919, 1992

10） Ochi M, Hayashi K, Hayashi T, et al.: Unusual CT and MR appearance of an epidermoid tumor of the cerebellopontine angle. AJNR Am J Neuroradiol 19: 1113-1115, 1998

11） Obana WG, Wilson CB: Epidermoid cysts of the brain stem. Report of three cases. J Neurosurg 74: 123-128, 1991

12） Horowitz BL, Chari MV, James R, et al.: MR of intracranial epidermoid tumors: correlation of in vivo imaging with in vitro 13C spectroscopy. AJNR Am J Neuroradiol 11: 299-302, 1990

13） Wilms G, Plets C, Marchal G, et al.: Simultaneous occurrence of epidermoid and dermoid cysts in the posterior fossa: CT and MR findings. AJNR Am J Neuroradiol 11: 1257-1258, 1990

14） Wilms G, Casselman J, Demaerel P, et al.: CT and MRI of ruptured intracranial dermoids. Neuroradiology 33: 149-151, 1991

15） Smith AS, Benson JE, Blaser SI, et al.: Diagnosis of ruptured intracranial dermoid cyst: value MR over CT. AJNR Am J Neuroradiol 12: 175-180, 1991

16） Gao PY, Osborn AG, Smirniotopoulos JG, et al.: Radiologic-pathologic correlation. Epidermoid tumor of the cerebellopontine angle. AJNR Am J Neuroradiol 13: 863-872, 1992

17） Yaşargil MG, Abernathey CD, Sarioglu AC: Microneurosurgical treatment of intracranial dermoid and epidermoid tumors. Neurosurgery 24: 561-567, 1989

18） Samii M, Tatagiba M, Piquer J, et al.: Surgical treatment of epidermoid cysts of the cerebellopontine

angle. J Neurosurg 84: 14-19, 1996
19）Caldarelli M, Massimi L, Kondageski C, et al.: Intracranial midline dermoid and epidermoid cysts in children. J Neurosurg 100（5 Suppl Pediatrics）: 473-480, 2004
20）Lunardi P, Fortuna A, Cantore G, et al.: Long-term evaluation of asymptomatic patients operated on for intracranial epidermoid cysts. Comparison of the diagnostic value of magnetic resonance imaging and computer-assisted cisternography for detection of cholesterin fragments. Acta Neurochir（Wien）128: 122-125, 1994
21）Gormley WB, Tomecek FJ, Qureshi N, et al.: Craniocerebral epidermoid and dermoid tumours: a review of 32 cases. Acta Neurochir（Wien）128: 115-121, 1994
22）Nishio S, Takeshita I, Morioka T, et al.: Primary intracranial squamous cell carcinomas: report of two cases. Neurosurgery 37: 329-332, 1995
23）Murase S, Yamakawa H, Ohkuma A, et al.: Primary intracranial squamous cell carcinoma--case report. Neurol Med Chir（Tokyo）39: 49-54, 1999
24）Shear BM, Jin L, Zhang Y, et al.: Extent of resection of epidermoid tumors and risk of recurrence: case report and meta-analysis. J Neurosurg 133: 291-301, 2019

3　頭蓋内 lipoma

■概念と基本事項

正常脂肪細胞に類似する細胞から構成される良性腫瘍であり，新生物ではなく，原始脳膜（meninx primitiva）に生じた分化異常による奇形的疾患である．WHO grade Ⅰに属する．

所（1959）も同様の記載をしている．「脂肪腫は脳軟膜と脈絡叢に起源が求められる．脳軟膜に固有な間葉組織の異常な分化増殖が原因で，かつて増殖し現在は静止する組織奇形として捉える．したがって，原始脳膜（meninx primitiva）の遺存が前提条件である.」．

好発部位はくも膜腔および脈絡叢におのずと規制され，脳橋前面より嗅神経溝に至る中央線，脳梁背面，四丘体周囲，および脈絡叢である．脳梁に最も多く発生する．厳密な意味で脳軟膜と絶縁されて脳実質内に存在したlipomaの報告には接していない．

脳腫瘍全国集計（2005 ～ 2008）には15例（全脳腫瘍の0.1%）が登録されている．男性7例，女性8例である．少数のため本疾患の背景情報は得られない．

文献報告のまとめでは，Gerberら[1]の85例は男性に多く（1.4倍），10 ～ 29歳の間に45%が診断されている．Donatiら[2]はCT普及以降の文献報告150例の発生部位をまとめ，テント上に81%，テント下に19%が発生し，部位別では脳梁部47%，脳槽内20%，小脳橋角部12%，であったと報告している．小児例に限れば脳梁部発生は67%に達する．そのほか，大脳白質内，漏斗部，四丘板槽，島部などに発生している．

脳内奇形と他臓器奇形をしばしば合併する．最も頻度の高いものは，脳梁の一部または全欠損（無形成）を伴う脳梁背面lipomaである．ほかには，兎唇，頚肋骨，漏斗胸などが多い．

■病理

肉眼的には脳軟膜に包まれているが，しばしば周囲脳との境界は不明瞭である．腫瘍および周辺の小血管増生は強く，辺縁部に石灰化や骨化を認める．組織学的には脂肪組織（adipose tissue cell）の間に膠原線維の増生を観察する．周囲脳と接する部分には膠原線維が強く集積し被膜を形成し，骨化もみられる．小血管増生も強い．時にグリア細胞や神経細胞を観察することがあるが，脂肪腫形成時期の奇形形成機転によるものと解されている．

本疾患のゲノム異常検索の報告はない．

■症状

本腫瘍は奇形的機転により生じた異所性疾患であり，身体の一般的成長と合わせて増大するが真性の腫瘍ではない．したがって，本腫瘍の存在による臨床経過は腫瘍発育に伴うものではなく，腫瘍周囲組織の退行性変化によるものがほとんどである．

最も頻度の高い脳梁欠損を伴う脳梁背部脂肪腫では，知能低下，性格変化，けいれん発作が前面に出るが，約半数は無症候である．ここでのてんかんはほとんどが部分発作で，片側てんかん，または側頭葉てんかんが多い．通常15歳以下に発症し，てんかんは難治性のことが多い．そのほかの部位での症状として，四丘板発生脂肪腫による水頭症，側脳室脈絡叢脂肪腫による部分的脳室拡大がある．

■画像診断

CTでは脂肪組織は約−100 HUなので強い低吸収域として描出される．ただし小さな脂肪腫の場合は部分容積効果により吸収係数値は少し上昇する．脳梁部脂肪腫では，低吸収域を囲むように対称性の貝殻状（shell-like）の石灰化がしばしば観察されている．

MRIではT1強調画像で高信号，T2強調画像で低信号となり，造影増強効果はない．血管に富んだ腫瘍であるが血管撮影では腫瘍陰影は観察されない．脳梁背面脂肪腫では，両側のpericallosal arteryの解離と拡張が特徴的である．

著明な低吸収域を示す類皮腫や奇形腫との鑑別は，これらの腫瘍が第三脳室，前頭部，側頭葉底部に発生するのに対し，脂肪腫がこのような部位に発生したとの報告はない．

■治療

Hamartomaと同じく真の新生物（neoplasm）でないため，増大傾向はなく手術摘出の対象とはならない．かつては生検あるいは部分摘出が行われたが，血管に富む軟らかい腫瘍のために止血が困難であったとの報告が多い．また，周囲の血管や脳組織との癒着が強く，脳梁発生例ではmicrosurgeryの技術をもってしてもpericallosal artery分枝の保存が困難とも報告されている[3]．小脳橋角部脂肪腫の手術では，60%以上の症例で聴力低下が生じている[4]．水頭症にはshunt手術を必要とする．けいれん発作には対症的に薬物療法を行う（難治性のことが多い）．

文献

1） Gerber SS, Plotkin R : Lipoma of the corpus callosum. Case report. J Neurosurg 57(2):281-258,1982
2） Donati F, Vassella F, Kaiser G, Blumberg A : Intracranial lipomas. Neuropediatrics 23(1):32-38, 1992
3） Kazner E, Stochdorph O, Wende S, Grumme T .: Intracranial lipoma. Diagnostic and therapeutic considerations. J Neurosurg 52:234-245,1980
4） Tankéré F, Vitte E, Martin-Duverneuil N, et al.: Cerebellopontine angle lipomas: report of four cases and review of the literature. Neurosurgery 50:626-631, 2002

第17章

放射線治療の合併症（有害事象）

小児がん患児の長期生存は，発達途上の小児身体（脳を含む）に放射線治療と化学療法を投与することにより可能となったが，これらの治療による晩期合併症が問題となってきている．特に，脳腫瘍治療後長期生存者の社会生活復帰状況は他の小児がん患者に劣る．それは，腫瘍発生そのものが脳組織を破壊し，加えて生活機能の根幹である脳に対して少なくとも 24 Gy 以上の照射を行わなければならない事情による．小児脳腫瘍に対する放射線治療の晩期合併症は米国では 1970 年代に既に問題視されている [1]．

成人の脳腫瘍長期生存者（下垂体腺腫，頭蓋咽頭腫，髄膜腫など）においても同様の有害事象が報告されている．これらの有害事象は，放射線治療終了後 10 ～ 40 年後に観察されるので，現在の報告例の多くは 1980 ～ 2010 年にかけての治療症例である．そのため，現在とは異なる適応で放射線治療が行われた症例も含まれることを承知いただきたい．

有害事象の対象となる原発腫瘍は長期生存が可能なものであり，medulloblastoma（全脳照射が必須），craniopharyngioma，germinoma についての報告が多い．最も問題となる晩期合併症は，照射時年齢が低く，照射範囲が広く，照射線量が多いほどその頻度は高くなる．Medulloblastoma 症例で報告が多いのはこの理由である．

1　合併症の概要

概要を表 17-1 にまとめる（King ら 2017）[2]．

1）**認知機能（cognitive function）の低下**：照射後年月を経るごとに神経細胞活動が低下し，脳白質容積の減少に伴い神経伝達機能も低下し，微小循環環境も変化し，認知機能検査の全ての項目が標準値より低下する [3]．全ての小児がん患児の長期生存者の中で，脳腫瘍患児の高等教育（大学）就学者率（70%）と常勤職従事率（70%）は，他臓器がん患児より有意に低い [4]．

2）**放射線治療誘発二次性腫瘍（radiation-induced tumor）**：5 年以上生存した小児脳腫瘍患者での放射線誘発脳腫瘍発生頻度は 30 年で 6.4%であり，死因の 10% を占める（原発腫瘍再発死は 51%）[5]．小児がん全体からも見ても，二次がんの死亡率は 12%に上る [6]．

3）**脳血管障害**：頭部に放射線照射を受けた小児がん患児（脳腫瘍含む）が成長して脳卒中（stroke）を発症する確率として，治療後 10 年後 1.1%，30 年後 12%の報告 [7] があり，TIA を含めれば脳血管障害発症リスクは同年齢の健常対照群の 8 ～ 9 倍と報告されている [8]．

表17-1　Medulloblastoma/PNET（1970～1986年治療）の長期追跡結果[1)]

年齢, 性をマッチさせた同胞を1.0とする（King ら 2017）[2]

社会人口統計[2)]	相対比（relative ratio, RR）[3)]
• 高等教育（college）	0.49
• 結婚経験	0.35
• 独立生活	0.58
• 就職（週30時間以上）	0.59
• 収入（年収40,000ドル以上）	0.19
脳局所症状	**危険率（hazard ratio, HR）[4)]**
• 聴力低下 / 聾	36.0倍
• 耳鳴	4.8
• 平衡感覚 / 協調運動低下	10.4
• けいれん発作	12.8
• 白内障	31.8
晩期合併症	**危険率（hazard ratio, HR）**
• 学習力 / 記憶力低下	19.8倍
• 脳卒中	33.9
• 二次性悪性腫瘍	30年累積発生率：8.0%

1）Childhood Cancer Survivor Study での380例. 最終評価時年齢中央値：30歳
2）Sociodemographic Outcome
3）RR：一定期間の平均発生率の比
4）HR：ある時点における発生率の比

4）**視床下部 / 下垂体機能低下**：視神経近傍・視床下部ー下垂体系に照射された場合, 内分泌障害が起こり得る.

5）**放射線壊死（radiation necrosis）**：稀ではあるが, 照射後数ヵ月～1年以内に target volume 内に生じる.

6）**脳局所症状**：聴力低下（→聾）, 耳鳴, 白内障など, 日々の生活活動に支障をきたす症状が年余にわたって継続する.

2　有害事情の発生時期と亜急性期発症の有害事象

放射線治療による脳組織への悪影響（有害事象）は, 照射が腫瘍細胞および周囲正常細胞, 腫瘍内およびその周囲の血管を含む組織細胞への影響が生み出すものである. 当然のことながら, 照射を受ける者の年齢, 身体状況（家族性遺伝子異常も含む）, 照射機器, 照射方法, 照射部位, 線量, 併用する薬剤などの多因子も関連するため分析は容易ではない．

放射線治療による有害事象（合併症）の発生時期として，Sheline（1980）[9]は臨床病態より，①急性期反応（acute reaction，照射中の反応），②亜急性期反応（early delayed reaction，照射終了後から数ヵ月間の反応），および③晩期反応（delayed reaction，数ヵ月後から数年後に発症）の 3 分類を提唱し，現在もこの 3 時期に分けて議論されることが多い．しかし，最近は放射線治療の有害事象は，照射開始とともに照射される領域内の腫瘍細胞を含む全ての構成要素に異常反応をひきおこし，それらが合わさって生じる事象として捉えるべきで，段階的に発生するものではないとの意見が強い[3,10-12]．

悪性脳腫瘍に対して現在標準的に行われる放射線治療計画（小児：1 回 1.8 Gy で全脳脊髄 23.4 Gy＋腫瘍部 boost30.6 Gy，成人：1 回 2 Gy の局所照射 60 Gy，高齢者：40 Gy/15 回 /3 週間など）では，急性期反応として報告されている食欲不振，嘔気 / 嘔吐，全身倦怠感などはほとんど観察されない．しかし照射部の頭皮皮膚炎（軽度）や照射部位によっては中耳炎や外耳炎が発生することがある．

亜急性期〔放射線治療終了後から数ヵ月間（最長 1 年間）〕に生じ得る放射線治療関連病態として，小児脳腫瘍患児の target volume 内の症候性壊死，悪性 glioma へのテモゾロミド併用放射線治療後の pseudoprogression（偽増悪），悪性リンパ腫への放射線治療後の急速な認知機能低下症，および成人 low-grade glioma 照射例での一過性の記憶力低下が該当する．

1）放射線壊死（radiation necrosis）：大脳半球腫瘍に対向 2 門照射が行われていたころ，非腫瘍側である対側半球の正常白質内に生じる壊死として知られていたが，3 次元原体照射の普及した現在では，非腫瘍側への照射線量は激減し，臨床的に問題となる壊死はほとんど生じない．一方で，胎児性腫瘍では総量 50 Gy の照射に加えて化学療法の併用あるいは追加が行われるため，腫瘍部には 50 Gy 単独以上の抗腫瘍効果が現れ，target volume 内に治療介入を必要とする症候性壊死（CTCEA grade 3 以上）が出現することがある．ほとんどの場合は病理学的に壊死が確認されない（手術が行われない）ため，画像（MRI）上の診断基準として，①照射野内に新たに発生した造影領域，②治療の有無にかかわらずおよそ 6 ヵ月以内に消退，があげられている．Murphy ら（2012）[13]は 236 例の胎児性脳腫瘍を検証し，5 年累積発生率は 3.7%（全脳腫瘍）～ 4.4%（medulloblastoma），画像上の出現までの中央値 4.8 ヵ月，症状出現まで 6.0 ヵ月と記している．Drezner ら（2016）[14]も 806 例の検証にて 4.6% の出現率を報告している．現在北米で汎用されているプロトン（陽子線）照射では，通常放射線治療（X 線）より高い生物学的効果比を反映するためか，照射野内の壊死出現率が高い（7.7%）との報告がある[15]．

2）Pseudoprogression（偽増悪）とは，初発の膠芽腫に対してテモゾロミド併用放射線治療終了後の早期に画像上の増大を認めるが，真の腫瘍増大ではなく数週間で自然退縮を認める現象として報告され，現在では放射線治療後の subacute treatment-related reaction と位置づけられている[16]．悪性膠腫の画像診断基準（RANO）では，照射終了後 12 週間以内の腫瘍部増大像は，たとえ臨床症状が悪化していても生検にて病理組織学的に再発腫瘍が確認されない限り，腫瘍増悪（再発）とは判定しない．ただし，照射野（80% isodose line）からはずれた部位の異常陰影出現は腫瘍増悪を第一に疑う．なお，この病態は 1）に記した小児脳腫瘍症例での“照射野内壊死”と同一のものと考えられる．TMZ 併用 60 Gy 照射は，理論上 98 Gy 相当の効果がある[17]．

3）脳原発悪性リンパ腫（PCNSL）治療終了直後より発症する認知機能低下症は，放射線治療単独治療時代より同腫瘍に特徴的な病態として指摘されてきた．腫瘍が画像上消失し神経脱落症状が改善しても，照射終了後まもなく活動性が低下し周囲への関心が薄れ，食欲低下から臥床状態に進行し，全身合併症で死亡する病態である．Omuro ら（2005）[18] は，Memorial Sloan-Kettering Cancer Center で high-dose methotrexate（HD-MTX）主体の化学療法に全脳照射を加えた 183 例を追跡し，43 例で同病態を観察している．2 年累積発生確率は 18%，5 年は 24% になる．急速に進行する精神神経活動の低下，記憶障害，性格変化，などの認知機能低下が主症状である．MRI では大脳皮質の萎縮と白質変化（FLAIR 高信号）が特徴で，5 例の剖検所見[19] では，白質でのミエリンと神経軸索の消失（脱髄），gliosis，spongiosis（海綿状態；細胞間浮腫），大小を問わず血管壁の肥厚と動脈硬化性変化 / 閉塞が観察されている．本腫瘍の血管変化の要因の一つは，白質内に広く浸潤した腫瘍細胞の血管周囲浸潤が血管腔を狭め，照射による血管障害がより強く出ること（多発性微小虚血巣）と考えられている．

4）上記の病態に全脳照射（WBRT）が大きく関与している．Doolittle ら（2013）[20] ドイツのグループは，2 年以上（中央値 5.5 年）“CR（無病）”の状態で生存している PCNSL 80 症例を治療内容より 4 群（HD-MTX＋WBRT 群と WBRT を行っていない 3 群）に分け，認知機能，QOL（EORTC QLQ-C30），および MRI 所見を検討している．その結果，認知機能検査の 4 項目（Attention/Executive function, Verbal memory，Motor skills，Composite）全てにおいて WBRT 群が他の 3 群より有意に低下している．QOL の低下も同様である．WBRT 群の T2WI 高信号域容積 5,600 mm^3（平均）は，他の 3 群（1,800 ～ 2,100 mm^3）より有意に大きく，かつこの異常信号域増大は前記認知機能低下と相関している．なお，この病態は WBRT を行わなかった群でも WBRT 群の 1/3 の頻度で発症しており，前述の腫瘍細胞の血管周囲浸潤が一因の可能性がある．この病態は亜急性期に発症するが，消退することなく緩徐に進行するため晩期有害事象と位置づけることもある．

5）Armstrong ら（2000）[21] は，20例の成人 low grade glioma 患者の，手術ー放射線治療後の3，6，12ヵ月に言語性記憶（verbal memory）と視覚性記憶（visual memory）を検証し，前者は20例全例で，後者は11例で低下を観察したが，1年以内に回復したことを報告し，軽度の記憶障害が数ヵ月後に改善する二相性記憶障害（double dissociation of memory system）として early delayed reaction に含めている．

3　晩期有害事象の発生機構

晩期反応（delayed reaction）は，照射された領域に含まれる全ての細胞とその関連組織構築が損傷を受け，年月を経て多要素的に脳実質に異常を与える多因子異常病態である．総合的な病態として臨床的に把握できるのは認知機能低下であり，診断画像で可視的に診断できるものとして脳血管障害（狭窄 / 梗塞，海綿状血管腫やモヤモヤ血管の新生，出血など），脳萎縮，そして二次性脳腫瘍の発生がある．さらに機能的な下垂体機能不全症と慢性的な局所神経症状があげられる．

1）汎用されている“放射線治療（X線照射）”とは，直線加速器で電子（一次電子と呼ばれる）を加速して電子線を作り，その電子線を金属にあてて発生させた高エネルギーX線を“がん”を含む領域に照射することである．X線は細胞を構成している原子・分子を電離（イオン化）し電子（二次電子）を放出させ，細胞DNAの二重鎖を切断する（殺細胞効果）．同時に脳内の水分子等と反応し遊離基（フリーラジカル；free radical）の発生と microglia の活性化 / 増殖により，TNFα，IL1-β，IL6 などのサイトカインを作りだし，炎症反応を惹起させて脳内細胞活動を妨害する．晩期有害事象は，上記のサイトカインによる脳組織損傷とそれによって生じた負の連鎖反応によるものである．Monje ら（2007）[22] は medulloblastoma 剖検例を脳病変のない対照脳と比較して，海馬での neurogenesis の有意な低下と microglia の有意な増加を観察している．

2）血管内皮細胞が障害傷害されると，血小板が凝集し血栓が形成され血流支配域に虚血が生じる．それにより興奮性神経伝達物質である細胞外の glutamate（グルタミン酸）が異常増加し postsynaptic NMDA（N-methyl-D-aspartate）receptor が活性化され，同 receptor が豊富な海馬神経細胞へ過剰な Ca が流入し，神経細胞死が生じる[23]．

3）上記の機転による海馬神経細胞の活動低下は“短期記憶”障害となり，また上記1）による大脳皮質神経細胞障害による“長期記憶”障害も加わる．このような機序により，海馬への照射線量が増加するにつれて記憶障害が生じる[24]．

4）NMDA receptor 拮抗薬である memantine（メマリー®）を照射時に併用することにより一部の認知機能の低下を有意に減少させた臨床試験報告がある[25].

5）グリア系細胞の中で最も照射の影響を受けやすい oligodendrocyte が傷害されると，ミエリン形成が阻害され神経軸索の機能低下と構造異常が生じ，同細胞の死滅とともに白質容積が減少（脳萎縮）する．Reddick ら（2014）[3] は 184 小児脳腫瘍患児の 94% で有意な白質容積の低下を観察し，Glass ら（2017）[26] は，白質容積低下と認知機能低下の有意な関連性を報告している．

6）Palmer ら（2012）[27] は functional MRI を用いて白質内の 9 神経線維束の減少と認知機能項目の低下の有意な関連性を報告し，Rueckriegel ら（2010）[28] は，前頭葉と脳梁の活動低下を観察している．

7）上記の手法を用いて，小脳腫瘍治療後に上小脳脚を通じての fronto-cerebellar association fibers の減少[29] や，cerebello-thalamo-cerebral tracts 減少と作動記憶低下の有意な関連性の報告がある[30]．小脳腫瘍の摘出のみでも認知機能の低下が起こり得る．

8）Astrocyte も当然影響を受け，細胞内構造が破壊して腫大し，代償的な gliosis（非機能性 astrocyte の増加）が生じて神経細胞への支持機能が低下する．さらに照射を受けた細胞内の遺伝子異常により腫瘍（がん）化をおこすことも少なくない（radiation-induced glioma）．

9）腫瘍内外の血管内皮細胞腫大，変性，死滅する過程を通じて，大小動脈の硝子様変性から閉塞（腫瘍組織壊死，虚血巣の形成，モヤモヤ血管形成など），血液脳関門の破綻，静脈や周囲間葉系組織変性を含めて海綿状血管腫の形成などが生じる．

10）これらの有害事象の発生は，照射時年齢が若く，照射容積が広く，照射線量が多いほど頻度が高く，臨床症状発現までの時期も短い．

11）上記の原則からすれば，γナイフ治療などの定位放射線治療（SRS/SRT）は照射線量は多いが照射容積が極めて少なく，かつほとんどが成人であることにより上記の有害事象の発生頻度は低いと考えられている．Yamanaka ら（2018）[31] の試算では，SRS/SRT50 万件での二次性脳腫瘍の発生は 15 例程度で，通常の放射線治療と比較すると極めて低い．

4　認知機能障害

認知とは理解・判断・論理などの知的機能の総称で，ISD-10 による認知症（認知機能低下）の定義は，「記憶，思考，見当識，理解，計算，学習，言語，判断など多数の高次脳機能の傷害からなる症候群」と記されている．

1）Medulloblastoma 長期生存者の認知機能低下：Mulhern ら（2005）[32] は St Jude MB-96（☞ 313 頁，表 6-7）で治療した medulloblastoma（CSI 線量：23.4 ～ 39.6 Gy）111 例の認知機能を調査した結果，Full scale IQ（FSIQ；IQ 総合点），読書力，書字力，計算力は全例で低下し，特に 7 歳以下の high risk 群（36 ～ 39.6 Gy 群）で著明であることを報告した．FSIQ は 4 年から 6 年にわたって低下し続けるとの観察がある [33]．また，これらの認知機能低下症例では例外なく白質容積の減少（脳萎縮）が観察されている．女児の方が高頻度との報告 [3] が多いが逆の報告 [34] もある．

Glass ら（2017）[35] は，3 ～ 21 歳の medulloblastoma 146 例の分析を行い，白質容積と神経線維量（fractional anisotropy MRI）は治療終了後より 3 年を過ぎても減少し，認知機能低下と相関していることを示している．

2）全脳腫瘍照射による認知機能低下を脳機能の老化（aging）から評価した報告がある．Rammohan ら（2023）[36] らはディープラーニング（deep learning：深層学習）の手法を用いて脳組織の構造的老化を測定し，全脳照射症例では脳機能全体は健康対照群より 6.4 ～ 12.4 倍（海馬では 10.15 倍）早まっていると報告した．彼らは同手法で通常の全脳照射と海馬回避全脳照射（hippocampal avoidance WBRT）を比較し，前者では後者に比べて海馬の老化が 8.83 倍早いことを算出し，海馬回避全脳照射の効用を確認している．

3）上記の対策としていくつかの試みがなされている．①放射線治療を回避した Head Start Ⅰ / Ⅱ 治療計画（自己血液幹細胞移植支援による大量化学療法）では，診断時年齢中央値 1.7 歳の 10 例が中央値 15.3 歳時点で，社会適応機能，情緒機能，行動機能などが平均値であったとの報告がある [37]．② Moxon-Emre ら（2014）[38] はトロント小児病院での medulloblastoma 213 例の長期追跡（中央値 8.6 年）を行い，CSI 線量が少なく（18 ～ 23.4 Gy），かつ腫瘍床照射（後頭蓋窩照射より容量が小さい）を行った症例で認知機能低下の程度が低かったと報告している．③ Gross ら（2019）[39] はシカゴ小児病院で medulloblastoma を中心とする 58 例に proton（陽子線）照射を行い，それ以前の X 線照射群と比較したところ，全脳照射群では多くの認知機能検査項目で proton 照射群は有意な機能低下を防いでいる．局所照射群では機能低下予防が得られたのはごくわずかな項目のみである．

成人 low grad glioma への放射線治療の弊害として最も参考になる報告は，Klein ら（2002）[40] および Douw ら（2009）[41] が行った 12 年の長期追跡報告である．彼らは，オランダの多施設研究において認知機能を治療後 6 年目と 12 年後に分析し，6 年後時点では，放射線照射群と非照射群の間には，認知機能の 6 領域，executive functioning，psychomotor functioning，verbal memory，working memory，information processing speed，および attention，はほとんど差は見られなかったが，

12年後にはexecutive functioningとinformation processing speedの2領域で有意な低下を観察している．これらの報告からは，6年前後では放射線治療による認知機能低下は軽微であるが，10年を超すと明らかな低下が見られるようである．なお，Swennenら（2004）[42]は，全脳照射者症例（LGGには通常は行われない）での脳萎縮と白質脳症の発生頻度は，局所照射症例に比して各々3.1倍，3.8倍と報告している．

Cayuelaら（2019）[43]もoligodendroglioma患者を対象とし，放射線治療後5年以上の生存者では有意にmemoryとexecutive functionが低下しており，それらはMRI上の灰白質容積の低下と相関すると報告している．

成人悪性リンパ腫の白質病変を伴う認知機能低下は亜急性期に発症する例が多いので，前項2の3）に記載した．

5　放射線誘発脳腫瘍（radiation-induced brain tumors）

放射線誘発脳腫瘍は平均的には照射後10年以降に発生するため，この現象が深刻なのはmedulloblastoma，craniopharyngioma，視神経/視路のpilocytic astrocytoma，germ cell tumor，などの小児脳腫瘍長期生存例である．

頭部への放射線治療により脳腫瘍が誘発されることは，頭皮白癬症に対する平均1.5 Gyの照射後にmeningiomaが発生したとの衝撃的な報告（Munkら1969）[44]に始まり，その後の調査により放射線が誘因であるとの統計学的証明がなされた（Modanら1974）[45]．発端は，イスラエル建国に伴い多数の移民が入国した1949～1959年にかけて，約20,000人の子供に頭皮白癬症の治療として1～2 Gy（平均1.4 Gy）をほぼ全頭蓋に照射したことである．Ronら（1988）[46]は，Munkが報告した白癬症治療症例10,834例を追跡し，脳腫瘍の30年累積発生率0.8%を報告した．彼らはまた条件が合致した一般対照群および同胞群と比較し，meningiomaの発症リスクは9.5倍，glioma 2.6倍を算出している．

この報告以降，脳腫瘍，顔面/頭皮/頚部腫瘍などに対する放射線治療後脳腫瘍が注目されるようになった．Cahanら（1948）[47]は，照射後の二次腫瘍と診断する基準として，①照射野に一致して発生，②照射前にその部に腫瘍は存在しない，③照射終了後十分な潜伏期間を有する，④二次腫瘍が組織学的に同定されている，の4条件をあげている．さらに，頭蓋内腫瘍の照射後に発生した二次腫瘍の場合は，上記に加えて，⑤二次腫瘍の組織像が原発腫瘍と異なる，との条件が追加される．

1）二次性発生脳腫瘍（subsequentあるいはsecondary neoplasm: SN）の組織型：2つの切

17

り口がある．放射線治療の対象となる全ての小児がん治療後では，meningioma の発生が最も多く（55%），glioma（30%），がつづく [48]．一方，原疾患が小児脳腫瘍の場合は，glioma（53%）が meningioma（30%）より多い [49]．さらに絞り込んで medulloblastoma 治療後の SN では，glioma と meningioma はほぼ同数である [50]．両者ともに通常発生例よりは若年期に診断されている．

2）累積発生確率：St Jude Children's Research Hospital で治療した小児がん 2,779 例（1985 ～ 2012）中，中央値 4.5 年で 81 例（2.9%）の SN が発生している．累積発生確率は 10 年 3%，20 年 6%である．SN 組織型は，glioma 系が最も多く（28%），meningioma（16%），血液がん（16%），basal cell carcinoma（12%）などの順になっている [49]．

3）原発腫瘍別では medulloblastoma からの発生報告が最も多く，また発生率（579 例中 32 例，5.5%）も最も高く，累積発生確率は 10 年 5.5%，20 年 12.0% に上る [49]．照射年齢が若く，照射容積（CSI）が大きく，線量（腫瘍部 50 Gy 超）も多いための必然であろう．放射線治療単独症例と放射線治療＋化学療法症例を比較すると，5 年発生確率は前者が有意に低い（0.7% vs 5.5%）が 10 年では差はなくなっている（11.3% vs 12.0%）．最近，medulloblastoma 治療例の SN の一つとして diffuse intrinsic pontine glioma（発生部位から再発との鑑別困難）の累積発生率 0.3 ～ 3.9%が注目されている [51]．Meningioma の 25 年累積発生率 10.2%の報告がある [52]．

4）Medulloblastoma は全脳脊髄照射を必須としているため，脳実質以外にも SN が発生し得る．Bavle ら（2018）[50] は 7 臨床試験参加の 1,114 例を分析し，57 例で SN を確認している．CNS 内 60%，CNS 外 40%で，悪性腫瘍 58%，良性腫瘍 42%である．10 年累積発生率 6.1% を算出している．CNS 外では，甲状腺がんと頭蓋 / 顔面の骨・軟部肉腫が最も多い．

5）我が国を含む東アジア諸国では，germ cell tumor の発生数が medulloblastoma より上回っている．現在，germinoma 治療における放射線治療は全脳室への 24 Gy 前後に減量されているとはいえ，化学療法の併用により治療効果は 50 Gy 相当であり，SN 発生の危険は十分にあるが，まだまとまった報告はない．Acharya ら（2015）[53] は，SEER data base に登録された 410 例の GCT 中 12 例で SN（glioma が多い）を確認し，25 年累積発生率 6% を報告（ほとんどが放射線治療単独治療）している．

6）"家族性遺伝子異常による脳腫瘍" 症例への照射後 SN：生まれつき生殖細胞系（germ line）にがん遺伝子あるいはがん抑制遺伝子の変異のある個体（"がん形質" 症候群☞ 440 頁）では，残っている健全ながん遺伝子あるいはがん抑制遺伝子が照射により異常をきたし，SN が容易に発生する．NF1 患者では，照射による SN 発生危険率は非照射側の 3 倍，Li-Fraumeni 症候群患者では 5 倍，retinoblastoma 症候群では 11 倍，Gorlin 症候群（原則照射は禁忌）では 39 倍，との報告がある [54]．

Tsui ら（2015）[49] の小児がん治療後の SN 81 例中 18 例（22%）が同症候群患者である．

7）放射線誘発 glioma について，Yamanaka ら（2018）[31] は PubMed 検索にて抽出した 296 例を整理している．照射から glioma 発生までの期間は平均 9 年（8.3 〜 21.4 年）で，grade Ⅲ / Ⅳ glioma が 84%（glioblastoma は 54%）を占める．発生部位は通常の glioma と変わらず大脳半球（前頭葉，側頭葉の順）が最も多く，小脳，脳幹，脊髄にも少数が発生している．幼児期の治療を克服した患児にとって，20 歳前後で発症する high-grade glioma は衝撃的，かつ悲惨な状況である．原疾患の中で最も多いのは造血器腫瘍で 37% を占める．照射時の平均年齢は 7.5 歳で照射線量は平均 23.1 Gy である．ほとんどの照射例が ALL（acute lymphocytic leukemia）への予防的全脳照射例であるが，現在ではほとんど行われないため，今後は ALL 治療後の SN 発生は減少すると予想されている．造血器腫瘍を除くと小児脳腫瘍が最も多く（33%），medulloblastoma（12.8%），pilocytic astrocytoma などの LGG（9.5%），craniopharyngioma（6.4%），germ cell tumor（4.4%）などで，いずれも 50 Gy 前後が照射されている．成人脳腫瘍照射後の glioma（16%）の原腫瘍は，下垂体腺腫（11.8%）と meningioma と schwannoma（4.4%）などである．

8）稀ではあるが脊髄発生の二次性 glioma も報告されている．Kawanabe ら（2012）[55] は 9 例の報告例を整理している．原疾患は Hodgkin lymphoma，甲状腺がん，副鼻腔がんなど照射野に脊髄が含まれた照射例が多い．部位は頚髄〜胸髄で，腰髄発生報告はない．照射時年齢は，medulloblastoma（3 歳）を除き 18 〜 30 歳である．

9）放射線治療誘発 glioma で観察されるゲノム異常は，自然発生 glioma とは異なる．まず，自然発生悪性 glioma に見られる *IDH-1/2* 遺伝子，*BRAF* 遺伝子，*TERT* 遺伝子，*H3F3A* 遺伝子，*PTEN* 遺伝子の異常などは見られない[56,57]．その代わりに，Deng ら（2021）[57] の 32 例の分析では，86% の症例で *CDKN2A* 遺伝子欠失あるいは *PDGFRA* 遺伝子増幅（両者も含む）が発現し，その他にも *CDK4* 遺伝子増幅 16%，*MET* 遺伝子増幅 28% も観察されている．多彩な染色体数の異常（1p 欠失 59%，6q 欠失 56%，13q 欠失 72%，14q 欠失 45%，1q 増幅 50% など）も確認されている．後述の meningioma も同じく，放射線誘発腫瘍の発生は，自然発生の場合と異なる機構が働いている．

10）Meningioma は，冒頭に記したように頭部へ低線量でも誘発される．Sadetzki ら（2002）[58] は前述のイスラエル建国時の髄膜腫（253 例）を整理し，照射時年齢は 7.3±3.2 歳時，髄膜腫診断は 12 〜 49 年後（平均 36.3 年）と報告し，条件が合致した偶発発生髄膜腫との比較では，照射後 meningioma は，①診断年齢が若い（43.6 歳 vs 47.1 歳），②多発率が高い（15.8% vs 2.4%），③頭蓋冠（calvarial）領域発生が多い（57.2% vs 37.5%），④逆に頭蓋底部が少ない（14.1% vs 41.5%），⑤一方

17

で再発率（18.2%vs 14.6%）や悪性型の頻度には差はない，などを指摘している．Harrison ら（1991）[59] は放射線誘発 meningioma158 例の整理にあたって，線量を low dose（10 Gy 以下：白癬症治療），moderate dose（10 〜 20 Gy：ケロイド治療），high dose（20 Gy 以上：脳腫瘍治療）に分けて検討したところ，線量が高くなるほど発症までの期間（latency）が 35 年，26 年，20 年と短くなる（＝発症年齢が若くなる）ことを指摘している．

11）Mack ら（1993）[60] は，カリフォルニア大（UCSF）の 500 例の meningioma 中 8 例（1.8%）が頭部に 20 Gy 以上の照射歴があったことを報告している．若年者症例に遭遇した場合は，照射歴の確認が必要である．また，フィンランド [61] からの報告では，16 歳以下で治療した脳腫瘍長期生存 73 名の追跡 MRI において，6 例で二次性 meningioma を確認している．25 年累積発生率は 10.2% と高い．オランダのがん登録データからは，頭部放射線治療歴のある 1,277 例で 97 例の二次性 meningioma を診断し，40 年累積発生率 12.4%（8 人に 1 人）を算出している [62]．

12）放射線治療誘発 meningioma の病態とゲノム異常に関しては 589 頁を参照されたい．要約すると，放射線治療時から診断までの期間中央値は 23 〜 34 年と報告されている [63-66]．病態は種々の点で一般（sporadic）の meningioma とは異なり，男性が多く，WHO grade 1 の症例頻度が低く（50 〜 60%），診断時の多発性発生頻度が高く（18 〜 35%），かつ経過観察中の多発化率が 50% に及ぶ．ゲノム検索の結果では，全例で染色体 1p あるいは 22q の欠失（両者欠失も含む）がある．一般 meningioma と比較して *NF2* 遺伝子変異頻度は少なく，一般 meningioma とは異なるプロセスで腫瘍化が生じたと考えられている．治療では一般 meningioma より悪性度が高いと捉えられているが，治療介入により 5 年生存率 89 〜 100% [63,64,66] の報告があり，一概に悪性度の高い腫瘍ともいいがたい．

13）Sarcoma 発生の報告もある．Liwnicz ら（1985）[67] の 22 例のまとめでは，下垂体腺腫を主としたトルコ鞍近傍腫瘍の照射後に発生した報告が最も多く（15 例），同部あるいは照射野内の meningeal sarcoma として発生している．その他の原疾患は glioma 4 例，medulloblastoma 3 例である．

14）下垂体腺腫への放射線治療後 SN：現在は下垂体腺腫治療に通常の X 線分割照射が第 1 選択になることはないが，かつては巨大な非機能性腺腫や再発腫瘍にしばしば 50 Gy の分割照射が行われた．Tsang ら（1993）[68] は照射した下垂体腺腫 305 例中 4 例（1.3%）に glioma 発生を観察している．この率は，年齢，性などをマッチした対照群に比して 16 倍の危険率である．Minniti ら（2005）[69] も下垂体腺腫照射 426 例を長期追跡した結果 11 例で腫瘍発生を確認している．Meningioma 6 例，astrocytoma 4 例，PNET 1 例である．発生リスクは 10 年 2.0%，20 年 2.4%，30 年 8.5% と計算されており，年齢と性をマッチさせた非照射対照群との比較では，meningioma 発生リスクは 24.3 倍，astrocytoma 7.0 倍の危険率である．Erfurth ら（2001）[70] も 6.1 倍の危険率を報告している．

15）小児〜青年期に受けた CT（頭部外傷や頭痛のスクリーニング）による二次性脳腫瘍の衝撃的な報告がなされた．Hauptmann ら（2023）[71] は欧州 9 ヵ国の共同研究として 22 歳以前に 1 回以上脳 CT を撮影し，かつその後 5 年以上生存している 658,752 人を中央値 5 〜 6 年追跡した結果，165 人（0.025%）に脳腫瘍を確認している．そのうちの 121 名は glioma である．該当者 10 万人あたりの全脳腫瘍発症頻度は 25.04 人，glioma 発症は 18.37 人で，いずれも人口あたりの発生率より高い（我が国の脳腫瘍発生率は 10 万人あたり 10 〜 12 人）．CT 線量の平均は 47.4 mGy で，当時の脳 CT の平均被曝量が 25 〜 50 mGy であるため特に多量照射ではない．CT 未検者と比較すると，CT 回数が多い（被曝量も多い）ほど発生リスクは高く，CT1 回で 1.6 倍，2 〜 3 回で 1.9 倍，4 回以上では 5.9 倍になる．オランダの Meulepas ら（2019）[72] も 18 歳未満で 1979 〜 2014 年に脳 CT を 1 回以上受けた 168,394 人中 84 名（0.049%，平均線量 38.5 mGy）に脳腫瘍発生を確認している．標準化罹患率（SIR）は 2.05 倍である．年少者への安易なスクリーニング脳 CT への大きな警鐘である．

6 血管性合併症

放射線照射により生じる血管障害は，血管内皮傷害による血栓形成，vasa vasorum 障害による血管壁の血行障害 / 壊死，内膜肥厚と中膜平滑筋の線維化による血管壁弾性の喪失と脆弱化，および血管閉塞が特徴である．

1）5 年以上生存している 14,358 名の小児がん患児を平均 23 年追跡したところ，照射後 18.6 年後の 28.5 歳（中央値）に 292 例が脳卒中（brain stroke）に罹患したとの報告がある [73]．年齢調整罹患率（age-adjusted incidence rate: AAIR）は人口 10 万人あたり 292 人で，調査対照である健康同胞の罹患率 9.3 人より有意に高い．脳への照射が有意な危険要素であり，HR（hazard ratio）は，30 〜 49 Gy で 5.9 倍，50 Gy 以上で 11 倍になる．50 Gy 以上照射群（脳腫瘍がほとんど）では，30 年累積発症率は 12%になる（参考：滋賀県での 0 〜 34 歳の脳卒中の年齢調整罹患率は男性 5.1 人，女性 3.4 人，Takashima ら 2017 [74]）．

2）Childhood Cancer Survivor Study での白血病と脳腫瘍の長期生存者 6,699 名と対照とした患者同胞 3,846 名との比較では，脳卒中の AAIR は対照群が人口 10 万人あたり 3.9 〜 14.4 人に対し，全脳照射を受けた白血病患者 32.5 〜 78.4 人，照射を受

17

けた脳腫瘍患者 249.9 ～ 448.8 人と Mueller [73] と同等の罹患率を報告している [75]．この率は，照射にアルキル化剤（抗腫瘍薬）を併用した場合は 430.7 ～ 962.0 人に上がる．

3）フィラデルフィア小児病院での小児脳腫瘍 431 名の長期生存者調査では，照射後 4.9 年で 14 名が脳卒中を発症している [76]．人口 10 万人あたりの AAIR は 548 名で，Willis 輪への照射症例での同罹患率は 939 名に上がる．Willis 輪への照射が不可避の成人下垂体腺腫への照射例では，同年代の放射線治療歴のない対照者と比較して脳卒中での死亡リスクは 4.11 倍と報告されている [77]．

4）照射合併症頻度が少ないと考えられているプロトン（陽子線）照射でも，脳卒中の 5 年累積発生率 5% であり，同照射でも血管合併症は避けられない [78]．

5）壮年期成人にしばしば見られる無症候性ラクナ梗塞も，小児脳腫瘍治療後に観察される．St. Jude 小児病院で 524 例を 10 年間追跡したところ，放射線治療あるいは化学療法がなされた 421 名中 25 名で同梗塞が観察された（手術のみの症例ではゼロ）．照射から診断までは 2.01 年，診断時年齢 4.5 歳（中央値）である [79]．

6）その他の血管系の合併症として，海綿状血管腫（cavernous angioma: CA）の発生が少なくない．Lew ら（2006）[80] の報告では 10 年累積発生率は 43% にも及ぶ．通常の CA と比べて多発性（36%）で出血頻度（38%）が高い [81]．

7）Moyamoya 病の発生はトルコ鞍近傍に 50 Gy 照射された症例（ほとんどが小児）で観察される．Ullrich ら（2007）[82] の報告では optic pathway glioma に多く，特に NF1 症例ではその確率は高い．毛細血管拡張症も 20%の発生率が報告されている [83]．

8）Glioma 照射後，稀な仮性脳腫瘍瘤（pseudoaneurysm），の報告がある [84]．15 例のまとめでは，①成人期治療，② SAH 発症 12 例，脳内出血 1 例，その他 2 例，③照射から中央値 10 年で発症，④聴神経鞘腫への γ ナイフ後 11 例，glioma 照射後 3 例，下垂体腺腫照射後 1 例，である．Glioma 照射後の通常脳動脈瘤発生は 14 例報告されており，照射後平均 6.3 年に全例出血で発症している．

7　内分泌障害と視神経障害

頭部への照射により起こり得る内分泌障害について，Darzy ら（2005）[85] の総説をまとめる（表 17-2）．

1）成長ホルモン（GH）が最も放射線治療感受性が高く，低線量（7 ～ 12 Gy，造血器腫瘍治療での全身照射）で容易に GH neurosecretory dysfunction（GH 神経分泌異常，GHNSD; 基礎値は低いが刺激試験には反応）や，他の前葉ホルモンに異常が

表17-2 視床下部・下垂体への放射線による内分泌異常（Darzy ら 2005）[85]

照射線量	内分泌異常
7 ～ 12 Gy （造血器腫瘍の全身照射）	GHNSD（GH neurosecretory dysfunction, GH 神経分泌異常） Isolated GHD（growth hormone deficiency 成長ホルモン分泌不全症）
18 ～ 24 Gy （造血器腫瘍）	GHNSD Isolated GHD Precocious Puberty（思春期早発症）
30 ～ 50 Gy （下垂体腺腫除く）	GHD（50 ～ 100%） GHNSD Precocious Puberty ゴナドトロピン低下（少ない） TSH 低下（3 ～ 6%） ACTH 低下（3%, 補充療法不要） 高プロラクチン血症（5 ～ 20%, 成人女性）
30 ～ 50 Gy （下垂体腺腫）	GHD（5 年後はほぼ 100%） ゴナドトロピン低下（10 年後に 60%） TSH 低下（10 年後に 30%） ACTH 低下（10 年後に 60% 異常） 高プロラクチン血症（早期に 20 ～ 50%）
50 ～ 70 Gy （副鼻腔がんあるいは 頭蓋底腫瘍）	GHD（5 年後はほぼ 100%） ゴナドトロピン低下（長期的には 20 ～ 50%） TSH 低下（長期的には 60% 異常） ACTH 低下（長期的には 27 ～ 35%） 高プロラクチン血症（早期に 20 ～ 50%）

認められない Isolated GHD（GH 単独分泌不全症）が生じ得る．

2) 小児期での成長ホルモン低下症の最大の症状は低身長であり，早期の成長ホルモン（GH）治療が推奨されている．一方で，GH 治療が腫瘍再発を助長するのではないかとの危惧も長らく議論されてきた．この問題に関しては，Packer ら（2001）[86]，Raman ら（2015）[87] の検証により，完全寛解状態の小児がん患児に対する GH 治療はがん再発を促進しないと結論している．

3) 18 ～ 24 Gy 照射（造血器腫瘍での予防的全脳照射）にて，GH 低下による低身長がありながら，思春期開始が正常児平均より 2 ～ 3 年早い特異な思春期早発症（precocious puberty: PP）が発症する．Brauner ら（1985）[88] が最初に報告した病態で，当初は低線量（18 ～ 24 Gy）で女児に特有との報告であった．Ogilvy-Stuart ら（1994）[89] の報告ではより高線量（25 ～ 47 Gy）で男女ともに発症し，その平均発症年齢は女児 8.51 歳，男児 9.21 歳である．発症機転として，視床下部の抑制性伝達物質である GABA（gamma-aminobutyric acid）ニューロンが照射により損傷され，GnRH（gonadotropin releasing-hormone）放出を活性化し，視床下部でゴナドトロピンが産生した結果と考察されている．この特異な PP は，視床下部過誤腫による PP（男児に多く，ほとんどが 2 歳以下で発症）と病態を異にする．

4）成人の成長ホルモン分泌不全症（adult GH deficiency: AGHD）は，前述の小児期あるいは思春期以降に放射線治療を受けた方々が成人になり悩む病態である．自覚症状として，易疲労感，持久力低下，集中力低下，気力低下，うつ状態，性欲低下などがあり，身体所見として皮膚の乾燥と菲薄化，体毛の柔軟化，体脂肪（内臓脂肪）の増加，骨量の低下，筋力低下などがある．成長ホルモン治療が有効である．

5）小児脳腫瘍患児の下垂体機能不全症診断の際に留意すべきことは，治療前（手術前）のコントロール値を確認しておくことである．Merchant ら（2002）[90] は St. Jude 小児病院での 1 〜 21 歳の脳腫瘍 75 例（ependymoma 35 例，glioma 32 例，craniopharyngioma 7 例，germinoma 1 例）の放射線治療前検査にて，GH，TSH，ACTH の低下が確認されている．間脳下垂体部より離れた後頭蓋窩腫瘍 32 例でも GH と TSH 低下がともに 22%，ACTH 低下が 9% である．腫瘍の存在が間脳下垂体系へ影響を及ぼしているとの考察だが，その後の報告はない．

6）ACTH 低下は下垂体腺腫以外では稀（3%）であり，通常は補充療法を必要としないが，下垂体腺腫では 30 〜 60% に上昇し補充療法を必要とする照射例が多い．

7）TSH 低下症は 18 〜 24 Gy では 3 〜 6% だが，50 Gy 以上あるいは下垂体腺腫では 30 〜 60% に上がる．

8）Gonadotropin 低下症は下垂体腺腫を除けば 40 Gy 以下では多くない．LH/FSH 刺激試験での産生低下結果は照射後 1 ヵ月で認められるが，臨床症状を呈するのは数年後である．累積発症率は 20 〜 50% になる．

9）Darzy の総説 [85] には記載されていないが，神経下垂体 germ cell tumor や craniopharyngioma（小児）では，前葉ホルモンの症候性分泌不全症候群を示す症例がほとんどである．小児内分泌医と婦人科医に相談の上，適切な補充療法を行う必要がある．

高プロラクチン血症は，40 Gy 以上照射で女性の 20 〜 50% で観察されるがほとんどは無症候性である．小児では 5% 以下の少数と報告されている．

視神経 / 視交叉への照射による視力低下（optic neuropathy）は，1 回 2 Gy なら 55 Gy まで，1 回 1.8 Gy では 60 Gy までは数 % 以下（許容範囲）と報告されている [91]．

8 長期生存者の日々の活状況（QOL）に影響を及ぼす慢性症状

米国とカナダの26病院で構成されるChildhood Cancer Survivor Studyは，medulloblastomaとPNET（94%症例がCSI 30～35 Gy）380例の長期追跡（年齢調整を行った患児同胞との比較）を行い，晩期神経局所症状として，難聴（→聾）は36.0倍の危険率（HR），耳鳴4.8倍，白内障31.8倍，平衡感覚/協調運動異常10.4倍と報告している[2]．

文献

1） Gudrunardottir T, Lannering B, Remke M, et al.: Treatment developments and the unfolding of the quality of life discussion in childhood medulloblastoma: a review. Childs Nerv Syst 30: 979-690, 2014
2） King AA, Seidel K, Di C, et al.: Long-term neurologic health and psychosocial function of adult survivors of childhood medulloblastoma/PNET: a report from the Childhood Cancer Survivor Study. Neuro Oncol 19: 689-698, 2017
3） Reddick WE, Taghipour DJ, Glass JO, et al.: Prognostic factors that increase the risk for reduced white matter volumes and deficits in attention and learning for survivors of childhood cancers. Pediatr Blood Cancer 61: 1074-1079, 2014
4） Gurney JG, Krull KR, Kadan-Lottick N, et al.: Social outcomes in the Childhood Cancer Survivor Study cohort. J Clin Oncol 27: 2390-2395, 2009
5） Perkins SM, Fei W, Mitra N, et al.: Late causes of death in children treated for CNS malignancies. J Neurooncol 115: 79-85 ,2013
6） Garwicz S, Anderson H, Olsen JH, et al; Association of the Nordic Cancer Registries, Nordic Society for Pediatric Hematology Oncology: Late and very late mortality in 5-year survivors of childhood cancer: changing pattern over four decades--experience from the Nordic countries. Int J Cancer 131: 1659-1666, 2012
7） Mueller S, Fullerton HJ, Stratton K, et al.: Radiation, atherosclerotic risk factors, and stroke risk in survivors of pediatric cancer: a report from the Childhood Cancer Survivor Study. Int J Radiat Oncol Biol Phys 86: 649-655, 2013
8） Campen CJ, Kranick SM, Kasner SE, et al.: Cranial irradiation increases risk of stroke in pediatric brain tumor survivors. Stroke 43: 3035-3040, 2012
9） Sheline GE: Irradiation injury of the human brain: a review of clinical experience. Gilbert HA, Kagan AR (eds): Radiation damage to the nervous system. Raven Press, New York, pp39-58, 1980
10） Kłos J, van Laar PJ, Sinnige PF, et al.: Quantifying effects of radiotherapy-induced microvascular injury; review of established and emerging brain MRI techniques. Radiother Oncol 140: 41-53, 2019
11） Yang J, Xu Z, Gao J, et al.: Evaluation of early acute radiation-induced brain injury: Hybrid multifunctional MRI-based study. Magn Reson Imaging 54: 101-108, 2018
12） Ali FS, Arevalo O, Zorofchian S, et al.: Cerebral Radiation Necrosis: Incidence, Pathogenesis, Diagnostic Challenges, and Future Opportunities. Curr Oncol Rep 21: 66, 2019
13） Murphy ES, Merchant TE, Wu S, et al.: Necrosis after craniospinal irradiation: results from a prospective series of children with central nervous system embryonal tumors. Int J Radiat Oncol Biol Phys 83: e655-660, 2012
14） Drezner N, Hardy KK, Wells E, et al.: A Systematic Review. J Neurooncol 130: 141-148, 2016

15） Kralik SF, Watson GA, Shih CS, et al.: Radiation-induced large vessel cerebral vasculopathy in pediatric patients with brain tumors treated with proton radiation therapy. Int J Radiat Oncol Biol Phys 99: 817-824, 2017

16） Brandes AA, Tosoni A, Spagnolli F, et al.: pitfalls in neurooncology. Neuro Oncol 10: 361-367, 2008

17） Barazzuol L, Burnet NG, Jena R, et al.: A mathematical model of brain tumour response to radiotherapy and chemotherapy considering radiobiological aspects. J Theor Biol 262: 553-565, 2010

18） Omuro AM, Ben-Porat LS, Panageas KS, et al.: Delayed neurotoxicity in primary central nervous system lymphoma. Arch Neuro 62: 1595-1600, 2005

19） Lai R, Abrey LE, Rosenblum MK, et al.: Treatment-induced leukoencephalopathy in primary CNS lymphoma: a clinical and autopsy study. Neurology 62: 451-456, 2004

20） Doolittle ND, Korfel A, Lubow MA, et al.: Long-term cognitive function, neuroimaging, and quality of life in primary CNS lymphoma. Neurology 81: 84-92, 2013

21） Armstrong CL, Corn BW, Ruffer JE, et al.: Radiotherapeutic effects on brain function: double dissociation of memory systems. Neuropsychiatry Neuropsychol Behav Neurol 13: 101-111, 2000

22） Monje ML, Vogel H, Masek M, et al.: Impaired human hippocampal neurogenesis after treatment for central nervous system malignancies. Ann Neurol 62: 515-520, 2007

23） Wilke C, Grosshans D, Duman J, et al.: Radiation-induced cognitive toxicity: pathophysiology and interventions to reduce toxicity in adults. Neuro Oncol 20: 597-607, 2018

24） Acharya S, Wu S, Ashford JM, et al.: Association between hippocampal dose and memory in survivors of childhood or adolescent low-grade glioma: a 10-year neurocognitive longitudinal study. Neuro Oncol 21: 1175-1183, 2019

25） Brown PD, Gondi V, Pugh S, et al.: Hippocampal avoidance during whole-brain radiotherapy plus memantine for patients with brain metastases: Phase III Trial NRG Oncology CC001. J Clin Oncol 38: 1019-1029, 2020

26） Glass JO, Ogg RJ, Hyun JW, et al.: Disrupted development and integrity of frontal white matter in patients treated for pediatric medulloblastoma. Neuro Oncol 19: 1408-1418, 2017

27） Palmer SL, Glass JO, Li Y, et al.: White matter integrity is associated with cognitive processing in patients treated for a posterior fossa brain tumor. Neuro Oncol 14: 1185-1193, 2012

28） Rueckriegel SM, Driever PH, Blankenburg F, et al.: Differences in supratentorial damage of white matter in pediatric survivors of posterior fossa tumors with and without adjuvant treatment as detected by magnetic resonance diffusion tensor imaging. Int J Radiat Oncol Biol Phys 76: 859-866, 2010

29） Soelva V, Hernáiz Driever P, Abbushi A, et al.: Fronto-cerebellar fiber tractography in pediatric patients following posterior fossa tumor surgery. Childs Nerv Syst 29: 597-607, 2013

30） Law N, Bouffet E, Laughlin S, et al.: Cerebello-thalamo-cerebral connections in pediatric brain tumor patients: impact on working memory. Neuroimage 56: 2238-2248, 2011

31） Yamanaka R, Hayano A, Kanayama T: Radiation-induced gliomas: a comprehensive review and meta-analysis. Neurosurg Rev 41: 719-731, 2018

32） Mulhern RK, Palmer SL, Merchant TE, et al.: Neurocognitive consequences of risk-adapted therapy for childhood medulloblastoma. J Clin Oncol 23: 5511-5519, 2005

33） Kieffer-Renaux V, Viguier D, Raquin MA, et al.: Therapeutic schedules influence the pattern of intellectual decline after iIrradiation of posterior fossa tumors. Pediatr Blood Cancer 45: 814-819, 2009

34） Bledsoe JC, Breiger D, Breiger M, et al.: Differential trajectories of neurocognitive functioning in females versus males following treatment for pediatric brain tumors. Neuro Oncol 21: 1310-1318, 2019

35） Glass JO, Ogg RJ, Hyun JW, et al.: Disrupted development and integrity of frontal white matter in patients treated for pediatric medulloblastoma. Neuro Oncol 19: 1408-1418, 2017
36） Rammohan N, Ho A, Besson P, et al.: Whole-brain radiotherapy associated with structural changes resembling aging as determined by anatomic surface-based deep learning. Neuro Oncol 25: 1323-1330, 2023
37） Saha A, Salley CG, Saigal P, et al.: Late effects in survivors of childhood CNS tumors treated on Head Start I and II protocols. Pediatr Blood Cancer 61: 1644-1652, 2014
38） Moxon-Emre I, Bouffet E, Taylor MD, et al.: Impact of craniospinal dose, boost volume, and neurologic complications on intellectual outcome in patients with medulloblastoma. J Clin Oncol 32: 1760-1768, 2014
39） Gross JP, Powell S, Zelko F, et al.: Improved neuropsychological outcomes following proton therapy relative to X-ray therapy for pediatric brain tumor patients. Neuro Oncol 21: 934-943, 2019
40） Klein M, Heimans JJ, Aaronson NK, et al.: Effect of radiotherapy and other treatment-related factors on mid-term to long-term cognitive sequelae in low-grade gliomas: a comparative study. Lancet 360: 1361-1368, 2002
41） Douw L, Klein M, Fagel SS, et al.: Cognitive and radiological effects of radiotherapy in patients with low-grade glioma: long-term follow-up. Lancet Neurol 8: 810-818, 2009
42） Swennen MH, Bromberg JE, Witkamp TD, et al.: Delayed radiation toxicity after focal or whole brain radiotherapy for low-grade glioma. J Neuro-Oncol 66: 333-339, 2004
43） Cayuela N, Jaramillo-Jiménez E, Càmara E, et al.: Cognitive and brain structural changes in long-term oligodendroglial tumor survivors. Neuro Oncol 21: 1470-1479, 2019
44） Munk J, Peyser E, Gruszkiewicz J: Radiation induced intracranial meningiomas. Clin Radiol 20: 90-94, 1969
45） Modan B, Baidatz D, Mart H, et al.: Radiation-induced head and neck tumors. Lancet 1: 277-279, 1974
46） Ron E, Modan B, Boice JD Jr, et al: Tumors of the brain and nervous system after radiotherapy in childhood. N Engl J Med 319: 1033-1039, 1988
47） Cahan WG, Woodard HQ, Higinbotham NL, et al.: Sarcoma arising in irradiated bone; report of 11 cases. Cancer 1: 3-29, 1948
48） Taylor AJ, Little MP, Winter DL, et al.: Population-based risks of CNS tumors in survivors of childhood cancer: the British Childhood Cancer Survivor Study. J Clin Oncol 28: 5287-5293, 2010
49） Tsui K, Gajjar A, Li C, et al.: Subsequent neoplasms in survivors of childhood central nervous system tumors: risk after modern multimodal therapy. Neuro Oncol 17: 448-456, 2015
50） Bavle A, Tewari S, Sisson A, et al.: Meta-analysis of the incidence and patterns of second neoplasms after photon craniospinal irradiation in children with medulloblastoma. Pediatr Blood Cancer 65: e27095, 2018
51） Gits HC, Anderson M, Stallard S, et al.: Medulloblastoma therapy generates risk of a poorly-prognostic H3 wild-type subgroup of diffuse intrinsic pontine glioma: a report from the International DIPG Registry. Acta Neuropathol Commun 6: 67, 2018
52） Remes TM, Suo-Palosaari MH, Heikkilä VP, et al.: Radiation-Induced Meningiomas After Childhood Brain Tumor: A Magnetic Resonance Imaging Screening Study. J Adolesc Young Adult Oncol 8: 593-601, 2019
53） Acharya S, DeWees T, Shinohara ET, et al.: Long-term outcomes and late effects for childhood and young adulthood intracranial germinomas. Neuro Oncol 17: 741-746, 2015
54） Kleinerman: Radiation-sensitive genetically susceptible pediatric sub-populations. Pediatr Radiol 39 Suppl 1: S27-31, 2009

55） Kawanabe Y, Sawada M, Yukawa H, et al.: Radiation-induced spinal cord anaplastic astrocytoma subsequent to radiotherapy for testicular seminoma. Neurol Med Chir（Tokyo）52: 675-678, 2012

56） López GY, Van Ziffle J, Onodera C, et al.: The genetic landscape of gliomas arising after therapeutic radiation. Acta Neuropathol 137: 139-150, 2019

57） Deng MY, Sturm D, Pfaff E, et al.: Radiation-induced gliomas represent H3-/IDH-wild type pediatric gliomas with recurrent PDGFRA amplification and loss of CDKN2A/B. Nat Commun 12: 5530, 2021

58） Sadetzki S, Flint-Richter P, Ben-Tal T, et al.: Radiation-induced meningioma: a descriptive study of 253 cases. J Neurosurg 97: 1078-1082, 2002

59） Harrison MJ, Wolfe DE, Lau TS, et al.: Radiation-induced meningiomas: experience at the Mount Sinai Hospital and review of the literature. J Neurosurg 75: 564-574, 1991

60） Mack EE, Wilson CB: Meningiomas induced by high-dose cranial irradiation. J Neurosurg 79: 28-31, 1993

61） Remes TM, Suo-Palosaari MH, Heikkilä VP, et al.: Radiation-Induced Meningiomas After Childhood Brain Tumor: A Magnetic Resonance Imaging Screening Study. J Adolesc Young Adult Oncol 8: 593-601, 2019

62） Kok JL, Teepen JC; DCOG-LATER Study Group, et al.: Risk of benign meningioma after childhood cancer in the DCOG-LATER cohort: contributions of radiation dose, exposed cranial volume, and age. Neuro Oncol 21: 392-403, 2019

63） Morgenstern PF, Shah K, Dunkel IJ, et al.: Meningioma after radiotherapy for malignancy. J Clin Neurosci 30: 93-97, 2016

64） Gillespie CS, Islim AI, Taweel BA, et al.: The growth rate and clinical outcomes of radiation induced meningioma undergoing treatment or active monitoring. J Neurooncol 153: 239-249, 2021

65） Bunevicius A, Suleiman M, Patel S, et al.: Stereotactic radiosurgery for treatment of radiation-induced meningiomas: a multiinstitutional study. J Neurosurg 135: 862-870, 2021

66） Galloway TJ, Indelicato DJ, Amdur RJ, et al.: Favorable outcomes of pediatric patients treated with radiotherapy to the central nervous system who develop radiation-induced meningiomas. Int J Radiat Oncol Biol Phys 79: 117-120, 2011

67） Liwnicz BH, Berger TS, Liwnicz RG, et al.: Radiation-associated gliomas: a report of four cases and analysis of postradiation tumors of the central nervous system. Neurosurgery 17: 436-455, 1985

68） Tsang RW, Laperriere NJ, Simpson WJ, et al.: Glioma arising after radiation therapy for pituitary adenomas A report of four patients and estimation of risk. Cancer 72: 2227-2233, 1993

69） Minniti G, Traish D, Ashley S, et al.: Risk of second brain tumor after conservative surgery and radiotherapy for pituitary adenoma: Update after an additional 10 years. J Clin Endocrinol Metab 90: 800-804, 2005

70） Erfurth EM, Bülow B, Mikoczy Z, et al.: Is there an increase in second brain tumours after surgery and irradiation for a pituitary tumour? Clin Endocrinol（Oxf）55: 613-616, 2001

71） Hauptmann M, Byrnes G, Cardis E, et al.: Brain cancer after radiation exposure from CT examinations of children and young adults: results from the EPI-CT cohort study. Lancet Oncol 24: 45-53, 2023

72） Meulepas JM, Ronckers CM, Smets AMJB, et al.: Radiation exposure from pediatric CT scans and subsequent cancer risk in the Netherlands. J Natl Cancer Inst 111: 256-263, 2019

73） Mueller S, Fullerton HJ, Stratton K, et al.: Radiation, atherosclerotic risk factors, and stroke risk in survivors of pediatric cancer: a report from the Childhood Cancer Survivor Study. Int J Radiat Oncol Biol Phys 86: 649-655, 2013

74） Takashima N, Arima H, Kita Y, et al.: Incidence, Management and Short-Term Outcome of Stroke

in a General Population of 1.4 Million Japanese- Shiga Stroke Registry. Circ J 81: 1636-1646, 2017
75） Bowers DC, Liu Y, Leisenring W, et al.: Late-occurring stroke among long-term survivors of childhood leukemia and brain tumors: a report from the Childhood Cancer Survivor Study. J Clin Oncol 24: 5277-5282, 2006
76） Campen CJ, Kranick SM, Kasner SE, et al.: Cranial irradiation increases risk of stroke in pediatric brain tumor survivors. Stroke 43: 3035-3040, 2012
77） Brada M, Ashley S, Ford D, et al.: Cerebrovascular mortality in patients with pituitary adenoma. Clin Endocrinol（Oxf）57: 713-717, 2002
78） Kralik SF, Watson GA, Shih CS, et al.: Radiation-induced large vessel cerebral vasculopathy in pediatric patients with brain tumors treated with proton radiation therapy. Int J Radiat Oncol Biol Phys 99: 817-824, 2017
79） Fouladi M, Langston J, Mulhern R, et al.: Silent lacunar lesions detected by magnetic resonance imaging of children with brain tumors: a late sequela of therapy. J Clin Oncol 18: 824-831, 2000
80） Lew SM, Morgan JN, Psaty E, et al.: Cumulative incidence of radiation-induced cavernomas in long-term survivors of medulloblastoma. J Neurosurg 104（2 Suppl）: 103-107, 2006
81） Mariniello G, De Liso M, Russo C, et al.: Radiation-induced brain cavernomas in elderly: review of the literature and a rare case report. Acta Biomed 90（5-S）: 77-83, 2019
82） Ullrich NJ, Robertson R, Kinnamon DD, et al.: Moyamoya following cranial irradiation for primary brain tumors in children. Neurology 68: 932-938, 2007
83） Kłos J, van Laar PJ, Sinnige PF, et al.: Quantifying effects of radiotherapy-induced microvascular injury; review of established and emerging brain MRI techniques. Radiother Oncol 140: 41-53, 2019
84） 佐野顕史, 川並香菜子, 山木　哲, 他: 乏突起膠腫に対する放射線治療後に生じた頭蓋内仮性動脈瘤の1例. No Shinkeigeka 48: 25-32, 2020
85） Darzy KH, Shalet SM: Hypopituitarism as a consequence of brain tumours and radiotherapy. Pituitary 8: 203-211, 2005
86） Packer RJ, Boyett JM, Janss AJ, et al.: Growth hormone replacement therapy in children with medulloblastoma: use and effect on tumor control. J Clin Oncol 19: 480-487, 2001
87） Raman S, Grimberg A, Waguespack SG, et al.: Risk of Neoplasia in Pediatric Patients Receiving Growth Hormone Therapy--A Report From the Pediatric Endocrine Society Drug and Therapeutics Committee. J Clin Endocrinol Metab 100: 2192-2203, 2015
87） Brauner R, Rappaport R: Precocious puberty secondary to cranial irradiation for tumors distant from the hypothalamo-pituitary area. Horm Res 22: 78-82, 1985
89） Ogilvy-Stuart AL, Clayton PE, Shalet SM: Cranial irradiation and early puberty.. J Clin Endocrinol Metab 78: 1282-1286, 1994
90） Merchant TE, Williams T, Smith JM, et al.: Preirradiation endocrinopathies in pediatric brain tumor patients determined by dynamic tests of endocrine function. Int J Radiat Oncol Biol Phys 54: 45-50, 2002
91） Mayo C, Martel MK, Marks LB, et al.: Radiation–volume effects of optic nerves and chiasm. Int J Radiat Oncol Biol Phys 76: Supplement 3, S28-S35, 2010

第18章

脳腫瘍支持療法としてのリハビリテーション

ヨーロッパ脳腫瘍学会（European Association for Neuro-Oncology）の成人 glioma 治療ガイドラインには，症状緩和治療の一つとしてリハビリテーションが推奨されている[1]．一方，我が国の脳神経外科医の間では，「治療後の片麻痺に対してリハビリテーションをお願いする」という神経脱落症状の機能回復手段の一つとしての認識にとどまっており，当該患者の今後の生活状況を coordinate（立案と遂行）し得る medical treatment の一つであるとの評価に至っていない．本章では，脳卒中と脳腫瘍患者への我が国の回復期リハビリテーションの現状を記し，同疾患の支持療法としてのリハビリテーションの適切な利用をおすすめする．

1　総論

■リハビリテーションとは

リハビリテーションには以下の 3 分野があり，それぞれ異なる免許（国家資格）をもつ理学療法士，作業療法士，および言語聴覚士が担当する．なお，彼らを総称する名称として，日本リハビリテーション学会は“リハビリテーションセラピスト”の使用をすすめている．“リハビリテーション訓練士”という名称は存在しない．

1．理学療法 (physical therapy)

脳血管疾患や整形外科疾患，外科手術後の廃用症候群，呼吸器疾患の患者などに対して，運動療法や物理療法等を実施し，身体機能（主として四肢運動機能）の回復，基本動作（寝返り，起き上がり，立ち上がり，歩行等）能力の改善を図る．

2．作業療法 (occupational therapy)

日常生活に関わる全ての活動（作業），すなわち食事や排泄動作，更衣や整容，書字を含む事務作業，家事などの日常で必要となる活動能力の改善を目指す．

3．言語聴覚療法 (speech and language therapy)

ことばによるコミュニケーション（言語，聴覚，発声・発音，認知などの各機能が関与），食べる・飲み込む（摂食・嚥下）機能，および注意や記憶などの機能（高次脳機能障害）の改善に携わる．

■病期に応じたリハビリテーション

1．急性期リハビリテーション

治療直後より開始するリハビリテーションで，目的は，合併症予防（肺炎・深部静脈血栓症・褥瘡などの予防），二次障害の予防（関節拘縮・筋萎縮・肺機能低下などの予防），麻痺の回復促進（随意運動の賦活・抗重力位の獲得・姿勢の保持），基本動作（寝返りや起き上がり，座位，起立，歩行など）の獲得，であるが，治療直後の患者を対象とするため施行回数は限られ，治療後1週間程度は1日1回1単位（20分）～午前，午後1単位の1～2単位/日が多い．その後は午前，午後に分けての3～4単位/日が平均的なところであろう．

2. 回復期リハビリテーション

治療が終了し，全身状態が安定した段階で急性期リハビリテーションから移行する．対象はその時点で自宅生活が困難な患者である．急性期病院に併設されている回復期リハビリテーション病棟に転棟（転科），あるいは独立した回復期リハビリテーション病院に転院して行う．脳腫瘍，脳卒中，頭部外傷の治療後患者であれば，150日間の入院リハビリテーションが受けられる．強い高次脳機能障害を伴っていれば，180日間に延長できる場合もある．1日9単位（180分，3時間）のリハビリテーションを連日行えるため，高い効果を期待できる．

3. 生活期リハビリテーション

回復期リハビリテーション病院（病棟）にてリハビリテーションを終了し退院した患者で，その後も自宅生活を円滑に進めるためにリハビリテーション継続が必要とした場合に行う．外来通院リハビリテーション，訪問リハビリテーション，および通所リハビリテーションの3種類がある．目的は，入院リハビリテーションで改善した身体機能の維持と自宅環境に合った生活機能の改善，言い換えれば，障害がある中での自宅生活の満足度，すなわち「自宅生活の質（QOL）向上」である．前2者は週1～2回，1回2～3単位を行い，通常は3ヵ月毎に効果を評価し，1年間を上限として行う．通所リハビリテーションは個人を対象とせず，数人～10人程度を集団としてリハビリテーションを行う．

■リハビリテーションの評価

リハビリテーション効果の判定には，国際的なリハビリテーション評価法として定着している機能的自立度評価表（Functional Independence Measure: FIM）を用いる．FIMとは，日常生活動作（activities of daily living: ADL）における介助量を評価する信頼性と妥当性の最も高い評価法で，Motor FIM（日本では運動FIMと略す）13項目とCommunication & Social Cognition FIM（認知FIM）5項目の合計18項目の各々について，患者の日々の入院生活動作を看護師，リハビリテーションセラピストおよび担当医師の3者が，入院から7～10日毎に1点～7点の7段階で評価（満点は

表18-1　FIM 評価内容

<table>
<tr><th>FIM 分類</th><th>中項目</th><th>小項目</th><th>点数</th></tr>
<tr><td rowspan="13">運動 FIM
(13 項目)</td><td rowspan="6">セルフケア(6 項目)</td><td>A. 食事</td><td rowspan="18">各項目
1 〜 7 点
評価</td></tr>
<tr><td>B. 整容</td></tr>
<tr><td>C. 清拭</td></tr>
<tr><td>D. 更衣(上半身)</td></tr>
<tr><td>E. 更衣(下半身)</td></tr>
<tr><td>F. トイレ動作</td></tr>
<tr><td rowspan="2">排泄(2 項目)</td><td>G. 排尿コントロール</td></tr>
<tr><td>H. 排便コントロール</td></tr>
<tr><td rowspan="3">移乗(3 項目)</td><td>I. ベッド, 椅子, 車いす</td></tr>
<tr><td>J. トイレ</td></tr>
<tr><td>K. 浴槽, シャワーチェア</td></tr>
<tr><td rowspan="2">移動(2 項目)</td><td>L. 歩行, 車いす</td></tr>
<tr><td>M. 階段</td></tr>
<tr><td rowspan="5">認知 FIM
(5 項目)</td><td rowspan="2">コミュニケーション(2 項目)</td><td>N. 理解</td></tr>
<tr><td>O. 表出</td></tr>
<tr><td rowspan="3">社会認識(3 項目)</td><td>P. 社会交流</td></tr>
<tr><td>Q. 問題解決</td></tr>
<tr><td>R. 記憶</td></tr>
<tr><td colspan="3">総点</td><td>18 〜 126 点</td></tr>
</table>

126 点）する（表 18-1，表 18-2）．1983 年バッファロー財団（米国）の支援により設立された The Center for Functional Assessment Research で開発されたもので，リハビリテーションの結果を均一に測定するための標準化されたツールである [2-5]．この事業は，1987 年に設立された医療リハビリテーションのための統一データシステム（The Uniform Data System for Medical Rehabilitation database: UDSMR, USA）に引き継がれ，米国，カナダ，オーストラリア，イタリア等の 1,400 以上の施設が UDSMR と契約を結び，1,500 万人以上の患者評価を蓄積している．このように，リハビリテーション効果判定基準としての FIM の信頼性は高く，誕生地の米国はもとより全世界で高く評価されている [6]．我が国でも，平成 28 年度診療報酬改定において，回復期リハビリテーション治療の評価体系に組み込まれている．

運動 13 項目は，セルフケア（食事，更衣など身のまわりの行為），排泄コントロール（排尿，排便にかかわる動作），移乗（いす，車いす，便座などに座る動作），移動（歩行など）の能力（自立，監視，介助など）の評価であり，認知 5 項目は，コミュニケーション能力と社会的認知能力を評価する．

各項目の 7 段階評価（1 〜 7 点）については表 18-2 にその概略をまとめる．運

表18-2 FIMの採点基準

点数	採点基準	
	運動項目	認知項目
7点 (完全自立)	補助具または介助なしで,適切な時間内に独力で安全に行える(自立).	複雑な事項を「自立」して一人でできる.
6点 (修正自立)	時間がかかる.装具や自助具が必要.安全性の配慮(手すりなど)が必要.	時にわずかな困難があるが,介助や配慮を必要としない.
5点 (監視・準備)	監視,準備,指示,促し,装具装着手伝い,などが必要.	稀に(10%未満)適切な介助や配慮が必要だが,概ね適切に対処できる.
4点 (最小介助)	手で触れる以上の介助は必要ない.動作の75%以上は自分で行う.	時に(10～25%),適切な介助や配慮が必要.
3点 (中等度介助)	動作の25～50%で,手で触れる以上の介助(かかえる,抱き起こすなど)が必要.	少なからぬ場面(25～50%)で適切な介助や配慮が必要.
2点 (最大介助)	動作の多くの部分(50～75%)に,手や全身を使う介助が必要.	多くの場合(50～75%),自分で対処できない.
1点 (全介助)	ほとんどの動作(75%以上)に,手や全身を使う介助が必要.	ほとんど(75%以上),自分で対処できない.

動FIMも認知FIMも評価基準は同じである．簡単にまとめると，1つの行為（項目）を補助装具や他人の助けなく，適切な時間内に誤りなく自力で行えれば7点（Independence，完全自立），自力で行えるが速度が遅い，あるいは補助具（杖など）を用いる場合が6点（Modified independence：修正自立）で，この6～7点評価は“自立”の範疇である．5点評価は，運動項目では自力で行うには拙劣，遅れ，操作誤りなどがあるために，Supervision（監視，見守り），Promoting（促し）あるいはSet-up（準備）が必要である．認知項目の5点評価も同基準であるが，その内容は，適切な対話と家庭内ルールに従った日常生活を送るため，時に易しい言いまわしに変える，あるいはメモの使用が必要な場合などである．運動，認知FIMともに4点以下は，課せられた行動を自力ではできないため，各々の行為の15%程度（4点，Minimal assistance），25～50%（3点，Moderate assistance），50～75%（2点，Maximal assistance），75%以上（1点，Total assistance）に手を添える以上の介助（身体的介助）あるいは代行を必要とする．

■脳疾患に対するリハビリテーション効果

前記のUDSMRの集計報告によると，主たる脳疾患患者へのリハビリテーションは極めて有効である．脳卒中患者（148,367名）のリハビリテーション前の平均FIM scoreは，終了時には24.1点（56.8点→80.9点，1項目あたり1.34点）改善している[7])．FIMの満点が126点（18項目×7点）であるので，単純計算では機能障害の総体が20.6%改善したことになる．この改善率は虚血性疾患でも出血性疾患でも差はない．このFIM改善度は，脳卒中患者のMCID（Minimal clinically important differences；臨床的に意義のある細小変化量）として報告されているFIM改善点（22点以上）を上回っており，患者から見た有効性も立証されたことになる．

外傷性脳損傷患者（101,188名）の集計では，平均FIM scoreの改善は30.8点（56.9点→87.7点，1.71点/項目）で，脳卒中患者より改善度は高い[8]．脳腫瘍患者（gliomaに限らない）14,780名の集計では，改善は22.3点（58.9点→81.2点，1.24点/項目）で脳卒中と差はない[9]．しかし，ここで得られた運動FIM1項目あたり1.41点の改善が，日常生活にどのような影響を与えたかの詳細は記されていない．

2　脳腫瘍患者に対するリハビリテーション

■総論

急性期病院での腫瘍治療後に回復期リハビリテーションが必要な患者のKPS（Karnofsky Performance Status，表18-3）は60～40（自宅での自立生活困難な状況）であろう．日本脳腫瘍集計調査報告（表18-4）によると，治療終了後のKPS 60～40を示す患者は，glioblastoma 33%，astrocytoma grade Ⅲ 21%，悪性リンパ腫26%とそれなりの患者数であるが，grade Ⅱのastrocytoma/oligodendrogliomaでは7%前後，meningioma全体では4%と少数になる．しかし，grade Ⅱ/Ⅲ meningiomaでは15%前後に上昇し，腫瘍の悪性度に応じてリハビリテーションを必要とする患者は増加する（表18-4）．

長期生存が望めるgrade 1/2 gliomaや良性腫瘍（meningiomaなど）患者には，可能な限りの自立生活のレベル（復職も含め）の向上のために積極的なリハビリテーションが必要である．疾患は異なるが，筆者らは回復期リハビリテーション病院に入院した時点でmRS 3および4の脳卒中患者の復職率78%（入院期間中央値44日）と81%（同108日）を報告している[10]．回復期リハビリテーションはかくも有効な治療である．

一方，再発が不可避な悪性脳腫瘍患者にも回復期リハビリテーションの役目はある．膠芽腫を対象とするリハビリテーションは，限られた再発までの期間（術後からの期間中央値10ヵ月[12]を家族，あるいはヘルパーの負担を最小限としつつ家庭生活を営んでもらうことを目的とする．これも膠芽腫治療の一つである．

Glioma患者に対するリハビリテーション効果に関する報告を表18-5にまとめる[13-18]．概ね，FIM総合点は20～24点改善している．Zhaoらの報告（375 glioma）[13]では，総合FIM scoreは平均54.8～78.5点（＋23.7点）に改善し，運動FIM（33.9→52.2,

表18-3 カルノフスキースコア：がん患者治療後の日常生活活動(動作ではない)の指標

CTC 日本語訳 JCOG 版，第 2 版 /2001 年 9 月 17 日改訂．英文説明は Karnofsky ら原著 [11] よりの引用

Able to carry on normal activity and to work. No special care is needed. 正常な活動及び作業を行うことができる．	
100	Normal; no complaints; no evidence of disease. 正常．自覚症状がない．
90	Able to carry on normal activity; minor signs or symptoms of disease. 通常の活動ができる．軽度の自覚症状がある．
80	Normal activity with efforts; some signs or symptoms of disease. 通常の活動に努力が要る．中等度の自覚症状がある．
Unable to work. Able to live at home, care for most personal needs. A varying amount of assistance is needed. 作業できない．自宅で生活し，最も必要な自分自身のことの世話ができる．	
70	Care for self. Unable to carry on normal activity or to do active work. 自分の身の回りの世話ができる．通常の活動や活動的な作業はできない．
60	Requires occasional assistance, but is able to care for most of his needs. 時に介助が必要だが，自分でやりたいことの大部分はできる．
50	Requires considerable assistance and frequent medical care. かなりの介助と頻回の医療ケアが必要．
Unable to care for self. Requires equivalent of institutional or hospital care. Disease may be progressing rapidly. 自身の世話ができない．施設や病院のケアと同等の世話が必要．病勢進行は急速．	
40	Disabled; requires special care and assistance. 活動にかなりの障害があり，特別なケアや介助が必要．
30	Severely disabled; hospitalization is indicated although death not imminent. 高度に活動が傷害され入院が必要．死が迫った状態ではない．
20	Very sick; hospitalization necessary; active supportive treatment necessary. 非常に重篤で入院が必要．死が迫った状態ではない．
10	Moribund; fatal processes progressing rapidly. 死が迫っており，死に至る経過が急速に進行している．
0	Dead. 死亡．

＋18.3）と認知 FIM（18.6 → 22.6，＋2.0）も有意に上昇している．その改善度は high grade glioma（HGG）の方が low grade glioma（LGG）より高い傾向にあるが有意差はない．

Glioma を主体とした単施設からの 4 報告は 2010 年以降であり，ほぼ似たような成果で，Total FIM score 平均改善度は 20 ～ 25 点（1.1 ～ 1.5 点 / 項目），運動 FIM score 改善度は 15 ～ 20 点（1.2 ～ 1.5 点 / 項目），認知 FIM score 改善度は 3 ～ 5 点（0.6 ～ 1.0 点 / 項目）である．これら 4 報告の特徴をあげると，Fu ら（Texas Univ. MD Anderson Cancer Center）[14] は HGG と LGG へのリハビリテーション効果を比較し，Total FIM score 改善度は前述の Zhao の報告と同じく，HGG（＋21.7 点）の方

表18-4　脳腫瘍の治療後 Karnofsky Performance Status（KPS）

脳腫瘍全国集計調査報告 2005 ～ 2008

腫瘍	n	KPS							
		40	50	60	70	80	90	100	不明
Pilocytic astrocytoma	222	1%	3%	2%	6%	14%	36%	31%	7%
Diffuse Astrocytoma	416	1%	4%	2%	5%	11%	32%	36%	7%
Anaplastic AS	545	4%	9%	6%	10%	17%	24%	15%	8%
Glioblastoma	2,049	7%	10%	13%	11%	14%	18%	7%	9%
OL 系腫瘍　Ⅱ & Ⅲ	807	3%	2%	4%	7%	12%	30%	33%	7%
Ependymoma Ⅱ & Ⅲ	175	2%	5%	7%	10%	18%	29%	17%	8%
Medulloblastoma	144	1%	5%	6%	9%	17%	33%	14%	9%
Germinoma	249	＜1%	1%	1%	4%	16%	41%	31%	5%
Malignant lymphoma	814	5%	9%	10%	14%	17%	20%	9%	7%
Meningioma Ⅰ～Ⅲ	3,973	2%	1%	3%	5%	11%	31%	42%	6%
Pituitary adenoma	2,810	＜1%	＜1%	＜1%	1%	6%	36%	52%	3%
Craniopharyngioma	374	1%	3%	5%	6%	18%	41%	20%	6%
Schwannoma	1,444	1%	1%	2%	4%	20%	47%	19%	6%

表18-5　Glioma 患者へのリハビリテーション結果（FIM 点数改善度）

発表者	症例数（腫瘍名）	FIM 総点		運動 FIM 点 e		認知 FIM 点	
		開始時	終了時	開始時	終了時	開始時	終了時
Zhao（2020）[13]	375（glioma）	54.8	＋23.7	33.9	＋18	18.6	＋2.0
Fu（2010）[14]	22（高悪性度 glioma）	64.9	＋21.7	36.1	＋14.6	20.4	＋4.6
	22（低悪性度 glioma）	73.6	＋13.0	39.6	＋11.6	25.1	＋1.0
Khan（2014）[15]	106（gliomas 96 例）	92	＋27	67	＋18	25	＋6
Roberts（2014）[16]	100（glioblastoma: GB）	54.2	＋19.7	35.3	＋17.4	18.9	＋2.3
Reilly（2020）[17]	25（初発 GB）	55.4	＋19.0	33.6	＋15.0	19.5	＋3.1
	25（再発 GB）	55.8	＋23.6	34.0	＋18.2	18.5	＋4.4
松谷（2021）[18]	16（初発 GBM）	64.2	＋27.1	39.1	＋19.7	22.2	＋1.1

が LGG（＋13.0 点）より高かったが，HGG の方が入院期間も長かったこと（13 日 vs 7 日）を報告している．Khan ら（Royal Melbourne Hospital）[15] は診断より平均 2.1 年経過した 96 例の glioma（grade Ⅰ～Ⅳ）を 2 群に分け，平均 21 日間リハビリテーションを行った症例と自主訓練症例を比較し，前者で有意な FIM score の改善を観察している．Roberts ら（Cedars-Sinai Medical Center）[16] の術後リハビリテーション施行 89 膠芽腫例の報告では，移動能力の改善は患者の 96.8%で，セルフケアは 88.4%で観察されたが，排泄コントロールの改善率は 50.5% にとどまっている．一方で，認知機能回復は 88.4%の患者で得られている．Reilly ら（Harvard Medical Center）[17]

は，病態背景に差のない初発膠芽腫群と再発膠芽腫群（各22例）では，リハビリテーション効果に差がなかったことを報告している．

これらの報告の多くは後方視的な観察研究がほとんどであり，無作為比較試験の結果ではないが，それでもglioma患者に対するリハビリテーションの有効性は広く評価され，膠芽腫の生命予後とKPSの関係は，米国RTOGでの多数の臨床試験結果のRecursive Partitioning Analysis（RPA）により，KPS 70以上と60以下が予後関連因子として層別されている[19]．治療によるKPS改善と予後との関連について，Robertsら[16]は100膠芽腫症例にリハビリテーションを行い，平均KPS 70.5を80.8まで上昇させたが，対照経過観察群（平均KPS 80.5）との比較においてMS改善を得ていない．2つ目は，ADLが改善して自宅退院しても，その後のADL（さらにはQOL）の向上は期待できない[20,21]．GliomaへのリハビリテーションがQOLの向上に寄与するかについて，Hansenら[22]はKPS 70以上（ADL自立）の64成人glioma症例を，年齢・症状などをマッチさせた上で，術後の放射線治療期間（6週間）にリハビリテーションを行った群と行わなかった群を比較した結果，QOL向上効果は得られなかったことを報告している．

■Glioblastoma患者へのリハビリテーション

日本脳腫瘍集計調査報告によると，初発膠芽腫患者の一次治療〔手術と術後のテモゾロミド（TMZ）併用放射線治療〕後のKPS（Karnofsky Performance Status）は，60〜40（自宅での自立生活困難な状況）が30%を占める．我が国の膠芽腫治療後の平均的な予後（手術日から再発までの期間中央値10ヵ月，生存期間中央値20ヵ月）の現状から，リハビリテーションに関してその目的を明確にし，かつ集中的（入院しての連日施行）に行った報告は皆無に等しい．

筆者らは，初発glioblastomaへの一次治療（手術＋TMZ併用放射線治療）終了後，自宅での自立生活困難なKPS60〜40の16患者を対象に，一次治療終了から補助化学療法に移行する無治療期間（4〜6週間）を利用した，短期間集中リハビリテーションを行った[18]．結果として，16例中13例（81%）で介助量の明らかな軽減を達成し，そのうちの7例（全体の44%）では自宅内自立（KPS70）が得られた．最大改善度獲得までの期間は20〜50日以内で，10例（77%）が30日以内（ほぼ4週以内）であった．治療後に自立した家庭内生活を望む膠芽腫患者にとって，放射線治療後から外来化学療法開始までの4〜6週間を利用する本リハビリテーションプログラムは有益なものと結論している．その後，症例を48例にまで増加したので結果を表18-6に記す．KPS 1ランク以上の改善は16例（33%）で得られたが，自立した家庭生活（KPS70）への改善は10例（25%）にとどまっている．しかし，KPS60の6例では5例で改善している．もちろん入院リハビリテーション中に腫瘍が再発する症例もある

表18-6　Glioblastoma 48例の回復期リハビリテーション結果

入院時KPS	症例数	退院時KPS	症例数	KPS 1ランク改善率	KPS70以上への改善率
70	1	70	1	0%	0%
60	6	80	2	83.3%	83.3%
		70	3		
		60（不変）	1		
50	1	50（不変）	1	0%	0%
40	40	70	5	27.5%	12.5%
		60	2		
		50	4		
		40（不変）	29		

が，紹介元の脳神経外科との適切な連絡により，同院に再入院し再発治療を行っている．

■リハビリテーションで認知機能は改善するか？

四肢の運動機能低下に対する理学療法（physical therapy）と作業療法（occupational therapy）の有効性は期待通りであり報告も多いが，脳組織損傷に起因する認知機能（cognitive function）に対するリハビリテーション効果について分析した報告は少ない．前記Khanら[15]の対象症例は，術後平均2.1年経過しているにもかかわらず，リハビリテーション群では認知FIM点が平均6点（1.2点/項目）上昇し，運動リハビリテーションが認知機能にも好影響を与えたことを示唆している．運動機能リハビリテーションが海馬のneurogenesisを亢進することは動物レベルでは証明[23]されているが，ヒトでは未解決の問題であった．Riggsら[24]は，寛解期（診断後平均5.5年）の小児悪性脳腫瘍患児28例を，リハビリテーションを行った群（16例）と行わなかった群（12例）に分けて比較したところ，前者では，MRI画像での海馬容積増加，fractional anisotropy（FA）分析による白質線維密度の上昇，およびCambridge神経精神機能評価検査（CANTAB）による反応時間の短縮が観察され，認知機能改善の可能性に言及している．Gehringら[25]も，寛解期（治療後平均7.6年）の成人glioma 34名を，6ヵ月間に週3回運動リハビリテーションを行った群と行わなかった群で比較し，前者ではいくつかの認知機能項目が有意に上昇したことを報告している．筆者らのglioblastoma症例のリハビリテーション報告の認知FIM score改善は，有効群13例では平均3.2点（0.6点/項目）であった．

■症状固定の身体機能はリハビリテーションで改善するか？

上記2報告[24,25]で興味深いもう1つの点は，ともに一次治療中や終了直後症例ではなく，少なくとも同治療終了後5年以上経過した寛解期，言い換えれば，神経症状固定時期の症例である．それでも，リハビリテーションが運動機能および認知機能に有効であった．前記Khanら[15]の対象症例も診断より平均2.1年経過している．筆者も，今回の報告には含めていないが，34年前に治療したlow grade glioma症例を，車いす自走歩行から杖歩行へ改善させた経験がある．症状固定後症例でもリハビリテーション効果が得られる可能性がある．

文献

1） Pace A, Dirven L, Koekkoek JAF, et al.; European Association of Neuro-Oncology palliative care task force: European Association for Neuro-Oncology（EANO）guidelines for palliative care in adults with glioma. Lancet Oncol 18: e330-e340, 2017

2） Granger CV, Hamilton BB, Linacre JM, et al.: Performance profiles of the functional independence measure. Am J Phys Med Rehabil 72: 84-89, 1993

3） Hamilton BB, Laughlin JS, Fiedler RC, et al.: Interrater reliability of the 7-level functional independence measure（FIM）. Scand J Rehabil Med 26: 115-119, 1994

4） Heinemann AW, Linacre JM, Wright BD, et al.: Relationships between impairment and physical disability as measured by the functional independence measure. Arch Phys Med Rehabil 74: 566-573, 1993

5） Linacre JM, Heinemann AW, Wright BD, et al.: The structure and stability of the Functional Independence Measure. Arch Phys Med Rehabil 75: 127-132, 1994

6） Ottenbacher KJ, Hsu Y, Granger CV, et al.: The reliability of the functional independence measure: a quantitative review. Arch Phys Med Rehabil 77: 1226-1232, 1996

7） Brown AW, Therneau TM, Schultz BA, et al.: Measure of functional independence dominates discharge outcome prediction after inpatient rehabilitation for stroke. Stroke 46: 1038-1044, 2015

8） Granger CV, Markello SJ, Graham JE, et al.: The uniform data system for medical rehabilitation: report of patients with traumatic brain injury discharged from rehabilitation programs in 2000-2007. Am J Phys Med Rehabil 89: 265-278, 2010

9） Mix JM, Granger CV, LaMonte MJ, et al.: Characterization of cancer patients in inpatient rehabilitation facilities: a retrospective cohort study. Arch Phys Med Rehabil 98: 971-980, 2017

10） 松谷雅生, 出口 誠, 佐藤 章, 他: 脳卒中治療後患者に対する就労支援リハビリテーションプログラム―回復期リハビリテーション病院における取り組みと短期追跡結果の報告―. 脳卒中 44; 615-624, 2022

11） Karnofsky DA, Abelmann WH, Craver LF, et al.: The use of the nitrogen mustards in the palliative treatment of carcinoma. With particular reference to bronchogenic carcinoma. Cancer 1: 634-656, 1948

12） Wakabayashi T, Natsume A, Mizusawa J, et al; Members of Japan Clinical Oncology Group Brain Tumor Study Group（JCOG-BTSG）: JCOG0911 INTEGRA study: a randomized screening phase II trial of interferon β plus temozolomide in comparison with temozolomide alone for newly diagnosed glioblastoma. J Neurooncol 38: 627-636, 2018

13） Zhao K, Yu C, Gan Z, et al.: Rehabilitation therapy for patients with glioma: A PRISMA-compliant systematic review and meta-analysis. Medicine（Baltimore）99: e23087, 2020

14） Fu JB, Parsons HA, Shin KY, et al.: Comparison of functional outcomes in low- and high-grade astrocytoma rehabilitation inpatients. Am J Phys Med Rehabil 89: 205-212, 2010

15） Khan F, Amatya B, Drummond K, et al.: Effectiveness of integrated multidisciplinary rehabilitation in primary brain cancer survivors in an Australian community cohort: a controlled clinical trial. J Rehabil Med 46: 754-760, 2014

16）Roberts PS, Nuño M, Sherman D, et al.: The impact of inpatient rehabilitation on function and survival of newly diagnosed patients with glioblastoma. PM R 6: 514-521, 2014

17）Reilly JM, Gundersen AI, Silver JK, et al.: A comparison of functional outcomes between patients admitted to inpatient rehabilitation after Initial diagnosis versus recurrence of glioblastoma multiforme. PM R 12: 975-983, 2020

18）松谷雅生, 出口　誠, 喜多村孝幸, 他: 一次治療（手術-放射線治療）終了後の膠芽腫患者への短期集中リハビリテーションの効果と意義. 脳外誌 30: 859-870, 2021

19）Curran WJ Jr, Scott CB, Horton J, et al.: Recursive partitioning analysis of prognostic factors in three oncology group malingnant glioma trialas. J Natl cancer Inst 85: 704-710, 1993

20）Taphoorn MJ, Stupp R, Coens C, et al; European Organisation for Research and Treatment of Cancer Brain Tumour Group, EORTC Radiotherapy Group, National Cancer Institute of Canada Clinical Trials Group: Health-related quality of life in patients with glioblastoma: a randomised controlled trial. Lancet Oncol 6: 937-944, 2005

21）Taphoorn MJ, Henriksson R, Bottomley A, et al.: Health-related quality of life in a randomized phase III study of bevacizumab, temozolomide, and radiotherapy in newly diagnosed glioblastoma. J Clin Oncol 33: 2166-2217, 2015

22）Hansen A, Pedersen CB, Jarden JO, et al.: Effectiveness of physical therapy- and occupational therapy-based rehabilitation in people who have glioma and are undergoing active anticancer treatment: single-blind, randomized controlled trial. Phys Ther 100: 564-574, 2020

23）Fabel K, Kempermann G: Physical activity and the regulation of neurogenesis in the adult and aging brain. Neuromolecular Med 10: 59-66, 2008

24）Riggs L, Piscione J, Laughlin S, et al.: Exercise training for neural recovery in a restricted sample of pediatric brain tumor survivors: a controlled clinical trial with crossover of training versus no training. Neuro Oncol 19: 440-450, 2017

25）Gehring K, Stuiver MM, Visser E, et al.: A pilot randomized controlled trial of exercise to improve cognitive performance in patients with stable glioma: a proof of concept. Neuro Oncol 22: 103-115, 2020

［付表］

本書で汎用した抗脳腫瘍薬（分子標的薬も含む）略号一覧表

略号	一般名	製品名
ACD	アクチノマイシンD	コスメゲン
ACNU	塩酸ニムスチン	ニドラン
ADM	ドキソルビシン	アドリアシン
Ara-C	シタラビン	キロサイド
BCNU	Carmustine	ギリアデル（徐放剤）
Bev	ベバシズマブ	アバスチン
BLM	ブレオマイシン	ブレオ
CBDCA	カルボプラチン	パラプラチン
CCNU	Lomustine	日本での発売なし
CDDP	シスプラチン	ランダ，ブリプラチン
CPM	シクロフォスファミド	エンドキサン
CPT-11	イリノテカン	トポテシン
IFOS	イホスファミド	イホマイド
MTX	メトトレキサート	メソトレキセート
PCZ	プロカルバジン	塩酸プロカルバジンカプセル
RTX	リツキシマブ	リツキサン
TESPA	チオテパ	リサイオ
TMZ	テモゾロミド	テモダール
VBL	ビンブラスチン	エクザール
VCR	ビンクリスチン	オンコビン
VP-16	エトポシド	ラステット，ベプシド

いわゆる“再発”なく生存を表現する用語

用語	意味
progression free survival（PFS） （無増悪生存期間）	• がんが進行すること（消失していなくてもよい）なく生存している期間 • Gliomaなど，治療で腫瘍が完全消失しない腫瘍の治療成績指標
disease free survival（DFS） （無担癌／無病生存期間）	• がんが治療により完全消失し，かつ治療関連合併症なく生存している期間 • 無再発生存率（relapse-free survival, RFS）も同意義
event free survival（EFS） （無イベント生存期間）	• がんの増悪（再発および再燃・増大），病状の悪化，治療関連発がん，または，治療合併症などがなく生存している期間 • 血液腫瘍，小児がんなど化学療法後に治療関連合併症や発がんをきたすことの多い腫瘍の治療成績指標

外国語索引

D

日本語索引

腫瘍発生・診断・治療に関わる主たる異常遺伝子（イタリック）およびその他のbiomarker（免疫染色抗体は除く）

［著者略歴］

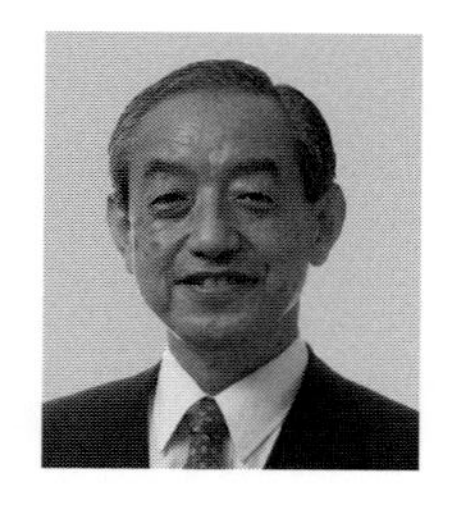

松谷 雅生（まつたに まさお）
兵庫県洲本市生まれ

埼玉医科大学名誉教授（脳神経外科），埼玉医科大学国際医療センター 名誉病院長
医療法人社団巨樹の会 理事長，原宿リハビリテーション病院 病院長

昭和 43 年	東京大学医学部医学科卒業 その後，東京大学病院，関東労災病院，都立大塚病院，国立がんセンター病院，茨城県立中央病院で臨床研修.
昭和 50 年	西独マックス・プランク脳研究所客員研究員として，2 年間勤める
昭和 52 年 6 月	東京都立駒込病院脳神経外科医長
平成 2 年 7 月	東京大学医学部脳神経外科助教授
平成 6 年 1 月	埼玉医科大学脳神経外科教授
平成 19 年 4 月	埼玉医科大学国際医療センター病院長兼包括的がんセンター センター長，脳・脊髄腫瘍科教授
平成 25 年 4 月	美心会黒沢病院 脳神経外科・脳卒中センター顧問
平成 28 年 4 月	巨樹の会 五反田リハビリテーション病院 病院長
令和 4 年 11 月	巨樹の会 原宿リハビリテーション病院 病院長

著書：ニューレクチャー脳腫瘍，篠原出版
脳神経外科必修講義，メジカルビュー社

編集：脳神経外科学第 8 ～ 10, 13 版，金芳堂
脳神経外科周術期管理のすべて，メジカルビュー社
EBM に基づく脳神経疾患の基本治療指針，メジカルビュー社

国際学会主催：
2003 年　第 1 回国際中枢神経系胚細胞腫瘍シンポジウム，京都
2006 年　第 12 回国際小児脳腫瘍シンポジウム，奈良
2008 年　第 17 回国際脳腫瘍治療研究会議，函館・大沼
2009 年　第 3 回国際脳腫瘍学会・第 6 回アジア脳腫瘍学会（併開催），横浜

脳腫瘍治療学 第2版 腫瘍自然史と治療成績の分析から

2016年12月5日 第1版第1刷
2017年6月1日 第1版第2刷
2024年12月25日 第2版第1刷 ©

著 ………………… 松谷雅生 MATSUTANI, Masao
発行者 ………… 宇山閑文
発行所 ………… 株式会社金芳堂
〒606-8425 京都市左京区鹿ケ谷西寺ノ前町34番地
振替 01030-1-15605
電話 075-751-1111(代)
https://www.kinpodo-pub.co.jp/
印刷・製本 …… シナノ書籍印刷株式会社

Printed in Japan
ISBN978-4-7653-2021-4